国家科学技术学术著作出版基金资助出版

国家自然科学基金项目（31172302，31372465）
国家公益性农业行业科研专项（201303046）

新生物学丛书

黏膜免疫及其疫苗设计

Mucosal Immunization and Vaccine Strategies

杨　倩　著

科学出版社
北　京

内 容 简 介

本书主要包括四大部分。首先介绍了黏膜免疫的发展历史，第一部分的主要内容是详细介绍黏膜屏障及其与黏膜免疫的关系，详细描述了各个黏膜免疫途径（消化道、呼吸道和生殖道）及其相关组织和细胞（第二章和第三章）。第二部分的主要内容是深入讨论了黏膜免疫机制，主要从与黏膜免疫密切相关的 M 细胞、肠上皮细胞、树突状细胞、T 细胞、Th17 细胞、上皮内淋巴细胞、SIgA、淋巴细胞归巢、口服免疫耐受、黏膜免疫的调节、黏膜免疫的衰老等方面进行详细阐述（第四章）。第三部分的主要内容是阐明以黏膜感染为主的消化道传染病、呼吸道传染病和寄生虫感染疾病的感染机制和黏膜免疫机理（包括第五章、第六章和第七章）。第四部分较全面介绍了近年来黏膜免疫疫苗及其发展策略，包括黏膜免疫佐剂、主动黏膜免疫递送系统、被动黏膜免疫递送系统和植物口服载体等，以及消化道免疫特点和呼吸道疫苗设计的基本原理及策略（第八章），通过各种方法有效提高黏膜免疫力。

本书可供各类医学院、农林院校动物医学（兽医）、动物科学（畜牧）、综合性大学动物专业的研究生、教师及研究人员参考使用。亦可为医学科学院、农业科学院（畜牧兽医所）、各省疾病控制中心的有关专业（主要是传染病和免疫学方面）的研究人员参考。

图书在版编目（CIP）数据

黏膜免疫及其疫苗设计/杨倩著. —北京：科学出版社，2016.1

（新生物学丛书）

ISBN 978-7-03-047076-8

Ⅰ. ①黏… Ⅱ. ①杨… Ⅲ. ①黏膜－免疫学②疫苗－研究 Ⅳ. ①R392 ②R979.9

中国版本图书馆 CIP 数据核字（2016）第 010460 号

责任编辑：罗　静　田明霞/责任校对：郑金红

责任印制：赵　博/封面设计：刘新新

科学出版社 出版

北京东黄城根北街 16 号

邮政编码：100717

http://www.sciencep.com

天津市新科印刷有限公司印刷

科学出版社发行　各地新华书店经销

*

2006 年 1 月第　一　版　开本：787×1092　1/16

2025 年 4 月第七次印刷　印张：29 1/2

字数：680 000

定价：180.00 元

《新生物学丛书》专家委员会成员名单

主　任：蒲慕明

副主任：吴家睿

专家委员会成员（按姓氏汉语拼音排序）：

昌增益　陈洛南　陈晔光　邓兴旺　高　福

韩忠朝　贺福初　黄大昉　蒋华良　金　力

康　乐　李家洋　林其谁　马克平　孟安明

裴　钢　饶　毅　饶子和　施一公　舒红兵

王　琛　王梅祥　王小宁　吴仲义　徐安龙

许智宏　薛红卫　詹启敏　张先恩　赵国屏

赵立平　钟　扬　周　琪　周忠和　朱　祯

《新生物学丛书》丛书序

当前，一场新的生物学革命正在展开。为此，美国国家科学院研究理事会于 2009 年发布了一份战略研究报告，提出一个“新生物学”（New Biology）时代即将来临。这个“新生物学”，一方面是生物学内部各种分支学科的重组与融合，另一方面是化学、物理、信息科学、材料科学等众多非生命学科与生物学的紧密交叉与整合。

在这样一个全球生命科学发展变革的时代，我国的生命科学研究也正在高速发展，并进入了一个充满机遇和挑战的黄金期。在这个时期，将会产生许多具有影响力、推动力的科研成果。因此，有必要通过系统性集成和出版相关主题的国内外优秀图书，为后人留下一笔宝贵的“新生物学”时代精神财富。

科学出版社联合国内一批有志于推进生命科学发展的专家与学者，联合打造了一个 21 世纪中国生命科学的传播平台——《新生物学丛书》。希望通过这套丛书的出版，记录生命科学的进步，传递对生物技术发展的梦想。

《新生物学丛书》下设三个子系列：科学风向标，着重收集科学发展战略和态势分析报告，为科学管理者和科研人员展示科学的最新动向；科学百家园，重点收录国内外专家与学者的科研专著，为专业工作者提供新思想和新方法；科学新视窗，主要发表高级科普著作，为不同领域的研究人员和科学爱好者普及生命科学的前沿知识。

如果说科学出版社是一个“支点”，这套丛书就像一根“杠杆”，那么读者就能够借助这根“杠杆”成为撬动“地球”的人。编委会相信，不同类型的读者都能够从这套丛书中得到新的知识信息，获得思考与启迪。

《新生物学丛书》专家委员会

主　任：蒲慕明

副主任：吴家睿

2012 年 3 月

序

近年来，人和动物的传染病层出不穷，不仅动物的传染病给我国家畜家禽养殖业带来了巨大损失，动物传给人的新的传染病也呈上升趋势。尽管每年有大量新型疫苗上市，但依然很难阻止传染病的不断发生，探究其原因主要是由于传统的预防途径操作繁琐，很难普及到所有的动物（尤其是散养的动物，如猪、狗等）。感染人和动物的大多数病原微生物大都是通过消化道、呼吸道进入体内。如果能切断这些传播途径就能有效控制这些传染病的发生。多年来的临床经验表明，传统的免疫方式从免疫效率、人道主义和动物福利等方面来看已不能满足人和家畜家禽传染病的预防。而黏膜免疫以减少疼痛、简便、更舒适的方式预防传染病向传统的免疫方式发起了挑战。黏膜免疫方法简便，省时省力，易于推广，通过黏膜途径（呼吸道和消化道）可直接阻断传播途径。如果黏膜免疫预防各种传染病在家畜家禽养殖业中广泛推广，对免疫接种产生重大变革。这将对我国畜牧业的发展产生积极的推动作用。

疫苗是防止动物传染病的有效方法之一，该书紧紧围绕黏膜免疫疫苗的研发详细阐述有关黏膜免疫的理论。首先介绍黏膜免疫的历史，从基本概念入手，介绍了黏膜免疫的一些理论和概念，然后逐渐深入探讨黏膜免疫的各种机制；最后结合生产应用介绍近年来黏膜免疫疫苗及其发展策略，尤其是在新型黏膜免疫佐剂和主动黏膜免疫递送系统方面引进了最新进展。该书由浅入深向广大有关学者介绍黏膜免疫的理论和发展，涵盖几乎所有的黏膜免疫理论和知识，在国内是第一部有关黏膜免疫的专著，对预防我国传染病的发生将发挥积极的作用。

中国工程院院士

夏咸柱

2015 年 10 月

前　言

感染人和动物的绝大多数病原微生物都是通过消化道、呼吸道进入体内。如果能切断这些传播途径就能有效控制这些传染病的发生。黏膜免疫就是通过消化道、呼吸道和生殖道等黏膜处建立起坚强的免疫力来抵抗病原微生物入侵的。此外，传统的免疫方式（系统免疫：肌内注射和皮下注射）从免疫效率、人道主义和动物福利等方面来看已不能满足人和家畜家禽传染病预防的需要。黏膜免疫以能减少疼痛（人）或应激反应（动物），以及更舒适、简便的预防方式等巨大优势，向传统的免疫方式发起了挑战。在临床上应用呼吸道或消化道黏膜免疫（鼻腔疫苗或口服疫苗）预防传染病在国内外已经开始推广，如美国已应用滴鼻免疫预防流感，应用口服免疫预防轮状病毒的感染。目前国外已有 6 种人用黏膜疫苗得到正式批准使用，如口服脊髓灰质炎疫苗、甲肝减毒活疫苗、伤寒菌苗、口服卡介苗和口服腺病毒疫苗。我国从 20 世纪 60 年代就开始应用口服脊髓灰质炎糖丸预防脊髓灰质炎的感染。但总体来说，与国外相比我国黏膜免疫理论研究滞后，很少有相关黏膜疫苗得到广泛应用。其中主要原因和困难是对人体和动物的呼吸道与肠道免疫系统了解及研究不够深入。

黏膜免疫学具有诱人的应用前景，但黏膜免疫远比全身系统免疫的结构和功能复杂得多。本书在国内外首次对黏膜免疫的有关概念、理论，以及与系统免疫的区别和联系都进行了详细阐明和高度概括，并对各种免疫途径的黏膜疫苗设计进行了详细阐述。本书大致分为四个部分：第一部分详细介绍各个黏膜免疫途径及其相关组织和细胞。第二部分深入讨论了黏膜免疫机制，主要在与黏膜免疫有关的细胞如肠上皮细胞、M 细胞、树突状细胞、SIgA、T 细胞、上皮内淋巴细胞、淋巴细胞归巢、口服免疫耐受、黏膜免疫的调节、黏膜免疫的衰老等方面展开探索。尤其是首次对共同黏膜免疫系统进行了详细阐述和归纳。第三部分概括叙述了黏膜感染与免疫的重要疾病如消化道感染螺旋杆菌、霍乱弧菌、志贺氏菌、肠致病性大肠杆菌、轮状病毒等；呼吸道感染流感病毒、冠状病毒、鼻病毒、呼吸道合胞体病毒等。第四部分较全面介绍了近年来黏膜免疫疫苗及其发展策略，包括黏膜免疫增强剂、主动黏膜免疫递送系统、被动黏膜免疫递送系统和植物口服载体等，以及呼吸道和消化道免疫特点、呼吸道和消化道疫苗设计的基本原理。黏膜表面环境复杂（大量的食物抗原和共生菌）致使黏膜产生的免疫反应较弱，因此，黏膜免疫的调节、免疫佐剂和疫苗的设计成为本书关注的重点。此外，本书还对黏膜免疫最前沿的进展如黏膜中上皮内淋巴细胞的运动性，黏膜中的天然免疫细胞、Treg 细胞及靶向树突状细胞、M 细胞和新生儿 Fc 受体的消化道免疫策略等做了详细介绍。

近 10 年我国人畜共患病的频繁发生，以及一些动物重大传染病的发生如禽流感、链球菌病、布鲁氏菌病和猪丹毒等严重危害到人类的健康。人类传染病和动物传染病关系越来越密切，动物免疫学和人类免疫学具有同样重要的地位。本书的一大亮点是将人的免疫学与兽医免疫学紧密结合起来撰写，强调了人用疫苗与兽用疫苗都具有同样重要的作用，人用疫苗的研制需要建立在兽用疫苗的基础上。

近年来，生命科学技术日新月异，作为生命科学领域前沿的免疫学发展迅速，新的观念、新的理论及新的技术也在飞速充实着黏膜免疫学领域。黏膜免疫学多年来在国外一直受到高度重视，如国外三大著名杂志 *Nature*、*Science*、*Cell* 一直不断发表有关黏膜免疫的最新文章，充分显示了黏膜免疫的重要性。

本书主要瞄准近年来黏膜免疫的最新进展，收集资料大多都是国外近几年发表的文章和论文，经过翻译和整理编入本书中。为了节省篇幅，本书对涉及一般免疫学的理论不再重复赘述；同时为了避免繁杂落俗的编写套路，作者结合教材的编写方式，以由浅入深、简明扼要、通俗易懂的方式进行撰写，如存在不足之处敬请读者提出宝贵意见。

本书从构思、设计、收集资料、撰写到完稿，作者付出了大量心血和时间，历时 6 年多，终于与广大读者见面。在本书收集材料和撰写期间我校教师王先玮、费荣梅、宋小凯、庚庆华、袁丽霞、张小飞、邢鹏和林健参加了少量编写工作，在此表示衷心感谢！

著　者

2015 年 10 月

目　录

第一章　绪　　论

人和动物的黏膜表面如胃肠道、呼吸道和生殖道黏膜是大多数病原体入侵机体的门户，95%以上的传染病病原微生物都由黏膜入侵机体。例如，人类的幽门螺旋杆菌（*Helicobacter pylori*）、霍乱弧菌（*Vibrio cholerae*）、肠毒素大肠杆菌（enterotoxigenic *Escherichia coli*）、鼠伤寒沙门氏菌（*Salmonella typhimurium*）、志贺氏菌（*Shigella* spp.）、空肠弯曲杆菌（*Campylobacter jejuni*）、轮状病毒（rotavirus）等都是从消化道感染的；人类的流感病毒（influenza virus）、呼吸道合胞体病毒（respiratory syncytial virus）、SARS、麻疹病毒（measles）、腮腺炎病毒（mumps）、风疹病毒（rubella）、水痘病毒（varicella）、肺炎支原体（*Mycoplasma pneumoniae*）、肺炎链球菌（*Streptococcus pneumoniae*）、流感嗜血杆菌（*Haemophilus influenzae*）和结核分枝杆菌（*Mycobacterium tuberculosis*）等都是从呼吸道感染的；人类免疫缺陷病毒（human immunodeficiency virus，HIV）、单纯疱疹病毒（herpes simplex virus）、衣原体（*Chlamydia*）和淋病双球菌（*Neisseria gonorrhoeae*）等都是从生殖道感染的（Holmgren et al.，2003；Holmgrem and Czerkinsky，2005）。只有极少数的感染引起的传染病是通过节肢动物或是其他昆虫叮咬或血液进行传播的。世界卫生组织在 2004 年发布报告指出，世界上超过 90%的感染性疾病引起人死亡的原因来源于呼吸道感染、HIV/AIDS、腹泻性痢疾、结核病、疟疾和麻疹。除了麻疹，其余 5 种人的重要疾病都是主要通过黏膜感染进行传播的（Davey，2005）。由此可见，诱导黏膜免疫力是防止病原微生物通过黏膜感染最有效的方法。而多年来通过皮下注射或肌内注射疫苗通常无法提供有效的黏膜保护。

动物的传染病虽然不像人的感染性疾病危害大，但近年来人兽共患病的不断发生已给人类构成很大的威胁。目前动物的传染病也是影响养殖业最大的根源。所有国家畜产品的质量和数量都取决于家畜和家禽传染病的发生。动物的传染病绝大多数病原微生物也是由黏膜入侵的，如猪的口蹄疫（foot and mouth disease）、猪繁殖与呼吸综合征（porcine reproductive and respiratory）、猪流感（swine influenza）、猪支原体肺炎（mycoplasmal pneumonia of swine）、猪传染性胃肠炎（transmissible gastroenteritis）、猪流行性腹泻（porcine epidemic diarrhea，PED），家禽的禽流感（avian influenza）、新城疫（Newcastle disease）等。然而，目前几乎所有的疫苗都是针对血液和体内的免疫器官（如骨髓、淋巴小结、脾脏）研制的，而针对黏膜下的淋巴相关组织建立局部免疫防线的疫苗却很少。针对全身免疫器官的疫苗只能刺激全身产生免疫应答，而不能诱导黏膜表面产生免疫反应。

黏膜表面（包括消化道、呼吸道和生殖道黏膜）在体内占有的面积很大，比身体皮肤的面积大 400 多倍（Takahashi and Kiyono，1999）。黏膜免疫系统是指机体与外界相通的腔道黏膜表面的免疫系统，主要由消化道、呼吸道、泌尿生殖道黏膜及某些外分泌腺（如唾液腺、泪腺及乳腺等）黏膜相关的淋巴组织组成。该系统在机体内的覆盖面积很大，是动物体防御外界病原微生物的第一道屏障。黏膜免疫系统的淋巴组织不仅在体内分布很广，而且数量也最多。已知黏膜部位的免疫细胞（如T细胞、B细胞）和免疫分子（如SIgA、SIgM）的数量均超过全身免疫系统，黏膜免疫系统在防御传染病的发生中发挥的作用将越来越重要。

黏膜免疫就是直接应用疫苗到黏膜表面如消化道、呼吸道、泌尿生殖道黏膜，诱导局部黏膜产生免疫应答反应。黏膜免疫最大的优点是可以模拟自然感染途径，直接刺激呼吸道和消化道黏膜下丰富的淋巴组织产生大量免疫活性细胞和抗体，直接切断病原微生物入侵机体的途径，因此，黏膜免疫对阻止由黏膜入侵机体内的病原微生物效果最好（Dietrich et al.，2003；Levine and Campbell，2004）。由于所处的解剖位置和分布部位的特殊性，黏膜免疫系统既是机体系统免疫的重要组成部分，又具有其相对独立性，如消化道免疫后在回肠集合淋巴结处黏膜致敏的淋巴细胞可经胸导管进入血液循环，在特异的归巢受体（homing receptor）介导下，大多数（80%）细胞又回到肠黏膜部位发挥作用。同时，约20%的细胞进入其他黏膜部位，参加广泛的黏膜免疫反应，使不同黏膜部位的免疫反应形成一个免疫网络——共同黏膜免疫系统（common mucosal immune system，CMIS）。

第一节　黏膜免疫的发展简史

历史上有关黏膜免疫的记载最早出现在16世纪。当时人的天花（人痘）的传播和流行严重危害到人类的健康和生命。古人曾用天花患者干的结痂通过鼻腔免疫预防人的天花。有人将天花患者脱落的结痂研磨成粉末通过鼻腔黏膜为健康人“接种”，从而获得对天花的免疫能力。这种通过鼻腔接种的方式是最早的黏膜免疫方式。具体的方法是将痊愈期天花患者脱落的痘痂研成粉末，用一根小管子吹入被接种者的鼻孔。这种预防天花的方法很快在全国各地流传应用。例如，《张氏医通》记载：“迩年有种痘之说，始自江右，达于燕齐，近则遍行南北。”后来名医龚廷贤的弟子戴曼公将人痘接种术介绍到日本（1652年前后）。然后又传到了印度和土耳其。但应用康复人脱落的结痂接种有时也会引起严重的感染。随着鼻腔接种的不断传播，接种的技术和“疫苗”也在不断改进，Edward Jenner（1749～1823）发现从事挤奶的妇女手上经常患有类似天花的痘苗病毒引起的牛痘痂，但从不发生天花。牛痘苗病毒与天花病毒很像，但对人的致病性较差。应用牛痘苗病毒鼻腔接种预防人的天花比直接应用天花患者脱落的结痂更安全，于是应用牛痘苗病毒进行免疫接种得到广泛应用。

口服黏膜免疫最早源于回肠集合淋巴结也称派伊尔氏结(Peyer’s patch，PP)的发现。瑞士解剖学家在1673年首次发现肠道中派伊尔氏结的结构，以自己的名字进行命名，并于1677年正式发表。1940年俄罗斯病理学家Alexandre Besredka领导的巴斯德研究所进行了一系列口服细菌获得免疫保护的试验。应用含有鸡霍乱弧菌的饲料喂鸡，肠道内产生抗鸡霍乱特异性抗体后可保护鸡免受鸡霍乱弧菌的感染；饲喂霍乱弧菌和伤寒杆菌的灭活菌或活菌后，动物可抵抗霍乱弧菌和伤寒杆菌的感染；应用肺结核杆菌、耶尔森菌和白喉杆菌饲喂动物后也获得不同程度的免疫保护效果。这些试验表明肠道局部分泌液中的抗体可能发挥了重要的作用。于是 Alexandre Besredka 继续做了以下试验，应用志贺氏菌（*S. dysenteriae*）给兔子口服后发现兔子胃肠道中的抗体水平很高，但血清中的抗体并不高，说明局部黏膜的抗体与血清中的抗体并没有关系，局部黏膜产生的抗体具有很好的保护性。Davies 进一步发现正常免疫志贺氏菌人的凝集素抗体不高，而从患有志贺氏菌病康复后的患者粪便中发现效价高达 1∶80 的凝集素抗体，表明粪便中高效价的抗体来源于局部胃肠道而不是血液（Davies，1922）。1946 年一些研究人员开始应用脊髓灰质炎（poliomyelitis）减毒活疫苗进行口服免疫的研究，减毒的脊髓灰质炎病毒可以在肠内进行繁殖，后者产生的抗体可防止以后入侵的病毒进行感染。随后做了大量的试验证明口服免疫的有效性和安全性。

1960 年以后口服黏膜免疫学快速发展起来。1961 年应用脊髓灰质炎减毒三价活疫苗通过口服免疫取得很大成功，从全球上根除了脊髓灰质炎传染病（Maldonado，2003）。预防脊髓灰质炎的成功不仅成为消灭传染病的一个标志，也为其他病原进行口服免疫带来了广阔的应用前景。例如，1970 年应用口服伤寒沙门氏菌较有效预防了伤寒症（50%～80%），接受接种的人有 62%～78%在 5～7 年得到有效的保护（Levine，2003）。

鼻腔免疫虽然发现得很早，但发展稍落后于口服免疫。19 世纪初鼻腔免疫只有零散的研究。例如，Bull 和 McKee 在 1929 年通过鼻腔免疫预防传染性肺炎，应用灭活的肺炎链球菌悬浮液鼻腔免疫兔子 8 天后攻毒可保护 83%的动物，11 天后攻毒可保护所有的动物，而未免疫的动物有 57%攻毒后死亡；1937 年有人又做了白喉的鼻腔免疫试验，应用白喉类毒素给先进行皮下免疫的人再进行鼻腔免疫，结果血清中的抗体显著增加（Jensen，1937）；Fazekas（1950）对鼻腔免疫预防流感也做了试验，发现呼吸道抗体水平升高可以预防流感的发生。Waldman 等（1968）再次对鼻腔免疫展开深入研究。由于活的弱毒流感病毒通过鼻腔免疫可以模拟自然感染预防，流感病毒成为鼻腔免疫的研究重点（Maassab，1967）。研究发现鼻腔免疫可以预防人流感（Briscoe，1975；Davis，2001）。应用百日咳菌苗进行鼻腔喷雾发现，其可以增加呼吸道分泌物中 IgA 抗体的水平，但对血清中抗体影响不大。应用灭活疫苗通过鼻腔免疫也可刺激局部产生分泌性 IgA 抗体（Waldman et al.，1970；Wright et al.，1983）。

Gugler 和 von Muralt（1959）发现了黏膜免疫与乳腺的密切关系，乳腺中的分泌型 IgA（SIgA）与其他外分泌腺中的性质和功能一样，都具有抗病毒、抗菌的能力（Chodirker and Tomasi，1963；Bienenstock and Tomasi，1968）。小肠免疫后产生的淋巴细胞可向唾液、乳腺和呼吸道中迁移（McWilliams et al.，1975；Husband and Gowans，1978）。口服疫苗后胃肠道、唾液腺和乳腺 IgA 水平显著升高（Holmgren and Czerkinsky，2005）。进一步研究发现鼻相关淋巴组织（nasal-associated lymphoid tissue，NALT）和小肠派伊尔氏结（PP）中的 IgA 抗体分泌细胞都能归巢到乳腺中（Montgomery et al.，1974，1978；Goldblum et al.，1975）。

黏膜免疫真正得到重视是在 20 世纪 80 年代的晚期。随着免疫学、分子生物学和传染病学的发展，人们对黏膜免疫调节有了更新、更全面的认识。对早期由细菌引起的感染如霍乱、痢疾、伤寒及肺炎的研究转向对由病毒引起感染的研究。黏膜免疫最成功预防的传染病就是脊髓灰质炎，通过口服脊髓灰质炎活疫苗已在全世界基本消灭该病的感染和发生。病毒疫苗如脊髓灰质炎和轮状病毒，细菌疫苗如伤寒热、霍乱及表达外源抗原的活菌苗和表达抗原的可食性植物疫苗相继被开发出来（Dietrich et al.，2003；Tacket et al.，2004）。在美国通过鼻腔免疫预防流感的疫苗早在 1995 年就已经开发出来了（Quiding-Jarbrink et al.，1995）。2003 年一种适应较冷温度的三价流感疫苗在美国得到 FDA 的许可证，广泛应用在 5～49 岁的健康人群中。

在预防动物的传染病上利用鸡新城疫弱毒苗（IV 系苗）点眼预防鸡新城疫已较为普遍；应用猪伪狂犬疫苗滴鼻预防猪伪狂犬病在我国大型养猪场已开始推广；应用羊布鲁氏菌 5 号苗滴鼻或气雾免疫山羊或绵羊预防羊布鲁氏菌病的发生只在某些地区推广。应用口蹄疫弱毒苗通过气雾喷鼻免疫牛预防牛口蹄疫发生曾广泛推广（近年来因禁用弱毒苗而暂时停止）。

第二节 黏膜免疫与传统免疫的区别

传统免疫即传统的系统免疫（systemic immune）或全身免疫，通过肌内注射（intramuscularly injection）或皮下注射（subcutaneous injection）疫苗，诱导全身产生免疫反应。黏膜免疫（mucosal immune）则是应用疫苗通过饮水或饲喂（消化道）、滴鼻或喷雾（呼吸道）、点眼（只用于家禽）等诱导消化道、呼吸道、泌尿生殖道黏膜免疫动物，诱导局部产生黏膜免疫反应和适当的全身免疫反应。在黏膜诱导部位（或黏膜诱导位点）疫苗经抗原呈递细胞摄取活化 B 细胞和 T 细胞，增殖后的淋巴细胞重新分布到效应部位发挥效应功能。系统免疫通过血液循环和淋巴循环形成一个整体，全身的免疫反应水平基本一致，而黏膜免疫由不同部位相对分离的黏膜区域构成，每个黏膜区域的免疫反应水平并不一致（McGhee et al.，1992）。因此黏膜免疫从组成和解剖组织学上都与系统免疫不同，黏膜免疫比系统免疫结构要复杂得多，使黏膜免疫相对独立于系统免疫，主要局限在黏膜表面（Brandtzaeg et al.，1999）。黏膜免疫存在不同的免疫诱导位点和效应位点（McGhee and Kiyono，1999）；与系统免疫最大的不同是由于黏膜直接与大量的病原微生物接触，免疫诱导后产生的免疫反应也不同。因此，黏膜免疫与传统系统免疫的主要区别体现在免疫途径、免疫部位、免疫球蛋白的类型、免疫活性细胞的类型、归巢现象等几个方面。

一、免疫部位与免疫器官组织结构

系统免疫系统主要由位于淋巴循环通路上的许多淋巴结和位于血液循环通路上的脾等外周淋巴器官组成，也包括中枢淋巴器官胸腺、骨髓和禽类的腔上囊。黏膜免疫系统主要包括消化道、呼吸道、泌尿生殖道黏膜及某些外分泌腺的淋巴组织。这些黏膜中（黏膜上皮内及黏膜下）分布着大量的免疫细胞、较多的弥散的黏膜相关淋巴组织（diffuse mucosa associated lymphoid tissue，D-MALT），以及一些有一定组织结构的黏膜相关淋巴组织（mucosa associated lymphoid tissue），如派伊尔氏结（Peyer's patch，PP）、扁桃体（tonsil）、阑尾（appendix）、肠相关淋巴组织（gut-associated lymphoid tissue，GALT）、鼻相关淋巴组织（nasal-associated lymphoid tissue，NALT）、支气管相关淋巴组织

（bronchus-associated lymphoid tissue，BALT）等。在以上黏膜免疫系统的淋巴组织中没有输入淋巴管，只有输出淋巴管，淋巴组织中免疫反应产生依赖黏膜表面抗原的诱导。根据解剖和功能的不同，黏膜免疫系统可分为诱导部位（或诱导位点，inductive site）和效应部位（或效应位点，effective site）。诱导位点位于抗原诱导起始反应的部位，主要对抗原进行摄取、处理和呈递，诱导免疫反应，然后将抗原呈递给幼稚性 T 淋巴细胞和 B 淋巴细胞。诱导位点主要由 MALT 和局部附近的淋巴结（draining lymph node，LN）构成，如派伊尔氏结、扁桃体、阑尾、胃肠道相关淋巴组织、鼻相关淋巴组织、支气管相关淋巴组织、黏膜下弥散的淋巴组织及肠系膜淋巴结等。诱导位点的 MALT 一般由一层上皮所覆盖，称为滤泡结合上皮，包括肠上皮细胞和微皱褶细胞（microfold cell，M 细胞）（详见第四章第一节）。诱导位点包括以上黏膜相关淋巴组织。效应位点主要是弥散分布的淋巴组织（Kiyono and Fukuyama，2004；Kunisawa et al.，2008），抗原呈递后诱导产生活化的 T 细胞和 B 细胞，进而产生特异性免疫反应（主要是 SIgA），发挥免疫保护的作用。效应位点包括消化道、呼吸道和生殖道的黏膜固有层组织、乳腺及禽哈德氏腺等（详见第三章）。黏膜免疫系统的外源性抗原直接来源于黏膜表面。而系统免疫摄取的抗原则依赖血管和淋巴循环提供给淋巴结和脾，其结构不分诱导部位和效应部位。

由于黏膜免疫系统主要由消化道、呼吸道、泌尿生殖道黏膜及某些外分泌腺的淋巴组织构成，因此，黏膜免疫系统中的免疫器官不像系统免疫系统中的具有完整的被膜，成为一个专职的免疫器官。对于机体的健康来讲，黏膜免疫系统对系统免疫系统的完善是一个更有效的补充。

二、免疫球蛋白类型

全身免疫系统产生的抗体主要是 IgG，而黏膜免疫则具有独特的免疫球蛋白分子。IgA 抗体是黏膜免疫的主要效应因子。分泌型 IgA（secretory IgA，SIgA）在黏膜免疫防御中起着重要作用，存在于黏膜表面的 SIgA 能阻止病原体的黏附和入侵，而胞内转运过程中的 IgA 可中和胞内感染的病毒（详见第四章第三节）。尽管血液中也有较多的 IgA，但 IgA 都是以单体的形式存在。SIgA 抗体是黏膜免疫的主要效应因子。局部黏膜中产生的 IgA 是由 J 链分子连接形成的二聚体 IgA，后者再与黏膜上皮细胞和外分泌腺产生的分泌片段结合形成 SIgA。SIgA 在黏膜免疫防御中起着重要作用（详见第四章第三节）。IgM 在局部黏膜中含量也较高，同时在黏膜中也有一定比例的 IgE 和 IgG。

三、免疫活性细胞

黏膜免疫系统中除了含有大量的 T 细胞、B 细胞、巨噬细胞和树突状细胞外，还有 3 类性质独特的免疫细胞：M 细胞、上皮内淋巴细胞和肠黏膜上皮细胞。M 细胞位于 PP 的滤泡相关上皮内和黏膜上皮细胞间，其顶面对黏膜腔，其基底膜向顶部呈穹隆状突起，形成一口袋状，内装有 T 细胞和 B 细胞及少数巨噬细胞。M 细胞可有效摄取黏膜腔中的抗原，将抗原转运至邻近的抗原呈递细胞。此外，M 细胞也是黏膜腔中病原体进入黏膜免疫系统的门户（详见第四章第一节）。

上皮内淋巴细胞（intraepithelial lymphocyte，IEL）位于黏膜上皮细胞间，每 5～10 个肠上皮细胞中间就有一个 IEL。IEL 是第一个与黏膜表面抗原接触的免疫细胞，其在黏膜免疫耐受与黏膜免疫应答激活及黏膜免疫防御中具有重要作用。肠黏膜上皮细胞是机体内外环境的重要屏障，承担着营养吸收、分泌转运、排泄等机体重要生理功能（详见第四章第五节）。

黏膜上皮细胞所处的重要位置决定了其在黏膜免疫中的重要作用，除了具有吸收功能外，还有抗原呈递功能，近年发现肠上皮细胞（intestinal epithelium，IE）表达类似 MHC I 类分子 CD1，能呈递小肽、非肽类糖和脂类抗原，在启动黏膜免疫相关的基因和分子中具有重要意义（详见第四章第六节）。

此外，MALT 中的 T 细胞、B 细胞和树突状细胞类型及功能与系统免疫淋巴组织中的不同，如淋巴细胞表面有归巢受体等（详见第四章）。

四、归巢现象

归巢（homing）是黏膜免疫中特有的现象，是指在黏膜部位致敏的免疫细胞，经胸导管进入血液循环，逐步分化成熟，在特异归巢受体的介导下，约 80%的免疫细胞归巢到致敏部位的黏膜固有层或上皮内，发挥免疫效应功能。另外约 20%的免疫细胞进入其他的黏膜部位，发生效应反应，使不同黏膜部位的免疫反应相联系，形成一个广泛的共同黏膜免疫系统网络（详见第四章第七节）。

五、免疫耐受

黏膜免疫的免疫耐受或免疫不反应（immunologic tolerance or immunologic unresponsiveness）现象是在 20 世纪初发现的（Wells，1911）。抗原通过口服后会引起局部黏膜免疫抑制（口服耐受）现象。与系统免疫不同，黏膜（尤其是消化道）不仅是病原微生物的入口，每天还接触大量的食物抗原和正常菌群，因此，黏膜免疫系统（主要是消化道）除了能对病原微生物进行免疫反应外，还对食物中大量的抗原和正常菌群等产生免疫耐受，这也是黏膜免疫系统与系统免疫系统的最大区别之一（Mayer，1997，2000；Nagler-Anderson and shi，2001）。免疫耐受是黏膜免疫独有的特点（Czerkinsky et al.，1999）（详见第四章第九节）。肠道免疫耐受与肠道中微生物菌群、调节性 T 细胞、肠上皮细胞和树突状细胞有密切的关系（Elisa Mazzini et al.，2014）。口服免疫的抗原用量、抗原的性质和免疫的次数对免疫耐受的产生非常重要（Friedman and Weiner，1994）。如果应用小剂量的可溶性的抗原多次通过口服免疫可导致宿主细胞免疫力降低（Chen et al.，1994；Groux et al.，1997；Nagler-Anderson et al.，2004）。而如果应用大剂量的抗原口服免疫则可抑制宿主体液免疫和细胞免疫（Whitacre et al.，1991；Melamed and Friedman，1993；Chen et al.，1995）。解决免疫耐受的最好方法就是配合黏膜免疫佐剂、载体或抗原呈递系统（Czerkinsky and Holmgren，1995；Mestecky et al.，2003）。

此外，黏膜免疫系统不同诱导位点的组织结构和细胞组成也有所不同，如消化道的 GALT、呼吸道的 NALT 等，在本书的相关章节中均有详细介绍。

第三节 黏膜免疫的优势

在人和动物中通过免疫接种预防传染病主要是应用传统的免疫方式即肌内或皮下注射。目前全世界有12亿人接受免疫接种，大约10亿为儿童（Simonsen et al.，1999）。肌肉接种疫苗产生的疼痛给很多人带来了痛苦和抵触，尤其是儿童对注射疫苗具有恐惧反应，国外报道20%的儿童对接种疫苗有抵触（Jacobson et al.，2001）。除以上缺点，肌肉接种还需在医院专门训练和培训技术人员等烦琐程序（Giudice and Campbell，2006；Amorij et al.，2008）。在具体执行疫苗接种的过程中，操作不规范是经常出现的问题，如注射器和针头的消毒不完善、操作人员不按照规定及时更换针头，人为导致血源病原微生物的传播（Levine，2003）。根据报道，每年在5个发展中国家大约10亿接受免疫接种的儿童中50%的接种过程是不安全的。在接种过程中可能会感染其他传染病如肝炎病毒（hepatitis B virus，HBV）和人类免疫缺陷病毒（human immunodeficiency virus，HIV）。研究发现，20%～80%新发生的肝炎病毒感染来自于不安全的免疫接种（Simonsen et al.，1999）。在大型家畜和家禽养殖场大规模免疫接种过程中也常发生人为造成病原微生物传播的事件，造成了巨大的经济损失。

由以上可以看出，传统的预防接种（traditional vaccination strategy）存在以下问题：①需要培训大量的专业医务人员或技术人员进行操作，耗时耗力；②肌内注射给人带来不必要的疼痛，对动物产生的应激反应常影响动物的生长，从而使免疫规程得不到顺利执行；③不正确和不合理地接种疫苗存在其他血源病原微生物传播的危险；④传统的免疫预防接种由于多次注射，疫苗在体内残留还会引起动物肉制品质量的下降，间接影响食品安全和公共卫生；⑤注射疫苗需要针头和注射器，这些医疗废物对环境造成一定的污染。因此，国外很多专家认为，未来传统的预防接种必定被一种新型的“自我给药，无需针头和注射器疫苗”（self-administrable，needle-free and syringe-free vaccines）所代替。

无针免疫接种（needle-free vaccine delivery）包括黏膜免疫和皮肤接种。黏膜免疫又包括消化道免疫、呼吸道免疫、生殖道免疫和眼结膜免疫（点眼免疫）（详见第八章）。消化道免疫包括饮水免疫和舌下免疫（详见第八章）；呼吸道免疫包括滴鼻免疫、气溶胶免疫和肺内免疫（详见第八章）。黏膜免疫具有以下优点。①黏膜免疫具体操作（如滴鼻和饮水）不需要专门培训技术人员，这样就节省了大量的资源（节省人力、物力和财力）。在畜牧业上适合大规模集约化动物传染病的接种。②减少疼痛，减少对动物的刺激，不妨碍动物的生长。③黏膜免疫会降低因注射疫苗（减少注射器污染）而带来感染其他传染病的风险，如降低乙型肝炎病毒和HIV的传播率。④模拟自然感染途径。⑤避免传统的免疫预防接种多次注射疫苗在体内残留，引起动物肉制品质量的下降，保证食品安全。⑥黏膜疫苗的制造过程也相对简化，这会提升发展中国家疫苗制造的能力。消化道黏膜免疫不仅在黏膜局部和其他黏膜组织产生免疫应答，还可引起全身性的体液免疫应答。消化道和呼吸道免疫的特点将在本书中详细介绍。

皮肤的表皮中含有较多的朗格汉斯（Langerhans）细胞，可覆盖皮肤25%的面积（Glenn

et al.，2003）。朗格汉斯细胞是一种抗原呈递功能很强的树突状细胞，朗格汉斯细胞可将抗原带到附近的淋巴结，呈递给淋巴细胞后诱导全身的免疫反应（Glenn et al.，2003）因此皮肤可作为免疫接种的靶标（Levine，2003；Glenn and Kenney，2004）。人的皮肤较薄，因此研究人的皮肤接种（transcutaneous immunization）近几年受到关注。真皮内免疫（intradermal vaccination）后体内也会产生较高的抗体（Kenney et al.，2004；Belshe et al.，2004；Chiu et al.，2007；van Damme et al.，2009）。皮肤接种的方法较为简单，主要是应用一小片内含抗原和佐剂的膏药直接贴在皮肤上。皮肤接种也可通过喷射免疫（jet injection），应用喷枪（jet injector）或喷射式注射（无针头的装置）可将液体状的疫苗通过喷嘴以高速的细流穿透皮肤，高压的疫苗液体可迅速扩散到组织中。1940 年就有人研制喷射式免疫（Jackson et al.，2001）。应用喷枪将甲型肝炎、流感、伤寒、破伤风及白喉、破伤风、百日咳联合苗免疫后都取得了较好的效果（Fisch et al.，1996；Parent du Chatelet et al.，1997；Williams et al.，2000）。喷射式免疫虽然是一种效率很高的免疫方式，但此种方法并不是很普及，只在人的免疫接种上使用过。但真皮内免疫（intradermal injection）在老人身上实施较为困难，老人产生免疫应答反应也较低（Belshe et al.，2004），并不利于推广。

鉴于以上原因，消化道（口服）免疫（oral vaccination）和呼吸道（滴鼻）免疫（nasal vaccination）成为黏膜免疫中最方便的免疫方式。黏膜免疫对抵抗黏膜感染的传染病效果最好（Salek-Ardakani et al.，2011；Mavigner et al.，2012）。本书重点介绍人、小鼠和猪消化道免疫和呼吸道免疫的有关知识和疫苗发展方向。此外，由于家禽眼内分布有哈德氏腺（Harderian gland），家禽的点眼免疫（ocular immunization）使用也较为方便，因此在本书中也略加介绍。

第四节　黏膜免疫的发展方向

虽然黏膜免疫具有多种优势，尤其是口服疫苗能诱导黏膜免疫和系统免疫反应，服用或投递更安全简便，能更好地满足缺少专业医疗人才的发展中国家患者和家畜家禽养殖业的需求，但是目前全球批准的黏膜疫苗不多。黏膜疫苗的研究和推广仍存在较大的挑战。原因有以下几点：首先，在一些黏膜部位如消化道内存在蛋白水解酶的降解、抗原吸收少、免疫耐受和微生物影响等使消化道疫苗的效果受到一定的限制；其次，在具体研究过程中黏膜免疫缺乏标准化试验和评价标准；再次，新型的蛋白质抗原疫苗具有更高的安全性，但不能耐受胃酸和各种蛋白酶的降解，造成不能在肠道吸收；最后，灭活病毒不能在黏膜上皮中繁殖，使灭活疫苗不能用于黏膜免疫。

尽管口服免疫存在以上诸多问题，但口服免疫的巨大优势依然吸引着大量的免疫学家。目前认为发展有效的黏膜免疫佐剂和建立靶向肠黏膜的疫苗是黏膜免疫的发展方向（详见第八章）。黏膜免疫急需解决的问题是发展抗原递送系统，确保抗原到达黏膜诱导位点，有效诱导局部保护性免疫反应。抗原递送系统包括主动递送系统和被动递送系统，主动递送系统是应用活的病原微生物如减毒的细菌或病毒或者益生菌作为载体表达抗原进行口服或鼻腔免疫；被动递送系统是将抗原包裹于微粒递送系统中，形成包囊复合物，有效地避免抗原受到破坏（详见第八章）。此外，植物也可以作为抗原递送系统。植物基因技术的发展使得植物口服亚单位疫苗的发展成为可能（Kunisawa et al.，2007）。在发展较快的几种植物口服疫苗中，以大米为基础的口服疫苗展示了良好的应用前景（Nochi et al.，2007）（详见第八章第二节）。我们相信，随着各种新技术的不断发展，将来会有更多有效的口服疫苗被开发出来，简便易行的黏膜免疫必将代替传统的系统免疫。

参考文献

Amorij J P, Huckriede A, Wilschut J, et al. 2008. Development of stable influenza vaccine powder formulations: challenges and possibilities. Pharmaceutical Research, 25(6): 1256-1273.

Beagley K, Husband A J. 1998. Intraepithelial lymphocytes: origins, distribution, and function. Critical Reviews in Immunology, 18(3): 237-254.

Belshe R B, Newman F K, Cannon J, et al. 2004. Serum antibody responses after intradermal vaccination against influenza. The New England Journal of Medicine, 351(22): 2286-2294.

Bennett J V, Fernandez de Castro J, Valdespino-Gomez J L, et al. 2002. Aerosolized measles and measles-rubella vaccines induce better measles antibody booster responses than injected vaccines: randomized trials in Mexican schoolchildren. Bull World Health Organ, 80(10): 806-812.

Bienenstock J, Tomasi T B Jr. 1968. Secretory gamma-A in normal urine. J Clin Invest, 47(5): 1162-1171.

Blumberg R S, Lencer W I, Zhu X, et al. 1999. Antigen presentation by intestinal epithelial cells. Immunology Letters, 69(1): 7-11.

Brandtzaeg P. 1983. Immunohistochemical characterization of intracellular J-chain and binding site for secretory component(SC)in human Immunoglobulin(Ig)-producing cells. Molecular Immunology, 20(9): 941-966.

Brandtzaeg P, Baekkevold E S, Morton H C. 2001. From B to A the mucosal way. Nature Immunology, 2(12): 1093-1094.

Brandtzaeg P, Farstad I N, Haraldsen G. 1999. Regional specialization in the mucosal immune system: primed cells do not always home along the same track. Immunol Today, 20(6): 267-277.

Brandtzaeg P, Korsrud F R. 1984. Significance of different J chain profiles in human tissues: generation of IgA and IgM with binding site for secretory component is related to the J chain expressing capacity of the total local immunocyte population, including IgG and IgD producing cells, and depends on the clinical state of the tissue. Clinical and Experimental Immunology, 58(3): 709-718.

Briscoe J H. 1975. Intranasal immunization with inactivated influenza virus vaccine in a boys' boarding school. Practitioner, 214(1284): 821-826.

Cebra J J, Gearhart P J, Kamat R, et al. 1977. Origin and differentiation of lymphocytes involved in the secretory IgA responses. Cold Spring Harbor Symposia on Quantitative Biology, 41 Pt 1: 201-215.

Chen Y, Inobe J, Marks R, et al. 1995. Peripheral deletion of antigen-reactive T cells in oral tolerance. Nature, 376(6536): 177-180.

Chen Y, Kuchroo V K, Inobe J, et al. 1994. Regulatory T cell clones induced by oral tolerance: suppression of autoimmune encephalomyelitis. Science, 265(5176): 1237-1240.

Chiu S S, Peiris J S, Chan K H, et al. 2007. Immunogenicity and safety of intradermal influenza immunization at a reduced dose in healthy children. Pediatrics, 119(6): 1076-1082.

Chodirker W B, Tomasi T B Jr. 1963. Gamma-globulins: quantitative relationships in human serum and nonvascular fluids. Science, 142(3595): 1080-1081.

Craig S W, Cebra J J. 1971. Peyer's patches: an enriched source of precursors for IgA-producing immunocytes in the rabbit. The Journal of Experimental Medicine, 134(1): 188-200.

Czerkinsky C, Anjuere F, McGhee J R, et al. 1999. Mucosal immunity and tolerance: relevance to vaccine development. Immunological reviews, 170: 197-222.

Czerkinsky C, Holmgren J. 1995. The mucosal immune system and prospects for anti-infectious and anti-inflammatory vaccines. Immunologist, 3(3): 97-103.

Davey S. 2005. Infectious diseases are the biggest killers of the young. http:// www.who.int/nfectious-disease-report/pages/ch1text.html [2015-4-16].

Davies A. 1922. An investigation into the serological properties of dysentery stools. Lancet, 2:1009-1012.

Davis S. 2001. Nasal vaccines. Advanced Drug Delivery Reviews, 51(1): 21-42.

Dietrich G, Griot-Wenk M, Metcalfe I C, et al. 2003. Experience with registered mucosal vaccines. Vaccine, 21(7-8): 678-683.

Dilraj A, Cutts F T, de Castro J F, et al. 2000. Response to different measles vaccine strains given by aerosol and subcutaneous routes to schoolchildren: a randomised trial. Lancet, 355(9206): 798-803.

Enders J F. 1952. General preface to studies on the cultivation of poliomyelitis viruses in tissue culture. J Immunol, 69(6): 639-643.

Enders J F, Weller T H, Robbins F C. 1949. Cultivation of the lansing strain of poliomyelitis virus in cultures of various human embryonic tissues. Science, 109(2822): 85-87.

Fagarasan S, Honjo T. 2003. Intestinal IgA synthesis: regulation of front-line body defences. Nat Rev Immunol, 3(1): 63-72.

Ferguson A. 1977. Intraepithelial lymphocytes of the small intestine. Gut, 18(11): 921-937.

Fisch A, Cadilhac P, Vidor E, et al. 1996. Immunogenicity and safety of a new inactivated hepatitis A vaccine: a clinical trial with comparison of administration route. Vaccine, 14(12): 1132-1136.

Friedman A, Weiner H L. 1994. Induction of anergy or active suppression following oral tolerance is determined by antigen dosage. Proceedings of the National Academy of Sciences of the United States of America, 91(14): 6688-6692.

Gebert A, Fassbender S, Werner K, et al. 1999. The development of M cells in Peyer's patches is restricted to specialized dome-associated crypts. The American Journal of Pathology, 154(5): 1573-1582.

Giudice E L, Campbell J D. 2006. Needle-free vaccine delivery. Advanced Drug Delivery Reviews, 58(1): 68-89.

Glenn G M, Kenney R T, Hammond S A, et al. 2003. Transcutaneous immunization and immunostimulant strategies. Immunology and Allergy Clinics of North America, 23(4): 787-813.

Glenn G, Kenney R T. 2004. Transcutaneous immunization. *In*: Levine M M, Kaper J B, Rappuoli R, et al. New Generation Vaccines. New York: Marcel Dekker, Inc.: 401-412.

Goldblum R M, Ahlstedt S, Carlsson B, et al. 1975. Antibody-forming cells in human colostrum after oral immunisation. Nature, 257(5529): 797-798.

Groux H, O'Garra A, Bigler M, et al. 1997. A $CD4^+$ T-cell subset inhibits antigen-specific T-cell responses and prevents colitis. Nature, 389(6652): 737-742.

Gugler E, Bokelmann G, Dätwyler A, et al. 1958. Über immunoelektrophoretische Untersuchungen an Frauenmilchproteinen. Schweiz med Wschr, 88: 1264.

Gupta P N, Vyas S P. 2011. Investigation of lectinized liposomes as M-cell targeted carrier-adjuvant for mucosal immunization. Colloids and Surfaces B-Biointerfaces, 82(1): 118-125.

Halpern M S, Koshland M E. 1970. Novel subunit in secretory IgA.

Holmgren J, Czerkinsky C, Eriksson K, et al. 2003. Mucosal immunisation and adjuvants: a brief overview of recent advances and challenges. Vaccine, 21 Suppl 2: S89-95.

Holmgren J, Czerkinsky C. 2005. Mucosal immunity and vaccines. Nature Medicine, 11(4 Suppl): S45-53.

Husband A J, Gowans J L. 1978. The origin and antigen-dependent distribution of IgA-containing cells in the intestine. Journal of Experimental Medicine, 148(5): 1146-1160.

Jackson L A, Austin G, Chen R T, et al. 2001. Safety and immunogenicity of varying dosages of trivalent inactivated influenza vaccine administered by needle-free jet injectors. Vaccine, 19(32): 4703-4709.

Jacobson R M, Swan A, Adegbenro A, et al. 2001. Making vaccines more acceptable--methods to prevent and minimize pain and other common adverse events associated with vaccines. Vaccine, 19(17-19): 2418-2427.

Jensen C. 1937. Active Immunization against diphtheria by the combined subcutaneous and intranasal method:(section of epidemiology and stare medicine). Proceedings of the Royal Society of Medicine, 30(9): 1117-1148.

Kasel J A, Fulk R V, Togo Y, et al. 1968. Influenza antibody in human respiratory secretions after subcutaneous or respiratory immunization with inactivated virus. Nature, 218(5141): 594-595.

Kenney R T, Frech S A, Muenz L R, et al. 2004. Dose sparing with intradermal injection of influenza vaccine. The New England Journal of Medicine, 351(22): 2295-2301.

Kiyono H, Fukuyama S. 2004. NALT- versus Peyer's-patch-mediated mucosal immunity. Nature reviews, Immunology, 4(9): 699-710.

Kraal G, Samsom J N, Mebius R E. 2006. The importance of regional lymph nodes for mucosal tolerance. Immunological Reviews, 213: 119-130.

Kunisawa J, McGhee J R, Kiyono H. 2007. Mucosal SIgA enhancement: development of safe and effective mucosal adjuvants and mucosal antigen delivery vehicles. *In*: Kaetzel C S. Mucosal Immune Defense: Immunoglobulin A. New York: Kluwer Academic/Plenum Publishers: 345-389.

Kunisawa J, Nochi T, Kiyono H. 2008. Immunological commonalities and distinctions between airway and digestive immunity. Trends in Immunology, 29(11): 505-513.

Levine M M, Campbell J D. 2004. Mucosal immunization and needle-free injection devices. *In*: Levine M M,

Kaper J B, Rappuoli R, et al. New Generation Vaccines. New York: Marcel Dekker, Inc.:393-399.

Levine M M, Ferreccio C, Abrego P, et al. 1999. Duration of efficacy of Ty21a, attenuated Salmonella typhi live oral vaccine. Vaccine, 17 Suppl 2: S22-27.

Levine M M, Ferreccio C, Cryz S, et al. 1990. Comparison of enteric-coated capsules and liquid formulation of Ty21a typhoid vaccine in randomised controlled field trial. Lancet, 336(8720): 891-894.

Levine M M. 2003. Can needle-free administration of vaccines become the norm in global immunization? Nature Medicine, 9(1): 99-103.

Maassab H F. 1967. Adaptation and growth characteristics of influenza virus at 25 degrees c. Nature, 213(5076): 612-614.

Maldonado Y A. 2003. Polioviruses. *In*: Long S S, Pickering L K, Prober C G. Principles and Practice of Pediatric Infectious Diseases. Philadelphia: Elsevier Science: 1176-1179.

Mavigner M, Cazabat M, Dubois M, et al. 2012. Altered CD4+ T cell homing to the gut impairs mucosal immune reconstitution in treated HIV-infected individuals. The Journal of Clinical Investigation, 122(1): 62-69.

Mayer L. 1997. Local and systemic regulation of mucosal immunity. Alimentary Pharmacology & Therapeutics, 11: 81-85.

Mayer L. 2000. Mucosal immunity and gastrointestinal antigen processing. Journal of Pediatric Gastroenterology and Nutrition, 30 Suppl: S4-12.

Mazzini E, Massimiliano L, Penna G, et al. 2014. Oral tolerance can be established via gap junction transfer of fed antigens from CX3CR1(+)macrophages to CD103(+)dendritic cells. Immunity, 40(2): 248-261.

McDermott M R, Bienenstock J. 1979. Evidence for a common mucosal immunologic system. I. Migration of B immunoblasts into intestinal, respiratory, and genital tissues. Journal of Immunology, 122(5): 1892-1898.

McGhee J R, Kiyono H. 1999. The mucosal immune system. *In*: Paul W E. Fundamental Immunology. 4 ed. San Diego: Academic Press: 909

McGhee J R, Mestecky J, Dertzbaugh M T, et al. 1992. The mucosal immune system: from fundamental concepts to vaccine development. Vaccine, 10(2): 75-88.

McWilliams M, Phillips-Quagliata J M, Lamm M E. 1975. Characteristics of mesenteric lymph node cells homing to gut-associated lymphoid tissue in syngeneic mice. Journal of Immunology, 115(1): 54-58.

Melamed D, Friedman A. 1993. Direct evidence for anergy in T lymphocytes tolerized by oral administration of ovalbumin. European Journal of Immunology, 23(4): 935-942.

Mestecky J, Blumberg R S, Kiyono H, et al. 2003. The mucosal immune system. *In*: Paul W E. Fundamental Immunology. Philadelphia: Lippincott Williams & Wilkins: 965-1020.

Mestecky J, McGhee J R. 1987. Immunoglobulin A(IgA): molecular and cellular interactions involved in IgA biosynthesis and immune response. Advances in Immunology, 40: 153-245.

Mestecky J, Zikan J, Butler W T. 1971. Immunoglobulin M and secretory immunoglobulin A: presence of a common polypeptide chain different from light chains. Science, 171(3976): 1163-1165.

Montgomery P C, Connelly K M, Cohn J, et al. 1978. Remote-site stimulation of secretory IgA antibodies following bronchial and gastric stimulation. Advances in Experimental Medicine and Biology, 107: 113-122.

Montgomery P C, Rosner B R, Cohn J. 1974. The secretory antibody response. Anti-DNP antibodies induced by dinitrophenylated type 3 pneumococcus. Immunological Communications, 3(2): 143-156.

Murphy B R, Clements M L. 1989. The systemic and mucosal immune response of humans to influenza A virus. Current Topics in Microbiology and Immunology, 146: 107-116.

Nagler-Anderson C, Bhan A K, Podolsky D K, et al. 2004. Control freaks: immune regulatory cells. Nature Immunology, 5(2): 119-122.

Nagler-Anderson C, Shi H N. 2001. Peripheral nonresponsiveness to orally administered soluble protein antigens. Critical Reviews in Immunology, 21(1-3): 121-131.

Neutra M R. 1998. Role of M cells in transepithelial transport of antigens and pathogens to the mucosal immune system. American Journal of Physiology-Gastrointestinal and Liver Physiology, 274(5): G785-G791.

Nochi T, Takagi H, Yuki Y, et al. 2007. Rice-based mucosal vaccine as a global strategy for cold-chain-and needle-free vaccination. Proceedings of the National Academy of Sciences of the United States of America, 104(26): 10986-10991.

Parent du Chatelet I, Lang J, Schlumberger M, et al. 1997. Clinical immunogenicity and tolerance studies of liquid vaccines delivered by jet-injector and a new single-use cartridge(Imule): comparison with standard syringe injection. Imule Investigators Group. Vaccine, 15(4): 449-458.

Pedersen A M, Bardow A, Jensen S B, et al. 2002. Saliva and gastrointestinal functions of taste, mastication, swallowing and digestion. Oral Diseases, 8(3): 117-129.

Quiding-Jarbrink M, Granstrom G, Nordstrom I, et al. 1995. Induction of compartmentalized B-cell responses in human tonsils. Infection and Immunity, 63(3): 853-857.

Roth Y, Chapnik J S, Cole P. 2003. Feasibility of aerosol vaccination in humans. The Annals of Otology, Rhinology, and Laryngology, 112(3): 264-270.

S F d S G, Donnelley M. 1950. Studies in experimental immunology of influenza. III. The antibody response. Aust J Exp Biol Med Sci, 28(1): 45-60.

S F d S G, Donnelley M. 1950a. Studies in experimental immunology of influenza. III. The antibody response. The Australian Journal of Experimental Biology and Medical Science, 28(1): 45-60.

S F d S G, Donnelley M. 1950b. Studies in experimental immunology of influenza. IV. The protective value of active immunization. The Australian Journal of Experimental Biology and Medical Science, 28(1): 61-75.

Salek-Ardakani S, Moutaftsi M, Sette A, et al. 2011. Targeting OX40 promotes lung-resident memory CD8 T cell populations that protect against respiratory poxvirus infection. Journal of Virology, 85(17): 9051-9059.

Simonsen L, Kane A, Lloyd J, et al. 1999. Unsafe injections in the developing world and transmission of bloodborne pathogens: a review. Bull World Health Organ, 77(10): 789-800.

Sullivan V J, Mikszta J A, Laurent P, et al. 2006. Noninvasive delivery technologies: respiratory delivery of vaccines. Expert Opinion on Drug Delivery, 3(1): 87-95.

Sun C M, Hall J A, Blank R B, et al. 2007. Small intestine lamina propria dendritic cells promote de novo generation of Foxp3 T reg cells via retinoic acid. J Exp Med, 204(8): 1775-1785.

Tacket C O, Pasetti M F, Edelman R, et al. 2004. Immunogenicity of recombinant LT-B delivered orally to humans in transgenic corn. Vaccine, 22(31-32): 4385-4389.

Takahashi I, Kiyono H. 1999. Gut as the largest immunologic tissue. Journal of Parenteral and Enteral Nutrition, 23(5): S7-S12.

Tamura S, Ito Y, Asanuma H, et al. 1992a. Cross-protection against influenza virus infection afforded by trivalent inactivated vaccines inoculated intranasally with cholera toxin B subunit. Journal of Immunology, 149(3): 981-988.

Tamura S I, Asanuma H, Ito Y, et al. 1992b. Superior cross-protective effect of nasal vaccination to subcutaneous inoculation with influenza hemagglutinin vaccine. European Journal of Immunology, 22(2): 477-481.

Tamura S I, Kurata T. 1996. Intranasal immunization with influenza vaccine. *In*: Kozlowski P A. Mucosal Vaccines. San Diego: Academic Press: 425-436.

Tamura S, Samegai Y, Kurata H, et al. 1988. Protection against influenza virus infection by vaccine inoculated intranasally with cholera toxin B subunit. Vaccine, 6(5): 409-413.

Tamura S, Yamanaka A, Shimohara M, et al. 1994. Synergistic action of cholera toxin B subunit(and Escherichia coli heat-labile toxin B subunit)and a trace amount of cholera whole toxin as an adjuvant for nasal influenza vaccine. Vaccine, 12(5): 419-426.

Tomasi T B Jr, Tan E M, Solomon A, et al. 1965. Characteristics of an Immune System Common to Certain External Secretions. The Journal of Experimental Medicine, 121: 101-124.

van Damme P, Oosterhuis-Kafeja F, van der Wielen M, et al. 2009. Safety and efficacy of a novel microneedle device for dose sparing intradermal influenza vaccination in healthy adults. Vaccine, 27(3): 454-459.

Waldman R H, Mann J J, Small P A, Jr. 1969. Immunization against influenza. Prevention of illness in man by aerosolized inactivated vaccine. The Journal of the American Medical Association, 207(3): 520-524.

Waldman R, Wood S, Torres E, et al. 1970. Influenza antibody response following aerosal administration of inactivated viruis. American Journal of Epidemiology, 91(6): 575-584.

Wells H G. 1911. Studies on the Chemistry of Anaphylaxis(III). Experiments with Isolated Proteins, Espccially those of the Hen's Egg. Journal of Infectious Diseases, 9(2): 147-171.

Whitacre C C, Gienapp I E, Orosz C G, et al. 1991. Oral tolerance in experimental autoimmune encephalomyelitis. III. Evidence for clonal anergy. Journal of Immunology,147(7): 2155-2163.

Williams J, Fox-Leyva L, Christensen C, et al. 2000. Hepatitis A vaccine administration: comparison between jet-injector and needle injection. Vaccine, 18(18): 1939-1943.

Wright P F, Murphy B R, Kervina M, et al. 1983. Secretory immunological response after intranasal inactivated influenza A virus vaccinations: evidence for immunoglobulin A memory. Infection and Immunity, 40(3): 1092-1095.

第二章　黏膜屏障及其与黏膜免疫的关系

人体和动物的黏膜主要位于消化道、呼吸道、泌尿生殖道内表面及某些外分泌腺（如唾液腺、泪腺和乳腺等）。这些部位的黏膜面积是身体表面积的 400 多倍。绝大多数病原微生物如细菌和病毒都是经黏膜表面侵入机体引发疾病的，因此黏膜是机体抵抗病原入侵的第一道防线（Kaiserlian et al.，2005）。由于黏膜每天都接触大量的病原微生物，经过长期的进化，黏膜已建立起防御这些病原微生物入侵的屏障。黏膜防御屏障（简称黏膜屏障）包括黏膜上皮结构屏障、黏液屏障和微生物屏障。由于消化道接触的病原微生物最多，因此肠黏膜屏障发育得也最为完善，肠黏膜屏障已建立了一系列复杂的防御体系。肠黏膜屏障可有效地阻挡肠道内微生物及其毒素向肠腔外组织扩散和病原微生物的入侵。因此，本章主要以肠黏膜为主介绍黏膜屏障的结构与功能。

第一节　黏膜上皮的结构屏障

上皮细胞及上皮细胞之间的连接是黏膜结构屏障的主要成分。国外一些学者将体内的黏膜上皮分为两大类：Ⅰ型黏膜上皮和Ⅱ型黏膜上皮。Ⅰ型黏膜上皮由单层上皮（simple epithelium）组成，Ⅱ型黏膜上皮由复层扁平上皮（stratified epithelium）组成。Ⅰ型黏膜上皮主要分布在肠道、胃、肺、子宫，具有吸收、交换、呼吸功能。Ⅱ型黏膜上皮主要分布在口腔、角膜和阴道，由于Ⅱ型黏膜上皮具有多层细胞，因此具有保护功能。也有很多书中根据细胞的层数将黏膜上皮分为单层上皮和复层上皮两大类。黏膜上皮的类型对局部黏膜诱导的免疫反应很大。例如，Ⅱ型黏膜上皮（复层上皮）具有多层细胞，因此不具有黏膜上皮中特有的细胞，也不具备 IgA 分泌系统。多年来有关黏膜上皮结构屏障的研究主要集中在Ⅰ型黏膜上皮（单层上皮），尤其是对肠道上皮结构和功能的研究最为透彻。

一、黏膜上皮的结构和功能

上皮结构屏障是指完整的彼此紧密连接的上皮结构。上皮结构屏障能有效阻止细菌及毒素等大分子穿透黏膜进入深部组织。黏膜屏障以机械屏障最为重要，其结构基础为完整的黏膜上皮细胞、上皮细胞间的紧密连接和上皮细胞表面细胞膜。肠黏膜上皮细胞（intestinal epithelium or intestinal epithelial cell，IEC）主要是单层柱状上皮细胞，由吸收细胞（absorptive cell）和分泌型肠黏膜上皮细胞（secretory IEC）组成。分泌型肠黏膜上皮细胞包括肠内分泌细胞（enteroendocrine cell）、杯状细胞（goblet cell）和潘氏细胞（Paneth cell）。IEC 由小肠隐窝多能性干细胞（pluripotent intestinal epithelial stem cell，pluripotent IESC）不断更新。呼吸道的上皮主要是假复层柱状纤毛上皮（ciliated pseudostratified columnar epithelium），由纤毛细胞（ciliated cell）、杯状细胞、基细胞（basal cell）、刷细胞（brush cell）和小颗粒细胞（small granule cell）组成。上皮细胞间的紧密连接结构具有封闭细胞间隙、有效阻止肠腔上皮层内物质自由进出的功能，紧密连接的开放和关闭受腔内容物等多种因素的调控（Colgan et al.，1996；Nusrat et al.，2000）。生理状态下，黏膜表面被覆着一层黏液，主要由杯状细胞分泌的黏蛋白组成，具有阻挡病原生物和有害物质损害上皮细胞的功能。

黏膜上皮为肠道内容物和机体组织之间提供了一道选择性屏障，监视肠腔的有害抗原。在阻止病原微生物从黏膜侵入方面有着非常重要的作用（Eri et al.2013；Peterson et al.2014）。本章主要以小肠黏膜上皮为代表介绍黏膜上皮结构。

（一）吸收细胞

小肠黏膜首先具有吸收营养的功能。肠上皮中吸收细胞（absorptive cell）数量最多，呈柱状，核卵圆形位于基底部，高约 20μm。光镜下，细胞游离面有明显的纹状缘（striated border）。电镜下，胞质内有丰富的线粒体和滑面内质网，后者参与脂肪的吸收。纹状缘由密集而整齐排列的微绒毛构成。每个吸收细胞的游离面，有 2000～3000 根微绒毛，使细胞游离面的面积扩大约 30 倍。微绒毛收缩时，微绒毛的肌动蛋白微丝与终末网张力微丝的肌动蛋白、肌球蛋白相互作用，导致微绒毛缩短。吸收细胞侧面有连接复合体，包含紧密连接、中间连接和桥粒，使得相邻的细胞牢固结合以防肠内容物逸入细胞间隙，确保了机体的选择性吸收机制。

吸收细胞的主要功能是对营养物质进行吸收和机械屏障作用。除此以外，目前越来越多的研究结果证明：肠上皮细胞可以产生免疫应答，在免疫保护方面也有非常重要的作用。吸收细胞分泌的多聚免疫球蛋白受体（polymeric immunoglobulin receptor，pIgR，也称分泌成分，secretory component，SC）可与上皮下固有层中浆细胞产生的免疫球蛋白 A（immunoglobulin A，IgA）结合形成分泌型 IgA（secretory immunoglobulin A，SIgA）。SIgA 附着于上皮细胞游离面，可阻止病原菌的黏附（详见第四章）。

肠上皮吸收细胞不仅提供物理屏障，细胞表面还可表达一些分子，如抗菌肽、多种细胞因子及黏附分子。肠上皮吸收细胞所产生的这些分子会影响黏膜免疫应答的产生（Mcgee et al. 1992；Schuerermaly et al.，1994）。肠上皮吸收细胞还可通过生成多种糖蛋白、肽和多种细胞因子受体而在黏膜免疫中发挥重要作用。例如，肠上皮吸收细胞表达的 CD8 配体 gp130 糖蛋白，与 CD8 结合后激活与 CD8 相连的 P46lek，诱导 $CD8^{+}T$ 细胞（抑制性 T 细胞）活化，与人体对食物抗原的免疫耐受有关。肠上皮吸收细胞还可作为非专职的抗原呈递细胞（Hershberg and Mayer，2000；Blumberg et al.，1999；Mayer，1998；Toy et al.，1997），如大鼠肠上皮吸收细胞能够将加工过的抗原递呈给抗原特异性 $CD4^{+}T$ 细胞（Brandeis et al.，1994）。小肠到大肠的肠上皮细胞还能分泌一些抗微生物蛋白（antimicrobial protein，AMP），如 C 型凝集素再生岛衍生蛋白 IIIγ（C-ype lectin regenerating islet-derived protein IIIγ，REGIIIγ），REGIIIγ 可将黏附到上皮表面的细菌驱除。肠上皮吸收细胞还可表达 MHC II 类分子和两类主要的模式识别受体家族，具有吞噬细胞样的功能，又称为非专业吞噬细胞，可吞噬并杀灭细菌（Deitch et al.，1995）。肠上皮细胞在黏膜免疫中发挥重要的作用（详见第四章第六节）。

（二）杯状细胞

杯状细胞（goblet cell）散在分布于上皮细胞之间，尤其在呼吸道和消化道上皮中分布最多。杯状细胞呈高脚酒杯状，游离面（杯口）朝向腔面，基底面附着在基膜上。细胞核扁圆形，排列在细胞的近基底部。细胞核上区的细胞质内几乎完全充满黏蛋白的分泌颗粒。杯状细胞以胞吐的方式分泌大量黏液。呼吸道的黏液和假复层柱状纤毛上皮运动配合可阻止大分子异物从外界进入肺泡，称为纤毛黏液清除（mucociliary clearance）。杯状细胞常常以胞吐作用的方式将黏液小泡分泌到游离面，当受到某些物质的刺激时黏液小泡会融合形成黏液大泡，后者再以复合体的方式分泌（Specian and Neutra，1980）。杯状细胞主要合成黏液，黏液中的主要成分分泌型黏蛋白（mucin glycoprotein，MUC2）具有重要的功能。此外，杯状细胞还分泌多种黏蛋白类生物活性分子，如三叶因子多肽（trefoil factor peptide，TFF）、抵抗素样分子（resistant-like molecule β，RELM β）、Fc-γ 结合蛋白（Fc-γ binding protein，Fcgbp）等。TFF 在肠上皮重建、凋亡和保护中发挥重要作用（Taupin et al.，2000；Dignass et al.，1994）；RELM β 可促进 MUC2 的分泌，调节炎症中巨噬细胞和 T 细胞的反应（Artis et al.，2004；Nair et al.，2008）。所以黏液可以保护上皮细胞免受一些病原微生物的入侵（Johansson and Hansson，2014；Kim and Ho，2010）。如果缺少黏液，病原菌就很容易进入上皮。幽门螺旋杆菌能通过抑制杯状细胞分泌黏液来定居在胃黏膜上（Sidebotham et al.，1991）。此外，杯状细胞在消化道免疫反应中还具有抗原呈递的功能。杯状细胞分泌黏液时可形成杯状细胞相关抗原通道（goblet cell-associated antigen passage，GAP），将抗原呈递给上皮下固有层中的树突状细胞（McDole et al.，2012）。

上呼吸道黏膜也分布有大量的杯状细胞，可以分泌黏蛋白，后者相互粘连并在上皮细胞表面形成一层厚厚的黏液层。黏液层可以保持呼吸道黏膜湿润，避免失水；也避免了异物与上皮细胞的直接接触，防止颗粒物在肺内堆积；并能防止病原微生物的黏附和入侵。

杯状细胞的功能和发育部分受 TLR 的调节（Vaishnava et al.，2011；Sodhi et al.，2012），如 TLR4 通路可抑制杯状细胞的发育（Sodhi et al.，2012）。

（三）潘氏细胞

潘氏细胞（Paneth cell）分布在肠腺底部（小肠绒毛隐窝处），从十二指肠到回肠数量不断增多，空肠最丰富。细胞呈锥体状，细胞核圆形或卵圆形。电镜下，具有一般浆液分泌细胞的形态特征，胞质基部含有丰富的粗面内质网，胞核上方有发达的高尔基复合体。胞质顶部含有粗大的圆形嗜酸性分泌颗粒。

潘氏细胞是小肠腺的特征性细胞，潘氏细胞内含有大量的内分泌颗粒，内含一系列天然的抗菌肽如 α- 防御素（α-defensin）、溶菌酶（lysozyme）、内源性抗菌多肽类物质防御素（cathelicidin）分泌型磷脂酶 A2（secretary phospholipase A2，sPLA2）等（Ouellette，1999；Gallo and Hooper，2012；Bevins and Salzman，2011）。抗菌肽可调节肠道菌群，对肠道病原微生物有较强的杀灭作用。防御素在肠隐窝局部维持较高的浓度，能保护相邻细胞免受肠道细菌的侵袭。抗菌肽可与分泌的 IgA 限制细菌在黏膜中繁殖和生长（Peterson et al.，2007）。进入肠腔中的防御素可抑制肠道中革兰氏阴性菌的过度增殖，维持肠道正常菌群的平衡。此外，潘氏细胞能表达抗胰蛋白酶和肿瘤坏死因子，提示潘氏细胞参与小肠上皮的防御功能，也是肠黏膜屏障重要的组成基础。

潘氏细胞和杯状细胞在上皮细胞的天然免疫中发挥重要作用（McCracken and Lorenz，2001）。潘氏细胞分泌的防御素和溶菌酶防止病原微生物进入肠隐窝处的干细胞（Bevins and Salzman，2011；Salzman，2011）。潘氏细胞对微生物非常敏感，通过 Toll 样受体激活 MyD88 依赖通路调节抗菌肽的产生（Hanash et al.，2012；Mashimo et al.，1996），防止致病菌破坏黏膜屏障。MyD88 可调控潘氏细胞 RegIII-γ 的产生（Vaishnava et al.，2011）。RegIII-γ、CRP-ductin、RELM β 等抗菌因子给小肠干细胞创造了一个有利的保护环境（Hanash et al.，2012；Mashimo et al.，1996）。防御素的分泌还受 TLR 变化的影响，刺激 TLR 和细胞内细菌感受器如 NOD 和 NLR 诱导潘氏细胞产生防御素（Lamkanfi and Dixit，2012）。潘氏细胞在不同的动物中数量各异，在牛、羊中数量颇多，而在猪、狗、猫和兔等动物中则无。

肠黏膜上皮除了吸收细胞、杯状细胞和潘氏细胞外，还有较多的肠上皮内淋巴细胞、少量微皱褶细胞和树突状细胞（详见第四章）。

二、黏膜上皮细胞之间的紧密连接

紧密连接是肠黏膜屏障的重要组成部分，它可以控制大分子水溶性物质在肠上皮细胞中的自由进出。黏膜上皮细胞排列紧密，相邻细胞间通过各种细胞连接联系在一起。从上皮顶端到基膜细胞连接依次为紧密连接（tight junction，TJ）、黏附连接（adhesion junction）、桥粒（desmosome）和缝隙连接（gap junction）。其中紧密连接与肠道营养物质吸收、微生物黏附关系最为密切。紧密连接的存在为阻止有害物质和抗原从肠腔进入上皮细胞提供了保证（Qing-Hua et al.，2009）。

紧密连接又称封闭小带（zonula occluden），长度为 50～400nm，位于上皮细胞近管腔的侧面，呈带状在侧壁上环绕细胞一圈，其功能是封闭细胞间隙，阻止管腔上皮层内外物质的自由进出，是上皮细胞选择性通透作用的物质基础。紧密连接为多种蛋白质相互作用下形成的复合结构，主要由跨膜蛋白和胞质蛋白两种成分组成（Liang and Weber，2014），细胞骨架（主要是微丝）也是紧密连接的重要组成部分。

（一）紧密连接的结构蛋白

紧密连接的各种功能依赖于细胞连接蛋白、细胞骨架蛋白的正常表达和分布及黏附连接的完整性。紧密连接的结构蛋白主要包括跨膜蛋白、胞质蛋白和细胞骨架蛋白。

1. 跨膜蛋白

跨膜蛋白又包括 occludin、claudin、连接黏附分子（junction adhesion molecule，JAM）、nectin 和 CAR（cosackie virus and adenovirus receptor）。

occludin 是一种分子质量约为 65kDa 的跨膜蛋白（Fukuhara et al.，2002），主要集

中于紧密连接结构内，少量沿着细胞侧膜分布。occludin 的 4 个跨膜结构将其分为两个胞外环和两个胞内环。两个胞外环同源性较差，分别含 46 个和 48 个氨基酸，相邻细胞间的两个胞外环相互作用，形成细胞间隙。胞内环由于带有大量电荷，与 ZO-1 和 ZO-3 直接作用而结合，ZO-1 再与肌动蛋白骨架连接形成稳定的连接系统。occludin 在细胞间发挥黏附分子的作用，维持和调节紧密连接屏障功能。

claudin 家族包括 24 个成员，分子质量约为 22kDa，结构与 occludin 蛋白相似，4 个疏水跨膜结构域构成两个胞外环和两个胞内环，氨基端和羧基端都位于细胞质内部。claudin 羧基端是高变区，在信号转导中发挥重要的作用，除 claudin-12 外，其他 claudin 家族成员都包含 PDZ 结合基序的末端，它们可与支架蛋白如 ZO-1、ZO-2、ZO-3、MUPP1（multi-PDZ-domain protein）的 PDZ 结构域结合。claudin 的两个胞外环可以和邻近其他细胞的同种类型的环接触，调节细胞连接处的选择渗透性。其中 claudin 的第一个胞外环由 49～52 个氨基酸残基构成，它决定细胞间的跨上皮电阻（transepithelial electrical resistance，TER）和细胞外电荷的选择性；而第二个胞外环是细菌毒素的受体。claudin 主要分布于皮肤、神经系统和内脏组织中，表达分布具有一定的组织特异性，如 claudin-4 和 claudin-8 存在于肾脏中，而 claudin-1、claudin-3 和 claudin-4 共同存在于肠组织中。上皮细胞之间缝隙的紧密度主要取决于 claudin（Krug et al.，2012；Gunzel and Yu，2013）。

JAM、nectin 和 CAR 三者同属于免疫球蛋白超家族。JAM 有 4 个异构体，其中 JAM-1 分子质量为 43kDa，含特征性的细胞外 V 形结构域，为单个跨膜结构。在 C 端有一个 II 型 PDZ 结构域，能与 PDZ 分子的骨架蛋白结合，在质膜下形成大的蛋白质复合结构，参与紧密连接的构成。JAM 同时也是整合素淋巴细胞功能相关抗原-1（lymphocyte function associated antigen-1，LFA-1）的配体和呼吸道肠道病毒（respiratory entericorphan virus）的受体。

nectin 是一种同源性非钙依赖型的细胞黏附分子（cell adhesion molecule，CAM），由 nectin-1、nectin-2 和 nectin-3 组成，其中每个成员又有 2～3 个剪接变异体，具有同型或异型细胞黏附活性，可与 E-钙黏素共同参与紧密连接的早期合成过程（Yokoyama et al.，2001）。nectin 通过一个肌动蛋白丝结合蛋白 afadin 与肌动蛋白细胞骨架相关。nectin-afadin 复合体与细胞间单纯病毒的传播有关，同时具有招募 ZO-1 到细胞与细胞黏附位点的潜能（Cohen et al.，2001），因此，nectin-afadin 系统在细胞连接中发挥着非常重要的作用.

CAR 是一个分子质量约为 46kDa 的跨膜糖蛋白，可与细胞质内 IgG、IgM 结合，在炎症时可大量表达，参与免疫细胞的转移过程。同时 CAR 能够介导柯萨奇腺病毒与靶细胞结合，在以腺病毒为载体的基因治疗领域起着重要的作用（Yamamoto et al.，1997）。

2. 胞质蛋白

胞质蛋白是紧密连接支持结构的基础，主要包括 ZO、cingulin、MUPP1，属于膜相关鸟苷酸激酶（membrane-associated guanylate kinase-like protein，MAGUK）家族。

ZO 蛋白（zonula occluden protein）是第一个被证实的紧密连接附着蛋白，位于细胞质内膜表面，主要包括 3 个亚型：ZO-1、ZO-2 和 ZO-3，与紧密连接结构的其他蛋白及细胞骨架相连（Gonzalez-Mariscal et al.，2008）。ZO-1 与 occludin 的 C 端直接相连，其 PDZ 结构域与 claudin-1 和 claudin-8 的 C 端部分结合；还可与肌动蛋白和连接黏附分子（JAM）蛋白相互作用，在细胞间紧密连接中起着枢纽作用。ZO-2 的 N 端与 claudin 和 occludin 相互作用，而其 C 端则与肌动蛋白相连。ZO-3 的 C 端部分含有 1 个酸性结构域，在第 1、2 个 PDZ 结构域间含有 1 个碱性结构域。体内 3 个 ZO 蛋白一般以 ZO-1/ZO-2 和 ZO-2/ZO-3 复合体的形式存在。ZO-1 可能与 AF-6 的 Ras 结合区域相互作用，从而参与 Ras/Raf/MAPK 信号转导途径和细胞与细胞联系的调节（Itoh et al.，1999；Yamamoto et al.，1999）。另外，ZO-1 也可与其他细胞连接的相关蛋白结合，如 ZO-1 的 PDZ 区与缝隙连接的连接蛋白 connexin-43 相连；通过与 α-链蛋白与肌动蛋白直接相连而参与以钙黏蛋白为基础的细胞黏附；连接钙黏蛋白 cadherin 到肌动蛋白骨架，参与细胞骨架的形成。

cingulin 分子质量为 140～160kDa，位于紧密连接胞质面。cingulin 的 N 端与 ZO-1、ZO-2、肌球蛋白相结合，C 端与肌球蛋白和 ZO-3 结合。cingulin 在紧密连接胞质表面起支架的作用，在蛋白板和细胞骨架间形成连接（Hamazaki et al.，2002）。MUPP1（multiPDZ domain protein 1）含 13 个 PDZ 结构域，MUPP1 可和 claudin-1、JAM 的羧基端相互作用。目前认为，MUPP1 参与上皮细胞的生长和分化过程（Yeaman et al.，1999）。

3. 细胞骨架蛋白

细胞骨架蛋白主要包括 F-肌动蛋白、肌球蛋白和原肌球蛋白。紧密连接的完整性依赖于肌动蛋白结构组装和功能状态。骨架蛋白将连接复合物固定在细胞内，维持紧密连接的稳定。

肠上皮细胞的紧密连接主要有两个功能。①维持细胞的极性：上皮细胞顶部和基底部的蛋白质和脂质构成不同，从而将细胞分为不同的液性空间，紧密连接可限制细胞的不同液性空间脂质和完整膜蛋白的自由扩散，从而维持了细胞的极性（van Itallie and Anderson，2004）；②维持通透性屏障作用：调节跨细胞旁路的被动转运，只允许离子及小分子可溶性物质通过，而不允许毒性大分子及微生物通过。肠上皮细胞紧密连接一旦发生变异、减少或缺失，肠上皮细胞间隙通透性就会增加，细菌、内毒素及大分子物质就可通过紧密连接进入体循环。

（二）紧密连接的屏障作用

小肠黏膜上皮是屏障系统中不可或缺的一部分。紧密连接在上皮中起着扩散屏障和封闭细胞间隙的作用。紧密连接在生理状态下通过调控作用，选择性地转运相应物质，有效地阻止肠腔内细菌、毒素及炎症介质等物质的胞旁转运，维持肠黏膜上皮屏障功能的完整。

紧密连接是一个具有多种功能的复合体，对细胞间隙的封闭作用并不是绝对的。紧密连接调控的胞旁通路存在开放和关闭两种状态。胞旁通路转运具有以下特性：①由电渗梯度驱动的被动转运；②物质可由黏膜层进入浆膜层或反向转运；③胞旁转运可能存在急速生理调节功能。不同上皮的紧密连接对离子的通透能力也不同，小肠上皮和膀胱上皮的紧密连接对离子的通透率相差 1 万倍，表明不同组织中的紧密连接的具体结构各不相同。紧密连接的复合体结构可阻止肠道细菌及毒素等大分子物质的通过，其中分别包括绒毛上皮间紧密连接和腺管细胞间紧密连接。前者孔径较小，结构层次复杂，只允许水分子和小分子水溶性物质有选择性地通过；后者孔径较大而层次较简单，可允许较大的分子通过。

肠上皮之间的紧密连接并不是固定不变的。紧密连接蛋白可受到一些物质的影响，如吸收促进剂（absorption enhancer）EDTA、SDS、胆酸钠、葡萄糖、乙醇和薄荷醇均可影响紧密连接蛋白的表达（Qinghua et al.，2012；Pappenheimer and Reiss，1987；Pappenheimer 1987；Madara and Pappenheimer，1987）。在局部黏膜发生炎症（如 IBD）或腹泻时紧密连接蛋白（occludin、claudin、ZO）的表达也会降低或受阻（Muza-Moons et al.，2004；Zeissig et al.，2007）。

紧密连接蛋白的结构和组装也是一个动态过程，其信号调节涉及体内多种信号转导机制，主要包括蛋白激酶途径、钙离子途径、G 蛋白信号调节蛋白通路和小分子鸟苷三磷酸（GTP）酶途径等。蛋白激酶（protein kinase C，PKC）主要通过磷酸化 occludin、claudin 调节紧密连接。钙离子参与细胞间多种连接的形成，并且对细胞连接维持正常功能起了重要作用。紧密连接对细胞外的钙浓度十分敏感，胞外钙离子浓度的下降，可破坏 Caco-2 细胞单层紧密连接完整性；而随着细胞外钙浓度的增加，紧密连接的完整性又得到恢复。G 蛋白信号调节蛋白（regulator of G-protein signaling，RGS）作为紧密连接的组成结构，参与紧密连接的调控。RGS 与异源三聚体 G 蛋白的 Gα 亚基相互作用，Gα 通过 SH3 结构域结合到 ZO-1，Gα 活化后，Src 酪氨酸激酶自磷酸化活性增强；同时 β 链蛋白酪氨酸磷酸化也升高。小分子鸟苷三磷酸（GTP）酶包括一系列 GTP 结合的蛋白，主要有 Ras、Rho、Rab 和 Arf 等。Rho GTP 酶可调节紧密连接的装配：抑制 Rho 活性，ZO-1 和 occludin 蛋白在紧密连接处定位降低；相反，Rho 激活后能使 ZO-1 和 occludin 蛋白在紧密连接处沉积，从而维持紧密连接的功能。

一些病原微生物可通过结合和破坏紧密连接的结构蛋白穿过上皮乘机入侵机体（McNamara et al.，2001；Dalton et al.，2006；Coyne et al.，2007；Liu et al.，2009）。此外，紧密连接蛋白还可受到炎性产物和免疫应答的调节。例如，促炎细胞因子（proinflammatory cytokine）INF-γ 能下调 ZO-1 的表达（Youakim and Ahdieh，1999）。人发生炎性肠病时紧密连接蛋白的表达量降低，上皮细胞的通透性增加，导致中性粒细胞大量迁移（Kucharzik et al.，2001）。

三、黏膜相关淋巴组织的上皮

黏膜相关淋巴组织（mucosa-associated lymphoid tissue，MALT）主要是指分布于消化道、呼吸道及其他部位黏膜及黏膜下的淋巴组织，如胃肠相关淋巴组织（gut-associated lymphoid tissue，GALT）、鼻咽相关淋巴组织（nasopharynx-associated lymphoid tissue，NALT）和支气管相关淋巴组织（bronchus-associated lymphoid tissue，BALT）等。MALT 是执行局部特异性免疫功能的主要场所。目前研究最多的就是 GALT，GALT 是消化道黏膜免疫的基础，包括黏膜淋巴小结、肠上皮内淋巴细胞（intestinal intraepithelial lymphocyte，IEL）、固有层淋巴细胞（lamina propria lymphocyte，LPL）及覆盖在淋巴小结圆顶表面的滤泡相关上皮（follicle-associated epithelium，FAE）。

FAE 由单层柱状上皮细胞和微皱褶细胞（microfold cell，简称 M 细胞）组成。M 细胞在光镜下难以分辨，电镜下细胞游离面有一些微皱褶与短小的微绒毛，胞质内有丰富的囊泡，细胞基底面的质膜内陷形成穹隆状凹腔，其中可包含多个淋巴细胞。M 细胞的主要功能是自肠腔内快速摄取抗原物质或大分子，并将其迅速转运至其下的抗原呈递细胞，继而诱发免疫反应（详见第三章）。

IEL 散在分布于上皮细胞间，数量约占上皮细胞的 1/6。IEL 大多数为 T 淋巴细胞，其中 90%表达 αβT 淋巴细胞受体（TCRαβ），仅有 10%表达 γδT 淋巴细胞受体（TCRγδ）。IEL 是免疫系统中最先与肠腔微生物和外来抗原接触的免疫细胞，具有很强的细胞毒作用和自然杀伤细胞活性。IEL 能合成多种多样的淋巴因子如 IFN-γ、IL-5、IL-10、IFN-α 等，还能表达整合素 αEβ7、上皮细胞黏附分子 Ep-CAM、连接分子 occludin 蛋白和 E-钙黏素（Inagaki-Ohara et al.，2005）。通过这些淋巴因子和连接分子，IEL 可与邻近的肠上皮细胞进行密切对话，识别微生物抗原，监视上皮损伤，调节上皮细胞的屏障功能（Sim，1995；Taylor et al.，1997）。因此，IEL 具有免疫监视和调节肠道免疫系统的功能（详见第四章第五节）。

第二节　黏 液 屏 障

黏膜屏障是机体屏障系统的重要组成部分，可有效地阻挡肠道内微生物及其毒素向腔外组织扩散和病原微生物的入侵（Deitch et al.，2002）。消化道、呼吸道和生殖道黏膜表面均覆盖有较多的黏液，由于小肠中每天接触大量的食物和细菌，因此肠黏膜屏障进化和建立得最为完善。肠黏膜屏障主要由黏液、黏膜免疫球蛋白（SIgA）、先天体液免疫因子和黏膜上皮表面的模式识别受体等组成（Duerr et al.，2012）。

一、黏液

小肠黏液主要由黏蛋白、抗菌肽、SIgA 和少量的化学物质组成。黏液的主要成分是黏蛋白（mucin，MUC），由肠道杯状细胞分泌；抗菌肽主要由潘氏细胞和上皮细胞分泌；SIgA 由上皮下淋巴细胞和上皮细胞一起形成，这些物质在一定程度上具有阻挡病原微生物和有害物质破坏的作用（Lichtenberger，1995；Gill et al.，2011；McGuckin et al.，2011）。化学物质构成黏膜的化学屏障，后者包括消化道分泌的胃酸、黏多糖和胆汁等化学物质。黏液可作为选择性渗透型屏障，可允许营养物质、气体和代谢产物自由进出，但不允许大分子物质和微生物的通过。黏液的主要功能是限制细菌与上皮细胞接触，将细菌输送至大肠（McGuckin et al.，2011）。

（一）黏蛋白

黏蛋白又称黏液糖蛋白（mucin glycoprotein，MUC），黏蛋白是肠道黏液的主要蛋白成分，可维持上皮表面的 pH。黏蛋白在上皮细胞游离面形成一层连续的黏液和多糖蛋白复合物网络（a hydrophilic net-like structure）（Ambort et al.，2011；Johansson et al.，2011），广泛分布于整个胃肠道，形成一道生理选择性屏障，只允许营养物质渗透，而不允许大分子穿过。黏蛋白是肠道上皮的润滑剂，与三叶肽协同修复肠上皮，也可和其他保护成分如 IgA 和各种生长因子相互作用，保护肠道内环境的稳定和健康（Montagne et al.，2004）。

黏蛋白主要由 MUC1、MUC2、MUC3、MUC4、MUC5AB、MUC5AC、MUC6 等组成（Corfield et al.，2000）。MUC2 是肠黏液中最丰富的黏蛋白。MUC2 在黏膜表面形成广泛的网状层，MUC2 编码大约有 5200 个氨基酸的蛋白质（Hansson et al.，1994；Gum et al.，1994）。其中心结构域含有两个富含脯氨酸、苏氨酸和丝氨酸组成的 PTS 序列（Johansson et al.，2011），由于这些氨基酸序列经常重复串联排列，所以也称可变数串联重复序列（variable number tandem repeat，VNTR）。MUC2 通过二硫键在富含半胱氨酸的氨基端 von Willebrand 因子（von Willebrand factor，vWF）区与 TFF 和 Fcgbp、MUC2 一起交联形成三聚体，构成高黏性细胞外层（Young et al.，2010）。MUC2 突变的小鼠在其远端小肠可发展为慢性炎症，类似人类溃疡性结肠炎（human ulcerative colitis，UC）。MUC2 多聚突变还会导致内质网受压并引发未折叠蛋白反应（unfolded protein response，UPR）（Heazlewood et al.，2008）。人类溃疡性结肠炎是内质网应激和积累 MUC2 蛋白前体的表现（Heazlewood et al.，2008），而且人类溃疡性结肠炎都伴随有杯状细胞损失和黏液减少等（Gersemann et al.，2009）。

黏蛋白通常包括膜结合型黏蛋白和分泌型黏蛋白两种类型（Desseyn et al.，2000）。膜结合型黏蛋白也称跨膜型黏蛋白（transmembrane mucins）。跨膜黏蛋白具有能锚定在细胞膜上的跨膜区域，一个长的 N 端区域和一个短的胞质 C 端（Hattrup et al.，2008）。跨膜黏蛋白主要分布在上皮细胞的游离面，构成肠上皮微绒毛的细胞衣（MUC3、MUC12 和 MUC17）（Weiss et al，1996）。跨膜黏蛋白具有保护、感受和信号转导的功能（Hattrup et al.，2008；Singh et al.，2006）。分泌型黏蛋白也称凝胶型黏蛋白（gel-forming mucin）具有最重要的黏蛋白区域，侧面具有 N 端和形成二聚结构的 C 端，凝胶型黏蛋白能利用 N 端和 C 端聚集成大的聚合物，形成黏液的特殊凝胶，对保护胃肠道具有重要的作用（Kim et al.，2010；Thornton et al.，2008）。凝胶型黏蛋白的功能是与其他成分形成黏液一起保护和润滑胃肠道。

（二）黏液的分布特点

生理情况下黏液（主要是黏蛋白）在不同的管腔分布不同，即不同部位的黏蛋白类型各异。口腔的唾液腺主要分泌 MUC5B 和 MUC7，发挥润滑食物的作用（Thornton et al.，1999；Wickstrom et al.，1998）。胃的黏液有两层：具有黏附性的内层（凝胶层）和非黏附性疏松的外层（浮动层）。胃上皮可分泌黏蛋白 MUC5AC（Atumaet et al.，2001；Nordmanet et al.，2002）。胃底腺和十二指肠腺均可分泌凝胶型黏蛋白（MUC6）（Bartman et al.，1998）。小肠（空肠和回肠）只有一种黏蛋白 MUC2，而且这层黏蛋白不具有黏附性，很容易除去。结肠的黏液也有两层，均由 MUC2 组成。胃和结肠处的黏液形成内外两层，外层浮动层由黏附在上皮细胞表面有黏性和弹性的凝胶层及覆盖在凝胶层上面的一层水溶性物质组成（不动水层）。内层也称凝胶层，由黏蛋白多聚体在上皮表面相互重叠、相互穿插形成，内含少量细菌（Johansson et al.，2008）。内层结构致密，厚约50 mm（小鼠），几百微米（人），细菌等很难通过（Johansson et al.，2008，2011；Asker et al.，1998）。凝胶呈疏松的网状结构，可容纳大量水分及截留脂类、血浆蛋白和酶等有机物。这种凝胶结构决定了黏液结构的稳定性，因此黏蛋白多聚体含量是衡量黏液屏障保护功能的指标之一。浮动层是肠黏膜屏障的最外层，厚100～800μm，它是许多营养物质和药物吸收的限速装置，脂溶性物质必须经过微粒化后才能通过此层。黏液层的低流动性（如肠梗阻）可能使得细菌容易定植。相反，流动性加快可以冲刷细菌，阻止细菌在肠道定植。病原体定植后能够分泌酶，损伤黏液屏障。

在呼吸道纤毛上皮细胞和黏液层之间有一层纤毛周水化层（periciliary fluid layer），实际上黏液层在水化层上流动，水化层对黏液的流动和运输起到至关重要的作用。水化层的主要成分是脂类、其他糖蛋白和一些蛋白物质。水化层可以防止病原微生物进入肺中，也可以清除呼吸道中的异物或坏死细胞，发挥了重要的物理屏障作用。在下呼吸道，一些表面活性物质代替黏液层，以便维持表面张力，保持高效的气体交换功能。上呼吸道的黏液层和下呼吸道的表面活性物质统称为呼吸道表面液体（airway surface liquid，ASL），它们和上皮细胞一同在呼吸道屏障中发挥物理性屏障的作用。

黏液层为专性厌氧菌提供了良好的生态环境，可促进其生长。双歧杆菌、乳酸杆菌不仅不降解黏蛋白，还可促进肠道黏蛋白分泌，并抑制大肠杆菌、产气荚膜梭菌等有害菌对黏液、肠上皮细胞的黏附（Zhou et al.，2001）。如乳酸杆菌，可定植到肠上皮细胞上，并可诱导肠上皮细胞（HT-29细胞）黏蛋白MUC2、MUC3 mRNA表达及分泌黏蛋白，减少致病性大肠杆菌对肠上皮细胞的黏附（Mack et al.，1999）。因此，肠道双歧杆菌、乳酸杆菌对维护肠黏液层屏障功能稳定有重要作用。

（三）黏液与病原微生物

正常生理状态下黏液层处于动态平衡状态，杯状细胞合成黏液并向肠腔释放分泌。在受到损伤因素刺激的情况下，杯状细胞可以短时间内大量释放分泌颗粒，增加黏液量。如果损伤因素的刺激是持续的（慢性炎症），则黏液产量的增加是通过杯状细胞数量的增加实现的。胃黏液合成和分泌及黏液层厚度的变化受神经、体液、内分泌激素、局部刺激、食物和药物等多种因素的调节。

黏蛋白自身结构和带负电荷的特性，有利于包裹细菌，具有细菌黏附结合的生态位点；黏蛋白暴露的化学基团与肠上皮表面结构类似，易于细菌识别和黏附（Mantis et al.，2002），可与肠上皮细胞上的结合位点竞争，以阻止细菌（主要为外源性潜在致病菌）与肠上皮结合，使细菌处于黏液层，以利于肠蠕动时被清除。黏蛋白的特殊区域能与细菌黏附素相互作用，如黏蛋白*N*-糖基能与大肠杆菌（*E. coli* O157:H7）1型菌毛结合（Sajjan and Forstner，1990）；黏液的糖类能识别大肠杆菌（enterotoxigenic *E. coli*）的菌毛；黏液中的岩藻糖能识别鼠伤寒沙门氏菌（*S. typhimurium*）和空肠弯曲杆菌（*Campylobacter jejuni*）（Mouricout and Julien，1987；Ensgraber et al.，1992）。

黏液中的黏蛋白可与细菌结合，阻挡致病菌在肠黏膜上皮细胞黏附、定植；存在于胃中的寡糖黏蛋白具有抗菌活性，可直接阻止幽门螺旋杆菌细胞壁的合成（Babyatsky et al.，1996）。口腔中的黏蛋白在局部免疫防御中发挥重要的作用。唾液中的黏蛋白可与一些牙周的细菌，甚至与口腔的病毒如HSV-1和HIV-1结合，从而抑制这些病原的繁殖；口腔中的由MUC7衍生的黏蛋白可直接杀死细菌和真菌（Bobek and Situ，2003）。黏蛋白协同SIgA在黏膜表面形成一个抗感染的抗体黏膜屏障，通过肠的蠕动将捕获在黏液层中的细菌和毒素清除出体外。

黏蛋白和杯状细胞容易受病原微生物和其他有害物质的影响。如细菌内毒素LPS能诱导杯状细胞发生形态学变化，引起杯状细胞增殖和黏蛋白大量分泌（Enss et al.，1996）。微生物感染能调节黏蛋白的分泌（Deplanke et al.，2001）。猪的大多数寄生虫感染如有齿结节线虫（*Oesophagostomum dentatum*）或螺旋毛线虫（*Trichinella spiralis*）都能使结肠中黏蛋白大量分泌（Petkevicius et al.，2003；Theodoropoulos et al.，2005）。黏蛋白不但具有抗幼虫的能力，还可以捕获肠道寄生虫，逐渐将其排出体外（Webb et al.，2007；Miller et al.，1987；Theodoropoulos et al.，2001）。黏蛋白与微生物细胞表面的多糖蛋白复合物和蛋白附属物如鞭毛相互作用，为肠道共生菌和病原菌提供了黏附位点，也可用来捕获微生物。此外，黏蛋白的糖基化过程发生改变与一些疾病包括囊性纤维化病、克罗恩病和癌症等的发生也有重要关系（Kim et al.，1998）。

黏液可直接阻止肠道的共生菌黏附在肠上皮层中（Johansson et al.，2013）。杯状细胞保护肠黏膜的最重要物质是MUC2和小肽——三叶因子3（trefoil factor 3，TFF3）。缺失MUC2的小鼠，共生菌能直接接触和改变上皮细胞的形态（van der Sluis et al.，2006）。TFF3与MUC2合作一起维护肠上皮的健康（Mashimo et al.，1996）。TFF3的表达受TLR2介导的信号通路调控（Podolsky et al.，2009）。TLR2变体引发的结肠炎由于缺少TFF3的表达可导致黏膜不能修复（Podolsky et al.，2009）。缺少MUC2或TFF3任何一个的小鼠都会高发结肠炎（Mashimo et al.，1996；van der Sluis et al.，2006）。

黏液对共生菌黏附在（肠道）表面和在黏液基质中生长也起重要作用（Johansson et al.，2011；Linden et al.，2008）。有些细菌，如分节丝状菌（segmented filamentous bacteria，SFB）能穿透黏液屏障和小鼠肠上皮细胞表面密切接触。所以分节丝状菌对黏膜免疫细胞成熟发挥着特别重要的作用（Talham et al.，1999；Gaboriau-Routhiau et al.，2009；Ivanov et al.，2009）。肠道中具有运动能力的致病菌如单核细胞增生性李斯特菌（*Listeria monocytogenes*）和肠道沙门氏菌（*Salmonella enterica*）也能与肠上皮细胞表面密切接触。鼠伤寒沙门氏菌甚至能够穿透黏膜层特异靶向杯状细胞入侵肠屏障（Meyerholz et al.，2002；Nikitas et al.，2011）。黏蛋白受肠道一些小分子营养物质的影响，如微生物短链脂肪酸（short-chain fatty acid，SCFA）发酵的最终产品可调控MUC2基因的表达；丙酸可直接增加MUC2蛋白的表达；而丁酸则通过影响组蛋白乙酰化和甲基化及与AP1顺式元件的相互作用调控MUC2蛋白的表达（Burger-van Paassen et al.，2009）。

综上所述，黏蛋白可以防止大分子物质、药物、毒素等弥散；和黏膜表面的分泌型IgA相互作用参与黏膜防御；参与上皮修复，是细菌、寄生虫和病毒的识别位点等。除了黏蛋白外，黏液基质还包含脂质，这些脂质有重要的功能。脂肪酸结合在糖蛋白上，可以使之更稳定，增加疏水性，提高对胃酸和蛋白水解酶的耐受。

二、先天体液免疫因子

黏膜表面的先天体液免疫因子（innate defense factor）可防止病原微生物在黏膜上定植。先天体液免疫因子主要包括细胞因子、抗菌肽、乳铁蛋白和肠三叶肽因子。抗菌肽又包括防御素类（defensin）、C 型凝集素再生岛衍生蛋白Ⅲγ（C-type-lectin-regenerating islet-derived protein Ⅲγ，REGⅢγ）、溶菌酶（lysozyme）和血管生成素（angiopoietin，Ang）。先天体液免疫因子和黏蛋白为肠上皮共同建立起一道天然免疫屏障。

（一）细胞因子

肠上皮细胞能够合成一些细胞因子，在活化免疫活性细胞和维持黏膜上皮完整性中具有非常重要的作用。肠上皮细胞分泌的细胞因子 IL-7 是固有层 T 细胞的生长因子；细胞因子 TGFα、IL-1、IL-10、IL-15、IL-18 可指导免疫活性细胞向黏膜迁移；如果有微生物的感染，肠上皮细胞还会分泌细胞因子如 IL-1α、IL-1β、IL-6、IL-8、TNF-α 和干扰素，提高机体的抗感染能力（Stadnyk，2002）。正常肠上皮细胞也表达其他一些细胞因子如 IL-1α 或 IL-1β、IL-6、IL-8、TNF-α、MCP-1、CCL20 和 GM-CSF，但在微生物感染时表达会显著增加（Stadnyk，2002；Jung et al.，1995）。此外，肠上皮细胞的游离面表达许多化学因子受体，能够对自身或其他免疫细胞合成的细胞因子作用，调节相应的免疫反应。

上皮细胞可分泌两种类型的干扰素（interferon，IFN）。I 型干扰素包括 IFN-α、IFN-β、IFN-κ、IFN-ε 和 limitin，这些信号可通过表达 IFN-α/β 受体（IFN-α/β receptor，IFNAR）、诱导 Janus 激酶/信号转导蛋白（Janus kinase/signal transducer）和转录激活物通路（activator of transcription，JAK-STAT）产生生物学效应（Sommereyns et al.，2008）。I 型干扰素是具有多功能的免疫调节性细胞因子，在炎症、免疫调节和 T 细胞应答中发挥重要作用。由病毒感染细胞产生并释放 I 型干扰素可作用于相邻细胞，具有抗病毒效应。III 型干扰素（type Ⅲ IFN），包括 IFN-λ1、IFN-λ2 和 IFN-λ3。这些信号可通过与上皮细胞的白细胞介素（简称白介素）28R（interleukin-28R，IL-28R）结合发挥生物学效应（Mordstein et al.，2010）。

（二）抗菌肽

肠上皮细胞能产生大量抗菌肽（antibiotic peptide or antimicrobial peptide，AMP），也称为阳离子抗菌肽（cationic antimicrobial peptide，CAMP）。抗菌肽主要由潘氏细胞分泌。CAMP 能破坏微生物细胞膜的完整性，对细菌、部分真菌、原虫、病毒、肿瘤细胞具有杀伤作用。抗菌肽主要是生物免疫防卫系统产生的一类广谱高效杀菌的多肽类活性物质，具有靶向病毒、真菌和细菌性病原体的功能，是机体非特异性免疫系统的重要组成成分。它是机体天然免疫的重要组成部分和介质（Ganz，2003；Yang et al.，2004；Zasloff，2002），广泛分布于植物、昆虫、两栖动物、鸟类及哺乳动物中。由于抗菌肽广泛的多样性，目前还不能对这些肽类进行完整的分类，只能根据其分子结构和大小进行简单的分类。目前，已发现 120 多种抗菌肽，根据氨基酸组成和三维构象不同，抗菌肽主要分为三大类：不含半胱氨酸的 α-螺旋肽（cathelicidin，含有保守的 cathelin 区域）（Bals and Wilson，2003）；富含某种特定氨基酸的多肽，如富组蛋白（Histatin）；含 3 个二硫键的多肽（α-防御素和 β-防御素，defensin）（Ganz，2003；Ganz et al.，1985）。哺乳动物主要有两类抗菌肽：内源性抗菌多肽类防御素（cathelicidin）和防御素类（defensin）。也有人将抗菌肽称为抗微生物蛋白（antimicrobial protein，AMP），包括防御素类、内源性抗菌多肽类防御素、C 型凝集素再生岛衍生蛋白IIIγ（C-type lectin regenerating islet-derived proteinIIIγ，REGIIIγ）和溶菌酶（lysozyme）（Vaishnava et al.，2011）。

肠黏膜表面的抗菌肽能加强黏膜屏障的防御作用（Meyer-Hoffert et al.，2008），限制病原菌的定居和过度生长（Selsted et al.，1992；Bals，2000）。CAMP 杀死细菌的机制是使细菌的脂质双分子层形成缺口，使其细胞内容物外漏。或对细菌细胞膜具有致命的去极化作用，其水解酶活性可以降解细胞壁，使细胞失活。除其抗菌活性外，抗菌肽能参与天然免疫应答和获得性免疫应答的调节（Basset et al.，2003）。

1. 防御素

防御素是一类富含半胱氨酸和精氨酸的阳离子多肽，主要由中性粒细胞（polymorphonuclear leucocyte，PMN）产生。防御素具有典型的 β-板层结构和半胱氨酸组成的二硫键。人类防御素根据二硫键的排列方式可分为 α-和 β-两类。防御素前体分子经系列加工后形成具有生物活性的成熟防御素。成熟的防御素分子一般由 28～54 个氨基酸组成，含有 6～8 个半胱氨酸残基，分子内有 3～4 个二硫键，分子质量为 4～6kDa。哺乳动物的防御素分子一般含有 29～42 个氨基酸。

Lehrer 等（1986）首次从兔肺巨噬细胞分离纯化出两个阳离子性极强的小分子抗菌肽。随后几年报道了其氨基酸序列，并从兔和人的中性粒细胞胞质颗粒中分离出一系列一级结构相似的小分子抗菌肽，命名为防御素，即 α-防御素。Diamond 等（1993）首次在牛的气管黏膜上皮细胞内发现了 β-防御素。第三种防御素是 Tran 等（2002）利用反向高效液相色谱法（RP-HPLC）从猕猴白细胞中分离出来的一种环状 θ-防御素。

α-防御素主要在中性粒细胞颗粒、巨噬细胞、哺乳动物小肠潘氏细胞内表达。哺乳动物的消化道和泌尿生殖道的上皮细胞、兔的肾内也有表达。目前已发现的人类 α-防御素有 6 种，命名为人防御素（human defensin，hD）1～6。其中 4 种是在中性粒细胞的分泌型颗粒内收集到的（Agerberth et al.，2000），故也将其称为人中性粒细胞多肽（human neutrophil peptide1～4，hNP1～4）。占中性粒细胞分泌蛋白质的 30%～50%，是吞噬细胞非依赖氧杀菌机制的重要组成部分（Lundy et al.，2005）。在人的泪腺内和正常泪液中也可检测到 hD-1、hD-3，hD-5 和 hD-6，这些也分布于小肠隐窝潘氏细胞（intestinal Paneth cell）和女性生殖道上皮细胞中（Clarke et al.，2004；Ouellette and Bevins，2001）。但 hD-5、hD-6 在肠内的表达量非常有限，其中在十二指肠内表达量非常少，在空肠和回肠内表达量最多，而且个体间有较大的差异。

β-防御素分布于牛的中性粒细胞、气管上皮、禽类的白细胞及人类的血浆中。哺乳动物的消化道上皮、泌尿生殖道上皮、粒细胞和巨噬细胞也能产生 β-防御素。禽类体内只含有 β-防御素。人类 β-防御素在许多组织内都有表达。β-防御素通过 CCR6（CC-receptor）

受体，吸引不成熟的树突状细胞和记忆性 T 细胞到炎症部位，激活细胞免疫和体液免疫，杀灭和清除细菌（Yang et al.，1999）。

θ-防御素是 Tran 等（2002）通过 RP-HPLC 从猕猴的白细胞中分离出来的一种环状结构的防御素，被称为猕猴θ型防御素 1（RTD-1），每 10^9 个细胞中可分离出 100μg RTD-1。它存在于猕猴的中性粒细胞和单核细胞的颗粒中。通过 Northern 杂交对多种组织进行分析发现，RTD-1 只在骨髓中表达。

与其他微生物肽相比，防御素具有独特的抗菌机制，对细菌阴离子脂质双分子层具有穿透性（包括细菌的内膜和外膜）。带正电荷的防御素作用于带负电荷的靶细胞膜，依赖电压的传导特性，多个二聚体在一起形成跨膜的离子通道，改变细胞膜的通透性，导致细胞膜去极化，呼吸作用受到抑制及细胞 ATP 含量严重下降，最终使靶细胞死亡。克罗恩病（Crohn's disease，CD）患者的一个主要特征是回肠防御素减少和抗菌活性减弱（Wehkamp and Stange，2006）。

防御素在抗病毒方面主要表现为能杀灭一些被膜病毒，如 HIV、疱疹病毒、水疱性口炎病毒等（Hancock et al.，2000），但对无囊膜的病毒无效（Bals et al.，1998）。防御素的抗病毒作用是通过与病毒外壳蛋白结合而导致其失去生物活性。许多 α-防御素，如兔 NP-2、人 hNP1～3、豚鼠 GPNP-1、鼠 RatNP-1 等已被验证对病毒有杀伤作用。这些防御素对病毒的抑制作用是直接的，且与防御素附着病毒有关。试验证明对病毒的抑制程度依赖于防御素分子内二硫键的紧密程度、防御素的浓度等因素；防御素的抗病毒功效同样受时间、温度、pH 等因素的影响。另外，当在试验体系中加入血清或血清蛋白时，也可明显减弱防御素的抗病毒功效。

2. 溶菌酶

溶菌酶是一种阳离子蛋白，可以引起细胞壁肽聚糖中 *N*-乙酰胞壁酸（*N*-acetylmuramic acid，NAM）和 *N*-乙酰葡糖胺（*N*-acetylglucosamine，NAG）之间的 β-1,4 糖苷键的水解，通过肽聚糖水解作用和细胞溶解作用破坏革兰氏阳性菌。溶菌酶主要由上皮细胞、中性粒细胞、单核细胞和巨噬细胞分泌产生。也可以通过非酶解机制杀死有外膜保护的革兰氏阴性菌，同时抑制病原菌的黏附（Iacono et al.，1985；Laible and Germaine，1985），甚至可抑制病毒（如 HIV-1）的繁殖（Lee-Huang et al.，1999）。溶菌酶还可以与补体系统结合，利用过氧化物在革兰氏阴性菌细胞壁上形成穿孔来杀死细菌。此外，溶菌酶还能以协同作用的方式与乳铁蛋白一起引发溶菌作用。口腔中由唾液产生的溶菌酶相对较多（Korsrud and Brandtzaeg，1982），呼吸道表面黏液中也含有较多的溶菌酶。

3. REGⅢγ

防御素 REGⅢγ 能将小肠上皮表面的细菌排除，与结肠内的 MUC2 具有相似的功能（Vaishnava et al.，2011），REGⅢγ 的产生依赖于 IEC 对共生微生物信号的识别。REGⅢγ 和黏蛋白类之间的相互作用保证了肠道黏膜表面共生菌的存在，但又能抵抗致病菌的入侵。缺少 REGⅢγ，小鼠黏附到上皮的直肠真杆菌（*Eubacterium rectale*）和分段丝状细菌（segmented filamentous bacteria，SFB）数量显著增加，肠黏膜中 SIgA 水平和

$CD4^+T$ 细胞数量也显著增加（Vaishnava　et al.，2011）。

4. 血管生成素

血管生成素是一种新型的对宿主先天防御具有重要作用的抗微生物蛋白。发生炎症时血管生成素的 mRNA 表达会急速上升；急性炎症应答期血清中的血管生成素水平会上升（Olson et al.，1998）。鼠和人的血管生成素基因存在于 14 号染色体中（Strydom，1998）。现在发现血管生成素也分布在肠道组织中。Hooper 及其同事发现革兰氏阳性菌可引起肠道表达 Ang4（Hooper et al.，2003），血管生成素 4 对革兰氏阳性菌具有有效的抗菌活性。Ang4 是由肠道的潘氏细胞分泌的，是宿主胃肠道上皮细胞先天防御的一种物质，有人推测 Ang1 很可能也是以前未被认识的与宿主系统性先天防御有关的物质。

（三）乳铁蛋白

乳铁蛋白（lactoferrin）除了存在于所有哺乳动物的母乳中，还存在于一些外分泌体液中，如眼泪、唾液、胆汁和胰液（Masson and Heremans，1971）。乳铁蛋白主要由多形核细胞（polymorphonuclear cell，PMN）产生。人乳铁蛋白（human lactoferrin，hLf）的成熟形式包含 692 个氨基酸，折叠后形成一个 N 端和一个 C 端，这两个末端都含有铁离子结合部位。

乳铁蛋白除了具有转运铁离子的作用外，还具有明显的抗菌作用（Ellison et al.，1988）。乳铁蛋白对具有铁离子依赖性的细菌有杀伤作用，具有广泛抑制病原微生物生长的功能（Weinberg，2001）。口服乳铁蛋白可保护黏膜免受病原菌的感染。尽管在细菌感染中乳铁蛋白转运铁离子的重要意义还具有争议，但大量试验已经证明了其直接的抗菌效应。乳铁蛋白和 LPS 的部分脂质 A 结合，导致 LPS 从革兰氏阴性菌中分离。乳铁蛋白的序列排列和其他已知的 LPS 结合蛋白具有显著的结构同源性。这就可以极大地破坏细菌细胞膜的稳定性。

乳铁蛋白的第二种功能来源于其分解产物。在胃蛋白酶的作用下，乳铁蛋白可裂解生成一种 N 端衍生肽，称为乳铁蛋白 H（Tomita et al.，1991）。这种分解产物能与革兰氏阴性菌的 LPS 及革兰氏阳性菌的磷壁酸结合，因此促成了细菌胞质膜的崩解。

（四）肠三叶肽因子

肠三叶肽因子（intestinal trefoil factor，ITF）由杯状细胞分泌，分布于整个肠道，保护上皮免受各种有害物质的损害，如细菌毒素、化学物质、酶、药物和放射线等（Beck et al.，2004；Thim et al.，2002）。ITF 可与黏液糖蛋白相互作用，增加黏液黏度，使黏液呈胶胨状或蜘蛛网状，增强对黏膜的保护作用（Griebel and Hein，1996）。肠三叶肽因子家族是一群分子内由二硫化结合的小肽（6.5～12kDa），这些小肽在胃肠道的表达水平很高。TFF3/ITF 主要由成熟的杯状细胞分泌，体内和体外试验证明 TFF3/ITF 在肠上皮重建、凋亡和黏膜保护中都发挥重要作用（Chadee and Meerovitch，1985；Sharma et al.，1995；Taupin et al.，2000；Dignass et al.，1994），而且 TFF3/ITF 如果和黏蛋白一起比二者单独能更有效保护肠上皮（Satchithananda et al.，1990）。

（五）组蛋白 H1

组蛋白 H1（histone H1）在人类肠道中有抗菌作用（Rose et al.，1998）。人的肠上皮细胞（回肠）在凋亡时可释放组蛋白 H1，从人回肠黏膜提取的组蛋白 H1 和组蛋白 H1 片段具有抗菌肽的作用。组蛋白 H1 主要由小肠绒毛顶部的细胞释放，而不是小肠隐窝的细胞（此处的潘氏细胞分泌防御素）。很多病原微生物可以诱导肠上皮细胞的凋亡（Kim et al.，1998）。凋亡的上皮细胞脱落后释放组蛋白 H1 发挥抗菌的作用。所以病原微生物诱导的细胞凋亡本身可能就是一种宿主防御机制。

猪的小肠中还存在另一种抗菌肽，称为 NK 溶解素（NK-lysin），是一种细胞毒性 T 细胞和 NK 细胞的效应分子（Boman et al.，1995；Stenger et al.，1999）。NK 溶解素具有抵抗各种细菌和真菌的活性，如大肠杆菌（*Escherichia coli*）、杆状菌（*Bacillus megaterium*）、乙酸钙不动杆菌（*Acinetobacter calcoaceticus*）、链球菌（*Streptococcus pyogeneis*）和白色念珠菌（*Candida albicans*）（Boman et al.，1995）。NK 溶解素还可溶解某些肿瘤细胞，但不影响红细胞。NK 溶解素抗微生物和肿瘤的活性主要通过 α 螺旋结构与细胞膜上的磷脂作用，形成许多小孔起破坏作用（Boman et al.，1995）。

三、黏膜免疫球蛋白

分泌型 IgA（secretory immunoglobulin A，SIgA）是黏膜表面主要的免疫球蛋白和效应分子。黏膜表面大量分布的 SIgA 构成防止病原微生物入侵机体的第一道防线（Underdown and Schiff，1986；Keren et al.，1989；Macpherson et al.，2001；Pulimood et al.，1998）。

（一）IgA 的分子结构和特点

IgA 存在两个相互独立的体系，即血清型 IgA 和分泌型 IgA。血清型 IgA 主要以单体形式存在于血液中；分泌型 IgA 为多聚体形式，尤以二聚体为主。IgA 根据分子和分布形式可分为 IgA1 和 IgA2 两个亚型（Conley and Delacroix，1987）（详见第四章）。

SIgA 在 1922 年被第一次发现，但其结构和特殊功能的发现经历了一段较长的时间，1960 年后才得到确定。1963 年 Tomasi 和 Zigelbaum 证明外分泌液中的 IgA 与血清中的不同，主要由免疫球蛋白亚单位二聚体组成（Tomasi and Zigelbaum，1963）。随后发现 SIgA 的 IgA 二聚体与大约 80kDa 的额外糖蛋白组成，最初这个额外糖蛋白称为“分泌片段”，现在称分泌成分（Tomasi et al.，1965），连接 IgA 二聚体的 J 链（15kDa 肽）（Halpern and Koshland，1970；Mestecky et al.，1971），由黏膜组织和外分泌腺中的 IgA 浆细胞合成（Brandtzaeg，1974a）。J 链在连接 IgA 与分泌成分方面发挥着重要作用。

（二）SIgA 的产生及其转运

小肠中的 SIgA 是由固有层 IgA 分泌细胞产生后与肠上皮细胞分泌的分泌成分结合而成的。具体过程如下：IgA 分泌细胞在抗原刺激下由黏膜下淋巴管进入血液循环，分化增殖后成为成熟 IgA 分泌细胞，然后归巢到黏膜下固有层中。IgA 分泌细胞在胞质中

合成 α 链、J 链和二聚体 IgA，与上皮细胞内表面的分泌成分（secretory component，SC）结合，并通过 SC 转运到上皮细胞外表面形成 SIgA，最后释放到外分泌液中（Woof and Kerr，2006）（SIgA 的产生及其转运详见第四章）。

（三）SIgA 的生物学功能

SIgA 是黏膜免疫的主要效应因子，具有抑制病原体黏附、抗感染、免疫清除、抗过敏、促进天然抗菌因子作用、抗肿瘤和维持免疫稳态等多种生物功能。

SIgA 具有防止病原菌黏附上皮的功能最早是由 Williams 和 Gibbons(1972)发现的。随后大量的试验证明了 SIgA 免疫排斥各种病原微生物的功能(Asahi et al.,2002; Wijburg et al.，2006；Hapfelmeier et al.，2010；Macpherson et al.，2004；Sait et al.，2007）。首先 SIgA 能阻止细菌黏附到上皮细胞表面，其作用机制可能为：SIgA 有 4 个抗原结合位点，具有类似凝集素的功能，通过与细菌结合，阻止了细菌对上皮细胞的黏附。还有研究发现，SIgA 中分泌成分通过糖基将 SIgA 分子更有效地固定于黏膜表面，防止细菌定植，更利于清除黏膜表面的细菌（Phalipon et al.，2002）。其次 SIgA 能阻止病毒黏附到上皮细胞表面，如 SIgA 能阻断流感病毒和禽流感病毒 A 的黏附（Taylor and Dimmock，1985; Liew et al.,1984; Scherle and Gerhard,1986; Tamura et al.,1990; Renegar and Small,1991)。SIgA 还可有效中和进入黏膜上皮内的病原体、毒素和酶等有害物质(Mestecky,2005），并且 SIgA 不需要补体就可以与呼吸道、消化道等部位的病毒结合形成免疫复合物排出。SIgA 与病原微生物抗原结合形成的复合物又可刺激黏膜中的杯状细胞分泌大量黏液，“冲洗”黏膜上皮细胞再次防止微生物黏附（Pulimood et al.，1998）。

SIgA 阻止病毒黏附到上皮细胞表面起到防止病毒感染的作用。一些研究学家通过在黏膜表面应用 SIgA 来抑制病毒的感染，如应用 SIgA 滴鼻预防流感病毒在鼻腔中的感染（Robertson and Cebra，1976），如应用 SIgA 口服预防霍乱弧菌（*Vibrio cholerae*）（Winner et al.，1991；Lee et al.，1994）或鼠伤寒沙门氏菌（*S.typhimur*ium）（Michetti et al.，1992）在肠道内的感染，SIgA 口服预防猫螺旋杆菌（*Helicobacter felis*）在胃内的感染（Czinn et al.，1993）。此外，SIgA 能增强黏膜分泌液中具有抑菌或杀菌活性的蛋白质或多肽（如防御素和乳铁蛋白）的活性，将病原微生物抑制或杀死以后再清除出去。SIgA 与补体、溶菌酶协同还具有杀菌作用。SIgA 能激活炎症细胞，使单核细胞释放促进炎症反应的细胞因子，从而增强对微生物的清除作用。SIgA 还能有效地与腔内、黏膜表面的细菌交联，形成 SIgA 抗原复合物，起到凝聚细菌或包裹细菌的作用，通过肠的蠕动或呼吸道黏膜纤毛的摆动，复合物被排出体外，达到了清除抗原的目的。

SIgA 的免疫排斥机制可消除 IgE 和 IgG 的炎性抗体介导的过敏反应（Jarvis and Griffiss，1991）。SIgA 对随食物摄入或从空气吸入的某些抗原物质具有封闭作用，使抗原游离于分泌物中，便于排除，或使抗原物质限制于黏膜表面，避免某些超敏反应如食物超敏反应、外源性支气管哮喘及湿疹的发生。选择性免疫球蛋白 A 缺乏症患者因缺乏 SIgA，不能中和或阻止过敏原的吸收，易发生哮喘和食物过敏；抗原抗体复合物进入体内易诱发红斑狼疮、类风湿关节炎和甲状腺炎等；易引起乳糜泻及梨形鞭毛虫感染等。非母乳喂养的婴儿常有对牛乳过敏者，其原因可能是缺少母乳源性的 SIgA。

SIgA 可增强乳肝褐质及乳过氧化物酶系统对几种黏膜病原体的抗菌作用；通过黏膜淋巴组织增强抗原依赖性细胞作用，提高直接杀伤能力从而具有促进天然抗菌因子的作用；SIgA 还可以与分泌物中的抗菌物质如乳铁蛋白、溶菌酶有协同作用。

SIgA 不仅能抗细菌、病毒及中和毒素，而且在肿瘤的发生中也起着重要作用。有人报道，在 9 例缺乏 IgA 的患者中，就有 5 例发生消化道肿瘤。研究表明，小肠恶性肿瘤在临床肿瘤发病率中比较低，与肠黏膜中含 85%以上的 IgA 分泌细胞有关。有人认为有些肿瘤细胞能产生某种抑制因子，阻碍 IgA 分泌细胞进入癌组织。因此有人提出从组织中分离 IgA 抗体的特异性部分在体外或体内直接作用于肿瘤细胞，并筛选出能破坏癌细胞的抗体及其基因组，用分子生物学技术进行体外扩增，用于肿瘤的治疗（Sava et al.，1996）。

此外，肠道中具有大量的共生菌，SIgA 还对肠道正常菌群的建立起协调作用（Macpherson and Mccoy，2013），维持肠道黏膜的免疫稳态。一方面黏膜表面的 SIgA 可以防止肠道共生菌由肠腔进入肠黏膜深部，使深部的免疫细胞不能对共生菌发生免疫激活，这可能是共生菌免受黏膜免疫系统对其发生免疫排斥反应的原因之一（Macpherson et al.，2005）。另一方面 SIgA 还能通过调节 DC 的活化来调节黏膜的免疫应答。DC 可决定黏膜是耐受还是免疫应答。正常状态下黏膜上皮下的 DC 处于不成熟状态，不成熟 DC 诱导偏向 Th2 的免疫应答，有助于 IgA 的分泌。如果遇到病原微生物，SIgA 与其结合又可通过 C 型凝集素有效地被 DC 摄取，有利于病原微生物的清除，在此过程中并不诱导 DC 的成熟或活化（Heystek et al.，2002）。所以 SIgA 可通过调节 DC 的活化来调节黏膜的免疫应答，发挥免疫耐受的作用。

除了 IgA 之外，其他各类 Ig 在黏膜免疫系统中发挥一定的作用。黏膜中的 B 细胞可分泌 IgM，分泌的 IgM 可通过 SC 介导的转运机制，释放到黏膜腔，在 IgA 缺陷的个体中发挥黏膜免疫效应。IgG 在黏膜部位的合成量相当少，而且不能通过上皮细胞，所以在黏膜免疫系统中只起一般的作用。支气管末梢则有大量的 IgG，可能是通过被动扩散进入分泌物，并成为肺黏膜表面重要的抗体类型。IgE 在黏膜组织中也能合成，当寄生虫感染或处于变态反应等病理状态时可产生，但产生 IgE 的 B 细胞数量并不多。

四、黏膜上皮表面的模式识别受体

在机体正常情况下，肠黏膜上皮细胞对肠道共生菌保持耐受状态，维持肠道内环境的稳定。肠黏膜上皮细胞可表达一系列先天性模式识别受体（pattern recognition receptor，PRR），感受微生物的刺激（Gewirtz et al.，2001；Hornef et al.，2002；Lotz et al.，2006；Lee et al.，2006）。肠道致病菌感染后抗菌肽的产生就是通过刺激肠上皮先天性受体实现的（Kobayashi et al.，2005）。肠上皮能表达 Toll 样受体（Toll-like receptor，TLR）和 NOD 样受体[nucleotide binding oligomerization domain（NOD）-like receptor，NLR]。在人和小鼠的肠上皮细胞系还能表达模式识别受体解螺旋酶 RIG-I 和 MDA5（Lee et al.，2006；Cario et al.，2007）。

有关试验已证实肠黏膜上皮针对肠腔细菌呈“耐受”或“非耐受”状态，主要依赖于黏膜上皮表面的模式识别受体 TLR、NLR 和 RIG 受体（RIG-I-like receptor，RLR）。

这些模式识别受体的分工不同，如 TLR 负责监视黏膜表面的细菌、病毒、真菌和原生动物，NLR 主要负责监视细菌，RIG 受体负责监视病毒成分（Macia et al.，2012）。TLR 和 NLR 相互作用可产生促炎性细胞因子如 IL-1-β 和 IL-18。刺激 TLR 和 NLR 诱导促炎蛋白复合体小体（inflammasome）的装配和形成（Lamkanfi and Dixit，2012）。促炎蛋白复合体小体由细菌感受器、衔接蛋白和半胱天冬酶组成。促炎蛋白复合体小体能检测危险信号，如痛风相关的尿酸结晶、双水焦磷酸钙结晶、胞外 ATP、细胞质中 DNA 和细菌产物。缺少炎性小体的任何成分都会导致上皮屏障完整性的损伤，同时还增加肠道对炎症的易感性（Strowig et al.，2012）。此外，肠上皮还能表达胞质解螺旋酶 RIG-I 和 MDA5，监视病毒的感染（Broquet et al.，2011）。目前对肠上皮模式识别受体研究最深入和全面的就是 TLR。

（一）Toll 样受体

TLR 是一类跨膜的模式识别受体（pattern recognition receptor，PRR）（Hausmann et al.，2002）。通过识别并结合相应的微生物相关分子模式（microbiology associated molecular pattern，MAMP）Toll 样受体可激活信号转导途径，并诱导某些免疫效应分子表达。

细胞表面的 TLR 均由胞外区、跨膜段和胞内区 3 部分组成。胞外区的功能是识别病原体及其毒性致病产物、激活胞内信号转导，具有变异性大、富含亮氨酸的重复序列。

肠上皮能表达 TLR2、TLR3、TLR4、TLR5 和 TLR9。肠道上皮细胞表达的 TLR 是一类在进化过程中具有保守序列的受体家族，TLR 如同黏膜免疫的眼睛，监视与识别各种不同的病原微生物，是机体抵抗感染性疾病的第一道屏障。病原体存在的一类具有保守序列的特殊结构被称为病原相关分子模式（pathogen associated molecular pattern，PAMP），包括细菌 DNA 中非甲基化 CpG 基序（CpG DNA 基序）、肽聚糖（PGN）、脂多糖（lipopolysaccharide，LPS）、鞭毛蛋白和其他细菌表面或分解产物[如脂磷壁酸（lipoteichoic acid，LTA）、阿拉伯甘露糖（LAM）、分枝杆菌和疏密螺旋体的脂蛋白与脂肽、酵母菌和支原体的某些成分]。识别 PAMP 的受体被称为模式识别受体（pattern recognition receptor，PRR），TLR 分子就是一类重要的 PPR。通过识别 PAMP TLR 可介导宿主产生获得性免疫反应或先天性免疫反应。每种 TLR 识别其特定的 PAMP，并产生不同的细胞因子。例如，TLR3、TLR7/TLR8、TLR9 识别病毒核酸成分，诱导机体产生 I 型干扰素，后者发挥抗病毒免疫作用。TLR2 和 TLR4 激活树突状细胞后产生不同的细胞因子和化学激活因子。TLR4 主要产生 IL-12 p70、IFN-γ 介导蛋白（IP-10）及转录 IFN-β。TLR2 刺激则优先表达 IL-8 和 IL-23。这些可溶性细胞因子诱导 T 辅助细胞（Th 细胞）向有利于杀灭病原的方向分化产生细胞免疫应答或体液免疫应答。尤其是 IL-12 和 IP-10 能够刺激 T 细胞产生 IFN，促使 Th 细胞分化为 Th1 细胞。

肠黏膜上皮细胞通过 TLR 识别病原体，诱导上皮细胞产生细胞因子、趋化因子及抗微生物多肽（Kaisho and Akira，2000；Kelly et al.，1992）。上皮细胞分泌的趋化因子能够扩散至周围局部组织及淋巴组织脉管内皮表面，参与淋巴细胞的募集。肠上皮必须迅速识别病原体的存在、区别病原微生物和正常菌群，适时迅速启动适度的免疫反应。肠道黏膜下广泛分布着机体最强大的抗原呈递细胞树突状细胞，树突状细胞（dendritic cell,

DC）能表达 Toll 样受体（TLR2 和 TLR4）（Re and Strominger，2001）。借助 TLR 识别 LPS、GpG DNA、肽聚糖、脂蛋白及分枝杆菌的细胞壁成分等具有 PAMP 的分子，DC 被活化而成熟，提供获得性免疫的共刺激信号。PAMP 可通过 TLR 诱导 DC 上调表面 MHC Ⅰ、MHC Ⅱ类分子及协同刺激分子的表达，从而促进 DC 成熟。因此 TLR 是微生物成分引起 DC 活化的桥梁（详见第四章）。

哺乳类的 Toll 样受体共有 12 种（TLR1～TLR12）。肠上皮细胞可以表达除 TLR10 以外的其他所有 Toll 样受体，如肠上皮细胞表达 TLR2、TLR3、TLR4 和 TLR5（Cario et al.，2004；Gewirtz et al.，2001）。但在不同细胞的部位表达也不同，如人肠道黏膜上皮仅在基底侧面表达少量的 TLR3 和 TLR5，肠腔面表达少量的 TLR2 和 TLR4（Abreu et al.，2001）；TLR4 主要在肠上皮的胞质中表达（Hornef et al.，2002；Lotz et al.，2006）。猪的肠上皮细胞可表达 TLR2 和 TLR9（Alvarez et al.，2008；Tohno　et al.，2006）。此外，在不同的器官、组织 Toll 样受体类型均各异，如 TLR1 主要在单核细胞、中性粒细胞、B 细胞与自然杀伤细胞中表达；TLR2 在单核细胞、中性粒细胞及树突状细胞（dendritic cell，DC）中大量表达；TLR3 只在 DC 中表达；TLR4 主要在内皮细胞、巨噬细胞、中性粒细胞及 DC 中表达；TLR5 主要表达于巨噬细胞与 DC 中。Toll 样受体尽管在肠道及全身各器官的不同细胞中表达各异，但都通过识别不同的微生物结构激活一系列的天然宿主防御反应（Zarember and Godowski，2002）。TLR 对于病原微生物识别有极高的特异性，除极个别情况，一般不识别来自宿主的分子模式。

TLR2 的配体较广泛，包括脂蛋白、脂多肽（lipopeptide）、LTA、阿拉伯甘露糖（LAM）及酵母多糖等（Wetzler，2003）。TLR2 能加强细胞之间的连接，尤其是在细菌感染时能促进上皮的屏障功能（Cario et al.，2007；Gibson et al.，2010），如在柠檬酸杆菌（*Citrobacter rodentium*）感染结肠时能增加上皮细胞抵抗细菌的能力（Gibson et al.，2008）。TLR2 信号可诱导很多细胞因子，如 TNF-α、IL-2、IL-6、IL-12（Thoma-Uszynski et al.，2000；Michelsen et al.，2001）。TLR2 在模式识别时需要 TLR6 或 TLR1 的配合（形成异二聚体）才能对 LAM、脂蛋白和细菌 DNA 的菌体成分进行模式识别来激活细胞内的信号转导，产生的细胞因子会使细胞识别更广泛的 TLR2 配体（Hashimoto et al.，1988）。TLR2 受体复合物可募集活化 NF-κB 必需的 TRAF6。

TLR3 只识别病毒的双链 RNA（dsRNA）（Alexopoulou et al.，2001），激活 NF-κB 和干扰素 IFNβ 前体。Doyle 等（2003）证实，抗 TLR3 单克隆抗体能抑制成纤维细胞 IFNβ 的产生。TLR3 还具有调控鼻病毒对人支气管细胞感染的能力，说明了 TLR3 在宿主抵抗活病毒中发挥重要的作用（Hewson et al.，2005）。

TLR4 不但可识别外源的病原体，还可识别内源性物质及降解物。TLR4 可以识别革兰氏阴性菌 LPS，还可识别宿主坏死细胞释放的热激蛋白（heat shock protein，Hsp），体内类肝素硫酸盐和透明质酸盐降解的多糖部分及局部的内源性酶的级联活化反应也可激活 TLR。LPS 可以激活巨噬细胞、内皮细胞等，引起炎症介质的释放，最终可导致机体损伤甚至休克。其过程是 G^-菌胞外膜的主要成分 LPS 释放后，在血液中与血清中的 LPS 结合蛋白（LPS binding protein，LBP）形成复合物。然后与单核细胞和巨噬细胞表面的膜性 CD14（也称 LPS 受体）相互作用，随后与髓样细胞上跨膜的 TLR4 结合，触发细胞内的信号传递，即 LPS、LBP 和 CD14 三者相互作用激活 TLR4 信号途径。TLR4 的激活还需要一种特殊的外分泌蛋白 MD2，该蛋白位于细胞膜上，与 TLR4 结合形成复合体 TLR4/MD2，是 TLR4 与 LPS 信号转导途径中的必需成分（Shimazu et al.，1999）。研究发现，TLR 识别 LPS 时，其与由 HSP70、HSP90、趋化因子受体 4（chemokine receptor 4，CXCR4）和生长分化因子 5（growth differentiation factor 5，GDF5）所组成的异源四聚体成簇样结合在一起（Triantafilou M and Triantafilou K，2002）。TLR4 缺乏时小鼠体内自然杀伤细胞和肺部 $CD14^+$细胞数目减少，自然杀伤细胞功能减弱，IL-12 的表达量减少，对感染呼吸道的呼吸道合胞体病毒和流感病毒的清除能力也就降低（Haynes et al.，2001）。胃黏膜上皮与人子宫颈阴道上皮不表达 TLR-4（Backhed et al.，2003；Fichorova et al.，2002），因此对幽门螺旋杆菌（*Helicobacter pylori*）和淋病双球菌（*Neisseria gonorrhoeae*）都没有反应。

TLR5 在肠上皮中广泛表达（包括肠上皮细胞和上皮下的树突状细胞），TLR5 可识别革兰氏阳性菌和革兰氏阴性菌的鞭毛。尽管许多非致病性常驻菌具有鞭毛，但仅有病原菌才能释放单体鞭毛素，激活 TLR5（Eaves-Pyles et al.，2001）。鞭毛素是 TLR5 最主要的配体，如用不产生鞭毛的鼠伤寒沙门氏菌（*Salmonella typhimurium*）突变体，则不能激活肠上皮细胞的 NF-κB 途径，刺激 IL-8 分泌（Reed et al.，2002）。TLR5 能够启动和诱导上皮细胞中 NF-κB、TNF-α 和 IL-8 的产生（Zhou et al.，2003）。有些病原菌的鞭毛素能够促使肠上皮分泌化学因子，募集树突状细胞至肠黏膜（Sierro et al.，2001）。鞭毛蛋白与树突状细胞表面的 TLR5 结合后，通过 MyD88 可诱导 CD83、CD80、CD86、MHC Ⅱ和淋巴结归巢趋化因子 CCR7 的表达（Means et al.，2003）。TLR5 一般在肠上皮细胞的基底侧表达（Gewirtz et al.，2001）。但如果在培养单层肠上皮的顶端或基底侧放置致病性沙门氏菌或肠出血性大肠杆菌 O157:H7（EHEC），也能刺激 IL-8 的分泌（Berin et al.，2002）。

TLR6 对 TLR2 发挥着辅助受体的作用。TLR2-TLR6 异二聚体识别肽聚糖如支原体属的脂蛋白类。支原体脂蛋白一旦与 TLR2 和 TLR6 结合就能通过 MyD88 诱导 NF-κB 激活，以及通过 p38 MAPK 途径介导细胞的凋亡（Into et al.，2004）。TLR7 和 TLR8 主要与 TLR9 高度同源。TLR7 和 TLR8 的天然配体现在还不确定。但是，对 TLR7 缺失小鼠的研究表明 TLR7 能够识别一种称为咪唑并喹啉化合物（imidazoquinoline compound）的合成抗病毒小分子。TLR7 活化可导致炎症细胞因子释放。TLR8 也能对咪唑并喹啉起反应（Jurk et al.，2002）。TLR9 主要位于细胞内，可识别未甲基化的 CpG ODN 序列（Hemmi et al.，2000）。如果将单个核苷酸替代或 CpG 的胞嘧啶残基甲基化，则细菌 DNA 的免疫刺激特性就会消失。细菌缺乏胞嘧啶甲基化作用，而在哺乳动物基因组中的 CpG 则被甲基化。因此，未甲基化的 CpG 的存在可能表示微生物感染性的出现。应用 TLR9 基因敲除鼠已证明 TLR9 在 CpG DNA 识别中的作用（Hemmi et al.，2000）。

TLR 依靠广泛而保守的模式识别受体识别“自己”与“非己”。Toll 样受体在识别细菌、控制免疫应答、诱导产生抗菌肽、清除致病菌方面都起到了重要的作用。TLR 的活化可通过中枢衔接分子 MyD88 激活前炎症因子、趋化因子和抗菌肽的表达（Medzhitov，2007；Qureshi and Medzhitov，2003）。

TLR 在维持肠道稳态中发挥重要的作用。肠道黏膜对共生菌群可产生耐受，即在共生菌群的持续刺激下，TLR 介导的免疫反应活性有显著的降低。正常人体的肠道黏膜上皮细胞仅在基底侧面表达少量的 TLR3 和 TLR5，肠腔面表达少量的 TLR2 和 TLR4（Abreu et al.，2001），而在固有层的巨噬细胞和 DC 表面也只表达了微量的 TLR（Hausmann et al.，2002），提示低表达的 TLR 可降低共生菌群与 TLR 的接触概率，维持肠道稳态。

此外，TLR 对维持肠道上皮屏障的健康也很重要。肠道 TLR 信号通路对上皮细胞的分化（Fukata et al.，2006）、IgA 的产生（Shang，2008）和抗菌肽的表达发挥一定的作用（Hooper et al.，2012）。

（二）NOD 样受体

NOD 样受体[nucleotide binding oligomerization domain（NOD）-like receptor，NLR]包括 NOD1、NOD2 及促炎蛋白复合体小体（inflammasome）Nlrc4（IPAF）、Nlrp3（Nalp3）和 Nlrp6。肠上皮细胞的 NOD1 和 NOD2 能感知肠道致病菌感染（如 *L. monocytogenes*），促进抗菌肽的释放（Geddes et al.，2010；Kobayashi et al.，2005；Kim et al.，2004；Lipinski et al.，2009；Zilbauer et al.，2007）。一些 NLR 在微生物因子炎性因子刺激下可进行寡聚体化，形成一种多蛋白复合体——促炎蛋白复合体小体。这种小体可作为激活 caspase-1（一种半胱氨酸蛋白酶）和 caspase-1 介导的促炎性细胞因子 IL-1β 及 IL-18 成熟的平台（Franchi et al.，2012），即通过 caspase-1 使 IL-1 家族变成激活状态（Schroder and Tschopp，2010；Franchi et al.，2009）。促炎蛋白复合体小体由 NLR（NLRP1、NLRP 2、NLRP 3、NLRP 6、NLRP 7 或 NLRC4）或 PYHIN（AIM2 或 IFII6）蛋白家族的成员组成（Lamkanfi and Dixit，2012；Strowig et al.，2012）。NLR 的成员如 Nlrp3 对肠道黏膜起重要的保护作用（Zaki et al.，2010）。在口服肠道病原体鼠伤寒沙门氏菌（*S. typhimurium*）感染后，Nlrp3 和 Nlrc4 能刺激 IL-1 和 IL-18 的释放，互相补偿保护肠黏膜（Broz et al.，2010）。NLRC4 能识别很多病原菌的鞭毛蛋白和细菌Ⅲ型分泌系统的结构（Miao et al.，2010）。NOD 样受体还能感知胞质内的配体。NOD1 和 NOD2 能识别细菌成分肽多糖基序（包括革兰氏阳性菌和革兰氏阴性菌细胞壁），激活 NF-κB 和 MAPK 信号通路（Fritz et al.，2006）。

NOD 样受体在肠道中因部位不同表达也不同。小肠隐窝处表达的 NOD2 最多，人的 NOD2 主要由小肠潘氏细胞表达，在缺失 NOD2 的小鼠中小肠隐窝处表达 NOD2 的细胞明显减少（Ogura et al.，2003；Kobayashi et al.，2005）。NOD-2 mRNA 在新生儿的肠系膜淋巴结中表达很高（Tohno et al.，2008）。NOD1 可以识别某些逃避 TLR 识别的肠侵袭性细菌，使肠上皮细胞识别致病病原体的同时避免与正常共生菌群发生应答（Magalhaes et al.，2007）。人的 NOD2 基因变异可导致克罗恩病（Crohn’s disease）（Hugot et al.，2001；Ogura et al.，2001）。在细菌感染中 NOD1 和 NOD2 能一起协同保护肠黏膜（Geddes et al.，2010，2011）。所以，Toll 样受体和 NOD 样受体一起能够识别肠道共生菌和病原菌，参与不同的信号转导途径，在维持肠道稳态和机体健康中起到重要的作用（Mueller and Podolsky，2005）。

（三）RLR 受体

在人和小鼠的肠上皮细胞系能表达模式识别受体解螺旋酶 RIG-I 和 MDA5（Lee et al.，2006；Cario et al.，2007）。RLR（包括 RIG-I 和 MDA5）可与胞内的病毒双股 RNA 结合（Schroder and Tschopp，2010；Franchi et al.，2009）。MAVS 和 RLR 通过衔接子可以激活 NF-κB 和干扰素调节因子（interferon regulatory factor，IRF）（Kawai et al.，2005；Meylan et al.，2005；Xu et al.，2005；Seth et al.，2005）。NF-κB 和 IRF 与激活的 AP-1 一起诱导抗病毒基因的转录（如 IFN-γ）。

第三节　微生物屏障

呼吸道、消化道和生殖道与外界直接相通，因此这些管腔的黏膜中栖居着大量的微生物（主要是共生菌）。上呼吸道如鼻腔中和鼻咽部分布有肺炎链球菌（*Streptococcus pneumoniae*）、流感嗜血杆菌（*Haemophilus influenzae*）、金黄色葡萄球菌（*Staphylococcus aureus*）、脑膜炎球菌（*Neisseria meningitidis*）（Tannock，1995）。鼻咽部的细菌一部分来自鼻腔，另一部分来自口腔，主要是链球菌，其他细菌如支原体和需氧菌如嗜血杆菌也有分布（Tannock，1995）。消化道中的细菌主要群居在大肠中，由于胃酸的存在，胃内除了螺杆菌属以外，很多细菌都不能繁殖（Lee et al.，1993）。生殖道（主要是阴道）主要分布有乳酸杆菌。正常菌群的存在对黏膜免疫的发育和防止病原菌的入侵都很重要。例如，正常动物派伊尔氏结（Peyer's patch）发育很好，含有大量的淋巴细胞，结构很明显。而在无菌动物中则发育不良，淋巴细胞很少（Bealmear et al.，1984）。黏膜处的正常菌群对病原菌的定植也发挥着重要的作用，如鼻咽腔的一些金黄色葡萄球菌能防止病原菌的定植（Tannock，1995）。阴道正常的菌群可防止白色念珠菌和其他病原菌的定植。胃肠道的菌群能防止来自盲肠和结肠中艰难梭菌的定植（Tannock，1995）。

消化道从胃到整个肠道中均定植有大量正常微生物群落，靠近胃的肠道主要有多种乳杆菌和链球菌，随着肠段的向后厌氧菌逐渐增加，在结肠里大部分细菌属于厌氧菌。肠道内栖居着大量的细菌，正常情况下，人的肠道中有 10 万亿～100 万亿个细菌（Sonnenburg et al.，2004），超过 500 个菌种，其中包括需氧菌和厌氧菌。专性厌氧菌占 99%左右。从出生开始，这些细菌就立即定植在人类的肠道中。肠道菌群对肠道正常功能的发挥起重要的作用（Guarner，2006）。

正常情况下，肠道菌群之间保持着相当稳定的比例关系，它们与肠道黏膜结合，或黏附或嵌合，形成有一定规律的膜菌群，与宿主的微空间结构形成一个既相互依赖又相互作用的微生态系统，这种微生态系统构成了肠道的微生物屏障（Lu and Walker，2001）。肠道内的微生物菌群又称固有的微生物菌群（indigenous bacteria），主要分为 3 个部分。①正常菌群（固有菌群或原籍菌群）：专性厌氧菌，是肠道的正常优势菌群，称“有益菌或乳酸菌”，具有营养、生物屏障及免疫调节等作用，是动物体内环境中不可缺少的组成部分，能抑制病原微生物对肠黏膜的侵袭。②条件致病菌：在特定的条件下具有侵袭性，对机体有害。③病原菌：多为过路菌，长期定植的机会少。正常微生态下，肠道非致病菌群的优势繁殖可抑制致病菌的生存；与此同时，非致病菌群分泌的一些抑菌和抗菌物质（如乳酸、细菌素等），可干扰和抑制其他病菌的活力和功能。肠道正常菌群的定植性、繁殖性和排它性使外源细菌无法在肠道内定植、优势繁殖及向肠外易位，因而被称为“定植抗力”。

一、肠道内微生物的种类

肠道中定植的微生物绝大部分是严格厌氧菌，主要包括拟杆菌属（*Bacteroides*）、梭菌属（*Clostridium*）、真杆菌属（*Eubacterium*）、瘤胃球菌属（*Ruminococcus*）、消化球菌属（*Peptococcus*）、消化链球菌属（*Peptostreptococcus*）、双歧杆菌属（*Bifidobacterium*）和梭杆菌属（*Fusobacterium*）；而其他一小部分是需氧菌和兼性厌氧菌，包括埃希氏菌属（*Escherichia*）、肠杆菌属（*Enterobacter*）、肠球菌属（*Enterococcus*）、克雷伯氏菌属（*Klebsiella*）、乳杆菌属（*Lactobacillus*）和变形杆菌属（*Proteus*）。在肠道不同部位的黏膜中，微生物组成也有一定的差异。回肠、升结肠和直肠远端黏膜菌的组成非常相近，这些部位黏膜菌的多样性远远大于空肠，菌群组成差异很大。系统发育分析显示空肠多为链球菌，而回肠、升结肠和直肠远端的主要类群为拟杆菌（27%～49%）、球形梭菌类群 （20%～34%）和柔嫩梭菌类群（7%～13%）（Wang et al.，2005）。在回肠的 PP 结黏膜处主要是产碱杆菌属（*Alcaligenes*）（Obata et al.，2010）。

二、肠道内几种重要作用的微生物

目前，人们对肠道微生物的研究主要集中在与宿主健康密切相关的 4 类优势细菌类群：拟杆菌属、梭菌属、双歧杆菌属和乳酸菌。

（一）拟杆菌属

拟杆菌（*Bacteriodes* sp.）也称类杆菌，是一类不形成孢子的革兰氏阴性厌氧杆菌，在肠道微生物中所占的数量最大（Sghir et al.，2000）。拟杆菌主要包含脆弱拟杆菌（*Bacteroides fragilis*）、多形拟杆菌（*B. thetaiotaomicron*）、卵形拟杆菌（*B. ovatus*）、单形拟杆菌（*B. uniformis*）、普通拟杆菌（*B. vulgatus*）、吉氏拟杆菌（*B. distasonis*）、艾格茨氏拟杆菌（*B. eggerthii*）、屎拟杆菌（*B. merdae*）、粪拟杆菌（*B. caccae*）和粪便拟杆菌（*B. stercoris*）（Kuwahara et al.，2001）。

拟杆菌是肠道菌群的重要组成部分，与其他细菌一起参与人体的营养吸收并维持肠道正常的生理功能。正常小鼠和人肠微生物菌群中的优势菌群为多形拟杆菌。拟杆菌能够降解膳食中人体不能够降解的多种植物多糖，水解和发酵多种外源的纤维类物质及内源性的黏液素，也可代谢胆酸和类固醇，参与脂肪代谢，增强宿主的天然免疫反应（Moreau et al.，1978）。多形拟杆菌含有大量用于代谢和吸收膳食中多糖的基因，其在无菌小鼠肠道中定植后，可以调节肠道多种重要基因的表达，参与营养吸收、外源物质代谢、血管形成及肠道发育等（Hooper et al.，2003）。多形拟杆菌（*B. thetaiotaomicron*）和沙门氏菌一起与肠细胞作用后，能够促进肠细胞的 NF-κB/RelA 亚单位从细胞核中排出，抑制 NF-κB 与细胞核中相应的靶基因序列结合，进而抑制前炎症细胞因子的表达，减弱沙门氏菌引起的肠细胞的炎性反应（Kelly et al.，2004）。拟杆菌能编码 200 多种聚糖修饰酶（Martens et al.，2008），对肠上皮细胞表面起修饰作用（Freitas et al.，2005）。然而，过量的拟杆菌能引起各种感染如腹泻、内源性腹部脓肿、伤口感染、菌血症等（Moreau et al.，1978）。

（二）梭菌属

柔嫩梭菌（*C. leptum*）与球形梭菌（*C. coccoides*）是肠道梭菌属（*Clostridium*）菌群中数量占优势的两个类群（Sghir et al.，2000）。柔嫩梭菌类群主要包含真杆菌属、消化球菌属和瘤胃球菌属等。

柔嫩梭菌和球形梭菌的代谢活性与宿主的健康密切相关。柔嫩梭菌和球形梭菌类群中的某些菌能够发酵降解纤维，合成丁酸盐，为结肠上皮细胞的发育提供重要的能量，增强结肠细胞抵抗结肠癌等肠道疾病的能力。梭状芽孢杆菌与疾病的发生也具有一定的关系，如溃疡性结肠炎患者直肠部位的病变黏膜与正常黏膜的球形梭菌组成存在明显差异（Zhang et al.，2007）；结肠癌患者肠道中球形梭菌（*C. coccoides*）与柔嫩梭菌（*C. leptum*）的多样性均明显高于健康个体（Scanlan et al.，2008）。此外，产气荚膜梭菌（*Clostridium perfringens*）与艰难梭菌（*Clostridium difficile*）还可以引起婴幼儿的胃肠道感染与过敏疾病的发生。

（三）双歧杆菌属

双歧杆菌（*Bifidobacterium* SP.）是严格厌氧、不形成孢子的革兰氏阳性细菌，是肠道内普遍存在的一类细菌。双歧杆菌的组成可以随着年龄的增长而发生改变。如婴儿肠道中主要的双歧杆菌包括短双歧杆菌（*B. breve*）、婴儿双歧杆菌（*B. infantis*）与长双歧杆菌（*B. longum*）（Matsuki et al.，1999）。而成人肠道中主要的双歧杆菌包括假小链双歧杆菌（*B. pseudocatenulatum*）、链状双歧杆菌（*B. catenulatum*）、长双歧杆菌和青春双歧杆菌（*B. adolescentis*）（Requena et al.，2002）。

双歧杆菌对于人体的健康具有非常重要的作用。双歧杆菌在肠道内可以产生维生素 B1、维生素 B6、维生素 B12 和氨基酸如丙氨酸、苏氨酸和天冬氨酸等物质，提高宿主对钙、磷、铁的利用，促进维生素 D 的吸收，为人体提供必需的营养（Pompei et al.，2007）。双歧杆菌可以分解碳水化合物，将糖分解生成乳酸和乙酸，使肠道呈现酸性环境，从而抑制腐败菌的生长，减少腐败菌代谢产生的氨、硫化氢、吲哚及粪臭素等有害物质。双歧杆菌的代谢活动还可以刺激肠道蠕动，缓解便秘（Hamilton-Miller，2004）。双歧杆菌还能抑制各种肠病原菌黏附到肠黏膜上，如肠出血性大肠杆菌 O157:H7、鼠伤寒沙门氏菌、轮状病毒等；婴儿双歧杆菌可以明显抑制普通类杆菌的生长，保护肠上皮细胞免受损伤，能够有效地预防和缓解炎症性肠道疾病（Shiba et al.，2003）。此外，双歧杆菌能刺激肠道内 IgA 的分泌和对病原菌特异性 IgA 抗体的应答反应，同时可以诱导全身性免疫应答反应（Park et al.，2002）。

（四）乳酸菌

乳酸菌（lactic acid bacteria，LAB）是指一群可发酵碳水化合物产生大量乳酸的细菌的总称。乳酸菌为不形成内生孢子的革兰氏阳性菌，细胞形态为杆状或球形，无运动性或极少运动。乳酸菌包括乳杆菌（*Lactobacillus*）、乳球菌（*Lactococcus*）、链球菌（*Streptococcus*）、片球菌（*Pediococcus*）和魏斯氏菌（*Weissella*）等（Stiles and Holzapfel，1997）。

乳酸菌在生理、生物化学及免疫等方面都能对宿主发挥益生功效。乳酸菌能够调节胃肠道的菌群平衡，增强消化功能，降低血清胆固醇含量，预防心血管疾病，调节免疫，抑制腐败和有毒物质的生成，抵抗致病菌如艰难梭菌（*Clostridium difficile*）、幽门螺旋杆菌（*Helicobacter pylori*）与轮状病毒（rotavirus）等的侵袭（Marzotto et al.，2006）。例如，罗伊氏乳杆菌（*L. reuteri*）能够减少及缓解各种腹泻疾病（Shornikova et al.，1997），缓解老年人的便秘（Ouwehand et al.，2002），抑制幽门螺旋杆菌对糖脂受体的黏附，增强宿主抵御细菌侵入的能力。干酪乳杆菌能够减少大肠杆菌等有害菌对宿主的侵染；提高肠内蠕动，改善宿主的便秘或腹泻；增强自然杀伤细胞的活性。约氏乳杆菌 La1（*Lactobacillus johnsonii* strain La1）和鼠李糖乳杆菌 GG（*Lactobacillus rhamnosus* GG）能够在一定程度上降低患糖尿病鼠的血糖值，有效缓解糖尿病的发生（Tabuchi et al.，2003；Yamano et al.，2006）。另外，乳酸菌还能中和结肠中的致癌物质，预防结肠肿瘤的发生；抑制或减轻肠道细菌的移位，减轻肠道的过敏症状（Ljungh and Wadstrom，2006）。

三、肠道微生物与黏膜免疫

黏膜免疫系统一方面具有识别并及时消灭变异细胞的功能；另一方面黏膜免疫系统必须要能区分具有潜在有害性的肠道细菌和永久定植于胃肠道的正常菌群及有益菌群。一般来说，黏膜对正常微生物菌群不产生免疫反应（产生免疫耐受）。胃肠黏膜对正常微生物菌群只产生浓度很低的 IgA、IgG 和 IgM 抗体，但不会产生像其他非正常微生物菌群产生的高水平抗体。

在人体免疫功能正常的情况下，黏膜对固有的微生物菌群（indigenous bacteria）产生免疫耐受，正常菌群能在宿主肠道定居繁殖，与其对宿主的免疫适应有关。肠道菌群能产生多种非特异性脂肪酸和过氧化物，这些细菌素类能抑制或杀灭其他细菌。此外，正常菌群还能刺激黏膜淋巴组织的发育。与正常饲喂的动物相比，无菌动物的肠壁变薄，肠道淋巴组织发育不良。正常菌群还有另外一种功能就是诱导产生交叉反应性抗体，正常菌群及其组分诱导生成的低水平的抗体能与某些致病菌产生交叉反应，从而阻止致病菌的感染或入侵。有时，正常菌群可刺激宿主产生轻度免疫反应，从而对其本身的繁殖规模也形成限制。

共生菌主要是生理性微生物，其数量较大且较恒定。共生菌具有维生素及蛋白质合成、辅助消化吸收、生物拮抗及免疫等生理功能，对宿主健康有益。共生菌如双歧杆菌属和乳酸菌能激活肠道的先天性黏膜免疫系统。共生菌可与致病菌进行附着位点竞争或营养竞争，从而阻止其定植；致病性菌在生态平衡时，数量少，不会致病，但如果数量超出正常水平则可引起宿主发病。正常生长条件下的人或动物，肠道的共生菌和极少量的细菌保持微生态平衡。

参考文献

Abreu M T, Vora P, Faure E, et al. 2001. Decreased expression of Toll-like receptor-4 and MD-2 correlates with intestinal epithelial cell protection against dysregulated proinflammatory gene expression in response to bacterial lipopolysaccharide. Journal of Immunology(Baltimore, Md. : 1950), 167(3): 1609-1616.

Agerberth B, Charo J, Werr J, et al. 2000. The human antimicrobial and chemotactic peptides LL-37 and alpha-defensins are expressed by specific lymphocyte and monocyte populations. Blood, 96(9): 3086-3093.

Aksoy E, Amraoui Z, Goriely S, et al. 2002. Critical role of protein kinase C epsilon for lipopolysaccharide-induced IL-12 synthesis in monocyte-derived dendritic cells. European Journal of Immunology, 32(11): 3040-3049.

Alexopoulou L, Holt A C, Medzhitov R, et al. 2001. Recognition of double-stranded RNA and activation of NF-kappa B by Toll-like receptor 3. Nature, 413(6857): 732-738.

Alvarez B, Revilla C, Domenech N, et al. 2008. Expression of toll-like receptor 2(TLR2)in porcine leukocyte subsets and tissues. Veterinary Research, 39(2): 1-12.

Ambort D, van der Post S, Johansson M E, et al. 2011. Function of the CysD domain of the gel-forming MUC2 mucin. The Biochemical Journal, 436(1): 61-70.

Andersson M, Gunne H, Agerberth B, et al. 1995. Nk-Lysin, a novel effector peptide of cytotoxic T-cells and Nk-cells - structure and cDNA cloning of the porcine form, induction by interleukin-2, antibacterial and antitumor-activity. EMBO Journal, 14(8): 1615-1625.

Artis D, Mei L W, Keilbaugh S A, et al. 2004. RELM beta/FIZZ2 is a goblet cell-specific immune-effector molecule in the gastrointestinal tract. Proceedings of the National Academy of Sciences of the United States of America, 101(37): 13596-13600.

Asahi Y, Yoshikawa T, Watanabe I, et al. 2002. Protection against influenza virus infection in polymeric Ig receptor knockout mice immunized intranasally with adjuvant-combined vaccines. Journal of Immunology, 168(6): 2930-2938.

Asker N, Axelsson M A B, Olofsson S O, et al. 1998. Dimerization of the human MUC2 mucin in the endoplasmic reticulum is followed by a N-glycosylation-dependent transfer of the mono- and dimers to the Golgi apparatus. The Journal of Biological Chemistry, 273(30): 18857-18863.

Atuma C, Strugala V, Allen A, et al. 2001. The adherent gastrointestinal mucus gel layer: thickness and physical state *in vivo*. American journal of physiology. Gastrointestinal and Liver Physiology, 280(5): G922-929.

Babyatsky M W, deBeaumont M, Thim L, et al. 1996. Oral trefoil peptides protect against ethanol- and indomethacin-induced gastric injury in rats. Gastroenterology, 110(2): 489-497.

Backhed F, Rokbi B, Torstensson E, et al. 2003. Gastric mucosal recognition of *Helicobacter pylori* is independent of Toll-like receptor 4. Journal of Infectious Diseases, 187(5): 829-836.

Bals R, Goldman M J, Wilson J M. 1998. Mouse beta-defensin 1 is a salt-sensitive antimicrobial peptide present in epithelia of the lung and urogenital tract. Infection and Immunity, 66(3): 1225-1232.

Bals R, Wilson J M. 2003. Cathelicidins: a family of multifunctional antimicrobial peptides. Cellular and Molecular Life Sciences : CMLS, 60(4): 711-720.

Bals R. 2000. Epithelial antimicrobial peptides in host defense against infection. Respiratory Research, 1(3): 141.

Bartman A E, Buisine M P, Aubert J P, et al. 1998. The MUC6 secretory mucin gene is expressed in a wide variety of epithelial tissues. The Journal of pathology. 186(4): 398-405.

Basset C, Holton J, O'Mahony R, et al. 2003. Innate immunity and pathogen-host interaction. Vaccine, 21: S12-S23.

Bealmear P M, Holtermann O A, Mirand E A. 1984. Influence of the microflora on the immune response. Part 1.General characteristics of the germ-free animal. Part 2. Gnotobiotic animals in immunological research. *In*: Coates M E, Gustafsson B E. The Germ-Free Animal in Biomedical Research. London: Laboratory Animals Ltd.: 335-386

Beck P L, Wong J F, Li Y, et al. 2004. Chemotherapy- and radiotherapy-induced intestinal damage is regulated by intestinal trefoil factor. Gastroenterology, 126(3): 796-808.

Befus A D, Mowat C, Gilchrist M, et al. 1999. Neutrophil defensins induce histamine secretion from mast cells: mechanisms of action. Journal of Immunology(Baltimore, Md. : 1950), 163(2): 947-953.

Berin M C, Darfeuille-Michaud A, Egan L J, et al. 2002. Role of EHEC O157:H7 virulence factors in the activation of intestinal epithelial cell NF-kappaB and MAP kinase pathways and the upregulated expression of interleukin 8. Cellular Microbiology, 4(10): 635-648.

Bevins C L, Salzman N H. 2011. Paneth cells, antimicrobial peptides and maintenance of intestinal homeostasis. Nature Reviews Microbiology, 9(5): 356-368.

Blander J M, Medzhitov R. 2006. Toll-dependent selection of microbial antigens for presentation by dendritic cells. Nature, 440(7085): 808-812.

Blumberg R S, Lencer W I, Zhu X, et al. 1999. Antigen presentation by intestinal epithelial cells. Immunology Letters, 69(1): 7-11.

Bobek L A, Situ H. 2003. MUC7 20-Mer: investigation of antimicrobial activity, secondary structure, and possible mechanism of antifungal action. Antimicrobial Agents and Chemotherapy, 47(2): 643-652.

Boll G, Rudolphi A, Spiess S, et al. 1995. Regional specialization of intraepithelial T cells in the murine small and large intestine. Scandinavian Journal of Immunology, 41(2): 103-113.

Boman H G. 1995. Peptide Antibiotics and Their Role in Innate Immunity. Annual Review of Immunology, 13: 61-92.

Brandeis J M, Sayegh M H, Gallon L, et al. 1994. Rat intestinal epithelial cells present major histocompatibility complex allopeptides to primed T cells. Gastroenterology, 107(5): 1537-1542.

Brandtzaeg P, Johansen F E. 2005. Mucosal B cells: phenotypic characteristics, transcriptional regulation, and homing properties. Immunological Reviews, 206: 32-63.

Brandtzaeg P. 1974a. Mucosal and glandular distribution of immunoglobulin components: differential localization of free and bound SC in secretory epithelial cells. Journal of Immunology(Baltimore, Md. : 1950), 112(4): 1553-1559.

Brandtzaeg P. 1974b. Presence of J chain in human immunocytes containing various immunoglobulin classes. Nature Immunology, 252: 418-420.

Broquet A H, Hirata Y, McAllister C S, et al. 2011. RIG-I/MDA5/MAVS are required to signal a protective IFN response in rotavirus-infected intestinal epithelium. Journal of Immunology, 186(3): 1618-1626.

Brown W R, Newcomb R W, Ishizaka K. 1970. Proteolytic degradation of exocrine and serum immunoglobulins. The Journal of Clinical Investigation, 49(7): 1374-1380.

Broz P, Newton K, Lamkanfi M, et al. 2010. Redundant roles for inflammasome receptors NLRP3 and NLRC4 in host defense against Salmonella. Journal of Experimental Medicine, 207(8): 1745-1755.

Burger-van Paassen N, Vincent A, Puiman P J, et al. 2009. The regulation of intestinal mucin MUC2 expression by short-chain fatty acids: implications for epithelial protection. The Biochemical Journal, 420(2): 211-219.

Cario E, Gerken G, Podolsky D K. 2004. Toll-like receptor 2 enhances ZO-1-associated intestinal epithelial barrier integrity via protein kinase C. Gastroenterology, 127(1): 224-238.

Cario E, Gerken G, Podolsky D K. 2007. Toll-like receptor 2 controls mucosal inflammation by regulating epithelial barrier function. Gastroenterology, 132(4): 1359-1374.

Chadee K, Meerovitch E. 1985. Entamoeba-histolytica-early progressive pathology in the cecum of the gerbil(Meriones-Unguiculatus). American Journal of Tropical Medicine and Hygiene, 34(2): 283-291.

Chung W O, Dale B A. 2004. Innate immune response of oral and foreskin keratinocytes: utilization of different signaling pathways by various bacterial species. Infection and Immunity, 72(1): 352-358.

Chung W O, Hansen S R, Rao D, et al. 2004. Protease-activated receptor signaling increases epithelial antimicrobial peptide expression. Journal of Immunology(Baltimore, Md. : 1950), 173(8): 5165-5170.

Clarke L L, Gawenis L R, Bradford E M, et al. 2004. Abnormal Paneth cell granule dissolution and compromised resistance to bacterial colonization in the intestine of CF mice. American Journal of Physiology. Gastrointestinal and Liver Physiology, 286(6): G1050-1058.

Cohen C J, Shieh J T C, Pickles R J, et al. 2001. The coxsackievirus and adenovirus receptor is a transmembrane component of the tight junction. Proceedings of the National Academy of Sciences of the United States of America, 98(26): 15191-15196.

Colgan S P, Dzus A L, Parkos C A. 1996. Epithelial exposure to hypoxia modulates neutrophil transepithelial migration. The Journal of Experimental Medicine, 184(3): 1003-1015.

Conley M E, Delacroix D L. 1987. Intravascular and mucosal immunoglobulin A: two separate but related systems of immune defense? Annals of Internal Medicine, 106(6): 892-899.

Corfield A P, Myerscough N, Longman R, et al. 2000. Mucins and mucosal protection in the gastrointestinal tract: new prospects for mucins in the pathology of gastrointestinal disease. Gut, 47(4): 589-594.

Coyne C B, Shen L, Turner J R, et al. 2007. Coxsackievirus entry across epithelial tight junctions requires occludin and the small GTPases Rab34 and Rab5. Cell Host & Microbe, 2(3): 181-192.

Czinn S J, Cai A, Nedrud J G. 1993. Protection of germ-free mice from infection by *Helicobacter*-Felis after active oral or passive Iga immunization. Vaccine, 11(6): 637-642.

Deitch E A, Haskel Y, Cruz N, et al. 1995. Caco-2 and Iec-18 intestinal epithelial-cells exert bactericidal activity through an oxidant-dependent pathway. Shock, 4(5): 345-350.

Deitch E A. 2002. Bacterial translocation or lymphatic drainage of toxic products from the gut: what is important in human beings? Surgery, 131(3): 241-244.

Deplancke B, Gaskins H R. 2001. Microbial modulation of innate defense: goblet cells and the intestinal mucus layer. American Journal of Clinical Nutrition, 73(6): 1131s-1141s.

Desseyn J L, Aubert J P, Porchet N, et al. 2000. Evolution of the large secreted gel-forming mucins. Molecular Biology and Evolution, 17(8): 1175-1184.

Diamond G, Jones D E, Bevins C L. 1993. Airway epithelial cells are the site of expression of a mammalian antimicrobial peptide gene. Proceedings of the National Academy of Sciences of the United States of America, 90(10): 4596-4600.

Dignass A, Lynchdevaney K, Kindon H, et al. 1994. Trefoil peptides promote epithelial migration through a transforming growth-factor beta-independent pathway. The Journal of Clinical Investigation, 94(1): 376-383.

Doyle S E, O' Connell R, Vaidya S A, et al. 2003. Toll-like receptor 3 mediates a more potent antiviral response than toll-like receptor 4. Journal of Immunology, 170(7): 3565-3571.

Duerr C U, Hornef M W. 2012. The mammalian intestinal epithelium as integral player in the establishment and maintenance of host-microbial homeostasis. Seminars in Immunology, 24(1): 25-35.

Eaves-Pyles T, Murthy K, Liaudet L, et al. 2001. Flagellin, a novel mediator of Salmonella-induced epithelial activation and systemic inflammation: I kappa B alpha degradation, induction of nitric oxide synthase, induction of proinflammatory mediators, and cardiovascular dysfunction. Journal of Immunology, 166(2): 1248-1260.

Ebner S, Hofer S, Nguyen V A, et al. 2002. A novel role for IL-3: Human monocytes cultured in the presence of IL-3 and IL-4 differentiate into dendritic cells that produce less IL-12 and shift Th cell responses toward a Th2 cytokine pattern. Journal of Immunology, 168(12): 6199-6207.

Edde L, Hipolito R B, Hwang F F, et al. 2001. Lactoferrin protects neonatal rats from gut-related systemic infection. American Journal of Physiology. Gastrointestinal and Liver Physiology, 281(5): G1140-1150.

Edwards A D, Manickasingham S P, Sporri R, et al. 2002. Microbial recognition via toll-like receptor-dependent and -independent pathways determines the cytokine response of murine dendritic cell subsets to CD40 triggering. Journal of Immunology, 169(7): 3652-3660.

Ejima K, Layne M D, Carvajal I M, et al. 2003. Cyclooxygenase-2 deficient mice are resistant to endotoxin-induced inflammation and death. Faseb Journal, 17(8): 1325-1327.

Ellison R T, Giehl T J, LaForce F M. 1988. Damage of the outer membrane of enteric gram-negative bacteria by lactoferrin and transferrin. Infection and Immunity, 56(11): 2774-2781.

Ensgraber M, Genitsariotis R, Storkel S, et al. 1992. Purification and characterization of a *Salmonella typhimurium* agglutinin from gut mucus secretions. Microbial Pathogenesis, 12(4): 255-266.

Enss M L, SchmidtWittig U, Muller H, et al. 1996. Response of germfree rat colonic mucous cells to peroral endotoxin application. European Journal of Cell Biology, 71(1): 99-104.

Eri R, Chieppa M. 2013. Messages from the inside. The dynamic environment that favors intestinal homeostasis. Frontiers in Immunology, 4: 323.

Fichorova R N, Cronin A O, Lien E, et al. 2002. Response to Neisseria gonorrhoeae by cervicovaginal epithelial cells occurs in the absence of toll-like receptor 4-mediated signaling. Journal of Immunology, 168(5): 2424-2432.

Franchi L, Eigenbrod T, Muñoz-Planillo R, et al. 2009. The inflammasome: a caspase-1-activation platform that regulates immune responses and disease pathogenesis. Nature Immunology, 10(3): 241-247.

Franchi L, Muñoz-Planillo R, Núñez G. 2012. Sensing and reacting to microbes through the inflammasomes. Nature Immunology, 13(4): 325-332.

Freitas M, Axelsson L G, Cayuela C, et al. 2005. Indigenous microbes and their soluble factors differentially modulate intestinal glycosylation steps *in vivo* - Use of a “lectin assay” to survey *in vivo* glycosylation changes. Histochemistry and Cell Biology, 124(5): 423-433.

Fritz J H, Ferrero R L, Philpott D J, et al. 2006. Nod-like proteins in immunity, inflammation and disease. Nature Immunology, 7(12): 1250-1257.

Fukata M, Chen A L, Klepper A, et al. 2006. Cox-2 is regulated by Toll-like receptor-4(TLR4)signaling: Role in proliferation and apoptosis in the intestine. Gastroenterology, 131(3): 862-877.

Fukuhara A, Irie K, Nakanishi H, et al. 2002. Involvement of nectin in the localization of junctional adhesion molecule at tight junctions. Oncogene, 21(50): 7642-7655.

Gaboriau-Routhiau V, Rakotobe S, Lecuyer E, et al. 2009. The key role of segmented filamentous bacteria in the coordinated maturation of gut helper T cell responses. Immunity, 31(4): 677-689.

Gallo R L, Hooper L V. 2012. Epithelial antimicrobial defence of the skin and intestine. Nature Reviews Immunology, 12(7): 503-516.

Ganz T, Selsted M E, Szklarek D, et al. 1985. Defensins - natural peptide antibiotics of human-neutrophils. The Journal of Clinical Investigation, 76(4): 1427-1435.

Ganz T. 2003. Defensins: antimicrobial peptides of innate immunity. Nature Reviews Immunology, 3(9): 710-720.

Geddes K, Rubino S J, Magalhaes J G, et al. 2011. Identification of an innate T helper type 17 response to intestinal bacterial pathogens. Nature Medicine, 17(7): 837-U202.

Geddes K, Rubino S, Streutker C, et al. 2010. Nodl and Nod2 regulation of inflammation in the Salmonella colitis model. Infection and Immunity, 78(12): 5107-5115.

Gersemann M, Becker S, Kübler I, et al. 2009. Differences in goblet cell differentiation between Crohn’s disease and ulcerative colitis. Differentiation, 77(1): 84-94.

Gewirtz A T, Navas T A, Lyons S, et al. 2001. Cutting edge: Bacterial flagellin activates basolaterally expressed TLR5 to induce epithelial proinflammatory gene expression. Journal of Immunology, 167(4): 1882-1885.

Gibson D L, Ma C, Rosenberger C M, et al. 2008. Toll-like receptor 2 plays a critical role in maintaining mucosal integrity during Citrobacter rodentium-induced colitis. Cell Microbiol, 10(2): 388-403.

Gibson D L, Montero M, Ropeleski M J, et al. 2010. Interleukin-11 reduces TLR4-induced colitis in TLR2-deficient mice and restores intestinal STAT3 signaling. Gastroenterology, 139(4): 1277-1288.

Gill N, Wlodarska M, Finlay B B. 2011. Roadblocks in the gut: barriers to enteric infection. Cell Microbiol, 13(5): 660-669.

Gonzalez-Mariscal L, Tapia R, Chamorro D. 2008. Crosstalk of tight junction components with signaling pathways. Biochim Biophys Acta, 1778(3): 729-756.

Gopalakrishnan S, Dunn K W, Marrs J A. 2002. Rac1, but not RhoA, signaling protects epithelial adherens junction assembly during ATP depletion. American Journal of Physiology-Cell Physiology, 283(1): C261-C272.

Griebel P J, Hein W R. 1996. Expanding the role of Peyer's patches in B-cell ontogeny. Immunol Today, 17(1): 30-39.

Guarner F. 2006. Enteric flora in health and disease. Digestion, 73: 5-12.

Gueimonde M, Frias R, Ouwehand A C. 2006. Assuring the continued safety of lactic acid bacteria used as probiotics. Biologia, 61(6): 755-760.

Gum J R Jr, Hicks J W, Toribara N W, et al. 1994. Molecular cloning of human intestinal mucin(MUC2)cDNA. Identification of the amino terminus and overall sequence similarity to prepro-von Willebrand factor. The Journal of Biological Chemistry, 269(4): 2440-2446.

Gunzel D, Yu A S. 2013. Claudins and the modulation of tight junction permeability. Physiological Reviews, 93(2): 525-569.

Guttman J A, Finlay B B. 2009. Tight junctions as targets of infectious agents. Biochimica Et Biophysica Acta-Biomembranes, 1788(4): 832-841.

Halpern M S, Koshland M E. 1970. Noval subunit in secretory IgA. Nature, 228(5278): 1276-1278.

Hamazaki Y, Itoh M, Sasaki H, et al. 2002. Multi-PDZ domain protein 1(MUPP1)is concentrated at tight junctions through its possible interaction with claudin-1 and junctional adhesion molecule. The Journal of Biological Chemistry, 277(1): 455-461.

Hamilton-Miller J M. 2004. Probiotics and prebiotics in the elderly. Postgraduate Medical Journal, 80(946): 447-451.

Hanash A M, Dudakov J A, Hua G Q, et al. 2012. Interleukin-22 protects intestinal stem cells from immune-mediated tissue damage and regulates sensitivity to graft versus host disease. Immunity, 37(2): 339-350.

Hancock R E, Diamond G. 2000. The role of cationic antimicrobial peptides in innate host defences. Trends in Microbiology, 8(9): 402-410.

Hansson G C, Baeckstrom D, Carlstedt I, et al. 1994. Molecular cloning of a cDNA coding for a region of an apoprotein from the 'insoluble' mucin complex of rat small intestine. Biochemical and Biophysical Research Communications, 198(1): 181-190.

Hapfelmeier S, Lawson M A E, Slack E, et al. 2010. Reversible microbial colonization of germ-free mice reveals the dynamics of IgA immune responses. Science, 328(5986): 1705-1709.

Hashimoto C, Hudson K L, Anderson K V. 1988. The Toll gene of *Drosophila*, required for dorsal-ventral embryonic polarity, appears to encode a transmembrane protein. Cell, 52(2): 269-279.

Hattrup C L, Gendler S J. 2008. Structure and function of the cell surface(tethered)mucins. Annual Review of Physiology, 70: 431-457.

Hausmann M, Kiessling S, Mestermann S, et al. 2002. Toll-like receptors 2 and 4 are up-regulated during intestinal inflammation. Gastroenterology, 122(7): 1987-2000.

Haynes L M, Moore D D, Kurt-Jones E A, et al. 2001. Involvement of toll-like receptor 4 in innate immunity to respiratory syncytial virus. Journal of Virology, 75(22): 10730-10737.

Heazlewood C K, Cook M C, Eri R, et al. 2008. Aberrant mucin assembly in mice causes endoplasmic reticulum stress and spontaneous inflammation resembling ulcerative colitis. Plos Medicine, 5(3): 440-460.

Hemmi H, Takeuchi O, Kawai T, et al. 2000. A Toll-like receptor recognizes bacterial DNA. Nature, 408(6813): 740-745.

Hershberg R M, Mayer L F. 2000. Antigen processing and presentation by intestinal epithelial cells - polarity and complexity. Immunology Today, 21(3): 123-128.

Hewson C A, Jardine A, Edwards M R, et al. 2005. Toll-like receptor 3 is induced by and mediates antiviral activity against rhinovirus infection of human bronchial epithelial cells. Journal of Virology, 79(19): 12273-12279.

Heystek H C, Moulon C, Woltman A M, et al. 2002. Human immature dendritic cells efficiently bind and take up secretory IgA without the induction of maturation. Journal of Immunology, 168(1): 102-107.

Hooper L V, Littman D R, Macpherson A J. 2012. Interactions between the microbiota and the immune system. Science, 336(6086): 1268-1273.

Hooper L V, Stappenbeck T S, Hong C V, et al. 2003. Angiogenins: a new class of microbicidal proteins involved in innate immunity. Nature Immunology, 4(3): 269-273.

Hornef M W, Frisan T, Vandewalle A, et al. 2002. Toll-like receptor 4 resides in the Golgi apparatus and colocalizes with internalized lipopolysaccharide in intestinal epithelial cells. Journal of Experimental Medicine, 195(5): 559-570.

Hoshino K, Kaisho T, Iwabe T, et al. 2002. Differential involvement of IFN-beta in Toll-like receptor-stimulated dendritic cell activation. International Immunology, 14(10): 1225-1231.

Hugot J P, Chamaillard M, Zouali H, et al. 2001. Association of NOD2 leucine-rich repeat variants with susceptibility to Crohn's disease. Nature, 411(6837): 599-603.

Iacono V J, Zove S M, Grossbard B L, et al. 1985. Lysozyme-mediated aggregation and lysis of the periodontal microorganism Capnocytophaga gingivalis 2010. Infection and Immunity, 47(2): 457-464.

Inagaki-Ohara K, Sawaguchi A, Suganuma T, et al. 2005. Intraepithelial lymphocytes express junctional molecules in murine small intestine. Biochemical and Biophysical Research Communications, 331(4): 977-983.

Into T, Kiura K, Yasuda M, et al. 2004. Stimulation of human Toll-like receptor(TLR)2 and TLR6 with membrane lipoproteins of *Mycoplasma fermentans* induces apoptotic cell death after NF-kappa B activation. Cellular Microbiology, 6(2): 187-199.

Itoh M, Furuse M, Morita K, et al. 1999. Direct binding of three tight junction-associated MAGUKs, ZO-1, ZO-2 and ZO-3, with the COOH termini of claudins. Journal of Cell Biology, 147(6): 1351-1363.

Ivanov I I, Atarashi K, Manel N, et al. 2009. Induction of intestinal Th17 cells by segmented filamentous bacteria. Cell, 139(3): 485-498.

Iwasaki A. 2007. Mucosal dendritic cells. Annual Review of Immunology, 25: 381-418.

Jarvis G A, Griffiss J M. 1991. Human IgA1 blockade of IgG-initiated lysis of *Neisseria meningitidis* is a function of antigen-binding fragment binding to the polysaccharide capsule. Journal of Immunology(Baltimore, Md. : 1950), 147(6): 1962-1967.

Johansson M E V, Phillipson M, Petersson J, et al. 2008. The inner of the two Muc2 mucin-dependent mucus layers in colon is devoid of bacteria. Proceedings of the National Academy of Sciences of the United States of America, 105(39): 15064-15069.

Johansson M E V, Sjovall H, Hansson G C. 2013. The gastrointestinal mucus system in health and disease. Nature Reviews Gastroenterology & Hepatology, 10(6): 352-361.

Johansson M E, Hansson G C. 2014. Is the intestinal goblet cell a major immune cell? Cell Host & Microbe, 15(3): 251-252.

Johansson M E, Larsson J M, Hansson G C. 2011. The two mucus layers of colon are organized by the MUC2 mucin, whereas the outer layer is a legislator of host-microbial interactions. Proceedings of the National Academy of Sciences of the United States of America, 108 Suppl 1: 4659-4665.

Joly S, Maze C, McCray P B Jr, et al. 2004. Human beta-defensins 2 and 3 demonstrate strain-selective activity against oral microorganisms. Journal of Clinical Microbiology, 42(3): 1024-1029.

Jung H C, Eckmann L, Yang S K, et al. 1995. A distinct array of proinflammatory cytokines is expressed in human colon epithelial-cells in response to bacterial invasion. Journal of Clinical Investigation, 95(1): 55-65.

Jurk M, Heil F, Vollmer J, et al. 2002. Human TLR7 or TLR8 independently confer responsiveness to the antiviral compound R-848. Nature Immunology, 3(6): 499.

Kaiserlian D, Cerf-Bensussan N, Hosmalin A. 2005. The mucosal immune system: from control of inflammation to protection against infections. Journal of Leukocyte Biology, 78(2): 311-318.

Kaisho T, Akira S. 2000. Critical roles of Toll-like receptors in host defense. Critical Reviews in Immunology, 20(5): 393-405.

Kaisho T, Akira S. 2001. Dendritic-cell function in Toll-like receptor- and MyD88-knockout mice. Trends in Immunology, 22(2): 78-83.

Kaisho T, Hoshino K, Iwabe T, et al. 2002. Endotoxin can induce MyD88-deficient dendritic cells to support T(h)2 cell differentiation. International Immunology, 14(7): 695-700.

Kawai T, Takahashi K, Sato S, et al. 2005. IPS-1, an adaptor triggering RIG-I- and Mda5-mediated type I interferon induction. Nature Immunology, 6(10): 981-988.

Kelly C P, O'Keane J C, Orellana J, et al. 1992. Human colon cancer cells express ICAM-1 in vivo and support LFA-1-dependent lymphocyte adhesion in vitro. The American Journal of Physiology, 263(6 Pt 1): G864-870.

Kelly D, Campbell J I, King T P, et al. 2004. Commensal anaerobic gut bacteria attenuate inflammation by regulating nuclear-cytoplasmic shuttling of PPAR-gamma and RelA. Nature Immunology, 5(1): 104-112.

Kelsall B L, Strober W. 1996. Distinct populations of dendritic cells are present in the subepithelial dome and T cell regions of the murine Peyer's patch. The Journal of Experimental Medicine, 183(1): 237-247.

Keren D F, Brown J E, McDonald R A, et al. 1989. Secretory immunoglobulin A response to Shiga toxin in rabbits: kinetics of the initial mucosal immune response and inhibition of toxicity *in vitro* and *in vivo*. Infection and Immunity, 57(7): 1885-1889.

Kerneis S, Bogdanova A, Kraehenbuhl J P, et al. 1997. Conversion by Peyer's patch lymphocytes of human enterocytes into M cells that transport bacteria. Science, 277(5328): 949-952.

Kett K, Brandtzaeg P, Radl J, et al. 1986. Different subclass distribution of IgA-producing cells in human lymphoid organs and various secretory-tissues. Journal of Immunology, 136(10): 3631-3635.

Kim J G, Lee S J, Kagnoff M F. 2004. Nod1 is an essential signal transducer in intestinal epithelial cells infected with bacteria that avoid recognition by toll-like receptors. Infection and Immunity, 72(3): 1487-1495.

Kim J M, Eckmann L, Savidge T C, et al. 1998. Apoptosis of human intestinal epithelial cells after bacterial invasion. The Journal of Clinical Investigation, 102(10): 1815-1823.

Kim J M, Kim J S, Jung H C, et al. 2003. Helicobacter pylori infection activates NF-κB signaling pathway to induce iNOS and protect human gastric epithelial cells from apoptosis. American Journal of Physiology, Gastrointestinal and Liver Physiology, 285(6): G1171-G1180.

Kim Y S, Ho S B. 2010. Intestinal goblet cells and mucins in health and disease: recent insights and progress. Current Gastroenterology Reports, 12(5): 319-330.

Kobayashi K S, Chamaillard M, Ogura Y, et al. 2005. Nod2-dependent regulation of innate and adaptive immunity in the intestinal tract. Science, 307(5710): 731-734.

Korsrud F R, Brandtzaeg P. 1982. Characterization of epithelial elements in human major salivary glands by functional markers: localization of amylase, lactoferrin, lysozyme, secretory component, and secretory immunoglobulins by paired immunofluorescence staining. The Journal of Histochemistry and Cytochemistry: Official Journal of the Histochemistry Society, 30(7): 657-666.

Kraehenbuhl J P, Neutra M R. 2000. Epithelial M cells: differentiation and function. Annual Review of Cell and Developmental Biology, 16: 301-332.

Krug S M, Gunzel D, Conrad M P, et al. 2012. Charge-selective claudin channels. Annals of the New York Academy of Sciences, 1257: 20-28.

Kucharzik T, Walsh S V, Chen J, et al. 2001. Neutrophil transmigration in inflammatory bowel disease is associated with differential expression of epithelial intercellular junction proteins. The American Journal of Pathology, 159(6): 2001-2009.

Kuwahara T, Norimatsu I, Nakayama H, et al. 2001. Genetic variation in 16S-23S rDNA internal transcribed spacer regions and the possible use of this genetic variation for molecular diagnosis of *Bacteroides* species. Microbiology and Immunology, 45(3): 191-199.

Laible N J, Germaine G R. 1985. Bactericidal activity of human lysozyme, muramidase-inactive lysozyme, and cationic polypeptides against *Streptococcus sanguis* and *Streptococcus faecalis*: inhibition by chitin oligosaccharides. Infection and Immunity, 48(3): 720-728.

Lamkanfi M, Dixit V M. 2012. Inflammasomes and their roles in health and disease. Annual Review of Cell and Developmental Biology, 28: 137-161.

Lee A, Fox J, Hazell S. 1993. Pathogenicity of *Helicobacter pylori*: a perspective. Infection and Immunity, 61(5): 1601-1610.

Lee C K, Weltzin R, Soman G, et al. 1994. Oral-administration of polymeric immunoglobulin-a prevents colonization with vibrio-cholerae in neonatal mice. Infection and Immunity, 62(3): 887-891.

Lee J, Mo J H, Katakura K, et al. 2006. Maintenance of colonic homeostasis by distinctive apical TLR9 signalling in intestinal epithelial cells. Nature Cell Biology, 8(12): 1327-U1327.

Lee-Huang S, Huang P L, Sun Y, et al. 1999. Lysozyme and RNases as anti-HIV components in β-core preparations of human chorionic gonadotropin. Proceedings of the National Academy of Sciences of the United States of America, 96(6): 2678-2681.

Lehrer R I, Szklarek D, Ganz T, et al. 1986. Synergistic activity of rabbit granulocyte peptides against candida-albicans. Infection and Immunity, 52(3): 902-904.

Liang G H, Weber C R. 2014. Molecular aspects of tight junction barrier function. Curr Opin Pharmacol, 19: 84-89.

Lichtenberger L M. 1995. The hydrophobic barrier properties of gastrointestinal mucus. Annual Review of Physiology, 57: 565-583.

Liew F Y, Russell S M, Appleyard G, et al. 1984. Cross-protection in mice infected with influenza A virus by the respiratory route is correlated with local IgA antibody rather than serum antibody or cytotoxic T cell reactivity. European Journal of Immunology, 14(4): 350-356.

Linden S K, Sutton P, Karlsson N G, et al. 2008. Mucins in the mucosal barrier to infection. Mucosal Immunology, 1(3): 183-197.

Lipinski S, Till A, Sina C, et al. 2009. DUOX2-derived reactive oxygen species are effectors of NOD2-mediated antibacterial responses. Journal of Cell Science, 122(19): 3522-3530.

Liu S F, Yang W, Shen L, et al. 2009. Tight junction proteins claudin-1 and occludin control hepatitis C virus entry and are downregulated during infection to prevent superinfection. Journal of Virology, 83(4): 2011-2014.

Ljungh A, Wadstrom T. 2006. Lactic acid bacteria as probiotics. CurrIssues IntestMicrobiol, 7: 73-89.

Lotz M, Gutle D, Walther S, et al. 2006. Postnatal acquisition of endotoxin tolerance in intestinal epithelial cells. Journal of Experimental Medicine, 203(4): 973-984.

Lu L, Walker W A. 2001. Pathologic and physiologic interactions of bacteria with the gastrointestinal epithelium. American Journal of Clinical Nutrition, 73(6): 1124s-1130s.

Lundy F T, Orr D F, Shaw C, et al. 2005. Detection of individual human neutrophil alpha-defensins(human neutrophil peptides 1, 2 and 3)in unfractionated gingival crevicular fluid - A MALDI-MS approach.

Molecular Immunology, 42(5): 575-579.

Ma T Y, Tran D, Hoa N, et al. 2000. Mechanism of extracellular calcium regulation of intestinal epithelial tight junction permeability: role of cytoskeletal involvement. Microscopy Research and Technique, 51(2): 156-168.

Mach J, Hshieh T, Hsieh D, et al. 2005. Development of intestinal M cells. Immunological Reviews, 206: 177-189.

Macia L, Thorburn A N, Binge L C, et al. 2012. Microbial influences on epithelial integrity and immune function as a basis for inflammatory diseases. Immunological Reviews, 245: 164-176.

Mack D R, Michail S, Wei S, et al. 1999. Probiotics inhibit enteropathogenic E-coli adherence in vitro by inducing intestinal mucin gene expression. American Journal of Physiology, Gastrointestinal and Liver Physiology, 276(4): G941-G950.

Macpherson A J, Geuking M B, McCoy K D. 2005. Immune responses that adapt the intestinal mucosa to commensal intestinal bacteria. Immunology, 115(2): 153-162.

Macpherson A J, Hunziker L, McCoy K, et al. 2001. IgA responses in the intestinal mucosa against pathogenic and non-pathogenic microorganisms. Microbes and Infection, 3(12): 1021-1035.

Macpherson A J, Mccoy K D. 2013. Stratification and compartmentalisation of immunoglobulin responses to commensal intestinal microbes. Seminars in Immunology, 25(5): 358-363.

Macpherson A J, Uhr T. 2004. Induction of protective IgA by intestinal dendritic cells carrying commensal bacteria. Science, 303(5664): 1662-1665.

Madara J L, Pappenheimer J R. 1987. Structural basis for physiological regulation of paracellular pathways in intestinal epithelia. The Journal of Membrane Biology, 100(2): 149-164.

Magalhaes J G, Tattoli I, Girardin S E. 2007. The intestinal epithelial barrier: how to distinguish between the microbial flora and pathogens. Seminars in Immunology, 19(2): 106-115.

Makala L H C, Suzuki N, Nagasawa H. 2002. Peyer's patches: organized lymphoid structures for the induction of mucosal immune responses in the intestine. Pathobiology, 70(2): 55-68.

Mantis N J, Cheung M C, Chintalacharuvu K R, et al. 2002. Selective adherence of IgA to murine Peyer's patch M cells: evidence for a novel IgA receptor. Journal of Immunology, 169(4): 1844-1851.

Marriott I, Bost K L. 2001. Substance P receptor mediated macrophage responses. Neuroimmune Circuits, Drugs of Abuse, and Infectious Diseases, 493: 247-254.

Martens E C, Chiang H C, Gordon J I. 2008. Mucosal glycan foraging enhances fitness and transmission of a saccharolytic human gut bacterial symbiont. Cell Host & Microbe, 4(5): 447-457.

Marzotto M, Maffeis C, Paternoster T, et al. 2006. Lactobacillus paracasei A survives gastrointestinal passage and affects the fecal microbiota of healthy infants. Research in Microbiology, 157(9): 857-866.

Mashimo H, Wu D C, Podolsky D K, et al. 1996. Impaired defense of intestinal mucosa in mice lacking intestinal trefoil factor. Science, 274(5285): 262-265.

Masson P L, Heremans J F. 1971. Lactoferrin in milk from different species. Comparative Biochemistry and Physiology. B, Comparative Biochemistry, 39(1): 119-129.

Matsuki T, Watanabe K, Tanaka R, et al. 1999. Distribution of bifidobacterial species in human intestinal microflora examined with 16S rRNA-gene-targeted species-specific primers. Applied and Environmental Microbiology, 65(10): 4506-4512.

Mayer L. 1998. Current concepts in mucosal immunity. I. Antigen presentation in the intestine: new rules and regulations. The American Journal of Physiology, 274(1 Pt 1): G7-9.

McCracken V J, Lorenz R G. 2001. The gastrointestinal ecosystem: a precarious alliance among epithelium, immunity and microbiota. Cell Microbiol, 3(1): 1-11.

McDole J R, Wheeler L W, McDonald K G, et al. 2012. Goblet cells deliver luminal antigen to CD103+ dendritic cells in the small intestine. Nature, 483(7389): 345-349.

Mcgee D W, Beagley K W, Aicher W K, et al. 1992. Transforming growth-factor-beta enhances interleukin-6 secretion by intestinal epithelial-cells. Immunology, 77(1): 7-12.

McGuckin M A, Linden S K, Sutton P, et al. 2011. Mucin dynamics and enteric pathogens. Nature Reviews Microbiology, 9(4): 265-278.

McNamara B P, Koutsouris A, O’ Connell C B, et al. 2001. Translocated EspF protein from enteropathogenic *Escherichia coli* disrupts host intestinal barrier function. Journal of Clinical Investigation, 107(5): 621-629.

Means T K, Hayashi F, Smith K D, et al. 2003. The toll-like receptor 5 stimulus bacterial flagellin induces maturation and chemokine production in human dendritic cells. Journal of Immunology, 170(10): 5165-5175.

Medvedev A E, Lentschat A, Wahl L M, et al. 2002. Dysregulation of LPS-induced Toll-like receptor 4-MyD88 complex formation and IL-1 receptor-associated kinase 1 activation in endotoxin-tolerant cells. Journal of Immunology, 169(9): 5209-5216.

Medzhitov R. 2007. Recognition of microorganisms and activation of the immune response. Nature, 449(7164): 819-826.

Mestecky J, Zikan J, Butler W T. 1971. Immunoglobulin M and secretory immunoglobulin A: presence of a common polypeptide chain different from light chains. Science, 171(3976): 1163-1165.

Mestecky J, Moro I, Kerr M A, et al. 2005. Mucosal immunoglobulins. *In*: Mestecky J, Lamm M E, Strober W, et al. Mucosal Immunology. San Diego: Academic Press: 153-182.

Meyer-Hoffert U, Hornef M W, Henriques-Normark B, et al. 2008. Secreted enteric antimicrobial activity localises to the mucus surface layer. Gut, 57(6): 764-771.

Meyerholz D K, Stabel T J, Ackermann M R, et al. 2002. Early epithelial invasion by *Salmonella enterica* serovar Typhimurium DT104 in the swine ileum. Veterinary Pathology, 39(6): 712-720.

Meylan E, Curran J, Hofmann K, et al. 2005. Cardif is an adaptor protein in the RIG-I antiviral pathway and is targeted by hepatitis C virus. Nature, 437(7062): 1167-1172.

Miao E A, Mao D P, Yudkovsky N, et al. 2010. Innate immune detection of the type Ⅲ secretion apparatus through the NLRC4 inflammasome. Proceedings of the National Academy of Sciences of the United States of America, 107(7): 3076-3080.

Michelsen K S, Aicher A, Mohaupt M, et al. 2001. The role of toll-like receptors(TLRs)in bacteria-induced maturation of murine dendritic cells(DCS). Peptidoglycan and lipoteichoic acid are inducers of DC maturation and require TLR2. The Journal of Biological Chemistry, 276(28): 25680-25686.

Michetti P, Mahan M J, Slauch J M, et al. 1992. Monoclonal secretory immunoglobulin-a protects mice against oral challenge with the invasive pathogen *Salmonella typhimurium*. Infection and Immunity, 60(5): 1786-1792.

Miller H R P. 1987. Gastrointestinal mucus, a medium for survival and for elimination of parasitic nematodes and protozoa. Parasitology, 94: S77-S100.

Montagne L, Piel C, Lalles J P. 2004. Effect of diet on mucin kinetics and composition: nutrition and health implications. Nutrition Reviews, 62(3): 105-114.

Mordstein M, Neugebauer E, Ditt V, et al. 2010. Lambda interferon renders epithelial cells of the respiratory and gastrointestinal tracts resistant to viral infections. Journal of Virology, 84(11): 5670-5677.

Moreau M C, Ducluzeau R, Guy-Grand D, et al. 1978. Increase in the population of duodenal immunoglobulin A plasmocytes in axenic mice associated with different living or dead bacterial strains of intestinal origin. Infection and Immunity, 21(2): 532-539.

Mouricout M A, Julien R A. 1987. Pilus-mediated binding of bovine enterotoxigenic *Escherichia coli* to calf small intestinal mucins. Infection and Immunity, 55(5): 1216-1223.

Mueller T, Podolsky D K. 2005. Nucleotide-binding-oligomerization domain proteins and toll-like receptors: sensors of the inflammatory bowel diseases' microbial environment. Current Opinion in Gastroenterology, 21(4): 419-425.

Muza-Moons M M, Schneeberger E E, Hecht G A. 2004. Enteropathogenic *Escherichia coli* infection leads to appearance of aberrant tight junctions strands in the lateral membrane of intestinal epithelial cells. Cell Microbiol, 6(8): 783-793.

Nagura H, Sumi Y. 1988. Immunological functions of the gut - role of the mucosal immune-system. Toxicologic Pathology, 16(2): 154-164.

Nair M G, Guild K J, Du Y, et al. 2008. Goblet cell-derived resistin-like molecule beta augments $CD4^+$ T cell production of IFN-gamma and infection-induced intestinal inflammation. Journal of Immunology(Baltimore, Md. : 1950), 181(7): 4709-4715.

Neutra M R, Mantis N J, Kraehenbuhl J P. 2001. Collaboration of epithelial cells with organized mucosal lymphoid tissues. Nature Immunology, 2(11): 1004-1009.

Nikitas G, Deschamps C, Disson O, et al. 2011. Transcytosis of *Listeria monocytogenes* across the intestinal barrier upon specific targeting of goblet cell accessible E-cadherin. Journal of Experimental Medicine, 208(11): 2263-2277.

Nio D A, Moylan R N, Roche J K. 1993. Modulation of T lymphocyte function by neuropeptides. Evidence for their role as local immunoregulatory elements. Journal of Immunology(Baltimore, Md. : 1950), 150(12): 5281-5288.

Nishimura E, Eto A, Kato M, et al. 2004. Oral streptococci exhibit diverse susceptibility to human beta-defensin-2: antimicrobial effects of hBD-2 on oral streptococci. Current Microbiology, 48(2): 85-87.

Nordman H, Davies J R, Lindell G, et al. 2002. Gastric MUC5AC and MUC6 are large oligomeric mucins that differ in size, glycosylation and tissue distribution. The Biochemical Journal，364(Pt 1): 191-200.

Nusrat A, Turner J R, Madara J L. 2000. Molecular physiology and pathophysiology of tight junctions. IV. Regulation of tight junctions by extracellular stimuli: nutrients, cytokines, and immune cells. American Journal of Physiology, Gastrointestinal and Liver Physiology, 279(5): G851-857.

Obata T, Goto Y, Kunisawa J, et al. 2010. Indigenous opportunistic bacteria inhabit mammalian gut-associated lymphoid tissues and share a mucosal antibody-mediated symbiosis. Proceedings of the National Academy of Sciences of the United States of America, 107(16): 7419-7424.

Ogura Y, Bonen D K, Inohara N, et al. 2001. A frameshift mutation in NOD2 associated with susceptibility to Crohn's disease. Nature, 411(6837): 603-606.

Ogura Y, Lala S, Xin W, et al. 2003. Expression of NOD2 in Paneth cells: a possible link to Crohn's ileitis. Gut, 52(11): 1591-1597.

Olson K A, Verselis S J, Fett J W. 1998. Angiogenin is regulated *in vivo* as an acute phase protein. Biochemical and Biophysical Research Communications, 242(3): 480-483.

Onori P, Franchitto A, Sferra R, et al. 2001. Peyer's patches epithelium in the rat: a morphological, immunohistochemical, and morphometrical study. Digestive Diseases and sciences, 46(5): 1095-1104.

Oppenheim F G, Xu T, McMillian F M, et al. 1988. Histatins, a novel family of histidine-rich proteins in human parotid secretion. Isolation, characterization, primary structure, and fungistatic effects on *Candida albicans*. The Journal of Biological Chemistry, 263(16): 7472-7477.

Otte J M, Cario E, Podolsky D K. 2004. Mechanisms of cross hyporesponsiveness to Toll-like receptor bacterial ligands in intestinal epithelial cells. Gastroenterology, 126(4): 1054-1070.

Ouellette A J, Bevins C L. 2001. Paneth cell defensins and innate immunity of the small bowel. Inflammatory Bowel Diseases, 7(1): 43-50.

Ouellette A J. 1999. IV. Paneth cell antimicrobial peptides and the biology of the mucosal barrier. The American Journal of Physiology, 277(2 Pt 1): G257-261.

Ouwehand A C, Lagstrom H, Suomalainen T, et al. 2002. Effect of probiotics on constipation, fecal azoreductase activity and fecal mucin content in the elderly. Annals of Nutrition & Metabolism, 46(3-4): 159-162.

Owen R L. 1977. Sequential uptake of horseradish peroxidase by lymphoid follicle epithelium of Peyer's patches in the normal unobstructed mouse intestine: an ultrastructural study. Gastroenterology, 72(3): 440-451.

Pappenheimer J R, Reiss K Z. 1987. Contribution of solvent drag through intercellular-junctions to absorption of nutrients by the small-intestine of the rat. The Journal of Membrane Biology, 100(2): 123-136.

Pappenheimer J. 1987. Physiological regulation of transepithelial impedance in the intestinal mucosa of rats and hamsters. The Journal of Membrane Biology, 100(1): 137-148.

Park J H, Um J I, Lee B J, et al. 2002. Encapsulated Bifidobacterium bifidum potentiates intestinal IgA production. Cellular Immunology, 219(1): 22-27.

Pasare C, Medzhitov R. 2005. Control of B-cell responses by Toll-like receptors. Nature, 438(7066): 364-368.

Peterson D A, McNulty N P, Guruge J L, et al. 2007. IgA response to symbiotic bacteria as a mediator of gut homeostasis. Cell Host & Microbe, 2(5): 328-339.

Peterson L W, Artis D. 2014. Intestinal epithelial cells: regulators of barrier function and immune homeostasis. Nature Reviews Immunology, 14(3): 141-153.

Petkevicius S, Knudsen K E B, Murrell K D. 2003. Effects of Oesophagostomum dentatum and dietary carbohydrates on morphology of the large intestine of pigs. Veterinary Parasitology, 116(2): 125-138.

Phalipon A, Cardona A, Kraehenbuhl J P, et al. 2002. Secretory component: a new role in secretory IgA-mediated immune exclusion *in vivo*. Immunity, 17(1): 107-115.

Podolsky D K, Gerken G, Eyking A, et al. 2009. Colitis-associated variant of TLR2 causes impaired mucosal repair because of TFF3 deficiency. Gastroenterology, 137(1): 209-220.

Pompei A, Cordisco L, Amaretti A, et al. 2007. Folate production by bifidobacteria as a potential probiotic property. Applied and Environmental Microbiology, 73(1): 179-185.

Pulimood A B, Mathan M M, Mathan V I. 1998. Quantitative and ultrastructural analysis of rectal mucosal mast cells in acute infectious diarrhea. Digestive Diseases and Sciences, 43(9): 2111-2116.

Qureshi S T, Medzhitov R. 2003. Toll-like receptors and their role in experimental models of microbial infection. Genes and Immunity, 4(2): 87-94.

Re F, Strominger J L. 2001. Toll-like receptor 2(TLR2)and TLR4 differentially activate human dendritic cells. The Journal of Biological Chemistry, 276(40): 37692-37699.

Reed K A, Hobert M E, Kolenda C E, et al. 2002. The *Salmonella typhimurium* flagellar basal body protein FliE is required for flagellin production and to induce a proinflammatory response in epithelial cells. The Journal of Biological Chemistry, 277(15): 13346-13353.

Renegar K B, Small P A. 1991. Passive transfer of local immunity to influenza-virus infection by Iga antibody. Journal of Immunology, 146(6): 1972-1978.

Requena T, Burton J, Matsuki T, et al. 2002. Identification, detection, and enumeration of human bifidobacterium species by PCR targeting the transaldolase gene. Applied and Environmental Microbiology, 68(5): 2420-2427.

Reynolds J, Pabst R, Bordmann G. 1985. Evidence for the existence of two distinct types of Peyer’ s patches in sheep. Neuroimmune Circuits, Drugs of Abuse, and Infectious Diseases, 186: 101-109.

Robertson S, Cebra J. 1976. A model for local immunity. La Ricerca in Clinica e in Laboratorio, 6(Suppl 3): 105-119.

Rose F R, Bailey K, Keyte J W, et al. 1998. Potential role of epithelial cell-derived histone H1 proteins in innate antimicrobial defense in the human gastrointestinal tract. Infection and Immunity, 66(7): 3255-3263.

Sait L C, Galic M, Price J D, et al. 2007. Secretory antibodies reduce systemic antibody responses against the gastrointestinal commensal flora. International Immunology, 19(3): 257-265.

Sajjan S U, Forstner J F. 1990. Role of the putative “link” glycopeptide of intestinal mucin in binding of piliated *Escherichia coli* serotype O157:H7 strain CL-49. Infection and Immunity , 58(4): 868-873.

Salzman N H. 2011. Microbiota-immune system interaction: an uneasy alliance. Current Opinion in Microbiology, 14(1): 99-105.

Satchithanandam S, Vargofcakapker M, Calvert R J, et al. 1990. Alteration of gastrointestinal mucin by fiber feeding in rats. Journal of Nutrition, 120(10): 1179-1184.

Sava G, Bergamo A, Capozzi I, et al. 1996. Stimulation of GALT and activation of mesenteric lymph node lymphocytes by a modified lysozyme in CBA mice with MCa mammary carcinoma. Journal of Experimental Therapeutics & Oncology, 1(6): 342-349.

Scanlan P D, Shanahan F, Clune Y, et al. 2008. Culture-independent analysis of the gut microbiota in colorectal cancer and polyposis. Environmental Microbiology, 10(3): 789-798.

Scherle P A, Gerhard W. 1986. Functional analysis of influenza-specific helper T cell clones in vivo. T cells specific for internal viral proteins provide cognate help for B cell responses to hemagglutinin. The Journal of Experimental Medicine, 164(4): 1114-1128.

Schroder K, Tschopp J. 2010. The inflammasomes. Cell, 140(6): 821-832.

Schuerermaly C C, Eckmann L, Kagnoff M F, et al. 1994. Colonic epithelial-cell lines as a source of interleukin-8-stimulation by inflammatory cytokines and bacterial lipopolysaccharide. Immunology, 81(1): 85-91.

Selsted M E, Miller S I, Henschen A H, et al. 1992. Enteric defensins: antibiotic peptide components of intestinal host defense. Journal of Cell Biology, 118(4): 929-936.

Seth R B, Sun L, Ea C K, et al. 2005. Identification and characterization of MAVS, a mitochondrial antiviral signaling protein that activates NF-κB and IRF3. Cell, 122(5): 669-682.

Sghir A, Gramet G, Suau A, et al. 2000. Quantification of bacterial groups within human fecal flora by oligonucleotide probe hybridization. Applied and Environmental Microbiology, 66(5): 2263-2266.

Shang L, Fukata M, Thirunarayanan N, et al. 2008. Toll-like receptor signaling in small intestinal epithelium promotes B-cell recruitment and IgA production in lamina propria. Gastroenterology, 135(2): 529-538.

Sharma R, Schumacher U, Ronaasen V, et al. 1995. Rat intestinal mucosal responses to a microbial-flora and different diets. Gut, 36(2): 209-214.

Shi J S, Zhang G L, Wu H, et al. 1999. Porcine epithelial beta-defensin 1 is expressed in the dorsal tongue at antimicrobial concentrations. Infection and Immunity, 67(6): 3121-3127.

Shiba T, Aiba Y, Ishikawa H, et al. 2003. The suppressive effect of bifidobacteria on Bacteroides vulgatus, a putative pathogenic microbe in inflammatory bowel disease. Microbiology and Immunology, 47(6): 371-378.

Shimazu R, Akashi S, Ogata H, et al. 1999. MD-2, a molecule that confers lipopolysaccharide responsiveness on Toll-like receptor 4. The Journal of Experimental Medicine, 189(11): 1777-1782.

Shimosato T, Tohno M, Kitazawa H, et al. 2005. Toll-like receptor 9 is expressed on follicle-associated epithelia containing M cells in swine Peyer' s patches. Immunology Letters, 98(1): 83-89.

Shornikova A V, Casas I A, Isolauri E, et al. 1997. Lactobacillus reuteri as a therapeutic agent in acute diarrhea in young children. Journal of Pediatric Gastroenterology and Nutrition, 24(4): 399-404.

Sidebotham R L, Batten J J, Karim Q N, et al. 1991. Breakdown of gastric mucus in presence of *Helicobacter pylori*. Journal of Clinical Pathology, 44(1): 52-57.

Sierro F, Dubois B, Coste A, et al. 2001. Flagellin stimulation of intestinal epithelial cells triggers CCL20-mediated migration of dendritic cells. Proceedings of the National Academy of Sciences of the

United States of America, 98(24): 13722-13727.

Sim G K. 1995. Intraepithelial lymphocytes and the immune-system. Advances in Immunology, 58: 297-343.

Singh P K, Hollingsworth M A. 2006. Cell surface-associated mucins in signal transduction. Trends in Cell Biology, 16(9): 467-476.

Sodhi C P, Neal M D, Siggers R, et al. 2012. Intestinal epithelial toll-like receptor 4 regulates goblet cell development and is required for necrotizing enterocolitis in mice. Gastroenterology, 143(3): 708-U234.

Sommereyns C, Paul S, Staeheli P, et al. 2008. IFN-lambda(IFN-lambda)is expressed in a tissue-dependent fashion and primarily acts on epithelial cells *in vivo*. Plos Pathogens, 4(3):e1000017.

Sonnenburg J L, Angenent L T, Gordon J I. 2004b. Getting a grip on things: how do communities of bacterial symbionts become established in our intestine? Nature Immunology, 5(6): 569-573.

Specian R D, Neutra M R. 1980. Mechanism of rapid mucus secretion in goblet cells stimulated by acetylcholine. Journal of Cell Biology, 85(3): 626-640.

Stadnyk A W. 2002. Intestinal epithelial cells as a source of inflammatory cytokines and chemokines. Canadian Journal of Gastroenterology, 16(4): 241-246.

Stenger S, Rosat J P, Bloom B R, et al. 1999. Granulysin: a lethal weapon of cytolytic T cells. Immunol Today, 20(9): 390-394.

Stiles M E, Holzapfel W H. 1997. Lactic acid bacteria of foods and their current taxonomy. International Journal of Food Microbiology, 36(1): 1-29.

Strowig T, Henao-Mejia J, Elinav E, et al. 2012. Inflammasomes in health and disease. Nature, 481(7381): 278-286.

Strydom D J. 1998. The angiogenins. Cellular and Molecular Life Sciences: CMLS, 54(8): 811-824.

Tabuchi M, Ozaki M, Tamura A, et al. 2003. Antidiabetic effect of *Lactobacillus* GG in streptozotocin-induced diabetic rats. Bioscience Biotechnology and Biochemistry, 67(6): 1421-1424.

Talham G L, Jiang H Q, Bos N A, et al. 1999. Segmented filamentous bacteria are potent stimuli of a physiologically normal state of the murine gut mucosal immune system. Infection and Immunity, 67(4): 1992-2000.

Tamura S I, Funato H, Hirabayashi Y, et al. 1990. Functional role of respiratory tract haemagglutinin-specific IgA antibodies in protection against influenza. Vaccine, 8(5): 479-485.

Tanigawa T, Watanabe T, Hamaguchi M, et al. 2004. Anti-inflammatory effect of two isoforms of COX in Hpylori-induced gastritis in mice: possible involvement of PGE2. American Journal of Physiology, Gastrointestinal and Liver Physiology, 286(1): G148-G156.

Tannock G W. 1995. Normal Microflora: An Introduction to Microbes Inhabiting the Human Body. London: Chapman and Hall: 1-115.

Taupin D R, Kinoshita K, Podolsky D K. 2000. Intestinal trefoil factor confers colonic epithelial resistance to apoptosis. Proceedings of the National Academy of Sciences of the United States of America, 97(2): 799-804.

Taylor C T, Murphy A, Kelleher D, et al. 1997. Changes in barrier function of a model intestinal epithelium by intraepithelial lymphocytes require new protein synthesis by epithelial cells. Gut, 40(5): 634-640.

Taylor H P, Dimmock N J. 1985. Mechanism of neutralization of influenza-virus by secretory IgA is different from that of monomeric IgA or IgG. The Journal of Experimental Medicine, 161(1): 198-209.

Termeer C, Benedix F, Sleeman J, et al. 2002. Oligosaccharides of hyaluronan activate dendritic cells via toll-like receptor 4. The Journal of Experimental Medicine, 195(1): 99-111.

Theodoropoulos G, Hicks S J, Corfield A P, et al. 2001. The role of mucins in host-parasite interactions: Part II - helminth parasites. Trends in Parasitology, 17(3): 130-135.

Theodoropoulos G, Hicks S J, Corfield A P, et al. 2005. Trichinella spiralis: enteric mucin-related response to experimental infection in conventional and SPF pigs. Experimental Parasitology, 109(2): 63-71.

Thim L, Madsen F, Poulsen S S. 2002. Effect of trefoil factors on the viscoelastic properties of mucus gels. European Journal of Clinical Investigation, 32(7): 519-527.

Thoma-Uszynski S, Kiertscher S M, Ochoa M T, et al. 2000. Activation of toll-like receptor 2 on human dendritic cells triggers induction of IL-12, but not IL-10. Journal of Immunology(Baltimore, Md. : 1950), 165(7): 3804-3810.

Thornton D J, Khan N, Mehrotra R, et al. 1999. Salivary mucin MG1 is comprised almost entirely of different glycosylated forms of the MUC5B gene product. Glycobiology, 9(3): 293-302.

Thornton D J, Rousseau K, McGuckin M A. 2008. Structure and function of the polymeric mucins in airways mucus. Annual review of physiology, 70: 459-486.

Tohno M, Shimosato T, Kitazawa H, et al. 2005. Toll-like receptor 2 is expressed on the intestinal M cells in swine. Biochemical and Biophysical Research Communications, 330(2): 547-554.

Tohno M, Shimosato T, Moue M, et al. 2006. Toll-like receptor 2 and 9 are expressed and functional in gut-associated lymphoid tissues of presuckling newborn swine. Veterinary Research, 37(6): 791-812.

Tohno M, Ueda W, Azuma Y, et al. 2008. Molecular cloning and functional characterization of porcine nucleotide-binding oligomerization domain-2(NOD2). Molecular Immunology, 45(1): 194-203.

Tomasi T B Jr, Tan E M, Solomon A, et al. 1965. Characteristics of an immune system common to certain external secretions. The Journal of Experimental Medicine, 121: 101-124.

Tomasi T B Jr, Zigelbaum S. 1963. The selective occurence of gamma-1a globulins in certain body fluids. The Journal of Clinical Investigation, 42: 1552-1560.

Tomita M, Bellamy W, Takase M, et al. 1991. Potent antibacterial peptides generated by pepsin digestion of bovine lactoferrin. Journal of Dairy Science, 74(12): 4137-4142.

Toy L S, Yio X Y, Lin A, et al. 1997. Defective expression of gp180, a novel CD8 ligand on intestinal epithelial cells, in inflammatory bowel disease. The Journal of Clinical Investigation, 100(8): 2062-2071.

Tran D, Tran P A, Tang Y Q, et al. 2002. Homodimeric theta-defensins from rhesus macaque leukocytes: isolation, synthesis, antimicrobial activities, and bacterial binding properties of the cyclic peptides. The Journal of Biological Chemistry, 277(5): 3079-3084.

Travis S M, Conway B A, Zabner J, et al. 1999. Activity of abundant antimicrobials of the human airway. American Journal of Respiratory Cell and Molecular Biology, 20(5): 872-879.

Triantafilou M, Triantafilou K. 2002. Lipopolysaccharide recognition: CD14, TLRs and the LPS-activation cluster. Trends in Immunology, 23(6): 301-304.

Tsukita S, Furuse M. 1999. Occludin and claudins in tight-junction strands: leading or supporting players? Trends in Cell Biology, 9(7): 268-273.

Underdown B J, Schiff J M. 1986. Immunoglobulin-a-strategic defense initiative at the mucosal surface. Annual Review of Immunology, 4: 389-417.

Vaishnava S, Behrendt C L, Ismail A S, et al. 2008. Paneth cells directly sense gut commensals and maintain homeostasis at the intestinal host-microbial interface. Proc Natl Acad Sci U S A, 105(52): 20858-20863.

Vaishnava S, Yamamoto M, Severson K M, et al. 2011. The antibacterial lectin RegIII gamma promotes the spatial segregation of microbiota and host in the intestine. Science, 334(6053): 255-258.

van der Sluis M, de Koning B A E, de Bruijn A C J M, et al. 2006. Muc2-deficient mice spontaneously develop colitis, indicating that Muc2 is critical for colonic protection. Gastroenterology, 131(1): 117-129.

van Itallie C M, Anderson J M. 2004. The molecular physiology of tight junction pores. Physiology, 19: 331-338.

Vorland L H, Ulvatne H, Andersen J, et al. 1999. Antibacterial effects of lactoferricin B. Scandinavian Journal of Infectious Diseases, 31(2): 179-184.

Walker W A, Isselbacher K J, Bloch K J. 1972. Intestinal uptake of macromolecules: effect of oral immunization. Science, 177(4049): 608-610.

Wang M, Ahrne S, Jeppsson B, et al. 2005. Comparison of bacterial diversity along the human intestinal tract by direct cloning and sequencing of 16S rRNA genes. Fems Microbiology Ecology, 54(2): 219-231.

Wasaki A. 2010. Antiviral immune responses in the genital tract: clues for vaccines. Nat Rev Immunol, 10[October(10)]: 699-711.

Webb R A, Hoque T, Dimas S. 2007. Expulsion of the gastrointestinal cestode, *Hymenolepis diminuta* by tolerant rats: evidence for mediation by a Th2 type immune enhanced goblet cell hyperplasia, increased mucin production and secretion. Parasite Immunology, 9(1): 11-21.

Wehkamp J, Stange E F. 2006. A new look at Crohn's disease-breakdown of the mucosal antibacterial defense. Inflammatory Bowel Disease: Genetics, Barrier Function, Immunologic Mechanisms, and Microbial Pathways, 1072: 321-331.

Weinberg E D. 2001. Human lactoferrin: a novel therapeutic with broad spectrum potential. The Journal of Pharmacy and Pharmacology, 53(10): 1303-1310.

Weiss A A, Babyatsky M W, Ogata S, et al. 1996. Expression of MUC2 and MUC3 mRNA in human normal, malignant, and inflammatory intestinal tissues. The journal of histochemistry and cytochemistry: official journal of the Histochemistry Society, 44(10): 1161-1166.

Wetzler L M. 2003. The role of Toll-like receptor 2 in microbial disease and immunity. Vaccine, 21 Suppl 2: S55-60.

Wickstrom C, Davies J R, Eriksen G V, et al. 1998. MUC5B is a major gel-forming, oligomeric mucin from human salivary gland, respiratory tract and endocervix: identification of glycoforms and C-terminal cleavage. The Biochemical Journal, 334(Pt 3): 685-693.

Wijburg O L C, Uren T K, Simpfendorfer K, et al. 2006. Innate secretory antibodies protect against natural *Salmonella typhimurium* infection. Journal of Experimental Medicine, 203(1): 21-26.

Wilders M M, Drexhage H A, Weltevreden E F, et al. 1983. Large mononuclear Ia-positive veiled cells in Peyer's patches. I. Isolation and characterization in rat, guinea-pig and pig. Immunology, 48(3): 453-460.

Williams R C, Gibbons R J. 1972. Inhibition of bacterial adherence by secretory immunoglobulin A: a mechanism of antigen disposal. Science, 177(4050): 697-699.

Winner L, Mack J, Weltzin R, et al. 1991. New model for analysis of mucosal immunity - intestinal secretion of specific monoclonal immunoglobulin-a from hybridoma tumors protects against vibrio-cholerae infection. Infection and Immunity, 59(3): 977-982.

Wittig B M, Zeitz M. 2003. The gut as an organ of immunology. International Journal of Colorectal Disease, 18(3): 181-187.

Woof J M, Kerr M A. 2006. The function of immunoglobulin A in immunity. Journal of Pathology, 208(2): 270-282.

Xu L G, Wang Y Y, Han K J, et al. 2005. VISA is an adapter protein required for virus-triggered IFN-β signaling. Molecular Cell, 19(6): 727-740.

Yamamoto T, Harada N, Kano K, et al. 1997. The Ras target AF-6 interacts with ZO-1 and serves as a peripheral component of tight junctions in epithelial cells. Journal of Cell Biology, 139(3): 785-795.

Yamamoto T, Harada N, Kawano Y, et al. 1999. *In vivo* interaction of AF-6 with activated Ras and ZO-1. Biochemical and Biophysical Research Communications, 259(1): 103-107.

Yamano T, Tanida M, Niijima A, et al. 2006. Effects of the probiotic strain Lactobacillus johnsonii strain La1 on autonomic nerves and blood glucose in rats. Life Sciences, 79(20): 1963-1967.

Yang D, Biragyn A, Hoover D M, et al. 2004. Multiple roles of antimicrobial defensins, cathelicidins, and eosinophil-derived neurotoxin in host defense. Annual Review of Immunology, 22: 181-215.

Yang D, Chertov O, Bykovskaia N, et al. 1999. beta-defensins: Linking innate and adaptive immunity through dendritic and T cell CCR6. Science, 286(5439): 525-528.

Yeaman C, Grindstaff K K, Nelson W J. 1999. New perspectives on mechanisms involved in generating epithelial cell polarity. Physiological Reviews, 79(1): 73-98.

Yokoyama S, Tachibana K, Nakanishi H, et al. 2001. alpha-catenin-independent recruitment of ZO-1 to nectin-based cell-cell adhesion sites through afadin. Molecular Biology of the Cell, 12(6): 1595-1609.

Youakim A, Ahdieh M. 1999. Interferon-gamma decreases barrier function in T84 cells by reducing ZO-1 levels and disrupting apical actin. The American Journal of Physiology, 276(5 Pt 1): G1279-1288.

Yu Q H, Wang Z S, Li P C, et al. 2013. The effect of various absorption enhancers on tight junction in the human intestinal Caco-2 cell line. Drug Development and Industrial Pharmacy, 39(4): 587-592.

Yu Q H, Yang Q. 2009. Diversity of tight junctions(TJs)between gastrointestinal epithelial cells and their function in maintaining the mucosal barrier. Cell Biology International, 33(1): 78-82.

Zaki M H, Boyd K L, Vogel P, et al. 2010. The NLRP3 inflammasome protects against loss of epithelial integrity and mortality during experimental colitis. Immunity, 32(3): 379-391.

Zarember K A, Godowski P J. 2002. Tissue expression of human toll-like receptors and differential regulation of toll-like receptor mRNAs in leukocytes in response to microbes, their products, and cytokines(vol 168, pg 554, 2002). Journal of Immunology, 169(2): 1136.

Zasloff M. 2002. Antimicrobial peptides of multicellular organisms. Nature, 415(6870): 389-395.

Zeissig S, Burgel N, Gunzel D, et al. 2007. Changes in expression and distribution of claudin 2, 5 and 8 lead to discontinuous tight junctions and barrier dysfunction in active Crohn's disease. Gut, 56(1): 61-72.

Zhang M L, Liu B Y, Zhang Y, et al. 2007. Structural shifts of mucosa-associated lactobacilli and *Clostridium leptum* subgroup in patients with ulcerative colitis. Journal of Clinical Microbiology, 45(2): 496-500.

Zhou J S, Gopal P K, Gill H S. 2001. Potential probiotic lactic acid bacteria *Lactobacillus rhamnosus*(HN001), *Lactobacillus acidophilus*(HN017)and *Bifidobacterium lactis*(HN019)do not degrade gastric mucin in vitro. International Journal of Food Microbiology, 63(1-2): 81-90.

Zhou X, Giron J A, Torres A G, et al. 2003. Flagellin of enteropathogenic *Escherichia coli* stimulates interleukin-8 production in T84 cells. Infection and Immunity, 71(4): 2120-2129.

Zilbauer M, Dorrell N, Elmi A, et al. 2007. A major role for intestinal epithelial nucleotide oligomerization domain 1(NOD1)in eliciting host bactericidal immune responses to *Campylobacter jejuni*(vol 9, pg 2404, 2007). Cell Microbiol, 9(10): 2541.

第三章　黏膜免疫系统及其相关淋巴组织

人和动物黏膜免疫系统面积很大，由于长期与外界相通，经常接触大量的病原微生物和抗原，黏膜免疫系统已逐渐进化形成特有的淋巴组织结构，尤其是消化道，特有的淋巴组织结构最显著。在体内与外界接触的管道黏膜中均分布有淋巴组织，有的部位淋巴组织以弥散性淋巴组织为主，有的部位则是以淋巴集结的方式存在。以淋巴集结的方式存在的淋巴组织结构就是黏膜免疫系统形成的特有结构，如消化道的扁桃体（tonsil）、胃肠道相关淋巴组织（gut-associated lymphoid tissue，GALT）、呼吸道的鼻相关淋巴组织（nasal-associated lymphoid tissue，NALT）、支气管相关淋巴组织（bronchus-associated lymphoid tissue，BALT）和眼结膜相关淋巴组织（conjunctiva associated lymphoid tissue，CALT）。这些特有的相关组织在黏膜天然免疫防御和获得性免疫应答中发挥着重要的作用。

第一节　消化道及其相关淋巴组织

消化道与外界环境直接相通，每时每刻都与病原微生物密切接触，因此，在长期的进化中，消化道从口腔到大肠进化发育为上皮黏膜下分布有较多的淋巴细胞，有的部位则进化为密集的淋巴组织。胃肠道分布有大量的淋巴细胞，尤其是 GALT 含有全身总淋巴细胞的 70%，因此胃肠道成为体内最大的免疫器官（Pabst et al.，2008）。消化道淋巴组织主要集中在消化道的上段扁桃体和中段胃肠相关淋巴组织及阑尾（appendix）处。消化道黏膜上皮和淋巴组织构成防御病原微生物入侵机体的第一道屏障。

扁桃体位于消化道最上段，是很多病原微生物最先入侵的部位和组织，扁桃体内含有大量的淋巴组织，构成防御病原微生物入侵消化道的第一道哨卡；胃肠相关淋巴组织的淋巴样组织是全身最大的淋巴器官，是肠道黏膜免疫系统的主要部分，构成防御病原微生物入侵消化道的第二道哨卡。除了这些相关淋巴组织外，小肠中还有大量与免疫反应有关的细胞如树突状细胞、微皱褶细胞、巨噬细胞、T 细胞、B 细胞、杯状细胞和嗜酸性粒细胞等。深入了解消化道淋巴组织的结构和细胞对研究消化道免疫和研制更有效的口服疫苗将有很大帮助。

一、扁桃体

口腔后部分布有大量的淋巴组织，构成 Waldeyer 氏环（Waldeyer’s ring）。人的 Waldeyer 氏环由鼻咽扁桃体（nasopharyngeal tonsil，NT 或 adenoid）、成对的咽鼓管扁桃体（tubal tonsil，TT）、成对的腭扁桃体（palatine tonsil，PT）及双侧舌扁桃体（lingual tonsil，LT）构成（Perry and Whyte，1998）。鼻咽扁桃体和咽鼓管扁桃体位于鼻腔通道

上（详见第三章第二节），腭扁桃体和舌扁桃体则位于口腔通道上。腭扁桃体黏膜的面积较大，如人腭扁桃体黏膜的面积可达 300cm^2（Howie，1980）。因此，腭扁桃体在消化道免疫中发挥着重要的作用。

Waldeyer 氏环最早于 1884 年由 Waldeyer 发现，他将大约围绕咽部呈环形分布的淋巴组织以自己的名字进行命名（Waldeyer-Hartz et al.，1884）。除了人以外，在其他动物上都有类似 Waldeyer 氏环的组织存在，如猴（Loo and Chin，1974；Harkema et al.，1987）、马（Mair et al.，1988）、牛（Schuh et al.，1989）、猪（Perry et al.，1997a; Pracy et al.，1998）。而小鼠和大鼠则缺少腭扁桃体和鼻咽扁桃体（Kuper et al.，1992）。

扁桃体是一种上皮淋巴样器官，与胃肠道相关淋巴组织和肺相关淋巴组织类似，属于黏膜相关淋巴组织（mucosa-associated lymphoid tissue，MALT）（Pabst，1987；Cebra et al.，1998；Sminia et al.，1989；Pabst，1992；Pabst and Tschernig，1995）。扁桃体的实质中含有大量淋巴小结，在黏膜免疫中发挥重要的作用（Perry and Whyte，1998）。

扁桃体尽管属于外周淋巴器官，但与外周淋巴器官（淋巴结和脾）相比有一些不同之处。口腔中扁桃体的组织结构特点为：①与外周淋巴器官淋巴结和脾不同，扁桃体外没有完整的被膜包围；②扁桃体与淋巴结和脾相同的是都含有大量的淋巴组织；③扁桃体是淋巴上皮性器官（Perry and Whyte，1998），与淋巴结和脾的淋巴网状性结构不同；④扁桃体缺少输入淋巴管，只有输出淋巴管；⑤扁桃体表面被覆有复层扁平上皮，后者还向固有层凹陷形成被覆有上皮的陷窝（Perry and Whyte，1998）。

（一）扁桃体上皮特点

位于口腔后部的腭扁桃体和舌扁桃体上皮表面粗糙不平，上皮向下凹陷形成许多隐窝。腭扁桃体隐窝的上皮面积大约是 295cm^2（Slipka and Kotyza，1987）。有关人腭扁桃体组织学结构早已有研究（Maeda et al.，1982；Howie，1980）。Abbey 和 Kawabata（1988）应用电脑将腭扁桃体隐窝系统进行三维化构象，发现腭扁桃体的中央是排列紧密的互相连通分支的隐窝，而周围的隐窝排列相对疏松。腭扁桃体分布有分支的多隐窝。舌扁桃体分布的是单隐窝，隐窝可以增加抗原刺激的面积。但也有例外，如兔子的腭扁桃体上皮只有单隐窝（Olah，1978）。狗的腭扁桃体则没有隐窝（Schummer，1979）。

扁桃体上皮细胞中经常夹杂较多的淋巴细胞（Koburg，1967），使上皮网状化。尤其是扁桃体隐窝内的上皮细胞中淋巴细胞更多，以至于有人将这种现象描述成“淋巴上皮共生”现象（Fioretti et al.，1957）。也有人将这种富含淋巴细胞的上皮称为淋巴性上皮（lymphoepithelium）。淋巴性上皮的主要特点是：①上皮形状发生改变，上皮细胞通过桥粒连接形成一个网架，里面充满了较多的淋巴细胞和能运动的非上皮细胞；②上皮内分布有脉管系统（Perry and Whyte，1998）。淋巴性上皮的优势在于上皮可及时将表面的抗原呈递给其内的淋巴细胞。现在大家都将分布在上皮之间的淋巴细胞称为上皮内淋巴细胞（intraepithelial lymphocyte）。除了淋巴细胞，扁桃体隐窝上皮中还经常有其他细胞的浸润，如巨噬细胞、树突状细胞和嗜酸性粒细胞。这些细胞与腔中经常遇到抗原密切相关。50%～90%的上皮内淋巴细胞是 B 细胞和少量 T 细胞（Perry and Whyte，1998）。局部抗原刺激后上皮内淋巴细胞产生细胞因子（Andersson et al.，1994），如 IL-2、IL-4、IL-6、TNF-α、INF-γ和 TGF-β。扁桃体隐窝上皮中的大多数上皮内淋巴细胞是成熟的记忆性 B 细胞，具有较强的抗原呈递功能（Banchereau et al.，1994；Liu et al.，1995），可诱导快速的次级抗体反应。

扁桃体隐窝的上皮中夹杂有 M 细胞，M 细胞可摄取腔内的抗原，将抗原呈递给上皮间或上皮下的淋巴细胞（Gebert，1997a，1997b）。M 细胞不仅呈递抗原，还能作为黏膜感染和黏膜免疫的途径（门户）（Karchev and Kabakchiev，1984；Neutra et al.，1996；Gebert，1997b；Nikolova et al.，1997）。扁桃体的 M 细胞与小肠的类似（见第四章），M 细胞比上皮细胞的微绒毛要少得多（Howie，1980；Gebert，1995，1996）。兔子的腭扁桃体上皮中夹杂较多的 M 细胞，突出于黏膜表面。M 细胞正好位于扁桃体淋巴组织穹隆的上方。与小肠派伊尔氏结（Peyer's patch，PP）处的 M 细胞位置相似。M 细胞也形成一个大口袋，内含几个淋巴细胞。牛、猪、犬和人的腭扁桃体上皮中都分布有较多的 M 细胞（Payne and Derbyshire，1963；Williams and Rowland，1972；Anderson，1974；Wolf and Bye，1984；Howie，1980；Belz and Heath，1995）。但也有人认为人的扁桃体上皮中是否分布有 M 细胞有争议（Karchev，1988）。

（二）扁桃体组织学结构特点及细胞组成

腭扁桃体的发育很早，在怀孕第 16 周人就出现了腭扁桃体。出生后扁桃体很快就有生发中心的存在（Brandtzaeg et al.，1996）。人腭扁桃体上皮下分布有大量的淋巴滤泡或淋巴小结（lymphoid follicle）。正常状态下，一部分淋巴小结为初级淋巴小结；另一部分淋巴小结为次级淋巴小结。次级淋巴小结中的生发中心（germinal center）由深颜色的暗带和浅颜色的亮带组成，暗带中主要含有大量的正在分化的 B 细胞，亮带主要含有中央和外围的带幼稚的 B 细胞（Banchereau et al.，1994；Brachtel et al.，1996）。人生发中心还有一些记忆性 T 细胞（Karchev et al.，1988）。此外，生发中心还有一个能激活 T 细胞的滤泡树突状细胞（follicular dendritic cell，FDC）网（Liu and Arpin，1997）。树突状细胞能将抗原呈递给 T 细胞，激活 B 细胞进行分化和增殖（Heinen et al.，1988；Brandtzaeg et al.，1996）。淋巴小结中有几种不同的树突状细胞亚群（Rademakers，1992），树突状细胞的前体细胞主要位于暗带，而分化的树突状细胞亚群主要分布于亮带。

淋巴小结之间的区域称为滤泡外区（extrafollicular region）或滤泡间区，主要分布有较多的 T 细胞、巨噬细胞、并指树突状细胞（interdigitating dendritic cell，IDC）和高内皮细胞静脉（high-endothelial venule，HEV）。滤泡外区中大多数 T 细胞表达 TCRγδ。在扁桃体内部淋巴滤泡之间，αβTCR 细胞与γδTCR 细胞的比例是 1∶10，而靠近上皮的区域αβTCR 细胞减少，αβTCR 细胞与γδTCR 细胞的比例是 1∶2（Graeme-Cook et al.，1993）。滤泡外区可产生大量的细胞因子。T 细胞可分泌 IL-2、IL-4 和 IFN-γ；巨噬细胞和并指树突状细胞可分泌 IL-1α和 TNF-α（Hoefakker et al.，1993）。这两种细胞可呈

递抗原给 $CD4^+$ T 细胞（Brandtzaeg and Halstensen，1992）和 B 细胞，后者分化从生发中心暗区移行到亮区，发育成抗体表达记忆性 B 细胞和抗体产生浆细胞（Quiding et al.，1995; Brandtzaeg et al.，1996）。T 细胞分泌的细胞因子（IL-4）能抑制 B 细胞的凋亡（Clark and Ledbetter，1994；Schriever et al.，1997）。HEV 是 B 细胞和 T 细胞从血液中进入扁桃体的主要入口。

血液中有 1%的淋巴细胞可进入扁桃体，因此血液中进入扁桃体的淋巴细胞数量比进入 PP 的多（Pabst and Binns，1989）。腭扁桃体的淋巴细胞不断来源于血液（通过 HEV），然后再通过淋巴回流参加淋巴细胞再循环（Nowara and Pabst，1986；Girard and Springer，1995；Westermann et al.，1996）。扁桃体局部的血液循环和淋巴循环对腭扁桃体的免疫功能非常重要。黏附因子（L-选择素和 ICAM-1）、趋化因子和细胞因子对淋巴细胞进入扁桃体发挥了重要作用（Karchev et al.，2000）。HEV 内表面的趋化因子 ELC（epstein-barr virus-induced molecule 1 ligand chemokine 或 CCL19）参与 T 细胞的移行（Baekkevold et al.，2001）。人腭扁桃体中毛细血管非常发达，毛细血管形成毛细血管网袢，从固有层深层向隐窝表面呈垂直分布（Perry et al.，1997a; Tang et al.，1995）。因此，上皮下分布有很多 HEV。腭扁桃体中一些毛细血管甚至能伸到上皮细胞中（Fujihara et al.，1988；Perry，1994），这样可能有利于抗原和局部产生的抗体及时运送到全身的血液循环中。

二、胃肠道相关淋巴样组织

胃肠道黏膜免疫系统主要是指胃肠道相关的淋巴样组织（gut-associated lymphoid tissue，GALT），是全身最大的淋巴器官。根据形态、结构、分布和功能，可将 GALT 分为两大部分，即有一定结构的淋巴滤泡（lymphoid follicle）或淋巴小结（lymphoid nodule）和广泛分布于黏膜固有层中的弥漫淋巴组织。肠相关淋巴组织包括沿小肠分布的肠集合淋巴结（aggregate of lymphoid nodule）或称派伊尔氏结（Peyer's patch，PP）、阑尾（appendix）及肠系膜淋巴结（mesenteric lymph node）。肠相关淋巴组织是消化道黏膜免疫的基础，根据黏膜免疫功能和解剖部位不同，肠相关淋巴组织可分为诱导部位和效应部位。诱导部位是免疫应答的穿入区，主要负责抗原的捕获、处理和提呈，通过免疫活性细胞诱导免疫应答，包括肠集合淋巴结、微皱褶细胞（microfold cell，M）和树突状细胞（dendritic cell，DC）。效应部位是免疫细胞产生抗体、分泌细胞因子发挥免疫反应的场所，包括肠上皮细胞、肠上皮内淋巴细胞（intestinal intraepithelial lymphocyte，iIEL）和固有层淋巴细胞（lamina propria lymphocyte，LPL）。

随着年龄的增加，肠相关淋巴组织也发生相应的变化。例如，反刍动物的消化道黏膜相关淋巴组织发达程度的变化规律随着年龄的变化呈先增后降的趋势，即从胎儿时期开始，GALT 发达程度逐渐上升，到性成熟时期也基本发育完善并继续增强，到中年时期达到顶峰，然后随着年龄的增长，其发达程度又会出现缓慢的下降趋势。

PP 是典型的黏膜相关淋巴组织，是 IgA 的主要来源（Fagarasan et al.，2001; Brandtzaeg，2002）。黏膜相关淋巴组织首次强调固有的黏膜相关 B 细胞滤泡和大量淋巴集结具有共同的特点，是运输到黏膜效应位点的主要来源（McDermott and Bienenstock，1979）。

（一）肠集合淋巴结

Joseph Hans Conrad Peyer 于 1677 年首次对分布于肠壁的淋巴集结（肠集合淋巴结）进行准确的描述，并以自己的名字命名为 Peyer’s patch。通常将 Peyer’s patch 翻译成派伊尔氏斑（PP）或派伊尔氏结（PP 结）。而肠集合淋巴结的功能和作用却是在 160 年以后才被临床医生 Louis 发现的，他发现死于或患有伤寒热的患者 PP 结、肠系膜淋巴结和脾都显著增大，表明 PP 结可能与肠系膜淋巴结的功能相似。PP 结是小肠中由多个淋巴小结聚集成的黏膜相关淋巴组织，具有典型的淋巴器官结构，在肠道黏膜免疫反应的诱导中起到重要的作用。Cooper 等（1966）通过试验显示了肠集合淋巴结的重要性。外科手术摘除圆小囊、阑尾，X 射线照射 PP 结后兔子抗体反应能力明显降低。

覆盖 PP 结表面的上皮细胞称为滤泡相关上皮（follicle-associated epithelium，FAE）。FAE 由单层柱状上皮细胞、淋巴细胞和微皱褶细胞（microfold cell，M 细胞）组成。与普通绒毛的肠上皮细胞相比，FAE 可表达高水平的 CCL20（Tanaka et al.，1999）和 CCL9（Zhao et al.，2003）。$CD11b^+$ DC 能表达 CCL20 和 CCL9 受体，并能向相应的趋化因子迁移（Zhao et al.，2003b；Iwasaki and Kelsall，2000）。表明 PP 结处的 DC 更容易向 FAE 迁移，摄取肠腔中的微生物抗原等。根据 T 细胞和 B 细胞的分布，PP 结可分为 3 个区：滤泡区（follicle region，FOR）、滤泡间区（interfollicular region，IFR）和滤泡下圆顶区（subepithelial dome region，SED）。滤泡区是圆顶区穿过黏膜基层延伸到黏膜下层形成的淋巴滤泡（淋巴小结），主要由 B 淋巴细胞组成（约占 75%），PP 结包括 B 细胞的几个分化和成熟期，如 IgM^+B220^+（约 70%）、$IgM^+IgA^+B220^+$（约 1%）、IgA^+B220^+（约 3%）和 IgA^+B220^-（约 0.5%）（Jun Kunisawa et al.，2011）。因此，PP 结含有处于不同成熟阶段的 B 细胞（75%），其中包括了 IgM^+B220^+（70%）、$IgM+IgA^+B220^+$（1%）、IgA^+B220^+（3%）及 IgA^+B220^-（0.5%）（Gohda et al.，2008）。滤泡区的中心常常出现生发中心，PP 结与其他的淋巴器官不同，在正常环境下共生细菌的刺激也能形成生发中心。

PP 结中 20%的细胞是 T 细胞，其中 T 细胞中 75%的细胞是 $CD4^+$，25%的细胞是 $CD8^+$。滤泡间区以 T 淋巴细胞为主（约占 20%），T 细胞主要是未致敏的 T 细胞（Kunisawa et al.，2010）。其他活跃表型的 T 细胞还有产生 IFN-γ 的 Th1 细胞、产生 IL-4 的 Th2 和产生 IL-10 的 $Foxp3^+$调节性 T 细胞（McGhee et al.，1989）。最近研究表明，一少部分的 $Foxp3^+$调节性 T 细胞分化成滤泡辅助 T 细胞，可以促进生发中心的 B 细胞转换成 IgA^+B 细胞（Tsuji et al.，2009）。

滤泡下圆顶区是指滤泡相关上皮和滤泡间的区域，其中含有 T 细胞、浆细胞、DC 和巨噬细胞。其中 DC 数量较多。滤泡下圆顶区的 FAE 下分布有较多的 DC。这些细胞表现为未成熟状态，呈 $CD8\alpha^-CD11b^-B220^-$，与 M 细胞紧密相连（Iwasaki and Kelsall，2001）。它们可以通过很长的树突与 FAE 联系（Salazar-Gonzalez et al.，2006）。PP 结中的 DC 因表达 CD11b 和 CD8α 的不同至少有 3 种不同的亚类：$CD11^+DC$（位于上皮下圆顶区域）、$CD8\alpha^+DC$（位于滤细胞区）、$CD4^-CD8\alpha^-DC$（位于圆顶区域和滤细胞区）

（Iwasaki and Kelsall，2001，2000）。这些亚类主要是淋巴样树突状细胞（CD8α）、髓样树突状细胞（CD11b）和双重阴性树突状细胞（Iwasaki and Kelsall，2000）。PP 结中不同部位树突状细胞的类型也不一样。滤泡下圆顶区中分布有 MHCⅡ$^{+}$类 CD11c^{-}DC^{-}SIGN^{+}细胞（Jameson et al.，2002）、CD11b^{+}CD8α^{-}B220^{-}DC 和 CD11b^{-}CD8α^{-}B220^{-}DC；滤泡区的生发中心主要分布有许多 CD11c^{+}MHCⅡ$^{+}$类 DC。而在滤泡间区分布有 CD11b^{-}CD8α^{+}DC、CD11b^{-}CD8α^{-}DC（Iwasaki and Kelsall，2000）和 pDC（Asselin-Paturel et al.，2003；Bilsborough et al.，2003）。相反的，只有 PP 结的滤泡间区分布有 CD123^{+} MHCⅡmod pDC。PP 结中不同类型的树突状细胞诱导产生的 T 细胞亚类也不同。髓样树突状细胞产生 IL-10 并影响体液应答的 Th2 细胞分化，淋巴样和双重阴性树突状细胞产生 IL-12 需要最终的细胞介导的免疫应答和诱导 Th1 分化。

在猪和羊中，小肠 PP 结和黏膜中淋巴细胞可通过滤泡区、滤泡间区和上皮下圆顶区中的小淋巴管输送到肠系膜淋巴结，然后进入血液循环（Lowden and Heath，1992，1994）。有人对从 PP 结回流到肠系膜淋巴结的细胞做了分析，发现主要的细胞是 T 细胞，大约 10%的细胞是 IgM 分泌细胞，2%的细胞是 IgA 分泌细胞（Rothkotter et al.，1993），而且这些细胞大多处于 S 期，T 细胞的类型主要是 CD4 和 CD45RC。有人在兔上做试验证明从 PP 结回流到肠系膜淋巴结的细胞还包括树突状细胞（Pugh et al.，1983；MacPherson et al.，1995）。

PP 结分布和结构的种属特异性：PP 结的分布和结构因不同的动物而异。兔子、啮齿类动物和鸡的 PP 结随机分布在回肠和空肠（图 3-1）；反刍动物、猪、狗、马、羊和人的 PP 结有两种类型：一种是散在分布于空肠和回肠前段；另一种是连续分布于回肠末端（Makala et al.，2002；Reynolds et al.，1985；Griebel and Hein，1996）。人的 PP

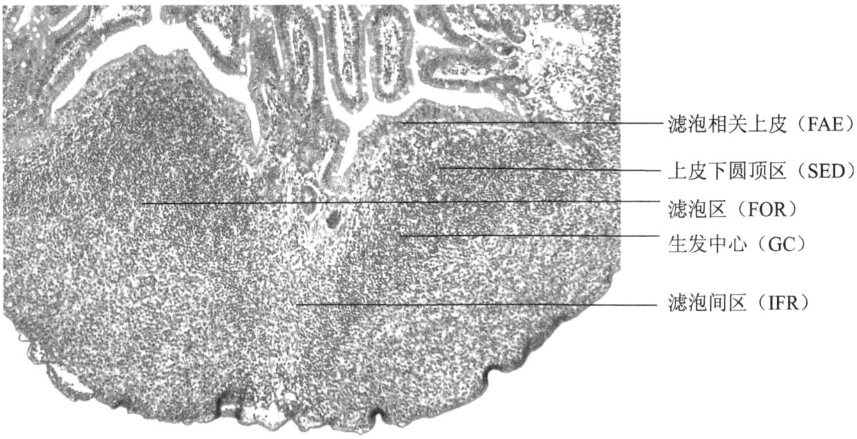

图 3-1　小鼠的 PP 结（PP 结的结构分区）（放大倍数 10×20）

结主要位于回肠。PP 结的数量在不同的动物也不同，如小鼠的 PP 结有 8～10 个（Kunisawa et al.，2008）；兔子的 PP 结有 5～9 个；人的 PP 结数量多达 100～300 个（Cornes，1965；Kunisawa et al.，2008）；猪的 PP 结在空肠中数量较少，为 11～26 个，呈散在性、孤立分布。而在回肠中 PP 结数量较多，主要呈带状分布（连续分布）于肠系膜对侧肠壁黏膜或黏膜下层（Pabst et al.，1988；Liebler-Tenorio and Pabst，2006）（图 3-2）。反刍动物(包括牛和羊)回肠中分布有连续的 PP 结，PP 结的分布长度可占小肠的 15%(Landsverk，1984；Reynolds and Morris，1983）。反刍动物的 PP 结结构比较特殊，不同种类和年龄变化很大。由于反刍动物的 PP 结含有大量的 B 细胞，有人认为其是类似于鸟类法氏囊（bursa fabricii）的初级淋巴器官（Reynolds et al.，1985；Griebe and Hein，1996）。羊回肠肠系膜淋巴结中的淋巴细胞主要来源于回肠中的 PP 结（Reynolds et al.，1985），羊回肠末端 PP 结中 10%～20%的细胞是正在分裂的细胞，表明细胞处于分化状态（Reynolds et al.，1985）。尽管 PP 结中含有大量的淋巴细胞，但这些细胞并不通过输出淋巴管离开肠道，而是保留在局部肠道中。猪的 PP 结中也有少量淋巴细胞迁移出肠黏膜进入肠系膜淋巴结，主要是幼稚型 T 淋巴细胞（CD45RC 阳性）和记忆性 T 淋巴细胞（Bailey et al.，1998）。

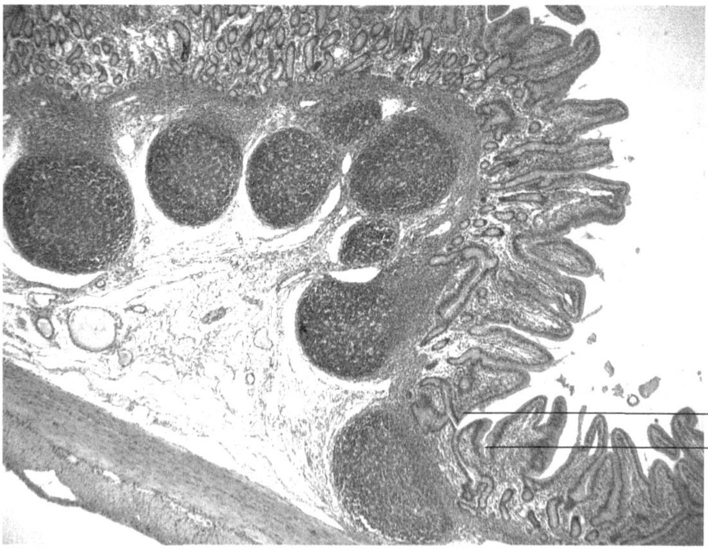

图 3-2　猪 PP 结（放大倍数 10×20）

猪回肠中的 PP 结数量较多，主要呈连续分布在黏膜层或黏膜下层

鸡的肠集合淋巴结包括 PP 结和盲肠扁桃体（cecal tonsil，CT）。鸡的 PP 结位于回肠中段，肠黏膜内侧面可见粉红色圆斑，雏鸡有 6 个 PP 结，随后 PP 结随着鸡日龄的增加而减少，最后成年鸡只剩下一个 PP 结（Befus et al.，1980；Glick et al.，1981）。禽类的 PP 结结构与哺乳动物的 PP 结非常相似(Lillehoj and Trout，1996；Yasuda et al.，2002；Muir et al.，2000），它是由多个淋巴滤泡聚集成高度器官化的黏膜相关淋巴组织，具有典型的二级淋巴器官结构，可分为 3 个区：滤泡区、滤泡间区和上皮下圆顶区。滤泡区主要由 B 淋巴细胞组成，滤泡中心有生发中心。滤泡间区以 T 淋巴细胞为主，是胸腺依赖区。上皮下圆顶区是指微皱褶细胞和滤泡间的区域，其中既有 T 细胞，又有 B 细胞。盲肠扁桃体是家禽最大的肠相关淋巴组织（Yurong et al.，2005）。鸡盲肠扁桃体发育成熟较迟，雏鸡的盲肠扁桃体还尚未发育，直到 5 周龄时鸡盲肠扁桃体才发育成熟（张立

世等，2011）。发育成熟的盲肠扁桃体的结构类似于 PP 结，由密集的淋巴组织和弥散型淋巴组织组成，$CD8^+$ T 淋巴细胞主要分布在上皮下固有层中，$CD4^+$ T 淋巴细胞大多分布于固有层中部或深部的生发中心周围，在盲肠扁桃体的生发中心中，既有 T 细胞存在也有 B 细胞分布（Jeurissen et al.，1989；Glick et al.，1981）。此外，盲肠中还分布有一些体积较小的淋巴小结，尤其是靠近盲肠的盲端。

PP 结的生长发育：PP 结从胚胎时期就开始出现和发育（Adachi et al.，1997；Yoshida et al.，1999）。PP 结的发育来源于间充质 VCAM-1^+ICAM-1^+细胞，这些细胞称为 PP 组织者细胞（organizer cell，PPo），在小鼠胚胎 14～16 天时小肠上段原基上成簇排列的 VCAM-1^+ICAM-1^+ PPo 开始发育（Yoshida et al.，1999）。PPo 可以分泌淋巴毒素 ß 受体（lymphotoxin β receptor，LTβR）和青蒿琥酯（artemin），二者均是受体酪氨酸激酶（receptor tyrosine kinase，RET）的配体（Veiga-Fernandes et al.，2007）。PP 诱导（PP inducer，PPi）细胞是引导 PP 结发育的关键细胞。在 PP 结胚胎发育到 17.5 天时淋巴细胞 RET^+ IL-$7R^+$ $CD3^-CD4^+$ $CD45^+$ PPi 细胞募集到 PP 原基中（Adachi et al.，1997；Yoshida et al.，1999）。上皮细胞分泌的 IL-7 可促使 PPi 产生 LTα1β2，后者通过 LTβR 激活 PPo。PPo 细胞产生趋化因子如 CXCL13、CCL19 和 CCL21 来进一步募集 PPi 细胞，淋巴细胞同时也表达 CXCR5 和 CCR7。PPi 是淋巴组织诱导细胞（lymphoid tissue inducer cell，LTi）的一部分，除了表达独特的细胞表面标记 IL-7 受体（IL-7R）$^+$、$CD3^-$、$CD4^+$、$CD45^+$外，还可以表达关键的转录因子 Id2 和 RORλt。PPi 细胞通过 IL-7R 和 LTβ 受体（LTβR）与 PPo 细胞产生相互作用，通过相应的细胞因子诱导 PPo 细胞产生炎症趋化因子，如 CXCL13 和 CCL19/CCL21。这些炎症趋化因子淋巴细胞和 DC 形成 PP 结的微淋巴结构。一些试验表明发育途径任何部分缺失都会影响 PP 结的形成（Yoshida et al.，1999）。例如，阻断 IL-7R 和/或 LTβR 信号肽将破坏 PP 结的发育，而不影响其他淋巴组织器官的发生（Yoshida et al.，1999）。PPi 细胞表达关键的转录因子 Id2 和 RORλt，对 PP 结的形成也很重要，如果小鼠完全缺失转录因子 Id2 或者 RORλt，则会缺乏 $CD3^-CD4^+CD45^+$ IL-$7R^+$诱导细胞，结果就不能形成 PP 结（Yokota et al.，1999；Sun et al.，2000；Kurebayashi et al.，2000）。所以 PP 结的发育需要 $CD3^-$、$CD4^+$，同时还需要 LT、LTαR、Id2 和 RORλt 的辅助。

出生后 PP 结在发育过程中有较大的变化。人 PP 结的数量在青春期最多，随后就逐渐减少（Cornes et al.，1965）。Cornes 早在 1965 年就发现人随着年龄的增长 PP 结的数量在增加，12 岁时 PP 结的数量最多，然后很快减少，20 岁以后随着年龄的增长数量逐渐减少（Cornes，1965）。随着年龄的增加，GALT 也发生相应的变化。反刍动物的消化道黏膜相关淋巴组织发达程度的变化规律随着年龄的变化呈先增后降的趋势，即从胎儿时期开始，GALT 发达程度逐渐上升，到性成熟时期也基本发育完善并继续增强，到中年时期达到顶峰，然后随着年龄的增长，其发达程度又会出现缓慢的下降趋势。

不同动物的 PP 结发育在出生前、出生后也不同，如羊、猪在初生时 PP 结开始发育，鼠、兔子的 PP 结则是在出生后逐渐发育成熟。幼龄仔猪回肠中只有一个主要由 B 细胞组成的 PP 结，随着生长发育，PP 结形成一系列独立存在的淋巴小结（Lowden and Heath，

1992，1994）。

此外，PP 结的发育在某种程度上还依赖于抗原的存在（Rothkotter et al.，1989）。在无菌环境中饲养的小鼠、大鼠或猪的 PP 结都比较小；而在普通环境中饲养的动物的 PP 结则发育很好，体积较大。Makala 等（2000）证明年龄和肠道微生物组成虽然不能影响猪 PP 结的数量和分布，但能够影响 PP 结的大小。

（二）肠孤立淋巴小结

小肠黏膜中除了 PP 结外，尚存在一些孤立淋巴小结（isolated lymphoid follicle，ILF）。ILF 分布在所有的小肠肠段（Hamada et al.，2002）。ILF 由一组单独的淋巴小结组成，小结主要由 B 细胞（100～200 个淋巴细胞）和部分 DC 组成，黏膜表面覆盖有滤泡相关上皮，其中夹杂有 M 细胞（Hamada et al.，2002）。与 PP 不同的是，ILF 中 T 细胞数量很少。ILF 由淋巴组织诱导细胞（lymphoid tissue inducer cell，LTi）和组织者细胞（organizer cell）相互协调而产生。LTi 的一部分 PP 诱导细胞（PP inducer，PPi）可以表达关键的转录因子 RORλt。如果缺失 RORλt，则小鼠既不形成 PP，也不能形成 ILF。当缺失 RORλt 的小鼠再输入 RORλt+淋巴组织诱导细胞时，就会形成新的 ILF，肠内 IgA 反应也得到恢复（Tsuji et al.，2008）。但人和小鼠小肠的 ILF 是否可以作为黏膜免疫反应的诱导部位尚存在争议。

有人对小肠的孤立淋巴小结做了研究，虽然孤立淋巴小结中只含有少量 T 细胞，但依然能产生一定水平的 IgA，表明孤立淋巴小结中产生 IgA 并不需要 T 细胞的参与。缺失 PP 后肠内依然能产生一定水平的 IgA（Yamamoto et al.，2000；Kunisawa et al.，2002）。这个发现表明肠内产生 IgA 的部位不只限于 PP 结。研究发现，通过 Toll 样受体 $ROR\lambda t^+$ LTi 和细菌刺激的相互作用介导产生 LTβR，后者能够激活孤立淋巴小结中的间质细胞（stromal cell）。这种活化作用能导致树突状细胞和 B 细胞的集聚形成孤立淋巴小结（Tsuji et al.，2008）。另一研究发现同时应用细菌和维甲酸刺激孤立淋巴小结中的间质细胞能产生 CXCL13、TGFβ 和 BAFF 等因子，优先产生 IgA^+B 细胞。这些过程都不需要 T 细胞的参与。因此 T 细胞非依赖型抗原（如多糖类）以后也可以考虑用作疫苗抗原（Mond and Kokai-Kun，2008）。孤立淋巴小结的 T 细胞非依赖型抗原 IgA 免疫反应会为口服疫苗的发展提供一个新的策略。

第二节　呼吸道及其淋巴相关组织

呼吸系统由鼻、喉、气管、支气管和肺等组成。呼吸系统的主要功能为进行气体交换，呼吸道黏膜的面积[占全身黏膜面积（$400m^2$）的 25%]，仅次于消化道黏膜的面积。据估计，人平均每天呼吸 20 000 次，大约要吸入 10 000L 的气体。在大量吸入的空气中可能含有一些病原微生物、过敏原和有害污染物。进入鼻腔的病原微生物可能在呼吸道上皮中感染和扩散。大多数的吸入性颗粒会被口腔和鼻腔滤过。直径小于 4μm 的颗粒会进入下呼吸道。大多数病毒都限制在上呼吸道感染如流感病毒，也有一些感染发生扩散至下呼吸道如猪气喘病。因此呼吸系统在发挥生理功能的同时要抵御外来病原微生物的入侵，维持生理稳态和免疫平衡，免疫抵抗则依赖于呼吸道黏膜免疫系统。

在所有呼吸道的管壁中均分布有淋巴组织，尤其是上呼吸道。有的部位以弥散性淋巴组织为主，有的部位则是以淋巴集结的方式存在。以淋巴集结的方式存在的典型淋巴组织主要是鼻黏膜相关淋巴组织（nasal-associated lymphoid tissue，NALT）和支气管相关淋巴组织（bronchus-associated lymphoid tissue，BALT）。NALT 主要位于上呼吸道（鼻腔），BALT 主要位于下呼吸道（气管和肺）。呼吸道淋巴组织的分布和数量与病原微生物的接触密切相关。上呼吸道接触的病原微生物最多，下呼吸道接触的很少，因此从上呼吸道到下呼吸道淋巴组织也呈递减分布。例如，位于上呼吸道的 NALT 发育很好，而位于下呼吸道的 BALT 较少，肺内淋巴组织则最少。了解呼吸道免疫途径及其相关淋巴组织的结构和组成对呼吸道疫苗的设计与开发具有重要意义。

一、鼻相关淋巴组织

鼻腔分为前庭部、呼吸部和嗅部。前庭部的黏膜覆盖有复层扁平上皮，呼吸部和嗅部为假复层纤毛柱状上皮。呼吸部和嗅部的上皮由平行于基底膜的立方形纤毛细胞组成，其中含有杯状细胞、微绒毛细胞、大量的上皮间 T 细胞和 B 细胞及巨噬细胞等。上皮下固有层中含有丰富的有孔毛细血管、毛细淋巴管网及腺体，还有多种细胞如淋巴细胞、巨噬细胞、肥大细胞、嗜酸性粒细胞和嗜碱性粒细胞等，淋巴细胞在鼻腔黏膜下主要呈弥散性分布，但在有些部位密集形成淋巴小结。

在鼻腔的后部有些部位淋巴细胞聚集形成特殊的淋巴组织称为鼻黏膜相关组织。NALT 是上呼吸道中唯一结构完善的黏膜相关淋巴组织（Georg，2005；Kuper et al.，1992），位于首先接触吸入微生物呼吸道的入口，是抵御外来侵略的第一道防线。NALT 被认为是呼吸道中和肠道的派伊尔氏结（Peyer's patch，PP）同等的淋巴组织，是鼻腔免疫应答重要的诱导位点，特别是在缺少淋巴结的禽类中，NALT 在鼻腔免疫中的作用更为重要（Zuercher et al.，2002）。与外周淋巴结不同，NALT 周围没有明显的被膜，缺少输入淋巴管（Sminia，1999）。由于 NALT 直接与黏膜上皮相连，经常接触外界的病原微生物，可与进入上皮的病原体迅速发生免疫反应。NALT 的黏膜上皮为纤毛柱状上皮，纤毛的摆动可以自动清除大多数有害的微生物。上皮下固有层内分布有大量的淋巴小结和小结间弥散淋巴组织。NALT 含有各种免疫活性细胞，包括 T 细胞、B 细胞和抗原呈递细胞（Fukuyama et al.，2002；Kiyono and Fukuyama，2004）。NALT 中的淋巴组织可以分为 B 细胞区域和 T 细胞区域，B 细胞区域主要指淋巴小结，主要由 B 细胞和 DC 组成。每个淋巴小结之间被小结间区所分隔。T 细胞区域主要指小结间区，主要由 T 细胞、巨噬细胞、树突状细胞和毛细血管后微静脉（high epithelial venule，HEV）组成。NALT 中 B 细胞和 T 细胞的比例与小肠的派伊尔氏结的相似（Asanuma et al.，1997；Heritage et al.，1998）。幼稚型 B 细胞占 50%～75%，幼稚型 $CD4^{+}$T 细胞占 15%～30%。

人、猪、羊的 NALT 分别形成鼻咽扁桃体和咽鼓管扁桃体，人的鼻咽扁桃体和咽鼓管扁桃体构成 Waldeyer 氏环的一部分（见第三章第一节）。

（一）NALT 的黏膜上皮

NALT 中的黏膜上皮细胞结构对防御病原微生物的入侵和免疫反应都具有重要作用。一方面上皮细胞具备机械和化学屏障，可防止病原微生物的入侵；另一方面上皮细胞要将病原微生物的抗原信息传递给上皮下的免疫活性细胞，如刺激淋巴细胞产生细胞因子或抗体，消灭入侵的病原微生物。鼻腔的黏膜上皮大多为假复层纤毛柱状上皮，鼻咽扁桃体和咽鼓管扁桃体的一些上皮也是假复层纤毛柱状上皮，上皮向下凹陷形成许多隐窝，隐窝处的上皮形态则不均（Perry and Whyte，1998）。有人将覆盖在 NALT 的上皮称为滤泡相关上皮（follicle-associated epithelium，FAE）。有些动物如猪和羊的滤泡相关上皮层次很少，细胞间的间隙较大，非常有利于抗原的吸收（Zhixue et al.，2012）。NALT 中的黏膜上皮细胞内夹杂有 M 细胞、淋巴细胞和滤泡相关上皮（Spit et al.，1989；van der Ven and Sminia，1993）。M 细胞可以有效吸收颗粒抗原（van der et al.，1993；Gebert，1997a；Zuercher et al.，2002），将抗原转运至下层淋巴细胞，然后激发淋巴细胞免疫应答或免疫耐受（Gebert，1995）。

（二）NALT 中的淋巴细胞组成

与 PP 结相比，NALT 中的 T 细胞和巨噬细胞含量更高，而 IEL 和树突状细胞的含量相对较少，$CD4^+T$ 细胞和 $CD8^+T$ 细胞的比例较低（Zuercher et al.，2002；Kunisawa et al.，2008）。在 NALT 中，约 75%的 T 细胞为 $CD4^+CD8^-T$ 细胞，23%为 $CD4^-$ $CD8^+T$ 细胞，CD4/CD8 约为 3∶0。其中以 αβ-TCR T 细胞为主，CD4/CD8 约为 3∶0（而 PP 结中 CD4/CD8 约为 4∶1）。NATL 中 40%的细胞是 T 细胞，其中 $CD4^+$细胞占 80%，$CD8^+$细胞占 20%（Hiroi et al.，1998）。NALT 的 $CD4^+T$ 细胞由 Th1 型和少量的 Th2 型组成，经抗原刺激后它们均表达 Th1 和 Th2 型细胞因子，表明 NALT 的 $CD3^+CD4^+T$ 细胞是处于休眠阶段的 T 细胞，一经鼻腔中抗原刺激即可迅速转变为 Th1 和/或 Th2 型 T 细胞（Hiroi et al.，1998）。T 细胞的主要作用是产生各种细胞因子促进 B 细胞成熟。NALT 中无明显的 $CD8^+T$ 细胞存在；与 PP 结相比，NALT 中 $CD4^+$的 T 细胞群中 CD45RBhi 的细胞较多而 CD45RBl 细胞较少，说明 NALT 的 T 辅助细胞中较多为幼稚 T 细胞，而记忆性 T 细胞较少，这可能与鼻腔中的抗原量较胃肠道少有关。此外，NALT 中 T 细胞对一些蛋白质和病毒虽然也发生免疫反应，但反应的力度远不如淋巴结和脾（Zuercher et al.，2002）。

NALT 中有较多 B 细胞的分布。小鼠经免疫后 2～3 天，NALT 中出现各型抗原特异性的抗体分泌细胞，其中以 IgA 型 B 细胞较多，表明在 NALT 接触抗原后即有类型转换、分化和成熟的 B 细胞发生。猪和山羊的咽扁桃体和咽鼓管扁桃体中在正常生理状态下具有大量的 IgA 和 IgG 分泌细胞（李鹏成等，2010；李正平等，2012）。IgA 型 B 细胞能产生和分泌大量的 IgA（Cesta，2006）。IgA 与上皮细胞分泌的分泌片段结合形成分泌型 IgA（SIgA）。SIgA 在抵抗上呼吸道感染中发挥重要的作用（Brandtzaeg et al.，1999；Kiyono and Fukuyama，2004）。NALT 是上呼吸道产生 SIgA 的主要场所（Asakura et al.，

1998；Scicchitano et al.，1984）。NALT 产生的 IgA 抗体比 IgG 抗体要多，应用 LPS 鼻腔免疫大鼠后，NALT 中 IgA 特异性形成细胞增加 1～2 倍，应用 OVA 免疫后，NALT 中 IgA 特异性形成细胞增加 6～8 倍，而 IgG 特异性形成细胞的数量在免疫前后则变化不大（Asakura et al.，1998）。NALT 中 IgA 型 B 细胞的类型与其他部位不同。人 NALT 和鼻黏膜中的 IgA 类型主要是 IgA1，而回肠和大肠中的 IgA 类型主要是 IgA2（Kett et al.，1986）。

NALT 中存在较多的 IgA 型 B 细胞和免疫记忆功能细胞。在未经免疫的正常小鼠 NALT 中 IgA 分泌 B 细胞占优势，但比 PP 结中的少。在接触抗原后 NALT 中 B 细胞可产生类型转换，并进行分化和成熟。与 PP 结相似，NALT 中非类型转换型 IgM^+IgD^+双阳性 B 细胞较多，而转换型 B 细胞较少（包括细胞表面 IgM^+/IgA^+、IgA^+、IgM^+/IgG^+和 IgG^+）。如果动物处于未免疫状态，则 NALT 中 IgA 分泌 B 细胞比 PP 结中的要少。但鼻腔免疫后 NALT 则比口腔免疫后 PP 结中有更多的抗体分泌细胞出现。表明 NALT 比 PP 结更依赖于抗原的刺激（Bienenstock and McDermott，2005）。在初次免疫 6 个月后 NALT 淋巴细胞再受抗原刺激时会发生增殖反应，说明 NALT 中存在长期的免疫记忆功能细胞。尽管 NALT 中的抗体分泌细胞主要是 IgA 型，但经鼻腔免疫后可同时大量诱导系统免疫 IgG 反应，主要表现在对 B 细胞的反应上。例如，鼻腔应用霍乱毒素后，NALT 中针对抗原特异性的 B 细胞所在的生发中心迅速发育（Shimoda et al.，2001）。应用 LPS 鼻腔免疫大鼠后，NALT 中特异性 IgA 和 IgG 抗体分泌细胞数量显著增加（Asakura et al.，1998）。鼻腔感染病毒如流感病毒和呼肠孤病毒，可诱导 NALT 产生特异性 IgA 抗体分泌细胞（Asanuma et al.，1997；Tamura et al.，1990，1991；Zuercher et al.，2002）。NALT 中也可产生特异性 IgG 抗体分泌细胞（Shimoda et al.，2001），但以 IgA 抗体分泌细胞为主。

正常小鼠的 NALT 与 PP 相反，在正常情况下缺乏 GC 结构，如果鼻腔免疫则会诱导产生 GC 结构，形成大量的分泌型 IgA^+ B 细胞。NALT 与 PP 的另一不同点是，NALT 中的 B 细胞分化可以导致 IgA 和 IgG 的产生（Shimoda et al.，2001）。

（三）NALT 中的树突状细胞

在 NALT、BALT 和扁桃体中有大量 DC 的分布，此外在呼吸道上皮下和肺实质等非淋巴组织处也分布有 DC，后者持续性地从吸入的空气中摄取抗原，并通过抗原识别作用区分致病性抗原和非致病性抗原。因此，呼吸道 DC 是维持稳态的关键细胞，一方面识别无害病原引发免疫耐受；另一方面识别致病性病原诱导免疫应答。大多数呼吸道黏膜部位的 DC（airway mucosal DC，AMDC）为骨髓源 DC（myeloid dendritic cell，mDC），还有少数为浆细胞样 pDC（plasmacytoid DC）。此外，在呼吸道黏膜中还有一种表达朗格汉斯蛋白（Langerin，在人体内为 CD207，是一种Ⅱ型细胞表面受体，主要在朗格汉斯细胞上表达）的 DC 亚群，该 DC 亚群和皮肤处的朗格汉斯细胞（Langerhans cell，即皮肤中的 DC）具有相似的功能，主要负责免疫监视。在下呼吸道，主要在肺泡上皮、肺泡腔及脉管系统和上皮的间隙中分布有肺类浆细胞样 DC（lung parenchymal DC，LPDC），这些 DC 的功能和肠道中的 pDC 功能相似，且均为 CD11b

阳性。呼吸道 DC 具有很好的抗原捕获和加工功能，而刺激 T 细胞能力较弱，这可能与维持肺部稳态有关。

肺的黏膜中也分布有 DC，在上呼吸道（气管、支气管），DC 位于上皮层（上皮内 DC）和上皮下固有层（LP DC）。在下呼吸道（细支气管和肺泡），DC 位于间质，或是固有层（LP DC），或是肺泡腔内（肺泡 DC）。上呼吸道和下呼吸道的 DC 对气溶胶抗原或暴露的病原体的反应不同。

呼吸道 DC 可以通过 TLR 有效地识别病原相关分子模式（pathogen associated molecular pattern，PAMP），但识别能力不及肠道 DC。有研究表明，呼吸道 DC 倾向于诱导 Th2 型免疫应答，其可以诱导产生转化生长因子 β（transforming growth factor-β，TGF-β），进而诱导 B 细胞进行类型转换（class switch），使其分泌 IgA。另外，呼吸道 DC 的免疫调节作用还体现在，其可以促进辅助性 T 细胞（help T cell）表达白细胞介素 10（IL-10），并向调节性 T 细胞（regulatory T cell，Treg T cell）分化，进而在呼吸道中发挥免疫调节功能。DC 被危险信号激活后会发生功能上的转变，从抗原加工细胞变为抗原呈递细胞。例如，呼吸道 DC 在接受病原微生物刺激后会迁移到引流淋巴结处，上调 MHCⅡ分子、共刺激分子 CD80/CD86 和特定的趋化因子受体（CCR7 等）的表达，进而激活获得性免疫应答，并引起淋巴细胞归巢（homing）至呼吸道炎症部位从而发挥免疫功能。而纵隔和支气管淋巴结处的 DC 有时也可以在呼吸道黏膜处摄取抗原并将其呈递给淋巴结中的 T 细胞，然后 T 细胞会迁移到肺内的危险信号识别位点，进而对入侵病原菌产生免疫应答。

与 PP DC 所不同的是，NALT 中 DC 的类型至今尚未确定（Porgador et al.，1998；Rangel-Moreno et al.，2005）。尽管有报告已经介绍了 DC 在诱导特异性免疫应答反应中的存在性及其所发挥的作用。在人类扁桃体（相当于鼠的 NALT）中 DC 包括存在于淋巴上皮中的幼稚 DC 和存在于 IFR 的成熟 DC，它们含有至少 5 个亚型，表现不同水平的人白细胞位点 DR 抗原（HLA-DR）、CD13 和 CD123（Dieu et al.，1998；Bjorck et al.，1997；Summers et al.，2001）。但是它们在功能上的区别仍然有待研究。

鼻腔中黏膜上皮下的 DC 可直接伸出突起透过上皮细胞连接间隙摄取抗原，将抗原呈递给 T 细胞和 B 细胞。呼吸道的 DC 由于分布比较表浅，可以直接摄取外界抗原而无需其他细胞的帮助。一些细菌的成分可活化 DC，如应用 CpG 和编码 Flt3 配体 cDNA 的质粒一起通过鼻腔免疫后，可显著增加 NALT 中 DC 数量，提高局部 Th1 型和 Th2 型细胞因子水平（Fukuiwa et al.，2008）。应用含有 CT 的抗原通过鼻腔免疫可诱导 NALT 中 DC 的应答（Porgador et al.，1998）。志贺毒素同样可激活 NALT 的 DC 来促进 CD80、CD86 和 CD40 的表达（Ohmura-Hoshino et al.，2004）。

（四）NALT 中的毛细血管后微静脉

NALT 中的 T 细胞区域分布有较多的毛细血管后微静脉（high epithelial venule，HEV）。在猪和羊的咽扁桃体和咽鼓管扁桃体中许多 HEV 清晰可见（Liu et al.，2012），HEV 的管壁由立方形上皮构成，细胞之间连接疏松，间隙较大，HEV 管腔中可见数量不等的淋巴细胞（Liu et al.，2012）。HEV 是 T 细胞和 B 细胞从血液进入扁桃体的唯一通路。淋巴细胞可通过 HEV 和上皮下的淋巴间隔穿过不连续基底膜进入扁桃体。

（五）NALT 的发育

尽管 NALT 和小肠的 PP 结都属于黏膜相关淋巴组织，但发育不同。NALT 是在出生后才开始发育的（Kiyono and Fukuyama，2004），这与小肠的 PP 结在胚胎早期就开始发育不同（Fukuyama et al.，2002）。NALT 的发育并不经过 IL-7R-LT-LTßR-NIK 通路。NALT 缺少 PP 结中的 PP 组织者（organizer cell，PPo）细胞，PPo 细胞可以分泌淋巴毒素 ß 受体（lymphotoxin β receptor，LTβR）和青蒿琥酯（artemin），以及一些趋化因子如 CXCL13、CCL19 和 CCL21，因此小鼠体内 NALT 的发育不好。如果胚胎早期 NALT 中有 LTßR-、IL-7Rα-和趋化因子（如 CCL13\CCL19 和 CCL21）的存在，则小鼠会出现发育很好的 NALT 结构（Rangel-Moreno et al.，2005；Fukuyama et al.，2002；Fukuyama et al.，2006）。所以 NALT 发育中的分子与 PP 结不同（Kiyono et al.，2008；Kiyono and Fukuyama，2004；Kunisawa et al.，2005）。有趣的是，在缺少 Id2 的小鼠体内既没有 PP 结的典型结构，也缺少 NALT 的结构，但缺乏 RORγt 的小鼠只有 PP 结的发育受到抑制，而 NALT 的发育不受影响（Fukuyama et al.，2002；Harmsen et al.，2002）。表明 NALT 诱导细胞的发育需要 *Id2* 基因，但是不需要 *RORgt* 基因。所以 NALT 的发育需要 $CD3^-$、$CD4^+$，但不依赖 LT 和 LTαR，同时需要 *Id2* 基因的辅助。

与 PP 结的组织起源过程相比，NALT 器官发生在出生后即开始，并且与 $IL\text{-}7R^-LT^-LTßR^-NIK$ 所介导的方式完全不同。NALT 诱导细胞的发育，正如 PP 一样，需要 $CD3^-CD4^+CD45^+$ NALT 诱导细胞分化所需要的 *Id2* 基因，但是不需要 *RORgt* 基因。

（六）NALT 组织结构的种属差异

虽然不同动物和人的 NALT 都位于鼻腔后部，但其组织结构并不同。小鼠的 NALT 由鼻腔后腹侧淋巴细胞聚集形成两条淋巴组织索（Mair et al.，1987；Spit et al.，1989），表面黏膜上皮由无纤毛细胞和纤毛较少的细胞组成（图 3-3），上皮间夹杂有类似 GALT 中的 M 细胞（Gebert et al.，1996；Owen and Nemanic，1978）。黏膜上皮下有完整的淋巴小结（B 细胞区）和滤泡间区（T 细胞区）。B 细胞区多为 IgA 分泌细胞，并有少量的辅助 T 细胞、巨噬细胞和 DC。T 细胞区中主要分布有辅助 T 细胞、抑制性杀伤 T 细胞、DC 和 HEV。正常小鼠 NALT 中有大量的淋巴细胞，但缺少生发中心。受到抗原刺激后 NALT 中则会出现生发中心（Asanuma et al.，1997）。鼻腔免疫后 NALT 中形成大量的分泌型 IgA^+ B 细胞，从而产生 IgA（Shimoda et al.，2001）。

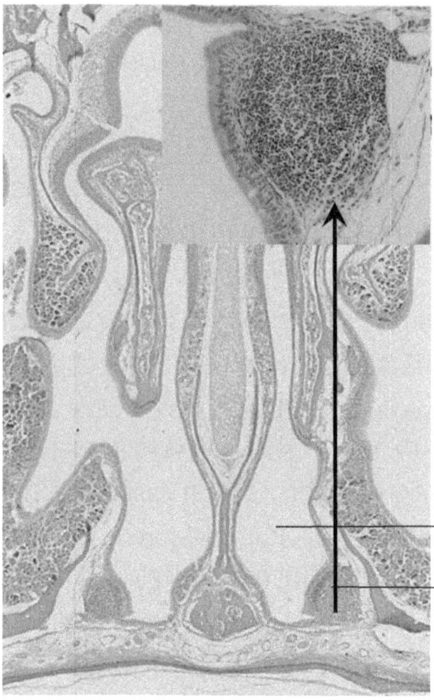

图 3-3　小鼠鼻腔相关淋巴组织（放大倍数 10×20）

小鼠鼻腔相关淋巴组织由鼻腔后腹侧淋巴细胞聚集形成两条淋巴组织索，表面黏膜上皮由无纤毛细胞和纤毛较少的细胞组成，黏膜上皮下分布有淋巴小结

人的 NALT 组织结构并不明显，表面黏膜上皮中无 M 细胞。只有在抗原的刺激下 NALT 才能发育很好（Bienenstock and McDermott，2005）。大鼠的 NALT 类似人的咽扁桃体，但上皮细胞中夹杂有 M 细胞（Spit et al.，1989；Koornstra et al.，1991）。

猪的 NALT 指的是鼻腔后部鼻咽扁桃体和咽鼓管扁桃体。咽扁桃体的结构类似人的 Waldeyer 氏环（Davis，2001），含有大量的淋巴小结（图 3-4）。咽扁桃体的上皮为复层上皮（3～4 层），上皮向下凹陷形成许多隐窝（Belz，1998a，1998b），部分隐窝向下及四周伸出分支。隐窝分支及皱襞深处的上皮细胞层数明显减少，部分上皮仅由 1～2 层细胞构成，上皮中夹杂有许多淋巴细胞。上皮下分布有相当多的毛细血管和毛细淋巴管。咽扁桃体的实质部分主要由淋巴小结和小结间弥散淋巴组织构成。淋巴小结为初级淋巴小结，大小不等，为 6～9 个。部分区域上皮下的淋巴小结甚至和上皮紧挨。靠近咽扁桃体基底侧，淋巴小结分布较为规律，主要沿着底部的胶原纤维层及其在实质部的分支分布。在电镜下观察，咽扁桃体黏膜上皮呈矮立方形，细胞排列疏松，细胞间隙较大，界限清晰；上皮游离面分布有较多的微绒毛（Liu et al.，2012）。猪的咽鼓管扁桃体很小，部分还向咽扁桃体延伸甚至相汇。咽鼓管扁桃体的表面凹凸不平，复层矮立方上皮向下凹陷形成若干隐窝。上皮细胞仅为 2～3 层，细胞间隙较大。上皮下层分布有大量的淋巴细胞。咽鼓管扁桃体实质部分也是由大量的淋巴小结和小结间弥散淋巴组织构成。淋巴小结基本上是初级淋巴小结，大小不一，数目不等，一般为 15～20 个。猪的咽扁桃体和咽鼓管扁桃体中具有大量免疫活性细胞，其中 IgA 和 IgG 分泌细胞数量较多（Liu et al.，2012）。

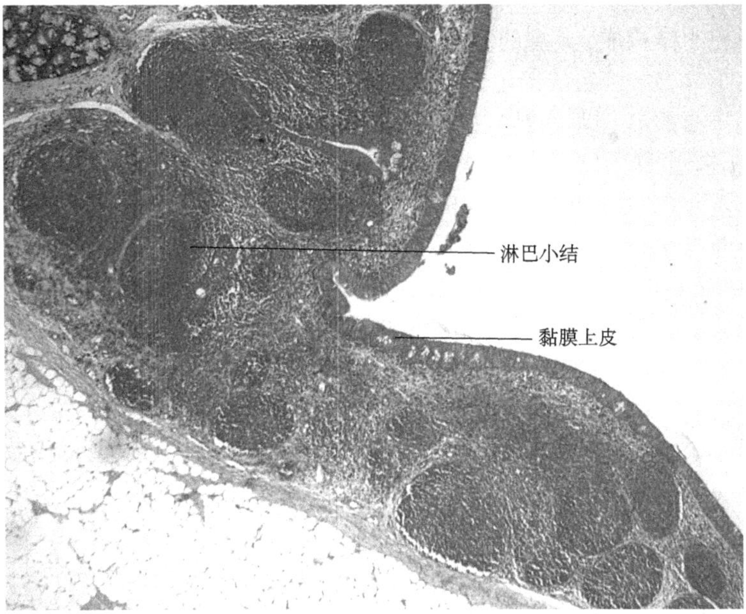

图 3-4　猪鼻腔相关淋巴组织（咽扁桃体）（放大倍数 10×20）

咽扁桃体的实质部分主要由较多的淋巴小结和小结间弥散淋巴组织构成。淋巴小结为大小不等的初级淋巴小结

马的 NALT 包括位于鼻咽通道上的咽鼓管扁桃体。黏膜表面为假复层柱状纤毛上皮，上皮向下凹陷形成数目众多的隐窝，隐窝盲端伸入扁桃体形成许多分支，数目较多的隐窝增大了扁桃体接触抗原的面积。扁桃体的实质部分主要由许多的淋巴小结和弥散的淋巴组织构成。黏膜上皮和实质部分界限并不明显（Kumar and Timoney，2005）。

羊的 NALT 位于鼻腔后段，类似于人的 NALT（Scheerlinck et al.，2008）。由鼻咽通道上的咽扁桃体和咽鼓管扁桃体组成（Cocquyt et al.，2005）。山羊咽扁桃体和咽鼓管扁桃体的黏膜上皮主要由 2～3 层多边形上皮细胞组成，部分区域只有单层扁平细胞，相邻上皮细胞间空隙很大，上皮细胞表面有丰富的微绒毛。紧贴黏膜上皮下方和上皮细胞之间有大量淋巴细胞浸润。扁桃体的实质部分由数个次级淋巴小结和弥散淋巴组织构成，淋巴小结生发中心清晰可见，生发中心朝向黏膜上皮面。部分区域淋巴小结可直接与上皮相连。弥散淋巴组织中有大量分布的淋巴管和毛细血管后微静脉。此外，还有一些嗜酸性较强、细胞体积较大、具有许多树突状或伪足样突起的 DC（李正平等，2012）。

二、气管相关淋巴组织

气管壁也有类似于 NALT 和回肠 PP 结样的淋巴组织集结，主要位于气管的分叉处，称为支气管相关淋巴组织（bronchial associated lymphoid tissue，BALT）（Bienenstock et al.，2005；Pabst，1990）。在细支气管分支部位也有 BALT 的分布（Bienenstock et al.，

2005）。BALT 与 NALT 的结构很像，周围也没有明显的被膜，缺少输入淋巴管（Sminia，1999）。因此毛细血管后微静脉（HEV）是淋巴细胞进入 BALT 的唯一途径。也有人报道 BALT 的结构类似于 PP 结（McLennan，1994）。但与 PP 结相比 BALT 呈散在分布，主要由单个淋巴小结构成。典型的 BALT 也由中央的 B 细胞滤泡和滤泡间 T 细胞区域构成。中心为由小淋巴细胞组成的生发中心。B 细胞区指 B 细胞滤泡，主要由大部分 B 细胞组成，滤泡中心的 B 细胞为具有抗体分泌能力的浆细胞，可以分泌 IgA 或 IgM；T 细胞区由 B 细胞滤泡间和副滤泡区组成，主要由 T 细胞组成（Ermak and Owen，1986），T 细胞亚群主要为 $CD4^+\alpha\beta$ T、$CD8^+\alpha\beta$ 和 $CD8^+\gamma\delta T$ 细胞。除了含有 T 细胞和 B 细胞外，BALT 中还分布有 DC、巨噬细胞和 HEV（Sminia，1999）。在靠近黏膜表面的上皮中有 M 细胞的存在（Bienenstock and Befus，1984）。鼠的 BALT 中 T 细胞大约占 40%，T 细胞中大多数为 $CD4^+T$ 细胞，有少量的 γδT 细胞（Siminia et al.，1989）。在 BALT 中有感觉神经和非肾上腺素能神经的分布（Siminia et al.，1989）。由于 BALT 位于下呼吸道，接触的外界抗原较少，因此淋巴组织的发育不如 NALT 完善。通常情况下 BALT 缺少典型的次级淋巴器官的结构（Adrian et al.，2002）。BALT 也可伸展到肺组织内（Bienenstock and Befus，1984）。

BALT 组织结构的种属特异性（species specific difference）差异很大。不同的动物 BALT 发育不同。在家兔、大鼠和豚鼠的呼吸道中 BALT 发育显著（Pabst，1990），在兔子和猫科动物肺中，发育好的 BALT 中还有明显的 FAEM 细胞，而人和小鼠中却几乎见不到 BALT（Tschernig and Pabst，2000；Tango et al.，2000；Bienenstock et al.，2005）。猫和绵羊 BALT 也清晰可见（Pabst，1990）；在兔子、狗和猫的肺中，可观察到发育良好的 BALT（Brownstein et al.，1980；Pabst，1990）。正常猪只有 33%分布有 BALT（无菌猪就缺少 BALT），但羊 BALT 常常存在（Pabst and Tschernig，1997），尤其是在绵羊中 BALT 更明显（Pabst and Tschernig，1997）。尽管 BALT 发育不如 NALT，但大多数动物如猪、兔子和大鼠的 BALT 结构都已有报道(Pabst，1990；Sminia，1999；Bienenstock et al.，2005）。小鼠是否存在 BALT 存在争议（Tango et al.，2000；Tschernig and Pabst，2000；Bienenstock et al.，2005）。Bienenstock 等报道无菌小鼠体内存在 BALT（Sminia，1999；Bienenstock et al.，2005），而有的报道称在无菌小鼠体内没有发现 BALT（Moyron-Quiroz et al.，2004；Seymour et al.，2006）。在人和小鼠中 BALT 并不常见，通常在肺部发生炎症时才被诱导出现。BALT 的形成、发育和成熟特别依赖于感染(Pabst，1991）。在受到流感的感染后小鼠 BALT 也会显示出来（Spencer and Hall，1984）。所以与 GALT 不同的是 BALT 的结构不是固定不变的，而是依赖于抗原的刺激，因此有人把人和小鼠的 BALT 称为可诱导支气管相关淋巴组织（inducible BALT，iBALT）（Moyron-Quiroz et al.，2004）。这些 iBALT 的结构和功能特点与流感感染后产生的 BALT 相似（Moyron-Quiroz et al.，2004）。流感感染诱导产生的 iBALT 可以产生流感病毒特异性的 T 细胞和 B 细胞，并且可以在 $CD8^+T$ 细胞的协助下清除流感病毒，而整个过程不需要借助任何其他淋巴组织或器官（Moyron-Quiroz et al.，2004）。目前对 iBALT 的发生过程并不十分了解，但有研究发现，LTα 和 RORγt（一种转录因子，PP 的发生依赖性因子）缺失的小鼠感染流感后可以产生 iBALT，说明 iBALT 的发生和 NALT 一样并不依赖于 LTα 和 RORγt。最近的一项研究表明，LPS 可以诱导 $CD4^{+}T$ 细胞产生 IL-17，进而可以通过不依赖淋巴毒素的途径诱导 CXCL13 和 CCL19 的产生，从而激活淋巴细胞的募集从而形成 iBALT（Rangel-Moreno et al.，2011）。BALT 的可诱导性对疫苗开发具有重要意义，有人提出可以用疫苗诱导 iBALT 形成并产生流感特异性 SIgA，进而发挥保护作用。

人的BALT一般位于气管叉的黏膜下层，正常状态下人的BALT结构不明显（Pabst，1990）。在健康人群中，约有 40%的青少年和儿童拥有 BALT，而成年人并没有 BALT（Delventhal et al.，1992；Brandtzaeg and Pabst，2004）。正常状态下人的 BALT 几乎没有什么功能，只有在慢性感染状态时才出现。

猪的气管和支气管壁中存在类似 PP 结样的淋巴组织集结，尤其是支气管叉附近集中了更多的淋巴组织（Siminia et al.，1989；杨倩等，2006）。气管上皮中的上皮内淋巴细胞和固有层中的淋巴细胞数量随着动物的发育逐渐增加。例如，动物刚出生几天内几乎没有上皮内淋巴细胞，20 日龄时则有少量分布，120 日龄时气管上皮中上皮内淋巴细胞和固有层中的淋巴细胞数量明显增多。猪的气管叉处淋巴组织特别发达，黏膜上皮中上皮内淋巴细胞和固有层中的淋巴细胞数量则更多。刚出生时仔猪气管叉外膜中淋巴组织直接与气管支气管淋巴结相连，20 日龄后气管叉外膜中淋巴组织与淋巴结已分开，形成气管叉外膜密集的淋巴组织和气管支气管淋巴结两个部分。有的动物淋巴结中可见明显的生发中心。

兔、鸡和火鸡的 BALT 与回肠 PP 结的结构十分相似。BALT 上皮为无纤毛、有不规则微绒毛的扁平上皮细胞，上皮细胞中浸润有大量淋巴细胞。上皮下的淋巴组织中有淋巴小结及毛细血管后微静脉。淋巴小结的体积、数量与日龄有关，在一定时期内随日龄增加，淋巴小结的数量增多且体积增大。淋巴组织中还含有巨噬细胞和异嗜性白细胞。鸡的 BALT 还渗透到肺内的支气管中，在肺二级支气管内及其末端的开口处具有较多的淋巴细胞，火鸡 BALT 主要在初级支气管内及初级支气管与二级支气管的交界处。

尽管 NALT 和 BALT 均属于呼吸系统中的黏膜相关淋巴组织，但 NALT 和 BALT 在发育上不尽相同。NALT 出生时开始发育，表现为 T 细胞和非淋巴细胞的小聚集体，B 细胞较少，此时 NALT 的 T 细胞主要为辅助 T 细胞，在鼻黏膜上皮内有少量的 T 细胞而无 B 细胞；在出生后 10 天时，NALT 已形成明确的 T 细胞区、B 细胞区，出生后 3 周发育成熟，其发育不依赖于抗原（Kiyono and Fukuyama，2004）。而 BALT 在出生时并不存在，出生后第 4 天才开始出现，第 4 周开始出现分离的 T 细胞区、B 细胞区，到第 12 周可观察到明确的 T 细胞区、B 细胞区，而且 BALT 的进一步发育需依赖于抗原，这点与 NALT 不同。BALT 与 PP 结的发育也不同，PP 结在出生时就已存在。在出生后第 12 天形成明确的 T 细胞区、B 细胞区、滤泡区和非滤泡区，在出生后 4 周发育成熟（Siminia et al.，1989），其发育也不依赖于抗原的存在。在形态学上，BALT 与 NALT 中淋巴细胞的排列形态和数量具有种属和个体差异。鼠的 BALT 可分为 B 细胞区和 T 细胞区，其中大约 40%的淋巴细胞为 T 细胞而 60%为 B 细胞（Siminia et al.，1989）。

三、肺内的淋巴组织

正常状态下由于肺几乎不接触外界的抗原，肺内淋巴组织发育得最差。肺内也会出现 BALT 的结构，但只有 8%±25%的人会出现。尽管肺组织本身并没有太多淋巴组织，但肺组织中分布有大量的毛细血管，血管内储存有大量的淋巴细胞，因此肺组织中含有大量的淋巴细胞。肺内的淋巴细胞数量大约与猪、小牛和羔羊的 PP 相似（Pabst and Trepel，1979）。如果给猪肺灌流，在 4h 内能收集到 1.5×10^9 个淋巴细胞（Pabst，1990）。肺的另一个特点是，支气管肺泡间也分布有较多的淋巴细胞，支气管肺泡间 10%的细胞大约是淋巴细胞（Pabst and Tschernig，1997）。将标记的淋巴细胞注射进猪的血管中，30min 后 10%的淋巴细胞出现在肺中（Pabst et al.，1990）。小肠中的淋巴细胞优先迁移到呼吸系统，如给小猪口服肺病原菌胸膜炎肺炎放线杆菌后，支气管肺泡中 T 细胞和浆细胞数量显著增加（Delventhal et al.，1992）。猪肠系膜淋巴结中的淋巴细胞可迁移到肺（Pabst，1990）。山羊输出纵隔淋巴中的 IgA^+细胞来源于小肠黏膜，而不是呼吸道（Pabst et al.，1984），这个现象符合“整合黏膜免疫系统”（integrated mucosal immune system）的理论（见第四章第八节）。此外，肺组织中还含有大量的 DC（见第四章第二节）。

第三节　生殖道免疫途径及其相关组织

女性生殖道与外界相通，但与消化道和呼吸道具有明显的不同，如生殖道（子宫颈和阴道）缺乏类似于肠派伊尔氏结的集合淋巴组织和典型的 M 细胞。但子宫黏膜固有层中依然分布有淋巴细胞、浆细胞和巨噬细胞。女性生殖道主要由子宫、子宫颈和阴道组成。人类和不同动物的生殖道结构也存在很大差异。人类可发生一些经性传播和生殖道感染的传染病，如人类免疫缺陷病毒（human immunodeficiency virus，HIV）、人乳头瘤病毒（human papilloma virus，HPV）、衣原体、奈瑟氏菌和单纯性疱疹病毒（herpes simplex virus）。不同的病原微生物在生殖道感染的部位也不同，如白色念珠菌和阴道毛滴虫喜欢寄生于阴道，而沙眼衣原体（*Chlamydia trachomatis*）和奈瑟淋病易感染子宫颈。HIV-1 是通过子宫颈内膜感染机体的（Miller et al.，2005）。HPV 主要感染变性带（transformation zone）附近。为了更好地理解生殖道免疫机制，首先要了解生殖道结构及其相关淋巴组织特点。

一、生殖道黏膜上皮

子宫和子宫颈黏膜上皮为单层柱状上皮，上皮内分布有淋巴细胞和白细胞，在山羊和猪的子宫颈和子宫角内膜上，分布有 $CD4^+$和 $CD8^+$T 淋巴细胞亚型，淋巴细胞与子宫内膜上皮细胞混合分布，分布在子宫颈和子宫角的淋巴细胞数量不同，受繁殖周期不同阶段的影响。人类阴道黏膜上皮为复层扁平上皮，子宫颈和阴道上皮内分布有 $CD4^+$、$CD8^+$T 淋巴细胞和 DC（Hu et al.，2000；Lohman et al.，1995；McChesney et al.，1998），阴道、宫颈阴道部的黏膜下有数量中等的 $CD68^+$巨噬细胞，在阴道和宫颈黏膜上皮分布有朗格汉斯细胞。阴道上皮细胞受激素周期变化影响，上皮既有免疫作用，又能耐受精子抗原。生殖道黏膜上皮细胞具有提呈抗原的功能，如阴道、子宫颈、子宫内膜上皮，抗原提呈能力受MHCⅡ类分子的限制。生殖道上皮均表达Toll样受体（Toll-like receptor，TLR），如TLR1、TLR2、TLR3、TLR5和TLR6，TLR4局限在宫颈内膜、子宫内膜和输卵管上皮表达，在生殖道的不同部位TLR表达量不同。TLR可直接对侵入的包括HIV-1在内的病原微生物进行识别和应答。阴道黏膜和分泌物中可表达表面活化蛋白A（SPA），SPA为一种先天性免疫因子，可刺激噬菌细胞产生氧化作用，调节其产生前炎性细胞因子，还能激活DC的趋化作用，促进其抗原提呈功能。SPA在阴道两层上皮细胞中均有存在：较深的中间层和表层。SPA是由阴道黏膜上皮细胞产生的，其有助于天然和适应性免疫应答，在生殖道，SPA也属于一种必需的机体防御系统。有人推测，SPA数量和性质发生变化会对生殖道的发病机制有重要影响。女性生殖道上皮细胞还能表达人防御素（human defensin，HD），HD具有广谱抗菌活性，对革兰氏阳性及阴性细菌、分枝杆菌、真菌有很强的杀灭作用，还能杀灭一些被膜病毒，如人类免疫缺陷病毒、疱疹病毒、流感病毒等。HD在阴道、宫颈、输卵管和子宫内膜均有表达，而且阴道鳞状上皮和宫颈阴道部鳞状上皮细胞有强烈表达。此外，上皮细胞还可以分泌巨噬细胞炎性因子。

女性生殖道上皮受性激素影响而发生周期性改变，生殖道内环境也不断发生变化，上皮细胞在这种不断变化的内环境中发挥其固有的免疫细胞样作用。母猪生殖道中，阴道上皮之间有少量淋巴细胞、白细胞及少量杯状细胞分布，上皮下固有层中淋巴细胞可穿行于上皮细胞间。对于人来说，巨噬细胞、DC等抗原提呈细胞在宫颈移行带及其周边组织出现较多，而阴道黏膜中APC的量较少。

二、生殖道相关淋巴组织特点

生殖道（子宫颈和阴道）缺乏集合淋巴结，但有报道，在人的子宫和子宫黏膜固有层中分布有集合淋巴结，内膜中心为B细胞，周围是大量$CD8^{+}CD4^{-}$T细胞，其外周是巨噬细胞形成的一个外环（Yeaman et al.，1997）。在女性生殖道中还发现有CD81细胞毒性T细胞的聚集（White et al.，1997；Hussain et al.，1992）。当然这些不足以说明生殖道具有集合淋巴结。

在非孕期子宫内膜淋巴细胞中，T细胞占46%～50%。在怀孕期T细胞数量减少至仅占20%，且2/3为抑制性T细胞（suppressor T cell，Ts细胞）。Ts细胞可能参与胚胎和妊娠的免疫调节。有研究认为，T细胞对妊娠有两种作用：一种为免疫营养作用，如Th2免疫及其相关细胞因子，如IL-6和IL-10等，有利于妊娠及正常胎盘正常生长发育；另一种为免疫杀伤作用，主要为通过Th1免疫及其有关因子，如IL-2、IFN-γ和TNF-α等，影响生殖功能，并使胚胎受到损害。有研究发现，原因不明不孕症患者子宫腔Th1免疫增强，表现为宫颈黏液中IL-2和TNF-α的含量明显增加。$CD4^{+}$T细胞在生殖道衣原体感染中发挥着重要的保护作用（Su and Caldwell，1995）。在雌性生殖道的小鼠模型中Th1型细胞可介导沙眼衣原体的黏膜免疫（Yang et al.，1996；Perry et al.，1997a；Johansson et al.，1997）。人类和小鼠的生殖道上皮内淋巴细胞主要是T细胞（Yeaman et al.，1998）。在雌性小鼠生殖道中还发现了MHCⅠ类分子和胸腺依赖的上皮内淋巴细胞

（intraepithelial lymphocyte，IEL），TCRγδ$^+$生殖道 IEL 是 CD8 及胸腺依赖的，IEL 不表达多变的 *V*δ 基因，而表达 *V*δ*1* 基因。感染 HIV-1 动物的阴道上皮内淋巴细胞中有大量葡糖胺聚糖-特异性 CD8$^+$T 细胞，这些细胞存在于上皮层和固有层中，表达活性分子 CD69，并产生 IFN。人类阴道和宫颈阴道部上皮内淋巴细胞主要是 CD8$^-$T 细胞，宫颈阴道部的 T 细胞表达趋化因子受体 CCR5，为 HIV-21 感染的协同受体。子宫内膜的 T 细胞 2/3 以上是 CD8$^+$ T 细胞，多表达 αβTCR，γδ T 细胞只占 5%～10%，并且在月经周期中相对稳定，输卵管、宫颈、阴道具有 CD2$^+$、CD3$^+$、CD8$^+$和 CD4$^+$ T 细胞（Yeaman et al.，1998）。CD3$^+$ T 细胞的溶细胞活性在宫颈和阴道较高，与月经周期无关（Wira et al.，1992），在子宫内的溶细胞活性受激素调节。女性生殖道还分布有 CD81 毒性 T 细胞（White et al.，1997；Hussain et al.，1992）。研究发现，HIV 感染的后期有 CD57$^+$T 细胞在组织内聚集。

所有生殖道黏膜中都分布有少量 B 细胞（Brandtzaeg，1997）。在恒河猴的阴道、宫颈阴道部、颈管内的生殖道黏膜下层都存在不同数量的 CD20$^+$ B 细胞，其数目和分布与月经周期无关。哺乳动物子宫内膜存在与自然杀伤细胞（natural killer cell，NK 细胞）具有相似的形态和功能特征的细胞群。其抗原表型主要为 CD56$^+$，能在 IL2 或 INF-α 作用下转化为激活的 NK 细胞而发挥作用。

阴道作为共同黏膜免疫系统的一部分，能诱导产生抗体反应（Challacombe et al.，1997）。人的阴道免疫（intravaginal immunization，IVAG）能诱导局部产生抗体反应（Johansson et al.，1998）。应用多聚阴离子 PRO 2000 配合 HIV-1 被膜糖蛋白（Env）-抗原通过阴道免疫可提高小鼠和兔子局部 IgA 和 IgG 水平（Wegmann et al.，2011）。

IVAG 在小动物上效果并不好（Thapar et al.，1991；O'Hagan et al.，1992，1993）。人阴道局部抗体反应在很大程度上受月经周期、激素的影响（Wira et al.，1994）。鼻腔免疫比阴道免疫更能诱导阴道产生局部免疫反应（Di Tommaso et al.，1996），因此，专家建议要想诱导阴道产生局部抗体免疫反应最好应用鼻腔免疫（Bergquist et al.，1997）。人的口腔免疫不能很好地诱导阴道产生局部免疫反应，而直肠免疫或鼻腔免疫能更好地诱导阴道产生局部免疫反应（Russell et al.，2002）。

与呼吸道和乳腺不同，生殖道不属于“整合黏膜免疫系统”的一个部分，因为肠系膜淋巴结的细胞并不向生殖道转移（Fritz et al.，1989）。

三、生殖道中的树突状细胞

树突状细胞在阴道黏膜分布的位置不同，位于上皮细胞层的 DC 称为朗格汉斯细胞（Langerhans cell，LC）；位于黏膜下组织的 DC 称为阴道黏膜下 DC（vaginal submucosal dendritic cell，SMDC）。皮肤表皮的 LC 和阴道上皮细胞的 LC 十分相似，但阴道上皮 LC 在形态、表型和功能上受到激素的影响。有人报道，雌性生殖道黏膜下层的经典树突状细胞（conventional dendritic cell，cDC）表达 CD11b$^+$、CD8$^+$和 F4/80$^+$，与肺和肠道相似（Zhao et al.，2003；Iijima et al.，2007）。在鼠阴道内，根据表达的 MHC Ⅱ类和其他 DC 标记，区分 4 个 LC 亚群(Parr et al.，1991)，分别为：I-A$^+$ F4/80$^+$、I-A$^+$F4/80$^-$、I$^-$A$^+$CD205$^+$和 I$^-$A$^+$CD205$^-$。这些亚群都不表达 CD11b、MOMA-1 和 MOMA-2（Parr et al.，1991）。阴道 LC 包括各种

大小和形状的 LC 颗粒，但不具有伯则克（Birbeck）颗粒（Parr et al.，1991），而且通过异硫氰酸荧光素(FITC)标记追踪证实LC可抓取凋亡的上皮细胞，经腔运输(Parr et al.,1990)。根据超微形态将小鼠阴道上皮的 LC 也分为 3 种类型（Young et al.，1985）：第一种类型位于动物发情后期和早期发情间期的蜕皮及萎缩的上皮细胞，具有活跃的蛋白质合成及吞噬作用；第二种类型包含致密体（一种溶酶体），位于发情间期和发情前期的增生上皮细胞中；第三类，与成熟的休眠 LC 一样，只位于发情后期的完全角质化上皮。这些研究都强调了阴道上皮 LC 受激素影响的复杂性。

在黏膜下层的 SMDC 呈 $CD11c^{+}CD11b^{+}MHC\,II^{+}$。在感染单纯疱疹病毒的早期，$CD11c^{+}CD11b^{+}DC$ 会迁移到被感染上皮细胞下的黏膜下层和附近的淋巴液中。附近的淋巴液中主要是 $CD11bhiCD8\alpha^{-}MHC\,II\,hi$ SMDC 迁移细胞(而不是 LC)(Zhao et al.，2003a)，附近的淋巴结产生 Th1 型细胞介导的抗病毒免疫，负责 $CD4^{+}T$ 细胞应答(Zhao et al.，2003a）。阴道内感染 HSV-2 后，浆细胞样树突状细胞（plasmacytoid dendritic cell，pDC）很快迁移到阴道黏膜，产生大量 IFN-α，提供局部黏膜保护力。阴道在受到沙眼衣原体（Kaushic et al.，2000）和 HSV-2（Gallichan and Rosenthal，1996）的感染时，性激素同时影响先天性免疫与适应性免疫，但是，激素如何影响 DC 仍然不清楚。

在正常稳态下，上皮的 LC 和黏膜下层的 SMDC 表达一些模式识别受体（pattern-recognition receptor，PRR），能够识别广泛的微生物，具有高噬菌作用。通过 PRR 识别病原菌后，LC 和 SMDC 经历一个成熟的过程，迁移到附近淋巴结并激活幼稚 T 细胞、B 细胞。

此外，生殖道中的树突状细胞在病毒的传播中也发挥一定作用。人类免疫缺陷病毒（human immunodeficiency virus，HIV）和猿猴免疫缺陷病毒（simian immunodeficiency virus，SIV）就能利用 DC 在宿主体内传播。无论是在体外实验模型中还是感染试验中，猴阴道复层上皮的朗格汉斯细胞都首先被感染（Spira et al.，1996；Hu et al.，2000；Kawamura et al.，2000）。利用 DC 转运艾滋病病毒可从黏膜位点移行到输出淋巴结 T 细胞区，在那里病毒可能仍保持完整，以未降解的形式呈递给 $CD4^{+}T$ 细胞。这可能与 DC 表面具有病毒的受体有关，如甘露糖 C 型凝集素 DC-SIGN 是一个艾滋病病毒外膜蛋白 gp120 的受体（Geijtenbeek et al.，2000）。

四、生殖道的 SIgA 抗体特点

生殖道黏膜可产生和分泌单体型 IgA 和多聚体型 IgA(polymeric form of IgA，pIgA)，pIgA 可抵抗黏膜表面蛋白酶的降解。子宫黏膜中多聚体型 IgA 好像少于单体型 IgA，在阴道分泌物中 pIgA 和单体型 IgA 约各占一半，相对于唾液和初乳中 IgA 有 95%是 pIgA，子宫液中 70%属于 pIgA，而阴道分泌物中 50%属于 pIgA。子宫颈部分泌物中 SIgA 约占 70%。pIgA 分泌物在子宫颈处最多，其次是子宫。pIgA 受激素的调控，如雌二醇可提高 SIgA 的浓度，而孕酮则抑制 pIgA 的产生（Wira et al.，1992）。

生殖道黏膜淋巴组织以 IgA 分泌细胞为主（占 80%），而全身淋巴组织（骨髓、淋巴结和脾脏）以 IgG 分泌细胞为主（潘勇等，1999）。除了 IgA 分泌细胞，子宫黏膜还分布有 IgG 分泌细胞。生殖道分泌物中 IgA 与 IgG 的比例均高于血清内的含量。多数研究表明，相对于唾液、肠液、泪液，人类子宫分泌液中 IgG 水平高于 IgA 水平，在猕猴和人类的女性生殖道存在大量的 IgG 分泌型浆细胞（Eriksson et al.，1998）。在不同部位 IgG 和 IgA 的比例也有所不同，如人类子宫颈和阴道分泌物中具有较高浓度的 IgG 和 IgA（Kozlowski et al.，2002；Woof and Mestecky，2005）；子宫内膜则以 IgG 分泌细胞为主，其次有 IgA 分泌细胞、巨噬细胞、细胞毒 T 细胞、嗜酸性粒细胞和肥大细胞等活性因子（Gills and Peter，2001）；内外子宫颈黏膜含有的抗体分泌细胞数最多，主要分泌 IgA（Kutteh et al.，1994，1988）。所以 IgG 和 SIgA 在阻止经性传播的病原菌方面有重要的作用。此外，子宫颈和宫腔内的补体活性也均高于生殖道的其他部位。

第四节　禽类黏膜相关淋巴组织

禽类的免疫系统与哺乳动物的差别很大，如缺乏淋巴结，鸡没有真正的淋巴结。在一些水禽中如鸭、鹅和天鹅有少量典型的淋巴结。此外，禽类的中枢免疫器官法氏囊和胸腺在性成熟后逐渐萎缩退化，因此，家禽黏膜免疫系统在抵抗外来病原微生物中发挥重要的作用（Glisson，1998；Villegas，1998）。家禽黏膜免疫系统由呼吸道、胃肠道、生殖道黏膜及某些外分泌腺（唾液腺、哈德氏腺等）黏膜相关的淋巴组织组成。呼吸道黏膜相关淋巴组织包括鼻腔相关淋巴组织（nasal associated lymphoid tissue，NALT）、支气管相关淋巴组织（bronchus associated lymphoid tissue，BALT）、分散在黏膜下方的弥散淋巴组织及各种免疫活性细胞、眼结膜相关淋巴组织（conjunctiva associated lymphoid tissue，CALT）、哈德氏腺（Harderian gland，HG）、鼻侧的腺体（paranasal gland，PG）等。胃肠道黏膜相关淋巴组织包括派伊尔氏结（Peyer's patch，PP）、腔上囊（bursa of Fabricius）、麦克尔憩室（Meckel's diverticulum，MD）、盲肠扁桃体（caecal tonsil，CT），以及弥散分布于肠道上皮层和固有层中的淋巴细胞，包括肠上皮内淋巴细胞（intestinal intraepithelial lymphocyte，iIEL）和固有层淋巴细胞（lamina propria lymphocyte，LPL）（Lillehoj and Trout，1996）。

一、禽类鼻腔相关淋巴组织

鸡和鸭鼻腔的中后部、中鼻甲的底部和鼻后口两侧分布有鼻腔相关淋巴组织（图 3-5），NALT 主要由淋巴小结和弥散的淋巴组织构成（闫梦菲等，2014；Kang et al.，2014），淋巴小结常常出现生发中心，生发中心的顶部和周围覆盖着一层由密集的 $CD4^{+}T$ 细胞构成的小结帽，同时构成鸡 NALT 的淋巴小结由无纤毛的上皮细胞层覆盖。家禽鼻腔中 $CD8^{+}T$ 细胞弥散分布于黏膜上皮层和固有层，$CD4^{+}T$ 细胞则主要密集分布在黏膜上皮层下，$Ig^{+}B$ 细胞在 NALT 中的分布与 $CD8^{+}T$ 细胞类似（Ohshima and Hiramatsu，2000）。

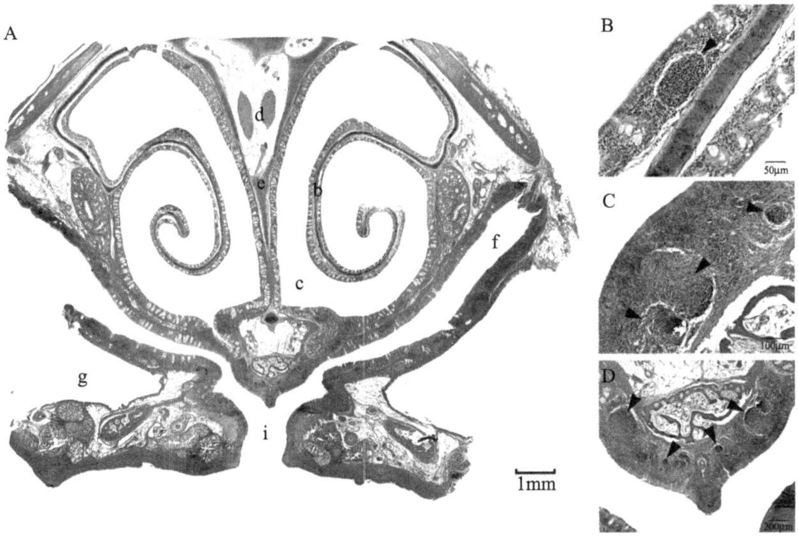

图 3-5　鸡鼻腔相关淋巴组织（HE 染色）

A. 鸡鼻腔后部横断面全景扫描： b. 中鼻甲；c. 鼻道；d. 三叉神经视神经；e. 鼻中隔；f. 中鼻甲外侧；g. 眶下窦；i. 鼻后口。B. 中鼻甲黏膜下淋巴滤泡。C. 鼻后口两侧 NALT。D. 鼻中隔 NALT

二、禽类支气管相关淋巴组织

家禽气管中有类似回肠集合淋巴结的淋巴组织的集结，特别是在气管的分叉处（Fagerland et al.，1993），称为支气管相关淋巴组织（bronchus associated lymphoid tissue，BALT）。BALT 在禽类中的分布频率要远远高于其他物种，它的结构和功能与禽类的年龄有关，当禽类达到 6～8 周龄时，BALT 才发育完全（Reese et al.，2006）。成熟的 BALT 为滤泡样的淋巴细胞聚集，中心为由小淋巴细胞包裹的生发中心，滤泡表面覆有一层滤泡相关上皮，鸡和火鸡的 BALT 生发中心是由一层密集的 $CD4^{+}$T 细胞构成的小结帽包裹。BALT 中 $CD8^{+}$T 细胞则弥散分布于黏膜上皮层，很少分布于生发中心。

三、禽类眼结膜相关淋巴组织

家禽的眼结膜相关淋巴组织（conjunctiva associated lymphoid tissue，CALT）主要分布在下眼睑的结膜下方，鸡 CALT 主要分布在眼睑近端的眼结膜穹隆部，以 25 天的雏鸡发育为最大。禽类的 CALT 在黏膜免疫中发挥重要的作用（Fix and Arp，1989；Maslak and Reynolds，1995）。

哈德氏腺（Harderian gland，HG）是禽类眼窝内的一个分泌性腺体，亦称瞬膜腺、第三眼睑腺或副泪腺（glandula accessories lacrimalis），它同时也是十分重要的眼局部黏膜免疫组织，对上呼吸道等的免疫有重要作用。

Johann Jacob Harder 在 1694 年首次报道了哈德氏腺的存在，并且发现大部分陆地脊椎动物都具有哈德氏腺，但以禽类发育得最好。发育良好的哈德氏腺通常呈现淡红色或褐红色，带状，位于眶内眼球腹侧和后内侧，疏松地附着在眶周筋膜上，成年鸡哈德氏腺的体积大约为 17.3mm×7.4mm×2.2mm，平均质量为 82.4mg（罗克，1983）。

哈德氏腺是一个外分泌腺，为复管泡状腺，结缔组织被膜将实质分隔成许多大小不等的小叶。腺泡由三级收集管和次级收集管汇合成一根主导管，开口于瞬膜与巩膜间形成的穹窿内角，其分泌物有润洗和清洗角膜的作用，更重要的是它含有丰富的淋巴样细胞，能接受抗原刺激，分泌特异性抗体 SIgA 进入眼眶内，汇于眼泪中，发挥免疫中和作用（Powell and Aitken，1979）；同时，其 SIgA 也可沿鼻泪管进入呼吸道，汇合于呼吸道黏膜分泌物中，参与上呼吸道局部免疫应答（阴天榜和刘庆友，1998）。哈德氏腺间隙中有大量的淋巴样细胞，其中主要是浆细胞，而且随着日龄的增长，越来越多的浆细胞胞质内形成 PAS 阳性的 Russeu 小体（Wight et al.，1971）。初出壳雏鸡的哈德氏腺浆细胞数量是很少的，但在 45 日龄时可见大量浆细胞。

鸡哈德氏腺具有典型淋巴上皮结构，上皮间隙内含有丰富的浆细胞。有人证实哈德氏腺的淋巴细胞来源于法氏囊。例如，切除法氏囊，哈德氏腺中的浆细胞数量显著减少；用 ^{3}H 胸苷标记方法也证明，哈德氏腺中的大量淋巴细胞来源于法氏囊。但也有人证实哈德氏腺的发育与法氏囊没有关系。例如，在胚胎孵化期切除法氏囊，不影响哈德氏腺的淋巴上皮结构发育（Kittner and Olah，1980）；在 3 日龄鸡胚接种睾丸素酮抑制法氏囊发生，也并不影响哈德氏腺的发生，表明哈德氏腺可能是独立于法氏囊之外的淋巴组织。Baba 等（1988）研究发现，切除禽类哈德氏腺可明显减少泪液中免疫球蛋白各亚型浓度及特异性抗体滴度，而切除泪腺后，泪液中免疫球蛋白各亚型浓度及特异性抗体滴度不受影响，证明哈德氏腺在禽类的局部免疫中发挥重要作用。

四、禽类派伊尔氏结

鸡的派伊尔氏结（Peyer's patch，PP）位于回肠中段，肠黏膜内侧面可见粉红色圆斑，雏鸡有 6 个 PP 结，随后 PP 结随着鸡日龄的增加而减少，最后成年鸡只剩下一个 PP 结（Glick et al.，1981；Befus et al.，1980）。禽类 PP 结的结构与哺乳动物的 PP 结非常相似（Yasuda et al.，2002；Muir et al.，2000），它是由多个淋巴滤泡聚集成的黏膜相关淋巴组织。PP 结具有典型的二级淋巴器官结构，可分为 3 个区：滤泡区、滤泡间区和上皮下圆顶区。滤泡区主要由 B 细胞组成，滤泡中心有生发中心。滤泡间区以 T 细胞为主，是胸腺依赖区。上皮下圆顶区是指微皱褶细胞和滤泡间的区域，其中既有 T 细胞，又有 B 细胞。

五、禽类盲肠扁桃体

盲肠扁桃体（caecal tonsil，CT）是家禽最大的肠相关淋巴组织（Yurong et al.，2005）。鸡盲肠扁桃体发育成熟较迟，雏鸡的盲肠扁桃体还尚未发育，直到 5 周龄时鸡 CT 才发育成熟（张立世等，2011）。发育成熟的 CT 结构类似于 PP 结，由密集型淋巴组织和弥散型淋巴组织组成，$CD8^{+}$ T 细胞主要分布在上皮下固有层中，$CD4^{+}$T 细胞大多位于固有层中部或深部的生发中心周围，在盲肠扁桃体的生发中心，既有 T 细胞存在也有 B 细胞分布（栾维民等，2008；杨树宝等，2009）。此外，盲肠中还分布有一些体积较小的淋巴小结，尤其是靠近盲肠的盲端。

六、禽类腔上囊

腔上囊是位于禽类泄殖腔背侧中央的一个盲囊状结构，是禽类的中枢免疫器官，同样与消化道的黏膜免疫有一定关系，也是消化道黏膜免疫的诱导部位。腔上囊随着禽类的年龄而发生变化，鸡 3～4 月龄时腔上囊发育成熟，体积达到最大，此时腔上囊中将会有 10 000 个孤立的淋巴滤泡，随后腔上囊开始随着鸡年龄的增加而萎缩。有研究表明，在腔上囊退化之前，肠道末端的抗原处理主要由腔上囊完成，而随着腔上囊不断退化，抗原处理转而由盲肠扁桃体来完成（Lillehoj and Trout，1996；del Cacho et al.，1993）。

七、禽类肠憩室

肠憩室（Meckel’s diverticulum，MD）是禽类独特的淋巴组织。肠憩室分布在十二指肠和空肠的连接处。鸡在出生时肠憩室并不存在，出生后开始发育，发育成熟较迟。直到 5～7 周龄时鸡肠憩室中的淋巴组织才开始发育，鸡 10 周龄时发育成熟（Besoluk et al.，2002）。肠憩室中的淋巴组织能够持续存在到鸡 21 月龄。目前关于它的功能还没有完全研究清楚，但是有研究表明肠憩室中能够产生大量的浆细胞（Olah et al.，1984）。

八、生殖道相关淋巴组织

禽类生殖道相关淋巴组织和哺乳动物有很大的差别。雌性禽类生殖道中的淋巴细胞和淋巴滤泡主要分布在卵巢和输卵管中。在卵巢上皮细胞下，弥散分布有许多的 IgA 分泌型 B 细胞。卵巢是母鸡向鸡胚输送母源抗体的重要位点，这些母源抗体包括卵白中的 IgA 和 IgM 及卵黄中的 IgY（Kimijima et al.，1990）。T 细胞弥散分布于卵巢和输卵管中，$CD4^+$T 细胞主要分布于黏膜固有层中，$CD8^+$T 细胞主要分布于上皮内，构成了上皮内淋巴细胞（Withanage et al.，1997）。由于禽类生殖道与消化道最后段相合并，很难进行生殖道免疫，因此，有关禽类生殖道相关淋巴组织和生殖道免疫的研究很少。

参 考 文 献

李鹏成，刘志学，高君恺. 2010. 猪呼吸道 IgA 和 IgG 分泌细胞的分布. 畜牧兽医学报, 41(7): 873-877.

李正平，李鹏成，杨倩. 2011. 山羊咽扁桃体和咽鼓管扁桃体的组织结构观察. 畜牧兽医学报, 43(1): 133-137.

李正平，杨倩. 2012. 胆酸钠对山羊鼻腔相关扁桃体黏膜上皮吸收灭活病毒的影响. 南京农业大学学报, (4): 94-98.

栾维民，杨树宝，杨丽华，等. 2008. 鸡盲肠扁桃体中 T 淋巴细胞及其亚群的发育. 中国兽医科学, 38(4): 338-341.

罗克. 1983. 家禽解剖学与组织学. 福州：福建科学技术出版社.

潘勇，顾正，左嘉客. 1999. 局部免疫和避孕疫苗. 生殖与避孕, 19(6): 328-334.

闫梦菲，康海泓，杨倩.2014.鸡鼻腔组织特点及鼻相关淋巴组织分布的研究.畜牧兽医学报，45(12)：2043-2049.

杨倩, 庾庆华, 李玉磊. 2006. 猪呼吸道淋巴组织发育的亚显微结构变化. 畜牧兽医学报, 37(4): 374-378.
杨树宝, 张英楠, 高晶晶. 2009. 鸡盲肠扁桃体中 B 淋巴细胞的发育. 中国兽医科学, 39(11): 999-1002.
阴天榜, 刘庆友. 1998. 家禽免疫学. 北京: 中国农业科技出版社.
张立世, 杨树宝, 姜云垒. 2011. 鸡盲肠扁桃体组织结构早期发育的动态观察. 家禽科学, (4): 10-12.
Abbey K, Kawabata I. 1988. Computerized three-dimensional reconstruction of the crypt system of the palatine tonsil. Acta Oto-Laryngologica, 105(454): 39-42.
Adachi S, Yoshida H, Honda K, et al. 1998. Essential role of IL-7 receptor alpha in the formation of Peyer's patch anlage. International Immunology, 10(1): 1-6.
Adachi S, Yoshida H, Kataoka H, et al. 1997. Three distinctive steps in Peyer's patch formation of murine embryo. International Immunology, 9(4): 507-514.
Anderson J C. 1974. The response of the tonsil and associated lymph nodes of gnotobiotic piglets to the presence of bacterial antigen in the oral cavity. Journal of Anatomy, 117(1): 191-198.
Andersson J, Abrams J, Bjork L, et al. 1994. Concomitant in vivo production of 19 different cytokines in human tonsils. Immunology, 83(1): 16-24.
Asakura K, Saito H, Hata M, et al. 1998. Antigen-specific IgA response of NALT and cervical lymph node cells in antigen-primed rats. Acta Oto-Laryngologica, 118(6): 859-863.
Asanuma H, Thompson A H, Iwasaki T, et al. 1997. Isolation and characterization of mouse nasal-associated lymphoid tissue. Journal of Immunological Methods, 202(2): 123-131.
Asselin-Paturel C, Brizard G, Pin J J, et al. 2003. Mouse strain differences in plasmacytoid dendritic cell frequency and function revealed by a novel monoclonal antibody. Journal of Immunology, 171(12): 6466-6477.
Baba T, Nasumoto K, Nishida S, et al. 1988. Hardeian gland dependency of immunoglobulin A production in the lacrimal fluid of chicken. Immunology, 65(1): 67-71.
Baekkevold E S, Yamanaka T, Palframan R T, et al. 2001. The CCR7 ligand ELC(CCL19)is transcytosed in high endothelial venules and mediates T cell recruitment. Journal of Experimental Medicine, 193(9): 1105-1111.
Bailey M, Plunkett F, Clarke A, et al. 1998. Activation of T cells from the intestinal lamina propria of the pig. Scandinavian Journal of Immunology, 48(2): 177-182.
Banchereau J, Briere F, Liu Y J, et al. 1994. Molecular control of B lymphocyte growth and differentiation. Stem Cells, 12(3): 278-288.
Befus A D, Johnston N, Leslie G A, et al. 1980. Gut-associated lymphoid tissue in the chicken. I. Morphology, ontogeny, and some functional characteristics of Peyer's patches. Journal of Immunology, 125(6): 2626-2632.
Belz G T, Heath T J. 1995. The epithelium of canine palatine tonsils. Anatomy and Embryology, 192(2): 189-194.
Belz G T. 1998a. Intercellular and lymphatic pathways associated with tonsils of the soft palate in young pigs. Anatomy and Embryology, 197(4): 331-340.
Belz G T. 1998b. An unusual structure of venules in tonsils of the soft palate of young pigs. Journal of

Anatomy, 192(1): 131-135.

Bergquist C, Johansson E L, Lagergard T, et al. 1997. Intranasal vaccination of humans with recombinant cholera toxin B subunit induces systemic and local antibody responses in the upper respiratory tract and the vagina. Infection and Immunity, 65(7): 2676-2684.

Besoluk K, Eken E, Boydak M, et al. 2002. Morphological studies on Meckel's diverticulum in geese(Anser anser domesticus). Anatomia Histologia Embryologia, 31(5): 290-292.

Bienenstock J, Befus D. 1984. Gut- and bronchus-associated lymphoid tissue. American Journal of Anatomy, 170(3): 437-445.

Bienenstock J, McDermott M R. 2005. Bronchus- and nasal-associated lymphoid tissues. Immunological Reviews, 206: 22-31.

Bienenstock J, McDermott M, Clancy R. 1999. Respiratory tract defenses: role of mucosal lymphoid tissues. *In*: Mestecky J, Lamm M E, Strober W, et al. Mucosal Immunology. San Diego: Academic Press: 283-292.

Bilsborough J, George T C, Norment A, et al. 2003. Mucosal CD8alpha+ DC, with a plasmacytoid phenotype, induce differentiation and support function of T cells with regulatory properties. Immunology, 108(4): 481-492.

Bjorck P, Flores-Romo L, Liu Y J. 1997. Human interdigitating dendritic cells directly stimulate CD40-activated naive B cells. European Journal of Immunology, 27(5): 1266-1274.

Brachtel E F, Washiyama M, Johnson G D, et al. 1996. Differences in the germinal centres of palatine tonsils and lymph nodes. Scandinavian Journal of Immunology, 43(3): 239-247.

Brandtzaeg P, Farstad I N, Johansen F E, et al. 1999. The B-cell system of human mucosae and exocrine glands. Immunological Reviews, 171: 45-87.

Brandtzaeg P, Halstensen T S. 1992. Immunology and immunopathology of tonsils. Advances in Oto-Rhino-Laryngology, 47: 64-75.

Brandtzaeg P, Jahnsen F, Farstad I. 1996. Immune functions and immunopathology of the mucosa of the upper respiratory pathways: paper by invitation. Acta Oto-Laryngologica, 116(2): 149-159.

Brandtzaeg P, Pabst R. 2004. Let's go mucosal: communication on slippery ground. Trends in Immunology, 25(11): 570-577.

Brandtzaeg P. 1996. The B-cell development in tonsillar lymphoid follicles. Acta Oto-laryngologica. Supplementum, 523: 55-59.

Brandtzaeg P. 1997. Mucosal immunity in the female genital tract. Journal of Reproductive Immunology, 36(1-2): 23-50.

Brandtzaeg P. 2002. The secretory immunoglobulin system: regulation and biological significance. Focusing on human mammary glands. Advances in Experimenral Medicine and Biology, 503: 1-16.

Brownstein D G, Rebar A H, Bice D E, et al. 1980. Immunology of the lower respiratory tract. Serial morphologic changes in the lungs and tracheobronchial lymph nodes of dogs after intrapulmonary immunization with sheep erythrocytes. American Journal of Pathology, 98(2): 499-514.

Castelgyn C, Doom M, Lambrechts E, et al. 2010. Locations of gut-associated lymphoid tissue in the

3-month-old chicken: a review. Avian Pathology, 39(3): 143-150.

Cebra J J, Periwal S B, Lee G, et al. 1998. Development and maintenance of the gut-associated lymphoid tissue(GALT): the roles of enteric bacteria and viruses. Developmental and Comparative Immunology, 6(1-2): 13-18.

Cesta M F. 2006. Normal structure, function, and histology of mucosa-associated lymphoid tissue. Toxicologic Pathology, 34(5): 599-608.

Challacombe S J, Rahman D, O'Hagan D T. 1997. Salivary, gut, vaginal and nasal antibody responses after oral immunization with biodegradable microparticles. Vaccine, 15(2): 169-175.

Clark E A, Ledbetter J A. 1994. How B and T cells talk to each other. Nature, 367(6462): 425-428.

Cleary P P, Zhang Y, Park H S. 2004. Nasal associated lymphoid tissue & M cells, a window to persistent streptococcal infections. Indian Journal of Medical Research, 119:57-60.

Cocquyt G, Baten T, Simoens P, et al. 2005. Anatomical localisation and histology of the ovine tonsils. Veterinary Immunology and Immunopathology, 107(1-2): 79-86.

Coffman R L, Lebman D A, Shrader B. 1989. Transforming growth factor-beta specifically enhances IgA production by lipopolysaccharide-stimulated murine lymphocytes-B. Journal of Experimental Medicine, 170(3): 1039-1044.

Cooper M D, Perey D Y, McKneally M F, et al. 1966. A mammalian equivalent of the avian bursa of Fabricius. Lancet, 1(7452): 1388-1391.

Cornes J S. 1965. Peyer's patches in the human gut. Proceedings of the Royal Society of Medicine, 58(9): 716.

Crago S S, Kutteh W H, Moro I, et al. 1984. Distribution of IgA1-, IgA2-, and J chain-containing cells in human tissues. Journal of Immunology, 132(1): 16-18.

Csencsits K L, Jutila M A, Pascual D W. 1999. Nasal-associated lymphoid tissue: phenotypic and functional evidence for the primary role of peripheral node addressin in naive lymphocyte adhesion to high endothelial venules in a mucosal site. Journal of Immunology, 163(3): 1382-1389.

Curran R M, Donnelly L, Morrow R J, et al. 2009. Vaginal delivery of the recombinant HIV-1 clade-C trimeric gp140 envelope protein CN54gp140 within novel rheologically structured vehicles elicits specific immune responses. Vaccine, 27(48): 6791-6798.

Davis S S. 2001. Nasal vaccines. Adv Drug Deliv Rev, 51:21-42.

Debertin A S, Tschernig T, Tonjes H, et al. 2003. Nasal-associated lymphoid tissue(NALT): frequency and localization in young children. Clinical and Experimental Immunology, 134(3): 503-507.

del Cacho E, Gallego M, Sanz A, et al. 1993. Characterization of distal lymphoid nodules in the chicken caecum. The Anatomical Record, 237(4): 512-517.

Delventhal S, Hensel A, Petzoldt K, et al. 1992. Cellular changes in the bronchoalveolar lavage(BAL)of pigs, following immunization by the enteral or respiratory route. Clinical and Experimental Immunology, 90(2): 223-227.

Di Tommaso A, Saletti G, Pizza M, et al. 1996. Induction of antigen-specific antibodies in vaginal secretions by using a nontoxic mutant of heat-labile enterotoxin as a mucosal adjuvant. Infection and Immunity, 64(3): 974-979.

Dieu M C, Vanbervliet B, Vicari A, et al. 1998. Selective recruitment of immature and mature dendritic cells by distinct chemokines expressed in different anatomic sites. Journal of Experimental Medicine, 188(2): 373-386.

Dranoff G. 2004. Cytokines in cancer pathogenesis and cancer therapy. Nature Reviews Cancer, 4(1): 11-22.

Engelhardt H, Croy B A, King G J. 2002. Conceptus influences the distribution of uterine leukocytes during early porcine pregnancy. Biology of Reproduction, 66(6): 1875-1880.

Eriksson K, Quiding-Jarbrink M, Osek J, et al. 1998. Specific-antibody-secreting cells in the rectums and genital tracts of nonhuman primates following vaccination. Infection and Immunity, 66(12): 5889-5896.

Ermak T H, Owen R L. 1986. Differential distribution of lymphocytes and accessory cells in mouse Peyer's patches. The Anatomical Record, 215(2): 144-152.

Fagarasan S, Kinoshita K, Muramatsu M, et al. 2001. In situ class switching and differentiation to IgA-producing cells in the gut lamina propria. Nature, 413(6856): 639-643.

Fagerland J A, Arp L H. 1993. Structure and development of bronchus-associated lymphoid tissue in conventionally reared broiler chickens. Avian Diseases, 37(1): 10-18.

Fix A S, Arp L H. 1989. Conjunctiva-associated lymphoid tissue(CALT)in normal and Bordetella avium-infected turkeys. Veterinary Pathology, 26(3): 222-230.

Fix A S, Arp L H. 1991. Particle uptake by conjunctiva-associated lymphoid tissue(CALT)in turkeys. Avian Diseases, 35(1): 100-106.

Frieke Kuper C, Koornstra P J, Hameleers D M, et al. 1992. The role of nasopharyngeal lymphoid tissue. Immunol Today, 13(6): 219-224.

Fritz F J, Westermann J, Pabst R. 1989. The mucosa of the male genital tract; part of the common mucosal secretory immune system? European Journal of Immunology, 19(3): 475-479.

Fujihara K, Kuki K, Kimura T, et al. 1988. An architecture of capillary vessels of the palatine tonsils studied by scanning electron microscope-with special references to comparison with the tonsillar cryptscopic images. Auris, Nasus, Larynx, 15(3): 191-197.

Fujimura Y. 2000. Evidence of M cells as portals of entry for antigens in the nasopharyngeal lymphoid tissue of humans. Virchows Archiv-an International Journal of Pathology, 436(6): 560-566.

Fujimura Y, Takeda M, Ikai H, et al. 2004. The role of M cells of human nasopharyngeal lymphoid tissue in influenza virus sampling. Virchows Arch, 444(1): 36-42.

Fukuiwa T, Sekine S, Kobayashi R, et al. 2008. A combination of Flt3 ligand cDNA and CpG ODN as nasal adjuvant elicits NALT dendritic cells for prolonged mucosal immunity. Vaccine, 26(37): 4849-4859.

Fukuyama S, Hiroi T, Yokota Y, et al. 2002. Initiation of NALT organogenesis is independent of the IL-7R, LTβR, and NIK signaling pathways but requires the Id2 gene and CD3− CD4+ CD45+ cells. Immunity, 17(1): 31-40.

Fukuyama S, Nagatake T, Kim D Y, et al. 2006. Cutting edge: uniqueness of lymphoid chemokine requirement for the initiation and maturation of nasopharynx-associated lymphoid tissue organogenesis. Journal of Immunology, 177(7): 4276-4280.

Gallichan W S, Rosenthal K L. 1996. Effects of the estrous cycle on local humoral immune responses and protection of intranasally immunized female mice against herpes simplex virus type 2 infection in the genital tract. Virology, 224(2): 487-497.

Gebert A. 1995. Identification of M-cells in the rabbit tonsil by vimentin immunohistochemistry and in vivo protein transport. Histochemistry and Cell Biology, 104(3): 211-220.

Gebert A. 1996. M-cells in the rabbit tonsil exhibit distinctive glycoconjugates in their apical membranes. Journal of the Histochemistry Society, 44(9): 1033-1042.

Gebert A. 1997a. M cells in the rabbit palatine tonsil: the distribution, spatial arrangement and membrane subdomains as defined by confocal lectin histochemistry. Anatomy and Embryology, 195(4): 353-358.

Gebert A. 1997b. The role of M cells in the protection of mucosal membranes. Histochemistry and Cell Biology, 108(6): 455-470.

Gebert A, Rothkotter H J, Pabst R. 1996. M cells in Peyer's patches of the intestine. International Review of Cytology, 167: 91-159.

Geijtenbeek T B, Kwon D S, Torensma R, et al. 2000. DC-SIGN, a dendritic cell–specific HIV-1-binding protein that enhances trans-infection of T cells. Cell, 100(5): 587-597.

Georg K. 2005. Nasal-associated lymphoid tissue. *In*: Mestecky J, Lamm M E, Strober W, et al. Mucosal Immunology. San Diego: Academic Press.

Gills V, Peter M J, Paul G 2001. Clinical Immunity. UK: Harcourt Publishers Ltd.

Girard J P, Springer T A. 1995. High endothelial venules(HEVs): specialized endothelium for lymphocyte migration. Immunol Today, 16(9): 449-457.

Glick B, Holbrook K A, Olah I, et al. 1981. An electron and light microscope study of the caecal tonsil: the basic unit of the caecal tonsil. Developmental and Comparative Immunology, 5(1): 95-104.

Glick B, Olah I. 1981. Gut-associated-lymphoid tissue of the chicken. Scanning Electron Microscopy, (Pt 3): 99-108.

Glisson J R. 1998. Bacterial respiratory disease of poultry. Poultry Science, 77(8): 1139-1142.

Gohda M, Kunisawa J, Miura F, et al. 2008. Sphingosine 1-phosphate regulates the egress of IgA plasmablasts from Peyer's patches for intestinal IgA responses. Journal of Immunology, 180(8): 5335-5343.

Goitsuka R, Fujimure Y, Mamada H, et al. 1998. BASH, a novel signaling molecule preferentially expressed in B cells of the bursa of Fabricius. Journal of Immunology, 161 (11): 5804-5808

Graeme-Cook F, Bhan A K, Harris N L. 1993. Immunohistochemical characterization of intraepithelial and subepithelial mononuclear cells of the upper airways. American Journal of Pathology, 143(5): 1416-1422.

Griebel P J, Hein W R. 1996. Expanding the role of Peyer's patches in B-cell ontogeny. Immunol Today, 17(1): 30-39.

Hamada H, Hiroi T, Nishiyama Y, et al. 2002. Identification of multiple isolated lymphoid follicles on the antimesenteric wall of the mouse small intestine. Journal of Immunology, 168(1): 57-64.

Harkema J R, Plopper C G, Hyde D M, et al. 1987. Nonolfactory surface epithelium of the nasal cavity of the bonnet monkey: a morphologic and morphometric study of the transitional and respiratory epithelium. American Journal of Anatomy, 180(3): 266-279.

Harmsen A, Kusser K, Hartson L, et al. 2002. Cutting edge: organogenesis of nasal-associated lymphoid tissue(NALT)occurs independently of lymphotoxin-alpha(LT alpha)and retinoic acid receptor-related orphan receptor-gamma, but the organization of NALT is LT alpha dependent. Journal of Immunology, 168(3): 986-990.

Haynes B F, Shattock R J. 2008. Critical issues in mucosal immunity for HIV-1 vaccine development. Journal of Allergy and Clinical Immunology, 122(1): 3-9.

Heinen E, Cormann N, Kinet-Denoel C. 1988. The lymph follicle: a hard nut to crack. Immunol Today, 9(7-8): 240-243.

Heritage P L, Brook M A, Underdown B J, et al. 1998. Intranasal immunization with polymer-grafted microparticles activates the nasal-associated lymphoid tissue and draining lymph nodes. Immunology, 93(2): 249-256.

Heritage P L, Underdown B J, Arsenault A L, et al. 1997. Comparison of murine nasal-associated lymphoid tissue and Peyer's patches. American Journal of Respiratory and Critical Care Medicine, 156(4 Pt 1): 1256-1262.

Hiller A S, Tschernig T, Kleemann W J, et al. 1998. Bronchus-associated lymphoid tissue(BALT)and larynx-associated lymphoid tissue(LALT)are found at different frequencies in children, adolescents and adults. Scandinavian Journal of Immunology, 47(2): 159-162.

Hiroi T, Iwatani K, Iijima H, et al. 1998. Nasal immune system: distinctive Th0 and Thl/Th2 type environments in murine nasal-associated lymphoid tissues and nasal passage, respectively. European Journal of Immunology, 28(10): 3346-3353.

Hoefakker S, van't Erve E H, Deen C, et al. 1993. Immunohistochemical detection of co-localizing cytokine and antibody producing cells in the extrafollicular area of human palatine tonsils. Clinical and Experimental Immunology, 93(2): 223-228.

Hopkins S, Kraehenbuhl J P, Schodel F, et al. 1995. A recombinant Salmonella typhimurium vaccine induces local immunity by four different routes of immunization. Infection and Immunity, 63(9): 3279-3286.

Howie A J. 1980. Scanning and transmission electron microscopy on the epithelium of human palatine tonsils. The Journal of Pathology, 130(2): 91-98.

Hu J, Gardner M B, Miller C J. 2000. Simian immunodeficiency virus rapidly penetrates the cervicovaginal mucosa after intravaginal inoculation and infects intraepithelial dendritic cells. Journal of Virology, 74(13): 6087-6095.

Hussain L A, Kelly C G, Fellowes R, et al. 1992. Expression and gene transcript of Fc receptors for IgG, HLA class Ⅱ antigens and Langerhans cells in human cervico-vaginal epithelium. Clinical and Experimental Immunology, 90(3): 530-538.

Igietseme J U, Magee D M, Williams D M, et al. 1994. Role for CD8+ T cells in antichlamydial immunity defined by *Chlamydia*-specific T-lymphocyte clones. Infection and Immunity, 62(11): 5195-5197.

Igietseme J U. 1996. Molecular mechanism of T-cell control of *Chlamydia* in mice: role of nitric oxide *in vivo*. Immunology, 88(1): 1-5.

Iwasaki A, Kelsall B L. 2000. Localization of distinct Peyer's patch dendritic cell subsets and their recruitment by chemokines macrophage inflammatory protein(MIP)-3α, MIP-3β, and secondary lymphoid organ chemokine. The Journal of Experimental Medicine, 191(8): 1381-1394.

Iwasaki A, Kelsall B L. 2001. Unique functions of CD11b(+), CD8 alpha(+), and double-negative Peyer's patch dendritic cells. Journal of Immunology, 166(8): 4884-4890.

Jackson L A, Austin G, Chen R T, et al. 2001. Safety and immunogenicity of varying dosages of trivalent inactivated influenza vaccine administered by needle-free jet injectors. Vaccine, 19(32): 4703-4709.

Jameson B, Baribaud F, Pohlmann S, et al. 2002. Expression of DC-SIGN by dendritic cells of intestinal and genital mucosae in humans and rhesus macaques. Journal of Virology, 76(4): 1866-1875.

Jeurissen S H, Janse E M, Koch G, et al. 1989. Postnatal development of mucosa-associated lymphoid tissues in chickens. Cell and Tissue Research, 258(1): 119-124.

Johansson E L, Rask C, Fredriksson M, et al. 1998. Antibodies and antibody-secreting cells in the female genital tract after vaginal or intranasal immunization with cholera toxin B subunit or conjugates. Infection and Immunity, 66(2): 514-520.

Johansson E L, Rudin A, Wassen L, et al. 1999. Distribution of lymphocytes and adhesion molecules in human cervix and vagina. Immunology, 96(2): 272-277.

Johansson M, Schon K, Ward M, et al. 1997. Genital tract infection with Chlamydia trachomatis fails to induce protective immunity in gamma interferon receptor-deficient mice despite a strong local immunoglobulin A response. Infection and Immunity, 65(3): 1032-1044.

Kanazawa T, Takashima Y, Tamura T, et al. 2010. Local gene expression and immune responses of vaginal DNA vaccination using a needle-free injector. International Journal of Pharmaceutics, 396(1-2): 11-16.

Kang H H, Yan M F, Yu Q H, et al.2014.Characterization of nasal cavity-associated lymphoid tissue in ducks.The Anatomical Record, 297(5): 916.

Karchev T, Kabakchiev P. 1984. M-cells in the epithelium of the nasopharyngeal tonsil. Rhinology, 22(3): 201-210.

Karchev T. 1988. Specialization of tonsils as analyzers of the human immune system. Acta Otolaryngol Suppl, 454: 23-27.

Kaushic C, Zhou F, Murdin A D, et al. 2000. Effects of estradiol and progesterone on susceptibility and early immune responses to *Chlamydia trachomatis* infection in the female reproductive tract. Infection and Immunity, 68(7): 4207-4216.

Kawamura T, Cohen S S, Borris D L, et al. 2000. Candidate microbicides block HIV-1 infection of human immature Langerhans cells within epithelial tissue explants. Journal of Experimental Medicine, 192(10): 1491-1500.

Kett K, Brandtzaeg P, Radl J, et al. 1986. Different subclass distribution of IgA-producing cells in human lymphoid organs and various secretory tissues. Journal of Immunology, 136(10): 3631-3635.

Kim S H, Lee K Y, Jang Y S. 2012. Mucosal immune system and M cell-targeting strategies for oral mucosal vaccination. Immune Network, 12(5): 165-175.

Kimijima T, Hashimoto Y, Kitagawa H, et al. 1990. Localization of immunoglobulins in the chicken oviduct. Nihon Juigaku Zasshi, 52(2): 299-305.

Kittner Z, Olah I. 1980. Contribution of chicken's central lymphoid organs to the cellular composition of the gland of Harder. Acta Botanica Academiae Scientiarum Hungaricae, 31(1-3): 177-185.

Kiyono H, Fukuyama S. 2004. NALT- versus Peyer's-patch-mediated mucosal immunity. Nature reviews. Immunology, 4(9): 699-710.

Kiyono H, Kunisawa J, McGhee J R, et al. 2008. The mucosal immune system. *In*: Paul W E. Fundamental Immunology. Philadelphia: Lippincott Williams & Wilkins.

Koburg E. 1967. Cell production and cell migration in the tonsil. *In*: Cottier H, Odartchenko N, Schindler R, et al. Germinal Centers in Immune Responses. Heidelberg: Springer: 176-182.

Koornstra P J, de Jong F I, Vlek L F, et al. 1991. The Waldeyer ring equivalent in the rat. A model for analysis of oronasopharyngeal immune responses. Acta Oto-Laryngologica, 111(3): 591-599.

Kozlowski P A, Williams S B, Lynch R M, et al. 2002. Differential induction of mucosal and systemic antibody responses in women after nasal, rectal, or vaginal immunization: influence of the menstrual cycle. Journal of Immunology, 169(1): 566-574.

Kumar P, Timoney J F. 2005. Histology, immunohistochemistry and ultrastructure of the equine tubal tonsil. Anatomia, Histologia, Embryologia, 34(3): 141-148.

Kunisawa J, Fukuyama S, Kiyono H. 2005. Mucosa-associated lymphoid tissues in the aerodigestive tract: their shared and divergent traits and their importance to the orchestration of the mucosal immune system. Current Molecular Medicine, 5(6): 557-572.

Kunisawa J, Kurashima Y, Kiyono H. 2012. Gut-associated lymphoid tissues for the development of oral vaccines. Adv Drug Deliv Rev. 64(6): 523-530.

Kunisawa J, Nochi T, Kiyono H. 2008. Immunological commonalities and distinctions between airway and digestive immunity. Trends in Immunology, 29(11): 505-513.

Kunisawa J, Takahashi I, Okudaira A, et al. 2002. Lack of antigen-specific immune responses in anti-IL-7 receptor alpha chain antibody-treated Peyer's patch-null mice following intestinal immunization with microencapsulated antigen. European Journal of Immunology, 32(8): 2347-2355.

Kuper C F, Koornstra P J, Hameleers D M, et al. 1992. The role of nasopharyngeal lymphoid tissue. Immunol Today, 13(6): 219-224.

Kurebayashi S, Ueda E, Sakaue M, et al. 2000. Retinoid-related orphan receptor gamma(RORgamma)is essential for lymphoid organogenesis and controls apoptosis during thymopoiesis. Proceedings of the National Academy of Sciences of the United States of America, 97(18): 10132-10137.

Kutteh W H, Hatch K D, Blackwell R E, et al. 1988. Secretory immune system of the female reproductive tract: I. Immunoglobulin and secretory component-containing cells. Obstetrics and Gynecology, 71(1): 56-60.

Kutteh W H, Mestecky J. 1994. Secretory immunity in the female reproductive tract. American Journal of Reproductive Immunology, 31(1): 40-46.

Landsverk T. 1984. Is the ileo-caecal Peyer's patch in ruminants a mammalian "bursa-equivalent"? Acta Pathologica, Microbiologica, Etimmunologica Scandinavica. Section A, Pathology, 92(1): 77-79.

Lee C S, Wooding F B, Morgan G. 1997. Quantitative analysis throughout pregnancy of intraepithelial large granular and non-granular lymphocyte distributions in the synepitheliochorial placenta of the cow.

Placenta, 18(8): 675-681.

Liebler-Tenorio E M, Pabst R. 2006. MALT structure and function in farm animals. Veterinary Research, 37(3): 257-280.

Lillehoj H S, Trout J M. 1996. Avian gut-associated lymphoid tissues and intestinal immune responses to Eimeria parasites. Clinical Microbiology Reviews, 9(3): 349-360.

Liu Y J, Arpin C. 1997. Germinal center development. Immunological Reviews, 156: 111-126.

Liu Y J, Barthelemy C, de Bouteiller O, et al. 1995. Memory B cells from human tonsils colonize mucosal epithelium and directly present antigen to T cells by rapid up-regulation of B7-1 and B7-2. Immunity, 2(3): 239-248.

Liu Z X, Yu Q H, Li P C, et al. 2012. Histological and ultrastructural examinations of porcine tonsils. The Anatomical Record, 295(4): 686-690.

Livingston J B, Lu S, Robinson H, et al. 1998. Immunization of the female genital tract with a DNA-based vaccine. Infection and Immunity, 66(1): 322-329.

Lohman B L, Miller C J, McChesney M B. 1995. Antiviral cytotoxic T lymphocytes in vaginal mucosa of simian immunodeficiency virus-infected rhesus macaques. Journal of Immunology, 155(12): 5855-5860.

Loo S, Chin K. 1974. Lymphoid tissue in the nasal mucosa of primates, with particular reference to intraepithelial lymphocytes. Journal of Anatomy, 117(Pt 2): 249.

Lowden S, Heath T. 1992. Lymph pathways associated with Peyer's patches in sheep. Journal of Anatomy, 181(2): 209-217.

Lowden S, Heath T. 1994. Ileal Peyer's patches in pigs: intercellular and lymphatic pathways. The Anatomical Record, 239(3): 297-305.

MacLennan I C. 1994. Germinal centers. Annual Review of Immunology, 12(1): 117-139.

MacPherson G G, Jenkins C D, Stein M J, et al. 1995. Endotoxin-mediated dendritic cell release from the intestine. Characterization of released dendritic cells and TNF dependence. Journal of Immunology, 154(3): 1317-1322.

Maeda S, Mogi G, Oh M. 1982. Microcrypt extensions of tonsillar crypts. The Annals of Otology, Rhinology & Laryngology, Supplement, 94: 1-8.

Mair T S, Batten E H, Stokes C R, et al. 1987. The histological features of the immune system of the equine respiratory tract. Journal of Comparative Pathology, 97(5): 575-586.

Mair T, Batten E, Stokes C, et al. 1988. The distribution of mucosal lymphoid nodules in the equine respiratory tract. Journal of Comparative Pathology, 99(2): 159-168.

Makala L H, Kamada T, Nishikawa Y, et al. 2000. Ontogeny of pig discrete Peyer's patches: distribution and morphometric analysis. Pathobiology, 68(6): 275-282.

Makala L H, Suzuki N, Nagasawa H. 2002. Peyer's patches: organized lymphoid structures for the induction of mucosal immune responses in the intestine. Pathobiology, 70(2): 55-68.

Maslak D M, Reynolds D L. 1995. B cells and T-lymphocyte subsets of the head-associated lymphoid tissues of the chicken. Avian Diseases, 39(4): 736-742.

McChesney M B, Collins J R, Miller C J. 1998. Mucosal phenotype of antiviral cytotoxic T lymphocytes in the vaginal mucosa of SIV-infected rhesus macaques. AIDS Research and Human Retroviruses, 14 Suppl 1: S63-66.

McDermott M R, Bienenstock J. 1979. Evidence for a common mucosal immunologic system. I. Migration of B immunoblasts into intestinal, respiratory, and genital tissues. Journal of Immunology, 122(5): 1892-1898.

McGhee J R, Mestecky J, Elson C O, et al. 1989. Regulation of IgA synthesis and immune response by T cells and interleukins. Journal of Clinical Immunology, 9(3): 175-199.

Miller C J, Li Q, Abel K, et al. 2005. Propagation and dissemination of infection after vaginal transmission of simian immunodeficiency virus. Journal of Virology, 79(14): 9217-9227.

Mond J J, Kokai-Kun J F. 2008. The multifunctional role of antibodies in the protective response to bacterial T cell-independent antigens. Specialization and Complementation of Humoral Immune Responses to Infection, 319: 17-40.

Morente M, Piris M A, Orradre J L, et al. 1992. Human tonsil intraepithelial B cells: a marginal zone-related subpopulation. Journal of Clinical Pathology, 45(8): 668-672.

Moyron-Quiroz J E, Rangel-Moreno J, Kusser K, et al. 2004. Role of inducible bronchus associated lymphoid tissue(iBALT)in respiratory immunity. Nature Medicine, 10(9): 927-934.

Muir W I, Bryden W L, Husband A J. 2000. Immunity, vaccination and the avian intestinal tract. Developmental and Comparative Immunology, 24(2-3): 325-342.

Nasar A, Rahman A, Meeusen E N, et al. 2002. Peri-partum changes in the intraepithelial lymphocyte population of sheep interplacentomal endometrium. American Journal of Reproductive Immunology, 47(3): 132-141.

Nelson B H. 2004. IL-2, regulatory T cells, and tolerance. Journal of Immunology, 172(7): 3983-3988.

Neutra M R, Frey A, Kraehenbuhl J P. 1996. Epithelial M cells: gateways for mucosal infection and immunization. Cell, 86(3): 345-348.

Newberry R D, Lorenz R G. 2005. Organizing a mucosal defense. Immunological Reviews, 206: 6-21.

Nikolova S, Najdenski H, Wesselinova D, et al. 1997. Immunological and electronmicroscopic studies in pigs infected with< i> *Yersinia enterocolitica*</i> 0: 3. Zentralblatt für Bakteriologie, 286(4): 503-510.

Nowara E, Pabst R. 1986. Die Gaumentonsillen als Teil des lymphatischen Systems. Ein-und Ausstrom neugebildeter Lymphozyten. HNO. Hals-, Nasen-, Ohrenärzte, 34(4): 164-169.

O'Hagan D T, Rafferty D, McKeating J A, et al. 1992. Vaginal immunization of rats with a synthetic peptide from human immunodeficiency virus envelope glycoprotein. The Journal of General Virology, 73(8): 2141-2145.

O'Hagan D T, Rafferty D, Wharton S, et al. 1993. Intravaginal immunization in sheep using a bioadhesive microsphere antigen delivery system. Vaccine, 11(6): 660-664.

Ohmura-Hoshino M, Yamamoto M, Yuki Y, et al. 2004. Non-toxic Stx derivatives from *Escherichia coli* possess adjuvant activity for mucosal immunity. Vaccine, 22(27-28): 3751-3761.

Ohshima K, Hiramatsu K. 2000. Distribution of T-cell subsets and immunoglobulin-containing cells in nasal-associated lymphoid tissue(NALT)of chickens. Histology and Histopathology, 15(3): 713-720.

Olah I, Glick B, Taylor R L Jr. 1984. Meckel's diverticulum. II. A novel lymphoepithelial organ in the chicken. The Anatomical Record, 208(2): 253-263.

Olah I. 1978. Structure of tonsils. *In*: Antoni F Staub M. Tonsils, Structure, Immunology and Biochemistry. Budapest: Akademiai Kiado.

Owen R, Nemanic P. 1978. Antigen processing structures of the mammalian intestinal tract: an SEM study of lymphoepithelial organs. Scanning Electron Microscopy, 2(Part): 367-378.

Pabst R. 1987. The anatomical basis for the immune function of the gut. Anatomy and Embryology, 176(2): 135-144.

Pabst R. 1990. Compartmentalization and kinetics of lymphoid cells in the lung. Regional Immunology, 3(1): 62-71.

Pabst R. 1991. Lymphocytes in the lung-localization and kinetics. Z Erkr Atmungsorgane, 176(2-3): 98-103.

Pabst R. 1992. Is BALT a major component of the human lung immune system? Immunol Today, 13(4): 119-122.

Pabst R, Binns R M. 1989. Heterogeneity of lymphocyte homing physiology: several mechanisms operate in the control of migration to lymphoid and non-lymphoid organs in vivo. Immunological Reviews, 108: 83-109.

Pabst R, Gehrke I. 1990. Is the bronchus-associated lymphoid-tissue(balt)an integral structure of the lung in normal mammals, including humans. American Journal of Respiratory Cell and Molecular Biology, 3(2): 131-135.

Pabst R, Geist M, Rothkotter H J, et al. 1988. Postnatal development and lymphocyte production of jejunal and ileal Peyer's patches in normal and gnotobiotic pigs. Immunology, 64(3): 539-544.

Pabst R, Russell M W, Brandtzaeg P. 2008. Tissue distribution of lymphocytes and plasma cells and the role of the gut. Trends Immunol, 29(5): 206-208; author reply 209-210.

Pabst R, Trepel F. 1979. Selective labeling of mesenteric lymph nodes: cell production and emigration ofnewly formed lymphocytes to other organs. The Anatomical Record, 195(2): 341-355.

Pabst R, Tschernig T. 1995. Lymphocytes in the lung: an often neglected cell. Numbers, characterization and compartmentalization. Anatomy and Embryology, 192(4): 293-299.

Pabst R, Tschernig T. 1997. Lymphocyte dynamics: caution in interpreting BAL numbers. Thorax, 52(12): 1078-1080.

Paludan S R. 1998. Interleukin-4 and interferon-gamma: the quintessence of a mutual antagonistic relationship. Scandinavian Journal of Immunology, 48(5): 459-468.

Park H S, Francis K P, Yu J, et al. 2003. Membranous cells in nasal-associated lymphoid tissue: a portal of entry for the respiratory mucosal pathogen group A streptococcus. Journal of Immunology, 171(5): 2532-2537.

Parr M B, Kepple L, Parr E L. 1991. Langerhans cells phagocytose vaginal epithelial cells undergoing apoptosis during the murine estrous cycle. Biology of Reproduction, 45(2): 252-260.

Parr M B, Parr E L. 1985. Immunohistochemical localization of immunoglobulins A, G and M in the mouse female genital tract. Journal of Reproduction and Fertility, 74(2): 361-370.

Parr M B, Parr E L. 1990. Antigen recognition in the female reproductive tract: I. Uptake of intraluminal protein tracers in the mouse vagina. Journal of Reproductive Immunology, 17(2): 101-114.

Parr M B, Parr E L. 1991. Langerhans cells and T lymphocyte subsets in the murine vagina and cervix. Biology of Reproduction, 44(3): 491-498.

Payne J M, Derbyshire J B. 1963. Portals of entry for bacterial infection in calves and piglets with particular reference to the tonsil. The Journal of Pathology and Bacteriology, 85: 171-178.

Perry L L, Feilzer K, Caldwell H D. 1997a. Immunity to Chlamydia trachomatis is mediated by T helper 1 cells through IFN-gamma-dependent and-independent pathways. The Journal of Immunology, 158(7): 3344-3352.

Perry M E. 1994. The specialised structure of crypt epithelium in the human palatine tonsil and its functional significance. Journal of Anatomy, 185(1): 111.

Perry M, Mustafa Y, Licence S, et al. 1997b. Pig palatine tonsil as a functional model for the human. Clinical Anatomy, 10: 358.

Perry M, Whyte A. 1998. Immunology of the tonsils. Immunol Today, 19(9): 414-421.

Porgador A, Staats H F, Itoh Y, et al. 1998. Intranasal immunization with cytotoxic T-lymphocyte epitope peptide and mucosal adjuvant cholera toxin: selective augmentation of peptide-presenting dendritic cells in nasal mucosa-associated lymphoid tissue. Infection and Immunity, 66(12): 5876-5881.

Powell J R, Aitken I P. 1979. The response of the harderian gland of the fowl to antigen given by the ocular rout(J). Arain Pathol, 8(1): 363-373.

Pracy J, White A, Mustafa Y, et al. 1998. The comparative anatomy of the pig middle ear cavity: a model for middle ear inflammation in the human? Journal of Anatomy, 192(3): 359-368.

Pudney J, Quayle A J, Anderson D J. 2005. Immunological microenvironments in the human vagina and cervix: mediators of cellular immunity are concentrated in the cervical transformation zone. Biology of Reproduction, 73(6): 1253-1263.

Pugh C W, MacPherson G G, Steer H W. 1983. Characterization of nonlymphoid cells derived from rat peripheral lymph. Journal of Experimental Medicine, 157(6): 1758-1779.

Quiding-Jarbrink M, Granstrom G, Nordstrom I, et al. 1995. Induction of compartmentalized B-cell responses in human tonsils. Infection and Immunity, 63(3): 853-857.

Rademakers L H. 1992. Dark and light zones of germinal centres of the human tonsil: an ultrastructural study with emphasis on heterogeneity of follicular dendritic cells. Cell and Tissue Research, 269(2): 359-368.

Rangel-Moreno J, Moyron-Quiroz J, Kusser K, et al. 2005. Role of CXC chemokine ligand 13, CC chemokine ligand(CCL)19, and CCL21 in the organization and function of nasal-associated lymphoid tissue. Journal of Immunology, 175(8): 4904-4913.

Reese S, Dalamani G, Kaspers B. 2006. The avian lung-associated immune system: a review. Veterinary Research, 37(3): 311-324.

Reynolds J D, Morris B. 1983. The evolution and involution of Peyer's patches in fetal and postnatal sheep. European Journal of Immunology, 13(8): 627-635.

Reynolds J, Pabst R, Bordmann G. 1985. Evidence for the existence of two distinct types of Peyer's patches in sheep. Advances in Experimental Medicine and Biology, 186: 101-109.

Rharbaoui F, Bruder D, Vidakovic M, et al. 2005. Characterization of a B220+ lymphoid cell subpopulation with immune modulatory functions in nasal-associated lymphoid tissues. Journal of Immunology, 174(3): 1317-1324.

Rothkotter H J, Huber T, Barman N N, et al. 1993. Lymphoid cells in afferent and efferent intestinal lymph: lymphocyte subpopulations and cell migration. Clinical and Experimental Immunology, 92(2): 317-322.

Rothkotter H J, Pabst R. 1989. Lymphocyte subsets in jejunal and ileal Peyer's patches of normal and gnotobiotic minipigs. Immunology, 67(1): 103-108.

Russell M W, Mestecky J. 2002. Humoral immune responses to microbial infections in the genital tract. Microbes Infect, 4(6): 667-677.

Salazar-Gonzalez R M, Niess J H, Zammit D J, et al. 2006. CCR6-mediated dendritic cell activation of pathogen-specific T cells in Peyer's patches. Immunity, 24(5): 623-632.

Sato S, Kiyono H. 2012. The mucosal immune system of the respiratory tract. Current Opinion in Virology, 2(3): 225-232.

Schaerli P, Willimann K, Lang A B, et al. 2000. CXC chemokine receptor 5 expression defines follicular homing T cells with B cell helper function. Journal of Experimental Medicine, 192(11): 1553-1562.

Scheerlinck J P, Snibson K J, Bowles V M, et al. 2008. Biomedical applications of sheep models: from asthma to vaccines. Trends in Biotechnology, 26(5): 259-266.

Schriever F, Korinth D, Salahi A, et al. 1997. Human T lymphocytes bind to germinal centers of human tonsils via integrin alpha4/VCAM-1 and LFA-1/ICAM-1 and -2. European Journal of Immunology, 27(1): 35-39.

Schummer A R N. 1979. Lymphatic organs of the pharynx(tonsils). *In*: Parey P. The Viscera of Domestic Mammals. Berlin: Springer-Verlag.

Scicchitano R, Husband A J, Cripps A W. 1984. Immunoglobulin-containing cells and the origin of immunoglobulins in the respiratory tract of sheep. Immunology, 52(3): 529-537.

Seavey M M, Mosmann T R. 2006. Paternal antigen-bearing cells transferred during insemination do not stimulate anti-paternal CD8+ T cells: role of estradiol in locally inhibiting CD8+ T cell responses. Journal of Immunology, 177(11): 7567-7578.

Seavey M M, Mosmann T R. 2009. Estradiol-induced vaginal mucus inhibits antigen penetration and CD8(+)T cell priming in response to intravaginal immunization. Vaccine, 27(17): 2342-2349.

Seymour R, Sundberg J P, Hogenesch H. 2006. Abnormal lymphoid organ development in immunodeficient mutant mice. Veterinary Pathology, 43(4): 401-423.

Shattock R J, Haynes B F, Pulendran B, et al. 2008. Improving defences at the portal of HIV entry: mucosal and innate immunity - A summary report from a global HIV vaccine enterprise working group. Plos Medicine, 5(4): 537-541.

Shimoda M, Nakamura T, Takahashi Y, et al. 2001. Isotype-specific selection of high affinity memory B cells in nasal-associated lymphoid tissue. Journal of Experimental Medicine, 194(11): 1597-1607.

Slipka J, Kotyza F. 1987. The structure and function of crypts in the palatine tonsils. Ceskoslovenska

Otolaryngologie, 36(4): 209-216.

Smiatek M, Tykalowski B, Stenzei T, et al. 2011. Local immunity of the respiratory mucosal system in chickens and turkeys. Polish Journal of Veterinary Sciences. 14(2): 291-297.

Sminia T G K. 1999. Nasal-associated lymphoid tissue. *In*: Pearay O L, Mestecky J, Lamm M E, et al. Mucosal Immunity. San Diego: Academic Press.

Sminia T, van der Brugge-Gamelkoorn G J, Jeurissen S H. 1989. Structure and function of bronchus-associated lymphoid tissue(BALT). Critical Reviews in Immunology, 9(2): 119-150.

Sosa G A, Roux M E. 2004. Development of T lymphocytes in the nasal-associated lymphoid tissue(NALT)from growing Wistar rats. Clinical and Developmental Immunology, 11(1): 29-34.

Spencer J, Hall J G. 1984. Studies on the lymphocytes of sheep. IV. Migration patterns of lung-associated lymphocytes efferent from the caudal mediastinal lymph node. Immunology, 52(1): 1-5.

Spira A I, Marx P A, Patterson B K, et al. 1996. Cellular targets of infection and route of viral dissemination after an intravaginal inoculation of simian immunodeficiency virus into rhesus macaques. Journal of Experimental Medicine, 183(1): 215-225.

Spit B J, Hendriksen E G, Bruijntjes J P, et al. 1989. Nasal lymphoid tissue in the rat. Cell and Tissue Research, 255(1): 193-198.

Springer G F, Rapaport M J. 1957. Specific release of heterogenetic mononucleosis receptor by influenza viruses, receptor destroying enzyme and plant proteases. Proc Soc Exp Biol Med, 96(1): 103-107.

Starnbach M N, Bevan M J, Lampe M F. 1995. Murine cytotoxic T lymphocytes induced following *Chlamydia trachomatis* intraperitoneal or genital tract infection respond to cells infected with multiple serovars. Infection and Immunity, 63(9): 3527-3530.

Su H, Caldwell H D. 1995. CD4+ T cells play a significant role in adoptive immunity to *Chlamydia trachomatis* infection of the mouse genital tract. Infection and Immunity, 63(9): 3302-3308.

Summers K L, Hock B D, McKenzie J L, et al. 2001. Phenotypic characterization of five dendritic cell subsets in human tonsils. American Journal of Pathology, 159(1): 285-295.

Sun Z, Unutmaz D, Zou Y R, et al. 2000. Requirement for RORgamma in thymocyte survival and lymphoid organ development. Science, 288(5475): 2369-2373.

Suzuki K, Maruya M, Kawamoto S, et al. 2010. The sensing of environmental stimuli by follicular dendritic cells promotes immunoglobulin A generation in the gut. Immunity, 33(1): 71-83.

Tamura S, Funato H, Hirabayashi Y, et al. 1990. Functional role of respiratory tract haemagglutinin-specific IgA antibodies in protection against influenza. Vaccine, 8(5): 479-485.

Tamura S, Funato H, Hirabayashi Y, et al. 1991. Cross-protection against influenza A virus infection by passively transferred respiratory tract IgA antibodies to different hemagglutinin molecules. European Journal of Immunology, 21(6): 1337-1344.

Tanaka Y, Imai T, Baba M, et al. 1999. Selective expression of liver and activation-regulated chemokine(LARC)in intestinal epithelium in mice and humans. European Journal of Immunology, 29(2): 633-642.

Tang X, Hori S, Osamura R Y, et al. 1995. Reticular crypt epithelium and intra - epithelial lymphoid cells in the hyperplastic human palatine tonsil: an immunohistochemical analysis. Pathology International, 45(1): 34-44.

Tango M, Suzuki E, Gejyo F, et al. 2000. The presence of specialized epithelial cells on the bronchus-associated lymphoid tissue(BALT)in the mouse. Archives of Histology and Cytology, 63(1): 81-89.

Thapar M A, Parr E L, Bozzola J J, et al. 1991. Secretory immune responses in the mouse vagina after parenteral or intravaginal immunization with an immunostimulating complex(ISCOM). Vaccine, 9(2): 129-133.

Tschernig T, Pabst R. 2000. Bronchus-associated lymphoid tissue(BALT)is not present in the normal adult lung but in different diseases. Pathobiology, 68(1): 1-8.

Tsuji M, Komatsu N, Kawamoto S, et al. 2009. Preferential generation of follicular B helper T cells from Foxp3+ T cells in gut Peyer's patches. Science, 323(5920): 1488-1492.

Tsuji M, Suzuki K, Kitamura H, et al. 2008. Requirement for lymphoid tissue-inducer cells in isolated follicle formation and T cell-independent immunoglobulin a generation in the gut. Immunity, 29(2): 261-271.

Ugozzoli M, O'Hagan D T, Ott G S. 1998. Intranasal immunization of mice with herpes simplex virus type 2 recombinant gD2: the effect of adjuvants on mucosal and serum antibody responses. Immunology, 93(4): 563-571.

Vajdy M, Gardner J, Neidleman J, et al. 2001. Human immunodeficiency virus type 1 Gag-specific vaginal immunity and protection after local immunizations with sindbis virus-based replicon particles. The Journal of Infectious Diseases, 184(12): 1613-1616.

van der Ven I, Sminia T. 1993. The development and structure of mouse nasal-associated lymphoid tissue: an immuno- and enzyme-histochemical study. Regional Immunology, 5(2): 69-75.

Veazey R S, Shattock R J, Pope M, et al. 2003. Prevention of virus transmission to macaque monkeys by a vaginally applied monoclonal antibody to HIV-1 gp120. Nature Medicine, 9(3): 343-346.

Veiga-Fernandes H, Coles M C, Foster K E, et al. 2007. Tyrosine kinase receptor RET is a key regulator of Peyer's Patch organogenesis. Nature, 446(7135): 547-551.

Villegas P. 1998. Viral diseases of the respiratory system. Poultry Science, 77(8): 1143-1145.

von Waldeyer-Hartz W. 1884. Ueber den lymphatischen apparat des pharynx. Deutsche Medizinische Wochenschrift, 10: 313.

Wassen L, Schon K, Holmgren J, et al. 1996. Local intravaginal vaccination of the female genital tract. Scandinavian Journal of Immunology, 44(4): 408-414.

Wegmann F, Krashias G, Luhn K, et al. 2011. A novel strategy for inducing enhanced mucosal HIV-1 antibody responses in an anti-inflammatory environment. PLoS One, 6(1): e15861.

Westermann J, Walter S, Nagahori Y, et al. 1996. Blood leucocyte subsets of the rat: expression of adhesion molecules and localization within high endothelial venules. Scandinavian Journal of Immunology, 43(3): 297-303.

White H D, Crassi K M, Givan A L, et al. 1997. CD3+ CD8+ CTL activity within the human female reproductive tract: influence of stage of the menstrual cycle and menopause. The Journal of Immunology,

158(6): 3017-3027.

Wight P A, Mackenzie G M, Rothwell B, et al. 1971. The harderian gland of the domestic fowl. Ⅱ.Histochemistry. J Anat, 110(3): 323-333.

Williams D M, Rowland A C. 1972. The palatine tonsils of the pig--an afferent route to the lymphoid tissue. Journal of Anatomy, 113(Pt 1): 131-137.

Wira C R, Richardson J, Prabhala R. 1994. Endocrine regulation of mucosal immunity: effect of sex hormones and cytokines on the afferent and efferent arms of the immune system in the female reproductive tract. *In*: Ogra P L, Lamm M E, Mcghee J R, et al. Handbook of Mucosal Immunology. San Diego: Academic Press.

Wira C, O'Mara B, Richardson J, et al. 1992. The mucosal immune system in the female reproductive tract: influence of sex hormones and cytokines on immune recognition and responses to antigen. Vaccine, 1: 151-167.

Withanage G S, Baba E, Sasai K, et al. 1997. Localization and enumeration of T and B lymphocytes in the reproductive tract of laying hens. Poultry Science, 76(5): 671-676.

Wolf J L, Bye W A. 1984. The membranous epithelial(M)cell and the mucosal immune system. Annual Review of Medicine, 35: 95-112.

Woof J M, Mestecky J. 2005. Mucosal immunoglobulins. Immunological Reviews, 206: 64-82.

Yagita, Hanabuchi S, Asano Y, et al. 1995. Fas - mediated Cytotoxicity - A New Immunoregulatory and Pathogenic Function of Thl CD4+ T Cells. Immunological Reviews, 146(1): 223-239.

Yamamoto M, Rennert P, McGhee J R, et al. 2000. Alternate mucosal immune system: organized Peyer's patches are not required for IgA responses in the gastrointestinal tract. Journal of Immunology, 164(10): 5184-5191.

Yang X, Hay Glass K T, Brunham R C. 1996. Genetically determined differences in IL-10 and IFN-gamma responses correlate with clearance of Chlamydia trachomatis mouse pneumonitis infection. Journal of Immunology, 156(11): 4338-4344.

Yasuda M, Tanaka S, Arakawa H, et al. 2002. A comparative study of gut-associated lymphoid tissue in calf and chicken. The Anatomical Record, 266(4): 207-217.

Yeaman G R, Guyre P M, Fanger M, et al. 1997. Unique CD8+ T cell-rich lymphoid aggregates in human uterine endometrium. Journal of Leukocyte Biology, 61(4): 427-435.

Yeaman G R, White H D, Howell A, et al. 1998. The mucosal immune system in the human female reproductive tract: potential insights into the heterosexual transmission of HIV. AIDS Research and Human Retroviruses, 14 Suppl 1: S57-62.

Yokota Y, Mansouri A, Mori S, et al. 1999. Development of peripheral lymphoid organs and natural killer cells depends on the helix-loop-helix inhibitor Id2. Nature, 397(6721): 702-706.

Yoshida H, Honda K, Shinkura R, et al. 1999. IL-7 receptor alpha+ CD3(-)cells in the embryonic intestine induces the organizing center of Peyer's patches. International Immunology, 11(5): 643-655.

Young W G, Newcomb G M, Hosking A R. 1985. The effect of atrophy, hyperplasia, and keratinization accompanying the estrous cycle on Langerhans' cells in mouse vaginal epithelium. American Journal of

Anatomy, 174(2): 173-186.

Yurong Y, Ruiping S, Shimin Z, et al. 2005. Effect of probiotics on intestinal mucosal immunity and ultrastructure of cecal tonsils of chickens. Archives of Animal Nutrition, 59(4): 237-246.

Zhao X, Deak E, Soderberg K, et al. 2003a. Vaginal submucosal dendritic cells, but not Langerhans cells, induce protective Th1 responses to herpes simplex virus-2. The Journal of Experimental Medicine, 197(2): 153-162.

Zhao X, Sato A, Dela Cruz C S, et al. 2003b. CCL9 is secreted by the follicle-associated epithelium and recruits dome region Peyer's patch CD11b+ dendritic cells. Journal of Immunology, 171(6): 2797-2803.

Zhu M Z, Fu Y X. 2012. Proinflammatory IL-17 induces iBALT development. Cellular and Molecular Immunology, 9(2): 101-102.

Zuercher A W, Cebra J J. 2002. Structural and functional differences between putative mucosal inductive sites of the rat. European Journal of Immunology, 32(11): 3191-3196.

Zuercher A W, Coffin S E, Thurnheer M C, et al. 2002. Nasal-associated lymphoid tissue is a mucosal inductive site for virus-specific humoral and cellular immune responses. Journal of Immunology, 168(4): 1796-1803.

第四章　黏膜免疫机制

免疫反应首先是抗原呈递细胞摄取抗原，然后将抗原呈递给淋巴细胞诱导其免疫应答（淋巴细胞通过分泌抗体、细胞因子和细胞毒性杀伤作用发挥免疫效应功能）。与系统免疫不同的是，黏膜免疫发生在黏膜层面，抗原都来源于黏膜腔面，抗原呈递细胞不是巨噬细胞，而是位于上皮细胞之间的 M 细胞或黏膜下层的树突状细胞（dendritic cell，DC）。以消化道为例，抗原进入消化道后，肠道 PP 结上皮中 M 细胞首先摄取抗原，然后将抗原转移给树突状细胞，后者产生相应的趋化因子，迁移到 T 细胞区，将处理过的肽抗原呈递给 T 细胞，产生抗原特异性 T 细胞（Sato and Iwasaki，2005）。肠道中黏膜下层的 DC 也可通过伸出树突进入肠腔内直接摄取抗原。摄取抗原后 DC 可迁移到肠系膜淋巴结中。随后被 DC 激活的 T 细胞能使生发中心中的 B 细胞发生 IgA 类型转换（产生特异性 IgA）（Fagarasan et al.，2010）。IgA 阳性浆细胞从 PP 结中迁移出来后可表达肠归巢分子（gut-homing molecule）如 α4β7 整联蛋白和 CCR9/CCR10，这些分子使 IgA 阳性浆细胞又可迁移回到肠固有层（归巢），在肠固有层中 T 细胞分泌的 IL-5、IL-6 和 IL-10 最终诱导 IgA 阳性浆细胞分化为能产生二聚体或者多聚体 IgA 的浆细胞。多聚体 IgA 与上皮细胞基膜表达的多聚体免疫球蛋白受体结合，形成 SIgA 后运送到肠腔黏膜表面。此外，肠上皮细胞也有微弱的抗原呈递能力。因此，黏膜免疫机制涉及以下细胞：M 细胞、树突状细胞、肠上皮细胞、T 细胞、上皮内淋巴细胞等，以及 SIgA 的产生、淋巴细胞归巢等机制。

根据免疫反应和组织结构的不同，黏膜免疫系统可分为两个独立而又是相关的部位或位点：黏膜诱导位点（mucosal inductive site）和黏膜效应位点（mucosal effector site）。黏膜诱导位点主要对抗原进行摄取、处理和呈递，诱导免疫反应，是诱导起始反应的部位，包括消化道的胃肠相关淋巴组织、呼吸道的鼻相关淋巴组织、支气管相关淋巴组织和眼结膜相关淋巴组织（详见第三章）。黏膜诱导位点的特点是：①该部位表面由黏膜上皮细胞覆盖，上皮中分布有 M 细胞，黏膜下有树突状细胞（将抗原呈递给黏膜下的 T 细胞和 B 细胞）；②黏膜下淋巴组织主要由 T 细胞（主要是 $CD4^+$记忆性 T 细胞和效应 T 细胞）和 B 细胞组成（主要是 IgA 产生细胞）；③上皮细胞产生多聚体与免疫球蛋白受体结合，与 B 细胞产生的 IgA 形成 SIgA 后分泌到肠腔黏膜表面。

黏膜效应位点是在黏膜固有层中广泛分布的弥散淋巴组织（Kiyono and Fukuyama，2004；Kunisawa et al.，2008），包括消化道、呼吸道和生殖道的黏膜固有层组织、乳腺及禽哈德氏腺等。在黏膜诱导位点抗原呈递后诱导产生活化的 T 细胞和 B 细胞迁移到达黏膜固有层和腺体，在黏膜效应位点产生特异性免疫反应，如 B 细胞分化为浆细胞，分泌大量的 IgA；T 细胞产生的细胞毒性 T 淋巴细胞，可将受感染的细胞溶解。换句话说，黏膜效应位点就是指发挥免疫保护的位点。也有些黏膜部位既是黏膜诱导位点又是黏膜效应位点，如小肠相关淋巴组织。

在黏膜诱导位点受到抗原刺激致敏的淋巴细胞经淋巴管进入血液循环，在特异的归巢受体介导下，大多数细胞又回到黏膜诱导位点和黏膜效应位点产生免疫应答。还有少部分细胞进入其他黏膜部位，参加局部免疫反应，使不同黏膜部位的免疫反应形成一个广泛的免疫网络，通过淋巴细胞的迁移使全身的黏膜免疫状态趋于一致。这种由诱导和效应位点组成的黏膜功能区域和免疫共享机制称为共同黏膜免疫系统（common mucosal immune system，CMIS）。多年来大量试验证明 CMIS 在机体免疫应答中占有非常重要的地位（Kunisawa et al.，2008）。因此黏膜免疫机制除了有关细胞参加外还涉及共同黏膜免疫系统、口服免疫耐受、黏膜免疫的调节等机制。

第一节　M 细胞与黏膜免疫

M 细胞位于黏膜上皮之间，是黏膜免疫系统中独有的细胞，在启动免疫反应中发挥重要作用。M 细胞的全称为微皱褶细胞（microfold cell，简称 M 细胞）或膜细胞（membranous cell），因细胞游离面有许多微皱褶而得名。M 细胞作为一种黏膜相关淋巴组织中的特征性细胞，广泛存在于呼吸道和消化道的黏膜中。M 细胞的特点是有利于摄取腔中的抗原并及时将抗原呈递给淋巴细胞，诱导局部免疫应答。因此，M 细胞是黏膜免疫反应中摄取抗原的第一个细胞，是黏膜相关淋巴组织的初始效应位点。摄取抗原是诱导免疫反应最关键的一步。所以 M 细胞在病原微生物从呼吸道入侵和黏膜免疫呈递抗原中均发挥重要的作用。

M 细胞最早是由 Karchev 等于 1982 年发现（Karchev and Kabakchiev，1982），他利用电子显微镜发现扁桃体黏膜上皮中存在 M 细胞，其细胞表面生长着不规则的短小的微绒毛，胞质中有丰富的颗粒样物质，细胞核淡染，核仁较小。随后在小肠派伊尔氏结（Peyer's patch，PP）的滤泡相关上皮中也发现分布有 M 细胞（Corr et al.，2008）。很多研究学者都设想针对 M 细胞设计疫苗，可有效提高黏膜免疫的效率。但由于 M 细胞表面标志和 M 细胞生物学特性不清及缺少 M 细胞模型而进展缓慢。

一、M 细胞的形态特征及分布

M 细胞的典型特征是细胞基底部凹陷形成一个“口袋”，口袋内含有一些淋巴细胞和巨噬细胞（Bockman and Cooper，1973；Neutra et al.，1987；Gebert，1997a）。M 细胞的大小和分布在不同物种之间差别很大。在所有黏膜相关淋巴组织中，对肠道相关淋巴组织中的 M 细胞研究得最深入（Gebert，1996；Gebert and Pabst，1999；Liebler-Tenorio and Pabst，2006）。因此，重点介绍小肠的 PP 结中 M 细胞的特征。M 细胞位于 PP 结淋巴组织穹隆的上方，散在分布于吸收上皮细胞间。M 细胞缺少吸收上皮细胞的黏液层和表面糖蛋白类，也缺少肠上皮细胞表面密集排列的微绒毛（Owen and Jones，1983；Bye et al.，1984；Gebert，1995，1996）。表面由很多不规则、短的微绒毛组成（Bye et al.，1984）。M 细胞的细胞膜很薄，细胞中的酶活性较低（Frey et al.，1996；Gebert，1996；Sierro et al.，2000），如小鼠、大鼠和兔子 FAE M 细胞表面碱性磷酸酶就较少（Smith，1985；Brown et al.，1990；Owen and Jones，1983；Owen et al.，1986；Jepson et al.，1993）。

在 M 细胞基底外侧口袋中含有 T 细胞和 B 细胞或巨噬细胞（图 4-1），M 细胞装有一些淋巴细胞和抗原呈递细胞“口袋”样特殊结构，有利于将摄取的抗原很快转运给免疫细胞。M 细胞“口袋”中的淋巴细胞既有 T 淋巴细胞，也有 B 淋巴细胞。人 M 细胞“口袋”中的 T 淋巴细胞主要是激活的 CD45RO 或记忆细胞；B 淋巴细胞是记忆性 B 细胞和刚开始分化的 B 细胞，“口袋”中的 B 淋巴细胞只表达 IgM 而不表达 IgG 或 IgA。

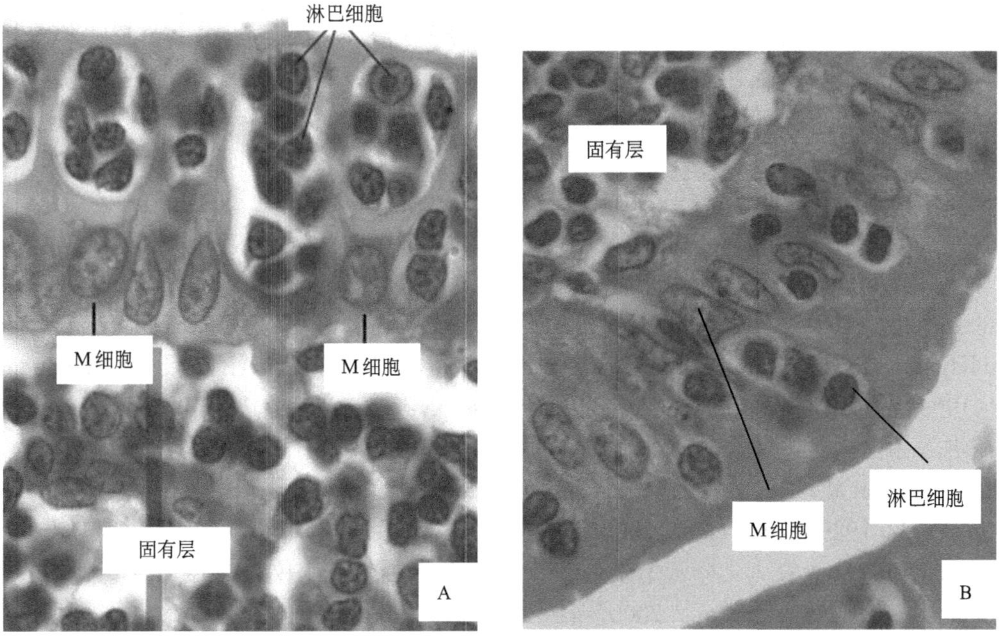

图 4-1　M 细胞的特征（放大倍数：60×10）

A.兔子 PP 结 FAE 中的 M 细胞：细胞基底部凹陷形成一个“口袋”，口袋内含有一些淋巴细胞（上皮内淋巴细胞）和巨噬细胞；B.山羊 PP 结中的 M 细胞：细胞基底部凹陷形成一个“口袋”，口袋内含有一些淋巴细胞（上皮内淋巴细胞）和巨噬细胞

尽管很多研究证实了 M 细胞的形态特点，但是这些超微特征在不同部位和不同动物间还有差异（Miller et al.，2007），甚至 M 细胞可能存在个体差异（Clark et al.，2001）。由于成熟的 M 细胞和上皮细胞之间可进行可逆性转变，还有大量的中间类型的细胞也具有成熟的 M 细胞特征，因此只靠形态特征还不足以确定 M 细胞（Savidge，1996；Gebert，1997）。确定 M 细胞需要从光镜结构、超微结构并借助其他更多的方法进行鉴别（Gebert，1997）。

不同动物小肠 PP 结的 FAE 上皮中 M 细胞比例不同，兔子的 PP 结 FAE 上皮中 M 细胞的数量占 50%（Mason et al.，1994），小鼠只占 10%（Clark et al.，2000；Kraehenbuhl and Neutra，2000；Gebert，1997；Neutra et al.，2001），而人还不到 5%（Mason et al.，1994；Giannasca et al.，1997；Jepson and Clark，1998；Clark et al.，2000）；在人的盲肠 FAE 黏膜上皮 M 细胞的比例可高达 50%（Giannasca et al.，1999）。除了 PP 结处的滤泡相关上皮分布有 M 细胞外，小肠绒毛上也分布有少量的 M 细胞，称为绒毛类 M 细胞（Jang et al.，2005；Vallon-Eberhard et al.，2006）。

正常的小肠上皮微绒毛中分布有成束平行排列的肌动蛋白微丝，而M细胞内则含有大量致密排列的中间纤维（肠上皮细胞没有），中间纤维在细胞核周围形成一个致密的网，并形成“口袋”的拱门。这也成为检测M细胞分布的一个方法。不同动物和不同部位M细胞表达的中间纤维类型也不同。兔子的M细胞可表达中间纤维波形蛋白（Gebert，1995）。大鼠、猪和兔子的M细胞分布有中间丝蛋白类，如细胞角蛋白8（cytokeratin 8）（Rautenberg et al.，1996）、细胞角蛋白18（Gebert et al.，1994）和波形蛋白（vimentin）；人腭扁桃体M细胞中也分布有波形蛋白、细胞角蛋白8和细胞角蛋白18（Koshi et al.，2001）；兔子腭扁桃体上皮M细胞中有波形蛋白原纤维；牛的直肠M细胞中具有波形蛋白，但牛空肠PP结的FAE M细胞中缺少肌动蛋白（actin）和绒毛蛋白（villin）。鼠类的M细胞中散在分布有绒毛蛋白。中间丝蛋白在M细胞中分布有利于细胞摄取抗原和胞吞作用（Gebert et al.，1992）。

除了小肠PP，很多动物扁桃体上皮中也有M细胞的分布，如牛和猪的扁桃体含有M细胞（Wolf et al.，1983；Belz Heath，1996）。人和犬的腭扁桃体上皮中都分布有较多的M细胞（Howie，1980；Belz Heath，1995）。在呼吸道各段都有M细胞分布（Sato and Kiyono，2012），分别位于上呼吸道的扁桃体和鼻腔、气管（BALT）及肺。Teitelbaum等（1999）证实结核分枝杆菌（*Mycobacterium tuberculosis*）能很快通过BALT表面的M细胞进入体内。上呼吸道有M细胞分布早已得到证实（Gebert et al.，1997，1999），如大鼠（Jeong et al.，2000）、仓鼠（Giannasca et al.，1997）和兔子的NALT黏膜上皮中（Spit et al.，1989；Jeong et al.，2000）。兔子的BALT黏膜上皮也分布有M细胞（Gebert and Hach，1992）。在人上呼吸道是否有M细胞分布依然有争议（Gebert，1997a；Gebert and Pabst，1999；Clark et al.，2000）。

二、M细胞作为病原微生物的入口

一些病原微生物可利用M细胞表面的糖脂和糖链结构入侵消化道或呼吸道黏膜，引起黏膜的感染（Neutra et al.，1996a；Gebert，1997b）。一些肠道病原菌和病毒如霍乱弧菌（*Vibrio cholerae*）（Owen et al.，1986）、沙门氏菌（*Salmonella* spp.）、假结核病耶尔森氏菌分枝杆菌（*Mycobacteria* spp.）、李斯特菌（*Listeria* spp.）、志贺氏菌（*Shigella* spp.）、大肠杆菌（*Escherichia coli* RDEC-1）、骨髓灰质炎病毒（poliovirus）、呼肠弧病毒（reovirus）等均可将M细胞作为入侵黏膜的门户（Inman et al.，1986；Jensen et al.，1998，2001；Clark et al.，1994；Kyd and Cripps，2008；Kim et al.，2012a）。小肠结肠炎耶尔森氏菌先黏附在M细胞表面，然后穿过M细胞进入黏膜（Hanski et al.，1989；Fujimora et al.，1992）。有试验证明小肠上皮中M 细胞还可内化细菌（Jang et al.，2004）。如果将非肠道病原菌如肺炎链球菌（*Streptococcus pneumoniae*）短时间与小肠FAE接触也能引起M细胞形态学和功能的变化（Borghesi et al.，1999；Meynell et al.，1999）。

M细胞表面的少量受体可与一些病原菌结合。M细胞表达的C5a受体能与小肠结肠炎耶尔森氏菌外膜蛋白H（*Yersinia enterocolitica* outer membrane protein H）序列同源的蛋白结合（Kim et al.，2011）。口服感染耶尔森氏菌后C5a则聚集在耶尔森氏菌的周围（Kim et al.，2010，2011），因此C5a受体可能也参加了细菌的摄取。耶尔森氏鼠疫杆菌（*Yersinia* spp.）可通过侵袭素蛋白与 M 细胞上的整合素 β1 结合（Clark et al.，1998）；肠道沙门氏菌（*Salmonella enterica*）和单核细胞增多性李斯特菌（*Listeria monocytogenes*）通过细菌蛋白内化素 B（Chiba et al.，2011）与派伊尔氏结的 M 细胞结合。大肠杆菌（*E. coli*）和鼠伤寒沙门氏菌（*S. typhimurium*）的鞭毛可与 M 细胞顶端 GP2 蛋白结合（Hase et al.，2009a）。布鲁氏菌（*Brucella abortus*）可与 M 细胞的朊蛋白结合（Nakato et al.，2012）。

此外，上呼吸道 NALT 中 FAE 上的 M 细胞也可以作为病原菌的入侵门户，如链球菌属（*Streptococcus*）。结核分枝杆菌（*Mycobacterium tuberculosis*）可快速通过下呼吸道 BALT 的 M 细胞进入上皮下组织（Teitelbaum et al.，1999）。

M 细胞具有入侵病毒的特异性受体，因此一些病毒如轮状病毒、流感病毒、呼吸道合胞体病毒和呼肠弧病毒（reovirus）能通过 M 细胞进入黏膜（Wu et al.，2001；Park et al.，2003）。最早的研究表明，呼肠弧病毒进入小肠后首先黏附在 M 细胞表面，然后通过进入 PP 结中入侵机体（Wolf et al.，1981；Kauffman et al.，1983；Helander et al.，2003）。小肠 M 细胞也是传播性胃肠炎病毒、朊病毒、脊髓灰质炎病毒和人类免疫缺陷病毒的入口（Sicinski et al.，1990；Chu et al.，1982；Amerongen et al.，1991；Donaldson et al.，2012）。人的流感病毒 A 就是主要通过鼻腔相关淋巴组织的 M 细胞进入机体内的（Fujimura et al.，2004），进入 M 细胞的病毒很快就能将抗原呈递给上皮下的淋巴细胞。

M 细胞的数量可随病理状态和病原微生物的存在而发生变化，当机体发生炎症和细菌刺激后，M 细胞的数量很快增加，如肠道沙门氏菌（*Salmonella* spp.）和非肠道病原菌感染后 M 细胞的数量显著增加（Savidge，1996；Neutra et al.，1996a）。关于这个现象的细胞和分子机制还不是很清楚（Cuvelier et al.，1994；Borghesi et al.，1999；Meynell et al.，1999；Gebert et al.，2004）。

病原微生物利用 M 细胞导致感染是进化的一个策略。可以利用分子间的相互作用促进抗原穿过 M 细胞，设计针对或靶向 M 细胞的疫苗，为有效提高口服免疫的免疫效果提供理论基础。另外，值得注意的是，虽然 M 细胞的增加可加强抗原的摄取，但也增加了诱发食源性过敏反应和炎症疾病的可能性。

三、M 细胞启动黏膜免疫应答

启动黏膜免疫应答最关键的第一步就是摄取抗原。很多试验已证明 M 细胞可转运各种大分子物质和各种微生物（Owen，1977；Neutra et al.，1987；Clark et al.，1998；Fotopoulos et al.，2002；Meyerholz et al.，2002）。

（一）M 细胞对抗原的摄取

根据物质的特性，M 细胞可采取不同的方式摄取不同的大分子物质和微生物。例如，对于大颗粒物质和细菌，M 细胞可依赖肌动蛋白进行吞噬抗原（Beier and Gebert，1998）。M 细胞顶面质膜通过边缘波动，依赖肌动蛋白的吞噬作用（actin-dependent phagocytosis），形成伪足对颗粒物质和细菌进行吞噬（Beier and Gebert，1998；Borghesi et al.，1999；Fujimura et al.，2004）。对于病毒和其他黏附颗粒，M 细胞则通过膜网格蛋白小泡（clathrin-coated vesicle，CCVS）胞吞进入细胞内（Neutra et al.，1996；Frey and Neutra，

1997）。而对于液体和非黏附物质，M 细胞可通过巨胞饮作用（macropinocytosis）纳入细胞内（Owen et al.，1986；Gebert，1997b）。以上所有物质进入细胞后都很快通过内吞小泡转到胞内体中，然后通过胞吐作用释放到基底外侧膜。最近研究表明，M 细胞摄取腔内抗原有 3 种途径（Schulz et al.，2013）：①非特异性细胞吞噬；②特异性受体介导的吞噬；③树突状细胞通过 M 细胞向腔内伸出突起（Lyso DC 有很强的吞噬能力和提呈抗原能力）（图 4-2）。

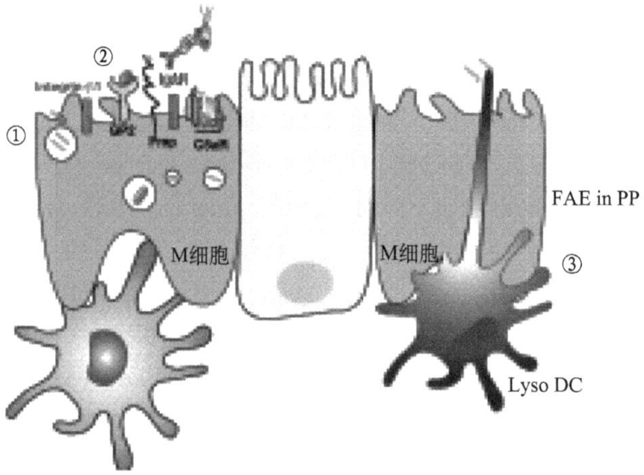

图 4-2　M 细胞摄取腔内抗原的 3 种途径

①非特异性细胞吞噬；②特异性受体介导的吞噬；③树突状细胞通过 M 细胞向腔内伸出突起（Lyso DC 具有很强的吞噬能力和呈递抗原能力）

由于细胞中没有能降解蛋白质的溶酶体，M 细胞对抗原不进行加工处理，M 细胞的功能只是将抗原或病原微生物摄取后进行传递。M 细胞利用特殊的细胞结构，在十几分钟以内就可以将抗原传送给附近抗原呈递细胞，经过加工和处理后的蛋白质抗原降解成 10～14 个氨基酸长度的多肽，再和 MHC Ⅱ类分子结合后呈递给辅助性 T 淋巴细胞，产生对抗原的局部黏膜免疫反应（Karchev et al.，2003）。疫苗设计针对 M 细胞的抗原可有效诱导特异性免疫反应（Wu et al.，2001）。

（二）M 细胞摄取抗原的调节

M 细胞摄取抗原的多少直接关系到黏膜免疫的效率。研究发现，M 细胞摄取抗原受 SIgA、树突状细胞和一些细菌产物的调节。最早发现在派伊尔氏结的 M 细胞上有乳状 SIgA 聚集（Roy and Varvayanis，1987）；后来在哺乳期兔子上观察到 IgA 能通过逆转胞吞作用黏附到 M 细胞顶端的细胞膜上（Mantis et al.，2002）。这就表明 IgA 有可能靶向 M 细胞。在 IgA 分子中可插入异质抗原决定簇，插入位点必须暴露于表面，插入的抗原决定簇必须具有免疫原性。例如，弗氏志贺氏菌侵袭素 B 抗原决定簇被插入到 IgA 的分泌片段内，然后与 IgA 重新组合，通过口服递送给小鼠，发挥了较好的效果（Corthésy et al.，1996）。SIgA 也可将 SIgA 免疫复合物靶向到 M 细胞上促进其摄取（Mantis et al.，2011）。M 细胞容易摄取与 SIgA 结合后的抗原，包括可溶性抗原和包裹了 SIgA 细菌的大型抗原（Kadaoui and Corthesy，2007）。M 细胞通过一种与 FcαR Ⅰ（CD89）不同的未知同种型特异性受体与 SIgA 的 Cα1 和 Cα2 恒定区结合（Rey et al.，2004）。此外，结合抗原的 IgA 分子构象会发生改变，使抗原-SIgA 复合物更优先与 M 细胞结合，而游离的 IgA 不容易与 M 细胞结合（Mantis et al.，2011；Duc et al.，2010）。以上表明重组 SC IgA 复合物和包被 SIgA 的抗原都可以作为黏膜疫苗传送系统（Corthésy et al.，1996）。

有试验观察到，DC 在摄取肠腔的病原菌时是通过伸出树突穿越 M 细胞中间形成的孔（跨越整个 M 细胞）完成的（Lelouard et al.，2012）。因此，树突状细胞可能具有调节 M 细胞的作用（Chabot et al.，2006；Man et al.，2008）。在 DC 树突的形成过程中伴随着 M 细胞中细胞骨架的重排，同时 M 细胞和有突起的树突状细胞中结合蛋白 JAMA 也能发生聚集。

M 细胞转运大分子物质还受到一些细菌产物的调节，如将金黄色葡萄球菌（*Staphylococcus aureus*）的肽聚糖注射到离体肠段中会引起微粒（microparticle）转运进入 FAE（Chabot et al.，2006）。将肺炎链球菌（*Streptococcus pneumoniae*）注射到离体肠段中也会能观察到类似的现象（Meynell et al.，1999）。肺炎链球菌能诱导 $CD11c^+$细胞释放巨噬细胞抑制因子（macrophage migration inhibitory factor，MIF）。将 MIF 加入到 Caco-2 细胞后，MIF 引起一些细胞产生类似 M 细胞的特性（Man et al.，2008）。如果能寻找到有效促进疫苗颗粒通过 M 细胞吸收的物质将能提高疫苗的效果。

四、M 细胞的起源、发育和分化

PP 中 FAE 的 M 细胞起源直到现在仍不是非常清楚（Mach et al.，2005）。对小鼠的研究发现，从 18.5 天胚龄起就可出现 PP 结和 FAE（Rumbo et al.，2004）。但成熟 M 细胞是在产后 5 天和 10 天才出现的（Mach et al.，2005）。因此，小鼠的 M 细胞发育在胚龄 18.5 天至产后 10 天。在胚龄 18.5 天时 FAE 的细胞可表达 M 细胞的表面标志 Marcksl1，然而，在产后 2 天时 M 细胞的表面标志 CCL9 开始表达，出生后第 7 天，表面标志 GP2 才开始表达（Kanaya et al.，2012）。一些研究报道 M 细胞可能起源于小肠上皮的干细胞（Barker and Clevers，2010）。根据谱系追踪（lineage tracing）研究报道，肠隐窝处表达富含亮氨酸重复序列的 G 蛋白偶联受体（leucine-richrepeat-containing G protein-coupled receptor 5，Lgr5）的干细胞是所有肠细胞的来源，而且一个 $Lgr5^+$干细胞就可以分化成一个微型肠管（mini-gut）（Sato et al.，2009）。Lgr5 编码一种 serpentine 受体，该受体是隐窝基底柱状干细胞的标志，此处的干细胞可不断向上补充各种肠上皮细胞。$Lgr5^+$干细胞的转录因子在决定 DC 细胞的命运中发挥重要作用（Clevers，2013）。当 $Lgr5^+$干细胞衍生的微型肠管受到 RANKL[receptor activator of nuclear factor kappa-B（RANK）ligand]刺激时，成熟 M 细胞分泌 M 细胞特异性糖蛋白分子 GP2（glycoprotein-2），但是在转录因子 Spi-B 缺陷的干细胞中不能表达（Mabbott et al.，2013）。所以 Ets 家族转录因子 Spi-B 可依赖 RANKL 调节 M 细胞成熟（de Lau et al.，2012）。

应用RANKL处理小肠绒毛和小肠类器官（small intestine organoid）后可增强Gp2、Spi-B、Annexin-5、CCL20（C motif chemokine ligand 20）、TNF、α 诱导蛋白 2（alpha-induced protein 2，M-Sec）、CCL9（C-C motif chemokine ligand 9）、朊蛋白（prion）和 Marcksl1 的表达（Hsieh and Lo，2012）。在这些细胞因子当中，GP2 和 CCL9 是 M 细胞成熟的标志因子，可受 Spi-B 的调节；CCL20 和 CCR6 可调节 M 细胞成熟（Hsieh and Lo，2012）。尽管 M 细胞只能由 $Lgr5^+$干细胞在 RANKL 刺激下分化，但别的因素也可能参与 M 细胞的分化，因为 M 细胞的特异性抗体 NKM16-2-4 在 Spi-B 敲除的小鼠中也被描述（Tahoun et al.，2012）。例如，通过 CD137 的信号通路或者巨噬细胞迁移抑制因子（由 B 细胞和 M 细胞前体相互作用产生）也影响 M 细胞成熟。除此之外，细菌病原体通过诱导 CCL20 表达或者 EMT 调节转录信号 Slug（EMT regulating transcription factor Slug）也能促进 M 细胞的分化（Hsieh and Lo，2012；Kanaya et al.，2012）。FAE 中 M 细胞发育还可能与 Notch 和 jagged-1 配体信号途径密切相关（Sato et al.，2013）。

M 细胞的发育可能分为两步：第一步是 B 细胞非依赖阶段，第二步是 B 细胞依赖阶段，M 细胞能产生主动进行胞吞转运的功能。核因子 κB 受体活化因子配体（nuclear factor κB ligand，RANKL）在诱导 M 细胞表达功能中也发挥重要的作用。RANKL 由 FAE 下方的非造血间充质细胞（non-hematopoietic mesenchymal cell）表达，属于肿瘤坏死因子（tumor necrosis factor，TNT）超家族成员，应用 RANKL 可诱导 M 细胞分化程序（Knoop et al.，2009）。Ets 转录因子 Spi-B 是启动 M 细胞分化的重要因子（Kanaya et al.，2012）。Ets 转录因子 SpiB 可识别 RANKL，二者结合后 B 细胞通过 CD137－CD137L 的相互作用启动了 M 细胞基底部形成“口袋”形状，从而诱导 M 细胞在功能上的成熟（Hsieh et al.，2010）。B 细胞可促进 M 细胞的分化在体内和体外试验都得到了验证（Ebisawa et al.，2011；Golovkina et al.，1999；Kernéis et al.，1997）。全身注射 RANKL 也能诱导其他部位肠绒毛上皮形成 M 细胞（Knoop et al.，2009）。说明绒毛上皮细胞具有分化成 M 细胞的潜能。利用抗-RANKL 中和抗体抑制 M 细胞则可减少派伊尔氏结摄入朊蛋白，使小鼠不受感染（Donaldson et al.，2012）。但也有一些研究则质疑 M 细胞是否是蛋白质摄入的主要场所（Kujala et al.，2011；Piercey Akesson et al.，2012）。

由于 M 细胞的数量较少，直到现在，在体内进行 M 细胞功能和分化的研究仍十分困难。上皮细胞在一定的诱导下可表现出 M 细胞的特性。例如，体外试验证明派伊尔氏结处的细胞（PP-derived cell）可诱导人的 Caco-2 克隆瘤细胞（Caco-2 colon carcinoma cell）具有 M 细胞的特性（Kernéis et al.，1997）。M 细胞的功能与一些细胞和因子有关，如 B 细胞（Golovkina et al.，1999）、CD137 细胞（Hsieh et al.，2010）、趋化因子受体 6（CCR6），在这些细胞和因子缺陷的小鼠体内 M 细胞的功能也丧失。B 细胞在 M 细胞的功能发挥中好像较重要，因为 CCR6 缺失的小鼠丧失了 M 细胞的功能，但移植 $CCR6^+$CD11cint B 细胞后则又可恢复 M 细胞的功能。

研究表明，抗原的刺激可以增加 M 细胞的数量和抗原摄取能力，这种现象的发生机制仍不清楚（Cuvelier et al.，1994；Borghesi et al.，1999；Meynell et al.，1999；Gebert et al.，2004）。但这提示通过黏膜免疫可促进 M 细胞的分化。

五、M 细胞的表面标志

目前已知的 M 细胞主要特异性标志包括 glycoprotein 2（GP2）、PrP^{C} 和 C5aR，其他的还有 Marcksl1、M-Sec、Sgne-1、annexin V、NKM 16-2-4、Co1 ligand、Caveolin-1、Ulex europaeus agglutinin（UEA）-1、呼肠孤病毒表面蛋白（reovirus surface protein s1，ps1）、CCL9 等（Hase et al.，2005，2009a；Verbrugghe et al.，2006；Terahara et al.，2008）。M 细胞游离面的表面标志与摄取抗原和病原微生物的入侵密切相关。这些标志可监视病原微生物的入侵，从而启动免疫反应。GP2 只在 M 细胞的表面表达，可作为吞噬受体介导 M 细胞摄取表达 FimH（FimH 是细菌外膜上的 I 型菌毛的一种成分）的细菌（如大肠杆菌和沙门氏菌）（Ohno et al.，2010；Roggenbuck et al.，2014），启动细菌特异性免疫应答。豚鼠 M 细胞的游离面可表达朊蛋白（cellular prion protein，PrP^{C}），而且 PrP^{C} 可与 GP2 在 M 细胞上共定位（Nakato et al.，2009）。PrP^{C} 能与布鲁氏菌（*B. abortus*）的热激蛋白（heat shock protein，Hsp）60 结合，促进对布鲁氏菌的吞噬作用（Nakato et al.，2009）。人和小鼠的 M 细胞能表达 C5a 受体（C5a receptor，C5aR）。M 细胞表达的 C5a 受体能与小肠结肠炎耶尔森氏菌外膜蛋白 H（*Yersinia enterocolitica* outer membrane protein H，OmpH）序列同源的蛋白结合（Kim et al.，2011）。口服感染耶尔森氏菌后 C5a 则聚集在耶尔森氏菌的周围（Kim et al.，2010，2011），因此 C5a 受体可能也参加了细菌的摄取。利用 OmpH 可作为 M 细胞 C5a 配体受体的原理，OmpH 与登革热病毒（dengue virus，DENV）的被膜蛋白Ⅲ（ED Ⅲ）融合口服后通过靶向 M 细胞诱导高效的免疫反应，抵抗登革热病毒的感染（Kim et al.，2013）。

CCL9 是一种趋化因子，在 PP 上皮下的圆顶区可以召集 $CD11b^{+}$ 树突状细胞（Zhao et al.，2003a）。M-Sec 与隧道纳米管（tunneling nanotube）的形成有关（Hase et al.，2009b），隧道纳米管结构是成熟 M 细胞的特征。M 细胞更成熟时才会表达 CCL9 和 GP2。所以 GP2 只在成熟的 M 细胞表达（Kanaya et al.，2012）。小肠绒毛类 M 细胞不表达 M 细胞标志 GP2 和 Marcksl1（Terahara et al.，2008）。

六、M 细胞的种属差异

M 细胞表面具有少量的碳水化合物、糖蛋白和酶。这些标志在不同物种和组织之间差异较显著。不同动物和人组织 M 细胞中的角蛋白和波形蛋白也不同，形态结构和分布也各异（Miller et al.，2007）。

（一）人的 M 细胞

人的 M 细胞表面具有稀疏、短的和不规则的微绒毛（Pappo and Mahlman，1993），分布在 PP 结、腭扁桃体、舌扁桃体、鼻咽扁桃体、阑尾和结肠黏膜表面。M 细胞表面具有一种糖蛋白 clusterin（也称为载脂蛋白 J）（Verbrugghe et al.，2008）。在腭扁桃体和鼻咽扁桃体的 M 细胞表面还有Ⅱ类 β-微管蛋白（class Ⅱ β-tubulin），这种蛋白与 clusterin 一起共存于腭扁桃体中。肠道 M 细胞中没有 β-微管蛋白（Lee et al.，2010）。

腭扁核体、舌扁桃体、鼻咽扁桃体、小肠、结肠和阑尾的 M 细胞表面表达组织蛋白酶 E（cathepsin E）（Finzi et al.，1993）。但组织蛋白酶 E 不是人的 M 细胞特异标记，因为在结肠的滤泡相关上皮和隐窝上皮细胞中也能发现组织蛋白酶 E 的存在（Wong et al.，2003）。PP 结处的 M 细胞表达唾液酸化路易斯 A（sialyl-Lewis A）和半乳糖凝集素 9（galectin 9），这两种分子属于一个高度保守的 β-半乳糖苷结合动物凝集素（β-galactoside binding animal lectin）家族（Giannasca et al.，1997；Pielage et al.，2007）。由于这两种分子在滤泡相关上皮中也有分布，细胞角蛋白 8、细胞角蛋白 18、细胞角蛋白 19 和细胞角蛋白 20 在 PP 结中的 M 细胞和肠上皮细胞中也有表达，所以这些分子不能作为 M 细胞的特异性标记。PP 结和肠上皮细胞的 M 细胞均不表达波形蛋白（Kucharzik et al.，1998）。

（二）小鼠的 M 细胞

小鼠 M 细胞表面的微绒毛更短，M 细胞基底口袋常含有一个或一个以上的淋巴细胞（Clark et al.，1993）。小鼠 M 细胞表面的多糖-蛋白质复合物比小肠上皮细胞的更薄（Owen et al.，1986；Inman and Cantey，1983），刷状缘碱性磷酸酶活性降低，而酯酶活性增加（Owen et al.，1986；Smith et al.，1987）。

与人相比，小鼠 M 细胞的特异性标志区域性变异更明显（Clark et al.，1994，1995a）。一些研究表明，α 岩藻糖（fucose）是派伊尔氏结处的 M 细胞特异性的表面标记。这种岩藻糖分子可以与很多凝集素结合，如荆豆凝集素-1（*Ulex europeaus* agglutinin-1，UEA-I）、欧洲鳗鲡凝集素（*Anguilla anguilla* agglutinin，AAA）、莲花豆凝集素（*Lotus tetragonolobus* agglutinin，LTA）和橙黄网孢盘菌凝集素（*Aleuria aurantia* lectin，AAL）（Clark et al.，1993，1994，1995a；Giannasca et al.，1994；Jepson et al.，1995；Sharma et al.，1996；Foster et al.，1998；Terahara et al.，2011；D'Souza et al.，2012）。

凝集素蛋白主要来源于植物，但也有少量来源于微生物和动物，凝集素可特异性识别和结合糖类。它们在细胞间的识别、信号转导、血清分型、微生物感染和免疫识别方面发挥作用，包括识别病原体分子，调理微生物感染，启动补体级联反应，血管中的白细胞的迁移，肿瘤转移、生长和分化等功能。由于不同的组织和细胞类型表面表达不同的、复杂的碳水化合物结构，因此特定的外源凝集素可以识别和区分不同类型的细胞，如肠细胞和 M 细胞（Drickamer，1997；Woodley，2000；Sharon and Lis，2004；Naeem et al.，2007；Sharon，2008）。

四棱豆凝集素（*N*-acetyl-d-galactosamine specific *Psophocarpus tetragonolobus* agglutinin，WBA）也可选择性地与小鼠派伊尔氏结（Giannasca et al.，1994）的 M 细胞结合。岩藻糖特异性凝集素不仅与 M 细胞结合，还可与杯状细胞黏蛋白、肠内分泌细胞和潘氏细胞膜结合（Giannasca et al.，1994）。其他还有一些外源凝集素都可与小鼠 PP 结的 M 细胞结合（Owen and Bhalla，1983；Clark et al.，1993；Foster et al.，1998），如伴刀豆球蛋白 A（concanavalin A，ConA）（特异识别甘露糖）、小麦胚芽凝集素（wheat germ agglutinin，WGA，特异识别 *N*-乙酰葡糖胺和 *N*-乙酰甘露糖胺

丙酮酸）、花生凝集素（peanut agglutinin，PNA，特异识别半乳糖和 *N*-乙酰半乳糖胺）、欧洲卫矛凝集素（*Euonymus europaea* agglutinin，EEA）、蓖麻凝集素（*Ricinus communis* agglutinin，RCA，特异识别半乳糖）（Owen and Bhalla，1983；Clark et al.，1993；Foster et al.，1998）。

大多数能与 PP 结的 M 细胞特异性结合的凝集素不能与盲肠和结肠的 M 细胞结合，因为盲肠和结肠的 M 细胞缺少岩藻糖残基（Clark et al.，1994；Giannasca et al.，1994）。但它们可选择性地与少数凝集素如 α/β-D-半乳糖和槐凝集素（*Sophora japonica* agglutinin，SJA）结合（Clark et al.，1994，1995b；Giannasca et al.，1994）。

（三）大鼠的 M 细胞

大鼠 PP 结处的 M 细胞与 NALT 处的 M 细胞形态相似（Finzi et al.，1993；Rautenberg et al.，1996）。M 细胞的微绒毛很短，且不规则，但不成熟的 M 细胞微绒毛较长且较多。大鼠 M 细胞也缺乏碱性磷酸酶（Rautenberg et al.，1996）。大鼠细胞不表达波形蛋白（Rautenberg et al.，1996，1997）。大鼠中 M 细胞的表面能表达与 GS-I-B_4 结合的半乳糖表位（Takata et al.，2000）。因此，凝集素 UEA-1 和双花扁豆凝集素（*Dolichos biflorus* agglutinin，DBA）可与 M 细胞结合。

（四）兔子的 M 细胞

由于兔子的腭扁桃体与人的很像，可以作为对人扁桃体的模型研究（Casteleyn et al.，2011）。因此在动物中大量的研究都集中在兔子的 M 细胞上。此外，兔子的鼻相关淋巴组织、PP 结、盲肠斑和阑尾发育良好（Mage et al.，2006；Casteleyn et al.，2010）。兔子腭扁桃体、PP 结、盲肠和阑尾的 M 细胞表面标记得到充分的验证。

兔子腭扁桃体的 M 细胞可表达岩藻糖、*N*-乙酰半乳糖胺残基，用 USA-1 和螺旋血凝集素（*Helix pomatia* agglutinin，HPA）可分别与其结合（Gebert，1996，1997b）。腭扁桃体 M 细胞中分布有波形蛋白，利用波形蛋白抗体 V9 和 Vim3B4 可显示 M 细胞（Gebert and Bartel，1995），波形蛋白呈阳性的细胞也表达细胞角蛋白 20（Carapelli et al.，2004）。也有一些细胞只表达波形蛋白，波形蛋白$^+$/CK20$^-$细胞可能代表不成熟的 M 细胞（Carapelli et al.，2004）。一些学者认为细胞角蛋白和波形蛋白是 M 细胞的标志（Gebert et al.，1992；Jepson et al.，1993）。

兔小肠 PP 结处的 M 细胞特异性表达波形蛋白，并缺少碱性磷酸酶（Jepson et al.，1992；Gaidar，1989；Lelouard et al.，1999）。波形蛋白、细胞角蛋白 18 和细胞角蛋白 19 可共同定位于 M 细胞中（Gebert et al.，1992；Jepson et al.，1993）。由于肠上皮也分布有细胞角蛋白，因此细胞角蛋白不是兔肠派伊尔氏结 M 细胞的特异性标志（Gebert et al.，1992）。M 细胞位于圆顶区的周围，与上皮内淋巴细胞密切接触（Gaidar，1989；Jepson et al.，1993）。能识别小鼠 M 细胞表面岩藻糖和 *N*-乙酰氨基半乳糖的一些凝集素如大豆凝集素（*Glycine max* agglutinin，SBA）、紫藤多花凝集素（*Wisteria floribunda* agglutinin，WFA，日本紫藤）等，能同时与 M 细胞和肠细胞结合（Gebert and Hach，1993），因此，岩藻糖、*N*-乙酰葡糖胺和 *N*-乙酰神经氨酸等都不是兔派伊尔氏结 M 细胞上表面标志。

兔 PP 结和盲肠结的 M 细胞含有波形蛋白，所以应用波形蛋白抗体可以特异性显示 M 细胞（Jepson et al.，1992；Gebert et al.，1992）。由于盲肠肠上皮细胞表达半乳糖、岩藻糖和 *N*-乙酰半乳糖胺凝集素，也可特异地识别盲肠 M 细胞（Jepson et al.，1993；Gebert and Hach，1993）。阑尾中的 M 细胞也含有波形蛋白（Jepson et al.，1992；Gebert and Hach，1992；Lelouard et al.，1999），所以应用波形蛋白也可显示 M 细胞（Jepson et al.，1992；Lelouard et al.，1999）。

（五）猪的 M 细胞

与其他动物的 M 细胞不同，猪的 M 细胞一般呈柱状，胞质顶部缺乏典型 M 细胞的微皱褶，与正常的肠上皮细胞很难区分。猪 M 细胞覆盖着密密麻麻的、长的、不规则的微绒毛（Torres-Medina，1981）。猪 M 细胞特异性标记发现较迟，直到 1994 年 Gebert 等才发现细胞角蛋白 18 是猪派伊尔氏结 M 细胞的标志。M 细胞细胞角蛋白 18 远比肠上皮细胞更丰富（Gebert et al.，1994）。其他类型的细胞角蛋白如细胞角蛋白 19 和细胞角蛋白 8 不是 M 细胞中特有的标志，抗体优先结合于圆顶上皮和绒毛上的肠细胞。猪的 M 细胞也没有波形蛋白（Gebert et al.，1994）。

（六）牛的 M 细胞

1981 年 Torres-Medina 首次发现在新出生小牛的 PP 结滤泡相关上皮上分布有柱状的 M 细胞。M 细胞凸起进入肠腔，游离面分布有密集的、短钝的厚微绒毛（Torres-Medina，1981）。3 年后证实牛 M 细胞的标志是细胞角蛋白 18（Hondo et al.，2011）。空肠和回肠中的 M 细胞呈现的典型的 M 细胞形态是，在顶表面上有广泛的微皱褶（Hondo et al.，2011）。

（七）鸡的 M 细胞

鸡的 M 细胞表面具有不规则排列且小而钝的微皱褶，基底部镶嵌有淋巴细胞和巨噬细胞（Burns and Maxwell，1986；Kato et al.，1992）。与哺乳动物不同，鸡的 M 细胞碱性磷酸酶呈阳性（Burns，1982）。鸡的 M 细胞广泛分布在 GALT（Casteleyn et al.，2010a），如在幽门扁桃体（pyloric tonsil）（Nagy and Olah，2007）、麦克尔憩室（Meckel's diverticulum）（Nagy and Olah，2007）、PP 结（Jeurissen et al.，1999；Befus，1980；Burns，1982）、盲肠扁桃体（cecal tonsil）（Jeurissen et al.，1999；Kato et al.，1992；Kitagawa et al.，1998，2000）、盲肠顶端（apical cecal diverticle）（Kitagawa et al.，1996）和腔上囊（Bockman and Cooper，1973；Sayegh and Ratcliffe，2000）中都发现有 M 细胞的分布。一些试验（主要应用一些凝集素）表明鸡的 M 细胞好像没有特异性的表面标志（Kato et al.，1992；Kitagawa et al.，2000；Jörns et al.，2003；Pohlmeyer et al.，2005）。

七、M 细胞模型的建立

由于肠道 GALT 中 M 细胞的数量较少，各种动物 M 细胞表面标志种属差异较大（Foxwell et al.，2007；Carr et al.，2012），因此 M 细胞的研究很难获得统一的结果。建立体外 M 细胞模型将有助于靶向 M 细胞口服黏膜疫苗的开发。合适和理想的 M 细胞模型也是研究口服黏膜疫苗（靶向 M 细胞）的重要基础。

第一个 M 细胞体外模型是于 1997 年新鲜分离的小鼠 PP 结 M 细胞与白种人的单层人结肠腺癌（Caco-2）细胞共培养建立的（Tyrer et al.，2002；Kernéis et al.，1997）。几年后又建立了具有 Transwell 小室的共培养模型（上层是 Caco-2 细胞，下层是 B 淋巴细胞）（Carr et al.，2012）。这种共培养可使约 1/3 的 Caco-2 细胞转化为 M 样细胞，可与在体内 PP 结的 M 细胞和肠上皮细胞转化率相媲美（Foxwell et al.，2007）。Caco-2 细胞模型和 M 细胞体内模型的建立对体内研究具有很好的前景（Gullberg et al.，2000）。M 细胞模型诱导的 M 细胞显示缺失顶端的碱性磷酸酶表达，绒毛再分布，顶端表达 B 1 整合素和基底口袋有淋巴细胞定植（Tyrer et al.，2002）。据 Kadiyala 团队报道，他们观察到诱导的 M 样细胞的抗原摄取纳米粒子通过 M 细胞共培养模型的数量是单层肠上皮模型的 5 倍。

另一个 M 细胞模型是一个牛肠上皮细胞系（bovine intestinal epithelial cell line，BIE）与小鼠肠道淋巴细胞共培养。BIE 细胞诱导分化成的 M 样细胞比 BIE 细胞转运牛海绵状脑病朊蛋白（bovine spongiform encephalopathy，BSE）的量至少高了 30 倍。这种牛的 M 细胞的体外模型，对于研究朊蛋白转运机制非常有用（Miyazawa et al.，2010）。此外，Caco-2 细胞模型已被用于检查沙门氏菌、大肠杆菌和霍乱弧菌的肠道 M 细胞易位转运机制（Blanco and DiRita，2006；Martinez-Argudo et al.，2007；Martinez-Argudo and Jepson，2008；Lim et al.，2009）。而在此之前，细菌与 M 细胞相互作用的研究主要局限在体内口服、灌胃或结扎感染的肠段（Martinez-Argudo and Jepson，2008）。需要注意的是，体内感染模型和体内侵袭分子机制的研究常常受到很多因素的限制，如年龄、生育状况和动物饲养、动物间差异，甚至抗原物质通过胃肠时延迟释放等很多因素也需要慎重考虑（Carr et al.，2012）。

八、靶向 M 细胞的黏膜免疫疫苗设计策略

黏膜免疫的第一步就是通过 M 细胞摄取抗原（Kraehenbuh et al.，2000；Neutra et al.，2001）。M 细胞表面标志不多，不同动物和不同组织的 M 细胞表面标志也比较复杂，靶向 M 细胞设计疫苗存在一些困难，因此针对 M 细胞黏膜免疫疫苗的研究进展受到一定限制。但这并不妨碍一些科学家想利用这些表面标志设计靶向 M 细胞疫苗的探索（Azizi et al.，2010；Misumi et al.，2009；Brayden et al.，2004）。目前已发现一些 M 细胞表面标志和相应的配体（表 4-1）。此外，人和鼠的 M 细胞可以表达 MHC Ⅱ，因此 M 细胞也可作为抗原呈递细胞（Nagura et al.，1991；Allan et al.，1993）。因此，靶向 M 细胞能特异性地增加摄取和呈递抗原的能力，有效启动免疫反应并诱导保护性反应。

表 4-1　M 细胞结合配体和 M 细胞特异性分子

配体	M 细胞受体	参考文献
荆豆凝集素 1	α-1，2-岩藻糖	Foster et al.，1998
橙黄网孢盘菌	α-L-岩藻糖	Clark et al.，1994
乳糖凝集素-9	N-聚糖/重复寡聚糖	Hirabayashi et al.，2002
肽段 Co1（SFHQLPARSPLP）	补体 5a 受体	Kim et al.，2011
抗体 NKM16-2-4	含有 α-1，2 岩藻糖的碳水化合物	Nochi et al.，2007
抗体 LMl 12	唾液酸化的路易斯 A	Kunisawa et al.，2012
抗体 3G7-H9	糖蛋白 2	Hase et al.，2009a
δ 蛋白（呼肠孤病毒）	α-2，3-唾液酸	Wolf et al.，1983
侵袭（耶尔森氏鼠疫杆菌）	β-1 整合素	Clark et al.，1998
长极菌毛（大肠杆菌、沙门氏菌）	未知	Kunisawa et al.，2012
FimH（大肠杆菌、沙门氏菌）	糖蛋白 2/尿调理素	Kim et al.，2011
OmpH（耶尔森氏鼠疫杆菌）	补体 5a 受体	Kim et al.，2011
脂多糖	TLR-4	Keely et al.，2010
脂磷壁酸	TLR-2	Shafique et al.，2012
LPS 磷酰胆碱	血小板活化因子受体	Tyrer et al.，2006
布鲁氏菌的 Hsp60	细胞朊病毒蛋白	Nakato et al.，2012
LPS 的类脂 A 结合域（革兰氏阴性菌）	膜联蛋白 A5	Rand et al.，2012
细菌肽聚糖	肽聚糖识别蛋白 A1	Osanai et al.，2011
分泌型 IgA	未知	Kyd and Cripps，2008
肠毒素 C 端结合域（产气荚膜梭菌）	紧密连接蛋白 4	Lo et al.，2012

一些动物的 M 细胞表面可表达特殊的糖基化位点，如鼠类的 M 细胞表面具有 α-L-岩藻糖的标志（Clark et al.，1993；Giannasca et al.，1994）。荆豆凝集素 1（*Ulex europaeus* agglutinin-1，UEA-1）能与 α-L-岩藻糖亚基的糖蛋白和糖脂结合，所以可以应用 UEA-1 将疫苗靶向 M 细胞（Chionh et al.，2009）。兔子小肠 M 细胞表面具有碳水化合物表位和小肠黏蛋白 MUC2 的糖轭合物表位；人和小鼠 M 细胞表面表达一些重要的病原识别受体（PRR），如 TLR4、血小板激活因子受体（platelet-activating factor receptor，PAFR）和 α5β1 整合素（Tyrer et al.，2002；Mann et al.，2004；Chou et al.，2008）。因此可以通过靶向 PRR 来促进 M 细胞摄取口服疫苗。M 细胞通过 α5β1 整合素与一些肠道病原微生物如耶尔森氏菌（*Yersinia* spp.）黏附后能摄取细菌，如果抑制这些黏附分子则能显著阻止 M 细胞的胞吞转运作用（Scibelli et al.，2005；Saltman et al.，1996；Sinha et al.，1999）。

人和小鼠 M 细胞还可表达糖蛋白 2（glycoprotein 2，GP2）（Terahara et al.，2008；Hase et al.，2009a）。GP2 在 M 细胞摄取抗原的分子机制方面起重要作用。GP2 作为 M 细胞表面的胞吞受体，可特异性地结合细菌外膜 I 型菌毛（FimH），如大肠杆菌、沙门氏菌，如果缺失 GP2 则会降低细菌进入派伊尔氏结和被摄取的能力，T 细胞增殖及抗体反应也减弱（Hase et al.，2009a）。例如，用鼠伤寒沙门氏菌口服感染GP2缺失的小鼠或应用FimH缺失的沙门氏菌口服感染小鼠，派伊尔氏结和肠淋巴结中细菌数量就会减少，提示GP2能促进M细胞摄取抗原。一些研究发现，FimH黏附素相关的疫苗能通过阻止细菌的繁殖来增强体液免疫（Langermann，2000；Bouckaert et al.，2005；Poggio et al.，2006）。

利用M细胞表面少量的标志，一方面可显示M细胞的分布和结构；另一方面可设计靶向M细胞有效的黏膜疫苗和提高药物的吸收。例如，应用外源凝集素-辣根过氧化酶轭合物检测M细胞，可观察到带有荧光素标记凝集素的M细胞。鼠类的M细胞可表达α-L-岩藻糖，后者可与荆豆凝集素-1结合（Clark et al.，1993），应用荧光标记UEA-1可显示出鼠的M细胞（Jang et al.，2006）。通过小肠黏蛋白MUC2的糖轭合物表位的抗体可与兔子小肠M细胞结合，利用荧光影像技术可显示M细胞。因此有人将脂质体和荆豆凝集素配合包被乙型肝炎表面抗原（hepatitis B surface antigen，HBsAg），包被后可促进小肠中PP结中M细胞对抗原的摄取（Gupta et al.，2011），从而显著提高了血清中特异性抗HBsAg IgG的水平。也有人大胆应用荆豆凝集素与灭活空肠弯曲杆菌和幽门螺旋杆菌混合，通过口服靶向小肠中PP结，促进了局部和全身免疫反应。值得注意的是，M细胞的糖基化位点并非所有物种所共有，是否能作为靶点有效地用于靶向人类M细胞仍然需要多方面研究和探讨（Giannasca et al.，1999）。

claudin 4是结肠、鼻咽表面上皮和PP结中M细胞高表达的一种受体（Rahner et al.，2001；Kuo et al.，2006）。同时claudin 4也是上皮细胞间的一种紧密连接蛋白，在建立跨黏膜上皮电阻中发挥重要的作用（Katahira et al.，1997a；Sonoda et al.，1999）。应用caudin 4蛋白做成PLGA（poly lactide-co-glycolic acid）纳米胶囊可以很快通过鼻咽表面上皮和PP结M细胞进入上皮下组织中。同时claudin 4还是产气荚膜梭菌肠毒素（CPE）的受体。claudin 4分子位于细胞外的第二段袢，能与CPE C端30个氨基酸结合（Ling et al.，2008）。将CPE C端30个氨基酸融合到流感血凝素的羧基端后依然可以结合claudin 4，证明claudin 4携带抗原结合配体的能力（Ling et al.，2008），因此CPE与流感血凝素连接后可靶向M细胞。

入侵M细胞的病原菌都具有神经氨酸酶，来源于食用橙皮香菇的橙黄网胞盘菌A凝集素（AAL）具有神经氨酸酶的类似结构（Crennell et al.，1994），同时还具有α-L-岩藻糖的专一性。Franziska Roth-Walter等应用AAL包被的胶囊能够靶向人的M细胞，为靶向M细胞口服免疫奠定了基础。

M细胞表面可表达整合素类（integrin），特别是β1整合素。一些病原菌可与M细胞表面表达的整合素进行结合，如小肠结肠炎耶尔森氏菌（*Yersinia enterocolitica*）可通过表面蛋白与M细胞表面表达的整合素结合（Hamzaoui et al.，2004）；假结核病耶尔森氏菌（*Y. pseudotuberculosis*）通过细菌表面表达的侵袭素也能与M细胞表面表达的β1结合素结合（Clark et al.，2000）。有人就设想可应用病原菌的侵袭素作为通过靶向M细胞的疫苗佐剂。

人FAE中的M细胞还可表达一种分泌型抗菌蛋白——肽聚糖识别蛋白S（peptidoglycan recognition protein S，PRPS），它可增加M细胞对细菌的摄取（Wang et al.，2011）。如果研制其抗体应用于抗 PRPS 介导疫苗递送系统也可能能够实现靶向 M 细胞的人黏膜疫苗。

植物凝集素已被证明是强力的黏膜免疫原，在口服或滴鼻后刺激全身和黏膜抗体应答。如槲寄生凝集素-1、番茄凝集素、菜豆、小麦胚芽凝集素（WGA）和 UEA-1 能结合 M 细胞产生特定的血清 IgG 和 IgA 抗体（Lavelle et al.，2000，2004；Gupta and Vyas，2011）。单克隆抗体（mAb NKM 16-2-4）可靶向鼠科 M 细胞（Nochi et al.，2007），此抗体可作为 M 细胞靶向黏膜疫苗的载体。NKM 16-2-4 与破伤风毒素或肉毒菌共轭后与霍乱毒素口服，能够诱导高水平的特异性血清 IgG 和黏膜 IgA 应答。

此外，口服登革热病毒（dengue virus）疫苗可利用靶向 M 细胞的 Co1 或者 C5aR 配体 OmpH，首先将 DENV-2 的 OEDⅢ蛋白与 Co1 或者 OmpH 结合，口服免疫后不仅增强 OEDⅢ靶向 M 细胞的能力，还能诱导血清中抗原特异性抗体 IgG 和粪便 SIgA 的产生（Kim et al.，2011，2012a）。应用结合抗原的 M 细胞特异性抗体 NEK16-2-4（可识别 α 海藻糖）靶向 M 细胞的疫苗也能诱导特异性 IgA 的产生（Nochi et al.，2007）。

第二节　树突状细胞与黏膜免疫

树突状细胞（dendritic cell，DC）作为机体内功能最强大的专职抗原呈递细胞（antigen presenting cell，APC），广泛分布于机体黏膜上皮内及其上皮下结缔组织中，形成了一个相互连接的网络，通过其表面的模式识别受体来区分外来有害和无害物质，发挥“哨兵”的作用，并产生适宜的反应以维持机体的稳态。黏膜由于长期暴露于外界，因而时刻需要面对不断入侵的病原微生物。黏膜免疫系统是机体抵御病原微生物入侵的第一道防线，启动黏膜免疫的第一步就是 DC 摄取病原微生物抗原（Banchereau et al.，2000；Rinaldo and Piazza，2004），加工处理抗原后 DC 将抗原呈递给上皮下的淋巴细胞或迁移到附近的淋巴结呈递给淋巴细胞，诱导免疫反应。因此，DC 具有连接非特异性免疫和特异性免疫的强大功能。DC 在抵御病原微生物入侵的黏膜免疫应答中发挥着非常重要的作用。

在呼吸道、消化道和生殖道黏膜下广泛分布有 DC，位于病原菌入侵的第一道屏障的战略位点，DC 随时能够监视病原微生物的入侵（Holt et al.，1994）。黏膜中的 DC 经模式识别受体（pattern-recognition receptor，PRR）识别抗原后，能通过上皮伸出突起进入黏膜腔内抓取抗原，然后通过输出淋巴管迁移进入二级淋巴结，激活初始型 T 淋巴细胞。此外，黏膜 DC 还具有分泌多种细胞因子、调节免疫耐受等多种生物学功能。

一、树突状细胞的来源及分化

按细胞谱系，DC 可分为髓系起源的髓样树突状细胞（myeloid dendritic cell，mDC）或经典树突状细胞（conventional DC or classical dendritic cell，cDC）和淋巴系起源的浆细胞样树突状细胞（plasmacytoid DC，pDC）或淋巴系 DC（lymphoid dendritic cell，lDC）。

mDC 或 cDC 主要来源于骨髓中的 $CD34^+$多向性造血干细胞和 $CD14^+$外周血单核细胞。cDC 包括所有专职的 APC 亚型，cDC 能高表达 MHC Ⅱ类分子，是主要的抗原呈递细胞，在病毒特异性 T 细胞反应中发挥主要作用（Lopez-Bravo and Ardavin，2008；Heath and Carbone，2009）。cDC 可对细菌和其他病原菌产生反应，分泌 IL-12，诱导 Th1 反应（Sallusto and Lanzavecchia，2002）。小鼠的 mDC 可表达 CD8α，交叉抗原呈递给 $CD8^+$ T 细胞（Dudziak et al.，2007），并分泌高水平的 IL-12（Hochrein et al.，2001）。pDC 主要来源于血液、浆细胞样细胞。pDC 只代表专职干扰素-α 产生细胞（professional interferon-α producer）或天然干扰素-α 产生细胞（natural interferon producing cell，NIPC）（Liu，2005）。pDC 能识别病毒的核酸产生大量的Ⅰ型干扰素（type Ⅰ interferon，IFN）（Gilliet et al.，2008；Swiecki and Colonna，2010）；pDC 能诱导 Th1 和 Th2 反应（Cella et al.，2000；Rissoan et al.，1999），还能交叉呈递抗原给 CTL（Hoeffel et al.，2007；Mouries et al.，2008；Tel et al.，2013）。cDC 的亚型比 pDC 多，脾脏中的 cDC 又可分为 3 个亚型：$CD8^+$DC、$CD4^+$DC 和 $CD8\alpha^-CD4^-$DC。

根据免疫功能阶段的不同，DC 被分为不成熟的 DC 和成熟的 DC。正常静息状态下体内绝大多数的 DC 处于不成熟状态，主要发挥监视外来病原体和免疫耐受的作用。不成熟 DC 摄取抗原能力较强，它能有效地摄取可溶性蛋白，并对特异性抗原进行加工处理。未成熟的 DC 可持续不断地从外界环境中摄取抗原（Guermonprez et al.，2002），发挥“哨兵”的作用。在摄取抗原或经某些刺激因子作用后，DC 将会发生迁移。它们将会由外周组织迁移到附近的次级淋巴器官中，接着将抗原呈递给幼稚型淋巴细胞，进而诱导一系列免疫反应，如分泌细胞因子和促进 IgA 分泌型 B 细胞的分化。在这个迁移过程中，DC 将会趋于成熟，表现为抗原摄取和处理的能力下调，但呈递抗原的能力上调。同时成熟 DC 将会表达高水平的 MHC Ⅱ类分子、共刺激分子 B7-1（CD80）、B7-2（CD86）、CD40 及某些黏附分子 ICAM-1、ICAM-3 等。黏膜由于长期暴露于外界，黏膜下的 DC 接触抗原的机会就会很多。因此黏膜下的 DC 比其他部位的更为成熟。在功能上，黏膜下 DC 是最重要的抗原呈递细胞，一方面激活适应性免疫反应抵御病原微生物的入侵（免疫激活）；另一方面抑制适应性免疫对食物抗原产生免疫反应（免疫耐受）。

二、黏膜树突状细胞的表面标志

DC 家族的共同特征是表达 CD11c 和 MHC Ⅱ分子。CD11c 和 MHC Ⅱ分子都表达高，代表真正的 DC，CD11c 和 MHC Ⅱ分子都表达低，代表主要是巨噬细胞（Denning et al.，2011）。小鼠黏膜组织有几种 $CD11c^+$DC 亚群，它们表达不同的表面标志物，这些表面标志物包括 CD11b、CD8a、CD4、B220、DEC-205 和趋化因子受体 CCR6 与 CCR7（Shortman and Liu，2002）。不同位置的黏膜 DC 具有不同的表型。小鼠肺中依据 CD103（α E β7）和 CD11b 的表达，确定有两种主要的 cDC 亚群（Soloff and Barratt-Boyes，2010），呼吸道中的 cDC 有表达 α-整合素的 CD11c 和 MHC Ⅱ的 CD，有时呼吸道中的 cDC 还会表达 CD11b 和 CD8α。小肠中的 DC 呈 $CD103^+CD11c^+MHC\,Ⅱ^+$。但肠道 $CD103^+$DC 并不一致，根据是否表达 CD11b，肠道固有层和淋巴结的 DC 分为两个类型：

$CD103^+CD11b^+$和 $CD11b^-CD8^+$。大多数小肠固有层中的 $CD103^+$DC 表达 CD11b，而小部分是 $CD11b^-CD8^+$（Fujimoto et al.，2011；Jakubzick et al.，2008）。在结肠固有层中相反，结肠固有层中 $CD103^+CD11b^+$DC 仅仅占树突状细胞的一小部分（Denning et al.，2011）。也有人认为 $CD103^+CD11b^-CD8^+$树突状细胞是肠道固有层固有的 DC（Jakubzick et al.，2008）。$CD103^+CD11b^-CD8\alpha^+$树突状细胞可能就是肠道固有层 DC，可不断通过淋巴迁移到肠系膜淋巴结。人的消化道中 DC 分为 $CD11b^+$DC、$CD8\alpha^+$ DC 和 $CD11b^-CD4^-CD8\alpha^-$DC。猪肠道中存在 4 种类型的 MHC Ⅱ$^+$DC，猪 CD11R1 与人 CD11b 是同系物（Bimczok et al.，2006）。DC 的表面标志物可随环境的变化而改变。此外，不同位置的黏膜 DC 不仅具有不同的表型，而且具有不同的功能。黏膜 DC 的生物学功能与其所处的微环境相适应。

三、树突状细胞在黏膜中的分布

黏膜由于长期暴露于外界，每天要接触大量的抗原物质，如病原微生物、食物、益生菌等。因此在长期进化过程中身体的每个免疫途径的黏膜下都分布有较多的 DC，这样有利于监视病原微生物，在必要时及时启动黏膜免疫反应。

（一）树突状细胞在呼吸道黏膜中的分布

呼吸道 DC 广泛分布于呼吸道上皮内、黏膜下、肺组织中等部位。正常状态下，每平方毫米气管上皮下有超过 700 个 DC，它们形成了一个几乎相互接触的网络（Holt et al.，1994）。由于呼吸道 DC 分布比较表浅，它们可以直接接触抗原而无需其他细胞的帮助。在气管中 DC 主要分布于上皮细胞间和上皮细胞下，在正常生理状态下，大鼠气管中大约 20%的 DC 和上皮细胞紧密相连，大约 80%的 DC 在上皮下结缔组织中定居（Jahnsen et al.，2006）。黏膜下的这些 DC 可能呈不断连续发育和分化状态，在固有层结缔组织中新迁移的单核细胞源DC进入上皮中需要经历分化过程，包括MHC Ⅱ的表达稍微增加，而内吞作用稍微降低。DC 在正常生理状态下更新很快，每 24～36h 85%的 DC 就能完成一次更新（Holt et al.，1994）。肺组织中的 DC 类型主要是 $CD11c^+CD11b^{hi}CD8\alpha$-I-$A^{hi}$ $DEC205^+$，可表达低水平的 CD80、CD86、CD40。$CD11b^{hi}$ DC 位于支气管上皮细胞的基膜下（von Garnier et al.，2005；Sung et al.，2006）。小鼠呼吸道 DC 主要分为两群：$CD11b^+CD8\alpha^-$和 $CD11b^-CD8\alpha^+$/CD45R，前者表现为传统的髓系 DC 的特征，具有高度的 T 细胞刺激活性；后者为淋巴系或浆细胞性 DC，它们能在病毒感染时迅速产生 Ⅰ 型干扰素并诱导机体产生偏向于 Th2 型的免疫应答反应。

最近几年发现，不同 DC 亚型的表面标志物也不同（Geissmann et al.，2010），如普通 DC 祖先细胞（Common DC progenitor，CDP）可产生前经典 DC（preconventional DC，pre-cDC）和浆细胞样 DC（plasmacytoid DC，pDC）（Onai et al.，2007）。肺中的 pre-cDC 可进一步发展为两个亚型的 cDC：表达 CD103 或 CD11b 整合素（Sung et al.，2006）。$CD103^+$DC 可特异性地将外源病毒抗原呈递给 $CD8^+$T 细胞（GeurtsvanKessel et al.，2008；Desch et al.，2011）；相反，$CD11b^+$ DC 能特异性地呈递可溶性抗原给 $CD4^+$T 细胞，并能产生大量催炎作用的趋化因子（Beaty et al.，2007；del Rio et al.，2007）。同时，pDC

在通过诱导调节性 T 细胞控制气管炎症中发挥重要作用（de Heer et al.，2004）。小鼠的肺中 DC 至少包括 3 个亚型：浆细胞样 DC（plasmacytoid DC，pDC）、髓样 DC（myeloid DC，mDC）或经典 DC（conventional DC，cDC）及干扰素产生杀伤树突状细胞（interferon-producing killer dendritic cell，IKDC）。IKDC 除了能表达 DC 的标志物外，还能表达 NK 细胞的表面标志物。人肺中 DC 包括 3 个亚型：实质中两种髓样 DC（mDC）（BDCA-1^{+}/HLA-DR^{+}和 CD11c^{+}/BDCA-3^{+}）和一种 pDC（CD11c^{-}/BDCA-2^{+}/CD123^{+}/CD14^{-}/HLA-DR^{+}）。猪呼吸道中大多数 DC 是 MHCⅡ$^{+}$/CD16/$^{+}$CD11b^{-}/CD172a^{-}。猪支气管呼吸道相关淋巴组织中的 DC 和肠道的很像，其数量在正常猪中为 33%（Pabst and Gehrke，1990；Soerensen et al.，2005）。

呼吸道 DC 容易受抗原的影响。DC 能将它们的树突伸入肺腔内，摄取大分子物质（Brokaw et al.，1998）。应用人乳头瘤病毒类似颗粒（human papillomavirus type 16 virus-like particle）鼻腔感染小鼠后，呼吸道 DC 能摄取颗粒并把它呈递给 T 细胞（Balmelli et al.，2002）。应用 OVA 后气管中 DC 会迅速聚集在上皮细胞之间和黏膜下层（Huh et al.，2003）。应用气溶胶递送细菌和病毒后，DC 的数量迅速增加（McWilliam et al.，1994，1996）。

（二）树突状细胞在消化道黏膜中的分布

DC 在整个肠道都有分布，包括派伊尔氏结（Peyer's patch，PP）、小肠大肠固有层和肠系膜淋巴结（Coombes and Powrie，2008；Rescigno and Di Sabatino，2009）。PP 结中 DC 主要位于滤泡相关上皮下方的上皮下圆顶区域，少量分布于滤泡间区域。肠道中的 DC 可直接摄取抗原或者通过伸出树突进入肠腔内摄取抗原，接着便将抗原呈递给 T 淋巴细胞、B 淋巴细胞，进而引起局部黏膜免疫应答反应，同时 DC 在肠腔中摄取抗原后也可迁移到肠系膜淋巴结中。小肠固有层中黏膜 DC 主要分两类：组织定居型 DC（tissue-resident DC）或非迁移型 DC（non-migratory DC）及迁移型 DC（migratory DC），迁移型 DC 的迁移严格受到 CCR7 表达的控制（Diehl et al.，2013），迁移型 DC 能够摄取抗原并迁移进入附近的淋巴结。小肠固有层中黏膜 DC 的来源和功能不同（Varol et al.，2009）（表 4-2）。例如，组织定居型 DC（CX3CR1^{+}DC）能诱导 CD8^{+}T 细胞表达 IL-10、IL-13 和 IL-9。CD103^{+}CD11b^{+}DC 是小肠黏膜固有层主要的迁移 DC，在发生炎症时能扩散和迁移（Schulz et al.，2009；Jaensson et al.，2008）。TLR 刺激 CD103^{+}CD11b^{+}DC 分泌 IL-6，紧接着诱导 Th17 细胞分化（Persson et al.，2013）。CD103^{+}CD8a^{+}DC 能够表达 TLR3、TLR7 和 TLR9，DC 在这些 TLR 配体刺激下能够分泌 IL-6 和 IL-12p40（Fujimoto et al.，2011）。当受激时，TLR5^{+}DC 在 TLR5 配体鞭毛蛋白的刺激下能促进特异性抗原 Th17 细胞和 Th1 细胞分化（Uematsu et al.，2008）。CX3CR1^{+}DC 能吞噬和杀死细胞内的细菌。CD103^{+}DC 能通过维甲酸和 TGF β 诱导调节 CD4^{+}Foxp3^{+}T 细胞（Coombes et al.，2007；Sun et al.，2007；Mucida et al.，2007）。

表 4-2　小肠内树突状细胞亚型

名称	表型	特征	功能	参考文献
$CD103^+$DC	$CD103^+$ $CD11b^+$	表达 CCR7；迁移至淋巴结	产生 $CD4^+Foxp3^+$Treg	Coombes et al.，2007；Sun et al.，2007；Mucida et al.，2007；Benson et al.，2007
		表达 RALDH；产生维甲酸	IgA 抗体类型转换	Mora et al.，2006
		通过伸出树突摄取抗原或通过杯状细胞相关抗原通道（GAP）	通过上调淋巴细胞 CCR9 的表达促进其肠归巢	Mora et al.，2003；Iwata et al.，2004；Schulz et al.，2009
		TLR 刺激；产生 IL-6	促进 Th17 细胞形成	Persson et al.，2013
$CD103^+$ $CD8^+$ DC	$CD103^+$ $CD8^+$ $CD11b^{low}$	表达 TLR3、TLR7 和 TLR9；产生 IL-6 和 IL-12p40	Th1 应答和 CTL 活性	Fujimoto et al.，2011
$CX3CR1^+$ DC	$CX3CR1^+$ $F4/80^+$ $CD11b^+$	无 CCR7 表达：组织定居型；伸出长的树突摄取循环系统和肠腔中的抗原	产生调节性 $CD8\alpha\beta^+$ $TCR\alpha\beta^+$上皮内淋巴细胞	Niess et al.，2005 Chang et al.，2013
Tip DC	$TNF\text{-}\alpha^+iNOS^+$ $CD11b^+$	产生 TGFβ APRIL 和 BAFF	产生 IgA	Tezuka et al.，2007
$TLR5^+$ DC	$TLR5\text{+}CD11c^{hi}CD11b^{hi}F4/80^+$ $CD103^+$	产生 IL-6 表达 RALDH，产生维甲酸 表达 TLR5 和 TLR9	分化抗原特异性 Th17 和 Th1 细胞 产生分泌 IgA 细胞	Uematsu et al.，2008
pDC	$CD11c^{int}B220^+$ $Mpdca1^+$	表达IFN-1受体，产生 APRIL 和 BAFF	不依赖 T 细胞产生 IgA	Tezuka et al.，2011

在PP圆顶区域上的FAE中分布有较多的DC，与M细胞紧密连接（Iwasaki and Kelsall，2001）。这些细胞为 $CD8\alpha^-CD11b^-B220^-$，表达细胞内 MHCⅡ类，表现出未成熟特征。这些 DC 还可以表达 CX3CR1，通过很长的树突与 FAE 相联系（Salazar-Gonzalez et al.，2006）。在稳态下，在 PP 的滤泡下圆顶区（subepithelial dome，SED）只有 $CCR6^+$DC，它们也可以迁移到 FAE（Salazar-Gonzalez et al.，2006）。在 SED 中存在着 $CD11b^+CD8\alpha^-B220^-$DC 和 $CD11b^-CD8\alpha^-B220^-$DC。FAE 能表达高水平的 CCL20（Tanaka et al.，1999）和 CCL9（Zhao et al.，2003a）。$CD11b^+$DC 表达 CCL20 和 CCL9 受体并且向相应的趋化因子迁移（Zhao et al.，2003；Iwasaki and Kelsall，2000）。在滤泡间区（interfollicular region，IFR）中分布有 $CD11b^-CD8\alpha^+$DC、$CD11b^-CD8\alpha^-$DC（Iwasaki and

Kelsall，2000）和 pDC（Asselin-Paturel et al.，2003；Bilsborough et al.，2003）。呼肠孤病毒感染后，圆顶区域 $CD11b^-CD8\alpha^-$DC 捕获病毒抗原的同时可激活 Th1 细胞（Fleeton et al.，2004a）。$CD11b^-CD8\alpha^+$DC 也将病毒抗原肽呈递给 Th1 细胞（Fleeton et al.，2004a），提示 SED 中的 DC 不仅迁移到 IFR 变为 $CD8\alpha^+$，还将病毒抗原呈递给 $CD8\alpha^+$DC。在生发中心，不造血的衍生滤泡 DC 将抗原呈递给 B 细胞。大量的造血衍生滤泡 DC 也在生发中心（Kelsall and Strober，1996）。

小鼠 PP 结中 DC 主要有 3 个亚群：①$CD8\alpha^+CD11b^-$属于淋巴系相关 DC，主要分布于 PP 区的滤泡间区；②$CD8\alpha^-CD11b^+$属于髓系 DC，主要分布于 PP 区的上皮下如上皮下圆顶区域；③$CD8\alpha^-CD11b^-$属于双阴性 DC，分布于上述两个部位（Milling et al.，2010）。淋巴系相关 DC 和双阴性 DC 诱导 Th1 细胞分化，而髓系 DC 则诱导 Th2 细胞分化。近来在 PP 结中还发现另一群 DC：$CD11c^+B220^+CD11b^-CD19^-$，这些细胞呈浆细胞样形态，在病毒入侵时可产生 IFN-α。肠黏膜固有层中的 DC 大多数是 $CD11b^+CD8\alpha^-$，少数是 $CD11b^-CD8\alpha^+$和 $CD11b^-CD8\alpha^-$，但也有一些为 pDC（Chirdo et al.，2005）。小肠固有层中的 DC 依据 CD103（αEβ7 整合素的 αE 链）的表达、上皮细胞黏附分子 E-钙黏蛋白和 CX3CR1 的受体可分为两大类（Johansson-Lindbom and Agace，2007）。$CD103^+$DC 也存在于肠系膜淋巴结中，这可能是固有层中的 $CD103^+$DC 迁移过来的。固有层中的 DC 可迁移到肠上皮细胞间，伸出树突抓取肠道中的共生菌和致病菌。在这个过程中 DC 并不破坏上皮完整性，而是通过表达紧密连接蛋白 occludin、claudin 和 zonula occluden 与上皮细胞相互作用（Rescigno et al.，2001）。

人回肠固有层中分布有 $CD11c^+$MHC Ⅱ$^+$类 DC，分别位于 SED、PP 的 IFR 及绒毛固有层。在生发中心同样包含许多 $CD11c^+$MHC Ⅱ$^+$类 DC。相反的，$CD123^+$MHC Ⅱ mod pDC 却只存在于 PP 的 IFR 中。不同的 MHC Ⅱ$^+$类 $CD11c^-DC^-SIGN^+$细胞存在于 SED 中（Jameson et al.，2002）。

在结肠的固有层中也存在少部分的 DC，主要存在于结肠上皮下和 ILF 中（Becker et al.，2003）。HLA-DR^+DC 在结肠固有层和隐窝周围形成一个网架（Pavli et al.，1996）。在直肠 ILF 和人鼠阑尾中也分布有一些 DC（Pavli et al.，1993）。结肠 DC 的种类和比例与 MLN 的情况非常相似，即 $CD11c^+CD11b^+$（50%）、$CD11c^+CD8\alpha^+$（20%）和 $CD8\alpha^-$CD11blo（30%）。所有 $CD8\alpha^+$和部分 $CD11b^+$DC 能表达 CD103。$CD103^+$ DC 在幼稚型同源 T 细胞上优先诱导表达 CCR9，而 $CD103^-$DC 则优先诱导 T 细胞分泌 IFN-γ（Chirdo et al.，2005）。在稳态下，结肠 $CD11b^+$LP 细胞分泌大量的 IL-10，而不能分泌 IL-12 或 TNF（Hirotani et al.，2005）。结肠 DC 在维持肠道 T 细胞应答的平衡方面起重要作用，如果打乱平衡则可能发生肠炎。

猪是一种潜在的理想模式动物。猪肠道 DC 的分布也有报道（Summerfield and McCullough，2009）。猪肠道 DC 除了 MHC Ⅱ 和 CD16 的共定位外，还有另一个特殊标志物 CD11b（CD11R1）（Bimczok et al.，2005），大多数肠道 DC 上 CD11b 和 CD16 都是共表达的。在上皮细胞间伸出树突的 DC 都是 MHC Ⅱ$^+$/$CD16^+$/$CD11b^+$型。根据信号免疫调节蛋白 α（SIRPα）和 CD11R1 的表达，已检测到猪肠道中存在 4 种类型的 MHC Ⅱ$^+$DC。猪 CD11R1 与人 CD11b 类似，固有层中的 DC 主要是 $CD11R1^+$/ $SIRP^+$，这些

DC 很难在上皮发现。相反，PP 的滤泡下圆顶区中的 DC 主要是 $CD11R1^-$/ $SIRP\alpha^+$，它们与 M 细胞相邻。滤泡间区的 DC 是 $CD11R1^-/SIRP\alpha^-$，而肠系膜淋巴结中的 DC 主要是 $CD11R1^+$/ $SIRP\alpha^-$，少数是 $CD11R1^+/SIRP\alpha^+$（Bimczok et al.，2006）。

（三）树突状细胞在生殖道黏膜中的分布

与呼吸道和消化道不同，阴道黏膜要经受激素诱导的周期性变化。因此，生殖道黏膜中的 DC 在形态、表型和功能上都受到激素的影响（见第三章第三节）。位于阴道上皮细胞层的 DC 称为朗格汉斯细胞（Langerhans cell，LC）。小鼠阴道上皮 LC 和固有层中 DC 表达 $F4/80^+$和 $CD205^+$联合标志，不表达 CD11b 和 CD207。雌性生殖道黏膜下层的 DC 表达 $CD11b^+$、$CD8\alpha^+$和 $F4/80^+$，与肺和肠道相似（Zhao et al.，2003a；Iijima et al.，2007）。病原微生物可感染阴道复层上皮的朗格汉斯细胞（Spira et al.，1996；Kawamura et al.，2000）。

四、树突状细胞与巨噬细胞的区别

肠道内的单核吞噬细胞（mononuclear phagocyte，MP）包括树突状细胞和巨噬细胞（macrophage，Mφ）。在黏膜上皮下除了 DC 外，还分布有较多的巨噬细胞。$CX3CR1^{hi}$巨噬细胞分布于整个肠道，并在结肠逐渐增多（Denning et al.，2011）。肠道 $CX3CR1^{hi}MP$ 表达 F4/80、CD11 和 CD64（Schulz et al.，2009；Tamoutounour et al.，2012；Bain et al.，2013）。树突状细胞和巨噬细胞执行不同的但是互补的免疫功能。DC 与 Mφ 在很多方面具有相似之处，如二者都能作为抗原呈递细胞，在周围组织中扮演着免疫“哨兵”的角色；二者具有较强的吞噬能力（Thiele et al.，2001，2003）；二者都表达共刺激分子 CD80 和 CD86，在 MHC Ⅱ类分子存在的情况下均能加工抗原并呈递给 T 细胞。体外研究表明，DC 与巨噬细胞相比，能产生大量的补体蛋白，包括 C1q、C3、C4BP、C5、C8、C9、B 因子、D 因子、H 因子和 I 因子（Reis et al.，2007，2006）。补体蛋白可维持局部免疫应答，调节获得性免疫应答，表明二者在先天固有免疫方面具有十分重要的作用。尽管 DC 与巨噬细胞有很多相似之处，但也有一些不同之处，如在表型和功能上，DC 和巨噬细胞在不同组织中表达的标志分子也不同。人类单核来源的 DC 呈 $CD14^+/CD1a^+/DC\text{-}SIGN^+$，而单核源的巨噬细胞呈 $CD14^+/CD1a^-/DC^-SIGN^-$（Castellano et al.，2004；Reis et al.，2007）。DC 可表达 CD103，而巨噬细胞则呈 $CD103^-$，并表达高水平的趋化因子 CX3C 受体 1（CX3CR1），巨噬细胞还可表达 F4/80（巨噬细胞标记物）、FcγRI 和 CD64（Schulz et al.，2009；Tamoutounour et al.，2012；Schlitzer et al.，2013；Cerovic et al.，2013；Bain et al.，2013；Schraml et al.，2013）。在高浓度 LPS 刺激下，DC 释放的 TNF-α 与巨噬细胞类似，但 CD14 表达水平较低；巨噬细胞 DC 表面都表达整合素，但表达的整合素不同，巨噬细胞可高水平表达 β1 整合素 CD49d 或 CD49f，但 DC 则不表达这些整合素。整合素表达的不同可能影响 DC 和巨噬细胞的细胞外基质（extracellular matrix，ECM）与不同蛋白的黏附水平，ECM 可能调控它们的激活状态、迁移和最终的免疫应答。

黏膜中 DC 具有明显的迁移性，即可通过淋巴迁移到肠系膜淋巴结（Coombes et

al.，2007；Sun et al.，2007）。而巨噬细胞则无此功能，即使应用 Toll 样受体刺激小肠黏膜中的 CX3CR1^{hi} Mφ 也不发生迁移（Schulz et al.，2009；Cerovic et al.，2013）。

DC 是体内唯一可以激活幼稚型 T 细胞的抗原呈递细胞（Banchereau and Steinman，1998；Mellman et al.，1998）。DC 特异性表达的 C-C 趋化因子（C-C chemokine，DC-CK1）可以优先吸引幼稚型 T 细胞（Adema et al.，1997）。DC 能刺激 T 细胞进行活化和增殖（Steinman et al.，1983）。所以 DC 是连接固有免疫和获得性免疫的桥梁。尽管最近研究发现巨噬细胞和 DC 在体内都能活化幼稚型 CD8 T 细胞，但还需大量的研究进一步证实（Pozzi et al.，2005）。此外，DC 能诱导调节性 T 细胞的活化和增殖，而巨噬细胞却无此功能（Steinman et al.，2003）。巨噬细胞在固有免疫中发挥很重要的作用，尤其是在通过产生氮氧化合物杀伤细菌和病毒方面。如巨噬细胞能产生大量具有主动抗病毒的作用的 IFN（Benencia and Courreges，1999；Pannetier et al.，2004）。而在 DC 中只有浆细胞样 DC（plasmacytoid DC，pDC）能分泌 IFN-α，发挥抗病毒能力（Barchet et al.，2005）。

此外，巨噬细胞主要针对异物进行反应。巨噬细胞能通过融合形成外体巨大细胞（foreign body giant cell，FBGC），而 DC 却不能。

五、黏膜树突状细胞对病原微生物的识别

DC 通过表面的模式识别受体（pattern-recognition receptor，PRR）与病毒、细菌、寄生虫和真菌表达的病原相关分子模式（pathogen associated molecular pattern，PAMP）相互作用。DC 的 PRR 最主要亚群有 TLR（Toll-like receptor）、维甲酸诱导的基因-Ⅰ（RIG-Ⅰ）样受体、C 型凝集素受体、寡聚核苷酸区域样受体（NOD），以及可能存在的其他分子（Joffre et al.，2009）。DC 可表达 TLR3、TLR7 和 TLR9，TLR 配体刺激后 DC 可分泌 IL-6 和 IL-12p40（Fujimoto et al.，2011）。不同 DC 亚型表达的 TLR 也不同，如人和小鼠的 pDC 表达 TLR9，cDC 表达 TLR2 和 TLR4（Iwasaki and Medzhitov，2004）。CD8α$^+$cDC 优先表达 TLR3，但不表达 TLR5 和 TLR7，通过胞内 TLR3 和感染病毒的 dsRNA（双链 RNA）相互作用，内吞感染病毒的靶细胞可激活 CD8α$^+$cDC，将抗原呈递给 CD8$^+$细胞毒性 T 淋巴细胞。pDC 胞内的 TLR7 表达较高，能识别病毒病原体如流感病毒、水疱型口炎病毒、单纯疱疹病毒的基因组 RNA 或 ssRNA（单链 RNA）（Gilliet et al.，2008）。肠道固有层 CD11c$^+$CD11b$^+$DC 通过 TLR5 鞭毛蛋白的相互作用来识别入侵的病原菌，诱导 Th1 和 Th17 T 细胞应答，并且通过维甲酸依赖和 GALT-非依赖性机制，诱导浆细胞产生 IgA 的分化（Uematsu et al.，2008）。pDC 胞内高水平表达的 TLR7 可识别病毒病原体如流感病毒、水疱型口炎病毒、单纯疱疹病毒的基因组 RNA 或 ssRNA（单链 RNA）（Joffre et al.，2009）。

DC 识别入侵的病原微生物除了依赖于 PRR 外，还依赖于表面的 Fc 受体和补体受体。后两者几乎在所有未成熟的 DC 中表达，分别识别抗体包被的病原微生物和甘露糖受体激活的补体。

六、黏膜树突状细胞对抗原的摄取

DC 摄取抗原的途径与其他 APC 不同，主要通过以下 3 种方式：第一，巨吞饮作用依赖细胞骨架、通过膜形成皱褶和大的囊泡介导内吞作用。第二，吞噬作用，DC 可吞噬乳滴，凋亡或坏死的细胞碎片。DC 还可吞噬病毒、细菌及利什曼原虫等胞内感染的寄生虫。第三，利用受体介导的内吞作用捕获和处理抗原，此途径具有高效性、选择性及饱和性的特点。

肠道中的 DC 通过以下途径来摄取抗原。①DC 在不破坏肠上皮完整性的情况下伸出突起进入肠腔内抓取抗原（Rescigno et al.，2001）。DC 的这种抓取抗原“动作”的产生与肠上皮细胞分泌的一种趋化因子（CX3CL1）有关（Niess et al.，2005）。DC 就是通过表达 CX3CR1（趋化因子 CX3CL1 的受体）使树突进入肠腔，因而 *CX3CR1* 基因缺失的小鼠体内固有层 DC 的树突就不能延伸进腔内抓取抗原。②DC 直接摄取抗原。透过上皮细胞连接间隙的抗原可被 DC 直接摄取。猪小肠绒毛上的 DC 可以在上皮细胞间伸出胞质突起，穿过上皮摄取抗原（Maric et al.，1996；Rescigno et al.，2001；Niess et al.，2005；Bimczok et al.，2006）。③单层肠上皮细胞通过反复循环生成 Fc 受体，并结合免疫球蛋白和（或）抗原抗体复合物，传递至 DC。④肠道绒毛状 M 细胞为 DC 获取肠腔抗原的另一条途径。位于 PP 处的 DC 与 M 细胞紧密相连，M 细胞摄取的抗原信号可传给下方的 DC。然后这些 DC 呈递给 T 细胞或转移到肠系膜淋巴结（Macpherson et al.，2004）。

七、黏膜树突状细胞的迁移

DC 的迁移是 DC 发挥其生物学功能的前提。黏膜 DC 经 PRR 识别并摄取病原体后，随即迁移进入二级淋巴结（如肠系膜淋巴结），激活初始型 T 淋巴细胞（Jahnsen et al.，2006）。溴脱氧尿苷（bromodeoxyuridine，BrdU）脉冲追踪实验结果显示，大多数的 $CD103^+$ 肠系膜淋巴结中的 DC 是从小肠 LP 迁移而来的 $CD103^+$DC（Jaensson et al.，2008），而大多数 $CD103^-$肠系膜淋巴结中 DC 却是 LN 稳态条件下存在的固有的细胞群（Jaensson et al.，2008）。研究发现，黏膜炎莫拉菌感染 1h 停止后，30min 内携带抗原的呼吸道黏膜 DC 则从肺迁移到支气管周边淋巴结；流感病毒感染后，肺 DC 向支气管周边淋巴结大量迁移，在感染后 18h 迁移的 DC 数量达到最多，占淋巴结总细胞的 18%（Legge and Braciale，2003）。有趣的是，流感病毒感染后 48h，流感病毒持续复制，而肺 DC 向支气管周边淋巴结的迁移数量达到感染前水平。肠道 DC 摄取抗原后迁移到 PP 或肠黏膜组织中，然后排入肠系膜淋巴结，在那里它们激活抗原特异性淋巴细胞。从外周迁移至循环的途中会接触到许多病原体。例如，PP 上皮下的 DC 可捕获鼠伤寒沙门氏菌（Hopkins et al.，2000）；注射弓形虫提取物后上皮下的 DC 可迁移到 PP 的 T 细胞区域。人类免疫缺陷病毒（HIV）和猿猴慢病毒的传播也利用 DC 在宿主体内传播，DC 可将这些病毒从黏膜位点移行到输出淋巴结 T 细胞区。

DC 的迁移依赖于趋化因子及其受体相互作用。趋化因子在调控 DC 在体内的迁移过程中发挥着主要的作用。例如，MIP-3α（CCL20）是肠道 DC 重要的趋化因子，在肠道上皮细胞和 PP 顶部的滤泡上皮呈高表达，能诱导表达 CCR6 的未成熟 DC 从血液循环迁移至肠道组织内。肠上皮细胞释放的趋化因子 CX3 可诱导 DC 伸出突起穿越完整的上皮细胞，将上皮表面的细菌转移到固有层中（Rescigno et al., 2001; Niess et al., 2005）。CCR9 是 pDC 向小肠迁移的一个归巢受体。正常情况下 pDC 可表达高水平的 CCR9，而在 CCR9 表达缺陷的动物体肠道内几乎看不到 $CCR9^+DC$。由此可见，CCR9 对 pDC 向小肠归巢有重要作用（Wendland et al., 2007）。CCR7 是 DC 迁移到肠系膜淋巴结所必需的（Jang et al., 2006）。迁移到肠道不同区域的 DC 受趋化因子 CCL9、CCL19、CCL20 和 CCL21 及局部微环境的调控（Iwasaki et al., 2007）。

稳态下 $CD103^+DC$ 从 LP 迁移进入 MLN。这种迁移过程是受到环境因素的调节还是组织中 DC 的一种固有迁移方式目前尚未可知。一旦进入 MLN 中，$CD103^+DC$ 就发挥直接或者间接将抗原递送给 $CD4^+$和 $CD8^+T$ 细胞的作用。相反，$CD103^-DC$ 好像是定居在 LN 中的细胞群。

八、树突状细胞对维生素 A 的转化作用

小肠中的维生素 A 吸收进入体内氧化成视黄醛，视黄醛再由视黄醛脱氢酶（retinal dehydrogenase, RALDH）催化生成视黄酸（retinoic acid, RA）。DC 在小肠黏膜维生素 A 转化中发挥重要的作用（Agace and Persson, 2012）。小肠黏膜下 DC 可表达生成视黄酸所必需的视黄醛脱氢酶，使维生素 A 转化成视黄酸。视黄酸在增强肠道免疫中发挥着重要的作用（Mora and von Andrian, 2009; Maciel et al., 2007）。所以有人将视黄酸比喻成一种“类激素分子”。维生素 A 和视黄酸均在肠道黏膜免疫中发挥重要的作用。例如，视黄酸能诱导肠道 IgA 的分泌（Hoag et al., 2002），促进细胞因子的分泌，促进肠道黏膜淋巴细胞的归巢（Mora et al., 2008; Hammerschmidt et al., 2011）；通过促进 $Foxp3^+$ 调节性 T 细胞（regulatory T cell, Treg）和抑制 Th17 细胞的分化维持肠道免疫的稳态等（Mucida et al., 2009; Kang et al., 2007; Iwata and Yokota, 2011）。研究发现，只有在小肠派伊尔氏结（Peyer's patch, PP）和肠系膜淋巴结（mediastinal lymph node, MLN）处的 DC 可以将维生素 A 转化成视黄酸（PP-DC 高表达 RALDH1，MLN-DC 高表达 RALDH2）（Iwata et al., 2004; Coombes et al., 2007）。DC 表面分布有视黄酸受体，提示 DC 可能是视黄酸作用的靶细胞（Serafin-Higuera et al., 2012）。DC 的活化及成熟与否将直接影响视黄酸的水平。抑制 DC 分化或 RALDH 的功能则降低 DC 诱导淋巴细胞反应的能力（Mora et al., 2006）。因此，诱导小肠 MLN 和 PP 处的 DC 分化和成熟将提高视黄酸的表达量。

RA 是一类有生理活性的维生素 A 代谢产物，通过 RA 受体类视色素 X 受体异二聚体发挥作用。MLN 和 PP DC 可诱导肠道归巢受体 CCR9 和 α4β7 的表达，这与维生素 A 转化为 RA 的功能密切相关（Iwata et al., 2004）。小肠和 MLN 中的 $CD103^+DC$ 可以表达更高水平编码 RALDH2 的基因 *Aldh1a2*，促进 RA 作用的信号转导过程（Svensson et al., 2008; Jaensson et al., 2008; Coombes et al., 2007）。更重要的是，与脾脏激活的 $CD8^+$ T 细胞相比，MLN 中激活的 $CD8^+$ T 细胞更能增强 RA 与 RA 受体信号（Svensson et al., 2008）。

九、黏膜树突状细胞在诱导局部免疫应答中的作用

T 细胞表面的 CD28 和 DC 的 CD80、CD86 是一对配体/受体。Jacqueline 等研究发现，B7/CD28 结合后这种协同刺激信号可以引起初始 T 细胞的活化，$CD4^+T$ 细胞在 CD80 的刺激下可以向 Th1 细胞分化，这种过程同时可以刺激 $CD8^+T$ 细胞向 CTL 分化。而 $CD4^+T$ 细胞在 CD86 的刺激下可以向 Th2 细胞分化。$CD4^+T$ 细胞表面的 CD40L 和 DC 表面表达的 CD40 也是一对配体/受体。这两个配体/受体结合后可促进 DC 高水平表达表面分子如 CD80/86，高水平表达细胞因子和趋化因子如 IL-12、TNF-α 等，这些细胞因子和趋化因子继而促进 T 细胞的分化增殖。

第一，DC 可通过其表面的 MHC 类分子与肽类抗原结合，将抗原呈递给 T 细胞，尤其是 $CD4^+$ 辅助性 T 细胞，促进 T 细胞的激活和增生，进一步促进 $CD8^+$ 细胞毒性 T 细胞的活化，发挥细胞毒性作用。黏膜 DC 可分泌多种细胞因子，PP 处的 DC（特别是 $CD11b^+$ 区域的）可分泌多种细胞因子如 IL-10、TGFβ 和 IL-6 等（Akbari et al.，2001）。一种类似 PP DC 表型的 DC 在 RANK 的刺激下也可分泌 IL-10（Williamson et al.，2002）。DC 分泌 IL-10 和 TGFβ 诱导淋巴细胞产生免疫应答。

不同部位的 DC 诱导 T 细胞的分化不同。脾脏中的 DC 诱导 T 细胞向 Th1 细胞反应（IFN-γ 和 IL-2），而 PP 结中的 DC 能诱导 Th2 细胞反应（如 IL-4 和 IL-6）（Everson et al.，1998）。黏膜 DC 诱导 $CD4^+T$ 细胞分化为 Th2（Everson et al.，1996）、耐受性 T 细胞（Th3）或者调节性 T 细胞（Akbari et al.，2001）。这是无害蛋白抗原在黏膜上呈递时引起免疫耐受的基础，同时也是对黏膜相关淋巴组织中 IgA 分泌型 B 细胞的应答基础。

第二，黏膜 DC 可诱导 B 细胞进行 IgA 类型转换。这个功能主要是在 PP 结 DC 中发现的。DC 诱导 IgA 类型转换依赖于 PP 起源的 DC。虽然 PP T 细胞可以有效地促进 B 细胞转换为 IgA 类，但后来的研究表明，这可能应归因于 PP DC 促进 IgA 辅助 T 细胞的能力。PP 结中 $CD11b^+$ DC 分泌的 IL-10、TGFβ 和 IL-6 等细胞因子，可诱导 $CD4^+T$ 细胞分泌 IL-4 和 IL-10，后者可促进 IgA 的类型转换（Brandtzaeg and Johansen，2005）。除了诱导辅助T细胞之外，DC在颈部淋巴结中还直接将完整抗原呈递给B细胞（Qi et al.，2006）。这个过程包括抗原在非降解性的区间通过 FcγRIIB 受体的循环（Bergtold et al.，2005）。因此，PP 结中的 DC 有效地诱导 IgA 类型转换很可能通过与 B 细胞间的相互作用，以及辅助 T 细胞适当的应答。有研究表明，PP 结中的 DC 并不依赖于 T 细胞诱导 B 细胞经历 IgA 类型，这个过程受 IL-5、IL-6 的产物和视黄酸调节。PP 结中的 DC 也可以通过产生肿瘤坏死因子 α（TNF-α）和诱生型一氧化氮合酶（inducible nitric oxide synthase，iNOS）诱导 IgA 型细胞的功能（Tezuka et al.，2007），这种 PP 结中的 DC 也称为 TNF-α/一氧化氮合酶产生 DC（TNF-α/iNOS-producing DC，Tip DC）（Tezuka et al.，2007）。Tip DC 通过 Toll 样受体识别共生菌后释放大量的一氧化氮（Tezuka et al.，2007）。一氧化氮能通过上调 B 细胞表达 TGFβRII 来增强 IgA 的 CSR。PP 结中的 DC 诱导 IgA 应答的关键是为各种黏膜表面提供保护。PP 结中的 DC 还能对肠共生菌产生 IgA 应答。PP 结中的 DC 可捕获并保持少量的共生菌，选择性地诱导 IgA 的产生（甚至是在缺乏 T 细

胞的情况下）（Macpherson et al.，2004）。所以，不论是对于共生菌还是病原菌，PP DC在引发IgA应答方面都有关键性的作用。DC诱导IgA类型转换很可能并不限制于在PP，因为PP缺陷的小鼠在肠系膜淋巴结中存在IgA类型转换，并且在鼻腔相关淋巴组织中也发现了IgA类型转换（Shikina et al.，2004）。如果缺少淋巴组织则IgA类型转换显著减少，在$LT\alpha^{-/-}$小鼠和aly/aly小鼠中，肠IgA水平显著下降（Nanno et al.，1994）。另外，DC还可促进B细胞的活化和调节体液免疫（Keller，2001）。

第三，肠相关淋巴组织中DC可以指导T细胞、B细胞回到小肠的固有层。MLN和PP中的$CD103^+$DC在诱导体内反应性T细胞产生肠道归巢受体方面具有促进作用（Johansson-Lindbom et al.，2003；Stagg et al.，2002；Mora et al.，2005）。CCR9和α4β7是淋巴细胞的归巢受体，表达整合素（integrin）α4β7和趋化因子受体CCR9的淋巴细胞可进入肠黏膜上皮内。PP中的所有亚群中性T细胞都比其他外周淋巴结（peripheral lymph node，PLN）产生更多的α4β7（Mora et al.，2005）。MLN和小肠LP $CD103^+$DC可以有效诱导CCR9和整合素α4β7生成（Johansson-Lindbom et al.，2005；Annacker et al.，2005；Sung et al.，2006；Ginhoux et al.，2007；Poulin et al.，2007；Bursch et al.，2007；Jaensson et al.，2008）。

黏膜相关淋巴组织和淋巴结中的DC可诱导$CD8^+$T细胞优先归巢到黏膜中，主要是PP中DC和肠系膜淋巴结中DC可诱导幼稚$CD8^+$T细胞表达黏膜归巢受体α4β7和CCR9（Stagg et al.，2002）。此外，肠系膜淋巴结中$CD103^+$ DC（包括$CD8\alpha^+$和$CD11b^+$两种）诱导$CD4^+$T细胞表达CCR9和α4β7（Annacker et al.，2005）。而且，如果进行分类的话，那么PP和肠系膜淋巴结中的$CD11b^+$ DC诱导$CD8^+$T细胞表达α4β7。同样的，PP DC和肠系膜淋巴结中的DC（并非脾DC和CLN DC）可诱导B细胞表达CCR9和α4β7。PP和肠系膜淋巴结中的DC诱导表达CCR9和α4β7并抑制T细胞对选择素E应答的能力与它们能从维生素A中产生视黄酸的能力相关。PP和肠系膜淋巴结中DC表达视黄醛脱氢酶（能将维生素A转化为维甲酸），可以催化视黄酸的生成。维甲酸优先促进经抗原活化的特异性T细胞、B细胞归巢进入肠固有层，表达α4β7整联蛋白和CCR9（Iwata et al.，2004；Mora et al.，2006）。抑制视黄醛脱氢酶则降低DC诱导$CD4^+$T细胞和B细胞表达α4β7的能力（Iwata et al.，2004）。此外，PP DC单独生成的视黄酸可诱导肠B细胞的归巢（Mora et al.，2005）。这些研究共同证明了黏膜DC在众所周知的共同黏膜免疫系统中的重要作用。

第四，黏膜DC对免疫耐受具有调节作用。在正常状态下黏膜免疫系统必须处于免疫抑制状态，以利于机体的自身稳定。静息状态下黏膜不成熟的DC主要发挥免疫耐受的作用。DC将病原微生物从黏膜正常菌群中区分的具体机制尚不很清楚。可能是局部DC在静息情况下组成型表达一群先天受体（innate receptor repertoire），它能与现在尚未确定的微生物相关的分子模式（microbial-associated molecular pattern，MAMP）相互作用，引起一些抗炎的细胞因子的反应。而病原体则表达病原相关的分子模式（pathogen-associated molecular pattern，PAMP），与APC的模式识别受体（pattern-recognition receptor，PRR）相互作用，活化信号转导途径，导致一系列炎性细胞因子和抗微生物基因的转录。DC不仅能够诱导淋巴细胞的激活还能诱导其耐受，在没有免疫炎症反应诱导产生的协同刺激分子的情况下，DC 呈递抗原并诱导免疫耐受。

针对致病菌，黏膜 DC 诱导机体产生保护性免疫应答，而对共生菌、食物抗原和自身抗原产生免疫耐受。小肠 DC 通过不同机制获得免疫耐受，如抗原呈递过程中 DC 成熟、受体配体相互作用的信号转导过程，以及分泌 IL-10、TGFβ 或干扰素（IFN）-α 抑制性细胞因子控制 T 细胞增殖。$CD103^+DC$ 在诱导局部黏膜产生免疫耐受中发挥独特的作用，$CD103^+DC$ 可诱导初始 T 细胞分化成 $Foxp3^+$调节性 T 细胞（$Foxp3^+T$ regulatory，Treg）(Coombes et al.，2007；Sun et al.，2007)，而固有层和肠系膜淋巴结中的 $CD103^-DC$ 却无此功能。$CD103^+DC$ 诱导 $Foxp3^+Treg$ 分化依赖维甲酸（retinoic acid，RA）和活化的转化生长因子 β（active transforming growth factor β，TGFβ）（Coombes et al.，2007；Sun et al.，2007）。肠道两种 DC 亚型细胞（$CD103^+CD11b^+$和 $CD103^+CD11b^-$）的同时存在对固有层中 $Foxp3^+Treg$ 细胞影响很大。如果同时缺少两种 DC 亚型细胞，则肠道 Treg 细胞的数量大大减少，但只缺少 $CD103^+CD11b^+$或者 $CD103^+CD11b^-$一种 DC 亚型细胞，对固有层中 $Foxp3^+Treg$ 细胞的数量没有影响（Persson et al.，2013；Edelson et al.，2010；Welty et al.，2013）。说明这两个细胞亚型的配合有助于诱导耐受。也有研究显示 $CD11c^+CD8^-CD11b^+DC$ 在诱导口服免疫耐受中起作用（Worbs et al.，2006）。

肠道 DC 诱导口服耐受与 DC 的迁移也有密切关系。在缺失 MLN 或淋巴、或阻止 CCR7 依赖的 DC 迁移后就不发生口服耐受（Worbs et al.，2006）。所以，口服耐受性需要肠道 DC 迁移到肠系膜淋巴结。

此外，DC 在过敏性反应中起着重要的作用，如 $CD11b^+cDC$ 可引起哮喘特异性 T 细胞免疫反应，继而发展为 Th2 型细胞免疫应答。在哮喘发病的过程中，最靠近气管周边炎症内的效应性 Th 细胞区域聚集着大量成熟的 DC（Huh et al.，2003）。在过敏反应的后期如耗竭肺中 DC，则可消除哮喘的明显特征（van Rijt et al.，2005），表明了 DC 在哮喘发病中的重要性。

十、黏膜树突状细胞对免疫应答的调节作用

黏膜组织中未成熟的 DC 位于病原入侵的主要部位，未成熟的 DC 可持续不断地从外界环境中摄取抗原（Guermonprez et al.，2002），发挥“哨兵”的作用。DC 加工抗原的过程，也是 DC 成熟的过程，包括：MHC Ⅱ从细胞内（intracellular pool）迁移到细胞表面，一些共刺激分子表达量上调如 CD40、CD80 和 CD86，以及 Ag 内化的能力下降（Iwasaki，2007）。DC 成熟后上调 CCR7 的表达量。在局部淋巴结的 T 细胞区域，成熟的 DC 通过分泌 T 细胞极化细胞因子和趋化因子来激活初始型 T 细胞，促进机体进行免疫应答反应。在非炎症状态下，DC 吞噬非致病抗原后，引起自身局部成熟，这些半成熟的 DC 分泌 IL-10，诱导 T 细胞分化成 Th3 或者 Treg。这些半成熟 DC 的表型部分受上皮细胞分泌的局部因子如前列腺素 E2（PGE2）和 TGFβ 的影响。相反，当机体感染致病菌时，肠上皮细胞和 DC 的 TLR 识别病原菌后，诱导 DC 成熟和激活抗原特异性 T 细胞[Th1、Th2 和（或）Th17]，清除抗原。然而，DC 不仅为淋巴细胞提供抗原和共刺激信号，而且通过上调趋化因子和归巢分子而使淋巴细胞集中到黏膜固有层（Stagg et al.，2002）。不同种类 DC 具有独特的功能，并且该功能具有可塑性（Coombes and Powrie，

2008；Rescigno and Di Sabatino，2009）。

黏膜中 DC 具有重要的免疫调节作用。肠道固有层中 $CD11c^+CD103^+CX3CR1^-$DC 是主要的向肠系膜淋巴结迁移的一类细胞，参与调节免疫应答。在小鼠派伊尔氏结中，DC 刺激幼稚型 T 细胞分化，$CD11b^+CD8\alpha^-$DC 诱导 Th2 分化，吸引 Th2 淋巴细胞；$CD11b^+CD8^-$DC 集中表达 CCL17，吸引 Th2 淋巴细胞聚集；$CD11b^-CD8\alpha^+$/$CD11b^-CD8\alpha^-$DC 诱导 Th1 分化。

$CD103^+$DC 可以增强 T 细胞中的维甲酸受体信号转导功能，它在诱导反应性 T 细胞和 $FoxP3^+$调节性 T 细胞（Treg）的肠道归巢受体方面发挥重要功能。在 TGFβ 和视黄素作用的条件下，固有层和肠系膜淋巴结 $CD103^+$DC 诱导幼稚型 T 细胞转化为 $Foxp3^+$调节性 T 细胞（Annacker et al.，2005）。人肠系膜淋巴结中也分布有 $CD103^+$DC，可能是从固有层中迁移过来的，最近研究表明，$CD103^+$DC 可以诱导 Treg 分化（Iliev et al.，2009b）。通过与转化生长因子 β（TGFβ）的相互作用，$CD103^+$DC 衍生的 RA 可以增强 $FoxP3^+$Treg 细胞（iTreg）的体外分化，有利于肠的耐受性。但是 RA 是否可以增强 iTreg 细胞的体内生成并不清楚。外周和局部黏膜 DC 均能诱导 T 细胞呈现调节功能。小鼠肠黏膜浆细胞源 $CD11c^+CD8\alpha^-$DC 可诱导 T 细胞重新分化 Tr1 样细胞，并分泌 IL-4 和 IL-10（Bilsborough et al.，2003）。DC 不仅能激活幼稚型 T 细胞启动免疫应答反应，而且具有诱导机体产生免疫耐受的功能。目前 DC 的免疫调节功能主要集中于：①未成熟的 DC 诱导 T 细胞产生免疫耐受；②成熟的 DC 诱导 T 细胞活化从而产生免疫应答反应。

十一、影响黏膜树突状细胞功能的因素

DC 可决定黏膜免疫应答的类型：耐受或应答。黏膜 DC 还可决定其后特异性免疫应答的方向：Th1 或 Th2。DC 发挥这些功能受到以下因素的影响和控制。

（一）DC 亚群

人类 mDC 和 pDC 在体外培养时分别诱导 Th1 和 Th2 反应。然而，其极化程度因细胞体外分离、成熟的方式，DC 与 T 细胞的比例和 DC 活化状态的不同而有差异。一般来说，mDC 分泌的 IL-12 是 Th1 反应的必需条件。

（二）微生物的特征

微生物的特征在调节反应类型中也起重要的作用。病毒刺激 $CD11c^+$的祖细胞产生 IFN-α，诱导其分化为 DC，引发分泌 IFN-γ 和 IL-10 的 T 细胞；乳酸杆菌可上调 mDC 的 HLA-DR、CD83、CD40、CD80 和 CD86，并分泌高水平的 IL-12 和 IL-18，促进 Th1 免疫应答。TLR4 依赖的大肠杆菌 LPS 诱导 Th1 反应，而卟啉单胞菌属（*Porphorymonas*）的 LPS 则通过 TLR4 非依赖的途径诱导 Th2 反应。活菌和死菌对 DC 功能的影响也有很大的差异。

多种微生物（如流感病毒、乙肝病毒、大肠杆菌等）均能影响树突状细胞的分化、成熟及功能（Kim and Braciale，2009）。CT 可诱导 NALT 的 DC 的应答（Porgador et al.，1998）。志贺毒素可激活 NALT 的树突状细胞（Ohmura-Hoshino et al.，2004）。摄取流

感病毒后呼吸道中的树突状细胞很快向附近淋巴结迁移，诱导 $CD4^{+}T$ 细胞和 $CD8^{+}T$ 细胞免疫反应（Legge and Braciale，2003）。

有些病毒可以通过抑制 DC 的分化从而抑制 T 细胞免疫应答，这可能是一些病毒的致病机制（Cespedes et al.，2013）。例如，淋巴细胞性脉络丛脑膜炎菌株病毒可以通过直接感染 DC 来抑制细胞毒性 T 淋巴细胞的免疫应答（Wieland et al.，2014），麻疹病毒则可以通过抑制 DC 的成熟来达到自身免疫逃避的目的。

（三）T 细胞产生的细胞因子

活化 T 细胞产生的细胞因子也使 DC 获得诱导 T 细胞的能力有区别。Th1 诱导型 DC 在 IL-10 或 TGFδ 的作用下，诱导 Th2 的反应。相反，IFN-γ 则使 DC 获得 Th1 诱导的能力。

（四）免疫刺激剂等

一些具有免疫刺激作用的黏膜免疫佐剂可增强 DC 对抗原的摄取。免疫佐剂还可促进 DC 的成熟，如脂多糖可上调黏膜下的 DC 的成熟分子标志物 CD40、CD80 的表达，促进其成熟。

（五）维甲酸

维甲酸（retinoic acid，RA）有可能是一种重要的肠道归巢受体诱导物。细胞内 RA 来源于维生素 A，后者氧化生成视黄醛，视黄醛在维生素 A 脱氢酶（retinal dehydrogenase，RALDH）的氧化下生成 RA。RA 是一类有生理活性的维生素 A 代谢产物，通过 RA 受体（RAR）类视色素 X 受体异二聚体发挥作用。低浓度的 RA 可以促进体外脾脏 DC T 细胞中 Th17 的分化，受到 TLR5 激动剂鞭毛蛋白刺激后的 $CD103^{+}CD11b^{+}$小肠固有层 DC 诱导 Th17 分化这一过程依赖于 RAR 信号转导系统。因此，T 肠道归巢 Th17 细胞和肠道归巢 iTreg 细胞的生长发育更加受到了局部环境中 RA 浓度的影响。RA 还可以和 TGFβ 联合作用促进 $FoxP3^{+}$的分化，同时抑制 IL6 依赖型 Th17 的发育（Mucida et al.，2007）。在体外，与其他部位中的 $CD103^{-}$相比，消化道和 MLN 中的 $CD103^{+}DC$ 更明显地增强了 iTreg 的产生（Coombes et al.，2007；Sun et al.，2007），表明 $CD103^{+}MLN$ DC 衍生的 RA 具有促进肠道归巢 iTreg 细胞再生的能力，控制针对消化道自身抗原及来自于肠腔（例如，来自食物和肠道微生物）的抗原的免疫应答，有利于肠的耐受性。

除此之外，黏膜 DC 所处的微环境也影响着其功能。黏膜部位不同，DC 特异性亚型表型也不同，对不同或相同抗原刺激会产生不同的免疫反应。

黏膜 DC 位于病原入侵的主要部位，是黏膜免疫系统中的重要组成成员，在这个高度抗原性的黏膜环境中，黏膜免疫系统必须维持对共生菌、食物和自身抗原的免疫耐受，维持机体自稳，并启动对病原菌的免疫应答反应，以预防控制宿主体内的感染，在这一过程中，不同亚型，不同成熟阶段的黏膜 DC 发挥着重要作用。目前有关黏膜 DC 的功能、亚型及免疫机制还需要进一步地深入研究，以便能为探明某些疾病，如一些肠道疾病的发病机制提供重要线索。

十二、树突状细胞的表面受体及其靶向DC的黏膜免疫疫苗设计策略

DC 的表面特异性标志较少，但依然具备少量表面受体，如 C 型凝集素、唾液酸免疫球蛋白凝集素（Siglec）、Toll 样受体（TLR）和 FcR（分别结合 IgG、IgA 和 IgE 的 FcgR、FcaR 和 FceR）（Abe et al.，2006）。针对这些受体能设计靶向 DC 的疫苗。靶向 DC 的疫苗研究已受到密切关注（Ueno et al.，2011；Guzylack-Piriou et al.，2010）。构建一段靶向树突状细胞的多肽与炭疽保护蛋白 PA 连接（PA-DCpep），在嗜酸乳杆菌中表达后可增加小鼠 DC 摄取重组嗜酸乳杆菌的能力（Mohamadzadeh et al.，2009），表达 PA-DCpep 的嗜酸乳杆菌能诱发抗 PA 中和抗体和针对炭疽的 T 细胞免疫。利用慢病毒载体可特异性结合 DC 特异性表面分子（DC-SIGN）的特点，应用慢病毒载体表达 Sindbis 病毒的病毒糖蛋白靶向 DC 也取得了较好的免疫效果（Yang et al.，2008）。应用 DC 受体的特异性抗体是最直接和简便的靶向 DC 的方式（Boyaka et al.，2003；Davis and McCluskie，1999）。例如，C 型凝集素（C-type lectin）DEC⁻205 是 DC 表面的受体（Chang and Kweon，2010），将抗原包被 DEC⁻205 后也可靶向 DC，促进抗原的呈递（Kodama et al.，2006）；通过靶向 DEC⁻205 蛋白增强成熟 DC 的免疫功能，继而增加诱导 T 细胞免疫的效应（Bonifaz et al.，2004）。猪的 DC 表面可表达 Siglec-1，Siglec 可以识别多种病原体表面的糖链结构，促进细胞对病原的吞噬作用。应用 Siglec-1 靶向的抗原可以促进抗原特异性 T 细胞的增殖。靶向小鼠的 Siglec-H 和人的 Siglec-5 的抗体也可以增强 DC 的吞噬作用（Lock et al.，2004），表明 Siglec 可以成为疫苗的靶标。

利用诱导 DC 的成熟也可提高局部黏膜免疫反应。例如，芽胞杆菌配合灭活流感病毒鼻腔免疫小鼠可诱导局部黏膜树突状细胞的成熟，从而激活免疫并诱导产生 Th1/Th2 混合型免疫应答（Zanvit et al.，2010）；多聚谷氨酸颗粒配合抗原通过鼻腔免疫小鼠可促进树突状细胞活化和成熟，提高 T 细胞诱导的免疫应答，攻毒后保护率可达 80%（Okamoto et al.，2009；Ichinohe et al.，2009）；应用 CpG 和编码 Flt3 配体 cDNA 的质粒一起通过鼻腔免疫后显著增加 NALT 中树突状细胞数量，提高局部 Th1 型和 Th2 型细胞因子水平（Fukuiwa et al.，2008）。应用含有 CT 的抗原通过鼻腔免疫可诱导 NALT 的 DC 的应答（Porgador et al.，1998）。志贺毒素同样可激活 NALT 中的 DC 来促进 CD80、CD86 和 CD40 的表达（Ohmura-Hoshino et al.，2004）。

第三节　SIgA 与黏膜免疫

分泌型 IgA（secretory immunoglobulin A，SIgA）是黏膜分泌物中主要的免疫球蛋白。SIgA 在机体内分泌量最多，SIgA 合成速率很高，其合成速度约是 IgG 的两倍，仅分泌型 IgA 的产量[50～100mg/（kg·d）]就超过了 IgG 的产量[30mg/（kg·d）]。

黏膜中的 SIgA 主要来源于固有层的 IgA 浆细胞。IgA 浆细胞和上皮细胞一起形成分泌型 IgA。人和小鼠小肠中的抗体分泌细胞占全身的 80%。而 IgA 分泌细胞在小肠中数量最多（占抗体分泌细胞的 20%～60%），其次是 IgM 分泌细胞，IgG 分泌细胞只占 3%～4%。肠固有层中浆细胞前体来自 PP 结和肠系膜淋巴结的 B 细胞。回肠 PP 结是 IgA 产

生的诱导位点，固有层是 IgA 反应的效应位点。IgA 形成细胞在 PP 结中仅占 2%，在肠系膜淋巴结中占 50%，在胸导管淋巴中占 75%，而固有层中则高达 90%（Perkkio and Savilahti，1980）。SIgA 在对抗肠道病原菌黏附、入侵和中和毒素方面起着关键作用，其是防御病原菌在肠道黏膜黏附和定植的第一道防线（Underdown and Schiff，1986；Macpherson et al.，2001）。黏膜中特异性的 IgA 抗体已被认为是评价黏膜免疫力的标准。

一、IgA 的分子结构和特点

IgA 存在两个相互独立的体系，即血清型 IgA 和分泌型 IgA。血清型 IgA 主要以单体形式存在于血液中；分泌型 IgA 是多聚体形式，尤以二聚体为主。

SIgA 由二聚体 IgA、J 链分子和分泌成分（secretory component，SC）特异性结合构成。IgA 的重链有一个含额外半胱氨酸的 C 端结构，可与 B 细胞产生的 J 链相结合，使 IgA 形成二聚体或多聚体。聚合体不仅结合抗原的能力增强，还能使 IgA 结合上分泌成分并具备活性。J 链为分子质量约 15kDa 的糖蛋白，由合成 Ig 的淋巴细胞和浆细胞产生，在 SIgA 的合成中起聚合作用。分泌成分是上皮细胞产生的分子质量约 80kDa 的糖蛋白，主要分布在上皮细胞基底侧膜及游离腔面的细胞质内，作为 IgA 的特异受体（又称跨膜蛋白），在 SIgA 的合成、分泌和转运中起重要作用，并能保护 SIgA 不受蛋白水解酶的降解。

SIgA 结构稳定，能够耐受肠道局部温度、pH 等理化环境的变化及蛋白酶的消化作用。SIgA 能抵抗消化液降解的功能最早是由 Brown 发现的（Brown et al.，1970）。据估计，成年人每天仅肠道就可分泌至少 40mg/kg 体重的 SIgA。SIgA 合成转运也受抗原和肠上皮固有层 B 细胞分化成 IgA 分泌细胞的影响。IgA 分泌细胞在黏膜淋巴滤泡中发育，多沿上皮下分布，弥散定居于黏膜下层各位点。IgM 分泌细胞遭遇抗原刺激，在 T 细胞调解下，可分化为 IgA 分泌细胞，在 Th2 细胞调解下发育成熟。小肠黏膜，特别是十二指肠的 IgA 分泌细胞数量最多。IgA 的 Fc 段不通过胎盘，除非在高度结合状态下，否则从不通过任何途径活化补体，即使在聚合状态或已形成免疫复合物，也不与 C3b 结合，所以与炎症细胞、炎症介质无关，不能通过激活补体等途径杀伤抗原，这使得局部黏膜免疫一般不会引起局部损伤，因此，黏膜免疫具有更重要的意义。

二、IgA 的类型

根据 IgA 的结构、分布和与病原微生物亲和力的不同，黏膜的 IgA 可分为 IgA1（B1 细胞来源的 IgA，B1 型 IgA）和 IgA2（B2 细胞来源的 IgA，B2 型 IgA）两个亚型（Kunisawa and Kiyono，2005；Mestecky et al.，2005；Kiyono et al.，2008）。IgA1 和 IgA2 的区别在于免疫球蛋白分子中铰链区 13 个氨基酸是否缺失，IgA2 缺失铰链区 13 个氨基酸。IgA2 是两个 IgA 分子通过 J 链把它们之间的 α 链连接起来形成的二聚体。IgA2 的结构可抵抗阮酶类的降解。

IgA1 主要是以单体形式存在于血清中（Macpherson et al.，2001）。IgA1 约占血清 IgA 的 85%～90%，血液中嗜酸性粒细胞、中性粒细胞、单核细胞和巨噬细胞表面分布有 IgA1 的受体 FcαR1/CD89，IgA1 具有诱导吞噬、抗体依赖细胞毒性和促炎细胞因子分泌的作用（Monteiro et al.，1990；Patry et al.，1995；Deo et al.，1998；Weisbart et al.，1988）。例如，在促炎调节因子的存在下，库普弗（Kupffer's cell）细胞容易吞噬包被有 IgA 的细菌（van Egmond et al.，2000）。这表明血清 IgA 可以防御对抗逃避黏膜免疫系统的病原体。IgA1 也是黏膜分泌的成分之一，对细菌性蛋白酶比较敏感，受酶作用后活性明显下降。IgA1 和 IgA2 在不同组织的分布部位不同（Mestecky et al.，2005）。胃肠道黏膜中超过 1/2 的 IgA 浆细胞产生 IgA2，然而在淋巴结和扁桃体中则主要产生 IgA1（Crago et al.，1984）。IgA1 细胞主要分布在全身淋巴组织系统中（如脾、淋巴结和骨髓）。大部分的黏膜组织（鼻、胃和小肠黏膜）中主要分布有 IgA1 细胞，但是含有更多的 IgA2 细胞。消化道的上段（如扁桃体、唾液腺、十二指肠）和呼吸道（鼻腔、支气管）黏膜中的 IgA 主要是 IgA1，而消化道下段（回肠和结肠）黏膜表面的 IgA 主要是 IgA2（Kett et al.，1986）。下段消化道中 IgA2 约占 IgA 总量的 60%；大肠中分布有更多的 IgA2 细胞，大肠中细菌较多，细菌内毒素诱导 IgA2 细胞产生 SIgA 抗体（Mestecky et al.，2005）。生殖道如输卵管、子宫颈和阴道主要产生 IgA2（Kim et al.，2012b）。人的 IgA2 能够抵抗病原微生物分泌的蛋白酶，因而其比 IgA1 更适合在病原微生物很多的大肠中分布。

IgA1 与病原微生物的亲和力较低，而 IgA2 与病原微生物的亲和力较高。低亲和力的 IgA1 来源于存在于腹膜腔和胸膜腔的 B1 细胞，IgA1 主要是抑制共生微生物的黏附（Kroese et al.，1989；Macpherson et al.，2000）。而高亲和力的 IgA2 来源于鼻黏膜相关淋巴组织（nasal-associated lymphoid tissue，NALT）中形成的 B2 细胞（Cerutti，2008a）。IgA2 主要发挥中和作用，可中和微生物蛋白如毒素等。两种亲和力型 IgA 分泌 B 细胞分化依赖的因子不同，如 IgA1 的 B 细胞的分化不依赖 T 细胞，而是依赖于其他一些分子，如 B 细胞活化因子的 TNF 家族（B cell activating factor of the TNF family，BAFF）和增殖诱导配体（a proliferation-inducing ligand，APRIL）（von Bulow et al.，2001；Litinskiy et al.，2002）。IgA2 的 B 细胞的分化则依赖于 CD40。

IgA1 B 细胞可转换形成 IgA2 B 细胞（类型转换重组）。肠上皮细胞和树突状细胞可表达 APRIL，后者可诱导 IgA1 B 细胞向分泌 IgA2 的 B 细胞进行类型转换，回肠中 APRIL 表达得更多，因此，回肠中的 IgA2 更多（He et al.，2007）。

三、SIgA 的产生及其转运机制

黏膜固有层内 B 细胞接触抗原后增殖、分化和成熟后分泌 IgA 单体和 J 链，二者 IgA 连接形成二聚体释放到上皮细胞间隙时，以二硫键与存在于上皮细胞基侧膜中的分泌成分（secretory component，SC）结合形成 IgA-J 链-分泌成片复合体。该复合体经胞吞作用进入上皮细胞内，以小泡形式向细胞游离面转运，从游离面释放进入肠腔（SIgA）。

（一）SIgA 的产生

小肠固有层内幼稚 B 细胞接触抗原后聚集到生发中心，在生发中心内完成增殖、分化和成熟。首先幼稚 B 细胞活化为 IgA^+浆母细胞，然后在多种因子的帮助下最终分化为可以产生具有 J 链多聚体形式的 IgA（polymeric form of IgA，pIgA）分泌细胞。后者通过淋巴输出管肠系膜淋巴结和一般循环从 PP 结的诱导位点移行到肠道固有层效应位点，进一步分化成为 IgA 分泌浆细胞（Mora et al.，2008；Suzuki and Fagarasan，2009）。小肠黏膜中 SIgA 主要来源于 PP 结。除了小肠 PP 结，肠系膜淋巴结也是 SIgA 产生的主要部位（Yamamoto et al.，2000；Spahn et al.，2001）。

呼吸道黏膜也可产生较多的 SIgA。从鼻腔到肺，呼吸道黏膜均分布有较多的 IgA 分泌细胞（李鹏成等，2010）。其中鼻腔中的 IgA 占整个呼吸道 IgA 分泌的 73.6%，因此鼻腔已成为较理想的黏膜免疫诱导位点（Tamura，2010）。

（二）SIgA 的产生调节机制

IgA 合成由 T 细胞依赖（T cell-dependent，TD）途径和非 T 细胞依赖（cell-independent，TI）途经两条途径调节。在 TD 途径调节的 IgA 合成中，首先 T 细胞调控抗原特异性初始 B 细胞（IgM^+B 细胞）分化成 IgA^+B 细胞，这个过程依赖活化 T 细胞表达的 CD40L 和多种细胞表达 TGFβ 的刺激，所以 T 细胞也称“T 细胞开关”（switch T cell）（Kawanishi et al.，1982，1983a）。然后同型特异性 T 细胞优先诱导的 IgA^+B 细胞分化成为 IgA 浆细胞（Kiyono et al.，1982，1984）。在 TI 途径调节的 IgA 合成中，多克隆初始 B 细胞合成 IgA 或受树突状细胞分子的诱导或受上皮细胞衍生分子的诱导，如增殖诱导配体（a proliferation-inducing ligand，APRIL）、B 细胞活化因子（B cell activating factor，BAFF）、维甲酸（retinoic acid，RA）、TGFβ 或一氧化氮（NO）（Cerutti，2008b；Chorny et al.，2010；Bemark et al.，2012）。

IgA^+浆细胞最终分化为多聚体 IgA 分泌细胞是在 PP 结的固有层内发生的，T 辅助细胞表达 IgA 的 Fc，在诱导 IgA^+B 细胞分化为 IgA 分泌细胞中发挥重要作用（Kiyono et al.，1982a）。除了 T 辅助细胞（$CD4^+Th2$ 细胞分泌的细胞因子 IL-2、IL-5 和 IL-10）外，DC 分泌的细胞因子（维甲酸、TGFβ、IL-6）和肠道上皮细胞分泌的细胞因子（TGFβ、IL-6）也发挥一些作用（Mestecky et al.，1971；Cerutti and Rescigno，2008；Soloff and Barratt-Boyes，2010）。IL-6 和 IL-10 对诱导黏膜 IgA 抗体非常重要（Defrance et al.，1992；Ramsay et al.，1994；Briere et al.，1994）；IL-2 也协助 IgA 的合成（Lebman et al.，1990）。Th17、Th1 和调节性 T 细胞也参与 IgA 分泌细胞的分化。此外，IgA 的产生也可以通过一个不依赖 T 细胞的途径，仅需要 B 细胞和 DC 与病原微生物的相互作用（Macpherson et al.，2000），但这个途径到目前为止还不明确。

DC 在 IgA 的产生中发挥重要作用，PP 结中的树突状细胞可以产生肿瘤坏死因子 α（TNF-α）和诱导型一氧化氮合酶（iNOS），一氧化氮能增加 B 细胞表面肿瘤坏死因子 β（TGFβ）受体的表达，促进细胞种类转换重组（CSR）产生 IgA（Tezuka et al.，2007；Rescigno et al.，2010）。因此，PP 结含有处于不同成熟阶段的 B 细胞（75%），其中包括了 IgM^+B220^+（70%）、$IgM^+IgA^+B220^+$（1%）、IgA^+B220^+（3%）及 IgA^+B220^-（0.5%）（Gohda et al.，2008）。例如，在淋巴组织较少的小肠组织（非 PP 结）中，DC 也能表达 TNF-α 和诱导型一氧化氮合酶，通过产生关键分子（如 APRIL、BAFF、IL-6 和维甲酸）来诱导产生 IgA^+B 细胞（Tezuka et al.，2007；Uematsu et al.，2008）。

（三）SIgA 的转运

SIgA 是由固有层成熟 IgA 分泌细胞产生的 IgA 与肠上皮细胞分泌的分泌成分（secretory component，SC）结合而成。IgA 分泌细胞在胞质中合成多聚体 IgA（polymeric IgA，pIgA），与上皮细胞内表面的分泌成分结合，并通过分泌成分转运到上皮细胞外表面形成 SIgA，最后释放到外分泌液中（Woof and Kerr，2006）。SC 能延缓 SIgA 的降解作用，却不影响它与抗原的亲和力。SIgA 的这种结构增强了其对病原体的亲和力，并有助于它黏附于黏膜表面和抵抗蛋白酶的消化作用。

分泌成分又称跨膜细胞受体或多聚体免疫球蛋白受体（pIgR），是上皮细胞产生的分子质量约 80kDa 的糖蛋白，主要分布在上皮细胞基底侧膜及游离腔面的细胞质内，SIgA 和 pIgR 之间于上皮底外侧表面以一个共价键结合。复合体被胞吞之后，通过细胞运输，发生溶蛋白性裂解释放带有 pIgR N 端部分的 IgA 到肠腔。pIgR 在 SIgA 的合成、分泌和转运中起重要作用，并能保护 SIgA 不受蛋白水解酶的降解。

IgA 和 pIgR 的复合体在通过上皮细胞的过程中都能够结合抗原，这就为防止病原微生物从肠腔入侵至上皮下组织进一步提供了屏障作用。首先，一些通过渗漏跨越黏膜屏障的抗原又被遣送回肠腔；其次，IgG 和 IgM 抗体也可通过上皮细胞运输到达肠腔（Kaetzel et al.，1994）；最后，在 IgA 进行胞内运输时能够结合并中和复制的病毒（Kaetzel et al.，1991）。

肠腔的 IgA 除了来源于上皮分泌外，还有另外两种来源：一种来源于胆囊中的胆汁（主要分布在十二指肠）（Orlans et al.，1978；Jackson et al.，1978；Kramer and Cebra，1995）；另外一种来源于母源母乳（婴幼儿）。关于母乳 IgA 对新生儿免疫系统发育的研究表明，母乳中的 IgA 能够与共生菌结合，限制其在肠道的定植。

四、IgA 的类型转换

成熟 B 细胞为 $IgM^{+}IgD^{+}$ B 细胞，只有经过类型转换重组（class-switch DNA recombination，CSR）才具有表达 IgA 的能力。即成熟 B 细胞要经过缺失 DNA 重组过程才能表达 IgA，此过程称作类型转换重组（CSR）（Cerutti et al.，2008a），DNA 缺失位于 Ig 重链（H）位点的染色体上。在成熟的 B 细胞中，Ig 重链位点包含一个编码抗体的抗原结合可变区的 VHDJH 外显子和编码抗体 Cμ、Cδ、Cγ、 Cα 或 Cε 区多个连续的重链（CH）外显子（Stavnezer et al.，2008），抗体的功能主要由 CH 完成。Cα 区域是抗体跨肠上皮细胞运输的关键（Cerutti et al.，2008b）。从 IgM 到 IgA 类型转换重组经过上游供给 *Cμ* 基因与下游受体 *C*α 基因的交换，以及插入 *CH* 基因的删除（Cerutti et al.，2008a）。类型转换重组受到一个遗传单位上游的启动子调控，这个遗传单位由含有一段短的内含子（I）和外显子，一个开关区域（S）和一个 *CH* 基因（Stavnezer et al.，2008）。在 Iα 启动子转录的细胞信号下 IgA 进行 CSR 的选择。

小肠中 IgA 的类型转换重组主要发生在肠相关淋巴组织（GALT）中的 PP 结。PP 结的生发中心和肠系膜淋巴结中的环境（具有较多的细胞因子）有利于 IgA 的产生并进行类型转换重组，因此，大多数 IgA 分泌 B 细胞都来自 PP 结。PP 结中 B 细胞与 T 细胞的比例要比外周淋巴结高出4～6倍（Stevens et al.，1982）。IgA进行类型转换重组需要一些因子的存在，如DNA编辑酶活化诱导胞嘧啶核苷脱氨酶（DNA-editing enzyme activation-induced cytidine deaminase，AID）、转化生长因子β1（transforming growth factor，TGFβ1）和其他的一些细胞因子。首先，IgA进行类型转换重组需要AID（Cerutti and Rescigno，2008）的存在，而AID则需要B细胞的CD40与$CD4^{+}$T细胞上的CD40配体（CD40 ligand，CD40L）结合后招募肿瘤坏死受体相关因子蛋白（tumor necrosis factor receptor-associated factor，TRAF），活化核因子κB（nuclear factor-κB，NF-κB）通路才能诱导表达。TGFβ1在IgA进行类型转换重组中也发挥重要的作用。TGFβ1主要来源于$Foxp3^{+}$Treg细胞、$CXCR5^{+}$T滤泡辅助细胞（T follicular helper，Tfh）、细胞白介素-10（interleukin-10，IL-10）分泌调节性T（T regulatory-1，Tr1）细胞、DC、基质细胞、B细胞等（Fagarasan et al.，2001；Maynard et al.，2007；Fillatreau et al.，2008；Barnes and Powrie，2009；Cong et al.，2009；Strober，2009；Tsuji et al.，2009）。TGFβ1主要通过诱导核转运抗decapentaplegic蛋白（nuclear translocation of mothers against decapentaplegic protein，SMAD）、Runt相关转录因子3（runt-related transcription factor 3，RUNX3）及环磷酸腺苷反应结合蛋白（cyclic AMP response element binding protein，CREB）发挥作用，这些因子可一起启动Ig重链中编码抗体的Cα的基因转录（Cerutti et al.，2008a）。如果缺乏TGF受体Ⅱ型和下游信号转导蛋白特异性B细胞，小鼠全身和GALT中的IgA都会严重缺少（Cazac，2000）。TGFβ可诱导IgA细胞一系列连续的类型转换重组，从Cμ经过Cγ再到Cα（Iwasato et al.，1992）。此外，PP结中一些细胞因子如IL-2、IL-4、IL-5、IL-6和IL-10也可促进IgA转换B细胞扩增和分化成为IgA分泌浆细胞（Cerutti et al.，2008b）。

TNF家族的B细胞活化因子（B cell activating factor of TNF family，BAFF）和增殖诱导配体（proliferation-inducing ligand，APRIL）是IgA进行CSR的重要因素。BAFF和APRIL可通过激活Iα和Iγ转录及AID的表达来诱导IgA与IgG CSR。这个过程是由跨膜受体激活剂（receptor transmembrane activator）、钙调节剂（calcium modulator）、cyclophylin配体相互作用因子（cyclophylin ligand interactor，TACI）和髓样分化因子（myeloid differentiation factor 88，MyD88）激活引起的NF-κB信号的调控（He et al.，2010）。当B细胞遇到细菌时，细菌与TLR配体结合后TNF家族的B细胞活化因子和增殖诱导配体可诱导小鼠和人类B细胞产生IgA（Xu et al.，2007；Tsuji et al.，2008），APRIL可启动IgM向IgA2类型转换，随后固有层中的B细胞通过T细胞非依赖型机制使IgA1向IgA2类型转换。LPS、TGFβ、IL-10和IL-6都可促进IgA类型转换（Coffman et al.，1989）。通过类型转换，肠道黏膜可以产生更多的IgA，能够更好地发挥肠道黏膜的屏障功能。

TGFβ是诱导B细胞类型转换为分泌IgA细胞的主要因素，而TGFβ的作用又是通过调节性T细胞实现的。TGFβ可诱导调节性T细胞下调Foxp3的表达，从而具有了滤泡辅助T细胞的功能，促进PP结中IgA的生成（Tsuji et al.，2009）。如果缺失调节细胞则引起肠道IgA^{+}浆细胞和SIgA的大量减少（Cong et al.，2009），表明调节性T细胞参与开发和维护肠道IgA^{+}B细胞。此外，IL-4、IL-10、IL-6和维甲酸作为重要的共辅助因子，也能增强 IgA 的分泌（Cerutti et al.，2008a；Strugnell and Wijburg，2010）。这些因素大量存在于黏膜表面，由上皮细胞、基质细胞和黏膜淋巴细胞产生（Cerutti et al.，2008b；Strugnell and Wijburg，2010）。相对于外围淋巴结，它们在黏膜的表达有所不同，它们也被证明在活性 B 细胞和 T 细胞上会诱导黏膜迁移决定子 α4β7 和 CCR9 的表达（Premier and Meeusen，1998；Hammerschmidt et al.，2008）。从黏膜组织和淋巴结分离的 DC 能分泌独特的黏膜趋化因子，优先诱导 IgA 转化和 α4β7、CCR9 的表达（Everson et al.，1996）。

IgA 类型转换重组除了发生在 PP 结外，在孤立淋巴滤泡（isolated lymphoid follicle，ILF）也可发生。视黄酸或维甲酸（retinoic acid，RA）是维生素 A 的代谢物，RA 可调控 DC 的分化和成熟，诱导 B 淋巴细胞的活化，提高小肠黏膜中 SIgA 分泌水平。RA 主要由 DC 分泌，此外肠系膜淋巴结、巨噬细胞、肥大细胞、嗜碱性粒细胞等也可产生少量的 RA。如果缺失 RA，IgA 就不能完成类型转换重组，SIgA 的水平就受到限制，因此，有人就建立了缺失视黄酸相关孤儿受体（retinoic acid-related orphan receptor-t，ROR-t）的小鼠来研究 IgA 的形成。ROR-t 是由 *Rora* 基因编码的。ROR-t^+淋巴组织诱导细胞（lymphoid tissue inducer cell，LTi）在 PP 结和 ILF 发挥重要的作用（Tsuji et al.，2008）。敲掉 *Rora* 编码的 *RORγt* 基因就不会形成 PP 和 ILF。如果将 ROR-t^+细胞移植到 $Rora^{-/-}$小鼠中将会形成 ILF 和许多 IgA^+B 细胞，但是不形成 PP（Tsuji et al.，2008）。此外，ILF 内激活和 IgA 类型转换重组不需要 $CD4^+$T 细胞的帮助（Tsuji et al.，2008）。

五、SIgA 在黏膜免疫反应中的功能

正常生理状态下黏膜上皮会产生少量的 SIgA，除了正常生理状态下很多病原微生物可诱导黏膜上皮产生更多 SIgA 以防止病原菌的入侵。尽管 SIgA 具有抑制病原体黏附、抗感染、免疫清除、抗过敏、促进天然抗菌因子作用、抗肿瘤和维持免疫稳态等多种生物功能（见第二章），但 SIgA 的主要功能还是作为黏膜免疫的主要效应因子，SIgA 在抵抗肠道感染中发挥重要的作用（Clements et al.，1983）。大量试验证实，黏膜免疫反应产生的特异性 SIgA 和局部细胞毒性 T 细胞均可阻止最初病原体的感染（BenMohamed et al.，2002；Boyaka et al.，2003），如大肠杆菌（*Escherichia coli*）（Parry et al.，1977）、沙门氏菌（*Salmonella* spp.）（Brito et al.，1993；Muir et al.，1998）、空肠弯曲杆菌（*Campylobacter jejuni*）（Noor et al.，1995；Widders et al.，1996）和禽艾美球虫（*Eimeria tenella*）（Trees et al.，1989；Vervelde et al.，1992）。SIgA 可抵抗霍乱弧菌（Winner et al.，1991；Lee et al.，1994）或鼠伤寒沙门氏菌（*S. typhimurium*）在肠道内的感染（Michetti et al.，1992），猫螺旋杆菌（*Helicobacter felis*）在胃内的感染（Czinn et al.，1993）。SIgA 在胞外菌（非侵入型肠道感染）如霍乱弧菌和产毒性大肠杆菌感染中也发挥重要的作用。

SIgA 可通过与病毒结合防止病毒的入侵（Taylor and Dimmock，1985；Janeway and Travers，1994；Mazanec et al.，1995）。有关呼吸道的 IgA 可抵抗流感病毒感染的报道很多（Liew et al.，1984；Scherle and Gerhard，1986；Tamura et al.，1990；Renegar and Small，1991）。呼吸道中诱导产生的大量的 SIgA 可抑制流感病毒的感染（Shvartsman and Zykov，

1976；Underdown and Schiff，1986；Cox et al.，2004；Renegar et al.，2004；Holmgren and Czerkinsky，2005）。因此诱导产生 SIgA 可保护动物免受流感病毒的感染（Cox et al.，2004；Renegar et al.，2004；Holmgren and Czerkinsky，2005）。此外，被动将免疫过小鼠的特异性 IgA 转移给未免疫的小鼠可保护后者免受病毒的攻击（Tamura et al.，1990，1991；Renegar and Small，1991），进一步表明 IgA 可保护动物免受感染。

第四节　T 细胞与黏膜免疫

胃肠道内含有大量的外来抗原和潜在的有害微生物。在长期的进化下胃肠黏膜的免疫系统已在抵抗入侵病原体和维持正常菌群内环境之间形成了一种微妙的平衡，从而使肠黏膜屏障的结构和功能保持完整。肠黏膜中的 T 细胞群则在控制肠道的内环境稳定中发挥着关键作用。其独特的表型和多样性反映了其从复杂的机制进化到能在黏膜部位的免疫激活和耐受性之间保持微妙的平衡。

肠黏膜含有大量的 T 细胞，有的在肠相关淋巴组织中集中分布，有的则在消化道固有层和上皮细胞中散在分布。肠道中的抗原经 M 细胞转运至不成熟的 DC 后，迁移到邻近的滤泡间 T 细胞区域或局部淋巴小结。DC 成熟后将抗原呈递给幼稚 T 细胞，随后 T 细胞迁移到肠系膜淋巴结（mediastinal lymph node，MLN），T 细胞在 MLN 分化成效应 T 细胞（effector T cell）或者记忆性 T 细胞（memory T cell）；然后这些细胞通过输出淋巴管进入系统循环回到和定居在固有层（Brandtzaeg，2007）。

肠黏膜中的 T 细胞包括记忆性 T 细胞、细胞毒性 T 细胞、调节性 T 细胞、肠上皮内淋巴细胞、天然淋巴细胞（见本章第九节）等。GALT 中 70%的淋巴细胞为 T 细胞，这些 T 细胞类型大多数是记忆细胞如 $CD45RB^{lo}$、$CD44^{hi}$、$CD69^{hi}$ 和 $CD62L^{lo}$（Cheroutre and Madakamutil，2004）。肠黏膜中的 T 细胞主要分布在固有层和肠上皮细胞之间。固有层中的淋巴细胞（lamina propria lymphocyte，LPL）主要包括一些常规淋巴细胞，如 $CD4^{+}TCR\alpha\beta^{+}$和 $CD8\alpha\beta^{+}TCR\alpha\beta^{+}T$ 细胞。这些淋巴细胞受到刺激后具有活化和记忆能力，进入 MLN 中进一步活化。T 细胞在 MLN 分化成效应性 T 细胞或者记忆性 T 细胞；记忆性 T 细胞又可分为中心/记忆性 T 细胞（central/memory T cell，TCM）和效应记忆性 T 细胞（effector memory T cell，TEM）。大多数 TCM 表达 CCR7 受体、外周淋巴结 L-选择素受体和 CD45RO，缺乏 CD45RA；典型的 TEM 表达 CD45RO 受体，缺乏 CCR7、CD62L、CD45RA。TEM 能直接发挥免疫效应，而 TCM 则在产生更多效应 T 细胞的过程中发挥重要作用（Sallusto et al.，2004；Lefrancois，2006）。

肠上皮内淋巴细胞（Intraepithelial Lymphocyte，IEL）绝大多数是 $CD8\alpha^{+}T$ 细胞，主要位于肠上皮细胞之间。这类细胞包含两类 T 细胞亚群。第一类是在次级淋巴器官中活化之后进入肠上皮的常规淋巴细胞 $CD8a\alpha\beta^{+}TCR\alpha\beta^{+}IEL$，这类细胞也是人肠上皮内的主要淋巴细胞(Jabri and Ebert,2007)；第二类是表达 $TCR\alpha\beta^{+}$和 $TCR\gamma\delta^{+}$的 $CD8\beta^{-}CD8\alpha\alpha^{+}IEL$，这些“非常规”的 $CD8\alpha\alpha^{+}IEL$ 的发育（起源于未成熟的胸腺细胞）至今仍然是备受关注的重点（见本章第五节）。存在于 LP 和上皮内的 T 淋巴细胞亚群呈局部化分布，在小肠和大肠之间的 T 细胞构成有所不同，上皮内 T 淋巴细胞的更新周期在不同的小肠段也不一样（Camerini et al.，1993；Boll et al.，1995；Penney et al.，1995）。

T 淋巴细胞表面分布有抗原识别受体（T cell antigen receptor，TCR），TCR 是 T 淋巴细胞识别蛋白质抗原的特异性受体，包括 TCRαβ 和 TCRγδ 两类。TCRαβ 是由 α 和 β 两条多肽链组成的异二聚体。一般来说，T 淋巴细胞表面分化抗原（CD 分子）CD4 为单体，CD8 为分子双体。CD8 是由 α 和 β 链借二硫键连接的异源二聚体。成熟 T 细胞表面只可表达其中一种，CD4 阳性（$CD4^+$）或是 CD8 阳性（$CD8^+$）。正常情况下体内的 T 淋巴细胞表达 CD4。$CD4^+$ T 细胞为辅助性 T 细胞（helper T cell，Th 细胞），$CD4^+$T 细胞介导产生适应性免疫应答（adaptive immune response）。在 MHC Ⅱ类分子（class Ⅱ MHC^+）的 DC 及其他抗原呈递细胞的作用下，幼稚 T 细胞接受共刺激分子和细胞因子信号综合的信号，活化并分化成为效应 $CD4^+$T 细胞（effector $CD4^+$ T cell）。$CD4^+$T 细胞在功能上可辅助 B 细胞产生抗体，辅助 $CD8^+$T 细胞免疫应答，以及通过分泌各种细胞因子从而发挥免疫调控功能。$CD8^+$T 细胞大多是细胞毒性 T 细胞（cytotoxic T lymphocyte，CTL）：主要识别靶细胞上与 MHC Ⅰ类分子结合的肽（内源性合成蛋白，如病毒蛋白）。$CD8^+$T 细胞在功能上可杀伤病毒或细菌感染的靶细胞及肿瘤细胞，是介导细胞免疫的重要效应 T 细胞。最初 $CD4^+$T 细胞分为 Th1 和 Th2 两个亚群，随着研究的不断深入，近年来在感染和疫苗诱导免疫过程中发现了 Th17 和细胞因子 IL-17 的产生。因此现在根据功能与细胞因子分泌情况，$CD4^+$T 淋巴细胞可分为 Th1、Th2、Th17 和调节性 T 细胞（regulatory T cell，Treg）。

在防御病原菌的感染中 $CD4^+$T 细胞具有重要的作用，如 $CD4^+$T 细胞和特异性 Th1 细胞显示在抵御沙门氏菌中比 $CD8^+$T 细胞还重要（Hess et al.，1990；Mastroeni et al.，1998）。在鼠呼吸道感染模型中 Th1 免疫应答对百日咳细菌（*B. pertussis*）的清除具有重要作用（Mills et al.，1993）。缺乏 T 细胞的裸鼠将发生持续感染，无法清除细菌。免疫脾脏细胞过继转移至裸鼠则小鼠又可恢复清除感染的能力。表明 $CD4^+$T 细胞对于清除肺中的百日咳细菌是必需的（Mahon et al.，1997）。在沙眼衣原体感染的小鼠模型中，雌性生殖道黏膜免疫主要由 Th1 型细胞介导（Yang et al.，1996；Perry et al.，1997）。$CD4^+$T 细胞在清除衣原体的感染中发挥重要的作用（Su and Caldwell，1995），其机制主要依赖于 Th1 型细胞分泌的 IL-12 和 IFN-γ（Perry et al.，1997）。

一、Th1 和 Th2 亚群

Mosmann 等（1986）最早根据 Th 细胞分泌的细胞因子将 $CD4^+$T 细胞分为两个细胞亚群。Th1 细胞分泌的干扰素-γ（interferon-gamma，IFN-γ）主要参与细胞内源性感染的细胞免疫；Th2 细胞则分泌白细胞介素（interleukin，IL），包括 IL-4、IL-5 和 IL-13，主要介导寄生虫感染的体液免疫。后来根据辅助性 T 细胞（helper T cell，Th）分泌细胞因子和介导免疫功能的不同，将其分为 Th1 和 Th2 两个亚群。Th1 和 Th2 在介导机体免疫应答过程中扮演着不同的角色。Th1 细胞亚群表达 IL-2、IFN-γ、TNF-β 和 IL-12，而 Th2 细胞亚群则表达 IL-4、IL-5、IL-6、IL-10、IL-9 和 IL-13。

（一）Th1 和 Th2 亚群的功能

Th1 型分泌的细胞因子主要促进细胞介导的免疫应答。IL-2 是引起 T 细胞增殖的主要细胞因子，是 T 细胞激活并进入细胞分裂的关键成分；IFN-γ 首先促进 Th0 向 Th1 的分化，诱导辅助 B 细胞应答，然后通过抑制 Th2 细胞及 IL-4 调节 B 细胞和 T 细胞的应答；IL-12 的主要功能是激活 T 细胞，刺激 T 细胞和 NK 细胞分泌 IFN-γ，促进 CD4T 细胞向 Th1 型细胞分化，增强 NK 细胞和 CD8T 细胞的杀伤作用。因此，IL-12 是连接天然免疫和获得性免疫的一个重要纽带，能有效地提高机体的细胞免疫防御功能。

Th1 细胞分泌的细胞因子 IFN-γ 是一个重要的 B 细胞类型转换因子，可诱导 B 细胞分泌抗原特异性 IgG2a，很多病毒感染主要诱导产生 IgG2a（Coutelier et al.，1988，1991）。相反，抗原特异性 IgG1 和 IgE 的产生依赖 Th2 细胞分泌的细胞因子 IL-4（Snapper and Paul，1987）。某些抗体的类型直接与 Th1 细胞或 Th2 细胞有关（Snapper，1998），如小鼠 IgG2a（Estes，1996）、人 IgG2（Kawano et al.，1994）、牛和猪 IgG2（Estes，1996；Snapper，1998；Zhang et al.，2008）与体内产生 IFN-γ、IL-12 密切相关，可作为衡量 Th1 细胞反应的指标。

十二指肠黏膜受抗原刺激后可大量表达 IFN-γ（Quiding et al.，1991a）。IFN-γ 可增加肠上皮细胞表达 MHC 抗原，加强抗原的呈递，提高 IgA 的分泌和转运。IFN-γ 可诱导肠上皮细胞产生具有强杀菌性的一氧化氮，激活受感染的上皮细胞（Nussler and Billiar，1993），如 IFN-γ 能干扰和阻止肠道病原菌志贺氏菌在上皮细胞中的繁殖（Hess et al.，1990）。IFN-γ 干扰宿主细胞感染的机制还可能是 Fas 介导的细胞凋亡（Yagita et al.，1995）和 IFN-γ-iNOS 途径诱导的巨噬细胞活化。因此，IFN-γ 在 Th1 细胞的功能中发挥重要作用。

Th2 细胞是黏膜效应部位的主要亚群。在不同细胞因子影响下 Th 亚群表达转录因子也不同。Th1 细胞在 IL-12 的诱导下表达转录因子 T-bet（Afkarian et al.，2002），而 Th2 细胞是在 IL-4 的诱导下表达转录因子 GATA-3（Zheng and Flavell，1997）。

Th2 细胞主要与 B 细胞增殖、分化和成熟有关，如产生的 IL-5 和 IL-6 对诱导 $SIgA^+B$ 细胞分化成 IgA 生成浆细胞具有特别重要的意义；IL-6 能刺激中性粒细胞脱颗粒、B 细胞进行类型转换及调节（Sitaraman et al.，2001；Sato et al.，2003）。IL-4 能调节 IgE 和肥大细胞或嗜酸性粒细胞介导的免疫应答，诱导 B 细胞发生抗体类型转换产生 IgE；IL-4 和 IL-5 与其他细胞因子如 IL-12 和 IL-4 协同刺激 B 细胞生长和分化，增强成熟 B 细胞合成 IgA 的能力。因此，Th2 细胞能增强抗体介导的体液免疫应答。此外，Th2 细胞在黏膜抵抗寄生虫（如蠕虫）的感染中发挥重要的作用（Koyasu et al.，2010；Saenz et al.，2010）。

（二）Th 亚群的分类

Th 亚群的分类除了依赖 Th 细胞分泌的细胞因子外，还依赖于对 B 细胞分泌 IgG 的影响和对不同病原的反应。首先，Th1/Th2 对猪 B 细胞分泌 IgG 影响不同，如猪 B 细胞在 Th1 和 Th2 两种类型细胞因子存在下可分泌两种不同类型的 IgG（IgG1 和 IgG2）

（Crawley et al.，2003）。Th1 细胞分泌的 IFN-γ 促进 IgG2 的分泌，Th2 细胞分泌的 IL-10 促进 IgG1 的分泌要超过 IgG2。其次，不同的病原引起的 Th1/Th2 的反应不同：猪弓形虫（*Toxoplasmosis gonddi*）在细胞内复制，可引起小鼠 Th1 反应；猪鞭虫（*Trichuris suis*）和线虫（nematode）则会引起 Th2 反应。在鼠弓形虫（*Toxoplasma gondii*）感染下 Th1 相关基因上调，在猪鞭虫感染下 Th2 相关基因上调（Dawson et al.，2005；Kringel et al.，2006）。

（三）Th 亚群的分化

Th 亚群的诱导和分化取决于宿主免疫系统的激活。抗原剂量、MHC Ⅱ类分子和协同刺激分子表达水平都影响 Th 亚群的分化。例如，遇到病原微生物时，DC 产生更多的 IL-12，IL-12 有效促进 T 细胞向 Th1 分化。Th1 细胞的产生依赖于 IL-12 和 IL-18 的产生。Th2 细胞的产生依赖于 IL-4 的产生。另外，Th1 细胞或 Th2 细胞的产生还依赖于抗原（病毒）性质的不同，如应用灭活的呼吸道合胞体病毒（respiratory syncytial virus，RSv）或 F 糖蛋白免疫可诱导 $CD4^+$Th2 细胞的产生，而活的 RSv 则诱导 Th1 途径（Graham et al.，1991，1993）。在不同免疫状态下 Th 亚群的分化也不同，如在人和小鼠流感疫苗鼻腔免疫后主要诱导 Th2 反应，而自然感染主要促进 Th1 反应（Hiroi et al.，1998；Matsuo et al.，2000）。

不同的佐剂和抗原类型也会影响 Th 细胞的产生。例如，口服 CT 或无毒变体配合疫苗诱导 $CD4^+$ Th2 细胞产生 IgG1、IgG2b、IgE 和 IgA，以及黏膜 SIgA 抗体反应（Xuamano et al.，1993；Marinaro et al.，1995）。口服重组细菌，如表达蛋白的重组沙门氏菌（recombinant *Salmonella*）不仅诱导 $CD4^+$Th1 细胞和 CMI 反应，还诱导 $CD4^+$调节性 T 细胞的产生。这些 $CD4^+$Th 细胞可产生细胞因子如 IFN-γ 和 IL-10（促进黏膜 SIgA 抗体反应）（Okahashi et al.，1996；VanCott et al.，1996）。

二、Th17 细胞

Th17 细胞分布在小肠的所有肠段，主要位于小肠的固有层内，肠道内一些特定的共生菌可诱导产生较多的 Th17 细胞（Ivanov et al.，2008）。Th17 细胞属于 $CD4^+$T 细胞，但与 Th1 细胞和 Th2 细胞的功能不同，肠道固有层中的 Th17 细胞主要是 $CD4^+$TCRαβT 细胞和 CD8ααTCRγδT 细胞（Ivanov et al.，2008）。正常状态下肠黏膜中 Th17 细胞数量就很多，这可能与肠道的共生微生物菌群有关，健康状态下肠道的微生物菌群就可诱导 Th17 细胞的产生（Atarashi et al.，2008）。在病原菌感染和一些炎症情况下，Th17 细胞数量会增加，如细菌和真菌感染时 Th17 细胞增加，结肠炎后 Th17 细胞数量增加则更明显（Niess et al.，2008）。表明 Th17 细胞与感染和炎症有密切关系。

（一）Th17 细胞的发现

尽管 Th1 细胞和 Th2 细胞对大部分病原微生物有很多作用，但对少数病原微生物感染效果并不明显，例如，一些条件性病原微生物感染如黏膜念珠菌病（mucosal *Candidiasis*）、卡氏肺囊虫（*Pneumocystis carinii*）急性肺炎及一些细菌性急性肺炎一般

导致 $CD4^+T$ 细胞减少就很难解释。AIDS 患者一般伴随 $CD4^+T$ 细胞数量下降后，容易患卡氏肺囊虫肺炎，但在缺乏 Th1 和 Th2 反应的小鼠身上却不发生卡氏肺囊虫肺炎（Garvy et al.，1997b）。这就提示宿主体内还有其他的 $CD4^+T$ 细胞亚群在防御条件性致病微生物感染的过程中起到了关键作用。

Th17 细胞是 1993 年由 Infante-Duarte 等发现的，Th17 细胞从 $CD4^+$记忆细胞（$CD4^+$memory cell）中克隆出（Rouvier et al.，1993），在细菌脂肽的存在下可以产生分泌 IL-17 的细胞（Infante-Duarte et al.，2000）。分泌 IL-17 的细胞由不同于 Th1 细胞和 Th2 细胞的第三类辅助 T 细胞——Th17 细胞分泌（Langrish et al.，2005；Harrington et al.，2005；Park et al.，2005）。Th17 细胞主要分泌 IL-17A、IL-17F、IL-21 和 IL-22（Harrington et al.，2005；Park et al.，2005；Langrish et al.，2005；Liang et al.，2006；Chung et al.，2006；Nurieva et al.，2007；Korn et al.，2007）。其中 IL-17A 和 IL-17F 的生物学活性包括产生抗菌肽（antimicrobial peptide），如 β-防御素和黏蛋白，诱导细胞因子和趋化因子的产生如 IL-6、IL-8 和 GM-CSF（Pappu et al.，2012）。IL-17A 和 IL-17F 在防御细菌、真菌和寄生虫感染中发挥重要作用（Iwakura et al.，2011；Kelly et al.，2005；Kim et al.，2012b；Lockhart et al.，2006）。

（二）Th17 细胞的功能

Th17 细胞在黏膜感染中具有一些重要免疫功能（Infante-Duarte et al.，2000）。首先，Th17 细胞在宿主防御各种真菌和细菌感染中发挥至关重要的保护作用（Ishigame et al.，2009；Conti et al.，2009），如在黏膜念珠菌病和卡氏肺囊虫急性肺炎中起重要作用；Th17 细胞主要通过表达防御素 3 抵御口咽部念珠菌（oro-pharyngeal *Candidiasis*）的感染（Conti et al.，2009）；Th17 细胞在黏膜处可控制某些胞外病原菌如枸橼酸杆菌（*Citrobacter rodentum*）的感染和入侵（Ouyang et al.，2008；Ishigame et al.，2009）。其次，Th17 细胞在黏膜免疫反应中也起到较重要的作用。尤其是在黏膜 IgA 的应答中发挥重要的作用（Jaffar et al.，2009）。IL-17 通过上调黏膜上皮细胞中多聚 Ig 受体水平从而提高 SIgA 的水平（Jaffar et al.，2009）。IL-17 也可以诱导聚免疫球蛋白受体的表达（Aujla et al.，2008），促进 B 细胞分化成 IgA 分泌细胞。IL-17 是产生某些疫苗诱导保护的必需条件，如肺炎链球菌、结核分枝杆菌和流感（Khader et al.，2009；Lin et al.，2010）。最后，肠道天然免疫刺激可诱导 IL-17 的分泌，反之，IL-17 可以自分泌的方式调节天然免疫反应（Ramirez-Carrozzi et al.，2011；Song et al.，2011）。IL-17 诱导生成 IL-19 对黏膜中调节 Th2 的反应也很重要（Huang et al.，2008）。所以，在某种程度上 IL-17 可以作为测量或指示黏膜免疫是否发生的指标之一。

乳糜泻（celiac disease）是小肠中常见的一种炎症。有研究表明乳糜泻可能与 Th1 细胞产生的 IFN-γ/IL-21 和 Th17 细胞有关（Fina et al.，2008；Monteleone et al.，2010）。至于 Th17 细胞在乳糜泻炎症中的机制尚不清楚。

（三）Th17 细胞的分化

健康状态下肠道的微生物菌群就可诱导 Th17 细胞的产生（Ivanov et al.，2006；

Atarashi et al., 2008)。单独一种共生菌如分段丝状细菌(segmented filamentous bacterium)就可诱导小肠 LP 中产生 Th17 细胞(Ivanov et al., 2009)。最近发现来源于共生菌的 ATP(adenosine 5′-triphosphate)可激活抗原呈递细胞($F4/80^+CD11b^+CD70^{hi}CD11c^{lo}$cell),分泌细胞因子 IL-6、IL-23 和 TGFβ,这些细胞因子又可激活 Th17 细胞的分化(Atarashi et al., 2008)。

在炎症和免疫状态下,一些细胞因子、DC 和细菌产物可影响 Th17 细胞的分化。例如,在促炎性细胞因子 IL-6 的存在下,TGFβ 诱导 Th17 细胞的分化并分泌 IL-17(Bettelli et al., 2006; Mangan et al., 2006; Veldhoen et al., 2006);黏膜处的树突状细胞,尤其是 $CD11b^+CD11c^+$或 $CD103^-CD11c^+$DC,能诱导小肠固有膜内 Th17 细胞的分化(Coombes et al., 2007; Denning et al., 2007);CT 也可诱导 Th17 细胞的产生(Lee et al., 2009)。而 IFN-γ 和 IL-4 则能抑制 Th17 细胞的分化(Harrington et al., 2005; Kastelein et al., 2007)。

(四)Th17 细胞在黏膜免疫中的作用

Th17 细胞在黏膜免疫中发挥重要的作用。IL-17 可通过上调黏膜上皮细胞中多聚 Ig 受体的水平来提高 SIgA 的水平(Jaffar et al., 2009),促进 B 细胞分化成 IgA 分泌细胞。所以,在某种程度上 IL-17 可以作为测量黏膜免疫是否发生的指标之一。现已发现 IL-17 的产生还是某些疫苗诱导保护的必需条件,如肺炎链球菌、结核分枝杆菌和流感(Khader et al., 2009; Lin et al., 2010)。Th17 细胞在疫苗诱导的保护中起重要作用。CT 与 LT 能增强 Th17 型免疫反应,鼻内接种过抗原和 CT 混合物的小鼠能产生特异性 Th17 细胞和高水平的 IgA,从而抵抗吸入性炭疽热;然而,在 IL-17 被中和或敲除的小鼠体内 IgA 水平却降低,因感染炭疽而死亡(Datta et al., 2010)。通过鼻内、舌下、颊内和皮肤途径将整个肺炎链球菌疫苗与 LT 突变体 LT(R192G)或 LT(R192G/L211A)混合接种后,能上调 IL-17A 的表达并能减少细菌对鼻咽和中耳的感染(Lu et al., 2010)。

三、调节性 T 细胞

调节性 T 细胞(regulatory T cell, Treg)是近年来发现的一种有调节活性的 T 细胞,也有人将其归为 Th3 细胞。Treg 能抑制获得性免疫的激活,分泌与持续性病毒感染有关的抑制性细胞因子如 IL-10 和 TGFβ(Vahlenkamp et al., 2005; Peng et al., 2008; Silva-Campa et al., 2012)。口腔或鼻腔免疫后在黏膜处即可诱导产生 Treg。Treg 具有低反应性和免疫抑制性两种功能特性。Treg 的特点是能表达转录因子 FoxP3 和细胞表面受体 CD25、GITR 和叶酸受体 4(folate receptor 4)(Fontenot et al., 2003; Yamaguchi et al., 2007)。体内自然存在的调节性 T 细胞类型是 $CD4^+$CD25 T 细胞,它可固定表达 IL-2R 和 CTLA-4(Suri-Payer et al., 1998)。Treg 主要分泌 IL-10,调节性 T 细胞介导的免疫反应,抑制自身 T 细胞反应,维持免疫耐受(Barnes and Powrie, 2009)。Treg 能抑制免疫反应和抗炎功能。在幽门螺旋杆菌感染的小鼠模型中可显示 $CD4^+$CD25 Treg 的重要作用。Treg 虽然能增加病原菌的数量,但能减轻炎症的程度,如缺乏 $CD4^+CD25^+$ Treg 后则丧失其调节作用,胃炎(gastritis)的症状增加,细菌数量显著减少。例如,将 $CD4^+$CD25 Treg 转移至感染幽门螺旋杆菌的小鼠后胃炎得到抑制,细菌数量增加。提示 $CD4^+$CD25

Treg 能通过 $CD4^+$效应 T 细胞（Th1）的免疫活性来显著调节幽门螺旋杆菌感染。此外，$CD4^+CD25$ 调节性 T 细胞在感染硕大利什曼原虫（*Leishmania major*）和卡氏肺囊虫（*Pneumocystis carinii*）的免疫应答小鼠模型中也表现出对病原的免疫应答作用（Hori et al.，2002；Aseffa et al.，2002），耗竭 $CD4^+CD25$ Treg 后病状更加严重。Treg 主要分泌免疫抑制细胞因子 TGFβ，还可调节 IgA 的产生（Inobe et al.，1998）。

四、细胞毒性 T 细胞

细胞毒性 T 细胞（cytotoxic T lymphocyte，CTL）在动物体内以非活化的前体形式存在，细胞表面的抗原受体能识别内源性抗原。CTL 与抗原特异结合后，在 IL-4、IL-6、IL-9 等的作用下，使 Tc 前体细胞活化增殖，分化为具有杀伤能力的效应 CTL。消除抗原后 CTL 缩小转变为记忆性 CTL。等再次遇到抗原时 CTL 迅速对抗原进行反应。自然感染过程中病毒可诱导产生效应CTL，如通过接种流感病毒疫苗也可诱导产生效应CTL。CTL 对清除病毒感染的细胞至关重要。CTL 通过合成穿孔素（perforin）、在靶细胞膜形成穿孔及释放溶解性颗粒酶等机制溶解靶细胞，使病毒感染的细胞在病毒复制前死亡，终止病毒的合成与释放。CTL 溶解活性与 IFN-γ 穿孔素密切相关。效应 CTL 母细胞含有穿孔素 mRNA，在 IFN-γ 的存在下，这种母细胞可变成功能性 CTL。$CD4^-$ $CD8^+$产生的细胞因子 IFN-γ 主要参与抗病毒免疫。CTL 的功能主要依赖穿孔素，在 $CD4^+$T 细胞和 IL-12 缺乏的小鼠体内依然可诱导 IFN-γ 的产生（Krishnan et al.，2000；Krishnan and Dennis Sprott，2003）。CTL 在清除胞内病原微生物如肺结核（tuberculosis）、疟疾（malaria）、流感、HIV/AIDS 和癌症中发挥重要作用（Sad and Krishnan，2003）。在结核感染中 $CD8^+$T 细胞可通过释放穿孔素和颗粒酶发挥细胞毒性作用（Lindestam Arlehamn et al.，2014）。大多数病毒特异性 CTL 是 $CD4^-CD8^+$，它能识别与 MHC Ⅰ类分子结合的病毒肽。黏膜组织内有各种不同的 $CD8^+$群，TEM T 细胞受体（T-cell receptor，TCR）αβ 表达 CD8αβ 或同时表达 CD8αβ 和 CD8αα，大多参与效应/细胞毒性 T 淋巴细胞反应（effector/cytotoxic T-lymphocyte，CTL），然而 T 细胞双阴性（T cell double negative，DN）TCRαβ，主要参与效应/免疫调节反应（effector/immunoregulatory activity）。TCRγδ 双阴性或只表达 CD8αα 时主要表现为免疫调节和组织修复活性（Cheroutre，2004）。TEM $CD8\alpha\beta^+TCR\alpha\beta^+$ 在对抗特定病原菌感染的靶细胞时表现强大的细胞毒性 T 淋巴细胞活性，如淋巴细胞脉络丛脑膜炎病毒的感染（Muller et al.，2000；Cheroutre and Madakamutil，2004）。

胃肠道上皮内的淋巴细胞（上皮内淋巴细胞）大都是 $CD4^-$ $CD8^+$T 细胞。黏膜免疫反应产生的局部 CTL 可阻止最初病原体的感染（BenMohamed et al.，2002；Boyaka et al.，2003）。口服免疫后小肠的集合淋巴结和肠系膜淋巴结中即可产生大量的病毒特异性 CTL。例如，口服伤寒杆菌后，小鼠肠道黏膜上皮内淋巴细胞中 $CD8^+$、$TCR\gamma\delta^+$T 细胞增殖明显（赵太平等，2006）；口服轮状病毒和呼肠孤病毒免疫小鼠后在上皮内、肠固有膜和脾均发现了特异性的 CTL，表明口服病毒可诱导黏膜组织和全身系统中产生特异性 CTL（London et al.，1987；Offit and Dudzik，1989；Offit et al.，1991）；口服呼肠孤病毒后在 GALT 内产生的 CTL 3 周内遍布于全身淋巴组织中（Offit et al.，1991）。口服免疫接种后一周内肠系膜淋巴结中产生特异性 $CD4^-CD8^+$CTL，表明特异性 CTL 可从集合淋巴结经淋巴管到达肠系膜淋巴结。诱导黏膜中 CTL 产生，及时清除入侵黏膜的病毒，阻止病毒进一步感染。除此以外，应用 OVA 包被的小体（archaeosome）和单核细胞增多性李斯特菌（*Listeria monocytogenes*）的李斯特菌素（listeriolysin）均可诱导 CTL 的产生（Conlan et al.，2001），癌症抗原如酪氨酸相关蛋白-2（TRP-2）也能诱导 CTL 的产生（Krishnan and Dennis Sprott，2003）。

五、天然淋巴细胞

天然淋巴细胞或先天性淋巴细胞（innate lymphoid cell，ILC）分布在黏膜上皮细胞下，是一群能够调节免疫、炎症和组织损伤的细胞。ILC 在维持肠免疫稳态中发挥一定作用，尤其是在先天免疫监视入侵的病原微生物中发挥重要作用，如巴西钩虫（*Nippostrongylus brasiliensis*）、旋毛线虫（*Trichinella spiralis*）和肠道病原菌柠檬酸杆菌（*Citrobacter rodentium*）（Bischoff and Kramer，2007；Tait Wojno and Artis，2012；Walker et al.，2013）。ILC 在感染的早期天然免疫中发挥调节作用。一部分 ILC 可受上皮产生的细胞免疫调节信号调控。除了肠的黏膜表面，ILC 还分布在小鼠和人的肺脏和皮肤（Monticelli et al.，2012；Kim et al.，2013；Tait Wojno and Artis，2012）。

ILC 具有缺乏适应性淋巴细胞（adaptive lymphoid cell）的特性（Spits and Cupedo，2012），如缺少重组特异性抗原受体。ILC 表达许多 $CD4^+$Th 细胞的转录因子和效应分子，提示 ILC 可能是适应免疫系统细胞的进化前体（Spits and Santo，2011；Spits and Cupedo，2012）。根据细胞因子的不同表达，ILC 可分为 1 群 ILC（ILC1）、2 群 ILC（ILC2）和 3 群 ILC（ILC3），这 3 个 ILC 群分别与 $CD4^+$Th1 细胞、Th2 细胞和 Th17 细胞具有相似的功能。ILC 的表型和功能都有异质性（Spits and Cupedo，2012；Spits et al.，2013；Walker et al.，2013；Cherrier，2013，2012），ILC1 包括标准的自然杀伤细胞（natural killer cell，NK 细胞）和天然淋巴细胞亚群 1 的细胞（innate lymphoid cell subset 1 cell，ILC1），ILC1 可表达 T-bet 和产生 IFN-γ。ILC1 在 IL-12 和 IL-15 刺激下分别产生干扰素 γ 和肿瘤坏死因子（Spits et al.，2013）。ILC2 包括 nuocyte 和天然辅助 2 细胞，后者可表达维甲酸受体（retinoic acid receptor，RAR）-相关孤儿受体（related orphan receptor，RORα）和 GATA3。ILC2 产生 Th2 细胞相关的 IL-5 和 IL-13（Spits et al.，2013）。这些因子通过增加杯状细胞的增殖和黏液的分泌，对肠寄生虫感染产生早期天然免疫，形成保护上皮的应答（Moro et al.，2009；Neill et al.，2010；Price et al.，2010）。ILC3 包括天然淋巴细胞亚群 3 的细胞（ILC3）和淋巴组织诱导细胞（lymphoid tissue inducer cell，LTi）。ILC3 包括 NKp46-阳性 NK22 细胞和 NKp46-阴性 ILC3 细胞。ILC3 可表达 RORγt 和产生 IL-17A、IL-17F 或 IL-22（Mjösberg et al.，2012；Spits et al.，2013）。在胚胎发育过程中，LTi 与间质细胞相互作用在次级淋巴组织器官发生中发挥重要功能（Mebius et al.，1997）。IL-22 在保护由病原菌引起肠上皮细胞的损伤和感染中有重要作用（Zenewicz et al.，2008；Sonnenberg et al.，2011）。ILC3 受到 IL-23 的刺激后可产生 Th17 和 Th22 细胞相关的细胞因子，包括 IL-17A 和 IL-22（Spits et al.，2013）。3 类 ILC 表达的转录因子、细胞因子和细胞因子受体不同。ILC1 细胞表达 IL-12R-β2，ILC2 细胞表达 IL-33R 和 IL-25R，ILC3 细胞表达 IL-1R 和 IL-23R（Spits et al.，2013）。ILC3 细胞和小肠的

$CD4^+$ T 细胞（Th17 细胞和 Th22 细胞）是 IL-22 的主要来源，IL-22 是生理条件下肠上皮细胞介导免疫反应自我平衡的细胞因子之一（Lamkanfi Dixit，2012）。稳态状态下肠上皮细胞可特异性表达 IL-22 受体（Zheng et al.，2008），反过来通过 IL-22 受体可激活肠上皮细胞，产生抗菌肽 RegIII-β 和 RegIII-γ，排斥细菌病原微生物（Sanos et al.，2009；Kinnebrew et al.，2012）。ILC 在诱导获得性黏膜免疫反应，如诱导 IgA 中发挥关键性作用（Tsuji et al.，2008）。

六、黏膜中 T 细胞亚群新的分型

黏膜中 T 细胞表型和功能不同，根据 T 细胞受体（T-cell receptor，TCR）的表达被分为两个主要亚群：传统表达 TCRαβ“a 型”黏膜 T 细胞和表达 TCRαβ 或 TCRγδ（但能表达 CD8αα 的二聚体）的非传统“b 型”黏膜 T 细胞（Hayday et al.，2001）。“b 型”黏膜 T 细胞（b 型 T 细胞）不表达传统的 TCR 辅助受体 CD4 和 CD8αβ。两个亚群之间在主要功能和部位的表型差异（部分地）有重叠。一般情况下，“a 型”黏膜 T 细胞（a 型 T 细胞）主要位于黏膜下的固有层内，而 b 型 T 细胞主要分布在黏膜上皮细胞中（van Wijk and Cheroutre，2010）。

位于黏膜下固有层内的 a 型 T 细胞主要功能是协助浆细胞和 CD8αβ 记忆性 T 细胞。a 型 T 细胞在胸腺中成熟，迁移肠系膜淋巴结中经抗原致敏后，到达固有层，有少量还到达上皮。进入上皮细胞后 a 型 T 细胞表达 CD8αα 的同源二聚体。

b 型 T 细胞几乎全部位于上皮，代表绝大多数上皮内淋巴细胞（intraepithelial lymphocyte，IEL）。b 型 T 细胞或是表达 TCRαβ 或是表达 TCRγδ，b 型 T 细胞的特点在于富有自身抗原特异性，可以表达 CD8αα 同源二聚体，尤其是在缺乏 TCR 辅助受体的 CD4 或 CD8αβ 及缺乏表达一些“典型”的 T 细胞标记，如 CD2、CD28 和 Thy1 的情况下。通过 IEL 表达的 αEβ7 和肠上皮细胞（intestinal epithelial cell，IEC）表达的 E-cadherin，IEL 与 IEC 相互黏附，密切接触。b 型 T 细胞在出生时就已经存在于肠道中，与 a 型 T 细胞不同的是，b 型 T 细胞经常处于免疫沉默状态。IEC 产生的 IL-15 对 b 型 T 细胞的成熟和肠道内的稳态很重要（Yu et al.，2006；Ma et al.，2009）。b 型 T 细胞保持免疫沉默和控制炎症反应似乎是为了确保肠上皮的完整性（Roberts et al.，1996；Poussier et al.，2002；Saurer et al.，2004）。

七、T 细胞分化的调节

Th1 细胞、Th2 细胞、Th17 细胞和 Treg 之间如何分化极其复杂。Th1 和 Th2 亚群的诱导和分化取决于免疫系统的状态。抗原的类型、病原微生物的类型、MHC Ⅱ 类分子和协同刺激分子都影响 Th 亚群的分化。例如，遇到病原微生物时，树突状细胞产生更多的 IL-12，而 IL-12 有效促进了 T 细胞向 Th1 细胞分化。Th1 细胞的产生依赖于 IL-12 和 IL-18 的产生；Th2 细胞的产生依赖于 IL-4 的产生（详见本节“一、Th1 和 Th2 亚群”）。

细胞因子 TGFβ、IL-6 及 $CD103^+$DC 对 Th17 和 Treg 细胞的分化很重要。Th17 和 Treg 的分化需要 TGFβ，同时需要 IL-6 或维甲酸的存在。人 IL-1β 比 TGFβ 更能诱导 Th17 的分化（Wilson et al.，2007；Acosta-Rodriguez et al.，2007）。在炎症的状态下，促炎细胞

因子（proinflammatory cytokine）可诱导 Th17 分化，而 TGFβ 则诱导 Treg 分化；DC 和巨噬细胞也能影响 T 细胞的分化，如固有层 DC 促进 Treg 分化，$CD103^{+}DC$ 在维甲酸存在下通过分泌 TGFβ 诱导 Treg 的形成（Coombes et al.，2007；Sun et al.，2007），同时抑制 Th17 细胞发育（Mucida et al.，2007；Sun et al.，2007）；而巨噬细胞则促进 Th17 细胞分化（Denning et al.，2007）。肠源性 $CD103^{+}DC$ 以维甲酸和 TGFβ 介导的方式有利于 $Foxp3^{+}iTreg$ 的转换，而活化的 DC 通过将 IL-6 和 TGFβ 组合起来，来促进产 IL-17 的 Th17 细胞的分化。

在正常稳定状态下，小肠黏膜中 T 细胞基本处于静止状态。在肠道内的主要 T 细胞是 $Foxp3^{+}$调节性 T 细胞（$Foxp3^{+}Treg$）和产 IL-10 的 $CD4^{+}T$ 细胞（Kamanaka et al.，2006）。肠道 LP 中丰富的 $Foxp3^{+}Treg$ 有助于肠道对肠道正常菌群和食物抗原的耐受性。如果这种稳定的平衡状态受到破坏，则引起慢性肠道炎症和炎症性肠疾病。T 细胞的种类和功能也发生各种变化。例如，克罗恩病（Crohn's disease，CD）主要引起 Th1 细胞反应，IFN-γ 和 IL-12 水平显著升高；溃疡性结肠炎（ulcerative colitis，UC）主要引起 Th2 细胞应答，IL-5 和 IL-13 的水平升高；炎症性肠疾病（inflammatory bowel disease，IBD）主要引起 Th17 细胞反应，细胞因子 IL-23 在发病机制中也起主要作用（Uhlig et al.，2006；Hue et al.，2006）。

肠道 T 细胞亚群的分化、活化和功能受到肠道环境中微生物的影响。肠道菌群和黏膜的免疫系统之间不断进行动态交流，形成稳定的平衡和持久的屏障功能。如果这种平衡被破坏，则诱发过度免疫反应和组织损伤，引起慢性肠道炎症和 IBD，甚至胃肠道肿瘤（Kim et al.，2006）。UC 和 CD 就是 IBD 的两种主要疾病的代表，这两种主要疾病就是由肠道的 T 细胞异常造成的（Xavier and Podolsky，2007；Abraham and Cho，2009）。

八、T 细胞对黏膜免疫的调节

SIgA 的应答高度依赖于 T 细胞（Elson et al.，1979；Kawanishi et al.，1983a；Mcghee et al.，1989）。T 细胞及其各种细胞因子在分泌 IgA 的 B 细胞分化的不同阶段发挥着重要的作用。实验证明，转化生长因子（IGF-β）和 IL-4 在 IgA 细胞启动和早期分化过程中特别重要（Mcghee et al.，1989；Sonoda et al.，1989）。在后期阶段，T 细胞和细胞因子可调节成熟的细胞最终分化成 IgA 浆细胞。除了 IL-4 以外，IL-5、IL-6 和 IFN-γ 也对 IgA 细胞的分化有重要的作用（Sonoda et al.，1989）。T 细胞参与调节抗原定型的原始 $IgM^{+}B$ 细胞到 $SIgA^{+}B$ 细胞并最终分化为 IgA 细胞的过程。现已证明，有两种 T 细胞影响 B 细胞的发育和成熟。一种 Treg 可调节 IgA 的产生（Inobe et al.，1998）。Treg 通过释放 TGFβ 和 IL-4 而诱导 $SIgM^{+}B$ 细胞转化为 $SIgA^{+}B$ 细胞。另一种 T 细胞表达 Fca 受体（FcaR），产生 IL-5、IL-6 及可溶性 IgA 结合因子（IgA-BF）。前者可促进 $SIgA^{+}B$ 细胞增生、分化、发育成熟，后者可调节 IgA 的作用。

第五节　上皮内淋巴细胞与黏膜免疫

上皮内淋巴细胞（intraepithelial lymphocyte，IEL）是黏膜免疫系统中最先与肠腔微生物和外来抗原接触的免疫细胞。IEL 位于黏膜上皮细胞之间，大多数靠近基膜（图 4-3）。IEL 在黏膜相关淋巴组织中几乎代表了体内一半的 T 细胞数量，在抵抗病原微生物感染中发挥重要的作用。因此 IEL 的研究受到高度重视。

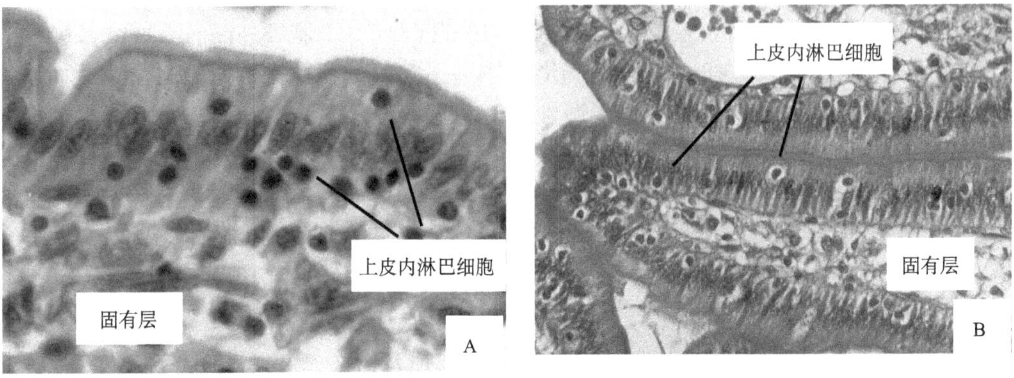

图 4-3　小肠黏膜中上皮内淋巴细胞的分布放大倍数：60×10（A）；40×10（B）

A.兔子小肠绒毛上皮中的上皮内淋巴细胞：上皮内淋巴细胞位于肠上皮细胞之间（细胞核染色质致密，深染）；B.山羊小肠绒毛上皮中的上皮内淋巴细胞：上皮内淋巴细胞位于肠上皮细胞之间

一、上皮内淋巴细胞的分布、表型和种属特异性

IEL 的分布、表型和功能在不同的动物和部位均不同（Sim，1995；Kaufmann，1996）。消化道和呼吸道黏膜上皮中 IEL 数量较多。尤其是在小肠上皮中 IEL 分布和数量最多。但不同动物 IEL 的数量也不同。人肠道黏膜上皮中，每 100 个肠上皮细胞中就有 10～20 个 IEL（Crowe and Marsh，1994）；狗的 IEL 占上皮细胞的 12%～20%，猪的占 51%，猫的在十二指肠占 50%，在回肠则增加到 80%。在消化道中大多数 IEL 是 $CD8^+$细胞，上呼吸道大多数 IEL 是 $CD4^+$细胞（Fournier et al.，1989；Lefrancois et al.，1999）。而在扁桃体上皮中大约 50% IEL 是 B 细胞，B 细胞可表达很多表面标志（Tang et al.，1995）。95%的小肠 IEL 可表达整合素 αEβ7（小肠 IEL 特有的黏附因子）。而血液里不到 5% 的 T 细胞才能表达 E7 整联蛋白（Cerf-Bensussan et al.，1987）。支气管黏膜上皮中的 IEL 表达的 E-7 整合素远低于小肠中 IEL（Cerf-Bensussan et al.，1987；Sim，1995）。支气管黏膜上皮中的 IEL 表达的 T 细胞受体也要远远少于小肠黏膜中的 IEL（Fajac et al.，1992）。

人小肠黏膜上皮中 IEL 的数量并不是很稳定和很清楚。最早在 1971 年 Ferguson 和 Murray 报道人每 100 个肠上皮细胞中有 6～40 个 IEL（空肠）（Ferguson et al.，1971）；后来也有人报道每 100 个肠上皮细胞中 IEL 至少超过 30 个（Wahab et al.，2001；Lee et al.，

2003）；Crowe 和 Marsh（1994）报道每 100 个肠上皮细胞中就有 10～20 个 IEL；Mahadeva 和 Hayat 应用活组织检查发现，十二指肠黏膜中每 100 个肠上皮细胞中只有 2～20 个（平均 12.4 个）和 1.8～26 个（平均 6.8 个）（Mahadeva et al.，2002；Hayat et al.，2002）。IEL 的数量可能与肠道中的生理状态和微生物的存在有一定关系。

根据 T 细胞受体（TCR）类型，IEL 主要包括 $\alpha\beta^{+}$IEL 和 $\gamma\delta^{+}$IEL。不同种属动物之间 IEL 的 TCR 存在很大的差异。健康人的小肠主要表达 $\alpha\beta^{+}$TCR，仅一小部分表达 $\gamma\delta^{+}$TCR（Brandtzaeg et al.，1989）；而普通成年大鼠 $\alpha\beta^{+}$IEL 和 $\gamma\delta^{+}$IEL 的含量相近（Sim，1995；Culshaw et al.，1997）。小鼠体内 $\gamma\delta^{+}$TCR IEL 较多，人体内 $\alpha\beta^{+}$TCR IEL 较多。IEL 亚群在肠道的不同区域分布也不一样。以 BALB/c 小鼠为例，非胸腺源性的 $\alpha\beta^{+}$T 细胞群的数量在回肠最多，而胸腺源性的 $\alpha\beta^{+}$T 细胞群在十二指肠最多。在 $\alpha\beta^{+}$T 细胞亚群中，回肠 $CD4^{+}CD8^{-}$和 $CD4^{+}CD8\alpha\alpha^{+}$T 细胞数量多于十二指肠，但 CD4-$CD8\alpha\alpha^{+}$T 细胞在十二指肠多（Zhang et al.，2005）。

IEL 可表达整合素（integrin）α4β7、整合素 γδ、整合素 αE（CD103）β7 和趋化因子受体 CCR9，小肠上皮细胞主要表达 CCR9 的配体 CCL25（Wurbel et al.，2000；Kunkel et al.，2000），细胞底外侧表面表达 E-cadherin（整合素 αEβ7 的配体）（Ericsson et al.，2006）。CCL25 可与 CCR9 结合使 IEL 分布在小肠上皮细胞之间。如果在应用抗 CCL25 抗体处理小鼠后再过继 IEL 给小鼠，IEL 就不能进入小肠上皮细胞中（Miles et al.，2008）。从 LP 中转移出来的 T 细胞进入小肠上皮细胞中依赖于 CCR9，尤其是在远端小肠中。T 细胞要先通过上皮细胞基底膜，再进入上皮细胞之间（Stenstad et al.，2007）。CCR9 可以促进 T 细胞从 LP 中穿过上皮细胞基底膜表面进入上皮细胞中。T 细胞进入上皮细胞中之后，可下调 α4β7 的表达量，上调 αEβ7 的表达量。CCL25 诱导 αEβ7 依赖型上皮内淋巴细胞与上皮细胞 E-cadherin 黏附，$CCR9^{-/-}$T 细胞在上皮内诱导 αEβ7 的反应迟缓。因此，CCL25 有可能调节着 IEL 和肠细胞之间的黏附作用。

γδIEL 可表达几种上皮内紧密连接蛋白，包括 occludin 和 zonula occludens-1（ZO-1），这些蛋白可以直接或间接地与存在于上皮上的相应结合部位结合。和 occludin 一样，E-cadherin 也可以与上皮内 T 淋巴细胞表达的 CD103（αEβ7 整联蛋白）相结合。

二、上皮内淋巴细胞的功能

一般情况下绝大多数的 IEL 处于静止期，尽管每天接触大量的抗原，IEL 却经常处于细胞间期的 G0 期或 G1 期（Yamamoto et al.，1993）。只有较多的病原菌才能刺激 IEL 的发育。当受到抗原刺激时，静止期的 IEL 则会发展成效应细胞（Th1 细胞）激活记忆性 T 细胞。IEL 通过表达整合素 αEβ7、上皮细胞黏附分子、紧密连接蛋白 occludin 蛋白和 E-钙黏素（Inagaki-Ohara et al.，2005），可与邻近的肠上皮细胞进行密切对话，识别微生物抗原，监视上皮损伤，调节上皮细胞的屏障功能（Zhang et al.，2005；Taylor et al.，1997），发挥抗细菌、抗病毒和抗局部癌变的作用（Sim，1995；Culshaw et al.，1997；Nilssen et al.，1996）。

IEL 是肠黏膜免疫系统中最先与肠腔抗原接触的细胞，是黏膜免疫的第一道防线。IEL 有很多的重要功能。

首先，IEL 中 αβT 细胞和 γδT 细胞能产生 Th1 或 Th2 细胞因子（Yamamoto et al.，1993），如 IFN-γ、IL-5、IL-10、IFN-α 等，这些因子具有很强的细胞毒作用和自然杀伤细胞活性，在抵抗病原菌感染中发挥重要的作用（Yamamoto et al.，1993；Emoto et al.，1996；Roberts et al.，1996）。例如，在单核细胞增多性李斯特菌感染过程中，$CD8^+$αβT 细胞诱导的 IFN-γ 和靶细胞溶解在病原体清除中发挥决定性作用（Kaufmann，1993），同时 $CD4^+$γδT 细胞也发挥重要作用（Kaufmann，1993）。尤其是 IEL 在抵抗寄生虫感染中发挥更重要的作用（Anne et al.，1998；Buzoni-Gatel et al.，1999）。口服隐孢子虫卵后回肠中 IEL 数量显著增加。将感染隐孢子虫的回肠上皮组织取出并培养，可显著增加 $CD8^+$T 细胞和 $CD4^+$T 细胞的数量，表明了 IEL 在寄生虫感染中的重要性（Wyatt et al.，1999）。

其次，IEL 能下调因感染和自身免疫引起的过度炎症反应。γδIEL 在结肠炎的发生中起重要作用（Nanno et al.，2008；Park et al.，2010；Do et al.，2010）。γδIEL 通过表达角质化细胞生长因子（keratinocyte growth factor）（Boismenu et al.，1994；Chen et al.，2002）及抗菌肽（antimicrobial peptide）（Ismail et al.，2009；Ismail et al.，2011），促进了黏膜内环境的稳态（Tsuchiya et al.，2003；Inagaki-Ohara et al.，2004）。转移生长因子 β（transforming growth factor β，TGF β）和 IL-10 的产生可以抑制 $CD4^+$T 细胞的产生，促进黏膜的屏障保护作用。所以 IEL 具有免疫监视和调节肠道免疫系统的功能（Cheroutre，2004，2005）。

最后，IEL 可以调节和诱导黏膜免疫。人在患慢性支气管炎后，支气管的 IEL 数量会显著增加（Fournier et al.，1989）；肠道感染病原菌后，肠道中的 IEL 数量也会显著增加。这些增加的 IEL 能加强局部的黏膜免疫反应。γδT 细胞可能是 IgA 调节性 T 细胞（Fujihashi et al.，1993）。但也有报道称，γδT 细胞可能只作为天然应答机制的一部分，因为 T 细胞对细菌抗原的应答没有抗原呈递功能（Williams et al.，1998）。也有人发现，γδTCR IEL 可能主要识别应激后的细胞。在应激条件和一些上皮肿瘤病变后，肠细胞中 MIC 分子的表达增加，γδIEL 可识别这些 MIC（Groh et al.，1998；Wu et al.，2002）。一些 γδT 细胞可直接与诱导后的类似人 MHC Ⅰ 的 MIC 分子结合。

三、上皮内淋巴细胞的来源

CD8ααTCRαβ 和 CD8ααTCRγδ IEL 的个体发育及来源一直存在争议（Hayday and Gibbons，2008；Lambolez et al.，2007；Ishikawa et al.，2007；Rocha，2007）。最主要的 CD8ααTCRαβ 细胞是来源于 $CD4^+CD8β^+$亚群的胸腺细胞，可以联合表达 CD8αα（Lambolez et al.，2007；Hayday and Gibbons，2008），并且以 $CD4^-CD8^-$TCR 细胞的形式转移到达小肠，在小肠中它们再次表达成为 CD8αα（Gangadharan et al.，2006）。胸腺新迁出的 $CD8^+$细胞（$CD8^+$recent thymic emigrant，RTE）也可表达 CCR9 和 α4β7，并可以以 CCR9 和 α4β7 依赖的方式进入小肠上皮细胞中（Staton et al.，2006），进入上皮细胞中的 RTE 最开始表现为幼稚型（$CD62L^{hi}CD44^{lo}$）；然而，一段时间后它开始增殖，并可以针对抗原作出反应，分化为常规型 CD8αβ（$CD62L^{lo}CD103^{hi}$）IEL（Staton et al.，2006）。

在 IL-7$^{-/-}$小鼠的肠上皮细胞中转基因 IL-7 的表达有利于 TCRγδ T 细胞的发育(Laky et al., 2000)。所以小肠黏膜可以为 CD8ααTCRγδIEL 的发育提供舒适的微环境。

四、上皮内淋巴细胞的运动性

黏膜上皮细胞中的 T 淋巴细胞主要是 b 型 T 细胞（“b 型”黏膜 T 细胞）（van Wijk and Cheroutre，2010）。b 型 T 细胞具有受体 α4β7、γδ、αE（CD103）β7 和趋化因子受体 CCR9（详见本章第四节）。肠细胞底外侧表面表达整合素 αE（CD103）β7[integrin aE（CD103）β7]的配体 E-cadherin（Cepek et al.，1994）；小肠上皮细胞可选择性表达 CCR9 的配体 CCL25（也称 TECK）（Wurbel et al.，2000；Kunkel et al.，2000）。通过 CCR9-CCL25 结合使 IEL 与上皮细胞相互结合并能进行交流，在免疫应答时 IEL 能进入上皮细胞之间，发挥效应 T 细胞的作用（Lefrancois et al.，1999；Hamann et al.，1994；Svensson et al.，2002；Johansson-Lindbom et al.，2003）。

长期以来，γδIEL 被认为在上皮内是静止不动的。然而，最近的一些研究表明，γδIEL 处于很活跃的运动状态。应用高分辨率体内成像设备（high-resolution in vivo imaging）观察，将小鼠 γδIEL 用绿色荧光蛋白标记后发现，在小鼠体内空肠黏膜层中标记的 γδIEL 在上皮细胞之间及固有层中的迁移很活跃。这就使每一个 γδIEL 都可以与多个上皮细胞接触（Edelblum et al.，2012）。γδIEL 是通过一种独特的、occludin 依赖型的机制在上皮细胞之间迁移，上皮细胞表达的 occludin 等对 γδIEL 的运动或迁移（体内和体外）发挥重要的作用。γδIEL 也可以表达几种紧密连接蛋白，包括 occludin 和 zonula occludens-1（ZO-1）（Inagaki-Ohara et al.，2005），这些蛋白可以直接或间接地与黏膜上皮结合。此外，上皮细胞表达的 E-cadherin 也可以与 IEL 表达的 CD103（αEβ7 integrin，αEβ7 整联蛋白）相结合（Higgins et al.，1998）。

第六节 肠上皮细胞与黏膜免疫

在第二章提到肠上皮细胞除了参与营养物质的吸收外，主要发挥天然防御屏障（物理屏障）的作用，现在越来越多的证据表明，肠上皮细胞在黏膜免疫应答和肠道稳态中也发挥很重要的作用。肠上皮细胞可参与抗原的呈递，分泌多种细胞因子、黏附分子及免疫介质等。通过这些功能肠上皮细胞可调节黏膜免疫应答及维持免疫稳态。

肠上皮细胞（intestinal epithelium cell，IEC or enterocyte）是最先遇到肠道病原菌的细胞，它们能通过模式识别受体包括 TLR 样受体和 NOD 样受体识别抗原相关分子模式作为免疫传感器（Artis，2008；Fritz et al.，2008）。上皮细胞的模式识别激活后细胞可分泌促炎因子和趋化因子，将信号传给黏膜下的细胞如 DC、巨噬细胞和淋巴细胞，诱导这些免疫活性细胞的聚集和活化，产生适应性免疫应答，最后清除致病原。针对不同的共生菌和致病菌，肠上皮细胞可分泌不同的细胞因子。本节将从以下几个方面证明肠上皮细胞在黏膜免疫中的作用。

一、肠上皮细胞的抗原呈递功能

IEC 可表达主要组织相容性复合体（major histocompatibility complex，MHC）Ⅱ、非典型 MHC Ⅰ分子（CD1d，MICA）及 CD86 共刺激分子（Colgan et al.，1999），提示 IEC 可以充当抗原呈递细胞（antigen presenting cell，APC）的角色，IEC 摄入抗原后进行加工处理将抗原呈递给 T 细胞。共刺激分子（CD80 和 CD86）通过 CD28 对 T 细胞产生最佳的刺激作用；IEC 表面的 gp180 糖蛋白还能与 CD8 分子特异结合激活 $CD8^+$T 细胞。IEC 基底膜还表达 CD58，通过 CD2 途径可激活 $CD4^+$T 细胞；在 IFN2γ 刺激下，IEC 也表达 ICAM21，通过 LFA21 能激活 T 细胞。IEC 摄取的抗原在上皮细胞内被蛋白酶进一步地处理（Barrera et al.，2001），然后在黏膜固有层中被呈递给 T 细胞。总之，IEC 存在多种抗原呈递分子和共刺激分子，上皮细胞对抗原呈递功能比较复杂，可能有多种途径。此外，IEC 表达的 B7 家族成员（B7h 和 B7-H1），可与 T 细胞上的 CD28 相互作用（T 细胞激活的第 2 信号），因此 IEC 对 T 细胞也具有调节活性。

IEC 也可以直接作用于淋巴细胞来调节免疫应答。例如，IEC 分泌的增殖诱导配体（a proliferation-inducing ligand，APRIL）和 B 细胞活化因子（B cell activating factor，BAFF）可诱导固有层中的 T 细胞进行 IgA 类型转换。IEC 分泌的 APRIL 和 BAFF 还可直接作用于 B 细胞（He et al.，2007；Xu et al.，2007；Tsuji et al.，2008）。BAFF 主要为活化的记忆性 B 细胞提供一个生存信号（Bergamin et al.，2007）。

二、肠上皮细胞分泌的细胞因子

在共生菌的刺激下，IEC 可分泌胸腺基质淋巴细胞生成素（thymic stromal lymphopoietin，TSLP）、转移生长因子 β（transforming growth factor β，TGFβ）、IL-25、分化诱导配体和 B 细胞活化因子（Rimoldi et al.，2005；He et al.，2007；Atarashi et al.，2011）。APRIL 和 BAFF 可以直接作用于上皮下的淋巴细胞，调节局部的免疫应答。这两种因子主要作用于 B 细胞，诱导 IgA 类型转换（He et al.，2007；Xu et al.，2007；Tsuji et al.，2008）。尤其是在缺乏 T 细胞的情况下，肠上皮细胞分泌的 APRIL、BAFF，以及跨膜激活因子和 CAML 相互作用因子（transmembrane activator and CAML interactor，TACI）可诱导 B 细胞实现 IgA 类型转换（Litinskiy et al.，2002；Castigli et al.，2005；He et al.，2007；Xu et al.，2007）。此外，TSLP 能促进 BAFF 的表达和 DC 分化诱导配体的表达（He et al.，2007；Xu et al.，2007）。细菌感染引起的上皮细胞释放细胞因子或促炎细胞因子可能还会直接诱导内皮细胞表达黏附分子，例如，胞间黏附分子-1（intracellular adhesion molecule-1，ICAM-1）和血管细胞黏附分子-1（vascular cell adhesion molecule-1，VCAM-1），这些分子可以导致进入黏膜的免疫细胞和炎症细胞的增加（Jordan et al.，1999）。

IEC 分泌的一些细胞因子能直接影响黏膜免疫应答的效率（McGee et al.，1992；Schuerer-Maly et al.，1994）。正常情况下 IEC 仅合成少量的细胞因子。在各种病原微生物的刺激下 IEC 能产生较多的细胞因子，如 IEC 可分泌细胞因子如 IL-1α、IL-1β、IL-6、IL-8 和肿瘤坏死因子（tumor necrosis factor-α，TNF-α）等，提高机体的抗感染能力（Shi et al.，1999）。针对不同的病原，上皮细胞产生的细胞因子也不同，如沙门氏菌和大肠杆菌感染 IEC 后产生 IL-6（Hedges et al.，1992，1995；Agace et al.，1993a）和 IL-8（Agace et al.，1993a；Eckmann et al.，1993b）。大肠杆菌（enterotoxigenic *Escherichia coli*，K88）可诱导猪 IEC 分泌促炎细胞因子（Devriendt et al.，2010）。其他细菌感染时 IEC 表达细胞因子如 EBI3、TNF-α、IL-12、p35、IL-15、颗粒细胞-巨噬细胞集落刺激因子（granulocyte-macrophage colony-stimulating factor，GM-CSF）及巨噬细胞抑制因子（macrophage inhibitory factor，MIF）（Eckmann et al.，1993b；Jung et al.，1995；Reinecker et al.，1996；Maaser et al.，2001，2002）。

IL-1 在调节黏膜免疫中发挥重要作用（Coccia et al.，2012）。IL-1 能促进幼稚 T 细胞的分化、细胞因子的产生、巨噬细胞的吞噬、DC 的抗原呈递及中性粒细胞的招募（Dinarello，1996；Sims and Smith，2010）。IL-1 可诱导 Th17 的分化，促进淋巴细胞分泌 IL-17 和 IL-22。在 DC 介导的幼稚 T 细胞向 Th17 的分化和成熟中，IL-1、IL-6 和 IL-23 一起发挥协同作用。此外，IL-1 在小肠急性炎症和慢性炎症中均发挥重要作用（Saitoh et al.，2008；Coccia et al.，2012）。

三、肠上皮细胞分泌的黏附分子

IEC 可表达黏附分子。黏附分子是另外一类重要的细胞膜分子，对于调节免疫细胞和炎症细胞穿越组织具有重要作用。这些分子包括细胞间黏附分子-1（intercellular adhesion molecule 1，ICAM-1）、淋巴细胞功能相关抗原-3（lymphocyte function associated antigen-3，LFA-3）（CD58）、E-钙黏蛋白（E-cadherin）和胆汁糖蛋白（biliary glycoprotein，BGP）（Dogan et al.，1995；Yio and Mayer，1997）。IEC 与侵袭性细菌或激动刺激剂 IFN-γ/TNF-α 共培养时，可以促进上皮细胞顶端 ICAM-1 的表达（Kelly et al.，1992；Huang et al.，1996），现已证明了 ICAM-1 水平的提高与中性粒细胞的黏着有关（Huang et al.，1996；Parkos et al.，1996），ICAM-1 表达量的增加有利于中性粒细胞穿越上皮细胞进入肠隐窝，这可能也是上皮细胞的一种防御机制。

四、肠上皮细胞分泌的炎症趋化因子

肠道发生细菌感染或损伤时，IEC 会分泌一些炎症趋化因子，如 CXCL1/GROα、CXCL2/GROβ、CXCL5/ENA78 和 CXCL8/IL-8，这些炎症趋化因子可吸引上皮下免疫细胞和炎症细胞的聚集。人 IEC 在发生炎症的情况下还能分泌诱导 INF-γ 的炎症趋化因子，如 CCL9/Mig、CCL10/IP-10 和 CCL11/I-TAC，这些趋化因子对分泌 INF-γ 的细胞如 T 细胞具有趋化作用（Yang et al.，1997）。

研究发现，少数 IEC 产生 CCL25/TECK，其同源受体 CCR9 在分泌 α4β7 的 T 细胞上表达，这种 T 细胞主要位于小肠黏膜上皮（Kunkel et al.，2000；Wurbel et al.，2000）。因此，小肠上皮中分布的淋巴细胞主要是 $\alpha4\beta7^{+}$T 细胞。小肠上皮细胞可表达大量的 CCL25（Papadakis et al.，2000；Wurbel et al.，2000），人的结肠上皮细胞表达 CCL28/MEC 而不会表达 CCL25，其同源配体是 CCR10（Pan et al.，2000；Wang et al.，2000；Hieshima et al.，2004，2003）。因此，在肠道中，表达 CCR10 的细胞亚群主要位于分泌 CCL28

的结肠和唾液腺上皮表面。CCL28/MEC 分别对于淋巴细胞亚群到小肠和结肠的选择迁移性具有重要作用。

IEC 分泌的炎症趋化因子可招募树突状细胞进入肠道上皮。例如，致病菌鞭毛可诱导 IEC 分泌趋化因子 CCL20，后者可招募促炎 $CCR6^+$ DC 进入肠道上皮（Sierro et al.，2001）。同样，猪 IEC 也能针对鞭毛分泌促炎细胞因子和趋化因子（Devriendt et al.，2010）。

五、肠上皮细胞分泌的抗菌肽

IEC 能产生大量抗菌肽，破坏微生物细胞膜的完整性，对细菌、部分真菌、原虫、病毒、肿瘤细胞具有杀伤作用。抗菌肽是生物体免疫防卫系统产生的一类广谱高效杀菌的多肽类活性物质，是机体非特异性免疫系统的重要组成成分。在哺乳动物中，抗菌肽包括两大家族：cathelicidin（一类含有保守的 cathelin 区域的抗菌肽）和防御素（defensin，分为 α、β、θ 型）。呼吸道、消化道和泌尿生殖道的上皮细胞能够合成 β-防御素（详见第二章）。防御素能调节固有免疫和适应性免疫，主要表现为提高细胞的吞噬作用，促进中性粒细胞循环，提高前炎症细胞因子的生成，抑制抗炎症介质的合成，调节补体活性，促进树突状细胞的成熟和抗原的摄取。

六、肠上皮细胞表面的受体

IEC 首先具有与 T 细胞相互作用的受体（B7 家族成员：B7h 和 B7-H1）（Nakazawa et al.，2004）。IEC 还能表达数量众多的细胞因子受体和炎症趋化因子受体，细胞因子受体包括 IL-1、IL-4、IL-6、IL-7、IL-9、IL-10、IL-15、IL-17、IFN-γ、GM-CSF 和 TNF-α（Dignass and Podolsky，1993；Reinecker et al.，1995；Jordan et al.，1999），炎症趋化因子受体包括 CXCR4、CCR5、CCR6 和 CX3CR1（Jordan et al.，1999；Dwinell et al.，1999）。其中一些受体表达于上皮细胞的基底外侧表面，其他的则表达于顶端或细胞两极。这表明不仅是肠腔抗原、细菌和细菌产物，而且黏膜层免疫细胞释放的细胞因子和炎症趋化因子也可以影响上皮细胞的信号转导和功能，从而使上皮细胞能够对上皮下间隙中发生的免疫学变化进行监测并产生相应的应答。此外，IEC 的基底侧可表达多聚免疫球蛋白受体（poly immunoglobulin receptor，pIgR）。pIgR 与 IgA 结合后分泌到细胞顶侧，形成分泌型 IgA 进入肠腔。

IEC 可表达两类主要的模式识别受体家族（pattern-recognition receptor，PRR）：Toll 样受体（Toll-like receptor，TLR）和 NOD 样受体（NOD-like receptor，NLR）。IEC 表达的 Toll 样受体是一类在进化过程中具有保守序列的受体家族，主要位于细胞表面。它们可以识别细菌分子的保守序列，从而增强先天免疫功能（Kelly et al.，1992；Kaisho and Akira，2000；Abreu et al.，2010）。正常情况下人的 IEC 仅在基底侧面表达少量的 TLR3 和 TLR5，游离面可表达少量的 TLR2（Abreu et al.，2001）；IEC 的细胞质中表达大量的 TLR4（Hornef et al.，2002）。上皮细胞表面 Toll 样受体的低表达可降低共生菌与 Toll 样受体的接触概率，降低信号转导途径的活性，使肠道微生物能够在体内共存，维持肠道稳态。活化的 TLR 能够诱导 NF-κB 途径和其他的信号途径，促进抗菌肽、干扰素、前炎症因子、抗炎症因子和化学因子的合成，启动天然免疫和获得性免疫来抵御病原菌的入侵（Iwasaki and Medzhitov，2004；Pasare and Medzhitov，2005；Blander and Medzhitov，2006）。IEC 尽管表达的 Toll 样受体不多，但能持续不断地表达，这提示脂多糖和其他的细菌产物随时会通过这些受体在上皮细胞上发挥它们的作用（Cario et al.，2000；Gewirtz et al.，2001）（详见第二章）。PRR 与肠上皮细胞一样，分布具有极性，即 PRR 在肠上皮细胞游离侧和基底侧的分布不同。肠上皮细胞游离侧和基底侧 PRR 对不同的 TLR 配体会发生不同的反应（Gewirtz et al.，2001；Rhee et al.，2005；Lee et al.，2006）。例如，肠上皮细胞游离侧与 TLR8 配体接触导致单纯的抑制效应（Lee et al.，2006），但是肠上皮细胞底部与 TLR8 配体接触就会导致 NF-κB 的核易位。说明位置不同的 PRR 对微生物信号产生的应答也不同（Lee et al.，2006）。

NOD 样受体主要位于细胞质中，肠上皮细胞表达 NOD 样受体包括 NOD 样受体-1 和 NOD 样受体-2（Chamaillard et al.，2003；Chen and Nunez，2011；Elinav et al.，2013），NOD 样受体-1 可以识别某些逃避 TLR 识别的肠侵袭性细菌，使 IEC 识别致病病原体的同时避免与正常共生菌群发生应答（Magalhaes et al.，2007）。NOD 样受体家族的成员之一——核苷酸链接寡聚区域 2（nucleotide-binding oligomerization domain 2，NOD2）可以识别细菌胞壁酰二肽（bacterial muramyl dipeptide，MDP），由于 NOD2 是克罗恩病（Crohn's disease）第一个遗传易感位点，因此免疫细胞及肠上皮细胞中的 NOD2 和相关蛋白 NOD1 已成为研究热点（Hugot et al.，2001；Ogura et al.，2001；Khor et al.，2011）。Toll 样受体和 NOD 样受体能够识别肠道共生菌和病原菌（Kelly et al.，1992；Kaisho and Akira，2000），在维持肠道稳态和机体健康中起到重要的作用。此外，IEC 还能表达 RIG 样受体（RIG I like receptor，RLR）家族（Li et al.，2011；Broquet et al.，2011）。这些受体可为微生物配体或与发病有关的内源性信号的识别提供不同的途径。

新生儿 Fc 受体（neonatal Fc receptor，FcRn）是一种主要组织相容复合体Ⅰ-相关分子（major histocompatibility complex classⅠ-related molecule）（Burmeister et al.，1994）。虽然被称为新生儿 Fc 受体，但可在成人和猪肠上皮中高表达（Israel et al.，1997；Stirling et al.，2005）。在其他黏膜处也有表达。FcRn 能介导 IgG 抗体跨越黏膜上皮细胞运输抗体 IgG，递送给上皮下树突状细胞（Yoshida et al.，2004；Ward and Ober，2009），并能控制肠抗原的摄取（Yoshida et al.，2004）。FcRn 可依赖 pH 与 IgG 的 Fc 结构域结合，在酸性条件（pH 6.0～6.5）下 FcRn 与 IgG 的 Fc 区结合，在中性条件下（pH 7.4）IgG 则释放出来（Ward and Ober，2009）。FcRn 介导 IgG 双向转运，把 Ag-Ab 复合物转运到肠腔或者固有层。因此，IgG 可通过 FcRn 靶向输送蛋白抗原（见第八章）。虽然目前对 IgG 的 Fc 片段与病原抗原蛋白融合进行免疫反应的研究还很少，但有关以上试验已经为亚单位疫苗进行黏膜免疫展示出远大前景。

七、肠上皮细胞在调节肠道稳态中的作用

人和动物的肠道内定居有大量共生菌和少量病原菌，这就需要肠上皮细胞有相应的屏障和调节机制保证小肠组织处于稳态（tissue homeostasis）中。肠上皮细胞通过分泌黏蛋白、肠三叶肽因子（intestinal trefoil factor，ITF）、抵抗素样分子（resistin-like molecule β，RELMβ）及抗菌肽等形成物理和化学天然免疫屏障。如果肠屏障系统失调则可能发

生感染和炎症，或激活系统性免疫，为慢性病毒感染提供机会，可能会发生 HIV、肝炎病毒感染和有关代谢性疾病（Brenchley et al.，2006；Cani et al.，2007；Sandler et al.，2011；Amar et al.，2011）。肠上皮细胞通过 TLR、NLR 和 RLR 识别微生物来调节组织稳态和免疫耐受，在感知并应答微生物的同时也能加强肠上皮细胞的屏障作用。肠上皮细胞在整合微生物刺激和免疫细胞应答中发挥重要作用（Rimoldi et al.，2005；Zeuthen et al.，2008；Zaph et al.，2008）（见本章第九节）。

肠道的稳态在正常生理状态下显得尤为重要。正常状态下 IEC 分泌转移生长因子 β（transforming growth factorβ，TGFβ）、维甲酸（retinoic acid，RA）和胸腺基质淋巴细胞生成素（thymic stromal lymphopoeitin，TSLP）（Hoiseth and Stocker，1981）。TSLP 对调节肠道免疫应答具有很重要的作用（Zaph et al.，2007）。TSLP 可抑制 DC 分泌 IL-12p70，促进 DC 诱导 Th2 细胞的发育（Rimoldi et al.，2005）（见本章第二节）。促使非炎症性或者耐受性 DC 的形成对维持免疫稳态非常必要（Iliev et al.，2007，2009a；Rimoldi et al.，2005）。在病原微生物刺激下，IEC 则释放促炎因子，如 IL-8（CXCL-8）、单核细胞趋化因子蛋白（monocyte chemoattractant protein 1，MCP-1）（CCL2）和巨噬细胞炎症蛋白（macrophage inflammatory protein-3，MIP-3）（CCL20）（Gemski and Stocker，1967；Sambrook and Russell，2001）。

除了以上功能外，最近发现 IEC 还具有转化为 M 细胞摄取抗原的功能，IEC（非派伊尔氏结处的）具有暂时分化成 M 细胞的潜能。正常肠绒毛细胞中一小部分细胞具有能结合 UEA-1 的特征（M 细胞的特征）（Jang et al.，2004）。这些绒毛型 M 细胞能增加霍乱肠毒素的口服免疫效果（Terahara et al.，2008）。全身注射核因子 κ B 受体活化因子配体（nuclear factor κ B ligand，RANKL）能诱导正常肠绒毛上皮形成 M 细胞（Knoop et al.，2009）。但是绒毛型 M 细胞依然缺乏派伊尔氏结 FAE 中真正的 M 细胞所具有的特征，如不能表达 gp2 等。

长期以来一直认为，口服免疫后抗原疫苗主要通过小肠中 M 细胞转运给上皮下树突状细胞和淋巴细胞。但 M 细胞的数量很少，抗原呈递效率较低。IEC 的数量远远超过 M 细胞，并且对大分子物质如霍乱毒素（CT）、F4 菌毛和无效的颗粒（inert particle）均有转运的能力（Lencer et al.，1995；Florence et al.，1997；Snoeck et al.，2008）。而且，在 TLR4 的介导下上皮细胞还可以吞噬和转运细菌（Neal et al.，2006）。因此，如果能利用肠上皮细胞作为抗原呈递细胞将会极大地提高消化道免疫效率。

第七节　淋巴细胞归巢与黏膜免疫

体内的淋巴细胞大多数处于动态循环状态，从血液进入组织，再从组织返回血液。不同群、亚群的淋巴细胞，在循环中具有相对的器官、组织选择性，这就保证了不同亚群的淋巴细胞在各自微环境中分化、成熟，发挥了特定的生物学效应。淋巴细胞归巢（lymphocyte homing）就是淋巴细胞迁移的一种形式。广义的淋巴细胞归巢是指血液中淋巴细胞可选择性地穿越毛细血管后微静脉（postcapillary venule）或毛细血管高内皮静脉（high epithelial venule，HEV），向对应器官或组织定向转移和流动（Girard and Springer，

1995；Butcher and Picker，1996）。中枢淋巴器官（胸腺、骨髓等）中的初始淋巴细胞主要通过 HEV 再进入血液循环。黏膜免疫中的淋巴细胞归巢（狭义的）是指肠道黏膜中产生的致敏淋巴细胞通过淋巴进入血液循环（Jeurissen et al.，1984），然后通过 HEV 再回到效应部位的肠固有层或上皮内，逐步分化成熟为记忆/效应淋巴细胞，发挥效应功能。还有少部分淋巴细胞可归巢至其他黏膜（如呼吸道黏膜、生殖道黏膜等），通过淋巴细胞的归巢可使黏膜局部的免疫效应细胞游走到全身各处，从而使局部的免疫接种可以引发其他黏膜免疫效应部位的免疫应答。淋巴细胞归巢是黏膜免疫中特有的现象，血液循环中的淋巴细胞归巢到黏膜主要包括两个过程：首先通过 HEV 淋巴细胞进入黏膜固有层，然后一部分淋巴细胞从固有层进入上皮细胞之间。淋巴细胞归巢在黏膜免疫中发挥重要的作用。

一、淋巴细胞的归巢受体及血管内皮细胞的地址素

在淋巴细胞归巢到黏膜固有层的过程中，HEV、淋巴细胞表面的归巢受体及血管内皮地址素（vascular addressin）起到主要的作用。血液循环中的淋巴细胞要进入黏膜组织首先通过 HEV，小肠黏膜中的 HEV 一般位于滤泡间区（interfollicular region）（Binns and Pabst，1994）。HEV 的管壁由立方形上皮构成，细胞之间连接疏松，间隙较大，之间分布有数量不等的淋巴细胞。淋巴细胞穿过 HEV 要经过 3 个过程：接触与滚动、黏附和穿越。第一步是淋巴细胞和内皮的初步接触，然后细胞沿血管壁进行滚动，这种滚动是短暂的，可逆的；第二步是淋巴细胞与内皮接触后激活整联蛋白信号，淋巴细胞归巢受体与血管内皮细胞的黏附分子进行结合；第三步是淋巴细胞通过血管内皮细胞迁移到组织中（Mackay，1995）。在体内淋巴细胞穿越 HEV 与穿越一般毛细血管内皮细胞有所不同，淋巴细胞穿越 HEV 的频率和数量远远高于穿越毛细血管内皮细胞，如从血液中提取的淋巴细胞中大约每 4 个就有一个是经过 HEV 穿越的。而正常生理状态下穿越毛细血管内皮细胞的淋巴细胞则很少。穿越 HEV 的淋巴细胞类型与穿越毛细血管内皮细胞的淋巴细胞类型也不同（Mackay，1993）。黏膜组织的 HEV 与外周淋巴结的 HEV 结构也不同（Picker and Butcher，1992）。Giacomo Azzali 对派伊尔氏结（PP 结）处的 HEV 淋巴细胞进行了详细研究和观察，他发现淋巴细胞在穿越 HEV 时首先伸出短的突起，与上皮腔内表面小的指状突起相互黏附，然后上皮细胞的细胞体逐渐形成一个凹陷——胞内隧道（intraendothelial channel），淋巴细胞穿过上皮细胞的胞内隧道时细胞形状发生改变，逐渐延伸通过上皮细胞进入局部组织中（Azzali et al.，2002）。HEV 细胞之间由紧密连接复合体相连接，淋巴细胞穿过 HEV 并不破坏细胞间的紧密连接。

淋巴细胞的归巢过程是通过淋巴细胞与各组织、器官的血管内皮细胞黏附分子的相互作用实现的。淋巴细胞表面的黏附分子称为淋巴细胞归巢受体（lymphocyte homing receptor，LHR），相应的血管内皮细胞的黏附分子称为血管内皮地址素，B 淋巴细胞、T 淋巴细胞表达的特异性归巢受体与相应配体结合使淋巴细胞从血液中循环进入黏膜的淋巴组织中（归巢），所以淋巴细胞表达的归巢受体和黏膜血管内皮表达的黏附分子——黏膜地址素细胞黏附分子（mucosal addressin cell adhesion molecule-1，MAdCAM-1）结合构成淋巴细胞归巢的分子基础（Berlin et al.，1993；Briskin et al.，1993；Williams et al.，

1998；Fujimori et al.，2002）。淋巴细胞的归巢受体主要有整和素（integrin）和 L-选择素（L-selectin）。整合素（integrin αEβ7）分子是淋巴细胞向小肠 PP 结定向归巢的特异受体，黏膜血管地址素（mucosal vascular addression，Mad）是小肠 PP 结中 HEV 表达的与整合素结合的配体，两者相互作用构成了特定淋巴细胞向 PP 结定向归巢的基础（Berlin et al.，1993；Briskin et al.，1993；Fujimori et al.，2002）。应用抗 integrin α4β7 抗体可特异性地阻断淋巴细胞向 PP 结归巢，而对淋巴细胞向外周淋巴结的循环无明显影响，由此使黏膜免疫成为一个相对独立的免疫体系。

不同部位 HEV 表达的黏膜血管地址素不同。肠系膜淋巴结、PP 及小肠固有层中 HEV 具有高水平的 MAdCAM-1。而扁桃体和外周淋巴结 MAdCAM-1 的水平较低（Mackay，1995；Rebelatto et al.，2000）。猪的 HEV 可表达高水平的 ICAM-1（intercellular adhesion molecule）（Sasaki et al.，1996），而其他黏膜处的血管则表达 VCAM-1（vascular cell adhesion molecule-1）（Binns and Pabst，1994，1996）。不同部位淋巴细胞归巢受体也不同。羊的小肠淋巴中具有高水平的 α4β7 整合素，而外周淋巴和肺门淋巴中却很少（Mackay，1995；Abitorabi et al.，1996）。绵羊小肠的记忆性 T 细胞表达 α4β7 整合素，所以可通过肠系膜淋巴结和 PP 迁移（Mackay，1995）。羊的幼稚型性 T 细胞高表达 L-选择素，外周淋巴结和扁桃体中 HEV 主要表达外周淋巴结地址素（peripheral lymph node addressin，PNAd）和 L-选择素受体（L-selectin receptor）（Binns and Pabst，1994，1996. Rebelatto et al.，2000）。所以 T 细胞则向外周淋巴结中迁移。但也有例外，如羊γδT 细胞比αβT 细胞表达高水平的 L-选择素，但它们很少进入外周淋巴结（Walcheck and Jutila，1994）。不同部位黏膜血管地址素和淋巴细胞归巢受体的不同导致不同淋巴细胞亚型归巢到不同黏膜部位。

外周血液中 B 细胞也有归巢受体α4β7。外周血液中 B 细胞可分为α4β7 和α4β1 两个亚群，可分别与 MAdCAM-1 和 PNAd 结合。血液循环中的 B 细胞亚群和 T 细胞亚群均可迁移到黏膜部位（Buckley and Dees，1969）。

二、淋巴细胞的归巢受体及肠黏膜上皮

进入黏膜固有层的一部分淋巴细胞会从固有层进入上皮细胞之间，成为上皮内淋巴细胞（intraepithelial lymphocyte，IEL），后者是肠黏膜免疫系统中最先与肠腔微生物和外来抗原接触的免疫细胞，IEL 在抵抗病原微生物感染中发挥重要的作用（详见本章第五节）。淋巴细胞向上皮细胞中归巢是由淋巴细胞整合素αEβ7 和上皮细胞的 E-cadherin 相互作用介导的（Cepek et al.，1994）。整合素αEβ7 和趋化因子受体 9（chemokine receptor 9，CCR9）是肠黏膜淋巴细胞特异性归巢分子（Berlin et al.，1995）。表达整合素αEβ7 和 CCR9 的淋巴细胞可进入肠黏膜上皮内（Uehara et al.，2002）。整合素αEβ7 的配体 MAdCAM-1 能介导 T 细胞进入肠黏膜固有层（Berlin et al.，1995），小肠上皮表达的 CCR9 的配体 TECK 能募集 T 细胞进入小肠隐窝中。IgA 型 B 细胞和 PP 中的活化性 T 细胞均可表达 CCR9，肠上皮细胞可优先表达 CCL25（CCR9 的配体），这就使 PP 中已接触抗原的 B 细胞和 T 细胞选择性地转移至肠固有层和肠黏膜上皮中（Kunkel et al.，2000）。肠上皮细胞表达的 CCL28 也可诱导产生 IgA 的 B 细胞和原浆细胞表达相应受

体 CCR10（Kunkel et al.，2003a）。此外，猪的淋巴细胞和上皮细胞都能表达同种分子，这种分子可能使上皮内淋巴细胞停留在上皮细胞中（Nochi et al.，2004）。

三、不同黏膜处归巢的特点

由于各处黏膜组织中淋巴细胞的归巢受体和 HEV 的配体有些差异，各个部位黏膜组织的归巢分子机制也不同。小肠 PP 结中 90%的淋巴细胞表达整和素 α4β7，30%的淋巴细胞表达 L-选择素。PP 结中大多数的 HEV 只表达 MAdCAM-1，淋巴细胞与 HEV 的黏附主要以整合素 α4β7—MAdCAM-1 相互作用为主（Berlin et al.，1993）。CCL25-CCR9 和整合素 MadCAM-1-α4β7 参与了细胞向淋巴细胞肠组织的运输。口服或直肠免疫后，所有的 IgA 分泌细胞和几乎所有的 IgG 分泌细胞都表达整合素α4β7，但外周淋巴结 L-选择素受体的表达量十分少（L-选择素受体主要在系统免疫后才表达）。因此，IgA 分泌细胞和几乎所有的 IgG 分泌细胞最终归巢到肠黏膜，然而表达 L-选择素最终归巢到外周淋巴结和 MLN（Quiding-Jarbrink et al.，1997）。

呼吸道 NALT 中约有 90%的淋巴细胞表达 L-选择素，60%的淋巴细胞表达整和素 α4β7。NALT 中 HEV 在 B 细胞的区域中数量更多。NALT 中 HEV 均表达外周淋巴结地址素（PNAd）或同时表达黏膜地址素黏附分子（MAdCAM-1）（Butcher et al.，1999；Csencsits et al.，1999），淋巴细胞与 HEV 的黏附主要以 L-选择素——PNAd 相互作用为主。所以，从 NALT 中 HEV 表达从 NAL 分离的淋巴细胞优先归巢到 NALT 中，而从肠系膜淋巴结分离的淋巴细胞则优先归巢到小肠的 PP（Koornstra et al.，1992）。此外，NALT 滤泡树突状细胞（follicular dendritic cell，FDC）可同时表达 MAdCAM-1 和 VCAM-1，对淋巴细胞的聚集和归巢也有重要作用。上呼吸道中的 MHC Ⅱ$^+$和 MHC Ⅰ$^+$树突状细胞比肠道多，尽管 CD8$^+$T 细胞比肠道少，所以鼻腔接种比口服途径反应更敏感、迅速，反应性高（Csencsits et al.，1999）。在外周淋巴结（PLN）中，100%的淋巴细胞表达 L-选择素，100%的 HEV 只单独表达外周淋巴结地址素 PNAd，所以呼吸道 NALT 在黏附机制上更像外周淋巴结。

BALT 中的 HEV 大量表达的血管内皮细胞地址素是 VCAM-1，除此以外 HEV 还表达 L-选择素的配体 PNAd 和 LFA-1（Xu et al.，2003）。绵羊 BALT 的淋巴细胞可表达 L-选择素受体，所以淋巴细胞容易进入气管和肺泡的间隙中（Rosen et al.，2005）。由于呼吸道既包括黏膜免疫部分（上呼吸道和气管）也包括系统免疫部分（肺泡），NALT 具有同时表达黏膜地址素和外周地址素的特点，利于淋巴细胞的归巢和循环，可同时诱导黏膜免疫反应和系统免疫反应。此外，鼻腔免疫可诱导淋巴细胞整合素 α4β7 和 CCR10 的产生，在鼻腔、气管和支气管黏膜处的 HEV 丰富表达 VCAM-1 和 CCL28（整合素 α4β7 和 CCR10 的配体）（Campbell et al.，2001）。因此淋巴细胞可选择性地迁移到黏膜。淋巴细胞向肺的运输是由黏附分子（VLA-1 和 LFA1）和炎性趋化因子（如 CCL5）所导致的（Ray et al.，2004；Galkina et al.，2005）。CCL28-CCR10 和整合素 VCAM-1-α4β7 的相互作用诱导淋巴细胞向呼吸道黏膜迁移。脂质介质鞘氨醇 1-磷酸（S1P）是调节淋巴细胞迁移的一个重要因子的黏膜相关分子（Schwab and Cyster，2007）。

四、淋巴细胞归巢的调节

淋巴细胞的归巢受多方面因素的调节，如神经、营养、免疫状态等多种因素。在正常生理状态下，神经系统能调节淋巴细胞的迁移，如刺激绵羊的内脏神经能增加肠系膜淋巴结中淋巴细胞的循环（McGeown，1993）。怀孕、泌乳和发情期都能改变淋巴细胞迁移。牛围产期牛奶中的淋巴细胞 L-选择素、LPAM-1 和 CD44 都上调，而 LFA-1 却下调(Harp et al.，2004)。猪的催乳素能促进淋巴细胞迁移进入乳腺(Salmon，1987)，孕酮则能降低绵羊子宫腺上皮和上皮下组织中淋巴细胞的数量（Gottshall and Hansen，1992）。

维生素 A 代谢产物——维甲酸（retinoic acid，RA）有可能是一种重要的肠道归巢受体诱导物。细胞内 RA 来源于维生素 A，后者氧化生成视黄醛，视黄醛在维生素 A 脱氢酶（retinal dehydrogenase，RALDH）的氧化下生成 RA。RA 是一类有生理活性的维生素 A 代谢产物，通过 RA 受体（RAR）类视色素 X 受体异二聚体发挥作用。黏膜表面 RA 可以加强黏膜特异性黏附分子α4β7 和趋化因子受体 CCR9 的表达（Iwata et al.，2004；Mora et al.，2006)，而且会出现在黏膜免疫后大部分的循环 IgA ASC 上(Quiding-Jarbrink et al.，1997；Cyster，2003）。肠系膜淋巴结（mediastinal lymph node MLN）和 PP 结中的 DC 可诱导肠道归巢受体 CCR9 和 α4β7 的表达，这与 RA 的功能密切相关(Iwata et al.，2004)。小肠和 MLN 中的 $CD103^{+}DC$ 可以表达更高水平编码 RALDH2 的基因 *Aldh1a2*，促进 RA 作用的信号转导过程（Coombes et al.，2007；Svensson et al.，2008；Jaensson et al.，2008）。更重要的是，与脾脏激活的 $CD8^{+}T$ 细胞相比，MLN 中激活的 $CD8^{+}T$ 细胞更能增强 RA 与 RA 受体信号（Svensson et al.，2008）。RA 通过 DC 可诱导整合素 α4β7 和 CCR9 的产生（Iwata et al.，2004；Mora et al.，2006）。因此，维生素 A 缺乏的小鼠和大鼠肠道 T 细胞和 B 细胞数量也显著减少，这可以解释由维生素 A 缺乏病引起的痢疾导致的儿童死亡率上升这一现象（Iwata et al.，2004；Mora et al.，2006；Bjersing et al.，2002）。

DC 在淋巴细胞的归巢中发挥重要的作用（Johansson-Lindbom et al.，2003；Mora et al.，2003；Stagg et al.，2002；Mora et al.，2005）。肠黏膜中 DC 是 RA 的重要来源（Iwata et al.，2004)。MLN 和小肠 LP 中 $CD103^{+}DC$ 可以有效诱导 CCR9 生成(Johansson-Lindbom et al.，2005；Annacker et al.，2005；Sung et al.，2006；Ginhoux et al.，2007；Poulin et al.，2007；Bursch et al.，2007；Jaensson et al.，2008)。相比外周淋巴结(peripheral lymph node，PLN），PP 结中的 DC 可诱导所有亚群中的 T 细胞产生更多的 α4β7。CD8-MLN DC 和 $CD8^{+}$可高效诱导 CCR9 和整合素 α4β7（Johansson-Lindbom et al.，2003）。在体外，消化道和 MLN 中的 $CD103^{+}DC$ 能明显地增强 iTreg 的产生(Coombes et al.，2007；Sun et al.，2007），控制来自于肠腔（例如，来自食物和肠道的微生物）自身抗原的免疫应答，有利于肠的耐受性。

黏膜的炎症也影响黏附分子的表达。感染病原微生物引起的免疫抑制能导致淋巴细胞迁移减少，如在小猪沙门氏菌感染期间小肠淋巴细胞迁移减少（Milo et al.，2004）。另外，黏膜淋巴细胞亚群对不同的刺激反应不同，如地塞米松可减少猪肠系膜淋巴结中淋巴细胞和上皮内淋巴细胞的数量，而固有层和 PP 中的淋巴细胞数量不受影响（Schwarz et al.，2005）。

由于黏膜血管地址素仅表达于黏膜组织的 HEV 中，要想引起黏膜保护反应，必须经黏膜途径免疫，如果应用皮下注射、肌内注射等途径免疫则不能诱导黏膜免疫反应。例如，口服免疫后可诱导肠黏膜产生大量的α4β7 B 细胞（99%的特异性抗体分泌细胞表达α4β7），40%的特异性抗体分泌细胞表达 L-选择素。这些细胞很快就迁移到血液中。而经胃肠外免疫后 58%的特异性抗体分泌细胞表达α4β7，80%的特异性抗体分泌细胞表达 L-选择素（Kantele et al.，1997）。因此，只有黏膜免疫才能诱导局部黏膜产生更多的大量的α4β7 B 细胞。

第八节　共同黏膜免疫系统

共同黏膜免疫系统（common mucosal immunological system，CMIS）的概念最初是由 Bienenstock 在 1974 年的第二届国际免疫学进展会议上正式提出来的。随后一系列的试验证实了共同黏膜免疫系统的存在。Bienenstock 等在 1979 年又提出与共同黏膜免疫系统相关的黏膜相关淋巴组织（mucosa-associated lymphoid tissue，MALT）的存在（Bienenstock et al.，1978）。这就为后期黏膜免疫的迅速发展奠定了理论基础。

共同黏膜免疫系统包括所有的黏膜表面如鼻腔、泪腺、乳腺和唾液腺，呼吸道、消化道和生殖道的黏膜。共同黏膜免疫系统理论认为，所有黏膜部位 MALT 的免疫反应在功能上互相联系，形成一个免疫网络（Iijima et al.，2001）。一个部位黏膜免疫反应可扩散到其他黏膜部位。即一个特定的黏膜区域抗原激活产生 T 细胞和 B 细胞可迁移到远离此黏膜的黏膜位点，产生效应 T 细胞和 B 细胞（Kiyono and Fukuyama，2004）。共同黏膜免疫系统能独立于系统免疫而发挥作用（Kiyono and Fukuyama，2004）。

一、消化道免疫对其他部位黏膜免疫的影响

消化道免疫在共同黏膜免疫网络或共同黏膜免疫系统中发挥着重要的作用，口服免疫可以诱导呼吸道、生殖道黏膜和其他黏膜部位（乳腺）产生特异性免疫应答。有学者专门研究了消化道免疫传播至其他黏膜处的机制，发现 GALT 内产生的 B 细胞可向呼吸道、唾液、乳腺和小肠固有膜中迁移（McWilliams et al.，1975；Roux et al.，1977；Husband and Gowans，1978）。共同黏膜免疫系统最初就是通过消化道免疫诱导的效应淋巴细胞向其他黏膜组织的迁移发现的。很多试验证明小肠免疫后产生的淋巴细胞可向唾液、乳腺、呼吸道和小肠固有膜中迁移（McWilliams et al.，1975；Roux et al.，1977；Husband and Gowans，1978）。因此，口服疫苗后胃肠道、唾液腺和乳腺 IgA 水平显著升高（Holmgren and Gzerkinsky，2005）。口服或气管免疫兔后可诱导乳腺中特异性 IgA 抗体的产生和提高乳腺中的抗体水平（Brandtzaeg，2010）。给母猪口服胃肠炎病毒（enteropathogenic transmissible gastroenteritis virus，TGEV）可诱导乳腺中产生 SIgA 抗体，母猪产下的小猪通过喝奶就可获得被动性免疫（Bohl et al.，1972）。怀孕母猪感染 TGEV 后也可在乳汁中产生较高滴度的抗体，保护哺乳仔猪免受 TGEV 的感染。口服免疫或胃肠外免疫活

的弱毒株或灭活 TGEV 疫苗能够诱导母猪乳汁中主要产生 SIgA 抗体和 IgG 抗体，SIgA 抗体能够保护哺乳仔猪免受 TGEV 的感染，但 IgG 抗体对哺乳仔猪的保护能力较微弱（Saif et al.，1994）。

除了乳腺，小肠中的淋巴细胞可迁移到呼吸系统，口服免疫能防止肺部感染。诱导肠道免疫力可同时保护下呼吸道免受感染（Clancy et al.，1985；Challacombe et al.，1997；Ruedl et al.，1994，1996；Allen et al.，2000；Forrest et al.，1991）。例如，给小猪口服肺病原菌胸膜炎肺炎放线杆菌后支气管肺泡中 T 细胞和浆细胞数量显著增加；给牛口服溶血巴斯德菌（*Pasteurella haemolytica*）培养的上层清液后可减少肺部的损伤，同时可抵抗再次感染（Bowersock et al.，1994）。人口服嗜血杆菌（*Hemophilus influenza*）可减少嗜血杆菌在呼吸道的繁殖、感染及发病率（Clancy et al.，1989）。口服腺病毒（adenovirus）疫苗可预防人的呼吸道感染腺病毒（Dudding et al.，1973）。猪肠系膜淋巴结中的淋巴细胞可迁移到肺（Pabst and Binns，1989）。山羊输出纵隔淋巴中的 IgA^+细胞来源于小肠黏膜，而不是呼吸道。口服流感病毒可保护动物免受流感病毒的感染（Pang et al.，1992；Moldoveanu et al.，1993；Katz et al.，1997）。GALT 中好像只有记忆性 B 细胞可循环至上呼吸道，发挥免疫保护的作用，没发现有记忆 CTL（Zuercher et al.，2002）。当然，小肠中的 GALT 免疫优先诱导胃肠道组织的保护反应（Kiyono et al.，2008）。

除了黏膜组织，小肠免疫后产生的淋巴细胞可迁移到全身。肠感染或免疫接种后 CTL 从 GALT 迁移到肠系膜淋巴结（Issekutz，1984）。轮状病毒和呼肠孤病毒免疫小鼠后在上皮内、肠固有膜和脾均有特异性的 CTL，表明口服病毒可诱导黏膜组织和全身系统产生特异性的 CTL（London et al.，1987；Offit and Dudzik，1989；Offit et al.，1991）。

消化道免疫还可以诱导生殖道黏膜产生特异性免疫应答，如脊髓灰质炎疫苗和衣原体口服免疫后在生殖道分泌物中产生特异性抗体（Danica et al.，2010）。通过口服抗原诱导生殖道免疫在小鼠和人类都有报道（Rudin et al.，1998；Lycke and Schon，2001；Shen et al.，2000）。但也有人认为，口服免疫虽然可有效诱导消化道和唾液中特异性 SIgA 的产生，但对呼吸道和生殖道 SIgA 的影响很小（Xuamano et al.，1993；Fujihashi et al.，1996）。口服免疫对大肠 IgA 抗体反应影响较小，对扁桃体、下呼吸道及生殖道黏膜的抗体反应影响均不是很大（Wassén et al.，1996；Kozlowski et al.，1997；Eriksson et al. 1998；Nardelli-Haefliger et al.，2003）。

二、呼吸道免疫对其他部位黏膜免疫的影响

鼻腔免疫不仅能提高鼻腔局部的免疫力，还能诱导其他黏膜处产生有效的抗原特异性免疫应答，如唾液腺、消化道和生殖道（Oien et al.，1994；Yamamoto et al.，1997，1998；Lowell et al.，1997；Rudin et al.，1998；Holmgren and Czerkinsky，2005；Tanaka et al.，2007）。例如，鼻腔免疫能诱导唾液和肺的特异性抗体的产生（Yamamoto et al.，1997，1998）；NALT 中产生的特异性 IgA B 细胞可以迁移到呼吸道黏膜的其他部位。Hvalbye 等（1999）使用灭活后的肺炎链球菌鼻腔免疫小鼠后，在粪便内检测到明显的

IgA 抗体，应用肠出血性大肠杆菌的分泌蛋白 B（EspB）通过鼻腔免疫小鼠后，胃肠道出现高水平的 IgA 分泌（Angel et al.，2008）。应用佐剂配合 Norwalk 病毒颗粒（virus-like particle，VLP）经鼻腔免疫后可诱导出大量的 VLP-特异性 IgA 分泌细胞（IgA antibody secreting cell）、IgG 分泌细胞（IgG antibody secreting cell）。这些 Norwalk-特异性 IgA 分泌细胞都回到肠道内，而 Norwalk-特异性 IgG 分泌细胞基本上都回到外周淋巴组织（El-Kamary et al.，2010）。鼻腔免疫能够引起 IgA 分泌细胞归巢到肠道，但不能诱导其大量地回到外周淋巴组织（El-Kamary et al.，2010）。

一些试验证明鼻腔免疫能保护消化道感染。例如，鼻腔免疫能够抵抗肠道活病毒的感染（Zuercher et al.，2002）；怀孕的母猪鼻腔免疫轮状病毒后能保护子代肠道轮状病毒感染和腹泻。表明鼻腔免疫能够刺激胃肠道黏膜分泌中和抗体，上呼吸道到肠道之间可能存在某种免疫运输的通道。但也有报道，鼻腔接种会诱导鼻腔、大肠和生殖道产生大量特异性 IgA，而小肠和唾液腺没有（Kozlowski et al.，1997，2002）。

鼻腔免疫诱导生殖道产生抗体反应得到了很多试验的支持（Wu et al.，1997；VanCott et al.，1998；Klavinskis et al.，1999；Parr and Parr，1999；Gallichan et al.，2001）。例如，Gallichan 等用表达单纯疱疹病毒糖蛋白 B 的重组腺病毒载体进行鼻腔免疫，能够诱导生殖道内分泌型特异性抗体的产生（Davis et al.，2001）。应用表达单纯疱疹病毒糖蛋白 B 的重组腺病毒载体鼻腔免疫小鼠后，生殖道能产生抵抗单纯疱疹病毒的特异性免疫（Gallichan and Rosenthal，1995；Gallichan et al.，2001）；应用人乳头瘤病毒 16 病毒颗粒通过鼻腔免疫能引起生殖道特异性免疫（Balmelli et al.，2008）；Cha 等（2011）报道鼻腔免疫可以诱导特异性 IgA 细胞迁移进入子宫（依赖 CCL28 的方式）。所以，通过鼻腔免疫可预防生殖道的感染。

值得注意的是，共同黏膜免疫系统并不是绝对的，因为一个黏膜位点并不一定诱导另一个黏膜位点的免疫反应（Holmgren et al.，2003b）。例如，肠系膜淋巴结的细胞并不向生殖道转移（Fritz et al.，1989）。阴道作为共同黏膜免疫系统的一部分，虽然能诱导生殖道局部产生抗体反应（Challacombe et al.，1997；Shattock et al.，2008；Haynes and Shattock，2008），但不能诱导呼吸道和乳腺的免疫应答反应。所以有人提出“整合黏膜免疫系统”的概念。整合黏膜免疫系统（integrated mucosal immune system）理论认为黏膜免疫网络中不是所有的黏膜位点一定诱导另一个黏膜位点的免疫反应（Holmgren et al.，2003b），有的黏膜位点只能诱导另一个黏膜位点的反应，而另一个黏膜位点不一定诱导前一个黏膜位点的反应。尽管一些黏膜部位有联系，但黏膜免疫并没有将所有黏膜联系起来形成一个单独的系统。这些黏膜部位之间的联系现在还没有搞清楚，尤其是一些关键的机制并不清楚。例如，从肺的输出淋巴向肠系膜淋巴结中迁移的淋巴细胞迁移率比从小肠迁移到肺和周围淋巴结要小得多（Spencer and Hall，1984）；MLN 细胞有选择性地迁移到小肠、子宫颈、阴道和肺，而 BLN 细胞则很特别地归巢至肺（McDermott and Bienenstock，1979）；生殖道免疫不能诱导其他黏膜位点的反应。生殖道不属于“整合黏膜免疫系统”的一个部分。

还有一个值得注意的现象是，鼻腔免疫时一部分疫苗会进入消化道，发挥口服免疫的效果。如大动物（绵羊）试验证明，通过鼻腔内喷雾后有一部分疫苗可经鼻腔黏液纤毛的作用和吞咽进入食管（Yen et al.，2006）。

此外，CMIS 可能与黏膜上皮的类型有关，由于组织结构不同，Ⅰ型黏膜（如肠道）和Ⅱ型黏膜（如阴道）表面与其相适应的保护效应机制也不同（详见第二章）。例如，皮肤免疫导致更多的效应淋巴细胞迁移至Ⅱ型黏膜（Morrison et al.，1998），因为这些黏膜具有相似的血管内皮靶受体和趋化因子（Kunkel and Butcher，2002）。皮肤靶记忆性 CD4T 淋巴细胞表达 CLA、CCR10 和 CCR4，渗出液通过血管分别表达选择素 E、CCL27 和 CCL17（Reiss et al.，2001）。大约一半人类的 $CLA^{+}CD4^{+}$（不是 CD8）T 细胞表达 CCR10。人的皮肤和口腔靶记忆性 T 细胞都能表达 CLA 和 αEβ7（Walton et al.，1997）。研究Ⅱ型黏膜产生的记忆性 T 细胞的规律，对于设计针对经口腔和阴道传播的传染病的疫苗十分重要。

三、共同黏膜免疫系统与全身免疫系统的联系

一些试验表明全身系统免疫对各处黏膜免疫反应不会产生太大影响。黏膜免疫系统能独立于系统免疫而发挥作用（Kiyono and Fukuyama，2004）。但也有试验证明全身性免疫可能会产生黏膜靶细胞，从而影响黏膜免疫反应。例如，静脉注射抗原后两种抗原特异性记忆性 $CD4^{+}$T 细胞，一种来源于淋巴组织并主要分泌 IL-2（中枢记忆），另一种则迁移到周边组织黏膜，产生 IFN-γ（局部记忆）（Reinhardt et al.，2001）。同样，静脉注射水泡性口炎病毒或者口服单核细胞增多性李斯特菌后，也会产生抗原特异性 $CD8^{+}$ T 细胞。随后记忆性 $CD8^{+}$ T 细胞会迁移至淋巴组织（中央）和黏膜淋巴组织（局部），特别是到肠道 LP，后者具有明显的杀伤功能（Masopust et al.，2001）。所以，抗原特异性 $CD4^{+}$和 $CD8^{+}$ T 细胞不仅能迁移至淋巴组织，还能迁移到局部黏膜淋巴组织中，只有迁移至黏膜组织中的 T 细胞才具有直接的效应作用（Sallusto et al.，1999）。然而，系统免疫对黏膜组织产生的免疫效果（记忆细胞的数量）还不清楚。

到目前为止，不同黏膜位点免疫力之间的关系并没有非常清楚。过去有关黏膜免疫的研究大多集中在小鼠、大鼠等啮齿动物上，但在人类和小鼠研究中得到的结果往往不一致，如鼻内免疫流感与干扰素 IFN-Ⅰ佐剂的疫苗在小鼠体内起到保护作用，而在人类志愿者身上却不能诱导产生中和抗体（Couch et al.，2009）。人口服免疫后能诱导小肠、结肠和乳腺产生较强的 IgA 反应，但对呼吸道和生殖道产生 IgA 反应的黏膜免疫反应较弱（Quiding et al.，1991a）。而鼻腔免疫则能诱导呼吸道和生殖道产生 SIgA 抗体，但对肠道的免疫影响较小（Kweon et al.，2002）。啮齿动物与大动物和人类相比，免疫系统的结构和功能等有很大区别（Scheerlinck et al.，2008）；尤其是小鼠和人在解剖、生理和免疫参数方面存在显著差距，使研究获得的一些试验成果经常不能转化为临床实践（Pasetti et al.，2011；Lawson et al.，2011；Heegaard et al.，2011）。此外，很多病原也不能特异性感染小鼠。大型动物如猪、羊、牛的体型、生理结构更接近人，实际上，在大动物上已进行了一些独特的试验并建立了简单模仿人类的模型（de Veer et al.，2010；Schwartz-Cornil et al.，2006；Yen et al.，2009），这就为黏膜免疫的深入研究提供了更多的机会。一些试验证明应用大动物能更好地阐明黏膜免疫机制（Hein et al.，2004；Schwartz-Cornil et al.，2006；Yen et al.，2006，2009）。在大动物中进行黏膜免疫的研

究不仅有利于控制动物疾病，而且有利于畜牧业的生产，重要的是可以为人类防止传染病疫苗设计提供参考和帮助（Hein et al.，2004）。

第九节 口服免疫耐受与黏膜免疫

黏膜不仅是病原微生物的入口，每天还接触大量的食物抗原和正常菌群（尤其是消化道）。因此，黏膜免疫系统（主要是消化道）与系统免疫不同，除了能对病原微生物进行免疫反应外，还对食物中大量的抗原和正常菌群等产生免疫耐受（tolerance）或免疫不反应（immunologic unresponsiveness）。应用一个具体的例子可很好地解释免疫耐受现象。给一组动物口服某种蛋白质抗原，另一组作为对照。一段时间后，两组动物应用这种蛋白质抗原加佐剂进行系统免疫，结果表明预先饲喂蛋白质抗原的动物免疫应答反应显著减少（Challacombe and Tomasi，1980）。免疫耐受是黏膜免疫系统不同于系统免疫的最大区别之一（Mayer，2000；Nagler-Anderson and Shi，2001）。口服免疫耐受主要是指肠道 MALT 诱导的免疫耐受（Sun et al.，2007），因为口腔只有淀粉酶和舌脂肪酶（Pedersen et al.，2002），与胃肠中的酶不同，所以食物消化降解后产生的物质只能诱导肠道 MALT。

口服免疫耐受是一种非常重要的自然生理机制，可以避免由于摄入大量蛋白性食物和其他抗原而引起变态反应及迟发型超敏反应（delayed type hypersensitive reaction，DTH）的发生。正常状态下黏膜免疫系统处于免疫抑制状态有利于机体的自身稳定。但当肠黏膜受到各种有害或无害抗原的连续刺激时，肠黏膜一方面建立针对有害抗原的免疫应答，另一方面对正常的无害抗原不能发生反应。如何识别有害抗原和正常的无害抗原，并作出有效的反应，黏膜需要一系列复杂的机制。

一、黏膜免疫耐受的机制

肠道中微生物菌群、调节性 T 细胞、肠上皮细胞、树突状细胞在肠道免疫耐受中均发挥重要的作用。

第一，肠道中微生物菌群在诱导和调节耐受免疫中起重要作用，很早的研究就发现如果缺失肠道菌群信号肠道就不会产生免疫耐受（Kiyono et al.，1982b；Wannemuehler et al.，1982；Michalek et al.，1982；Sudo et al.，1997）。免疫耐受的最重要机制是抑制性 T 细胞的产生，现在称为调节性 T 细胞（regulatory T cell，Treg）。在不能对 LPS 反应或无菌的小鼠中不能诱导免疫耐受，提示了肠道菌群和其诱导产生的 Treg 细胞的重要性（Kiyono et al.，1982a；Wannemuehler et al.，1982；Michalek et al.，1982）。有些细菌能诱导产生 Treg 细胞，如脆弱拟杆菌（*Bacteroides fragilis*）能产生多聚糖 A，可诱导 IL-10^{-} 的 Treg 细胞产生（Mazmanian et al.，2008；Ochoa-Reparaz et al.，2010）；不同梭菌簇（*Clostridium* clusterⅣ和 XⅣ）能通过创造富含 TGF 的环境促进 Treg 聚集（Atarashi et al.，2011）。相反，另一些菌群，如节段丝状菌（segmented filamentous bacteria）、革兰氏芽胞厌氧菌（spore-forming gram-positive anaerobic bacteria）能诱导回肠中促炎 Th1 细胞和 Th17 细胞的聚集，促进 IgA 的产生（Umesaki et al.，1999；Gaboriau-Routhiau et al.，

2009）。所以，不同微生物对肠道免疫反应的应答也不同。

第二，肠道中 Treg 对免疫耐受发挥重要作用，尤其是肠道 PP 中的 $CD25^{+}CD4^{+}$Treg（Weiner，1997；Mowat，2003；Strobel and Mowat，2006）。口服免疫后 Treg 数量增加（Zhang et al.，2001）；免疫耐受可能诱导调节性 T 细胞产生转化生长因子 TGFβ 或 IL-10。但是抗原是呈递给了 T 细胞还是诱导了 Treg 并不清楚。在口服免疫中，Th1 细胞最易不产生免疫应答（Melamed and Friedman，1994）。T 细胞不增殖，无 IL-2 的合成，IL-2 受体的表达显著减少（DeSilva et al.，1991）。

第三，免疫耐受与肠道黏膜下 DC 有密切关系。DC 不仅能够激活淋巴细胞诱导免疫反应，还能诱导淋巴细胞产生耐受（Fleeton et al.，2004a；Bilsborough and Viney，2004）。针对致病菌，黏膜 DC 诱导机体产生保护性免疫应答，而对共生菌、食物抗原和自身抗原产生免疫耐受。在没有免疫炎症反应诱导产生协同刺激分子的情况下，DC 呈递抗原并诱导免疫耐受。静息状态下黏膜不成熟的 DC 主要发挥免疫耐受的作用。DC 将病原微生物从黏膜正常菌群中区分的具体机制尚不很清楚。静息状态下黏膜不成熟的 DC 可能表达一群先天受体（innate receptor repertoire），与微生物相关的分子模式（microbial-associated molecular pattern，MAMP）相互作用，引起一些抗炎的细胞因子的反应，诱导免疫耐受。而 DC 的模式识别受体（pattern-recognition receptor，PRR）可与病原体表达病原相关的分子模式（pathogen-associated molecular pattern，PAMP）相互作用，活化信号转导途径，导致一系列炎性细胞因子和抗微生物基因的转录，诱导免疫反应（见本章第二节）。DC 通过不同机制获得免疫耐受，如抗原呈递过程中 DC 成熟、受体配体相互作用的信号转导过程，以及分泌 IL-10、TGFβ 或干扰素 IFN-α 抑制性细胞因子控制 T 细胞增殖（Coombes and Powrie，2008）。

第四，肠上皮细胞可通过产生许多免疫调节的信号参与免疫耐受。肠道的共生菌通过 PRR 信号系统可促进肠上皮细胞产生胸腺基质淋巴细胞生成素（thymic stromal lymphopoietin，TSLP）（Rimoldi et al.，2005；Zaph et al.，2007；Zeuthen et al.，2008）、转化生长因子 β（transforming growth factor β，TGF β）（Zeuthen et al.，2008；Atarashi et al.，2011）、IL-25、B 细胞刺激因子（B cell stimulating factor）、增殖诱导配体（a proliferation-inducing ligand，APRIL）和 B 细胞活化因子（B cellactivating factor，BAFF）（He et al.，2007；Xu et al.，2007）。这些因子可诱导上皮下 $CD103^{+}$DC 的迁移，后者又通过 $Foxp3^{+}$（forkhead box p3）调节性 T 细胞，促进免疫耐受（Coombes et al.，2007；Sun et al.，2007；Schulz et al.，2009）。肠定居巨噬细胞（intestine resident macrophage）$CX3CR1^{hi}$ 通过促进调节性 T 细胞也参与黏膜耐受（Hadis et al.，2011）。$CX3CR1^{hi}$ 巨噬细胞通过产生 IL-10 抑制结肠炎 T 细胞产生炎症细胞因子，进而促进耐受性（Murai et al.，2009；Kayama et al.，2012）。肠上皮细胞一方面通过可溶性因子产物如 TSLP、TGFβ 和维甲酸维持耐受性（Rimoldi et al.，2005；Zeuthen et al.，2008；Taylor et al.，2009），另一方面可通过接触依赖的相互作用，如上皮细胞表达的整联蛋白配体（integrin ligand sema-phorin 7A）诱导 $CX3CR1^{hi}$ 巨噬细胞表达 IL-10 促进肠稳态（Kang et al.，2012）。

实际上直到目前免疫耐受的机制还不清楚，但只有三点可以肯定：第一，黏膜免疫系统忽视抗原的存在；第二，黏膜对摄入的抗原不产生应答（诱导 T 细胞无能或缺失）；

第三，黏膜中的免疫活性细胞产生相关细胞调节因子，控制和降低免疫应答。

二、影响免疫耐受的因素

口服免疫的抗原用量、抗原的性质和免疫的次数对免疫耐受的产生非常重要（Weiner et al.，1994）。如果应用小剂量的可溶性的抗原多次口服免疫则可导致宿主细胞免疫降低（Chen et al.，1994；Groux et al.，1997；Nagler-Anderson et al.，2004）。而如果应用大剂量的抗原口服免疫则可抑制宿主体液免疫和细胞免疫（Whitacre et al.，1991；Melamed and Friedman，1993；Chen et al.，1995）。如果一次服用高剂量或重复口服低剂量的蛋白，还可诱导全身无免疫应答反应（Tomasi，1980；Weiner，1997；McMenamin and Holt，1993）。

一般认为，只有通过口服疫苗才能在肠道MALT和全身诱导免疫耐受（Mowat，1987，2003；Holmgren and Czerkinsky，2005；Mestecky et al.，2007）。但有人发现鼻内免疫也可诱导全身无免疫应答反应（Hoyne et al.，1993；Dick et al.，1993；Metzler and Wraith，1993；Ma et al.，1995；Tian et al.，1996），只是肠道免疫耐受现象最明显而已。

黏膜免疫和口服免疫耐受并不相互矛盾。口服免疫耐受不会对摄入的食物蛋白和正常的菌群产生应答，不会为病原微生物（强免疫原）所诱导。解决免疫耐受的最好方法就是配合黏膜免疫佐剂、载体或抗原递送系统（Mestecky et al.，2007）。

三、免疫耐受的临床应用

口服免疫耐受虽然给口服疫苗带来了不利，但也可以利用口服免疫耐受机制的黏膜疫苗预防和治疗一些炎性疾病和自身免疫疾病类风湿关节炎等（Czerkinsky et al.，1999；Choy et al.，2001）。口服免疫原诱导耐受已在多种试验性自身免疫病动物模型中证实。

CTB是最有前景的诱导免疫耐受的载体。通过化学或者基因融合的方法CTB可与不同的自身抗原结合，加强免疫耐受，抑制试验动物自身免疫疾病的发展。例如，应用CTB-抗原轭合物给小鼠低剂量、长时间服用后，则会显著抑制试验小鼠的IgE抗体应答和全身变态反应（Rask et al.，2000）。在自身免疫脑炎小鼠模型上，口服或鼻内注入小剂量CTB和胰岛素或者选择性肽的衍生物的结合物，会显著抑制1型糖尿病和风湿性关节炎病程的发生发展（Bergerot et al.，1997；Tarkowski et al.，1999；Sun et al.，2000）。

口服免疫耐受在临床应用上也取得较好的进展，通过口服耐受可使自身免疫疾病得到缓解。如将特异性病原人热休克蛋白60衍生肽链与CTB融合后通过口服，可以抑制Bechet's病患者的眼葡萄膜炎，所以口服免疫耐受对人自身免疫疾病的治疗将会有很好的应用前景。

第十节 黏膜免疫的衰老

人和动物达到一定年龄后免疫功能达到高峰，但随着年龄的增加，中枢免疫器官逐渐退化，如胸腺和家禽的腔上囊；外周免疫器官如脾和淋巴结的免疫功能也逐渐衰退。老龄动物和人免疫功能衰老的现象在几十年前就引起免疫学家的关注，如老年人容易患带状疱疹、流行性感冒和癌症。老龄的家畜常常被淘汰。老龄的动物一般免疫系统功能都会发生紊乱，全身免疫系统（系统免疫）主要表现在T细胞亚型和B细胞反应能力的变化。衰老对黏膜免疫系统的影响根据不同部位的黏膜变化而有所不同。本节就衰老对黏膜免疫系统的作用和黏膜免疫对老年人及老龄动物的意义进行简单的描述。

一、衰老对黏膜免疫系统的作用

人和动物衰老后由于神经内分泌等各方面的原因身体内的免疫功能明显降低，主要体现在T细胞的功能变化上。衰老会影响全身细胞因子的产生，打破促炎性细胞因子和抗炎性细胞因子的平衡，导致老龄时身体脆弱，死亡率增加（Ershler，2003；Morley and Baumgartner，2004）。衰老后幼稚型细胞衰老加快、细胞内信号转导紊乱（Okumura et al.，1993；Negoro et al.，1986；Miller，1996；Herndon et al.，1997）；记忆性T细胞分泌的IL-2和IL-2受体表达减少；衰老可引起T细胞亚群的显著变化，血液中CD4细胞数量显著下降（Lerner et al.，1989；Grossmann et al.，1991）。T细胞从初始细胞向记忆性T细胞转移，如年龄大的小鼠记忆性T细胞增加（Ernst et al.，1990；Nagelkerken et al.，1991；Kurashima et al.，1995；Linton et al.，1996），记忆性T细胞CD44、CD45R0和CD29数量增加。而表达CD45RB分子的幼稚CD4 T数量显著降低。

衰老对肠道免疫的影响已受到较大关注（Man et al.，2014）。研究表明，衰老可导致B细胞和抗体反应异常（Sherwood et al.，1998；Castle，2000）。但衰老对黏膜分泌物中的IgA抗体水平报道不一。例如，Senda等认为小鼠黏膜分泌物中的IgA抗体水平并不受年龄变化的影响（Senda et al.，1988；Kawanishi and Kiely，1989；Koga et al.，2000）；老年人小肠液中IgA抗体水平与年轻人的一样，甚至唾液中IgA抗体水平比年轻人的还要高（Arranz et al.，1992）。在其他动物和人身上都证明年龄变化并不应影响IgA抗体水平（Buckley et al.，1974；Ammann et al.，1980；Finkelstein et al.，1984；Ebersole et al.，1985；Koga et al.，2000；Beharka et al.，2001）。但也有人报道，老龄动物的黏膜免疫的抗体反应能力降低。例如，给老龄大鼠口服CT后小肠液中CT特异性抗体反应比年轻的大鼠显著下降（Schmucker et al.，1988），小肠固有膜中IgA形成细胞的数量显著下降（Schmucker et al.，1988；Thoreux et al.，2000）。老龄小鼠、大鼠和非人类灵长类动物口服CT后SIgA均受到影响（Schmucker et al.，1988；Taylor et al.，1992；Thoreux et al.，2000；Fulton and Cuff，2004）。应用酸奶作为口服佐剂饲喂给老龄大鼠和幼龄大鼠，然后在十二指肠内灌霍乱毒素后检测特异性IgA。结果表明，幼龄大鼠肠道特异性免疫反应增加，而老龄大鼠肠道免疫反应变化不大（Thoreux and Schmucker，2001）。也有人报道老年小鼠PP中IgA相关的细胞因子（TGF-b、IL-10、IL-4、IL-5和IL-6）减少较明显，而肠系膜淋巴结中与IgA相关的细胞因子则变化不大，表明肠系膜淋巴结可作为老年动物SIgA的补偿（Santiago et al.，2008）。也有试验证明，肠黏膜中IgA的减少并不是IgA分泌细胞数量减少，而是从黏膜诱导部位到效应部位的迁移数量显著减少（Thoreux et al.，2000）。

老年人胃肠道更容易受到各种病原微生物的感染。研究发现，黏膜免疫系统中受衰老影响最大的是胃肠道黏膜免疫（Powers，1992；Schmucker et al.，1996），甚至衰老得比系统免疫还要快（Koga et al.，2000）。衰老的消化道组织首先是肠相关淋巴组织（Hagiwara et al.，2003）。肠相关淋巴组织黏膜中分布有较多的M细胞和DC，对呈递肠道内的抗原和诱导幼稚型T细胞发挥极重要的作用。衰老会影响M细胞的成熟，如老龄小鼠PP结中糖蛋白2（GP2）$^+$M细胞数量显著减少（Kobayashi et al.，2013）。老龄小鼠 DC致敏T细胞的功能下降，主要表现为CD80/CD86共刺激信号表达下降，IL-12p70和 IL-15 产生减少，IL-15 对老龄动物 DC 的抗原呈递功能有帮助作用。给老龄小鼠的MLN DC添加外源IL-15后可恢复DC的CD80/CD86表达和致敏T细胞能力（Moretto et al.，2008）。此外，老龄小鼠肠道的DC不能诱导TGFβ的分泌和CD4$^+$CD25$^+$LAP$^+$T细胞的分化，反而能增加T细胞IFN-γ的产生（Santiago et al.，2011）。老龄大鼠派伊尔氏结（Peyer's patch）和肠系膜淋巴结（mesenteric lymph node）中的淋巴细胞数量显著减少（Kawanishi and Kiely，1989）；老龄小鼠表达CD45RB分子的幼稚性CD4T细胞数量显著降低。而记忆性T细胞增加（Ernst et al.，1990；Nagelkerken et al.，1991；Kurashima et al.，1995；Linton et al.，1996）。衰老对扁桃体的影响也较大，扁桃体的免疫活性在3～10岁最好（Richardson，1999），60岁时免疫球蛋白阳性B细胞明显下降，T细胞数量也有所改变（Shido et al.，1984；Yamanaka et al.，1992；Kuki et al.，1996）。

肠上皮是肠道细胞因子的主要来源，老龄动物结肠的炎性细胞因子 IFN-c、IL-6 和IL-1b的表达上调（Tran and Greenwood-Van Meerveld，2013），这些细胞因子能影响老年肠道的结构，如增加肠上皮屏障的通透性，形成“漏肠”（leaky gut）（Hollander and Tarnawski，1985；Katz et al.，1987；Ma et al.，1992）。黏液在维持肠道菌群和宿主免疫功能的平衡中发挥重要作用（Johansson et al.，2011；Juge，2012；Shan et al.，2013）。老龄黏液化学成分的变化能影响肠道内微生物的变化，并发生炎症，如老龄时黏液糖基化改变能影响肠道微生物菌群（Claesson et al.，2011）。衰老对黏液的产生影响不是很大（Johansson et al.，2008；Heazlewood et al.，2008），可能与杯状细胞的数量不减少（Kobayashi et al.，2013）、胃和十二指肠黏液层变化不大有关（Newton et al.，2000）。但人肠道中潘氏细胞的数量和分泌功能随着年龄的增加而逐渐减少和降低（Valenkevich and Zhukova，1976）。

一些研究发现，衰老似乎对鼻咽相关淋巴组织（nasopharyngeal-associated lymphoreticular tissue，NALT）影响不大，如老龄小鼠NALT中CD4$^+$和CD45RB$^+$T细胞的数量与年轻小鼠的相比没有变化（Hagiwara et al.，2003）。Hagiwara等（2003）应用OVA疫苗给老龄小鼠经鼻腔接种诱导出显著的抗原特异性免疫应答，然而经口服免疫OVA却不能诱导任何特异的免疫应答。表明NALT中的幼稚性T细胞（幼稚性CD4$^+$、CD45RB$^+$T细胞）在诱导系统和黏膜免疫应答中扮演着重要角色（Hagiwara et al.，2003）。幼稚型T细胞可以分化为效应性CD4$^+$T细胞，然后转移到系统和黏膜的淋巴组织中。

二、黏膜免疫对老年人和老龄动物的意义

胃肠相关淋巴组织和扁桃体受衰老的影响很大，而NALT受衰老的影响较小。因此，

对老年人和老龄动物进行免疫预防最好选择鼻腔免疫（Hagiwara et al.，2003）。尤其是老年人呼吸道更容易受到空气中各种病原微生物的感染，如禽流感病毒、肺炎链球菌（Bernstein et al.，1999；Mufson，1999；Webster，2000）。鼻腔免疫具有诸多优点（详见第八章第五节），非常适合老年人预防呼吸道传染病。

第十一节　黏膜免疫的调节

黏膜免疫的发展与调节是一个十分复杂的生物学过程，有多种免疫细胞和免疫介质参加，它们之间组成了一个复杂而精细的网络系统，相互制约、相互调节，以维持机体内环境的稳定。黏膜免疫应答也受到体内神经内分泌、营养和 T 细胞的共同调节，才能更有效地发挥作用。神经内分泌免疫调节网络对机体的防御功能及正常生理功能都发挥着极其重要的作用。尤其是小肠黏膜除含有大量的淋巴细胞外，还含有较多的神经末梢和神经内分泌细胞，是神经内分泌免疫调节的聚会点。由于每天直接接触大量的食物、抗原及各种微生物，黏膜免疫系统比系统免疫更受营养成分、免疫状态和微生物的影响，如维生素、微量元素和短链脂肪酸都会影响黏膜免疫的效果。本书篇幅有限，本节只选取维生素 A、锌和短链脂肪酸作为代表以表明营养成分对局部黏膜免疫的调节作用。肠道微生物对黏膜的免疫已在第二章第一节进行了讨论。T 细胞对黏膜免疫的调节已在本章第四节进行了讨论。

一、神经内分泌对黏膜免疫的调节

小肠黏膜既含有大量的淋巴细胞，又含有较多的神经末梢和神经内分泌细胞，是一个高度特化的神经内分泌免疫调节的聚会点（venue）（Ottaway，1991）。Berczi 等（1996）认为神经内分泌系统是免疫反应最有力的调节者。黏膜中神经多肽的浓度是血液中的 100～1000 倍，提示神经多肽在调节黏膜免疫中起重要作用。影响黏膜免疫系统的神经多肽主要有 4 种：生长抑素、P 物质、血管活性肠肽和胆囊收缩素。

生长抑素（somatostatin，SS）细胞不仅存在于中枢神经系统，在消化道中也有广泛分布（Accili et al.，1995），虽然小肠黏膜 SS 细胞的数量并不多，但动物肠黏膜固有层淋巴细胞上 SS 特异性受体的亲和力要比外周淋巴细胞高 1000 多倍（Fais et al.，1991），表明 SS 对肠黏膜固有层淋巴细胞比其他地方的淋巴细胞具有更为特殊的作用（Teitelbaum et al.，1996）。最近的国外研究表明，SS 具有广泛的免疫抑制作用，不仅可抑制 T 淋巴细胞的活动（Stanisz et al.，1986），还可抑制淋巴细胞免疫球蛋白的合成，特别是对 IgA 的合成有明显的抑制作用（20%～50%）（Stanisz et al.，1986）。人的 SS 主要在小肠黏膜上调节免疫反应（Fais et al.，1991）。

P 物质是一个由 11 个氨基酸组成的脑肠肽。P 物质具有免疫刺激作用，能诱导淋巴细胞的增殖和应答，增加免疫球蛋白的合成（张世红和赵晏，2002）。除了大脑外，P 物质在肠道的含量最高（Pernow，1983）。派伊尔氏结处有较多的 P 物质神经纤维的分布（Felten et al.，1987）。同时派伊尔氏结处淋巴细胞上的 P 物质受体显著多于脾细胞上 P 物质受体。通过刀豆球蛋白 A 的介导，P 物质可增加派伊尔氏结中淋巴细胞 DNA

的合成（40%），同时增加 IgA 的合成（300%）（Stanisz et al.，1986）。许多研究显示 P 物质还可直接影响 B 细胞的分化（Pascual et al.，1995）。

血管活性肠肽（vasoactive intestinal polypeptide，VIP）是一种 28 肽。VIP 神经纤维可渗透到肠道集合淋巴结的 T 细胞区（Ottaway et al.，1987）。VIP 受体在 T 淋巴细胞、B 淋巴细胞上均有分布，通过淋巴细胞上的特异受体 VIP 对淋巴细胞的分裂起调节作用。与 SS 一样，VIP 可明显降低 PP 中淋巴细胞 DNA 的合成（30%～50%），抑制 IgA 的合成（60%）（Stanisz et al.，1986）。VIP 调节免疫反应是通过 cAMP 依赖途径实现的。

胆囊收缩素（cholecystokinin，CCK）是一种以多种分子形式存在的神经多肽。猪十二指肠中的胆囊收缩素有两种：一种由 33 个氨基酸残基组成；另一种含有 39 个氨基酸残基。Freier 报道，静脉注射 CCK，2.5min 内小肠 SIgA 抗体水平明显升高；CCK 拮抗剂 proglumide 对空肠抗体分泌影响的研究表明，5min 后基础 SIgA 显著减少（杨贵波，1996）。表明 CCK 可促进 SIgA 抗体的产生。

二、维生素 A 对黏膜免疫的调节

维生素 A（vitamin A）是一组具有全反式视黄醇活性的衍生物的总称，主要包括视黄醇与前维生素 A（类胡萝卜素）。类胡萝卜素在机体内能转化为视黄醇，故称为前维生素 A。视黄醇与类胡萝卜素摄入机体后被氧化成为视黄醛，视黄醛再由视黄醛脱氢酶（retinal dehydrogenase，RALDH）催化生成类维生素 A 或视黄酸或维甲酸（retinoic acid，RA），维生素 A 的作用主要是通过动物体内活性代谢产物 RA 所介导。RALDH 是维生素 A 代谢的关键调节酶（de Lera et al.，2007）。在成年的哺乳动物体内，肠道相关细胞包括肠上皮细胞、肠道 DC（主要来自派伊尔氏结和肠系膜淋巴结）均发现有 RALDH 分布，表明肠道相关细胞参与维生素 A 的代谢，同时维生素 A 代谢也影响肠道黏膜免疫应答（Coombes et al.，2007；Iwata et al.，2004；Lampen et al.，2000）。

（一）维生素 A 对淋巴细胞的影响

维生素 A 对 T 淋巴细胞、B 淋巴细胞增殖的影响主要由受体视黄酸核受体（retinoic acid receptor，RAR）和视黄素 X 受体（retinoic X receptor，RXR）介导（Blomhoff，2004）。维生素 A 可抑制 B 淋巴细胞的增殖，而对 T 淋巴细胞的作用却相反（Blomhoff，2004）。维生素 A 通过结合 RAR 阻断细胞从 G1 期向 S 期的转变，抑制 B 细胞凋亡或增殖（Lomo et al.，1998）。研究发现，维生素 A 与 1，25-二羟基维生素 D3 存在竞争 RXR 的作用，1，25-二羟基维生素 D3 可抑制 T 淋巴细胞的活化（Carman et al.，1989）。在维生素 A 缺乏的小鼠中，由于维生素 A 的这种受体竞争作用被解除，T 淋巴细胞的活化受到抑制。维生素 A 的代谢产物 RA 能诱导肠道 IgA 的分泌（Hoag et al.，2002），促进细胞因子的分泌，促进肠道黏膜淋巴细胞的归巢（Mora et al.，2008；Hammerschmidt et al.，2011）。RA 促进淋巴细胞归巢的机制是 RA 可诱导肠归巢受体表达如 α4β7 整联蛋白和淋巴细胞 CCR9（Mora et al.，2006）。RA 还能通过促进 $Foxp3^{+}$调节性 T 细胞和抑制 Th17 细胞的分化维持肠道免疫的稳态等（Kang et al.，2007；Mucida et al.，2009；Iwata and Yokota，

2011）。因此，肠道的免疫功能受到维生素 A 和 RA 的制约，轻微的维生素 A 缺乏就能够显著降低疫苗诱导的肠道免疫（Long et al.，2011）。维生素 A 促进 T 淋巴细胞的增殖还与 IL-2 的诱导有关。Ertesvag 等（2002）发现，维生素 A 能够增强 T 细胞上 IL-2 受体的表达，从而增强 T 细胞的活化和增殖。此外，维生素 A 也可通过调节细胞因子的表达，影响 Th1/Th2 免疫平衡。维生素 A 能显著抑制 DC 诱导的 Th1 细胞因子产生，促进 Th2 细胞因子表达，使得免疫应答向 Th2 方向偏移，有助于抗体的产生（Dawson et al.，2006）。

（二）维生素 A 对树突状细胞的影响

维生素 A 还可通过影响树突状细胞（dendritic cell，DC）的功能来调节免疫应答。维生素 A 可增加基质金属蛋白酶的表达，促进 DC 向外周淋巴器官的迁移，进而活化 T 淋巴细胞（Darmanin et al.，2007）。此外，当机体存在炎症刺激如肿瘤坏死因子（tumour-necrosis factor，TNF）等时，维生素 A 可通过 RXR 受体家族发挥作用，促进 DC 的成熟和增加其抗原的呈递能力（Geissmann et al.，2003）。外周淋巴器官中成熟的 DC 具有激活 T 细胞的功能，并参与调控 Th1/Th2 分化的方向（Moser and Murphy，2000）。维生素 A 可调控 DC 的分化和成熟，不成熟的 DC 主要诱导机体免疫反应向 Th2 方向偏移，而成熟的 DC 主要诱导 Th1 的免疫应答（Frankenburg et al.，1998），表明维生素 A 可通过 DC 介导 Th1/Th2 的分化来调节免疫反应。

（三）维生素 A 对 SIgA 的调控作用

维生素 A 的代谢产物 RA 能诱导肠道 IgA 的分泌（Hoag et al.，2002）。在维生素 A 代谢物 RA 的作用下，GALT 中的 DC 可诱导 B 淋巴细胞表达归巢受体 α4β7，α4β7 与黏附分子 MadCAM-1（mucosal adhesion cell-associated molecule-1）相互作用后，小肠派伊尔氏结和 GALT 中高水平的 RA 促进 B 淋巴细胞的活化，从而提高小肠黏膜中 SIgA 分泌水平（Mora et al.，2008；Mora and von Andrian，2009）。RA 还可上调细胞因子受体 CCR9，进而使 IEC 分泌的细胞因子 CCL25 激活 B 淋巴细胞（Mora et al.，2008）。黏膜固有层的 B 淋巴细胞接受来自 IEC、DC、巨噬细胞与细胞间质的众多信号刺激，如 BAFF、APRIL、IL-6、IL-10，同时也包括 RA 本身，随后介导 IgA 浆细胞的形成和成熟（Cerutti，2008）。缺乏维生素 A 的大鼠黏膜固有层活化的 B 淋巴细胞数量明显减少。营养不良小鼠的小肠黏膜 SIgA 分泌量降低，IL-4、IL-5 的分泌也受到抑制，在膳食中补充适量维生素 A 可以恢复 IgA 水平，相应的细胞因子分泌量也增多。DC 在维生素 A 发挥调节黏膜免疫介导抗感染过程中发挥重要作用（Yang et al.，2011）。在维生素 A 缺乏的大鼠模型中发现，黏膜 DC 细胞和 IL-12 分泌水平显著增加，TLR2 和 MyD88 表达上调，而 INF-γ与 SIgA 水平显著下降。

此外，RA 具有调节 IgA 分泌稳态平衡的功能，它能够促进生成调节性 T 细胞（Treg）与 Th17 细胞。Treg 细胞能够介导淋巴滤泡中 IgA 类型转换重组（class switch recombination，CSR），而 Th17 细胞则可促进黏膜固有层中 IgA 的跨上皮转运（Tsuji et al.，2008；Cong et al.，2009；Jaffar et al.，2009；Weaver and Hatton，2009；Murai et al.，2010）。

RA 在机体内的浓度很低，但在小肠中，由于食物中维生素 A 通过肠上皮的代谢，RA 在肠黏膜中的浓度很高（Lampen et al.，2000），因此肠黏膜中的 RA 能刺激固有层中的 DC 表达 RALDH2，转变为产生 RA 的 $CD103^+$DC（Edele et al.，2008；Iliev et al.，2009a）。$CD103^+$DC 能迁移到肠系膜淋巴结，激活幼稚性 T 细胞变为效应 T 细胞，参与局部免疫反应。产生 RA 的 $CD103^+$DC 能使效应 T 细胞表达肠归巢整合素 α4β7 和细胞因子受体 CCR9（Iwata et al.，2004）。此外，Treg 细胞对 $CD103^+$DC 产生 RA 有协同作用（Benson et al.，2007；Coombes et al.，2007；Sun et al.，2007）。IL-10 在调节黏膜免疫耐受中具有重要作用。缺乏 IL-10 的小鼠在无特定病原菌的条件下可患上致命的肠炎。但如果将缺乏 IL-10 的小鼠饲养在无菌条件下，则可激活分泌 IL-10 的 T 细胞，肠炎则得到控制（Kuhn et al.，1993；Sellon et al.，1998），表明 IL-10 在维持 T 细胞应对共生菌反应中发挥重要作用。口服耐受需要 T 细胞表达 α4β7、CCR9 和 IL-10（Cassani et al.，2011）。有意思的是，这种口服耐受还依赖 RA 的存在，表明 RA 与 T 细胞产生 IL-10 有密切关系。

（四）维生素 A 对口服免疫耐受的调节作用

口服免疫耐受是黏膜免疫的重要组成部分，免疫调节则是产生和维持口服免疫耐受的关键。调节性 T 细胞（Treg）是不同于 Th1 细胞和 Th2 细胞、具有调节功能的 T 细胞群体，具有免疫抑制功能，维生素 A 可通过影响 Treg 细胞的分化调节口服免疫耐受，参与对黏膜免疫的调节（McMurchy et al.，2011）。GALT 是诱导经口免疫耐受的重要场所。维生素 A 可以促进分布于 GALT 和小肠固有层中的 DC 对 Treg 细胞进行诱导分化，其机制可能与 Treg 细胞表达转录因子 FOXP3 有关（Coombes et al.，2007；Sun et al.，2007）。此外，维生素 A 可以促进黏膜固有层中的巨噬细胞诱导 Treg 细胞分化（Denning et al.，2007）。在维生素 A 存在的前提下，小肠黏膜固有层的 DC 还能够促进外周淋巴组织中 $CD4^+$T 细胞向 Treg 细胞转化（Manicassamy and Pulendran，2009）。

三、微量元素锌对黏膜免疫的调节

锌是人和动物机体中最重要的微量元素之一，含量占第二位，仅次于铁。锌作为生物机体必需营养因子，参与一系列的细胞生命活动，包括信号转导、基因的复制转录，并且锌还具有显著调节机体免疫应答的功能（Fraker et al.，2000）。

正常锌含量可维持动物体免疫器官的生长发育和正常组织结构。低锌则导致动物的胸腺、脾脏等免疫器官生长发育不良，器官萎缩，质量减小；而高锌可使免疫器官发生明显的病理变化（Rink and Kirchner，2000；Dardenne，2002）。锌主要参与对机体细胞免疫应答的调节。动物饲料中锌缺乏或者过量都可影响肠黏膜免疫系统。低锌或高锌都可以使肠道黏膜中 IgA 浆细胞及 IgA 阳性反应物数量减少，表明低锌或高锌可抑制肠道 IgA 生成，影响肠道黏膜的免疫功能（王子旭等，2006）。锌缺乏时，细胞有丝分裂、黏液蛋白合成和分泌受到严重抑制，黏膜表面黏液屏障结构及其微生态环境发生改变。Th1 型细胞因子分泌减少，如 IL-2 等，进而降低 NK 细胞和 T 淋巴细胞活性。应用高锌日粮饲喂断奶仔猪后发现，猪肠道黏膜结构有明显的损伤，表现为绒毛高度下降，肠黏膜上皮细胞萎缩，肠道黏液层厚度变薄；上皮间淋巴细胞、杯状细胞数和肠道黏液中 IgA 水平都显著或极显著减少（王希春等，2010）。表明高锌可降低仔猪肠道黏膜淋巴细胞数量及肠道中 IgA 的水平，以此来影响肠道黏膜免疫性能。另外，锌还可通过调控胸腺素及糖皮质激素的分泌来影响肠道黏膜淋巴细胞的凋亡，进而调节肠道黏膜免疫系统（Dardenne，2002）。

四、短链脂肪酸对黏膜免疫的调节

短链脂肪酸（short-chain fatty acid，SCFA）主要由膳食纤维、抗性淀粉、低聚糖等不易消化的糖类在结肠和盲肠受乳酸菌、双歧杆菌等有益菌群酵解产生，包括乙酸、丙酸和丁酸等。SCFA 是能量物质，为机体提供组成激素样化合物基础的必需脂肪酸，肠上皮细胞所需能量的 60%～70%来自于 SCFA，尤其是丁酸。SCFA 不仅具有氧化供能的作用，还有维持水电解质平衡、抗菌及抗炎和免疫调节活性等重要作用，近年来 SCFA 对肠道黏膜免疫的调节备受众多学者关注（Sanderson，2004，2007；Rossi et al.，2010；Herrmann et al.，2011）。在日粮中添加 SCFA（乙酸∶丙酸∶丁酸=30∶15∶20）持续投喂小鼠 12 天经 ConA 刺激后，肠系膜淋巴结中淋巴细胞显著增殖，小肠固有膜中的淋巴细胞凋亡数量显著减少。以上研究均表明，SCFA 在参与机体黏膜免疫调控中发挥重要作用（Sanderson，2004，2007；Piekarska et al.，2011）。

SCFA 参与黏膜免疫调控的作用机制尚不十分清楚。一些研究认为，SCFA 可诱导增加细胞因子信号抑制分子（suppressor of cytokine signaling，SOCS）的表达，从而有选择性地阻断 JAK-STAT 信号转导通路，进而调控细胞因子的分泌，以此来发挥免疫调节作用（Weber and Kerr，2006）；另一些研究则认为，SCFA 通过 cAMP 依赖途径影响淋巴细胞的功能来发挥免疫调节作用（DeCastro et al.，2005）。

参 考 文 献

李鹏成, 刘志学, 高君恺, 等.2010. 猪呼吸道IgA和IgG分泌细胞的分布. 畜牧兽医学报, 41(7): 873-877.

王希春, 吴金节, 陈亮, 等.2010.高锌日粮对断奶仔猪肠道黏膜免疫及黏膜上皮形态的影响. 中国兽医学报, 30(10): 1371-1376.

王子旭, 陈耀星, 佘锐萍. 2006. 日粮锌、硒水平对肉鸡肠道 IgA+浆细胞分布的影响. 畜牧兽医学报, 37(12): 1349-1352.

杨贵波. 1996. 胃肠黏膜神经内分泌免疫网络研究进展. 上海免疫学杂志, 16(4): 253-256.

张世红, 赵晏. 2002. P 物质的免疫调节作用. 生理科学进展, 33(3): 235-238.

赵太平, 徐玉东, 李光千. 2006. 口服伤寒杆菌后小鼠肠道黏膜上皮内淋巴细胞的变化. 解剖学研究, 28(3): 186-189.

Abe N, Kodama S, Hirano T, et al. 2006. Nasal vaccination with CpG oligodeoxynucleotide induces protective immunity against nontypeable *Haemophilus influenzae* in the nasopharynx. Laryngoscope, 116(3): 407-412.

Abitorabi M A, Mackay C R, Jerome E H, et al. 1996. Differential expression of homing molecules on recirculating lymphocytes from sheep gut, peripheral, and lung lymph. Journal of Immunology, 156(9): 3111-3117.

Abraham C, Cho J H. 2009. Inflammatory bowel disease. The New England journal of medicine, 361(21): 2066-2078.

Abreu M T, Vora P, Faure E, et al. 2001. Decreased expression of Toll-like receptor-4 and MD-2 correlates with intestinal epithelial cell protection against dysregulated proinflammatory gene expression in response to bacterial lipopolysaccharide. Journal of Immunology, 167(3): 1609-1616.

Abreu M T. 2010. Toll-like receptor signalling in the intestinal epithelium: how bacterial recognition shapes intestinal function(vol 10, pg 131, 2010). Nature Reviews Immunology, 10(3): 131.

Accili E A, Dhatt N, Buchan A M. 1995. Neural somatostatin, vasoactive intestinal polypeptide and substance P in canine and human jejunum. Neuroscience Letters, 185(1): 37-40.

Acosta-Rodriguez E V, Napolitani G, Lanzavecchia A, et al. 2007. Interleukins 1β and 6 but not transforming growth factor-β are essential for the differentiation of interleukin 17–producing human T helper cells. Nature Immunology, 8(9): 942-949.

Adema G J, Hartgers F, Verstraten R, et al. 1997. A dendritic-cell-derived C-C chemokine that preferentially attracts naive T cells. Nature, 387(6634): 713-717.

Afkarian M, Sedy J R, Yang J, et al. 2002. T-bet is a STAT1-induced regulator of IL-12R expression in naive CD4(+)T cells. Nature Immunology, 3(6): 549-557.

Agace W, Hedges S, Andersson U, et al. 1993a. Selective cytokine production by epithelial cells following exposure to *Escherichia coli*. Infection and Immunity, 61(2): 602-609.

Agace W W, Hedges S R, Ceska M, et al. 1993b. Interleukin-8 and the neutrophil response to mucosal gram-negative infection. The Journal of Clinical Investigation, 92(2): 780-785.

Agace W W, Persson E K. 2012. How vitamin A metabolizing dendritic cells are generated in the gut mucosa. Trends in Immunology, 33(1): 42-48.

Akbari O, DeKruyff R H, Umetsu D T. 2001. Pulmonary dendritic cells producing IL-10 mediate tolerance induced by respiratory exposure to antigen. Nature Immunology, 2(8): 725-731.

Allan C H, Mendrick D L, Trier J S. 1993. Rat intestinal M cells contain acidic endosomal-lysosomal compartments and express class-Ii major histocompatibility complex determinants. Gastroenterology, 104(3): 698-708.

Allen J E, Maizels R M. 2011. Diversity and dialogue in immunity to helminths. Nature Reviews Immunology, 11(6): 375-388.

Allen J S, Dougan G, Strugnell R A. 2000. Kinetics of the mucosal antibody secreting cell response and evidence of specific lymphocyte migration to the lung after oral immunisation with attenuated *S. enterica* var. *typhimurium*. FEMS Immunology and Medical Microbiology, 27(4): 275-281.

Amar J, Chabo C, Waget A, et al. 2011. Intestinal mucosal adherence and translocation of commensal bacteria at the early onset of type 2 diabetes: molecular mechanisms and probiotic treatment. EMBO Molecular Medicine, 3(9): 559-572.

Amerongen H M, Weltzin R, Farnet C M, et al. 1991. Transepithelial transport of HIV-1 by Intestinal M-cells

- A mechanism for transmission of aids. Journal of Acquired Immune Deficiency Syndromes and Human Retrovirology, 4(8): 760-765.

Ammann A J, Schiffman G, Austrian R. 1980. The antibody responses to pneumococcal capsular polysaccharides in aged individuals. Proceedings of the Society for Experimental Biology and Medicine, 164(3): 312-316.

Annacker O, Coombes J L, Malmstrom V, et al. 2005. Essential role for CD103 in the T cell-mediated regulation of experimental colitis. Journal of Experimental Medicine, 202(8): 1051-1061.

Arashi M, Akahonai Y, Mori M, et al. 1987. Molecular forms of iga produced by various lymphoid tissues—analysis using high speed liquid chromatography. Gastroenterologia Japonica, 22(6): 709-715.

Arranz E, O'Mahony S, Barton J R, et al. 1992. Immunosenescence and mucosal immunity: significant effects of old age on secretory IgA concentrations and intraepithelial lymphocyte counts. Gut, 33(7): 882-886.

Artis D. 2008. Epithelial-cell recognition of commensal bacteria and maintenance of immune homeostasis in the gut. Nature Reviews Immunology, 8(6): 411-420.

Aseffa A, Gumy A, Launois P, et al. 2002. The early IL-4 response to Leishmania major and the resulting Th2 cell maturation steering progressive disease in BALB/c mice are subject to the control of regulatory CD4+CD25+ T cells. Journal of Immunology, 169(6): 3232-3241.

Asselin-Paturel C, Brizard G, Pin J J, et al. 2003. Mouse strain differences in plasmacytoid dendritic cell frequency and function revealed by a novel monoclonal antibody. Journal of Immunology, 171(12): 6466-6477.

Atarashi K, Nishimura J, Shima T, et al. 2008. ATP drives lamina propria T(H)17 cell differentiation. Nature, 455(7214): 808-812.

Atarashi K, Tanoue T, Shima T, et al. 2011. Induction of colonic regulatory T cells by indigenous *Clostridium* species. Science, 331(6015): 337-341.

Aujla S J, Chan Y R, Zheng M, et al. 2008. IL-22 mediates mucosal host defense against Gram-negative bacterial pneumonia. Nature Medicine, 14(3): 275-281.

Azizi A, Kumar A, Diaz-Mitoma F, et al. 2010. Enhancing oral vaccine potency by targeting intestinal M cells. Plos Pathogens, 6(11): e1001147.

Azzali G, Vitale M, Arcari M L. 2002. Ultrastructure of absorbing peripheral lymphatic vessel(ALPA)in guinea pig Peyer's patches. Microvascular Research, 64(2): 289-301.

Bain C C, Scott C L, Uronen-Hansson H, et al. 2013. Resident and pro-inflammatory macrophages in the colon represent alternative context-dependent fates of the same Ly6Chi monocyte precursors. Mucosal Immunology, 6(3): 498-510.

Balmelli C, Demotz S, Acha-Orbea H, et al. 2002. Trachea, lung, and tracheobronchial lymph nodes are the major sites where antigen-presenting cells are detected after nasal vaccination of mice with human papillomavirus type 16 virus-like particles. Journal of Virology, 76(24): 12596-12602.

Banchereau J, Briere F, Caux C, et al. 2000. Immunobiology of dendritic cells. Annual Review of Immunology, 18: 767-811.

Banchereau J, Steinman R M. 1998. Dendritic cells and the control of immunity. Nature, 392(6673): 245-252.

Bandeira A, Motasantos T, Itohara S, et al. 1990. Localization of gamma-delta-T-cells to the intestinal epithelium is Independent of normal microbial colonization. Journal of Experimental Medicine, 172(1): 239-244.

Barchet W, Cella M, Colonna M. 2005. Plasmacytoid dendritic cells--virus experts of innate immunity. Seminars in Immunology, 17(4): 253-261.

Barker N, Clevers H. 2010. Leucine-rich repeat-containing G-protein-coupled receptors as markers of adult stem cells. Gastroenterology, 138(5): 1681-1696.

Barnes M J, Powrie F. 2009. Regulatory T cells reinforce intestinal homeostasis. Immunity, 31(3): 401-411.

Barrera C, Ye G, Espejo R, et al. 2001. Expression of cathepsins B, L, S, and D by gastric epithelial cells implicates them as antigen presenting cells in local immune responses. Human Immunology, 62(10): 1081-1091.

Beaty S R, Rose C E Jr, Sung S S. 2007. Diverse and potent chemokine production by lung CD11b high dendritic cells in homeostasis and in allergic lung inflammation. Journal of Immunology, 178(3): 1882-1895.

Becker C, Wirtz S, Blessing M, et al. 2003. Constitutive p40 promoter activation and IL-23 production in the terminal ileum mediated by dendritic cells. Journal of Clinical Investigation, 112(5): 693-706.

Befus A D, Johnston N, Leslie G, et al. 1980. Gut-associated lymphoid tissue in the chicken. I. Morphology, ontogeny, and some functional characteristics of Peyer's patches. The Journal of Immunology, 125(6): 2626-2632.

Beharka A A, Paiva S, Leka L S, et al. 2001. Effect of age on the gastrointestinal-associated mucosal immune response of humans. Journals of Gerontology Series a-Biological Sciences and Medical Sciences, 56(5): B218-B223.

Beier R, Gebert A. 1998. Kinetics of particle uptake in the domes of Peyer's patches. The American Journal of Physiology, 275(1 Pt 1): G130-137.

Belz G T, Heath T J. 1995. The epithelium of canine palatine tonsils. Anatomy and Embryology, 192(2): 189-194.

Belz G T, Heath T J. 1996. Tonsils of the soft palate of young pigs: crypt structure and lymphoepithelium. The Anatomical Record, 245(1): 102-113.

Bemark M, Boysen P, Lycke N Y. 2012. Induction of gut IgA production through T cell-dependent and T cell-independent pathways. Year in Immunology, 1247: 97-116.

Benencia F, Courreges M C. 1999. Nitric oxide and macrophage antiviral extrinsic activity. Immunology, 98(3): 363-370.

BenMohamed L, Belkaid Y, Loing E, et al. 2002. Systemic immune responses induced by mucosal administration of lipopeptides without adjuvant. European Journal of Immunology, 32(8): 2274-2281.

Benson M J, Pino-Lagos K, Rosemblatt M, et al. 2007. All-trans retinoic acid mediates enhanced T reg cell growth, differentiation, and gut homing in the face of high levels of co-stimulation. Journal of Experimental Medicine, 204(8): 1765-1774.

Berczi I, Chalmers I M, Nagy E, et al. 1996. The immune effects of neuropeptides. Baillière's Clinical

Rheumatology, 10(2): 227-257.

Bergamin F, Vincent I E, Summerfield A, et al. 2007. Essential role of antigen-presenting cell-derived BAFF for antibody responses. European Journal of Immunology, 37(11): 3122-3130.

Bergerot I, Ploix C, Petersen J, et al. 1997. A cholera toxoid-insulin conjugate as an oral vaccine against spontaneous autoimmune diabetes. Proceedings of the National Academy of Sciences of the United States of America, 94(9): 4610-4614.

Bergquist C, Johansson E L, Lagergard T, et al. 1997. Intranasal vaccination of humans with recombinant cholera toxin B subunit induces systemic and local antibody responses in the upper respiratory tract and the vagina. Infection and Immunity, 65(7): 2676-2684.

Bergtold A, Desai D D, Gavhane A, et al. 2005. Cell surface recycling of internalized antigen permits dendritic cell priming of B cells. Immunity, 23(5): 503-514.

Berlin C, Berg E L, Briskin M J, et al. 1993. Alpha 4 beta 7 integrin mediates lymphocyte binding to the mucosal vascular addressin MAdCAM-1. Cell, 74(1): 185-195.

Bernstein E, Kaye D, Abrutyn E, et al. 1999. Immune response to influenza vaccination in a large healthy elderly population. Vaccine, 17(1): 82-94.

Bettelli E, Carrier Y, Gao W, et al. 2006. Reciprocal developmental pathways for the generation of pathogenic effector TH17 and regulatory T cells. Nature, 441(7090): 235-238.

Bienenstock J, Befus D, McDermott M, et al. 1983. Regulation of lymphoblast traffic and localization in mucosal tissues, with emphasis on IgA. Federation Proceedings, 42(15): 3213-3217.

Bienenstock J, McDermott M, Befus D, et al. 1978. A common mucosal immunologic system involving the bronchus, breast and bowel. Advances in Experimental Medicine and Biology, 107: 53-59.

Bilsborough J, George T C, Norment A, et al. 2003. Mucosal CD8alpha+ DC, with a plasmacytoid phenotype, induce differentiation and support function of T cells with regulatory properties. Immunology, 108(4): 481-492.

Bilsborough J, Viney J L. 2004. Gastrointestinal dendritic cells play a role in immunity, tolerance, and disease. Gastroenterology, 127(1): 300-309.

Bimczok D, Post A, Tschernig T, et al. 2006. Phenotype and distribution of dendritic cells in the porcine small intestinal and tracheal mucosa and their spatial relationship to epithelial cells. Cell and Tissue Research, 325(3): 461-468.

Bimczok D, Sowa E N, Faber-Zuschratter H, et al. 2005. Site-specific expression of CD11b and SIRPalpha(CD172a)on dendritic cells: implications for their migration patterns in the gut immune system. European Journal of Immunology, 35(5): 1418-1427.

Binns R M, Pabst R. 1994. Lymphoid tissue structure and lymphocyte trafficking in the pig. Veterinary Immunology and Immunopathology, 43(1-3): 79-87.

Binns R M, Pabst R. 1996. The functional structure of the pig's immune system, resting and activated. plenum, New York.

Bischoff S C, Kramer S. 2007. Human mast cells, bacteria, and intestinal immunity. Immunological Reviews, 217: 329-337.

Bjersing J L, Telemo E, Dahlgren U, et al. 2002. Loss of ileal IgA+ plasma cells and of CD4+ lymphocytes in ileal Peyer's patches of vitamin A deficient rats. Clinical and Experimental Immunology, 130(3): 404-408.

Blanco L P, DiRita V J. 2006. Bacterial-associated cholera toxin and GM1 binding are required for transcytosis of classical biotype *Vibrio cholerae* through an in *vitro* M cell model system. Cellular Microbiology, 8(6): 982-998.

Blander J M, Medzhitov R. 2006. Toll-dependent selection of microbial antigens for presentation by dendritic cells. Nature, 440(7085): 808-812.

Blomhoff H K. 2004. Vitamin A regulates proliferation and apoptosis of human T- and B-cells. Biochemical Society Transactions, 32: 982-984.

Bockman D E, Cooper M D. 1973. Pinocytosis by epithelium associated with lymphoid follicles in the bursa of Fabricius, appendix, and Peyer's patches. An electron microscopic study. The American Journal of Anatomy, 136(4): 455-477.

Bohl E H, Gupta R P, Olquin M F, et al. 1972. Antibody responses in serum, colostrum, and milk of swine after infection or vaccination with transmissible gastroenteritis virus. Infection and Immunity, 6(3): 289-301.

Boismenu R, Havran W L. 1994. Modulation of epithelial cell growth by intraepithelial gamma delta T cells. Science, 266(5188): 1253-1255.

Boll G, Rudolphi A, Spiess S, et al. 1995. Regional specialization of intraepithelial T-cells in the murine small and large-intestine. Scandinavian Journal of Immunology, 41(2): 103-113.

Bonifaz L C, Bonnyay D P, Charalambous A, et al. 2004. In vivo targeting of antigens to maturing dendritic cells via the DEC-205 receptor improves T cell vaccination. Journal of Experimental Medicine, 199(6): 815-824.

Borghesi C, Taussig M J, Nicoletti C. 1999. Rapid appearance of M cells after microbial challenge is restricted at the periphery of the follicle-associated epithelium of Peyer's patch. Laboratory Investigation, 79(11): 1393-1401.

Bouckaert J, Berglund J, Schembri M, et al. 2005. Receptor binding studies disclose a novel class of high - affinity inhibitors of the *Escherichia coli* FimH adhesin. Molecular microbiology. 55(2): 441-455.

Bowersock T, Shalaby W, Levy M, et al. 1994. Evaluation of an orally administered vaccine, using hydrogels containing bacterial exotoxins of *Pasteurella haemolytica*, in cattle. American Journal of Veterinary Research, 55(4): 502-509.

Boyaka P N, Tafaro A, Fischer R, et al. 2003. Effective mucosal immunity to anthrax: neutralizing antibodies and Th cell responses following nasal immunization with protective antigen. Journal of Immunology, 170(11): 5636-5643.

Brandtzaeg P, Farstad I N, Johansen F E, et al. 1999. The B-cell system of human mucosae and exocrine glands. Immunological Reviews, 171: 45-87.

Brandtzaeg P, Johansen F E. 2005. Mucosal B cells: phenotypic characteristics, transcriptional regulation, and homing properties. Immunological Reviews, 206: 32-63.

Brandtzaeg P. 2007. Induction of secretory immunity and memory at mucosal surfaces. Vaccine, 25(30): 5467-5484.

Brandtzaeg P. 2010. The mucosal immune system and its integration with the mammary glands. The Journal of Pediatrics, 156(2 Suppl): S8-15.

Brayden D J, Baird A W. 2004. Apical membrane receptors on intestinal M cells: potential targets for vaccine delivery. Advanced Drug Delivery Reviews, 56(6): 721-726.

Brenchley J M, Price D A, Schacker T W, et al. 2006. Microbial translocation is a cause of systemic immune activation in chronic HIV infection. Nature Medicine, 12(12): 1365-1371.

Briere F, Bridon J M, Chevet D, et al. 1994. Interleukin 10 induces B lymphocytes from IgA-deficient patients to secrete IgA. The Journal of Clinical Investigation, 94(1): 97-104.

Briskin M J, McEvoy L M, Butcher E C. 1993. MAdCAM-1 has homology to immunoglobulin and mucin-like adhesion receptors and to IgA1. Nature, 363(6428): 461-464.

Briskin M, WinsorHines D, Shyjan A, et al. 1997. Human mucosal addressin cell adhesion molecule-1 is preferentially expressed in intestinal tract and associated lymphoid tissue. American Journal of Pathology, 151(1): 97-110.

Brito J R, Hinton M, Stokes C R, et al. 1993. The humoral and cell mediated immune response of young chicks to *Salmonella typhimurium* and *S. kedougou*. The British Veterinary Journal, 149(3): 225-234.

Brokaw J J, White G W, Baluk P, et al. 1998. Glucocorticoid-induced apoptosis of dendritic cells in the rat tracheal mucosa. American Journal of Respiratory Cell and Molecular Biology, 19(4): 598-605.

Broquet A H, Hirata Y, McAllister C S, et al. 2011. RIG-I/MDA5/MAVS are required to signal a protective IFN response in rotavirus-infected intestinal epithelium. Journal of Immunology, 186(3): 1618-1626.

Brown D, Cremaschi D, James P S, et al. 1990. Brush-border membrane alkaline phosphatase activity in mouse Peyer's patch follicle-associated enterocytes. The Journal of Physiology, 427: 81-88.

Brown W R, Newcomb R W, Ishizaka K. 1970. Proteolytic degradation of exocrine and serum immunoglobulins. The Journal of Clinical Investigation, 49(7): 1374-1380.

Buckley C E, Buckley E G, Dorsey F C. 1974. Longitudinal changes in serum immunoglobulin levels in older humans. Federation Proceedings, 33(9): 2036-2039.

Buckley R H, Dees S C. 1969. Correlation of milk precipitins with IgA deficiency. The New England Journal of Medicine, 281(9): 465-469.

Bucy R P. 1989. Epithelial homing of lambda delta T cells? Nature, 341(6238): 113-114.

Burmeister W P, Gastinel L N, Simister N E, et al. 1994. Crystal-structure at 2.2-angstrom resolution of the Mhc-related neonatal Fc receptor. Nature, 372(6504): 336-343.

Burns R B, Maxwell M H. 1986. Ultrastructure of Peyer's patches in the domestic fowl and turkey. Journal of Anatomy, 147: 235-243.

Burns R B. 1982. Histology and immunology of Peyer's patches in the domestic fowl(Gallus domesticus). Research in Veterinary Science, 32(3): 359-367.

Bursch L S, Wang L, Igyarto B, et al. 2007. Identification of a novel population of Langerin+ dendritic cells. Journal of Experimental Medicine, 204(13): 3147-3156.

Butcher E C, Picker L J. 1996. Lymphocyte homing and homeostasis. Science, 272(5258): 60-66.

Butcher E C, Williams M, Youngman K, et al. 1999. Lymphocyte trafficking and regional immunity. Advances in Immunology, 72: 209-253.

Buzoni-Gatel D, Debbabi H, Moretto M, et al. 1999. Intraepithelial lymphocytes traffic to the intestine and enhance resistance to *Toxoplasma gondii* oral infection. Journal of Immunology, 162(10): 5846-5852.

Bye W A, Allan C H, Trier J S. 1984. Structure, distribution, and origin of M cells in Peyer's patches of mouse ileum. Gastroenterology, 86(5 Pt 1): 789-801.

Camerini V, Panwala C, Kronenberg M. 1993. Regional specialization of the mucosal immune-system -intraepithelial lymphocytes of the large-intestine have a different phenotype and function than those of the small-intestine. Journal of Immunology, 151(4): 1765-1776.

Campbell D J, Butcher E C. 2002. Rapid acquisition of tissue-specific homing phenotypes by CD4(+)T cells activated in cutaneous or mucosal lymphoid tissues. Journal of Experimental Medicine, 195(1): 135-141.

Campbell J J, Brightling C E, Symon F A, et al. 2001. Expression of chemokine receptors by lung T cells from normal and asthmatic subjects. Journal of Immunology, 166(4): 2842-2848.

Cani P D, Amar J, Iglesias M A, et al. 2007. Metabolic endotoxemia initiates obesity and insulin resistance. Diabetes, 56(7): 1761-1772.

Carapelli A, Regoli M, Nicoletti C, et al. 2004. Rabbit tonsil-associated M-cells express cytokeratin 20 and take up particulate antigen. Journal of Histochemistry & Cytochemistry, 52(10): 1323-1331.

Cario E, Rosenberg I M, Brandwein S L, et al. 2000. Lipopolysaccharide activates distinct signaling pathways in intestinal epithelial cell lines expressing Toll-like receptors. Journal of Immunology, 164(2): 966-972.

Carman J A, Smith S M, Hayes C E. 1989. Characterization of a helper lymphocyte-T defect in vitamin-a-deficient mice. Journal of Immunology, 142(2): 388-393.

Carr K E, Smyth S H, McCullough M T, et al. 2012. Morphological aspects of interactions between microparticles and mammalian cells: Intestinal uptake and onward movement. Progress in Histochemistry and Cytochemistry, 46(4): 185-252.

Cassani B, Villablanca E J, Quintana F J, et al. 2011. Gut-tropic T cells that express integrin $\alpha 4\beta 7$ and CCR9 are required for induction of oral immune tolerance in mice. Gastroenterology, 141(6): 2109-2118.

Casteleyn C, Breugelmans S, Simoens P, et al. 2011. The tonsils revisited: review of the anatomical localization and histological characteristics of the tonsils of domestic and laboratory animals. Clinical & Developmental Immunology, 2011: 472460.

Casteleyn C, Broos A M, Simoens P, et al. 2010a. NALT(nasal cavity-associated lymphoid tissue)in the rabbit. Veterinary Immunology and Immunopathology, 133(2-4): 212-218.

Casteleyn C, Doom M, Lambrechts E, et al. 2010b. Locations of gut-associated lymphoid tissue in the 3-month-old chicken: a review. Avian Pathology, 39(3): 143-150.

Castellano G, Woltman A M, Nauta A J, et al. 2004. Maturation of dendritic cells abrogates C1q production in vivo and in vitro. Blood, 103(10): 3813-3820.

Castigli E, Wilson S A, Scott S, et al. 2005. TACI and BAFF-R mediate isotype switching in B cells. Journal of Experimental Medicine, 201(1): 35-39.

Castle S C. 2000. Clinical relevance of age-related immune dysfunction. Clinical Infectious Diseases: an Official Publication of the Infectious Diseases Society of America, 31(2): 578-585.

Cataldi A, Yevsa T, Vilte D A, et al. 2008. Efficient immune responses against Intimin and EspB of enterohaemorragic *Escherichia coli* after intranasal vaccination using the TLR2/6 agonist MALP-2 as adjuvant. Vaccine, 26(44): 5662-5667.

Cazac B B, Roes J. 2000. TGF-beta receptor controls B cell responsiveness and induction of IgA in vivo. Immunity, 13(4): 443-451.

Cella M, Facchetti F, Lanzavecchia A, et al. 2000. Plasmacytoid dendritic cells activated by influenza virus and CD40L drive a potent TH1 polarization. Nature Immunology, 1(4): 305-310.

Cepek K L, Shaw S K, Parker C M, et al. 1994. Adhesion between epithelial-cells and T-lymphocytes mediated by E-cadherin and the alpha(E)beta(7)integrin. Nature, 372(6502): 190-193.

Cerf-Bensussan N, Jarry A, Brousse N, et al. 1987. A monoclonal antibody(HML-1)defining a novel membrane molecule present on human intestinal lymphocytes. European Journal of Immunology, 17(9): 1279-1285.

Cerovic V, Houston S A, Scott C L, et al. 2013. Intestinal CD103(-)dendritic cells migrate in lymph and prime effector T cells. Mucosal Immunology, 6(1): 104-113.

Cerutti A, Rescigno M. 2008. The biology of intestinal immunoglobulin A responses. Immunity, 28(6): 740-750.

Cerutti A. 2008a. Location, location, location: B-cell differentiation in the gut lamina propria. Mucosal Immunology, 1(1): 8-10.

Cerutti A. 2008b. The regulation of IgA class switching. Nature Reviews Immunology, 8(6): 421-434.

Cespedes P F, Gonzalez P A, Kalergis A M. 2013. Human metapneumovirus keeps dendritic cells from priming antigen - specific naive T cells. Immunology, 139(3): 366-376.

Cha H R, Ko H J, Kim E D, et al. 2011. Mucosa-associated epithelial chemokine/CCL28 expression in the uterus attracts CCR10(+)IgA plasma cells following mucosal vaccination via estrogen control. Journal of Immunology, 187(6): 3044-3052.

Chabot S, Wagner J S, Farrant S, et al. 2006. TLRs regulate the gatekeeping functions of the intestinal follicle-associated epithelium. Journal of Immunology, 176(7): 4275-4283.

Challacombe S J, Rahman D, O'Hagan D T. 1997. Salivary, gut, vaginal and nasal antibody responses after oral immunization with biodegradable microparticles. Vaccine, 15(2): 169-175.

Challacombe S J, Tomasi T B Jr. 1980. Systemic tolerance and secretory immunity after oral immunization. Journal of Experimental Medicine, 152(6): 1459-1472.

Chamaillard M, Girardin S E, Viala J, et al. 2003. Nods, Nalps and Naip: intracellular regulators of bacterial-induced inflammation. Cellular Microbiology, 5(9): 581-592.

Chang S Y, Kweon M N. 2010. Langerin-expressing dendritic cells in gut-associated lymphoid tissues. Immunological Reviews, 234: 233-246.

Chang S Y, Song J H, Guleng B, et al. 2013. Circulatory antigen processing by mucosal dendritic cells controls $CD8^+$ T cell activation. Immunity, 38(1): 153-165.

Chen G Y, Nunez G. 2011. Inflammasomes in intestinal inflammation and cancer. Gastroenterology, 141(6): 1986-1999.

Chen Y, Chou K, Fuchs E, et al. 2002. Protection of the intestinal mucosa by intraepithelial gamma delta T cells. Proceedings of the National Academy of Sciences of the United States of America, 99(22): 14338-14343.

Chen Y, Inobe J, Marks R, et al. 1995. Peripheral deletion of antigen-reactive T cells in oral tolerance. Nature, 376(6536): 177-180.

Chen Y, Kuchroo V K, Inobe J, et al. 1994. Regulatory T cell clones induced by oral tolerance: suppression of autoimmune encephalomyelitis. Science, 265(5176): 1237-1240.

Cheroutre H, Madakamutil L. 2004. Acquired and natural memory T cells join forces at the mucosal front line. Nature Reviews Immunology, 4(4): 290-300.

Cheroutre H. 2004. Starting at the beginning: new perspectives on the biology of mucosal T cells. Annual Review of Immunology, 22: 217-246.

Cheroutre H. 2005. IELs: enforcing law and order in the court of the intestinal epithelium. Immunological Reviews, 206: 114-131.

Cherwinski H M, Schumacher J H, Brown K D, et al. 1987. 2 types of mouse helper T-cell clone .3. further differences in lymphokine synthesis between Thl and Th2 clones revealed by Rna hybridization, functionally monospecific bioassays, and monoclonal-antibodies. Journal of Experimental Medicine, 166(5): 1229-1244.

Chiba S, Nagai T, Hayashi T, et al. 2011. Listerial invasion protein internalin B promotes entry into ileal Peyer's patches in vivo. Microbiology and Immunology, 55(2): 123-129.

Chionh Y T, Wee J L K, Every A L, et al. 2009. M-Cell targeting of whole killed bacteria induces protective immunity against gastrointestinal pathogens. Infection and Immunity, 77(7): 2962-2970.

Chirdo F G, Millington O R, Beacock-Sharp H, et al. 2005. Immunomodulatory dendritic cells in intestinal lamina propria. European Journal of Immunology, 35(6): 1831-1840.

Chorny A, Puga I, Cerutti A. 2010. Innate signaling networks in mucosal IgA class switching. Mucosal Immunity, 107: 31-69.

Chou M Y, Hartvigsen K, Hansen L F, et al. 2008. Oxidation-specific epitopes are important targets of innate immunity. Journal of Internal Medicine, 263(5): 479-488.

Choy E H, Scott D L, Kingsley G H, et al. 2001. Control of rheumatoid arthritis by oral tolerance. Arthritis and Rheumatism, 44(9): 1993-1997.

Chu R M, Glock R D, Ross R F. 1982. Changes in gut-associated lymphoid tissues of the small intestine of eight-week-old pigs infected with transmissible gastroenteritis virus. American Journal of Veterinary Research, 43(1): 67-76.

Chung Y S, Yang X X, Chang S H, et al. 2006. Expression and regulation of IL-22 in the IL-17-producing CD4+T lymphocytes. Cell Research, 16(11): 902-907.

Claesson M J, Cusack S, O'Sullivan O, et al. 2011. Composition, variability, and temporal stability of the intestinal microbiota of the elderly. Proceedings of the National Academy of Sciences of the United

States of America, 108: 4586-4591.

Clancy R, Cripps A, Murree-Allen K, et al. 1985. Oral immunisation with killed *Haemophilus influenzae* for protection against acute bronchitis in chronic obstructive lung disease. Lancet, 2(8469-70): 1395-1397.

Clancy R, Wallace F, Cripps A, et al. 1989. Protection induced against acute bronchitis—the use of human and rat models to determine mechanisms of action of oral immunization with *Haemophilus influenzae*. *In*:Mestecky J, McGhee J R. New Strategies for Oral Immunization. Heidelbery: Springer:181-185.

Clark M A, Hirst B H, Jepson M A. 1998. M-cell surface beta1 integrin expression and invasin-mediated targeting of Yersinia pseudotuberculosis to mouse Peyer's patch M cells. Infection and Immunity, 66(3): 1237-1243.

Clark M A, Jepson M A, Hirst B H. 1995a. Lectin binding defines and differentiates M-cells in mouse small intestine and caecum. Histochemistry and Cell Biology, 104(2): 161-168.

Clark M A, Jepson M A, Simmons N L, et al. 1995b. Selective binding and transcytosis of Ulex europaeus 1 lectin by mouse Peyer's patch M-cells *in vivo*. Cell and Tissue Research, 282(3): 455-461.

Clark M A, Jepson M A, Hirst B H. 2001. Exploiting M cells for drug and vaccine delivery. Advanced Drug Delivery Reviews, 50(1-2): 81-106.

Clark M A, Jepson M A, Simmons N L, et al. 1993. Differential expression of lectin-binding sites defines mouse intestinal M-cells. Journal of Histochemistry & Cytochemistry, 41(11): 1679-1687.

Clark M A, Jepson M A, Simmons N L, et al. 1994. Differential surface characteristics of M cells from mouse intestinal Peyer's and caecal patches. The Histochemical Journal, 26(3): 271-280.

Clark M A, Wilson C, Sama A, et al. 2000. Differential cytokeratin and glycoconjugate expression by the surface and crypt epithelia of human palatine tonsils. Histochemistry and Cell Biology, 114(4): 311-321.

Clements M L, Betts R F, Tierney E L, et al. 1986. Serum and nasal wash antibodies associated with resistance to experimental challenge with influenza A wild-type virus. Journal of Clinical Microbiology, 24(1): 157-160.

Clements M L, O'Donnell S, Levine M M, et al. 1983. Dose response of A/Alaska/6/77(H3N2)cold-adapted reassortant vaccine virus in adult volunteers: role of local antibody in resistance to infection with vaccine virus. Infection and Immunity, 40(3): 1044-1051.

Clevers H. 2013. The intestinal crypt, a prototype stem cell compartment. Cell, 154(2): 274-284.

Coccia M, Harrison O J, Schiering C, et al. 2012. IL-1beta mediates chronic intestinal inflammation by promoting the accumulation of IL-17A secreting innate lymphoid cells and CD4(+)Th17 cells. Journal of Experimental Medicine, 209(9): 1595-1609.

Coffman R L, Lebman D A, Shrader B. 1989. Transforming growth factor beta specifically enhances IgA production by lipopolysaccharide-stimulated murine B lymphocytes. Journal of Experimental Medicine, 170(3): 1039-1044.

Cohen D, Ashkenazi S, Green M S, et al. 1997. Double-blind vaccine-controlled randomised efficacy trial of an investigational *Shigella sonnei* conjugate vaccine in young adults. Lancet, 349(9046): 155-159.

Colgan S P, Hershberg R M, Furuta G T, et al. 1999. Ligation of intestinal epithelial CD1d induces bioactive IL-10: critical role of the cytoplasmic tail in autocrine signaling. Proceedings of the National Academy of

Sciences of the United States of America, 96(24): 13938-13943.

Cong Y, Feng T, Fujihashi K, et al. 2009. A dominant, coordinated T regulatory cell-IgA response to the intestinal microbiota. Proceedings of the National Academy of Sciences of the United States of America, 106(46): 19256-19261.

Conlan J W, Krishnan L, Willick G E, et al. 2001. Immunization of mice with lipopeptide antigens encapsulated in novel liposomes prepared from the polar lipids of various *Archaeobacteria elicits* rapid and prolonged specific protective immunity against infection with the facultative intracellular pathogen, *Listeria monocytogenes*. Vaccine, 19(25-26): 3509-3517.

Conti H R, Shen F, Nayyar N, et al. 2009. Th17 cells and IL-17 receptor signaling are essential for mucosal host defense against oral candidiasis. Journal of Experimental Medicine, 206(2): 299-311.

Coombes J L, Powrie F. 2008. Dendritic cells in intestinal immune regulation. Nature Reviews Immunology, 8(6): 435-446.

Coombes J L, Siddiqui K R, Arancibia-Cárcamo C V, et al. 2007. A functionally specialized population of mucosal CD103+ DCs induces Foxp3+ regulatory T cells via a TGF-β–and retinoic acid–dependent mechanism. The Journal of Experimental Medicine, 204(8): 1757-1764.

Corr S C, Gahan C C, Hill C. 2008. M-cells: origin, morphology and role in mucosal immunity and microbial pathogenesis. FEMS Immunology and Medical Microbiology, 52(1): 2-12.

Corthésy B, Kaufmann M, Phalipon A, et al. 1996. A pathogen-specific epitope inserted into recombinant secretory immunoglobulin A is immunogenic by the oral route. Journal of Biological Chemistry, 271(52): 33670-33677.

Couch R B, Atmar R L, Cate T R, et al. 2009. Contrasting effects of type I interferon as a mucosal adjuvant for influenza vaccine in mice and humans. Vaccine, 27(39): 5344-5348.

Coutelier J P, Vanderlogt J T M, Heessen F W A, et al. 1988. Virally induced modulation of murine Igg antibody subclasses. Journal of Experimental Medicine, 168(6): 2373-2378.

Coutelier J P, Vanderlogt J T M, Heessen F W A. 1991. Igg subclass distribution of primary and secondary immune-responses concomitant with viral-infection. Journal of Immunology, 147(4): 1383-1386.

Cox R J, Brokstad K A, Ogra P. 2004. Influenza virus: immunity and vaccination strategies. Comparison of the immune response to inactivated and live, attenuated influenza vaccines. Scandinavian Journal of Immunology, 59(1): 1-15.

Crago S S, Kutteh W H, Moro I, et al. 1984. Distribution of IgA1-, IgA2-, and J chain-containing cells in human tissues. Journal of Immunology, 132(1): 16-18.

Crawley A, Raymond C, Wilkie B N. 2003. Control of immunoglobulin isotype production by porcine B-cells cultured with cytokines. Veterinary Immunology and Immunopathology, 91(2): 141-154.

Crennell S, Garman E, Laver G, et al. 1994. Crystal-structure of *Vibrio Cholerae* neuraminidase reveals dual lectin-like domains in addition to the catalytic domain. Structure, 2(6): 535-544.

Crowe P T, Marsh M N. 1994. Morphometric analysis of intestinal mucosa. VI--Principles in enumerating intra-epithelial lymphocytes. Virchows Archiv : an International Journal of Pathology, 424(3): 301-306.

Csencsits K L, Jutila M A, Pascual D W. 1999. Nasal-associated lymphoid tissue: phenotypic and functional evidence for the primary role of peripheral node addressin in naive lymphocyte adhesion to high endothelial venules in a mucosal site. Journal of Immunology, 163(3): 1382-1389.

Culshaw R J, Bancroft G J, McDonald V. 1997. Gut intraepithelial lymphocytes induce immunity against *Cryptosporidium* infection through a mechanism involving gamma interferon production. Infection and Immunity, 65(8): 3074-3079.

Cuvelier C, Quatacker J, Mielants H, et al. 1994. M-cells are damaged and increased in number in inflamed human ileal mucosa. Histopathology, 24(5): 417-426.

Cyster J G. 2003. Homing of antibody secreting cells. Immunological Reviews, 194: 48-60.

Czerkinsky C, Anjuere F, McGhee J R, et al. 1999. Mucosal immunity and tolerance: relevance to vaccine development. Immunological Reviews, 170: 197-222.

Czinn S J, Cai A, Nedrud J G. 1993. Protection of germ-free mice from infection by *Helicobacter felis* after active oral or passive IgA immunization. Vaccine, 11(6): 637-642.

D'Souza B, Bhowmik T, Shashidharamurthy R, et al. 2012. Oral microparticulate vaccine for melanoma using M-cell targeting. Journal of Drug Targeting, 20(2): 166-173.

Dardenne M. 2002. Zinc and immune function. European Journal of Clinical Nutrition, 56: S20-S23.

Darmanin S, Chen J, Zhao S, et al. 2007. All-trans retinoic acid enhances murine dendritic cell migration to draining lymph nodes via the balance of matrix metalloproteinases and their inhibitors. Journal of Immunology, 179(7): 4616-4625.

Datta S K, Sabet M, Nguyen K P, et al. 2010. Mucosal adjuvant activity of cholera toxin requires Th17 cells and protects against inhalation anthrax. Proceedings of the National Academy of Sciences of the United States of America, 107(23): 10638-10643.

Davis H L, McCluskie M J. 1999. DNA vaccines for viral diseases. Microbes and Infection, 1(1): 7-21.

Dawson H D, Beshah E, Nishi S, et al. 2005. Localized multigene expression patterns support an evolving Thl/Th2-like paradigm in response to infections with *Toxoplasma gondii* and *Ascaris suum*. Infection and Immunity, 73(2): 1116-1128.

Dawson H D, Collins G, Pyle R, et al. 2006. Direct and indirect effects of retinoic acid on human Th2 cytokine and chemokine expression by human T lymphocytes. BMC immunology, 7: 27.

de Heer H J, Hammad H, Soullie T, et al. 2004. Essential role of lung plasmacytoid dendritic cells in preventing asthmatic reactions to harmless inhaled antigen. Journal of Experimental Medicine, 200(1): 89-98.

de Lau W, Kujala P, Schneeberger K, et al. 2012. Peyer's patch M cells derived from Lgr5(+)stem cells require SpiB and are induced by RankL in cultured "miniguts". Molecular and Cellular Biology, 32(18): 3639-3647.

de Lera A R, Bourguet W, Altucci L, et al. 2007. Design of selective nuclear receptor modulators: RAR and RXR as a case study. Nature Reviews Drug Discovery, 6(10): 811-820.

de Veer M, Kemp J, Chatelier J, et al. 2010. The kinetics of soluble and particulate antigen trafficking in the afferent lymph, and its modulation by aluminum-based adjuvant. Vaccine, 28(40): 6597-6602.

DeCastro M, Nankova B B, Shah P, et al. 2005. Short chain fatty acids regulate tyrosine hydroxylase gene expression through a cAMP-dependent signaling pathway. Molecular Brain Research, 142(1): 28-38.

Defrance T, Vanbervliet B, Briere F, et al. 1992. Interleukin 10 and transforming growth factor beta cooperate to induce anti-CD40-activated naive human B cells to secrete immunoglobulin A. Journal of Experimental Medicine, 175(3): 671-682.

del Rio M L, Rodriguez-Barbosa J I, Kremmer E, et al. 2007. CD103- and CD103+ bronchial lymph node dendritic cells are specialized in presenting and cross-presenting innocuous antigen to CD4+ and CD8+ T cells. Journal of Immunology, 178(11): 6861-6866.

Denning T L, Norris B A, Medina-Contreras O, et al. 2011. Functional specializations of intestinal dendritic cell and macrophage subsets that control Th17 and regulatory T cell responses are dependent on the T Cell/APC ratio, source of mouse strain, and regional localization. Journal of Immunology, 187(2): 733-747.

Denning T L, Wang Y C, Patel S R, et al. 2007. Lamina propria macrophages and dendritic cells differentially induce regulatory and interleukin 17-producing T cell responses. Nature Immunology, 8(10): 1086-1094.

Deo Y M, Sundarapandiyan K, Keler T, et al. 1998. Bispecific molecules directed to the Fc receptor for IgA(Fc alpha RI, CD89)and tumor antigens efficiently promote cell-mediated cytotoxicity of tumor targets in whole blood. Journal of Immunology, 160(4): 1677-1686.

des Rieux A, Fievez V, Theate I, et al. 2007. An improved in vitro model of human intestinal follicle-associated epithelium to study nanoparticle transport by M cells. European Journal of Pharmaceutical Sciences: Official Journal of the European Federation for Pharmaceutical Sciences, 30(5): 380-391.

Desch A N, Randolph G J, Murphy K, et al. 2011. CD103+ pulmonary dendritic cells preferentially acquire and present apoptotic cell-associated antigen. Journal of Experimental Medicine, 208(9): 1789-1797.

DeSilva D R, Urdahl K, Jenkins M. 1991. Clonal anergy is induced in vitro by T cell receptor occupancy in the absence of proliferation. The Journal of Immunology, 147(10): 3261-3267.

Devriendt B, Stuyven E, Verdonck F, et al. 2010. Enterotoxigenic *Escherichia coli*(K88)induce proinflammatory responses in porcine intestinal epithelial cells. Developmental and Comparative Immunology, 34(11): 1175-1182.

Dick A, Cheng Y, McKinnon A, et al. 1993. Nasal administration of retinal antigens suppresses the inflammatory response in experimental allergic uveoretinitis. A preliminary report of intranasal induction of tolerance with retinal antigens. British Journal of Ophthalmology, 77(3): 171-175.

Diehl G E, Longman R S, Zhang J X, et al. 2013. Microbiota restricts trafficking of bacteria to mesenteric lymph nodes by CX(3)CR1(hi)cells. Nature, 494(7435): 116-120.

Dignass A U, Podolsky D K. 1993. Cytokine modulation of intestinal epithelial cell restitution: central role of transforming growth factor beta. Gastroenterology, 105(5): 1323-1332.

Dinarello C A. 1996. Biologic basis for interleukin-1 in disease. Blood, 87(6): 2095-2147.

Do J S, Fink P J, Li L, et al. 2010. Cutting edge: spontaneous development of IL-17-producing gamma delta T cells in the thymus occurs via a TGF-beta 1-dependent mechanism. Journal of Immunology, 184(4): 1675-1679.

Dogan A, Wang Z D, Spencer J. 1995. E-cadherin expression in intestinal epithelium. Journal of Clinical Pathology, 48(2): 143-146.

Donaldson D S, Kobayashi A, Ohno H, et al. 2012. M cell-depletion blocks oral prion disease pathogenesis. Mucosal Immunology, 5(2): 216-225.

Drickamer K. 1997. Making a fitting choice: common aspects of sugar-binding sites in plant and animal lectins. Structure, 5(4): 465-468.

Duc M, Johansen F E, Corthesy B. 2010. Antigen binding to secretory immunoglobulin A results in decreased sensitivity to intestinal proteases and increased binding to cellular Fc receptors. The Journal of Biological Chemistry, 285(2): 953-960.

Dudding B A, Top F H, Winter P E, et al. 1973. Acute respiratory disease in military trainees: the adenovirus surveillance program, 1966-1971. American Journal of Epidemiology, 97(3): 187-198.

Dudziak D, Kamphorst A O, Heidkamp G F, et al. 2007. Differential antigen processing by dendritic cell subsets in vivo. Science, 315(5808): 107-111.

Dwinell M B, Eckmann L, Leopard J D, et al. 1999. Chemokine receptor expression by human intestinal epithelial cells. Gastroenterology, 117(2): 359-367.

Eberl G, Littman D R. 2004. Thymic origin of intestinal alpha beta T cells revealed by fate mapping of ROR gamma t(+)cells. Science, 305(5681): 248-251.

Ebersole J L, Smith D J, Taubman M A. 1985. Secretory immune-responses in aging rats .1. Immunoglobulin levels. Immunology, 56(2): 345-350.

Ebert E C. 1990. Intra-epithelial lymphocytes: interferon-gamma production and suppressor/cytotoxic activities. Clinical and Experimental Immunology, 82(1): 81-85.

Ebisawa M, Hase K, Takahashi D, et al. 2011. CCR6hiCD11cint B cells promote M-cell differentiation in Peyer's patch. International Immunology, dxq478.

Eckmann L, Jung H C, Schurer-Maly C, et al. 1993a. Differential cytokine expression by human intestinal epithelial cell lines: regulated expression of interleukin 8. Gastroenterology, 105(6): 1689-1697.

Eckmann L, Kagnoff M F, Fierer J. 1993b. Epithelial cells secrete the chemokine interleukin-8 in response to bacterial entry. Infection and Immunity, 61(11): 4569-4574.

Edelblum K L, Shen L, Weber C R, et al. 2012. Dynamic migration of gammadelta intraepithelial lymphocytes requires occludin. Proceedings of the National Academy of Sciences of the United States of America, 109(18): 7097-7102.

Edele F, Molenaar R, Gütle D, et al. 2008. Cutting edge: instructive role of peripheral tissue cells in the imprinting of T cell homing receptor patterns. The Journal of Immunology, 181(6): 3745-3749.

Edelson B T, Kc W, Juang R, et al. 2010. Peripheral CD103+ dendritic cells form a unified subset developmentally related to CD8alpha+ conventional dendritic cells. Journal of Experimental Medicine, 207(4): 823-836.

Elinav E, Henao-Mejia J, Flavell R A. 2013. Integrative inflammasome activity in the regulation of intestinal mucosal immune responses. Mucosal Immunology, 6(1): 4-13.

El-Kamary S S, Pasetti M F, Mendelman P M, et al. 2010. Adjuvanted intranasal Norwalk virus-like particle vaccine elicits antibodies and antibody-secreting cells that express homing receptors for mucosal and peripheral lymphoid tissues. The Journal of Infectious Diseases, 202(11): 1649-1658.

Elson C O, Heck J A, Strober W. 1979. T-cell regulation of murine IgA synthesis. Journal of Experimental Medicine, 149(3): 632-643.

Emoto M, Neuhaus O, Emoto Y, et al. 1996. Influence of beta(2)-microglobulin expression on gamma interferon secretion and target cell lysis by intraepithelial lymphocytes during intestinal *Listeria monocytogenes* infection. Infection and Immunity, 64(2): 569-575.

Ericsson A, Kotarsky K, Svensson M, et al. 2006. Functional characterization of the CCL25 promoter in small intestinal epithelial cells suggests a regulatory role for caudal-related homeobox(Cdx)transcription factors. Journal of Immunology, 176(6): 3642-3651.

Eriksson K, Quiding-Jarbrink M, Osek J, et al. 1998. Specific-antibody-secreting cells in the rectums and genital tracts of nonhuman primates following vaccination. Infection and Immunity, 66(12): 5889-5896.

Ermak T H, Steger H J, Pappo J. 1990. Phenotypically distinct subpopulations of T cells in domes and M-cell pockets of rabbit gut-associated lymphoid tissues. Immunology, 71(4): 530-537.

Ernst D N, Hobbs M V, Torbett B E, et al. 1990. Differences in the expression profiles of Cd45rb, Pgp-1, and 3g11 membrane-antigens and in the patterns of lymphokine secretion by Splenic-cd4+ T-Cells from young and aged mice. Journal of Immunology, 145(5): 1295-1302.

Ernst P B, Maeba J, Lee S I, et al. 1988. A novel mechanism for the selection of isotype-specific antibody responses: the role of intestinal T cells in the regulation of IgA synthesis by the anti-suppressor circuit. Immunology, 65(1): 59-66.

Ershler W B. 2003. Biological interactions of aging and anemia: a focus on cytokines. Journal of the American Geriatrics Society, 51(3 Suppl): S18-21.

Ertesvag A, Engedal N, Naderi S, et al. 2002. Retinoic acid stimulates the cell cycle machinery in normal T cells: Involvement of retinoic acid receptor-mediated IL-2 secretion. Journal of Immunology, 169(10): 5555-5563.

Estes D M. 1996. Differentiation of B cells in the bovine. Role of cytokines in immunoglobulin isotype expression. Veterinary Immunology and Immunopathology, 54(1-4): 61-67.

Everson M P, Lemak D G, McDuffie D S, et al. 1998. Dendritic cells from Peyer's patch and spleen induce different T helper cell responses. Journal of Interferon & Cytokine Research: the Official Journal of the International Society for Interferon and Cytokine Research, 18(2): 103-115.

Everson M P, McDuffie D S, Lemak D G, et al. 1996. Dendritic cells from different tissues induce production of different T cell cytokine profiles. Journal of Leukocyte Biology, 59(4): 494-498.

Fagarasan S, Kawamoto S, Kanagawa O, et al. 2010. Adaptive immune regulation in the gut: T cell-dependent and T cell-independent IgA synthesis. Annual Review of Immunology, 28: 243-273.

Fagarasan S, Kinoshita K, Muramatsu M, et al. 2001. In situ class switching and differentiation to IgA-producing cells in the gut lamina propria. Nature, 413(6856): 639-643.

Fais S, Annibale B, Boirivant M, et al. 1991. Effects of somatostatin on human intestinal lamina propria lymphocytes. Modulation of lymphocyte activation. Journal of Neuroimmunology, 31(3): 211-219.

Fajac I, Tazi A, Hance A J, et al. 1992. Lymphocytes infiltrating normal human lung and lung carcinomas rarely express gamma delta T cell antigen receptors. Clinical and Experimental Immunology, 87(1): 127-131.

Farache J, Koren I, Milo I, et al. 2013. Luminal bacteria recruit $CD103^+$ dendritic cells into the intestinal epithelium to sample bacterial antigens for presentation. Immunity, 38(3): 581-595.

Farstad I N, Halstensen T S, Fausa O, et al. 1994. Heterogeneity of M-cell-associated B-cells and T-cells in human peyers-patches. Immunology, 83(3): 457-464.

Felten D L, Felten S Y, Bellinger D L, et al. 1987. Noradrenergic sympathetic neural interactions with the immune system: structure and function. Immunological Reviews, 100: 225-260.

Ferguson A, Murray D. 1971. Quantitation of intraepithelial lymphocytes in human jejunum. Gut, 12(12): 988-994.

Fillatreau S, Gray D, Anderton S M. 2008. Not always the bad guys: B cells as regulators of autoimmune pathology. Nature Reviews Immunology, 8(5): 391-397.

Fina D, Sarra M, Caruso R, et al. 2008. Interleukin 21 contributes to the mucosal T helper cell type 1 response in coeliac disease. Gut, 57(7): 887-892.

Finkelstein M S, Tanner M, Freedman M L. 1984. Salivary and serum IgA levels in a geriatric outpatient population. Journal of Clinical Immunology, 4(2): 85-91.

Finzi G, Cornaggia M, Capella C, et al. 1993. Cathepsin E in follicle associated epithelium of intestine and tonsils: localization to M cells and possible role in antigen processing. Histochemistry, 99(3): 201-211.

Fleeton M, Contractor N, Leon F, et al. 2004a. Involvement of dendritic cell subsets in the induction of oral tolerance and immunity. Annals of the New York Academy of Sciences, 1029: 60-65.

Fleeton M N, Contractor N, Leon F, et al. 2004b. Peyer's patch dendritic cells process viral antigen from apoptotic epithelial cells in the intestine of reovirus-infected mice. Journal of Experimental Medicine, 200(2): 235-245.

Florence A T. 1997. The oral absorption of micro-and nanoparticulates: neither exceptional nor unusual. Pharmaceutical Research, 14(3): 259-266.

Foli A, Yarchoan R. 1992. Monocyte macrophages(M/M)produce interleukin-6(Il-6)and tumor–necrosis -factor-alpha(Tnf-Alpha)in response to granulocyte-macrophage colony stimulating factor(Gm-Csf)but not to human-immunodeficiency-virus(Hiv)alone. Clinical Research, 40(2): A227-A227.

Fontenot J D, Gavin M A, Rudensky A Y. 2003. Foxp3 programs the development and function of CD4+CD25+ regulatory T cells. Nature Immunology, 4(4): 330-336.

Fonzi L, Masucci A, Gasparoni A, et al. 2003. Cytokeratin 20-expressing M cells in tonsils take up particulate antigen. A site for the delivery of vaccines against oral pathogens? Bulletin du Groupement International Pour Ia Recherche Scientifique en Stomatologie & Odontologie, 46(2-3): 72-77.

Forrest B D, LaBrooy J T, Robinson P, et al. 1991. Specific immune response in the human respiratory tract following oral immunization with live typhoid vaccine. Infection and Immunity, 59(3): 1206-1209.

Foster N, Clark M A, Jepson M A, et al. 1998. Ulex europaeus 1 lectin targets microspheres to mouse Peyer's patch M-cells in vivo. Vaccine, 16(5): 536-541.

Fotopoulos G, Harari A, Michetti P, et al. 2002. Transepithelial transport of HIV-1 by M cells is receptor-mediated. Proceedings of the National Academy of Sciences of the United States of America, 99(14): 9410-9414.

Fournier M, Lebargy F, Le Roy Ladurie F, et al. 1989. Intraepithelial T-lymphocyte subsets in the airways of normal subjects and of patients with chronic bronchitis. The American Review of Respiratory Disease, 140(3): 737-742.

Foxwell A R, Cripps A W, Kyd J M. 2007. Optimisation of oral immunization through receptor-mediated targeting of M cells. Human Vaccines, 3(5): 220-223.

Fraker P J, King L E, Laakko T, et al. 2000. The dynamic link between the integrity of the immune system and zinc status. Journal of Nutrition, 130(5): 1399s-1406s.

Frankenburg S, Wang X, Milner Y. 1998. Vitamin A inhibits cytokines produced by type 1 lymphocytes in vitro. Cellular Immunology, 185(1): 75-81.

Frey A, Giannasca K T, Weltzin R, et al. 1996. Role of the glycocalyx in regulating access of microparticles to apical plasma membranes of intestinal epithelial cells: implications for microbial attachment and oral vaccine targeting. Journal of Experimental Medicine, 184(3): 1045-1059.

Frey A, Neutra M R. 1997. Targeting of mucosal vaccines to Peyer's patch M cells. Behring Institute Mitteilungen, (98): 376-389.

Fritz F J, Westermann J, Pabst R. 1989. The mucosa of the male genital tract; part of the common mucosal secretory immune system? European Journal of Immunology, 19(3): 475-479.

Fritz J H, Le Bourhis L, Magalhaes J G, et al. 2008. Innate immune recognition at the epithelial barrier drives adaptive immunity: APCs take the back seat. Trends in Immunology, 29(1): 41-49.

Fujihashi K, McGhee J R, Kweon M N, et al. 1996. gamma/delta T cell-deficient mice have impaired mucosal immunoglobulin A responses. Journal of Experimental Medicine, 183(4): 1929-1935.

Fujihashi K, Yamamoto M, McGhee J R, et al. 1993. Intraepithelial lymphocytes Immunoregulatory function and cytokine production by αβ TCR+ and γδTCR+ T cells for mucosal immune response. Advances in Host Defense Mechanisms, 9: 8.

Fujimori H, Miura S, Koseki S, et al. 2002. Intravital observation of adhesion of lamina propria lymphocytes to microvessels of small intestine in mice. Gastroenterology, 122(3): 734-744.

Fujimoto K, Karuppuchamy T, Takemura N, et al. 2011. A new subset of CD103+CD8alpha+ dendritic cells in the small intestine expresses TLR3, TLR7, and TLR9 and induces Th1 response and CTL activity. Journal of Immunology, 186(11): 6287-6295.

Fujimura Y, Kihara T, Mine H. 1992. Membranous cells as a portal of *Yersinia pseudotuberculosis* entry into rabbit ileum. Journal of Clinical Electron Microscopy, 25: 35-45.

Fujimura Y, Takeda M, Ikai H, et al. 2004. The role of M cells of human nasopharyngeal lymphoid tissue in influenza virus sampling. Virchows Archiv: an International Journal of Pathology, 444(1): 36-42.

Fukuiwa T, Sekine S, Kobayashi R, et al. 2008. A combination of Flt3 ligand cDNA and CpG ODN as nasal adjuvant elicits NALT dendritic cells for prolonged mucosal immunity. Vaccine, 26(37): 4849-4859.

Fulton J R, Cuff C F. 2004. Mucosal and systemic immunity to intestinal reovirus infection in aged mice.

Experimental Gerontology, 39(9): 1285-1294.

Gaboriau-Routhiau V, Rakotobe S, Lecuyer E, et al. 2009. The key role of segmented filamentous bacteria in the coordinated maturation of gut helper T cell responses. Immunity, 31(4): 677-689.

Gaidar Iu A. 1989. Vimentin-positive epithelial cells in aggregated lymphoid nodules(Peyer's patches)in rabbits. Arkhiv Anatomii, Gistologii i émbriologii, 97(10): 84-88.

Galkina E, Thatte J, Dabak V, et al. 2005. Preferential migration of effector CD8(+)T cells into the interstitium of the normal lung. Journal of Clinical Investigation, 115(12): 3473-3483.

Gallichan W S, Rosenthal K L. 1995. Specific secretory immune responses in the female genital tract following intranasal immunization with a recombinant adenovirus expressing glycoprotein B of herpes simplex virus. Vaccine, 13(16): 1589-1595.

Gallichan W S, Woolstencroft R N, Guarasci T, et al. 2001. Intranasal immunization with CpG oligodeoxynucleotides as an adjuvant dramatically increases IgA and protection against herpes simplex virus-2 in the genital tract. Journal of Immunology, 166(5): 3451-3457.

Gangadharan D, Lambolez F, Attinger A, et al. 2006. Identification of pre- and postselection TCRalphabeta+ intraepithelial lymphocyte precursors in the thymus. Immunity, 25(4): 631-641.

Garvy B A, Ezekowitz R A, Harmsen A G. 1997a. Role of gamma interferon in the host immune and inflammatory responses to *Pneumocystis carinii* infection. Infection and Immunity, 65(2): 373-379.

Garvy B A, Wiley J A, Gigliotti F, et al. 1997b. Protection against *Pneumocystis carinii* pneumonia by antibodies generated from either T helper 1 or T helper 2 responses. Infection and Immunity, 65(12): 5052-5056.

Gebert A, Bartels H. 1995. Ultrastructure and protein transport of M cells in the rabbit cecal patch. Anatomical Record, 241(4): 487-495.

Gebert A, Hach G, Bartels H. 1992. Co-localization of vimentin and cytokeratins in M-cells of rabbit gut-associated lymphoid tissue(GALT). Cell and Tissue Research, 269(2): 331-340.

Gebert A, Hach G. 1992. Vimentin antibodies stain membranous epithelial cells in the rabbit bronchus-associated lymphoid tissue(BALT). Histochemistry, 98(4): 271-273.

Gebert A, Hach G. 1993. Differential binding of lectins to M cells and enterocytes in the rabbit cecum. Gastroenterology, 105(5): 1350-1361.

Gebert A, Pabst R. 1999. M cells at locations outside the gut. Seminars in Immunology, 11(3): 165-170.

Gebert A, Rothkötter H J, Pabst R. 1994. Cytokeratin 18 is an M-cell marker in porcine Peyer's patches. Cell and Tissue Research, 276(2): 213-221.

Gebert A, Rothkotter H J, Pabst R. 1996. M cells in Peyer's patches of the intestine. International Review of Cytology, 167: 91-159.

Gebert A, Steinmetz I, Fassbender S, et al. 2004. Antigen transport into Peyer's patches: increased uptake by constant numbers of M cells. The American Journal of Pathology, 164(1): 65-72.

Gebert A. 1995. Identification of M-cells in the rabbit tonsil by vimentin immunohistochemistry and in vivo protein transport. Histochemistry and Cell Biology, 104(3): 211-220.

Gebert A. 1996. M-cells in the rabbit tonsil exhibit distinctive glycoconjugates in their apical membranes. The

Journal of Histochemistry and Cytochemistry: Official Journal of the Histochemistry Society, 44(9): 1033-1042.

Gebert A. 1997a. M cells in the rabbit palatine tonsil: the distribution, spatial arrangement and membrane subdomains as defined by confocal lectin histochemistry. Anatomy and Embryology, 195(4): 353-358.

Gebert A. 1997b. The role of M cells in the protection of mucosal membranes. Histochemistry and Cell Biology, 108(6): 455-470.

Geissmann F, Manz M G, Jung S, et al. 2010. Development of monocytes, macrophages, and dendritic cells. Science, 327(5966): 656-661.

Geissmann F, Revy P, Brousse N, et al. 2003. Retinoids regulate survival and antigen presentation by immature dendritic cells. Journal of Experimental Medicine, 198(4): 623-634.

Gemski P Jr, Stocker B A. 1967. Transduction by bacteriophage P22 in nonsmooth mutants of *Salmonella typhimurium*. J Bacteriol, 93(5): 1588-1597.

GeurtsvanKessel C H, Willart M A, van Rijt L S, et al. 2008. Clearance of influenza virus from the lung depends on migratory langerin+CD11b- but not plasmacytoid dendritic cells. Journal of Experimental Medicine, 205(7): 1621-1634.

Gewirtz A T, Navas T A, Lyons S, et al. 2001. Cutting edge: bacterial flagellin activates basolaterally expressed TLR5 to induce epithelial proinflammatory gene expression. Journal of Immunology, 167(4): 1882-1885.

Giannasca P J, Boden J A, Monath T P. 1997. Targeted delivery of antigen to hamster nasal lymphoid tissue with M-cell-directed lectins. Infection and Immunity, 65(10): 4288-4298.

Giannasca P J, Giannasca K T, Falk P, et al. 1994. Regional differences in glycoconjugates of intestinal M cells in mice: potential targets for mucosal vaccines. The American Journal of Physiology, 267(6 Pt 1): G1108-1121.

Giannasca P J, Giannasca K T, Leichtner A M, et al. 1999. Human intestinal M cells display the sialyl Lewis A antigen. Infection and Immunity, 67(2): 946-953.

Gilliet M, Cao W, Liu Y J. 2008. Plasmacytoid dendritic cells: sensing nucleic acids in viral infection and autoimmune diseases. Nature Reviews Immunology, 8(8): 594-606.

Ginhoux F, Collin M P, Bogunovic M, et al. 2007. Blood-derived dermal langerin+ dendritic cells survey the skin in the steady state. Journal of Experimental Medicine, 204(13): 3133-3146.

Girard J P, Springer T A. 1995. High endothelial venules(HEVs): specialized endothelium for lymphocyte migration. Immunol Today, 16(9): 449-457.

Gohda M, Kunisawa J, Miura F, et al. 2008. Sphingosine 1-phosphate regulates the egress of IgA plasmablasts from Peyer's patches for intestinal IgA responses. Journal of Immunology, 180(8): 5335-5343.

Golovkina T V, Shlomchik M, Hannum L, et al. 1999. Organogenic role of B lymphocytes in mucosal immunity. Science, 286(5446): 1965-1968.

Goodman T, Lefrancois L. 1988. Expression of the gamma-delta T-cell receptor on intestinal CD8+ intraepithelial lymphocytes. Nature, 333(6176): 855-858.

Gottshall S L, Hansen P J. 1992. Regulation of leucocyte subpopulations in the sheep endometrium by progesterone. Immunology, 76(4): 636-641.

Grabstein K H, Waldschmidt T J, Finkelman F D, et al. 1993. Inhibition of murine B and T lymphopoiesis in vivo by an anti-interleukin 7 monoclonal antibody. Journal of Experimental Medicine, 178(1): 257-264.

Graham B S, Bunton L A, Wright P F, et al. 1991. Role of T lymphocyte subsets in the pathogenesis of primary infection and rechallenge with respiratory syncytial virus in mice. The Journal of Clinical Investigation, 88(3): 1026-1033.

Graham B S, Henderson G S, Tang Y W, et al. 1993. Priming immunization determines T helper cytokine mRNA expression patterns in lungs of mice challenged with respiratory syncytial virus. Journal of Immunology, 151(4): 2032-2040.

Groh V, Steinle A, Bauer S, et al. 1998. Recognition of stress-induced MHC molecules by intestinal epithelial gammadelta T cells. Science, 279(5357): 1737-1740.

Grossmann A, Maggioprice L, Jinneman J C, et al. 1991. Influence of aging on intracellular free calcium and proliferation of mouse T-cell subsets from various lymphoid organs. Cellular Immunology, 135(1): 118-131.

Groux H, O'Garra A, Bigler M, et al. 1997. A CD4+ T-cell subset inhibits antigen-specific T-cell responses and prevents colitis. Nature, 389(6652): 737-742.

Guermonprez P, Valladeau J, Zitvogel L, et al. 2002. Antigen presentation and T cell stimulation by dendritic cells. Annual Review of Immunology, 20: 621-667.

Gullberg E, Leonard M, Karlsson J, et al. 2000. Expression of specific markers and particle transport in a new human intestinal M-cell model. Biochemical and Biophysical Research Communications, 279(3): 808-813.

Gupta P N, Vyas S P. 2011. Investigation of lectinized liposomes as M-cell targeted carrier-adjuvant for mucosal immunization. Colloids and Surfaces B-Biointerfaces, 82(1): 118-125.

Guzylack-Piriou L, Alves M P, McCullough K C, et al. 2010. Porcine Flt3 ligand and its receptor: generation of dendritic cells and identification of a new marker for porcine dendritic cells. Developmental and Comparative Immunology, 34(4): 455-464.

Hadis U, Wahl B, Schulz O, et al. 2011. Intestinal tolerance requires gut homing and expansion of FoxP3+ regulatory T cells in the lamina propria. Immunity, 34(2): 237-246.

Hagiwara Y, McGhee J R, Fujihashi K, et al. 2003. Protective mucosal immunity in aging is associated with functional CD4(+)T cells in nasopharyngeal-associated lymphoreticular tissue. Journal of Immunology, 170(4): 1754-1762.

Hamann A, Andrew D P, Jablonski-Westrich D, et al. 1994. Role of alpha 4-integrins in lymphocyte homing to mucosal tissues in vivo. Journal of Immunology, 152(7): 3282-3293.

Hammerschmidt S I, Ahrendt M, Bode U, et al. 2008. Stromal mesenteric lymph node cells are essential for the generation of gut-homing T cells in vivo. Journal of Experimental Medicine, 205(11): 2483-2490.

Hammerschmidt S I, Friedrichsen M, Boelter J, et al. 2011. Retinoic acid induces homing of protective T and B cells to the gut after subcutaneous immunization in mice. The Journal of Clinical Investigation, 121(8): 3051-3061.

Hamzaoui N, Kerneis S, Caliot E, et al. 2004. Expression and distribution of beta1 integrins in in vitro-induced M cells: implications for *Yersinia* adhesion to Peyer's patch epithelium. Cellular microbiology, 6(9): 817-828.

Hanazato M, Nakato G, Nishikawa F, et al. 2014. Selection of an aptamer against mouse GP2 by SELEX. Cell Struct Funct, 39(1): 23-29.

Hanski C, Kutschka U, Schmoranzer H P, et al. 1989. Immunohistochemical and electron microscopic study of interaction of *Yersinia enterocolitica* serotype O8 with intestinal mucosa during experimental enteritis. Infection and Immunity, 57(3): 673-678.

Hapfelmeier S, Lawson M A, Slack E, et al. 2010. Reversible microbial colonization of germ-free mice reveals the dynamics of IgA immune responses. Science, 328(5986): 1705-1709.

Harp J A, Stabel J R, Pesch B A, et al. 2004. Expression of adhesion molecules on milk and blood lymphocytes from periparturient dairy cattle with Johne's disease. Veterinary Immunology and Immunopathology, 98(1-2): 69-76.

Harrington L E, Hatton R D, Mangan P R, et al. 2005. Interleukin 17-producing CD4(+)effector T cells develop via a lineage distinct from the T helper type 1 and 2 lineages. Nature Immunology, 6(11): 1123-1132.

Hase K, Kawano K, Nochi T, et al. 2009a. Uptake through glycoprotein 2 of FimH+ bacteria by M cells initiates mucosal immune response. Nature, 462(7270): 226-230.

Hase K, Kimura S, Takatsu H, et al. 2009b. M-Sec promotes membrane nanotube formation by interacting with Ral and the exocyst complex. Nature Cell Biology, 11(12): 1427-1432.

Hase K, Ohshima S, Kawano K, et al. 2005. Distinct gene expression profiles characterize cellular phenotypes of follicle-associated epithelium and M cells. DNA Research: an International Journal for Aapid Publication of Reports on Genes and Genomes, 12(2): 127-137.

Hayat M, Cairns A, Dixon M F, et al. 2002. Quantitation of intraepithelial lymphocytes in human duodenum: what is normal? Journal of Clinical Pathology, 55(5): 393-394.

Hayday A, Gibbons D. 2008. Brokering the peace: the origin of intestinal T cells. Mucosal Immunology, 1(3): 172-174.

Hayday A, Theodoridis E, Ramsburg E, et al. 2001. Intraepithelial lymphocytes: exploring the Third Way in immunology. Nature immunology, 2(11): 997-1003.

Haynes B F, Shattock R J. 2008. Critical issues in mucosal immunity for HIV-1 vaccine development. Journal of Allergy and Clinical Immunology, 122(1): 3-9.

He B, Santamaria R, Xu W F, et al. 2010. The transmembrane activator TACI triggers immunoglobulin class switching by activating B cells through the adaptor MyD88. Nature Immunology, 11(9): 836-894.

He B, Xu W, Santini P A, et al. 2007. Intestinal bacteria trigger T cell-independent immunoglobulin A 2 class switching by inducing epithelial-cell secretion of the cytokine APRIL. Immunity, 26(6): 812-826.

Heath W R, Carbone F R. 2009. Dendritic cell subsets in primary and secondary T cell responses at body surfaces. Nature Immunology, 10(12): 1237-1244.

Heazlewood C K, Cook M C, Eri R, et al. 2008. Aberrant mucin assembly in mice causes endoplasmic reticulum stress and spontaneous inflammation resembling ulcerative colitis. Plos Medicine, 5(3): e54.

Hedges S R, Agace W W, Svanborg C. 1995. Epithelial cytokine responses and mucosal cytokine networks. Trends in Microbiology, 3(7): 266-270.

Hedges S, Svensson M, Svanborg C. 1992. Interleukin-6 response of epithelial cell lines to bacterial stimulation in vitro. Infection and Immunity, 60(4): 1295-1301.

Heegaard P M, Dedieu L, Johnson N, et al. 2011. Adjuvants and delivery systems in veterinary vaccinology: current state and future developments. Archives of Virology, 156(2): 183-202.

Hein W R, Barber T, Cole S A, et al. 2004. Long-term collection and characterization of afferent lymph from the ovine small intestine. Journal of Immunological Methods, 293(1-2): 153-168.

Hein W R, Griebel P J. 2003. A road less travelled: large animal models in immunological research. Nature Reviews. Immunology, 3(1): 79-84.

Helander A, Silvey K J, Mantis N J, et al. 2003. The viral sigma1 protein and glycoconjugates containing alpha2-3-linked sialic acid are involved in type 1 reovirus adherence to M cell apical surfaces. Journal of Virology, 77(14): 7964-7977.

Herndon F J, Hsu H C, Mountz J D. 1997. Increased apoptosis of CD45RO- T cells with aging. Mechanisms of Ageing and Development, 94(1-3): 123-134.

Herrmann J, Hermes R, Breves G. 2011. Transepithelial transport and intraepithelial metabolism of short-chain fatty acids(SCFA)in the porcine proximal colon are influenced by SCFA concentration and luminal pH. Comparative Biochemistry and Physiology a-Molecular & Integrative Physiology, 158(1): 169-176.

Hess C B, Niesel D W, Holmgren J, et al. 1990. Interferon-production by *Shigella flexneri*-infected fibroblasts depends upon intracellular bacterial metabolism. Infection and Immunity, 58(2): 399-405.

Hickey D K, Aldwell F E, Beagley K W. 2010. Oral immunization with a novel lipid-based adjuvant protects against genital *Chlamydia* infection. Vaccine, 28(7): 1668-1672.

Hieshima K, Kawasaki Y, Hanamoto H, et al. 2004. CC chemokine ligands 25 and 28 play essential roles in intestinal extravasation of IgA antibody-secreting cells. Journal of Immunology, 173(6): 3668-3675.

Hieshima K, Ohtani H, Shibano M, et al. 2003. CCL28 has dual roles in mucosal immunity as a chemokine with broad-spectrum antimicrobial activity. Journal of Immunology, 170(3): 1452-1461.

Higgins J M, Mandlebrot D A, Shaw S K, et al. 1998. Direct and regulated interaction of integrin alphaEbeta7 with E-cadherin. Journal of Cell Biology, 140(1): 197-210.

Hirabayashi J, Hashidate T, Arata Y, et al. 2002. Oligosaccharide specificity of galectins: a search by frontal affinity chromatography. Biochimica et Biophysica Acta(BBA)-General Subjects, 1572(2): 232-254.

Hiroi T, Iwatani K, Iijima H, et al. 1998. Nasal immune system: distinctive Th0 and Th1/Th2 type environments in murine nasal-associated lymphoid tissues and nasal passage, respectively. European Journal of Immunology, 28(10): 3346-3353.

Hirotani T, Lee P Y, Kuwata H, et al. 2005. The nuclear IkappaB protein IkappaBNS selectively inhibits lipopolysaccharide-induced IL-6 production in macrophages of the colonic lamina propria. Journal of Immunology, 174(6): 3650-3657.

Hoag K A, Nashold F E, Goverman J, et al. 2002. Retinoic acid enhances the T helper 2 cell development that is essential for robust antibody responses through its action on antigen-presenting cells. The Journal of Nnutrition, 132(12): 3736-3739.

Hochrein H, Shortman K, Vremec D, et al. 2001. Differential production of IL-12, IFN-alpha, and IFN-gamma by mouse dendritic cell subsets. Journal of Immunology, 166(9): 5448-5455.

Hoeffel G, Ripoche A C, Matheoud D, et al. 2007. Antigen crosspresentation by human plasmacytoid dendritic cells. Immunity, 27(3): 481-492.

Hoiseth S K, Stocker B. 1981. Aromatic-dependent *Salmonella typhimurium* are non-virulent and effective as live vaccines. Nature, 291(5812):238-239.

Hollander D, Tarnawski H. 1985. Aging-associated increase in intestinal absorption of macromolecules. Gerontology, 31(3): 133-137.

Holmgren J, Czerkinsky C, Eriksson K, et al. 2003a. Mucosal immunisation and adjuvants: a brief overview of recent advances and challenges. Vaccine, 21 Suppl 2: S89-95.

Holmgren J, Czerkinsky C. 2005. Mucosal immunity and vaccines. Nature Medicine, 11(4): S45-S53.

Holmgren J, Harandi A M, Czerkinsky C. 2003b. Mucosal adjuvants and anti-infection and anti-immunopathology vaccines based on cholera toxin, cholera toxin B subunit and CpG DNA. Expert Review of Vaccines, 2(2): 205-217.

Holt P G, Haining S, Nelson D J, et al. 1994. Origin and steady-state turnover of class II MHC-bearing dendritic cells in the epithelium of the conducting airways. Journal of Immunology, 153(1): 256-261.

Hondo T, Kanaya T, Takakura I, et al. 2011. Cytokeratin 18 is a specific marker of bovine intestinal M cell. American Journal of Physiology-Gastrointestinal and Liver Physiology, 300(3): G442-G453.

Hopkins S A, Niedergang F, Corthesy-Theulaz I E, et al. 2000. A recombinant Salmonella typhimurium vaccine strain is taken up and survives within murine Peyer's patch dendritic cells. Cellular Microbiology, 2(1): 59-68.

Hori S, Carvalho T L, Demengeot J. 2002. CD25+CD4+ regulatory T cells suppress CD4+ T cell-mediated pulmonary hyperinflammation driven by *Pneumocystis carinii* in immunodeficient mice. European Journal of Immunology, 32(5): 1282-1291.

Hornef M W, Frisan T, Vandewalle A, et al. 2002. Toll-like receptor 4 resides in the Golgi apparatus and colocalizes with internalized lipopolysaccharide in intestinal epithelial cells. Journal of Experimental Medicine, 195(5): 559-570.

Hosoe N, Miura S, Watanabe C, et al. 2004. Demonstration of functional role of TECK/CCL25 in T lymphocyte-endothelium interaction in inflamed and uninflamed intestinal mucosa. American Journal of Physiology-Gastrointestinal and Liver Physiology, 286(3): G458-G466.

Howie A. 1980. Scanning and transmission electron microscopy on the epithelium of human palatine tonsils. The Journal of Pathology, 130(2): 91-98.

Hoyne G F, O'Hehir R E, Wraith D C, et al. 1993. Inhibition of T cell and antibody responses to house dust mite allergen by inhalation of the dominant T cell epitope in naive and sensitized mice. Journal of Experimental Medicine, 178(5): 1783-1788.

Hsieh E H, Lo D D. 2012. Jagged1 and Notch1 help edit M cell patterning in Peyer's patch follicle epithelium. Developmental and Comparative Immunology, 37(2): 306-312.

Huang F, Wachi S, Thai P, et al. 2008. Potentiation of IL-19 expression in airway epithelia by IL-17A and IL-4/IL-13: important implications in asthma. The Journal of Allergy and Clinical Immunology, 121(6): 1415-1421, 1421 e1411-1413.

Huang G T, Eckmann L, Savidge T C, et al. 1996. Infection of human intestinal epithelial cells with invasive bacteria upregulates apical intercellular adhesion molecule-1(ICAM)-1)expression and neutrophil adhesion. The Journal of Clinical Investigation, 98(2): 572-583.

Hue S, Ahern P, Buonocore S, et al. 2006. Interleukin-23 drives innate and T cell-mediated intestinal inflammation. Journal of Experimental Medicine, 203(11): 2473-2483.

Hugot J P, Chamaillard M, Zouali H, et al. 2001. Association of NOD2 leucine-rich repeat variants with susceptibility to Crohn's disease. Nature, 411(6837): 599-603.

Huh J C, Strickland D H, Jahnsen F L, et al. 2003. Bidirectional interactions between antigen-bearing respiratory tract dendritic cells(DCs)and T cells precede the late phase reaction in experimental asthma: DC activation occurs in the airway mucosa but not in the lung parenchyma. Journal of Experimental Medicine, 198(1): 19-30.

Huleatt J W, Lefrancois L. 1996. Beta2 integrins and ICAM-1 are involved in establishment of the intestinal mucosal T cell compartment. Immunity, 5(3): 263-273.

Husband A J, Gowans J L. 1978. The origin and antigen-dependent distribution of IgA-containing cells in the intestine. Journal of Experimental Medicine, 148(5): 1146-1160.

Hvalbye B K, Aaberge I S, Lovik M, et al. 1999. Intranasal immunization with heat-inactivated Streptococcus pneumoniae protects mice against systemic pneumococcal infection. Infection and Immunity, 67(9): 4320-4325.

Ichinohe T, Ainai A, Tashiro M, et al. 2009. PolyI:polyC12U adjuvant-combined intranasal vaccine protects mice against highly pathogenic H5N1 influenza virus variants. Vaccine, 27(45): 6276-6279.

Iijima H, Takahashi I, Kiyono H. 2001. Mucosal immune network in the gut for the control of infectious diseases. Reviews in Medical Virology, 11(2): 117-133.

Iijima N, Linehan M M, Saeland S, et al. 2007. Vaginal epithelial dendritic cells renew from bone marrow precursors. Proceedings of the National Academy of Sciences of the United States of America, 104(48): 19061-19066.

Iliev I D, Matteoli G, Rescigno M. 2007. The yin and yang of intestinal epithelial cells in controlling dendritic cell function. The Journal of Experimental Medicine, 204(10): 2253-2257.

Iliev I D, Mileti E, Matteoli G, et al. 2009a. Intestinal epithelial cells promote colitis-protective regulatory T-cell differentiation through dendritic cell conditioning. Mucosal Immunology, 2(4): 340-350.

Iliev I D, Spadoni I, Mileti E, et al. 2009b. Human intestinal epithelial cells promote the differentiation of tolerogenic dendritic cells. Gut, 58(11): 1481-1489.

Inagaki-Ohara K, Chinen T, Matsuzaki G, et al. 2004. Mucosal T cells bearing TCRgammadelta play a protective role in intestinal inflammation. Journal of Immunology, 173(2): 1390-1398.

Inagaki-Ohara K, Sawaguchi A, Suganuma T, et al. 2005. Intraepithelial lymphocytes express junctional molecules in murine small intestine. Biochemical and Biophysical Research Communications, 331(4): 977-983.

Infante-Duarte C, Horton H F, Byrne M C, et al. 2000. Microbial lipopeptides induce the production of IL-17 in Th cells. Journal of Immunology, 165(11): 6107-6115.

Inman L R, Cantey J R, Formal S B. 1986. Colonization, virulence, and mucosal interaction of an enteropathogenic *Escherichia coli*(strain RDEC-1)expressing shigella somatic antigen in the rabbit intestine. The Journal of Infectious Diseases, 154(5): 742-751.

Inman L R, Cantey J R. 1983. Specific adherence of Escherichia coli(strain RDEC-1)to membranous(M)cells of the Peyer's patch in *Escherichia coli* diarrhea in the rabbit. The Journal of Clinical Investigation, 71(1): 1-8.

Inobe J, Slavin A J, Komagata Y, et al. 1998. IL-4 is a differentiation factor for transforming growth factor-beta secreting Th3 cells and oral administration of IL-4 enhances oral tolerance in experimental allergic encephalomyelitis. European Journal of Immunology, 28(9): 2780-2790.

Ishigame H, Kakuta S, Nagai T, et al. 2009. Differential roles of interleukin-17A and -17F in host defense against mucoepithelial bacterial infection and allergic responses. Immunity, 30(1): 108-119.

Ishikawa H, Naito T, Iwanaga T, et al. 2007. Curriculum vitae of intestinal intraepithelial T cells: their developmental and behavioral characteristics. Immunological Reviews, 215: 154-165.

Ismail A S, Behrendt C L, Hooper L V. 2009. Reciprocal interactions between commensal bacteria and γδ intraepithelial lymphocytes during mucosal injury. The Journal of Immunology, 182(5): 3047-3054.

Ismail A S, Severson K M, Vaishnava S, et al. 2011. Gammadelta intraepithelial lymphocytes are essential mediators of host-microbial homeostasis at the intestinal mucosal surface. Proceedings of the National Academy of Sciences of the United States of America, 108(21): 8743-8748.

Israel E J, Taylor S, Wu Z, et al. 1997. Expression of the neonatal Fc receptor, FcRn, on human intestinal epithelial cells. Immunology, 92(1): 69-74.

Issekutz T B. 1984. The response of gut-associated T lymphocytes to intestinal viral immunization. Journal of Immunology, 133(6): 2955-2960.

Ivanov I I, McKenzie B S, Zhou L, et al. 2006. The orphan nuclear receptor ROR gamma t directs the differentiation program of proinflammatory IL-17(+)T helper cells. Cell, 126(6): 1121-1133.

Ivanov I I, Atarashi K, Manel N, et al. 2009. Induction of intestinal Th17 cells by segmented filamentous bacteria. Cell, 139(3): 485-498.

Ivanov I I, Frutos Rde L, Manel N, et al. 2008. Specific microbiota direct the differentiation of IL-17-producing T-helper cells in the mucosa of the small intestine. Cell Host & Microbe, 4(4): 337-349.

Iwakura Y, Ishigame H, Saijo S, et al. 2011. Functional specialization of interleukin-17 family members. Immunity, 34(2): 149-162.

Iwasaki A, Kelsall B L. 2000. Localization of distinct Peyer's patch dendritic cell subsets and their recruitment by chemokines macrophage inflammatory protein(MIP)-3α, MIP-3β, and secondary lymphoid organ chemokine. The Journal of Experimental Medicine, 191(8): 1381-1394.

Iwasaki A, Kelsall B L. 2001. Unique functions of CD11b+, CD8 alpha+, and double-negative Peyer's patch dendritic cells. Journal of Immunology, 166(8): 4884-4890.

Iwasaki A, Medzhitov R. 2004. Toll-like receptor control of the adaptive immune responses. Nature Immunology, 5(10): 987-995.

Iwasaki A. 2007. Mucosal dendritic cells. Annual Review of Immunology, 25: 381-418.

Iwasato T, Arakawa H, Shimizu A, et al. 1992. Biased distribution of recombination sites within S regions upon immunoglobulin class switch recombination induced by transforming growth factor beta and lipopolysaccharide. Journal of Experimental Medicine, 175(6): 1539-1546.

Iwata M, Hirakiyama A, Eshima Y, et al. 2004. Retinoic acid imprints gut-homing specificity on T cells. Immunity, 21(4): 527-538.

Iwata M, Yokota A. 2011. Retinoic acid production by intestinal dendritic cells. Vitamins and Hormones, 86: 127-152.

Jabri B, Ebert E. 2007. Human CD8(+)intraepithelial lymphocytes: a unique model to study the regulation of effector cytotoxic T lymphocytes in tissue. Immunological Reviews, 215: 202-214.

Jackson G D, Lemaitre-Coelho I, Vaerman J P, et al. 1978. Rapid disappearance from serum of intravenously injected rat myeloma IgA and its secretion into bile. European Journal of Immunology, 8(2): 123-126.

Jaensson E, Uronen-Hansson H, Pabst O, et al. 2008. Small intestinal CD103+ dendritic cells display unique functional properties that are conserved between mice and humans. Journal of Experimental Medicine, 205(9): 2139-2149.

Jaensson-Gyllenback E, Kotarsky K, Zapata F, et al. 2011. Bile retinoids imprint intestinal CD103(+)dendritic cells with the ability to generate gut-tropic T cells. Mucosal Immunology, 4(4): 438-447.

Jaffar Z, Ferrini M E, Herritt L A, et al. 2009. Cutting edge: lung mucosal Th17-mediated responses induce polymeric Ig receptor expression by the airway epithelium and elevate secretory IgA levels. Journal of Immunology, 182(8): 4507-4511.

Jahnsen F L, Strickland D H, Thomas J A, et al. 2006. Accelerated antigen sampling and transport by airway mucosal dendritic cells following inhalation of a bacterial stimulus. Journal of Immunology, 177(9): 5861-5867.

Jakubzick C, Bogunovic M, Bonito A J, et al. 2008. Lymph-migrating, tissue-derived dendritic cells are minor constituents within steady-state lymph nodes. Journal of Experimental Medicine, 205(12): 2839-2850.

Jameson B, Baribaud F, Pohlmann S, et al. 2002. Expression of DC-SIGN by dendritic cells of intestinal and genital mucosae in humans and rhesus macaques. Journal of Virology, 76(4): 1866-1875.

Janeway C A, Travers P. 1994. The Humoral Immune Response. London: Current Biology Ltd: 8:1±8:58.

Jang D H, Han J H, Lee S H, et al. 2005. Cofilin expression induces cofilin-actin rod formation and disrupts synaptic structure and function in *Aplysia* synapses. Proceedings of the National Academy of Sciences of the United States of America, 102(44): 16072-16077.

Jang M H, Kweon M N, Iwatani K, et al. 2004. Intestinal villous M cells: an antigen entry site in the mucosal epithelium. Proceedings of the National Academy of Sciences of the United States of America, 101(16): 6110-6115.

Jang M H, Sougawa N, Tanaka T, et al. 2006. CCR7 is critically important in intestinal lamina propria for migration of dendritic cells to mesenteric lymph nodes. Journal of Immunology, 176(2): 803-810.

Janossy G, Tidman N, Selby W S, et al. 1980. Human T lymphocytes of inducer and suppressor type occupy different microenvironments. Nature, 288(5786): 81-84.

Jensen V B, Harty J T, Jones B D. 1998. Interactions of the invasive pathogens *Salmonella typhimurium, Listeria monocytogenes*, and *Shigella flexneri* with M cells and murine Peyer's patches. Infection and Immunity, 66(8): 3758-3766.

Jeong K I, Suzuki H, Nakayama H, et al. 2000. Ultrastructural study on the follicle-associated epithelium of nasal-associated lymphoid tissue in specific pathogen-free(SPF) and conventional environment-adapted (SPF-CV)rats. Journal of Anatomy, 196(Pt 3): 443-451.

Jepson M A, Clark M A. 1998. Studying M cells and their role in infection. Trends in Microbiology, 6(9): 359-365.

Jepson M A, Clark M A. 2001. The role of M cells in *Salmonella* infection. Microbes and Infection, 3(14-15): 1183-1190.

Jepson M A, Mason C M, Clark M A, et al. 1995. Variations in lectin binding properties of intestinal M cells. Journal of Drug Targeting, 3(1): 75-77.

Jepson M A, Simmons N L, Hirst G L, et al. 1993. Identification of M-cells and their distribution in rabbit intestinal peyer patches and sppendix. Cell and Tissue Research, 273(1): 127-136.

Jeurissen S H M, Wagenaar F, Janse E M. 1999. Further characterization of M cells in gut-associated lymphoid tissues of the chicken. Poultry Science, 78(7): 965-972.

Jeurissen S H, Sminia T, Kraal G. 1984. Selective emigration of suppressor T cells from Peyer's patches. Cellular Immunology, 85(1): 264-269.

Joffre O, Nolte M A, Sporri R, et al. 2009. Inflammatory signals in dendritic cell activation and the induction of adaptive immunity. Immunological Reviews, 227: 234-247.

Johansson M E, Larsson J M, Hansson G C. 2011. The two mucus layers of colon are organized by the MUC2 mucin, whereas the outer layer is a legislator of host-microbial interactions. Proceedings of the National Academy of Sciences of the United States of America, 108 Suppl 1: 4659-4665.

Johansson M E, Phillipson M, Petersson J, et al. 2008. The inner of the two Muc2 mucin-dependent mucus layers in colon is devoid of bacteria. Proceedings of the National Academy of Sciences of the United States of America, 105(39): 15064-15069.

Johansson M, Schon K, Ward M, et al. 1997. Genital tract infection with *Chlamydia* trachomatis fails to induce protective immunity in gamma interferon receptor-deficient mice despite a strong local immunoglobulin A response. Infection and Immunity, 65(3): 1032-1044.

Johansson-Lindbom B, Agace W W. 2007. Generation of gut-homing T cells and their localization to the small intestinal mucosa. Immunological Reviews, 215: 226-242.

Johansson-Lindbom B, Svensson M, Pabst O, et al. 2005. Functional specialization of gut CD103+ dendritic cells in the regulation of tissue-selective T cell homing. Journal of Experimental Medicine, 202(8): 1063-1073.

Johansson-Lindbom B, Svensson M, Wurbel M A, et al. 2003. Selective generation of gut tropic T cells in gut-associated lymphoid tissue(GALT): requirement for GALT dendritic cells and adjuvant. Journal of Experimental Medicine, 198(6): 963-969.

Jordan N J, Kolios G, Abbot S E, et al. 1999. Expression of functional CXCR4 chemokine receptors on human colonic epithelial cells. The Journal of Clinical Investigation, 104(8): 1061-1069.

Jörns J, Mangold U, Neumann U, et al. 2003. Lectin histochemistry of the lymphoid organs of the chicken. Anatomy and Embryology, 207(1): 85-94.

Juge N. 2012. Microbial adhesins to gastrointestinal mucus. Trends in Microbiology, 20(1): 30-39.

Jung H C, Eckmann L, Yang S K, et al. 1995. A distinct array of proinflammatory cytokines is expressed in human colon epithelial cells in response to bacterial invasion. The Journal of Clinical Investigation, 95(1): 55-65.

Kadaoui K A, Corthesy B. 2007. Secretory IgA mediates bacterial translocation to dendritic cells in mouse Peyer's patches with restriction to mucosal compartment. Journal of Immunology, 179(11): 7751-7757.

Kadiyala I, Loo Y, Roy K, et al. 2010. Transport of chitosan-DNA nanoparticles in human intestinal M-cell model versus normal intestinal enterocytes. European Journal of Pharmaceutical Sciences: Official Journal of the European Federation for Pharmaceutical Sciences, 39(1-3): 103-109.

Kaetzel C S, Robinson J K, Chintalacharuvu K R, et al. 1991. The polymeric immunoglobulin receptor(secretory component)mediates transport of immune complexes across epithelial cells: a local defense function for IgA. Proceedings of the National Academy of Sciences of the United States of America, 88(19): 8796-8800.

Kaetzel C S, Robinson J K, Lamm M E. 1994. Epithelial transcytosis of monomeric IgA and IgG cross-linked through antigen to polymeric IgA. A role for monomeric antibodies in the mucosal immune system. Journal of Immunology, 152(1): 72-76.

Kaisho T, Akira S. 2000. Critical roles of Toll-like receptors in host defense. Critical Reviews in Immunology, 20(5): 393-405.

Kamanaka M, Kim S T, Wan Y Y, et al. 2006. Expression of interleukin-10 in intestinal lymphocytes detected by an interleukin-10 reporter knockin tiger mouse. Immunity, 25(6): 941-952.

Kanamori Y, Ishimaru K, Nanno M, et al. 1996. Identification of novel lymphoid tissues in murine intestinal mucosa where clusters of c-kit+ IL-7R+ Thy1+ lympho-hemopoietic progenitors develop. Journal of Experimental Medicine, 184(4): 1449-1459.

Kanaya T, Hase K, Takahashi D, et al. 2012. The Ets transcription factor Spi-B is essential for the differentiation of intestinal microfold cells. Nature Immunology, 13(8): 729-736.

Kang H S, Chin R K, Wang Y, et al. 2002. Signaling via LT beta R on the lamina propria stromal cells of the gut is required for IgA production. Nature Immunology, 3(6): 576-582.

Kang S G, Lim H W, Andrisani O M, et al. 2007. Vitamin A metabolites induce gut-homing FoxP3+ regulatory T cells. Journal of Immunology, 179(6): 3724-3733.

Kang S, Okuno T, Takegahara N, et al. 2012. Intestinal epithelial cell-derived semaphorin 7A negatively regulates development of colitis via alphavbeta1 integrin. Journal of Immunology, 188(3): 1108-1116.

Kantele A, Kantele J M, Savilahti E, et al. 1997. Homing potentials of circulating lymphocytes in humans depend on the site of activation: oral, but not parenteral, typhoid vaccination induces circulating antibody-secreting cells that all bear homing receptors directing them to the gut. The Journal of Immunology, 158(2): 574-579.

Karchev T, Kabakchiev P. 1982. Electron-microscope observations on the tonsillar epithelium in children with recurrent tonsillitis. International Journal of Pediatric Otorhinolaryngology, 4(2): 149-156.

Karchev T, Watanabe N, Watanabe T, et al. 2003. M-cell subsets in SCID mice nasal tonsil. Current Topics on Tonsils and Mucosal Barriers of Upper Airways, 1257: 87-91.

Kastelein R A, Hunter C A, Cua D J. 2007. Discovery and biology of IL-23 and IL-27: Related but functionally distinct regulators of inflammation. Annual Review of Immunology, 25: 221-242.

Katahira J, Inoue N, Horiguchi Y, et al. 1997a. Molecular cloning and functional characterization of the receptor for *Clostridium perfringens* enterotoxin. Journal of Cell Biology, 136(6): 1239-1247.

Katahira J, Sugiyama H, Inoue N, et al. 1997b. Clostridium perfringens enterotoxin utilizes two structurally related membrane proteins as functional receptors in vivo. Journal of Biological Chemistry, 272(42): 26652-26658.

Kato A, Hashimoto Y, Kon Y, et al. 1992. Are there M cells in the cecal tonsil of chickens? The Journal of veterinary medical science/the Japanese Society of Veterinary Science, 54(5): 999-1006.

Katz D, Hollander D, Said H M, et al. 1987. Aging-associated increase in intestinal permeability to polyethylene glycol 900. Digestive Diseases and Sciences, 32(3): 285-288.

Katz J M, Lu X, Young S A, et al. 1997. Adjuvant activity of the heat-labile enterotoxin from enterotoxigenic *Escherichia coli* for oral administration of inactivated influenza virus vaccine. The Journal of Infectious Diseases, 175(2): 352-363.

Kauffman R S, Wolf J L, Finberg R, et al. 1983. The sigma 1 protein determines the extent of spread of reovirus from the gastrointestinal tract of mice. Virology, 124(2): 403-410.

Kaufmann S H. 1993. Immunity to intracellular bacteria. Annual Review of Immunology, 11(1): 129-163.

Kaufmann S H. 1996. gamma/delta and other unconventional T lymphocytes: what do they see and what do they do? Proceedings of the National Academy of Sciences of the United States of America, 93(6): 2272-2279.

Kawamura T, Cohen S S, Borris D L, et al. 2000. Candidate microbicides block HIV-1 infection of human immature Langerhans cells within epithelial tissue explants. Journal of Experimental Medicine, 192(10): 1491-1500.

Kawanishi H, Kiely J. 1989. Immune-related alterations in aged gut-associated lymphoid-tissues in mice. Digestive Diseases and Sciences, 34(2): 175-184.

Kawanishi H, Saltzman L E, Strober W. 1982. Characteristics and regulatory function of murine con A-induced, cloned T cells obtained from Peyer's patches and spleen: mechanisms regulating isotype-specific immunoglobulin production by Peyer's patch B cells. Journal of Immunology, 129(2): 475-483.

Kawanishi H, Saltzman L, Strober W. 1983a. Mechanisms regulating IgA class-specific immunoglobulin production in murine gut-associated lymphoid tissues. II. Terminal differentiation of postswitch sIgA-bearing Peyer's patch B cells. The Journal of Experimental Medicine, 158(3): 649-669.

Kawanishi H, Saltzman L E, Strober W. 1983b. Mechanisms regulating IgA class-specific immunoglobulin production in murine gut-associated lymphoid tissues. I. T cells derived from Peyer's patches that switch sIgM B cells to sIgA B cells in vitro. The Journal of Experimental Medicine, 157(2): 433-450.

Kawano Y, Noma T, Yata J. 1994. Regulation of human IgG subclass production by cytokines. IFN-gamma and IL-6 act antagonistically in the induction of human IgG1 but additively in the induction of IgG2. Journal of Immunology, 153(11): 4948-4958.

Kayama H, Ueda Y, Sawa Y, et al. 2012. Intestinal CX3C chemokine receptor 1(high)(CX3CR1(high)) myeloid cells prevent T-cell-dependent colitis. Proceedings of the National Academy of Sciences of the United States of America, 109(13): 5010-5015.

Keely S, Glover L E, Weissmueller T, et al. 2010. Hypoxia-inducible factor-dependent regulation of platelet-activating factor receptor as a route for gram-positive bacterial translocation across epithelia. Molecular Biology of the Cell, 21(4): 538-546.

Keller R. 2001. Dendritic cells: their significance in health and disease. Immunology Letters, 78(3): 113-122.

Kelly C P, O'Keane J C, Orellana J, et al. 1992. Human colon cancer cells express ICAM-1 in vivo and support LFA-1-dependent lymphocyte adhesion in vitro. The American Journal of Physiology, 263(6 Pt 1): G864-870.

Kelly M N, Kolls J K, Happel K, et al. 2005. Interleukin-17/interleukin-17 receptor-mediated signaling is important for generation of an optimal polymorphonuclear response against *Toxoplasma gondii* infection. Infection and Immunity, 73(1): 617-621.

Kelsall B L, Strober W. 1996. Distinct populations of dendritic cells are present in the subepithelial dome and T cell regions of the murine Peyer's patch. Journal of Experimental Medicine, 183(1): 237-247.

Kernéis S, Bogdanova A, Kraehenbuhl J P, et al. 1997. Conversion by Peyer's patch lymphocytes of human enterocytes into M cells that transport bacteria. Science, 277(5328): 949-952.

Kett K, Brandtzaeg P, Radl J, et al. 1986. Different subclass distribution of IgA-producing cells in human lymphoid organs and various secretory tissues. Journal of Immunology, 136(10): 3631-3635.

Khader S A, Gaffen S L, Kolls J K. 2009. Th17 cells at the crossroads of innate and adaptive immunity against infectious diseases at the mucosa. Mucosal Immunology, 2(5): 403-411.

Khor B, Gardet A, Xavier R J. 2011. Genetics and pathogenesis of inflammatory bowel disease. Nature, 474(7351): 307-317.

Kim B G, Li C L, Qiao W H, et al. 2006. Smad4 signalling in T cells is required for suppression of gastrointestinal cancer. Nature, 444(7120).

Kim B S, Siracusa M C, Saenz S A, et al. 2013. TSLP elicits IL-33-independent innate lymphoid cell responses to promote skin inflammation. Science Translational Medicine, 5(170): 170ra116.

Kim S H, Jung D I, Yang I Y, et al. 2011. M cells expressing the complement C5a receptor are efficient targets for mucosal vaccine delivery. European Journal of Immunology, 41(11): 3219-3229.

Kim S H, Lee K Y, Jang Y S. 2012a. Mucosal immune system and M cell-targeting strategies for oral mucosal

Vaccination. Immune Network, 12(5): 165-175.

Kim S H, Seo K W, Kim J, et al. 2010. The M cell-targeting ligand promotes antigen delivery and induces antigen-specific immune responses in mucosal vaccination. Journal of Immunology, 185(10): 5787-5795.

Kim S H, Yang I Y, Jang S H, et al. 2013. C5a receptor-targeting ligand-mediated delivery of dengue virus antigen to M cells evokes antigen-specific systemic and mucosal immune responses in oral immunization. Microbes Infect, 15(13): 895-902.

Kim T S, Braciale T J. 2009. Respiratory dendritic cell subsets differ in their capacity to support the induction of virus-specific cytotoxic CD8+ T cell responses. Plos One, 4(1): e4204.

Kim W H, Jeong J, Park A R, et al. 2012b. Chicken IL-17F: identification and comparative expression analysis in *Eimeria*-infected chickens. Developmental and Comparative Immunology, 38(3): 401-409.

Kinnebrew M A, Buffie C G, Diehl G E, et al. 2012. Interleukin 23 production by intestinal CD103(+)CD11b (+)dendritic cells in response to bacterial flagellin enhances mucosal innate immune defense. Immunity, 36(2): 276-287.

Kitagawa H, Hiratsuka Y, Imagawa T, et al. 1998. Distribution of lymphoid tissue in the caecal mucosa of chickens. Journal of Anatomy, 192(Pt 2): 293-298.

Kitagawa H, Imagawa T, Uehara M. 1996. The apical caecal diverticulum of the chicken identified as a lymphoid organ. Journal of Anatomy, 189(Pt 3): 667.

Kitagawa H, Shiraishi S, Imagawa T, et al. 2000. Ultrastructural characteristics and lectin-binding properties of M cells in the follicle-associated epithelium of chicken caecal tonsils. Journal of Anatomy, 197: 607-616.

Kiyono H, Cooper M D, Kearney J F, et al. 1984. Isotype specificity of helper T cell clones. Peyer's patch Th cells preferentially collaborate with mature IgA B cells for IgA responses. Journal of Experimental Medicine, 159(3): 798-811.

Kiyono H, Fukuyama S. 2004. NALT- versus Peyer's-patch-mediated mucosal immunity. Nature Reviews Immunology, 4(9): 699-710.

Kiyono H, Kunisawa J, McGhee J, et al. 2008. The mucosal immune system. *In*: Paul W E. Fundamental Immunology. Philadelphia: Lippincott Williams & Wilkins: 983-1030.

Kiyono H, McGhee J R, Wannemuehler M J, et al. 1982a. *In vivo* immune response to a T-cell-dependent antigen by cultures of disassociated murine Peyer's patch. Proceedings of the National Academy of Sciences of the United States of America, 79(2): 596-600.

Kiyono H, McGhee J R, Wannemuehler M J, et al. 1982b. Lack of oral tolerance in C3H/HeJ mice. Journal of Experimental Medicine, 155(2): 605-610.

Klavinskis L S, Barnfield C, Gao L Q, et al. 1999. Intranasal immunization with plasmid DNA-Lipid complexes elicits mucosal immunity in the female genital and rectal tracts. Journal of Immunology, 162(1): 254-262.

Knoop K A, Kumar N, Butler B R, et al. 2009. RANKL is necessary and sufficient to initiate development of antigen-sampling M cells in the intestinal epithelium. The Journal of Immunology, 183(9): 5738-5747.

Kobayashi A, Donaldson D S, Erridge C, et al. 2013. The functional maturation of M cells is dramatically reduced in the Peyer's patches of aged mice. Mucosal Immunology, 6(5): 1027-1037.

Kodama S, Abe N, Hirano T, et al. 2006. Safety and efficacy of nasal application of CpG oligodeoxynucleotide as a mucosal adjuvant. Laryngoscope, 116(2): 331-335.

Koga T, McGhee J R, Kato H, et al. 2000. Evidence for early aging in the mucosal immune system. Journal of Immunology, 165(9): 5352-5359.

Komano H, Fujiura Y, Kawaguchi M, et al. 1995. Homeostatic regulation of intestinal epithelia by intraepithelial gamma delta T cells. Proceedings of the National Academy of Sciences of the United States of America, 92(13): 6147-6151.

Koornstra P J, Duijvestijn A M, Vlek L F, et al. 1992. Tonsillar(Waldyer's ring equivalent)lymphoid tissue in the rat: lymphocyte subset binding to high endothelial venules(HEV)and in situ distribution. Regional Immunology, 4(6): 401-408.

Korn T, Bettelli E, Gao W, et al. 2007. IL-21 initiates an alternative pathway to induce proinflammatory T(H)17 cells. Nature, 448(7152): 484-U489.

Koshi R, Mustafa Y, Perry M E. 2001. Vimentin, cytokeratin 8 and cytokeratin 18 are not specific markers for M - cells in human palatine tonsils. Journal of Anatomy, 199(6): 663-674.

Koyasu S, Moro K, Tanabe M, et al. 2010. Natural helper cells: a new player in the innate immune response against helminth infection. Advances in Immunology, 108: 21-44.

Kozlowski P A, Cu-Uvin S, Neutra M R, et al. 1997. Comparison of the oral, rectal, and vaginal immunization routes for induction of antibodies in rectal and genital tract secretions of women. Infection and Immunity, 65(4): 1387-1394.

Kozlowski P A, Williams S B, Lynch R M, et al. 2002. Differential induction of mucosal and systemic antibody responses in women after nasal, rectal, or vaginal immunization: influence of the menstrual cycle. Journal of Immunology, 169(1): 566-574.

Kraehenbuhl J P, Neutra M R. 2000. Epithelial M cells: differentiation and function. Annual Review of Cell and Developmental Biology, 16: 301-332.

Kramer D R, Cebra J J. 1995. Early appearance of "natural" mucosal IgA responses and germinal centers in suckling mice developing in the absence of maternal antibodies. Journal of Immunology, 154(5): 2051-2062.

Kringel H, Iburg T, Dawson H, et al. 2006. A time course study of immunological responses in Trichuris suis infected pigs demonstrates induction of a local type 2 response associated with worm burden. International Journal for Parasitology, 36(8): 915-924.

Krishnan L, Dennis Sprott G. 2003. Archaeosomes as self-adjuvanting delivery systems for cancer vaccines. Journal of Drug Targeting, 11(8-10): 515-524.

Krishnan L, Sad S, Patel G B, et al. 2000. Archaeosomes induce long-term CD8+ cytotoxic T cell response to entrapped soluble protein by the exogenous cytosolic pathway, in the absence of $CD4^+$ T cell help. Journal of Immunology(Baltimore, Md. : 1950), 165(9): 5177-5185.

Krishnan L, Sad S, Patel G B, et al. 2003. Archaeosomes induce enhanced cytotoxic T lymphocyte responses to entrapped soluble protein in the absence of interleukin 12 and protect against tumor challenge. Cancer

Research, 63(10): 2526-2534.

Kroese F G, Butcher E C, Stall A M, et al. 1989. Many of the IgA producing plasma cells in murine gut are derived from self-replenishing precursors in the peritoneal cavity. International Immunology, 1(1): 75-84.

Kucharzik T, Lugering N, Schmid K W, et al. 1998. Human intestinal M cells exhibit enterocyte-like intermediate filaments. Gut, 42(1): 54-62.

Kuhn R, Lohler J, Rennick D, et al. 1993. Interleukin-10-deficient mice develop chronic enterocolitis. Cell, 75(2): 263-274.

Kujala P, Raymond C R, Romeijn M, et al. 2011. Prion uptake in the gut: identification of the first uptake and replication sites. Plos Pathogens, 7(12): e1002449.

Kuki K, Hotomi M, Yamanaka N. 1996. A study of apoptosis in the human palatine tonsil. Acta oto-laryngologica. Supplementum, 523: 68-70.

Kunisawa J, Kiyono H. 2005. A marvel of mucosal T cells and secretory antibodies for the creation of first lines of defense. Cellular and Molecular Life Sciences, 62(12): 1308-1321.

Kunisawa J, Kurashima Y, Kiyono H. 2012. Gut-associated lymphoid tissues for the development of oral vaccines. Advanced Drug Delivery Reviews, 64(6): 523-530.

Kunisawa J, Nochi T, Kiyono H. 2008. Immunological commonalities and distinctions between airway and digestive immunity. Trends in Immunology, 29(11): 505-513.

Kunkel E J, Butcher E C. 2002. Chemokines and the tissue-specific migration of lymphocytes. Immunity, 16(1): 1-4.

Kunkel E J, Campbell J J, Haraldsen G, et al. 2000. Lymphocyte CC chemokine receptor 9 and epithelial thymus-expressed chemokine(TECK)expression distinguish the small intestinal immune compartment: Epithelial expression of tissue-specific chemokines as an organizing principle in regional immunity. Journal of Experimental Medicine, 192(5): 761-768.

Kunkel E J. Nochi T, Kiyono H. 2003a.Chemokines in lymphocyte trafficking and intestinal immunity. Microcirculation, 10:313-323.

Kunkel E J, Nochi T, Kiyono H. 2003b. CCR10 expression is a common feature of circulating and mucosal epithelial tissue IgA Ab-secreting cells. J Clin Invest, 111:1001-1010.

Kuo W L, Lee L Y, Wu C M, et al. 2006. Differential expression of claudin-4 between intestinal and diffuse-type gastric cancer. Oncology Reports, 16(4): 729-734.

Kurashima C, Utsuyama M, Kasai M, et al. 1995. The role of thymus in the aging of Th cell subpopulations and age-associated alteration of cytokine production by these cells. International Immunology, 7(1): 97-104.

Kutteh W H, Prince S J, Mestecky J. 1982. Tissue origins of human polymeric and monomeric IgA. Journal of Immunology, 128(2): 990-995.

Kweon M N, Yamamoto M, Watanabe F, et al. 2002. A nontoxic chimeric enterotoxin adjuvant induces protective immunity in both mucosal and systemic compartments with reduced IgE antibodies. Journal of Infectious Diseases, 186(9): 1261-1269.

Kyd J M, Cripps A W. 2008. Functional differences between M cells and enterocytes in sampling luminal antigens. Vaccine, 26(49): 6221-6224.

Laky K, Lefrancois L, Lingenheld E G, et al. 2000. Enterocyte expression of interleukin 7 induces development of gammadelta T cells and Peyer's patches. Journal of Experimental Medicine, 191(9): 1569-1580.

Lambolez F, Kronenberg M, Cheroutre H. 2007. Thymic differentiation of TCR alpha beta(+)CD8 alpha alpha(+)IELs. Immunological Reviews, 215: 178-188.

Lamkanfi M, Dixit V M. 2012. Inflammasomes and their roles in health and disease. Annual Review of Cell and Developmental Biology. 28: 137-161.

Lampen A, Meyer S, Arnhold T, et al. 2000. Metabolism of vitamin A and its active metabolite all-trans-retinoic acid in small intestinal enterocytes. The Journal of Pharmacology and Experimental Therapeutics, 295(3): 979-985.

Langermann S, Möllby R, Burlein J E, et al. 2000. Vaccination with FimH adhesin protects cynomolgus monkeys from colonization and infection by uropathogenic *Eschevichia coli*. Journal of Infectious Diseases, 181(2): 774-778.

Langrish C L, Chen Y, Blumenschein W M, et al. 2005. IL-23 drives a pathogenic T cell population that induces autoimmune inflammation. Journal of Experimental Medicine, 201(2): 233-240.

Lavelle E C, Grant G, Pfuller U, et al. 2004. Immunological implications of the use of plant lectins for drug and vaccine targeting to the gastrointestinal tract. Journal of Drug Targeting, 12(2): 89-95.

Lavelle E C, Grant G, Pusztai A, et al. 2000. Mucosal immunogenicity of plant lectins in mice. Immunology, 99(1): 30-37.

Lawson L B, Norton E B, Clements J D. 2011. Defending the mucosa: adjuvant and carrier formulations for mucosal immunity. Current Opinion in Immunology, 23(3): 414-420.

Lebman D A, Lee F D, Coffman R L. 1990. Mechanism for transforming growth factor beta and IL-2 enhancement of IgA expression in lipopolysaccharide-stimulated B cell cultures. Journal of Immunology, 144(3): 952-959.

Lee C K, Weltzin R, Soman G, et al. 1994. Oral administration of polymeric immunoglobulin A prevents colonization with *Vibrio cholerae* in neonatal mice. Infection and Immunity, 62(3): 887-891.

Lee J B, Jang J E, Song M K, et al. 2009. Intranasal delivery of cholera toxin induces th17-dominated T-cell response to bystander antigens. Plos One, 4(4): e5190.

Lee J H, Kong S K, Wu Z S, et al. 2010. Class II beta-tubulin is a novel marker for human tonsillar M cells and follicular dendritic cells. Journal of Oral Pathology & Medicine: Official Publication of the International Association of Oral Pathologists and the American Academy of Oral Pathology, 39(7): 533-539.

Lee J, Mo J H, Katakura K, et al. 2006. Maintenance of colonic homeostasis by distinctive apical TLR9 signalling in intestinal epithelial cells. Nature Cell Biology, 8(12): 1327-1336.

Lee S K, Lo W, Memeo L, et al. 2003. Duodenal histology in patients with celiac disease after treatment with a gluten-free diet. Gastrointestinal Endoscopy, 57(2): 187-191.

Lefrancois L, Parker C M, Olson S, et al. 1999. The role of beta7 integrins in CD8 T cell trafficking during an antiviral immune response. Journal of Experimental Medicine, 189(10): 1631-1638.

Lefrancois L, Puddington L. 1998. Anatomy of T-cell development in the intestine. Gastroenterology, 115(6): 1588-1591.

Lefrancois L. 2006. Development, trafficking, and function of memory T-cell subsets. Immunological Reviews, 211: 93-103.

Legge K L, Braciale T J. 2003. Accelerated migration of respiratory dendritic cells to the regional lymph nodes is limited to the early phase of pulmonary infection. Immunity, 18(2): 265-277.

Lelouard H, Fallet M, de Bovis B, et al. 2012. Peyer's patch dendritic cells sample antigens by extending dendrites through M cell-specific transcellular pores. Gastroenterology, 142(3): 592-601 e593.

Lelouard H, Reggio H, Mangeat P, et al. 1999. Mucin-related epitopes distinguish M cells and enterocytes in rabbit appendix and Peyer's patches. Infection and Immunity, 67(1): 357-367.

Lelouard H, Reggio H, Roy C, et al. 2001a. Glycocalyx on rabbit intestinal M cells displays carbohydrate epitopes from Muc2. Infection and Immunity, 69(2): 1061-1071.

Lelouard H, Sahuquet A, Reggio H, et al. 2001b. Rabbit M cells and dome enterocytes are distinct cell lineages. Journal of Cell Science, 114(Pt 11): 2077-2083.

Lencer W I, Moe S, Rufo P A, et al. 1995. Transcytosis of cholera-toxin subunits across model human intestinal epithelia. Proceedings of the National Academy of Sciences of the United States of America, 92(22): 10094-10098.

Lepage A C, Buzoni-Gatel D, Bout D T, et al. 1998. Gut-derived intraepithelial lymphocytes induce long term immunity against *Toxoplasma gondii*. Journal of Immunology, 161(9): 4902-4908.

Lerner A, Yamada T, Miller R A. 1989. Pgp-1hi lymphocytes-T accumulate with age in mice and respond poorly to concanavalin-A. European Journal of Immunology, 19(6): 977-982.

Li X D, Chiu Y H, Ismail A S, et al. 2011. Mitochondrial antiviral signaling protein(MAVS)monitors commensal bacteria and induces an immune response that prevents experimental colitis. Proceedings of the National Academy of Sciences of the United States of America, 108(42): 17390-17395.

Liang S C, Tan X Y, Luxenberg D P, et al. 2006. Interleukin(IL)-22 and IL-17 are coexpressed by Th17 cells and cooperatively enhance expression of antimicrobial peptides. Journal of Experimental Medicine, 203(10): 2271-2279.

Liebler-Tenorio E M, Pabst R. 2006. MALT structure and function in farm animals. Veterinary Research, 37(3): 257-280.

Liew F Y, Russell S M, Appleyard G, et al. 1984. Cross-protection in mice infected with influenza A virus by the respiratory route is correlated with local IgA antibody rather than serum antibody or cytotoxic T cell reactivity. European Journal of Immunology, 14(4): 350-356.

Lim J S, Na H S, Lee H C, et al. 2009. Caveolae-mediated entry of Salmonella typhimurium in a human M-cell model. Biochemical and Biophysical Research Communications, 390(4): 1322-1327.

Lin Y, Slight S R, Khader S A. 2010. Th17 cytokines and vaccine-induced immunity. Seminars in Immunopathology, 32(1): 79-90.

Lindestam Arlehamn C S, Lewinsohn D, Sette A. 2014. Antigens for CD4 and CD8 T cells in tuberculosis.

Cold Spring Harb Perspect Med, 4(7): a018465.

Ling J, Liao H L, Clark R, et al. 2008. Structural constraints for the binding of short peptides to claudin-4 revealed by surface plasmon resonance. Journal of Biological Chemistry, 283(45): 30585-30595.

Linton P J, Dorshkind K. 2004. Age-related changes in lymphocyte development and function. Nature Immunology, 5(2): 133-139.

Linton P J, Haynes L, Klinman N R, et al. 1996. Antigen-independent changes in naive CD4 T cells with aging. Journal of Experimental Medicine, 184(5): 1891-1900.

Litinskiy M B, Nardelli B, Hilbert D M, et al. 2002. DCs induce CD40-independent immunoglobulin class switching through BLyS and APRIL. Nature Immunology, 3(9): 822-829.

Liu Y J. 2005. IPC: Professional type 1 interferon-producing cells and plasmacytoid dendritic cell precursors. Annual Review of Immunology, 23: 275-306.

Liu Y Z, Zhang P, Li J, et al. 2008. A critical function for TGF-beta signaling in the development of natural CD4(+)CD25(+)Foxp3(+)regulatory T cells. Nature Immunology, 9(6): 632-640.

Lo D D, Ling J, Eckelhoefer A H. 2012. M cell targeting by a Claudin 4 targeting peptide can enhance mucosal IgA responses. BMC Biotechnology, 12(1): 7.

Lo D, Tynan W, Dickerson J, et al. 2004. Cell culture modeling of specialized tissue: identification of genes expressed specifically by follicle-associated epithelium of Peyer's patch by expression profiling of Caco-2/Raji co-cultures. International Immunology, 16(1): 91-99.

Lock K, Zhang J Q, Lu J H, et al. 2004. Expression of CD33-related siglecs on human mononuclear phagocytes, monocyte-derived dendritic cells and plasmacytoid dendritic cells. Immunobiology, 209(1-2): 199-207.

Lockhart E, Green A M, Flynn J L. 2006. IL-17 production is dominated by gamma delta T cells rather than CD4 T cells during Mycobacterium tuberculosis infection. Journal of Immunology, 177(7): 4662-4669.

Lomo J, Smeland E B, Ulven S, et al. 1998. RAR-, not RXR, ligands inhibit cell activation and prevent apoptosis in B-lymphocytes. Journal of Cellular Physiology, 175(1): 68-77.

London S D, Rubin D H, Cebra J J. 1987. Gut mucosal immunization with reovirus serotype 1/L stimulates virus-specific cytotoxic T cell precursors as well as IgA memory cells in Peyer's patches. Journal of Experimental Medicine, 165(3): 830-847.

Long K Z, Santos J I, Rosado J L, et al. 2011. Vitamin A supplementation modifies the association between mucosal innate and adaptive immune responses and resolution of enteric pathogen infections. American Journal of Clinical Nutrition, 93(3): 578-585.

Lopez-Bravo M, Ardavin C. 2008. In vivo induction of immune responses to pathogens by conventional dendritic cells. Immunity, 29(3): 343-351.

Lowell G H, Kaminski R W, VanCott T C, et al. 1997. Proteosomes, emulsomes, and cholera toxin B improve nasal immunogenicity of human immunodeficiency virus gp160 in mice: induction of serum, intestinal, vaginal, and lung IgA and IgG. The Journal of Infectious Diseases, 175(2): 292-301.

Lu Y J, Yadav P, Clements J D, et al. 2010. Options for inactivation, adjuvant, and route of topical administration of a killed, unencapsulated pneumococcal whole-cell vaccine. Clinical and Vaccine

Immunology: CVI, 17(6): 1005-1012.

Lycke N, Schon K. 2001. The B cell targeted adjuvant, CTA1-DD, exhibits potent mucosal immunoenhancing activity despite pre-existing anti-toxin immunity. Vaccine, 19(17-19): 2542-2548.

Ma C G, Zhang G X, Xiao B G, et al. 1995. Suppression of experimental autoimmune myasthenia gravis by nasal administration of acetylcholine receptor. Journal of Neuroimmunology, 58(1): 51-60.

Ma L J, Acero L F, Zal T, et al. 2009. Trans-presentation of IL-15 by intestinal epithelial cells drives development of CD8 alpha alpha IELs. Journal of Immunology, 183(2): 1044-1054.

Ma T Y, Hollander D, Dadufalza V, et al. 1992. Effect of aging and caloric restriction on intestinal permeability. Experimental Gerontology, 27(3): 321-333.

Maaser C, Eckmann L, Paesold G, et al. 2002. Ubiquitous production of macrophage migration inhibitory factor by human gastric and intestinal epithelium. Gastroenterology, 122(3): 667-680.

Maaser C, Schoeppner S, Kucharzik T, et al. 2001. Colonic epithelial cells induce endothelial cell expression of ICAM-1 and VCAM-1 by a NF-kappa B-dependent mechanism. Clinical and Experimental Immunology, 124(2): 208-213.

Mabbott N A, Donaldson D S, Ohno H, et al. 2013. Microfold(M)cells: important immunosurveillance posts in the intestinal epithelium. Mucosal Immunology, 6(4): 666-677.

Mach J, Hshieh T, Hsieh D, et al. 2005. Development of intestinal M cells. Immunological Reviews, 206(1): 177-189.

Maciel A A F L, Oria R B, Braga-Neto M B, et al. 2007. Role of retinol in protecting epithelial cell damage induced by *Clostridium difficile* toxin A. Toxicon, 50(8): 1027-1040.

Mackay C R, Kimpton W G, Brandon M R, et al. 1988. Lymphocyte subsets show marked differences in their distribution between blood and the afferent and efferent lymph of peripheral lymph-nodes. Journal of Experimental Medicine, 167(6): 1755-1765.

Mackay C R, Marston W L, Dudler L, et al. 1992. Tissue-specific migration pathways by phenotypically distinct subpopulations of memory T cells. European Journal of Immunology, 22(4): 887-895.

Mackay C R. 1993. Homing of naive, memory and effector lymphocytes. Current Opinion in Immunology, 5(3): 423-427.

Mackay C. 1995. Lymphocyte migration. A new spin on lymphocyte homing. Current Biology: CB, 5(7): 733-736.

Macpherson A J, Gatto D, Sainsbury E, et al. 2000. A primitive T cell-independent mechanism of intestinal mucosal IgA responses to commensal bacteria. Science, 288(5474): 2222-2226.

Macpherson A J, Hunziker L, McCoy K, et al. 2001. IgA responses in the intestinal mucosa against pathogenic and non-pathogenic microorganisms. Microbes and Infection, 3(12): 1021-1035.

Macpherson A J, McCoy K D, Johansen F E, et al. 2008. The immune geography of IgA induction and function. Mucosal Immunology, 1(1): 11-22.

Macpherson A J, Uhr T. 2004. Induction of protective IgA by intestinal dendritic cells carrying commensal bacteria. Science, 303(5664): 1662-1665.

Macpherson G, Milling S, Yrlid U, et al. 2004. Uptake of antigens from the intestine by dendritic cells. Annals of the New York Academy of Sciences, 1029: 75-82.

Maeda S, Hsu L C, Liu H, et al. 2005. Nod2 mutation in Crohn's disease potentiates NF-κB activity and IL-1ß processing. Science, 307(5710): 734-738.

Magalhaes J G, Tattoli I, Girardin S E. 2007. The intestinal epithelial barrier: How to distinguish between the microbial flora and pathogens. Seminars in Immunology, 19(2): 106-115.

Mage R G, Lanning D, Knight K L. 2006. B cell and antibody repertoire development in rabbits: the requirement of gut-associated lymphoid tissues. Developmental and Comparative Immunology, 30(1-2): 137-153.

Mahadeva S, Wyatt J I, Howdle P D. 2002. Is a raised intraepithelial lymphocyte count with normal duodenal villous architecture clinically relevant? Journal of Clinical Pathology, 55(6): 424-428.

Mahon B P, Sheahan B J, Griffin F, et al. 1997. Atypical disease after Bordetella pertussis respiratory infection of mice with targeted disruptions of interferon-gamma receptor or immunoglobulin mu chain genes. Journal of Experimental Medicine, 186(11): 1843-1851.

Man A L, Gicheva N, Nicoletti C. 2014. The impact of ageing on the intestinal epithelial barrier and immune system. Cellular Immunology, 289(1-2): 112-118.

Man A L, Lodi F, Bertelli E, et al. 2008. Macrophage migration inhibitory factor plays a role in the regulation of microfold(M)cell-mediated transport in the gut. Journal of Immunology, 181(8): 5673-5680.

Mangan P R, Harrington L E, O'Quinn D B, et al. 2006. Transforming growth factor-beta induces development of the T(H)17 lineage. Nature, 441(7090): 231-234.

Manicassamy S, Pulendran B. 2009. Retinoic acid-dependent regulation of immune responses by dendritic cells and macrophages. Seminars in Immunology, 21(1): 22-27.

Mann J F, Ferro V A, Mullen A B, et al. 2004. Optimisation of a lipid based oral delivery system containing A/Panama influenza haemagglutinin. Vaccine, 22(19): 2425-2429.

Mantis N J, Cheung M C, Chintalacharuvu K R, et al. 2002. Selective adherence of IgA to murine Peyer's patch M cells: evidence for a novel IgA receptor. Journal of Immunology, 169(4): 1844-1851.

Mantis N J, Rol N, Corthesy B. 2011. Secretory IgA's complex roles in immunity and mucosal homeostasis in the gut. Mucosal Immunology, 4(6): 603-611.

Maric I, Holt P G, Perdue M H, et al. 1996. Class II MHC antigen(Ia)-bearing dendritic cells in the epithelium of the rat intestine. Journal of Immunology, 156(4): 1408-1414.

Marinaro M, Staats H F, Hiroi T, et al. 1995. Mucosal adjuvant effect of cholera toxin in mice results from induction of T helper 2(Th2)cells and IL-4. Journal of Immunology, 155(10): 4621-4629.

Martinez-Argudo I, Jepson M A. 2008. Salmonella translocates across an in vitro M cell model independently of SPI-1 and SPI-2. Microbiology, 154(Pt 12): 3887-3894.

Martinez-Argudo I, Sands C, Jepson M A. 2007. Translocation of enteropathogenic *Escherichia coli* across an *in vitro* M cell model is regulated by its typeⅢsecretion system. Cellular Microbiology, 9(6): 1538-1546.

Mason C M, Jepson M A, Simmons N L, et al. 1994. Heterogenous Na^+, K^+-ATPase expression in the epithelia of rabbit gut-associated lymphoid tissues. Pflügers Archiv: European Journal of Physiology, 427(3-4): 343-347.

Masopust D, Vezys V, Marzo A L, et al. 2001. Preferential localization of effector memory cells in nonlymphoid tissue. Science, 291(5512): 2413-2417.

Mastroeni P, Harrison J A, Robinson J H, et al. 1998. Interleukin-12 is required for control of the growth of attenuated aromatic- compound-dependent salmonellae in BALB/c mice: role of gamma interferon and macrophage activation. Infection and Immunity, 66(10): 4767-4776.

Matsuo K, Iwasaki T, Asanuma H, et al. 2000. Cytokine mRNAs in the nasal-associated lymphoid tissue during influenza virus infection and nasal vaccination. Vaccine, 18(14): 1344-1350.

Mayer L. 2000. Mucosal immunity and gastrointestinal antigen processing. Journal of Pediatric Gastroenterology and Nutrition, 30 Suppl: S4-12.

Maynard C L, Harrington L E, Janowski K M, et al. 2007. Regulatory T cells expressing interleukin 10 develop from Foxp3+ and Foxp3- precursor cells in the absence of interleukin 10. Nature Immunology, 8(9): 931-941.

Mayrhofer G, Spargo L D. 1990. Distribution of class II major histocompatibility antigens in enterocytes of the rat jejunum and their association with organelles of the endocytic pathway. Immunology, 70(1): 11-19.

Mazanec M B, Coudret C L, Fletcher D R. 1995. Intracellular neutralization of influenza virus by immunoglobulin A anti-hemagglutinin monoclonal antibodies. Journal of Virology, 69(2): 1339-1343.

Mazanec M B, Kaetzel C S, Lamm M E, et al. 1992. Intracellular neutralization of virus by immunoglobulin A antibodies. Proceedings of the National Academy of Sciences of the United States of America, 89(15): 6901-6905.

Mazanec M B, Nedrud J G, Kaetzel C S, et al. 1993. A three-tiered view of the role of IgA in mucosal defense. Immunol Today, 14(9): 430-435.

Mazmanian S K, Round J L, Kasper D L. 2008. A microbial symbiosis factor prevents intestinal inflammatory disease. Nature, 453(7195): 620-625.

McCormick B A, Colgan S P, Delp-Archer C, et al. 1993. *Salmonella typhimurium* attachment to human intestinal epithelial monolayers: transcellular signalling to subepithelial neutrophils. Journal of Cell Biology, 123(4): 895-907.

McDermott M R, Bienenstock J. 1979. Evidence for a common mucosal immunologic system. I. Migration of B immunoblasts into intestinal, respiratory, and genital tissues. Journal of Immunology, 122(5): 1892-1898.

McGee D W, Beagley K W, Aicher W K, et al. 1992. Transforming growth factor-beta enhances interleukin-6 secretion by intestinal epithelial cells. Immunology, 77(1): 7-12.

McGeown J G. 1993. Splanchnic nerve stimulation increases the lymphocyte output in mesenteric efferent lymph. Pflügers Archiv: European Journal of Physiology, 422(6): 558-563.

Mcghee J R, Beagley K W, Fujihashi K, et al. 1993. Regulatory mechanisms in mucosal immunity-roles for T-helper cell subsets and derived cytokines in the induction of IgA responses. Local Immunity in Reproductive Tract Tissues, 17-51.

McGhee J R, Mestecky J, Elson C O, et al. 1989. Regulation of IgA synthesis and immune response by T cells and interleukins. Journal of clinical immunology, 9(3): 175-199.

McMenamin C, Holt P G. 1993. The natural immune response to inhaled soluble protein antigens involves major histocompatibility complex(MHC)class Ⅰ-restricted CD8+ T cell-mediated but MHC class Ⅱ -restricted CD4+ T cell-dependent immune deviation resulting in selective suppression of immunoglobulin E production. Journal of Experimental Medicine, 178(3): 889-899.

McMurchy A N, Bushell A, Levings M K, et al. 2011. Moving to tolerance: clinical application of T regulatory cells. Seminars in Immunology, 23(4): 304-313.

McWilliam A S, Napoli S, Marsh A M, et al. 1996. Dendritic cells are recruited into the airway epithelium during the inflammatory response to a broad spectrum of stimuli. Journal of Experimental Medicine, 184(6): 2429-2432.

McWilliam A S, Nelson D, Thomas J A, et al. 1994. Rapid dendritic cell recruitment is a hallmark of the acute inflammatory response at mucosal surfaces. Journal of Experimental Medicine, 179(4): 1331-1336.

McWilliams M, Phillips-Quagliata J M, Lamm M E. 1975. Characteristics of mesenteric lymph node cells homing to gut-associated lymphoid tissue in syngeneic mice. Journal of Immunology, 115(1): 54-58.

McWILLIAMS M, Phillips-Quagliata J M, Lamm M E. 1977. Mesenteric lymph node B lymphoblasts which home to the small intestine are precommitted to IgA synthesis. The Journal of Experimental Medicine, 145(4): 866-875.

Mebius R E, Rennert P, Weissman I L. 1997. Developing lymph nodes collect CD4(+)CD3(-)LT beta(+)cells that can differentiate to APC, NK cells, and follicular cells but not T or B cells. Immunity, 7(4): 493-504.

Melamed D, Friedman A. 1993. Direct evidence for anergy in T lymphocytes tolerized by oral administration of ovalbumin. European Journal of Immunology, 23(4): 935-942.

Melamed D, Friedman A. 1994. *In vivo* tolerization of Th1 lymphocytes following a single feeding with ovalbumin: anergy in the absence of suppression. European Journal of Immunology, 24(9): 1974-1981.

Mellman I, Turley S, Steinman R. 1998. Antigen processing for amateurs and professionals. Trends in Cell Biology, 8(6): 231-237.

Mestecky J, Blumberg R S, Kiyono H, et al. 2003. The Mucosal Immune System. Philadelphia: Lippincott Williams & Wilkins:965-1020.

Mestecky J, Lamm M E, Ogra P L. 2005. Mucosal Immunoglobulins. *In*: Mestecky J, Lamm M E, Strober W, et al. Mucosal Immunology. San Diego: Academic Press: 153-182.

Mestecky J, Russell M W, Elson C O. 2007. Perspectives on mucosal vaccines: is mucosal tolerance a barrier? The Journal of Immunology, 179(9): 5633-5638.

Mestecky J, Zikan J, Butler W T. 1971. Immunoglobulin M and secretory immunoglobulin A: presence of a common polypeptide chain different from light chains. Science, 171(3976): 1163-1165.

Metzler B, Wraith D C. 1993. Inhibition of experimental autoimmune encephalomyelitis by inhalation but not oral administration of the encephalitogenic peptide: influence of MHC binding affinity. International Immunology, 5(9): 1159-1165.

Meurens F, Berri M, Siggers R H, et al. 2007. Commensal bacteria and expression of two major intestinal chemokines, TECK/CCL25 and MEC/CCL28, and their receptors. Plos One, 2(7): e677.

Meyerholz D K, Stabel T J, Ackermann M R, et al. 2002. Early epithelial invasion by *Salmonella enterica* serovar Typhimurium DT104 in the swine ileum. Veterinary Pathology, 39(6): 712-720.

Meynell H M, Thomas N W, James P S, et al. 1999. Up-regulation of microsphere transport across the follicle-associated epithelium of Peyer's patch by exposure to *Streptococcus pneumoniae* R36a. Faseb Journal, 13(6): 611-619.

Michalek S M, Kiyono H, Wannemuehler M J, et al. 1982. Lipopolysaccharide(LPS)regulation of the immune response: LPS influence on oral tolerance induction. Journal of Immunology, 128(5): 1992-1998.

Michetti P, Mahan M J, Slauch J M, et al. 1992. Monoclonal secretory immunoglobulin A protects mice against oral challenge with the invasive pathogen Salmonella typhimurium. Infection and Immunity, 60(5): 1786-1792.

Miles A, Liaskou E, Eksteen B, et al. 2008. CCL25 and CCL28 promote alpha(4)beta(7)-integrin-dependent adhesion of lymphocytes to MAdCAM-1 under shear flow. American Journal of Physiology-Gastrointestinal and Liver Physiology, 294(5): G1257-G1267.

Miller H, Zhang J, Kuolee R, et al. 2007. Intestinal M cells: the fallible sentinels? World Journal of Gastroenterology : WJG, 13(10): 1477-1486.

Miller R A. 1996. The aging immune system: primer and prospectus. Science, 273(5271): 70-74.

Milling S, Yrlid U, Cerovic V, et al. 2010. Subsets of migrating intestinal dendritic cells. Immunological Reviews, 234: 259-267.

Mills K H G, Barnard A, Watkins J, et al. 1993. Cell-mediated-immunity to bordetella-pertussis - role of Th1 cells in bacterial clearance in a murine respiratory-infection model. Infection and Immunity, 61(2): 399-410.

Milo L A, Correa-Matos N J, Donovan S M, et al. 2004. Neutrophil and small intestinal lymphocyte migration after *Salmonella typhimurium* infection: impact of fermentable fiber. Journal of Pediatric Gastroenterology and Nutrition, 39(1): 73-79.

Misumi S, Masuyama M, Takamune N, et al. 2009. Targeted delivery of immunogen to primate M cells with tetragalloyl lysine dendrimer. Journal of Immunology, 182(10): 6061-6070.

Miyazawa K, Kanaya T, Takakura I, et al. 2010. Transcytosis of murine-adapted bovine spongiform encephalopathy agents in an in vitro bovine M cell model. Journal of Virology, 84(23): 12285-12291.

Mjösberg J, Bernink J, Peters C, et al. 2012. Transcriptional control of innate lymphoid cells. European Journal of Immunology, 42(8): 1916-1923.

Mohamadzadeh M, Duong T, Sandwick S J, et al. 2009. Dendritic cell targeting of *Bacillus anthracis* protective antigen expressed by *Lactobacillus acidophilus* protects mice from lethal challenge. Proceedings of the National Academy of Sciences of the United States of America, 106(11): 4331-4336.

Moldoveanu Z, Novak M, Huang W Q, et al. 1993. Oral immunization with influenza virus in biodegradable microspheres. The Journal of Infectious Diseases, 167(1): 84-90.

Monteiro R C, Kubagawa H, Cooper M D. 1990. Cellular-distribution, regulation, and biochemical nature of an Fc-alpha receptor in humans. Journal of Experimental Medicine, 171(3): 597-613.

Monteleone I, Sarra M, Del Vecchio Blanco G, et al. 2010. Characterization of IL-17A-producing cells in celiac disease mucosa. Journal of Immunology, 184(4): 2211-2218.

Monticelli L A, Sonnenberg G F, Artis D. 2012. Innate lymphoid cells: critical regulators of allergic inflammation and tissue repair in the lung. Current Opinion in Immunology, 24(3): 284-289.

Mora J R, Bono M R, Manjunath N, et al. 2003. Selective imprinting of gut-homing T cells by Peyer's patch dendritic cells. Nature, 424(6944): 88-93.

Mora J R, Cheng G, Picarella D, et al. 2005. Reciprocal and dynamic control of CD8 T cell homing by dendritic cells from skin- and gut-associated lymphoid tissues. Journal of Experimental Medicine, 201(2): 303-316.

Mora J R, Iwata M, Eksteen B, et al. 2006. Generation of gut-homing IgA-secreting B cells by intestinal dendritic cells. Science, 314(5802): 1157-1160.

Mora J R, Iwata M, von Andrian U H. 2008. Vitamin effects on the immune system: vitamins A and D take centre stage. Nature Reviews. Immunology, 8(9): 685-698.

Mora J R, von Andrian U H. 2008. Differentiation and homing of IgA-secreting cells. Mucosal Immunology, 1(2): 96-109.

Mora J R, von Andrian U H. 2009. Role of retinoic acid in the imprinting of gut-homing IgA-secreting cells. Seminars in Immunology, 21(1): 28-35.

Mora J R. 2008. Homing imprinting and immunomodulation in the gut: role of dendritic cells and retinoids. Inflammatory Bowel Diseases, 14(2): 275-289.

Morales J, Homey B, Vicari A P, et al. 1999. CTACK, a skin-associated chemokine that preferentially attracts skin-homing memory T cells. Proceedings of the National Academy of Sciences of the United States of America, 96(25): 14470-14475.

Moretto M M, Lawlor E M, Khan I A. 2008. Aging mice exhibit a functional defect in mucosal dendritic cell response against an intracellular pathogen. Journal of Immunology, 181(11): 7977-7984.

Morin M J, Warner A, Fields B N. 1994. A pathway for entry of reoviruses into the host through M-cells of the respiratory-tract. Journal of Experimental Medicine, 180(4): 1523-1527.

Morley J E, Baumgartner R N. 2004. Cytokine-related aging process. The Journals of Gerontology. Series A, Biological Sciences and Medical Sciences, 59(9): M924-929.

Moro K, Yamada T, Tanabe M, et al. 2009. Innate production of TH2 cytokines by adipose tissue-associated c-Kit+ Sca-1+ lymphoid cells. Nature, 463(7280): 540-544.

Morrison L A, Da Costa X J, Knipe D M. 1998. Influence of mucosal and parenteral immunization with a replication-defective mutant of HSV-2 on immune responses and protection from genital challenge. Virology, 243(1): 178-187.

Moser M, Murphy K M. 2000. Dendritic cell regulation of TH1-TH2 development. Nature Immunology, 1(3): 199-205.

Mosmann T R, Cherwinski H, Bond M W, et al. 1986. 2 types of murine helper T-cell clone .1. definition according to profiles of lymphokine activities and secreted proteins. Journal of Immunology, 136(7): 2348-2357.

Mosmann T R, Cherwinski H, Bond M W, et al. 2005. Pillars article: two types of murine helper T cell clone. I. Definition according to profiles of lymphokine activities and secreted proteins. Journal of Immunology,

175(1): 5-14.

Mostov K E, Deitcher D L. 1986. Polymeric immunoglobulin receptor expressed in MDCK cells transcytoses IgA. Cell, 46(4): 613-621.

Mouries J, Moron G, Schlecht G, et al. 2008. Plasmacytoid dendritic cells efficiently cross-prime naive T cells *in vivo* after TLR activation. Blood, 112(9): 3713-3722.

Mowat A M, Viney J L. 1997. The anatomical basis of intestinal immunity. Immunological Reviews, 156: 145-166.

Mowat A M. 1987. The regulation of immune-responses to dietary-protein antigens. Immunol Today, 8(3): 93-98.

Mowat A M. 2003. Anatomical basis of tolerance and immunity to intestinal antigens. Nature Reviews Immunology, 3(4): 331-341.

Mucida D, Park Y, Cheroutre H. 2009. From the diet to the nucleus: vitamin A and TGF-beta join efforts at the mucosal interface of the intestine. Seminars in Immunology, 21(1): 14-21.

Mucida D, Park Y, Kim G, et al. 2007. Reciprocal TH17 and regulatory T cell differentiation mediated by retinoic acid. Science, 317(5835): 256-260.

Mucida D, Salek-Ardakani S. 2009. Regulation of TH17 cells in the mucosal surfaces. Journal of Alergy and Clinical Immunology, 123(5): 997-1003.

Mufson M A. 1999. Pneumococcal pneumonia. Current Infectious Disease Reports, 1(1): 57-64.

Muir W I, Bryden W L, Husband A J. 1998. Evaluation of the efficacy of intraperitoneal immunization in reducing *Salmonella typhimurium* infection in chickens. Poultry Science, 77(12): 1874-1883.

Muller S, Buhler-Jungo M, Mueller C. 2000. Intestinal intraepithelial lymphocytes exert potent protective cytotoxic activity during an acute virus infection. Journal of Immunology, 164(4): 1986-1994.

Murai M, Krause P, Cheroutre H, et al. 2010. Regulatory T-cell stability and plasticity in mucosal and systemic immune systems. Mucosal Immunology, 3(5): 443-449.

Murai M, Turovskaya O, Kim G, et al. 2009. Interleukin 10 acts on regulatory T cells to maintain expression of the transcription factor Foxp3 and suppressive function in mice with colitis. Nature Immunology, 10(11): 1178-1184.

Naeem A, Saleemuddin M, Khan R H. 2007. Glycoprotein targeting and other applications of lectins in biotechnology. Current Protein & Peptide Science, 8(3): 261-271.

Nagelkerken L, Hertogh-Huijbregts A, Dobber R, et al. 1991. Age-related changes in lymphokine production related to a decreased number of CD45RBhi CD4+ T cells. European Journal of Immunology, 21(2): 273-281.

Nagler-Anderson C, Bhan A K, Podolsky D K, et al. 2004. Control freaks: immune regulatory cells. Nature Immunology, 5(2): 119-122.

Nagler-Anderson C, Shi H N. 2001. Peripheral nonresponsiveness to orally administered soluble protein antigens. Critical Reviews in Immunology, 21(1-3): 121-131.

Nagura H, Ohtani H, Masuda T, et al. 1991. Hla-Dr expression on M-cells overlying Peyer's-patches is a common feature of human small-intestine. Acta Pathologica Japonica, 41(11): 818-823.

Nagy N, Olah I. 2007. Pyloric tonsil as a novel gut-associated lymphoepithelial organ of the chicken. Journal of Anatomy, 211(3): 407-411.

Nakato G, Fukuda S, Hase K, et al. 2009. New approach for m-cell-specific molecules screening by comprehensive transcriptome analysis. DNA Res, 16(4): 227-235.

Nakato G, Hase K, Suzuki M, et al. 2012. Cutting edge: brucella abortus exploits a cellular prion protein on intestinal M cells as an invasive receptor. The Journal of immunology, 189(4): 1540-1544.

Nakazawa A, Dotan I, Brimnes J, et al. 2004. The expression and function of costimulatory molecules B7H and B7-H1 on colonic epithelial cells. Gastroenterology, 126(5): 1347-1357.

Nanno M, Kanari Y, Naito T, et al. 2008. Exacerbating role of gammadelta T cells in chronic colitis of T-cell receptor alpha mutant mice. Gastroenterology, 134(2): 481-490.

Nanno M, Matsumoto S, Koike R, et al. 1994. Development of intestinal intraepithelial T-lymphocytes is independent of Peyer's-patches and lymph-nodes in aly mutant mice. Journal of Immunology, 153(5): 2014-2020.

Nardelli-Haefliger D, Wirthner D, Schiller J T, et al. 2003. Specific antibody levels at the cervix during the menstrual cycle of women vaccinated with human papillomavirus 16 virus-like particles. Journal of the National Cancer Institute, 95(15): 1128-1137.

Neal M D, Leaphart C, Levy R, et al. 2006. Enterocyte TLR4 mediates phagocytosis and translocation of bacteria across the intestinal barrier. Journal of Immunology, 176(5): 3070-3079.

Negoro S, Hara H, Miyata S, et al. 1986. Mechanisms of age-related decline in antigen-specific T cell proliferative response: IL-2 receptor expression and recombinant IL-2 induced proliferative response of purified Tac-positive T cells. Mechanisms of Ageing and Development, 36(3): 223-241.

Neill D R, Wong S H, Bellosi A, et al. 2010. Nuocytes represent a new innate effector leukocyte that mediates type-2 immunity. Nature, 464(7293): 1367-U1369.

Neutra M R, Frey A, Kraehenbuhl J P. 1996a. Epithelial M cells: gateways for mucosal infection and immunization. Cell, 86(3): 345-348.

Neutra M R, Pringault E, Kraehenbuhl J P. 1996b. Antigen sampling across epithelial barriers and induction of mucosal immune responses. Annual Review of Immunology, 14: 275-300.

Neutra M R, Kraehenbuhl J P. 1996. Antigen Uptake by M Cells for Effective Mucosal Vaccines. New York: Academic: 41-55.

Neutra M R, Mantis N J, Kraehenbuhl J P. 2001. Collaboration of epithelial cells with organized mucosal lymphoid tissues. Nature Immunology, 2(11): 1004-1009.

Neutra M R, Phillips T L, Mayer E L, et al. 1987. Transport of membrane-bound macromolecules by M cells in follicle-associated epithelium of rabbit Peyer's patch. Cell and Tissue Research, 247(3): 537-546.

Neutra M, Giannasca P, Giannasca K, et al. 1995. M Cells and Microbial Pathogens. New York: Raven Press: 163-178.

Newton J L, Jordan N, Pearson J, et al. 2000. The adherent gastric antral and duodenal mucus gel layer thins with advancing age in subjects infected with *Helicobacter pylori*. Gerontology, 46(3): 153-157.

Niess J H, Brand S, Gu X, et al. 2005. CX3CR1-mediated dendritic cell access to the intestinal lumen and bacterial clearance. Science, 307(5707): 254-258.

Niess J H, Leithauser F, Adler G, et al. 2008. Commensal gut flora drives the expansion of proinflammatory CD4 T cells in the colonic lamina propria under normal and inflammatory conditions. Journal of Immunology, 180(1): 559-568.

Nilssen D E, Muller F, Oktedalen O, et al. 1996. Intraepithelial gamma/delta T cells in duodenal mucosa are related to the immune state and survival time in AIDS. Journal of Virology, 70(6): 3545-3550.

Nochi T, Yuki Y, Matsumura A, et al. 2007. A novel M cell-specific carbohydrate-targeted mucosal vaccine effectively induces antigen-specific immune responses. Journal of Experimental Medicine, 204(12): 2789-2796.

Nochi T, Yuki Y, Terahara K, et al. 2004. Biological role of Ep-CAM in the physical interaction between epithelial cells and lymphocytes in intestinal epithelium. Clinical Immunology, 113(3): 326-339.

Noor S M, Husband A J, Widders P R. 1995. In ovo oral vaccination with Campylobacter jejuni establishes early development of intestinal immunity in chickens. British Poultry Science, 36(4): 563-573.

Nurieva R, Yang X X O, Martinez G, et al. 2007. Essential autocrine regulation by IL-21 in the generation of inflammatory T cells. Nature, 448(7152): 480-U488.

Nussler A K, Billiar T R. 1993. Inflammation, immunoregulation, and inducible nitric-oxide synthase. Journal of Leukocyte Biology, 54(2): 171-178.

Ochoa-Reparaz J, Mielcarz D W, Haque-Begum S, et al. 2010. Induction of a regulatory B cell population in experimental allergic encephalomyelitis by alteration of the gut commensal microflora. Gut Microbes, 1(2): 103-108.

Offit P A, Cunningham S L, Dudzik K I. 1991. Memory and distribution of virus-specific cytotoxic T lymphocytes(CTLs)and CTL precursors after rotavirus infection. Journal of Virology, 65(3): 1318-1324.

Offit P, Dudzik K. 1989. Rotavirus-specific cytotoxic T lymphocytes appear at the intestinal mucosal surface after rotavirus infection. Journal of Virology, 63(8): 3507-3512.

Ogra P L, Ogra S S. 1973. Local antibody response to poliovaccine in the human female genital tract. Journal of Immunology, 110(5): 1307-1311.

Ogura Y, Bonen D K, Inohara N, et al. 2001. A frameshift mutation in NOD2 associated with susceptibility to Crohn's disease. Nature, 411(6837): 603-606.

Ohmura-Hoshino M, Yamamoto M, Yuki Y, et al. 2004. Non-toxic Stx derivatives from Escherichia coli possess adjuvant activity for mucosal immunity. Vaccine, 22(27-28): 3751-3761.

Ohno H, Hase K. 2010. Glycoprotein 2(GP2): grabbing the FimH bacteria into M cells for mucosal immunity. Gut Microbes. 1:407-410.

Oien N L, Brideau R J, Walsh E E, et al. 1994. Induction of local and systemic immunity against human respiratory syncytial virus using a chimeric FG glycoprotein and cholera toxin B subunit. Vaccine, 12(8): 731-735.

Okahashi N, Yamamoto M, Vancott J L, et al. 1996. Oral Immunization of interleukin-4(IL-4)knockout mice with a recombinant *Salmonella* strain or cholera toxin reveals that CD4(+)Th2 cells producing IL-6 and IL-10 are associated with mucosal immunoglobulin a responses. Infection and Immunity, 64(5):

1516-1525.

Okamoto S, Matsuura M, Akagi T, et al. 2009. Poly(gamma-glutamic acid)nano-particles combined with mucosal influenza virus hemagglutinin vaccine protects against influenza virus infection in mice. Vaccine, 27(42): 5896-5905.

Okumura M, Fujii Y, Takeuchi Y, et al. 1993. Age-related accumulation of LFA-1high cells in a CD8+CD45RAhigh T cell population. European Journal of Immunology, 23(5): 1057-1063.

Onai N, Obata-Onai A, Schmid M A, et al. 2007. Identification of clonogenic common Flt3+M-CSFR+ plasmacytoid and conventional dendritic cell progenitors in mouse bone marrow. Nature Immunology, 8(11): 1207-1216.

Orlans E, Peppard J, Reynolds J, et al. 1978. Rapid active transport of immunoglobulin A from blood to bile. Journal of Experimental Medicine, 147(2): 588-592.

Osanai A, Sashinami H, Asano K, et al. 2011. Mouse peptidoglycan recognition protein PGLYRP-1 plays a role in the host innate immune response against Listeria monocytogenes infection. Infection and Immunity, 79(2): 858-866.

Ottaway C A, Lewis D L, Asa S L. 1987. Vasoactive intestinal peptide-containing nerves in Peyer's patches. Brain, Behavior, and Immunity, 1(2): 148-158.

Ottaway C A. 1991. Neuroimmunomodulation in the intestinal mucosa. Gastroenterology Clinics of North America, 20(3): 511-529.

Ouyang W, Kolls J K, Zheng Y. 2008. The biological functions of T helper 17 cell effector cytokines in inflammation. Immunity, 28(4): 454-467.

Owen R L, Bhalla D K. 1983. Cytochemical analysis of alkaline phosphatase and esterase activities and of lectin-binding and anionic sites in rat and mouse Peyer's patch M cells. The American Journal of Anatomy, 168(2): 199-212.

Owen R L, Jones A L. 1974. Epithelial cell specialization within human Peyer's patches: an ultrastructural study of intestinal lymphoid follicles. Gastroenterology, 66(2): 189-203.

Owen R L, Pierce N F, Apple R T, et al. 1986. M cell transport of *Vibrio cholerae* from the intestinal lumen into Peyer's patches: a mechanism for antigen sampling and for microbial transepithelial migration. The Journal of Infectious Diseases, 153(6): 1108-1118.

Owen R L. 1977. Sequential uptake of horseradish peroxidase by lymphoid follicle epithelium of Peyer's patches in the normal unobstructed mouse intestine: an ultrastructural study. Gastroenterology, 72(3): 440-451.

Pabst R, Binns R M. 1989. Heterogeneity of lymphocyte homing physiology: several mechanisms operate in the control of migration to lymphoid and non-lymphoid organs in vivo. Immunological Reviews, 108: 83-109.

Pabst R, Gehrke I. 1990. Is the bronchus-associated lymphoid-tissue(Balt)an integral structure of the lung in normal mammals, including humans. American Journal of Respiratory Cell and Molecular Biology, 3(2): 131-135.

Pabst R, Trepel F. 1979. Lymphocyte production and organ distribution of newly formed lymphocytes after selective 3H-deoxycytidine labelling of mesenteric lymph nodes. Advances in Experimental Medicine and Biology, 114: 119-123.

Pan J, Kunkel E J, Gosslar U, et al. 2000. A novel chemokine ligand for CCR10 and CCR3 expressed by epithelial cells in mucosal tissues. Journal of Immunology, 165(6): 2943-2949.

Pang G T, Clancy R L, O'Reilly S E, et al. 1992. A novel particulate influenza vaccine induces long-term and broad-based immunity in mice after oral immunization. Journal of Virology, 66(2): 1162-1170.

Pannetier D, Faure C, Georges-Courbot M-C, et al. 2004. Human macrophages, but not dendritic cells, are activated and produce alpha/beta interferons in response to Mopeia virus infection. Journal of Virology, 78(19): 10516-10524.

Papadakis K A, Prehn J, Nelson V, et al. 2000. The role of thymus-expressed chemokine and its receptor CCR9 on lymphocytes in the regional specialization of the mucosal immune system. Journal of Immunology, 165(9): 5069-5076.

Pappo J, Ermak T H, Steger H J. 1991. Monoclonal antibody-directed targeting of fluorescent polystyrene microspheres to Peyer's patch M cells. Immunology, 73(3): 277-280.

Pappo J, Mahlman R T. 1993. Follicle epithelial M cells are a source of interleukin-1 in Peyer's patches. Immunology, 78(3): 505-507.

Pappo J. 1989. Generation and characterization of monoclonal antibodies recognizing follicle epithelial M cells in rabbit gut-associated lymphoid tissues. Cellular Immunology, 120(1): 31-41.

Pappu R, Rutz S, Ouyang W J. 2012. Regulation of epithelial immunity by IL-17 family cytokines. Trends in Immunology, 33(7): 343-349.

Park H S, Francis K P, Yu J, et al. 2003. Membranous cells in nasal-associated lymphoid tissue: A portal of entry for the respiratory mucosal pathogen group A streptococcus. Journal of Immunology, 171(5): 2532-2537.

Park H, Li Z X, Yang X O, et al. 2005. A distinct lineage of CD4 T cells regulates tissue inflammation by producing interleukin 17. Nature Immunology, 6(11): 1133-1141.

Park S G, Mathur R, Long M, et al. 2010. T regulatory cells maintain intestinal homeostasis by suppressing gammadelta T cells. Immunity, 33(5): 791-803.

Parkos C A, Colgan S P, Diamond M S, et al. 1996. Expression and polarization of intercellular adhesion molecule-1 on human intestinal epithelia: consequences for CD11b/CD18-mediated interactions with neutrophils. Molecular Medicine, 2(4): 489-505.

Parr E L, Parr M B. 1999. Immune responses and protection against vaginal infection after nasal or vaginal immunization with attenuated herpes simplex virus type-2. Immunology, 98(4): 639-645.

Parrott D. 1976. The gut as a lymphoid organ. Clinics in Gastroenterology, 5(2): 211-228.

Parry S H, Allen W D, Porter P. 1977. Intestinal immune response to *E. coli* antigens in the germ-free chicken. Immunology, 32(5): 731-741.

Pasare C, Medzhitov R. 2005. Control of B-cell responses by Toll-like receptors. Nature, 438(7066): 364-368.

Pascual D W, Beagley K W, Kiyono H, et al. 1995. Substance P promotes peyer's patch and splenic B cell differentiation. Advances in Mucosal Immunology, Pts a and B, 371: 55-59.

Pasetti M F, Simon J K, Sztein M B, et al. 2011. Immunology of gut mucosal vaccines. Immunological Reviews, 239(1): 125-148.

Patry C, Herbelin A, Lehuen A, et al. 1995. Fc-alpha receptors mediate release of tumor-necrosis-factor-alpha and interleukin-6 by human monocytes following receptor aggregation. Immunology, 86(1): 1-5.

Pavli P, Hume D A, Vandepol E, et al. 1993. Dendritic cells, the major antigen-presenting cells of the human colonic lamina propria. Immunology, 78(1): 132-141.

Pavli P, Maxwell L, VandePol E, et al. 1996. Distribution of human colonic dendritic cells and macrophages. Clinical and Experimental Immunology, 104(1): 124-132.

Pedersen A M, Bardow A, Jensen S B, et al. 2002. Saliva and gastrointestinal functions of taste, mastication, swallowing and digestion. Oral Diseases, 8(3): 117-129.

Peng G, Li S, Wu W, et al. 2008. Circulating CD4+ CD25+ regulatory T cells correlate with chronic hepatitis B infection. Immunology, 123(1): 57-65.

Penney L, Kilshaw P J, MacDonald T T. 1995. Regional variation in the proliferative rate and lifespan of alpha beta TCR+ and gamma delta TCR+ intraepithelial lymphocytes in the murine small intestine. Immunology, 86(2): 212-218.

Perkkio M, Savilahti E. 1980. Time of appearance of immunoglobulin-containing cells in the mucosa of the neonatal intestine. Pediatric Research, 14(8): 953-955.

Pernow B. 1983. Substance P. Pharmacological Reviews, 35(2): 85-141.

Perry L L, Feilzer K, Caldwell H D. 1997. Immunity to *Chlamydia trachomatis* is mediated by T helper 1 cells through IFN-gamma-dependent and -independent pathways. Journal of Immunology, 158(7): 3344-3352.

Perry M E. 1994. The specialized structure of crypt epithelium in thehuman palatine tonsil and its functional significance. Journal of Anatomy, 1994: 111-127.

Persson E K, Uronen-Hansson H, Semmrich M, et al. 2013. IRF4 transcription-factor-dependent CD103(+)CD11b(+)dendritic cells drive mucosal T helper 17 cell differentiation. Immunity, 38(5): 958-969.

Picker L J, Butcher E C. 1992. Physiological and molecular mechanisms of lymphocyte homing. Annual Review of Immunology, 10: 561-591.

Piekarska J, Mista D, Houszka M, et al. 2011. Trichinella spiralis: the influence of short chain fatty acids on the proliferation of lymphocytes, the goblet cell count and apoptosis in the mouse intestine. Experimental Parasitology, 128(4): 419-426.

Pielage J F, Cichon C, Greune L, et al. 2007. Reversible differentiation of Caco-2 cells reveals galectin-9 as a surface marker molecule for human follicle-associated epithelia and M cell-like cells. The International Journal of Biochemistry & Cell Bbiology, 39(10): 1886-1901.

Piercey Akesson C, Press C M, Tranulis M A, et al. 2012. Phenotypic characterization of cells participating in transport of prion protein aggregates across the intestinal mucosa of sheep. Prion, 6(3): 261-275.

Poggio T V, La Torre J L, Scodeller E A. 2006. Intranasal immunization with a recombinant truncated FimH adhesin adjuvanted with CpG oligodeoxynucleotides protects mice against uropathogenic *Escherichia coli* challenge. Canadian journal of microbiology. 52(11): 1093-1102.

Pohlmeyer I, Jorns J, Schumacher U, et al. 2005. Lectin histochemical investigations of the distal gut of chicks with special emphasis on the follicle-associated epithelium. Journal of veterinary medicine. A, Physiology, Pathology, Clinical Medicine, 52(3): 138-146.

Porgador A, Staats H F, Itoh Y, et al. 1998. Intranasal immunization with cytotoxic T-lymphocyte epitope peptide and mucosal adjuvant cholera toxin: selective augmentation of peptide-presenting dendritic cells in nasal mucosa-associated lymphoid tissue. Infection and Immunity, 66(12): 5876-5881.

Poulin L F, Henri S, de Bovis B, et al. 2007. The dermis contains langerin(+)dendritic cells that develop and function independently of epidermal Langerhans cells. Journal of Experimental Medicine, 204(13): 3119-3131.

Poussier P, Ning T, Banerjee D, et al. 2002. A unique subset of self-specific intraintestinal T cells maintains gut integrity. Journal of Experimental Medicine, 195(11): 1491-1497.

Powers D C. 1992. Immunological principles and emerging strategies of vaccination for the elderly. Journal of the American Geriatrics Society, 40(1): 81-94.

Pozzi L A M, Maciaszek J W, Rock K L. 2005. Both dendritic cells and macrophages can stimulate naive CD8 T cells in vivo to proliferate, develop effector function, and differentiate into memory cells. Journal of Immunology, 175(4): 2071-2081.

Premier R R, Meeusen E N T. 1998. Lymphocyte surface marker and cytokine expression in peripheral and mucosal lymph nodes. Immunology, 94(3): 363-367.

Price A E, Liang H E, Sullivan B M, et al. 2010. Systemically dispersed innate IL-13-expressing cells in type 2 immunity. Proceedings of the National Academy of Sciences of the United States of America, 107(25): 11489-11494.

Qi H, Egen J G, Huang A Y, et al. 2006. Extrafollicular activation of lymph node B cells by antigen-bearing dendritic cells. Science, 312(5780): 1672-1676.

Quiding M, Nordstrom I, Kilander A, et al. 1991a. Intestinal immune-responses in humans - oral cholera vaccination induces strong intestinal antibody-responses and interferon-gamma production and evokes local immunological memory. Journal of Clinical Investigation, 88(1): 143-148.

Quiding-Jarbrink M, Nordstrom I, Granstrom G, et al. 1997. Differential expression of tissue-specific adhesion molecules on human circulating antibody-forming cells after systemic, enteric, and nasal immunizations - A molecular basis for the compartmentalization of effector B cell responses. Journal of Clinical Investigation, 99(6): 1281-1286.

Raghavan S, Fredriksson M, Svennerholm A M, et al. 2003. Absence of CD4(+)CD25(+)regulatory T cells is associated with a loss of regulation leading to increased pathology in *Helicobacter pylori*-infected mice. Clinical and Experimental Immunology, 132(3): 393-400.

Raghavan S, Suri-Payer E, Holmgren J. 2004. Antigen-specific in vitro suppression of murine *Helicobacter pylori*-reactive immunopathological T cells by CD4(+)CD25(+)regulatory T cells. Scandinavian Journal of Immunology, 60(1-2): 82-88.

Rahner C, Mitic L L, Anderson J M. 2001. Heterogeneity in expression and subcellular localization of claudins 2, 3, 4, and 5 in the rat liver, pancreas, and gut. Gastroenterology, 120(2): 411-422.

Ramirez-Carrozzi V, Sambandam A, Luis E, et al. 2011. IL-17C regulates the innate immune function of epithelial cells in an autocrine manner. Nature Immunology, 12(12): 1159-U1146.

Ramsay A J, Husband A J, Ramshaw I A, et al. 1994. The role of interleukin-6 in mucosal IgA antibody responses in vivo. Science, 264(5158): 561-563.

Rand J H, Wu X X, Lin E Y, et al. 2012. Annexin A5 binds to lipopolysaccharide and reduces its endotoxin activity. MBio, 3(2): e00292-00211.

Rask C, Holmgren J, Fredriksson M, et al. 2000. Prolonged oral treatment with low doses of allergen conjugated to cholera toxin B subunit suppresses immunoglobulin E antibody responses in sensitized mice. Clinical and Experimental Allergy: Journal of the British Society for Allergy and Clinical Immunology, 30(7): 1024-1032.

Rautenberg K, Cichon C, Heyer G, et al. 1996. Immunocytochemical characterization of the follicle-associated epithelium of Peyer's patches: anti-cytokeratin 8 antibody(clone 4.1.18)as a molecular marker for rat M cells. European Journal of Cell Biology, 71(4): 363-370.

Rautenberg K, Cichon C, Schmidt M A. 1997. Towards targeting strategies for oral immunization--identification of marker antigens in rat M cells. Behring Institute Mitteilungen, (98): 361-375.

Ray S J, Franki S N, Pierce R H, et al. 2004. The collagen binding alpha1beta1 integrin VLA-1 regulates CD8 T cell-mediated immune protection against heterologous influenza infection. Immunity, 20(2): 167-179.

Rebelatto M C, Mead C, HogenEsch H. 2000. Lymphocyte populations and adhesion molecule expression in bovine tonsils. Veterinary Immunology and Immunopathology, 73(1): 15-29.

Reinecker H C, Loh E Y, Ringler D J, et al. 1995. Monocyte-chemoattractant protein 1 gene expression in intestinal epithelial cells and inflammatory bowel disease mucosa. Gastroenterology, 108(1): 40-50.

Reinecker H C, MacDermott R P, Mirau S, et al. 1996. Intestinal epithelial cells both express and respond to interleukin 15. Gastroenterology, 111(6): 1706-1713.

Reinhardt R L, Khoruts A, Merica R, et al. 2001. Visualizing the generation of memory CD4 T cells in the whole body. Nature, 410(6824): 101-105.

Reis E S, Barbuto J A M, Isaac L. 2006. Human monocyte-derived dendritic cells are a source of several complement proteins. Inflammation Research, 55(5): 179-184.

Reis E S, Barbuto J A M, Isaac L. 2007. Complement components, regulators and receptors are produced by human monocyte-derived dendritic cells. Immunobiology, 212(3): 151-157.

Reiss Y, Proudfoot A E, Power C A, et al. 2001. CC chemokine receptor(CCR)4 and the CCR10 ligand cutaneous T cell-attracting chemokine(CTACK)in lymphocyte trafficking to inflamed skin. Journal of Experimental Medicine, 194(10): 1541-1547.

Renegar K B, Small P A Jr. 1991. Passive transfer of local immunity to influenza virus infection by IgA antibody. Journal of Immunology, 146(6): 1972-1978.

Renegar K B, Small P A, Boykins L G, et al. 2004. Role of IgA versus IgG in the control of influenza viral infection in the murine respiratory tract. Journal of Immunology, 173(3): 1978-1986.

Rescigno M, Di Sabatino A. 2009. Dendritic cells in intestinal homeostasis and disease. The Journal of

Clinical Investigation, 119(9): 2441-2450.

Rescigno M, Urbano M, Valzasina B, et al. 2001. Dendritic cells express tight junction proteins and penetrate gut epithelial monolayers to sample bacteria. Nature Immunology, 2(4): 361-367.

Rescigno M. 2010. Intestinal dendritic cells. Advances in Immunology, 107: 109-138.

Rey J, Garin N, Spertini F, et al. 2004. Targeting of secretory IgA to Peyer's patch dendritic and T cells after transport by intestinal M cells. Journal of Immunology, 172(5): 3026-3033.

Rhee S H, Im E, Riegler M, et al. 2005. Pathophysiological role of Toll-like receptor 5 engagement by bacterial flagellin in colonic inflammation. Proceedings of the National Academy of Sciences of the United States of America, 102(38): 13610-13615.

Richardson M A. 1999. Sore throat, tonsillitis, and adenoiditis. The Medical Clinics of North America, 83(1): 75-83, viii.

Rimoldi M, Chieppa M, Salucci V, et al. 2005. Intestinal immune homeostasis is regulated by the crosstalk between epithelial cells and dendritic cells. Nature Immunology, 6(5): 507-514.

Rinaldo C R Jr, Piazza P. 2004. Virus infection of dendritic cells: portal for host invasion and host defense. Trends in Microbiology, 12(7): 337-345.

Rink L, Kirchner H. 2000. Zinc-altered immune function and cytokine production. The Journal of Nutrition, 130(5S Suppl): 1407S-1411S.

Rissoan M C, Soumelis V, Kadowaki N, et al. 1999. Reciprocal control of T helper cell and dendritic cell differentiation. Science, 283(5405): 1183-1186.

Robbins J, Schneerson R, Szu S. 1997. O-specific polysaccharide-protein conjugates for prevention of enteric bacterial diseases. In: Levine M M. New Generation Vaccines, New York: Marcel Dekker: 803-815.

Roberts S J, Smith A L, West A B, et al. 1996. T-cell alpha beta + and gamma delta + deficient mice display abnormal but distinct phenotypes toward a natural, widespread infection of the intestinal epithelium. Proceedings of the National Academy of Sciences of the United States of America, 93(21): 11774-11779.

Robertson S, Cebra J. 1976. A model for local immunity. La Ricerca in Clinica e in Laboratorio, 6(Suppl 3): 105-119.

Rocha B. 2007. The extrathymic T-cell differentiation in the murine gut. Immunological Reviews, 215: 166-177.

Roggenbuck D, Reinhold D, Schierack P, et al. 2014. Crohn's disease specific pancreatic antibodies: clinical and pathophysiological challenges. Clin Chem Lab Med, 52(4): 483-494.

Rosen S D, Tsay D, Singer M S, et al. 2005. Therapeutic targeting of endothelial ligands for L-selectin(PNAd)in a sheep model of asthma. The American Journal of Pathology, 166(3): 935-944.

Rossi R, Pastorelli G, Cannata S, et al. 2010. Recent advances in the use of fatty acids as supplements in pig diets A review. Animal Feed Science and Technology, 162(1-2): 1-11.

Rothkotter H, Mollhoff S, Pabst R. 1999. The influence of age and breeding conditions on the number and proliferation of intraepithelial lymphocytes in pigs. Scandinavian Journal of Immunology, 50(1): 31-38.

Rouvier E, Luciani M F, Mattei M G, et al. 1993. CTLA-8, cloned from an activated T cell, bearing AU-rich messenger RNA instability sequences, and homologous to a herpesvirus saimiri gene. Journal of

Immunology, 150(12): 5445-5456.

Roux M E, McWilliams M, Phillips-Quagliata J M, et al. 1977. Origin of IgA-secreting plasma cells in the mammary gland. Journal of Experimental Medicine, 146(5): 1311-1322.

Roy M J, Varvayanis M. 1987. Development of dome epithelium in gut-associated lymphoid tissues: association of IgA with M cells. Cell and Tissue Research, 248(3): 645-651.

Rudin A, Johansson E L, Bergquist C, et al. 1998. Differential kinetics and distribution of antibodies in serum and nasal and vaginal secretions after nasal and oral vaccination of humans. Infection and Immunity, 66(7): 3390-3396.

Ruedl C, Fruhwirth M, Wick G, et al. 1994. Immune response in the lungs following oral immunization with bacterial lysates of respiratory pathogens. Clinical and Diagnostic Laboratory Immunology, 1(2): 150-154.

Ruedl C, Rieser C, Kofler N, et al. 1996. Humoral and cellular immune responses in the murine respiratory tract following oral immunization with cholera toxin or Escherichia coli heat-labile enterotoxin. Vaccine, 14(8): 792-798.

Rumbo M, Sierro F, Debard N, et al. 2004. Lymphotoxin beta receptor signaling induces the chemokine CCL20 in intestinal epithelium. Gastroenterology, 127(1): 213-223.

Sad S, Krishnan L. 2003. Maintenance and attrition of T-cell memory. Critical Reviews in Immunology, 23(1-2): 129-147.

Saenz S A, Noti M, Artis D. 2010. Innate immune cell populations function as initiators and effectors in Th2 cytokine responses. Trends in Immunology, 31(11): 407-413.

Saif L J, van Cott J L, Brim T A. 1994. Immunity to transmissible gastroenteritis virus and porcine respiratory coronavirus infections in swine. Veterinary Immunology and Immunopathology, 43(1-3): 89-97.

Saito H, Kanamori Y, Takemori T, et al. 1998. Generation of intestinal T cells from progenitors residing in gut cryptopatches. Science, 280(5361): 275-278.

Saitoh T, Fujita N, Jang M H, et al. 2008. Loss of the autophagy protein Atg16L1 enhances endotoxin-induced IL-1beta production. Nature, 456(7219): 264-268.

Salazar-Gonzalez R M, Niess J H, Zammit D J, et al. 2006. CCR6-mediated dendritic cell activation of pathogen-specific T cells in Peyer's patches. Immunity, 24(5): 623-632.

Sallusto F, Geginat J, Lanzavecchia A. 2004. Central memory and effector memory T cell subsets: function, generation, and maintenance. Annual Review of Immunology. 22: 745-763.

Sallusto F, Lanzavecchia A. 2002. The instructive role of dendritic cells on T-cell responses. Arthritis Research, 4 Suppl 3: S127-132.

Sallusto F, Lenig D, Forster R, et al. 1999. Two subsets of memory T lymphocytes with distinct homing potentials and effector functions. Nature, 401(6754): 708-712.

Salmon H. 1987. The intestinal and mammary immune system in pigs. Veterinary Immunology and Immunopathology, 17(1-4): 367-388.

Saltman L H, Lu Y, Zaharias E M, et al. 1996. A region of the *Yersinia pseudotuberculosis* invasin protein that contributes to high affinity binding to integrin receptors. Journal of Biological Chemistry, 271(38):

23438-23444.

Sambrook J, Russell D. 2001. Molecular Cloning: A Laboratory Manual. New York: Cold Spring Harbor Laboratory Press.

Sanderson I R. 2004. Short chain fatty acid regulation of signaling genes expressed by the intestinal epithelium. The Journal of Nutrition, 134(9): 2450S-2454S.

Sanderson I R. 2007. Dietary modulation of GALT. The Journal of Nutrition, 137(11 Suppl): 2557S-2562S.

Sandler N G, Koh C, Roque A, et al. 2011. Host response to translocated microbial products predicts outcomes of patients with HBV or HCV infection. Gastroenterology, 141(4): 1220-1230, 1230 e1221-1223.

Sanos S L, Bui V L, Mortha A, et al. 2009. RORgammat and commensal microflora are required for the differentiation of mucosal interleukin 22-producing NKp46+ cells. Nature Immunology, 10(1): 83-91.

Santiago A F, Alves A C, Oliveira R P, et al. 2011. Aging correlates with reduction in regulatory-type cytokines and T cells in the gut mucosa. Immunobiology, 216(10): 1085-1093.

Santiago A F, Fernandes R M, Santos B P, et al. 2008. Role of mesenteric lymph nodes and aging in secretory IgA production in mice. Cellular Immunology, 253(1-2): 5-10.

Santos L M, al-Sabbagh A, Londono A, et al. 1994. Oral tolerance to myelin basic protein induces regulatory TGF-beta-secreting T cells in Peyer's patches of SJL mice. Cellular Immunology, 157(2): 439-447.

Sasaki K, Okouchi Y, Rothkotter H J, et al. 1996. Ultrastructural localization of the intercellular adhesion molecule(ICAM-1)on the cell surface of high endothelial venules in lymph nodes. Anatomical Record, 244(1): 105-111.

Sato A, Hashiguchi M, Toda E, et al. 2003. CD11b+ Peyer's patch dendritic cells secrete IL-6 and induce IgA secretion from naive B cells. Journal of Immunology, 171(7): 3684-3690.

Sato A, Iwasaki A. 2005. Peyer's patch dendritic cells as regulators of mucosal adaptive immunity. Cellular and Molecular Life Sciences, 62(12): 1333-1338.

Sato S, Kaneto S, Shibata N, et al. 2013. Transcription factor Spi-B-dependent and -independent pathways for the development of Peyer's patch M cells. Mucosal Immunology, 6(4): 838-846.

Sato S, Kiyono H. 2012. The mucosal immune system of the respiratory tract. Current Opinion in Virology, 2(3): 225-232.

Sato T, Vries R G, Snippert H J, et al. 2009. Single Lgr5 stem cells build crypt-villus structures in vitro without a mesenchymal niche. Nature, 459(7244): 262-265.

Saurer L, Seibold I, Rihs S, et al. 2004. Virus-induced activation of self-specific TCR alpha beta CD8 alpha alpha intraepithelial lymphocytes does not abolish their self-tolerance in the intestine. Journal of Immunology, 172(7): 4176-4183.

Savidge T C. 1996. The life and times of an intestinal M cell. Trends in Microbiology, 4(8): 301-306.

Sayegh C E, Ratcliffe M J. 2000. Perinatal deletion of B cells expressing surface Ig molecules that lack V(D)J-encoded determinants in the bursa of Fabricius is not due to intrafollicular competition. Journal of Immunology, 164(10): 5041-5048.

Scheerlinck J P Y, Snibson K J, Bowles V M, et al. 2008. Biomedical applications of sheep models: from asthma to vaccines. Trends in Biotechnology, 26(5): 259-266.

Scherle P A, Gerhard W. 1986. Functional analysis of influenza-specific helper T cell clones in vivo. T cells specific for internal viral proteins provide cognate help for B cell responses to hemagglutinin. The Journal of Experimental Medicine, 164(4): 1114-1128.

Schlitzer A, McGovern N, Teo P, et al. 2013. IRF4 transcription factor-dependent CD11b+ dendritic cells in human and mouse control mucosal IL-17 cytokine responses. Immunity, 38(5): 970-983.

Schmucker D L, Daniels C K, Wang R K, et al. 1988. Mucosal immune response to cholera toxin in ageing rats. I. Antibody and antibody-containing cell response. Immunology, 64(4): 691-695.

Schmucker D L, Heyworth M F, Owen R L, et al. 1996. Impact of aging on gastrointestinal mucosal immunity. Digestive Diseases and Sciences, 41(6): 1183-1193.

Schraml B U, van Blijswijk J, Zelenay S, et al. 2013. Genetic tracing via DNGR-1 expression history defines dendritic cells as a hematopoietic lineage. Cell, 154(4): 843-858.

Schuerer-Maly C, Eckmann L, Kagnoff M, et al. 1994. Colonic epithelial cell lines as a source of interleukin-8: stimulation by inflammatory cytokines and bacterial lipopolysaccharide. Immunology, 81(1): 85.

Schulz O, Jaensson E, Persson E K, et al. 2009. Intestinal CD103+, but not CX3CR1+, antigen sampling cells migrate in lymph and serve classical dendritic cell functions. Journal of Experimental Medicine, 206(13): 3101-3114.

Schulz O, Pabst O. 2013. Antigen sampling in the small intestine. Trends in Immunology, 34(4): 155-161.

Schwab S R, Cyster J G. 2007. Finding a way out: lymphocyte egress from lymphoid organs. Nature Immunology, 8(12): 1295-1301.

Schwartz A, Togo Y, Hornick R. 1974. Clinical evaluation of live, oral types 1, 2, and 5 adenovirus vaccines. The American Review of Respiratory Disease, 109(2): 233-239.

Schwartz-Cornil I, Epardaud M, Bonneau M. 2006. Cervical duct cannulation in sheep for collection of afferent lymph dendritic cells from head tissues. Nature Protocols, 1(2): 874-879.

Schwarz E, Saalmüller A, Gerner W, et al. 2005. Intraepithelial but not lamina propria lymphocytes in the porcine gut are affected by dexamethasone treatment. Veterinary Immunology and Immunopathology, 105(1): 125-139.

Scibelli A, Matteoli G, Roperto S, et al. 2005. Flavoridin inhibits *Yersinia enterocolitica* uptake into fibronectin-adherent HeLa cells. FEMS Microbiology Letters, 247(1): 51-57.

Scicchitano R, Husband A J, Cripps A W. 1984. Immunoglobulin-containing cells and the origin of immunoglobulins in the respiratory tract of sheep. Immunology, 52(3): 529-537.

Selby W S, Janossy G, Bofill M, et al. 1983. Lymphocyte subpopulations in the human small intestine. The findings in normal mucosa and in the mucosa of patients with adult coeliac disease. Clinical and Experimental Immunology, 52(1): 219-228.

Sellon R K, Tonkonogy S, Schultz M, et al. 1998. Resident enteric bacteria are necessary for development of spontaneous colitis and immune system activation in interleukin-10-deficient mice. Infection and Immunity, 66(11): 5224-5231.

Senda S, Cheng E, Kawanishi H. 1988. Aging-associated changes in murine intestinal immunoglobulin A and

M secretions. Scandinavian Journal of Immunology, 27(2): 157-164.

Serafin-Higuera N, Hernandez-Sanchez J, Ocadiz-Delgado R, et al. 2012. Retinoic acid receptor beta deficiency reduces splenic dendritic cell population in a conditional mouse line. Immunology Letters, 146(1-2): 15-24.

Sha Z Y, Kang S M, Compans R W. 2005. Mucosal immunization of CD4(+)T cell-deficient mice with an inactivated virus induces IgG and IgA responses in serum and mucosal secretions. Virology, 331(2): 387-395.

Shafique M, Wilschut J, de Haan A. 2012. Induction of mucosal and systemic immunity against respiratory syncytial virus by inactivated virus supplemented with TLR9 and NOD2 ligands. Vaccine, 30(3): 597-606.

Shan M M, Gentile M, Yeiser J R, et al. 2013. Mucus enhances gut homeostasis and oral tolerance by delivering immunoregulatory sgnals. Science, 342(6157): 447-453.

Sharma R, van Damme E J, Peumans W J, et al. 1996. Lectin binding reveals divergent carbohydrate expression in human and mouse Peyer's patches. Histochemistry and Cell Biology, 105(6): 459-465.

Sharon N, Lis H. 2004. History of lectins: from hemagglutinins to biological recognition molecules. Glycobiology, 14(11): 53R-62R.

Sharon N. 2008. Lectins: past, present and future. Biochemical Society Transactions, 36(Pt 6): 1457-1460.

Shattock R J, Haynes B F, Pulendran B, et al. 2008. Improving defences at the portal of HIV entry: mucosal and innate immunity - A summary report from a global HIV vaccine enterprise working group. Plos Medicine, 5(4): 537-541.

Shen X, Lagergard T, Yang Y, et al. 2000. Systemic and mucosal immune responses in mice after mucosal immunization with group B streptococcus typeⅢcapsular polysaccharide-cholera toxin B subunit conjugate vaccine. Infection and Immunity, 68(10): 5749-5755.

Sherwood E M, Blomberg B B, Xu W, et al. 1998. Cutting edge: Senescent BALB/c mice exhibit decreased expression of lambda 5 surrogate light chains and reduced development within the pre-B cell compartment. Journal of Immunology, 161(9): 4472-4475.

Shi J S, Zhang G L, Wu H, et al. 1999. Porcine epithelial beta-defensin 1 is expressed in the dorsal tongue at antimicrobial concentrations. Infection and Immunity, 67(6): 3121-3127.

Shido F, Kobayashi K, Yamanaka N. 1984. Cell-size distribution of human tonsillar lymphocytes. Archives of oto-Rhino-Laryngology, 239(3): 211-218.

Shikina T, Hiroi T, Iwatani K, et al. 2004. IgA class switch occurs in the organized nasopharynx- and gut-associated lymphoid tissue, but not in the diffuse lamina propria of airways and gut. Journal of Immunology, 172(10): 6259-6264.

Shirkey T W, Siggers R H, Goldade B G, et al. 2006. Effects of commensal bacteria on intestinal morphology and expression of proinflammatory cytokines in the gnotobiotic pig. Experimental Biology and Medicine, 231(8): 1333-1345.

Shortman K, Liu Y J. 2002. Mouse and human dendritic cell subtypes. Nature Reviews Immunology, 2(3): 151-161.

Shvartsman Y S, Zykov M P. 1976. Secretory anti-influenza immunity. Advances in Immunology, 22: 291-330.

Sicinski P, Rowinski J, Warchol J B, et al. 1990. Poliovirus type-1 enters the human host through intestinal M-cells. Gastroenterology, 98(1): 56-58.

Siegmund B, Lehr H A, Fantuzzi G, et al. 2001. IL-1 beta -converting enzyme(caspase-1)in intestinal inflammation. Proceedings of the National Academy of Sciences of the United States of America, 98(23): 13249-13254.

Sierro F, Dubois B, Coste A, et al. 2001. Flagellin stimulation of intestinal epithelial cells triggers CCL20-mediated migration of dendritic cells. Proceedings of the National Academy of Sciences of the United States of America, 98(24): 13722-13727.

Sierro F, Pringault E, Assman P S, et al. 2000. Transient expression of M-cell phenotype by enterocyte-like cells of the follicle-associated epithelium of mouse Peyer's patches. Gastroenterology, 119(3): 734-743.

Silva-Campa E, Mata-Haro V, Mateu E, et al. 2012. Porcine reproductive and respiratory syndrome virus induces CD4+ CD8+ CD25+ Foxp3+ regulatory T cells(Tregs). Virology, 430(1): 73-80.

Sim G K. 1995. Intraepithelial lymphocytes and the immune system. Advances in Immunology, 58: 297-343.

Sims J E, Smith D E. 2010. The IL-1 family: regulators of immunity. Nature Reviews Immunology, 10(2): 89-102.

Sinha B, François P P, Nüße O, et al. 1999. Fibronectin - binding protein acts as *Staphylococcus aureus* invasin via fibronectin bridging to integrin α5β1. Cellular Microbiology, 1(2): 101-117.

Sitaraman S V, Merlin D, Wang L, et al. 2001. Neutrophil-epithelial crosstalk at the intestinal lumenal surface mediated by reciprocal secretion of adenosine and IL-6. Journal of Clinical Investigation, 107(7): 861.

Smith M W, James P S, Tivey D R. 1987. M cell numbers increase after transfer of SPF mice to a normal animal house environment. The American Journal of Pathology, 128(3): 385-389.

Smith M W, Peacock M A. 1980. "M" cell distribution in follicle-associated epithelium of mouse Peyer's patch. The American Journal of Anatomy, 159(2): 167-175.

Smith M W. 1985. Selective expression of brush border hydrolases by mouse Peyer's patch and jejunal villus enterocytes. Journal of Cellular Physiology, 124(2): 219-225.

Snapper C M, Paul W E. 1987. Interferon-gamma and B cell stimulatory factor-1 reciprocally regulate Ig isotype production. Science, 236(4804): 944-947.

Snapper C M. 1998. Immunoglobulin class switching. *In*: Paul W E. Fundamental Immunology. New York: Lipponcott-Raven:31-861.

Snoeck V, van den Broeck W, de Colvenaer V, et al. 2008. Transcytosis of F4 fimbriae by villous and dome epithelia in F4-receptor positive pigs supports importance of receptor-dependent endocytosis in oral immunization strategies. Veterinary Immunology and Immunopathology, 124(1-2): 29-40.

Soerensen C M, Holmskov U, Aalbaek B, et al. 2005. Pulmonary infections in swine induce altered porcine surfactant protein D expression and localization to dendritic cells in bronchial-associated lymphoid tissue. Immunology, 115(4): 526-535.

Soloff A C, Barratt-Boyes S M. 2010. Enemy at the gates: dendritic cells and immunity to mucosal pathogens.

Cell Research, 20(8): 872-885.

Song X Y, Zhu S, Shi P Q, et al. 2011. IL-17RE is the functional receptor for IL-17C and mediates mucosal immunity to infection with intestinal pathogens. Nature Immunology, 12(12): 1151-U.

Sonnenberg G F, Monticelli L A, Elloso M M, et al. 2011. CD4(+)lymphoid tissue-inducer cells promote innate immunity in the gut. Immunity, 34(1): 122-134.

Sonoda E, Matsumoto R, Hitoshi Y, et al. 1989. Transforming growth factor beta induces IgA production and acts additively with interleukin 5 for IgA production. Journal of Experimental Medicine, 170(4): 1415-1420.

Sonoda N, Furuse M, Sasaki H, et al. 1999. Clostridium perfringens enterotoxin fragment removes specific claudins from tight junction strands: evidence for direct involvement of claudins in tight junction barrier. Journal of Cell Biology, 147(1): 195-204.

Sorvari T, Sorvari R, Ruotsalainen P, et al. 1975. Uptake of environmental antigens by the bursa of *Fabricius*. Nature, 253(5488): 217-219.

Spahn T W, Fontana A, Faria A M, et al. 2001. Induction of oral tolerance to cellular immune responses in the absence of Peyer's patches. European Journal of Immunology, 31(4): 1278-1287.

Spencer J, Hall J. 1984. Studies on the lymphocytes of sheep. IV. Migration patterns of lung-associated lymphocytes efferent from the caudal mediastinal lymph node. Immunology, 52(1): 1.

Spencer J, MacDonald T T, Diss T C, et al. 1989. Changes in intraepithelial lymphocyte subpopulations in coeliac disease and enteropathy associated T cell lymphoma(malignant histiocytosis of the intestine). Gut, 30(3): 339-346.

Spira A I, Marx P A, Patterson B K, et al. 1996. Cellular targets of infection and route of viral dissemination after an intravaginal inoculation of simian immunodeficiency virus into rhesus macaques. Journal of Experimental Medicine, 183(1): 215-225.

Spit B J, Hendriksen E G, Bruijntjes J P, et al. 1989. Nasal lymphoid tissue in the rat. Cell and Tissue Research, 255(1): 193-198.

Spits H, Artis D, Colonna M, et al. 2013. Innate lymphoid cells--a proposal for uniform nomenclature. Nature Reviews Immunology, 13(2): 145-149.

Spits H, Cupedo T. 2012. Innate lymphoid cells: emerging insights in development, lineage relationships, and function. Annual Review of Immunology, 30: 647-675.

Spits H, Di Santo J P. 2011. The expanding family of innate lymphoid cells: regulators and effectors of immunity and tissue remodeling. Nature Immunology, 12(1): 21-27.

Stagg A J, Kamm M A, Knight S C. 2002. Intestinal dendritic cells increase T cell expression of alpha4beta7 integrin. European Journal of Immunology, 32(5): 1445-1454.

Stanisz A M, Befus D, Bienenstock J. 1986. Differential effects of vasoactive intestinal peptide, substance P, and somatostatin on immunoglobulin synthesis and proliferations by lymphocytes from Peyer's patches, mesenteric lymph nodes, and spleen. Journal of Immunology, 136(1): 152-156.

Staton T L, Habtezion A, Winslow M M, et al. 2006. CD8+ recent thymic emigrants home to and efficiently repopulate the small intestine epithelium. Nature Immunology, 7(5): 482-488.

Stavnezer J, Guikema J E, Schrader C E. 2008. Mechanism and regulation of class switch recombination. Annual Review of Immunology, 26: 261-292.

Steinman R M, Gutchinov B, Witmer M D, et al. 1983. Dendritic cells are the principal stimulators of the primary mixed leukocyte reaction in mice. The Journal of Experimental Medicine, 157(2): 613-627.

Steinman R M, Hawiger D, Nussenzweig M C. 2003. Tolerogenic dendritic cells. Annual Review of Immunology, 21: 685-711.

Stenstad H, Svensson M, Cucak H, et al. 2007. Differential homing mechanisms regulate regionalized effector CD8alphabeta+ T cell accumulation within the small intestine. Proceedings of the National Academy of Sciences of the United States of America, 104(24): 10122-10127.

Stevens S K, Weissman I L, Butcher E C. 1982. Differences in the migration of B and T lymphocytes: organ-selective localization in vivo and the role of lymphocyte-endothelial cell recognition. Journal of Immunology, 128(2): 844-851.

Stirling C M, Charleston B, Takamatsu H, et al. 2005. Characterization of the porcine neonatal Fc receptor--potential use for trans-epithelial protein delivery. Immunology, 114(4): 542-553.

Strobel S, Mowat A M. 2006. Oral tolerance and allergic responses to food proteins. Current Opinion in Allergy and Clinical Immunology, 6(3): 207-213.

Strober W. 2009. The multifaceted influence of the mucosal microflora on mucosal dendritic cell responses. Immunity, 31(3): 377-388.

Strugnell R A, Wijburg O L C. 2010. The role of secretory antibodies in infection immunity. Nature Reviews Microbiology, 8(9): 656-667.

Su H, Caldwell H D. 1995. CD4+ T cells play a significant role in adoptive immunity to *Chlamydia trachomatis* infection of the mouse genital tract. Infection and Immunity, 63(9): 3302-3308.

Sudo N, Sawamura S, Tanaka K, et al. 1997. The requirement of intestinal bacterial flora for the development of an IgE production system fully susceptible to oral tolerance induction. Journal of Immunology, 159(4): 1739-1745.

Summerfield A, McCullough K C. 2009. The porcine dendritic cell family. Developmental and Comparative Immunology, 33(3): 299-309.

Sun C M, Hall J A, Blank R B, et al. 2007. Small intestine lamina propria dendritic cells promote de novo generation of Foxp3 T reg cells via retinoic acid. Journal of Experimental Medicine, 204(8): 1775-1785.

Sun J B, Xiao B G, Lindblad M, et al. 2000. Oral administration of cholera toxin B subunit conjugated to myelin basic protein protects against experimental autoimmune encephalomyelitis by inducing transforming growth factor-beta-secreting cells and suppressing chemokine expression. International Immunology, 12(10): 1449-1457.

Sung S S, Fu S M, Rose C E Jr, et al. 2006. A major lung CD103(alphaE)-beta7 integrin-positive epithelial dendritic cell population expressing Langerin and tight junction proteins. Journal of Immunology, 176(4): 2161-2172.

Suri-Payer E, Amar A Z, Thornton A M, et al. 1998. CD4(+)CD25(+)T cells inhibit both the induction and effector function of autoreactive T cells and represent a unique lineage of immunoregulatory cells.

Journal of Immunology, 160(3): 1212-1218.

Suzuki H, Jeong K, Doi K. 2002. Age-related changes in the regional variations in the number and subsets of intraepithelial lymphocytes in mouse small intestine. Developmental and Comparative Immunology, 26(6): 589-595.

Suzuki K, Fagarasan S. 2009. Diverse regulatory pathways for IgA synthesis in the gut. Mucosal Immunology, 2(6): 468-471.

Svensson M, Johansson-Lindbom B, Zapata F, et al. 2008. Retinoic acid receptor signaling levels and antigen dose regulate gut homing receptor expression on CD8+ T cells. Mucosal Immunology, 1(1): 38-48.

Svensson M, Marsal J, Ericsson A, et al. 2002. CCL25 mediates the localization of recently activated CD8alphabeta(+)lymphocytes to the small-intestinal mucosa. The Journal of Clinical Investigation, 110(8): 1113-1121.

Swiecki M, Colonna M. 2010. Unraveling the functions of plasmacytoid dendritic cells during viral infections, autoimmunity, and tolerance. Immunological Reviews, 234: 142-162.

Tahoun A, Mahajan S, Paxton E, et al. 2012. *Salmonella* transforms follicle-associated epithelial cells into M cells to promote intestinal invasion. Cell Host Microbe, 12(5): 645-656.

Tait Wojno E D, Artis D. 2012. Innate lymphoid cells: balancing immunity, inflammation, and tissue repair in the intestine. Cell Host Microbe, 12(4): 445-457.

Takata S, Ohtani O, Watanabe Y. 2000. Lectin binding patterns in rat nasal-associated lymphoid tissue(NALT)and the influence of various types of lectin on particle uptake in NALT. Archives of Histology and Cytology, 63(4): 305-312.

Takeda S, Rodewald H R, Arakawa H, et al. 1996. MHC class Ⅱ molecules are not required for survival of newly generated CD4+ T cells, but affect their long-term life span. Immunity, 5(3): 217-228.

Tamoutounour S, Henri S, Lelouard H, et al. 2012. CD64 distinguishes macrophages from dendritic cells in the gut and reveals the Th1-inducing role of mesenteric lymph node macrophages during colitis. European Journal of Immunology, 42(12): 3150-3166.

Tamura S, Funato H, Hirabayashi Y, et al. 1990. Functional role of respiratory tract haemagglutinin-specific IgA antibodies in protection against influenza. Vaccine, 8(5): 479-485.

Tamura S, Funato H, Hirabayashi Y, et al. 1991. Cross-protection against influenza A virus infection by passively transferred respiratory tract IgA antibodies to different hemagglutinin molecules. European Journal of Immunology, 21(6): 1337-1344.

Tamura S. 2010. Studies on the usefulness of intranasal inactivated influenza vaccines. Vaccine, 28(38): 6393-6397.

Tanaka N, Fukuyama S, Fukuiwa T, et al. 2007. Intranasal immunization with phosphorylcholine induces antigen specific mucosal and systemic immune responses in mice. Vaccine, 25(14): 2680-2687.

Tanaka Y, Imai T, Baba M, et al. 1999. Selective expression of liver and activation-regulated chemokine(LARC)in intestinal epithelium in mice and humans. European Journal of Immunology, 29(2): 633-642.

Tang X, Hori S, Osamura R Y, et al. 1995. Reticular crypt epithelium and intra - epithelial lymphoid cells in the hyperplastic human palatine tonsil: an immunohistochemical analysis. Pathology International, 45(1): 34-44.

Tarkowski A, Sun J B, Holmdahl R, et al. 1999. Treatment of experimental autoimmune arthritis by nasal administration of a type Ⅱ collagen-cholera toxoid conjugate vaccine. Arthritis and Rheumatism, 42(8): 1628-1634.

Taylor B C, Zaph C, Troy A E, et al. 2009. TSLP regulates intestinal immunity and inflammation in mouse models of helminth infection and colitis. Journal of Experimental Medicine, 206(3): 655-667.

Taylor C T, Murphy A, Kelleher D, et al. 1997. Changes in barrier function of a model intestinal epithelium by intraepithelial lymphocytes require new protein synthesis by epithelial cells. Gut, 40(5): 634-640.

Taylor H P, Dimmock N J. 1985. Mechanism of neutralization of influenza virus by secretory IgA is different from that of monomeric IgA or IgG. Journal of Experimental Medicine, 161(1): 198-209.

Taylor L D, Daniels C K, Schmucker D L. 1992. Ageing compromises gastrointestinal mucosal immune response in the rhesus monkey. Immunology, 75(4): 614-618.

Teitelbaum D H, Del Valle J, Reyas B, et al. 1996. Intestinal intraepithelial lymphocytes influence the production of somatostatin. Surgery, 120(2): 227-232; discussion 232-223.

Teitelbaum R, Schubert W, Gunther L, et al. 1999. The M cell as a portal of entry to the lung for the bacterial pathogen *Mycobacterium tuberculosis*. Immunity, 10(6): 641-650.

Tel J, Schreibelt G, Sittig S P, et al. 2013. Human plasmacytoid dendritic cells efficiently cross-present exogenous Ags to CD8+ T cells despite lower Ag uptake than myeloid dendritic cell subsets. Blood, 121(3): 459-467.

Terahara K, Nochi T, Yoshida M, et al. 2011. Distinct fucosylation of M cells and epithelial cells by Fut1 and Fut2, respectively, in response to intestinal environmental stress. Biochemical and Biophysical Research Communications, 404(3): 822-828.

Terahara K, Yoshida M, Igarashi O, et al. 2008. Comprehensive gene expression profiling of Peyer's patch M cells, villous M-like cells, and intestinal epithelial cells. Journal of Immunology, 180(12): 7840-7846.

Tezuka H, Abe Y, Asano J, et al. 2011. Prominent role for plasmacytoid dendritic cells in mucosal T cell-independent IgA induction. Immunity, 34(2): 247-257.

Tezuka H, Abe Y, Iwata M, et al. 2007. Regulation of IgA production by naturally occurring TNF/iNOS-producing dendritic cells. Nature, 448(7156): 929-933.

Thiele L, Merkle H P, Walter E. 2003. Phagocytosis and phagosomal fate of surface-modified microparticles in dendritic cells and macrophages. Pharmaceutical research, 20(2): 221-228.

Thiele L, Rothen-Rutishauser B, Jilek S, et al. 2001. Evaluation of particle uptake in human blood monocyte-derived cells in vitro. Does phagocytosis activity of dendritic cells measure up with macrophages? Journal of Controlled release : Official Journal of the Controlled Release Society, 76(1-2): 59-71.

Thoreux K, Owen R L, Schmucker D L. 2000. Intestinal lymphocyte number, migration and antibody secretion in young and old rats. Immunology, 101(1): 161-167.

Thoreux K, Schmucker D L. 2001. Kefir milk enhances intestinal immunity in young but not old rats. The

Journal of Nutrition, 131(3): 807-812.

Tian J, Atkinson M A, Clare-Salzler M, et al. 1996. Nasal administration of glutamate decarboxylase(GAD65)peptides induces Th2 responses and prevents murine insulin-dependent diabetes. The Journal of Experimental Medicine, 183(4): 1561-1567.

Tomasi Jr T. 1980. Oral tolerance. Transplantation, 29(5): 353-356.

Torres-Medina A. 1981. Morphologic characteristics of the epithelial surface of aggregated lymphoid follicles(Peyer's patches)in the small intestine of newborn gnotobiotic calves and pigs. American Journal of Veterinary Research, 42(2): 232-236.

Tran L, Greenwood-Van Meerveld B. 2013. Age-associated remodeling of the intestinal epithelial barrier. The Journals of Gerontology. Series A, Biological Sciences and Medical Sciences, 68(9): 1045-1056.

Trees A J, Karim M J, Mckellar S B, et al. 1989. Eimeria-tenella - local antibodies and interactions with the sporozoite surface. Journal of Protozoology, 36(4): 326-333.

Tsuchiya T, Fukuda S, Hamada H, et al. 2003. Role of gamma delta T cells in the inflammatory response of experimental colitis mice. Journal of Immunology, 171(10): 5507-5513.

Tsuji M, Komatsu N, Kawamoto S, et al. 2009. Preferential generation of follicular B helper T cells from Foxp3+ T cells in gut Peyer's patches. Science, 323(5920): 1488-1492.

Tsuji M, Suzuki K, Kitamura H, et al. 2008. Requirement for lymphoid tissue-inducer cells in isolated follicle formation and T cell-independent immunoglobulin A generation in the gut. Immunity, 29(2): 261-271.

Tyrer P, Foxwell A R, Cripps A W, et al. 2006. Microbial pattern recognition receptors mediate M-cell uptake of a gram-negative bacterium. Infection and Immunity, 74(1): 625-631.

Tyrer P, Foxwell A R, Kyd J, et al. 2002. Validation and quantitation of an in vitro M-cell model. Biochemical and Biophysical Research Communications, 299(3): 377-383.

Uehara S, Grinberg A, Farber J M, et al. 2002. A role for CCR9 in T lymphocyte development and migration. Journal of Immunology, 168(6): 2811-2819.

Uematsu S, Fujimoto K, Jang M H, et al. 2008. Regulation of humoral and cellular gut immunity by lamina propria dendritic cells expressing Toll-like receptor 5. Nature Immunology, 9(7): 769-776.

Ueno H, Klechevsky E, Schmitt N, et al. 2011. Targeting human dendritic cell subsets for improved vaccines. Seminars in Immunology, 23(1): 21-27.

Uhlig H H, McKenzie B S, Hue S, et al. 2006. Differential activity of IL-12 and IL-23 in mucosal and systemic innate immune pathology. Immunity, 25(2): 309-318.

Umesaki Y, Setoyama H, Matsumoto S, et al. 1999. Differential roles of segmented filamentous bacteria and clostridia in development of the intestinal immune system. Infection and Immunity, 67(7): 3504-3511.

Underdown B J, Schiff J M. 1986. Immunoglobulin A: strategic defense initiative at the mucosal surface. Annual Review of Immunology, 4: 389-417.

Vahlenkamp T W, Tompkins M B, Tompkins W A. 2005. The role of CD4+ CD25+ regulatory T cells in viral infections. Veterinary Immunology and Immunopathology, 108(1): 219-225.

Valenkevich I N, Zhukova N M. 1976. The structure of the mucous membrane of the human duodenum with aging. Arkhiv Patologii, 38(3): 58-61.

Vallon-Eberhard A, Landsman L, Yogev N, et al. 2006. Transepithelial pathogen uptake into the small intestinal lamina propria. Journal of Immunology, 176(4): 2465-2469.

van Alten P J, Meuwissen H J. 1972. Production of specific antibody by lymphocytes of the bursa of *Fabricius*. Science, 176(4030): 45-47.

van Egmond M, van Garderen E, van Spriel A B, et al. 2000. FcalphaRI-positive liver Kupffer cells: reappraisal of the function of immunoglobulin A in immunity. Nature Medicine, 6(6): 680-685.

van Rijt L S, Jung S, KleinJan A, et al. 2005. In vivo depletion of lung CD11c(+)dendritic cells during allergen challenge abrogates the characteristic features of asthma. Journal of Experimental Medicine, 201(6): 981-991.

van Wijk F, Cheroutre H. 2010. Mucosal T cells in gut homeostasis and inflammation. Expert Review of Clinical Immunology, 6(4): 559-566.

VanCott J L, Staats H F, Pascual D W, et al. 1996. Regulation of mucosal and systemic antibody responses by T helper cell subsets, macrophages, and derived cytokines following oral immunization with live recombinant *Salmonella*. Journal of Immunology, 156(4): 1504-1514.

VanCott T C, Kaminski R W, Mascola J R, et al. 1998. HIV-1 neutralizing antibodies in the genital and respiratory tracts of mice intranasally immunized with oligomeric gp160. Journal of Immunology, 160(4): 2000-2012.

Vanderheijden P J, Bianchi A T J, Stok W, et al. 1988. Background(spontaneous)immunoglobulin production in the murine small-intestine as a function of age. Immunology, 65(2): 243-248.

Varol C, Vallon-Eberhard A, Elinav E, et al. 2009. Intestinal lamina propria dendritic cell subsets have different origin and functions. Immunity, 31(3): 502-512.

Veldhoen M, Hocking R J, Atkins C J, et al. 2006. TGFbeta in the context of an inflammatory cytokine milieu supports de novo differentiation of IL-17-producing T cells. Immunity, 24(2): 179-189.

Verbrugghe P, Kujala P, Waelput W, et al. 2008. Clusterin in human gut-associated lymphoid tissue, tonsils, and adenoids: localization to M cells and follicular dendritic cells. Histochemistry and Cell Biology, 129(3): 311-320.

Verbrugghe P, Waelput W, Dieriks B, et al. 2006. Murine M cells express annexin V specifically. The Journal of Pathology, 209(2): 240-249.

Vervelde L, Vermeulen A N, Jeurissen S H. 1992. In situ immunocytochemical detection of cells containing antibodies specific for *Eimeria tenella* antigens. Journal of Immunological Methods, 151(1-2): 191-199.

von Bulow G U, van Deursen J M, Bram R J. 2001. Regulation of the T-independent humoral response by TACI. Immunity, 14(5): 573-582.

von Garnier C, Filgueira L, Wikstrom M, et al. 2005. Anatomical location determines the distribution and function of dendritic cells and other APCs in the respiratory tract. Journal of Immunology, 175(3): 1609-1618.

Wahab P J, Crusius J B, Meijer J W, et al. 2001. Gluten challenge in borderline gluten-sensitive enteropathy. The American Journal of Gastroenterology, 96(5): 1464-1469.

Walcheck B, Jutila M A. 1994. Bovine Gamma-delta T-cells express high-levels of functional peripheral lymph-node homing receptor(L-selectin). International Immunology, 6(1): 81-91.

Walker J A, Barlow J L, McKenzie A N. 2013. Innate lymphoid cells—how did we miss them? Nature Reviews Immunology, 13(2): 75-87.

Walton L J, Thornhill M H, Macey M G, et al. 1997. Cutaneous lymphocyte associated antigen(CLA)and alpha e beta 7 integrins are expressed by mononuclear cells in skin and oral lichen planus. Journal of Oral Pathology & Medicine, 26(9): 402-407.

Wang J, Gusti V, Saraswati A, et al. 2011. Convergent and divergent development among M cell lineages in mouse mucosal epithelium. Journal of Immunology, 187(10): 5277-5285.

Wang W, Soto H, Oldham E R, et al. 2000. Identification of a novel chemokine(CCL28), which binds CCR10(GPR2). The Journal of Biological Chemistry, 275(29): 22313-22323.

Wannemuehler M J, Kiyono H, Babb J L, et al. 1982. Lipopolysaccharide(LPS)regulation of the immune response: LPS converts germfree mice to sensitivity to oral tolerance induction. Journal of Immunology, 129(3): 959-965.

Ward E S, Ober R J. 2009. Chapter 4: multitasking by exploitation of intracellular transport functions the many faces of FcRn. Advances in Immunology, 103: 77-115.

Wassén L, Schon K, Holmgren J, et al. 1996. Local intravaginal vaccination of the female genital tract. Scand J Immunol, 44(4): 408-414.

Watanabe M, Ueno Y, Yajima T, et al. 1995. Interleukin-7 is produced by human intestinal epithelial-cells and regulates the proliferation of intestinal mucosal lymphocytes. Journal of Clinical Investigation, 95(6): 2945-2953.

Weaver C T, Hatton R D. 2009. Interplay between the TH17 and TReg cell lineages: a(co-)evolutionary perspective. Nature Reviews Immunology, 9(12): 883-889.

Weber T E, Kerr B J. 2006. Butyrate differentially regulates cytokines and proliferation in porcine peripheral blood mononuclear cells. Veterinary Immunology and Immunopathology, 113(1-2): 139-147.

Webster R G. 2000. Immunity to influenza in the elderly. Vaccine, 18(16): 1686-1689.

Weiner H L, Friedman A, Miller A, et al. 1994. Oral tolerance: immunologic mechanisms and treatment of animal and human organ-specific autoimmune diseases by oral administration of autoantigens. Annual Review of Immunology, 12: 809-837.

Weiner H L. 1997. Oral tolerance: immune mechanisms and treatment of autoimmune diseases. Immunology Today, 18(7): 335-343.

Weisbart R H, Kacena A, Schuh A, et al. 1988. Gm-Csf induces human neutrophil Iga-mediated phagocytosis by an Iga Fc receptor activation mechanism. Nature, 332(6165): 647-648.

Welty N E, Staley C, Ghilardi N, et al. 2013. Intestinal lamina propria dendritic cells maintain T cell homeostasis but do not affect commensalism. Journal of Experimental Medicine, 210(10): 2011-2024.

Wendland M, Czeloth N, Mach N, et al. 2007. CCR9 is a homing receptor for plasmacytoid dendritic cells to the small intestine. Proceedings of the National Academy of Sciences of the United States of America, 104(15): 6347-6352.

Whitacre C C, Gienapp I E, Orosz C G, et al. 1991. Oral tolerance in experimental autoimmune encephalomyelitis. Ⅲ. Evidence for clonal anergy. Journal of Immunology, 147(7): 2155-2163.

Widders P R, Perry R, Muir W I, et al. 1996. Immunisation of chickens to reduce intestinal colonisation with *Campylobacter jejuni*. British Poultry Science, 37(4): 765-778.

Wieland S, Takahashi K, Boyd B, et al. 2014. Human plasmacytoid dendritic cells sense lymphocytic choriomeningitis virus-infected cells in vitro. Journal of Virology, 88(1): 752-757.

Williams M B, Rose J R, Rott L S, et al. 1998. The memory B cell subset responsible for the secretory IgA response and protective humoral immunity to rotavirus expresses the intestinal homing receptor, alpha4beta7. Journal of Immunology, 161(8): 4227-4235.

Williams N. 1998. T cells on the mucosal frontline. Science, 280(5361): 198-200.

Williamson E, Bilsborough J M, Viney J L. 2002. Regulation of mucosal dendritic cell function by receptor activator of NF-kappa B(RANK)/RANK ligand interactions: impact on tolerance induction. Journal of Immunology, 169(7): 3606-3612.

Wilson N J, Boniface K, Chan J R, et al. 2007. Development, cytokine profile and function of human interleukin 17-producing helper T cells. Nature Immunology, 8(9): 950-957.

Winner L, Mack J, Weltzin R, et al. 1991. New model for analysis of mucosal immunity: intestinal secretion of specific monoclonal immunoglobulin A from hybridoma tumors protects against *Vibrio cholerae* infection. Infection and Immunity, 59(3): 977-982.

Wolf J L, Kauffman R S, Finberg R, et al. 1983. Determinants of reovirus interaction with the intestinal M cells and absorptive cells of murine intestine. Gastroenterology, 85(2): 291-300.

Wolf J L, Rubin D H, Finberg R, et al. 1981. Intestinal M cells: a pathway for entry of reovirus into the host. Science, 212(4493): 471-472.

Wong N A, Herriot M, Rae F. 2003. An immunohistochemical study and review of potential markers of human intestinal M cells. European Journal of Histochemistry: EJH, 47(2): 143-150.

Woodley J F. 2000. Lectins for gastrointestinal targeting-15 years on. Journal of Drug Targeting, 7(5): 325-333.

Woof J M, Kerr M A. 2006. The function of immunoglobulin A in immunity. The Journal of Pathology, 208(2): 270-282.

Worbs T, Bode U, Yan S, et al. 2006. Oral tolerance originates in the intestinal immune system and relies on antigen carriage by dendritic cells. Journal of Experimental Medicine, 203(3): 519-527.

Wu H Y, Nguyen H H, Russell M W. 1997. Nasal lymphoid tissue(NALT)as a mucosal immune inductive site. Scandinavian Journal of Immunology, 46(5): 506-513.

Wu J, Groh V, Spies T. 2002. T cell antigen receptor engagement and specificity in the recognition of stress-inducible MHC class I-related chains by human epithelial gamma delta T cells. Journal of Immunology, 169(3): 1236-1240.

Wu Y P, Wang X H, Csencsits K L, et al. 2001. M cell-targeted DNA vaccination. Proceedings of the National Academy of Sciences of the United States of America, 98(16): 9318-9323.

Wurbel M A, Philippe J M, Nguyen C, et al. 2000. The chemokine TECK is expressed by thymic and intestinal epithelial cells and attracts double- and single-positive thymocytes expressing the TECK receptor CCR9. European Journal of Immunology, 30(1): 262-271.

Wyatt C R, Brackett E J, Barrett W J. 1999. Accumulation of mucosal T lymphocytes around epithelial cells after in vitro infection with *Cryptosporidium parvum*. The Journal of Parasitology, 85(4): 765-768.

Xavier R J, Podolsky D K. 2007. Unravelling the pathogenesis of inflammatory bowel disease. Nature, 448(7152): 427-434.

Xu B, Wagner N, Pham L N, et al. 2003. Lymphocyte homing to bronchus-associated lymphoid tissue(BALT)is mediated by L-selectin/PNAd, alpha4beta1 integrin/VCAM-1, and LFA-1 adhesion pathways. Journal of Experimental Medicine, 197(10): 1255-1267.

Xu W F, He B, Chiu A, et al. 2007. Epithelial cells trigger frontline immunoglobulin class switching through a pathway regulated by the inhibitor SLPI. Nature Immunology, 8(3): 294-303.

Xu W, Santini P A, Sullivan J S, et al. 2009. HIV-1 evades virus-specific IgG2 and IgA responses by targeting systemic and intestinal B cells via long-range intercellular conduits. Nature Immunology, 10(9): 1008-1017.

Xuamano J C, Kiyono H, Jackson R J, et al. 1993. Helper T-cell subsets for immunoglobulin-a responses - oral immunization with tetanus toxoid and cholera-toxin as adjuvant selectively induces Th2 cells in mucosa-associated tissues. Journal of Experimental Medicine, 178(4): 1309-1320.

Yagita H, Hanabuchi S, Asano Y, et al. 1995. Fas-mediated cytotoxicity--a new immunoregulatory and pathogenic function of Th1 CD4+ T cells. Immunological Reviews, 146: 223-239.

Yamaguchi T, Hirota K, Nagahama K, et al. 2007. Control of immune responses by antigen-specific regulatory T cells expressing the folate receptor. Immunity, 27(1): 145-159.

Yamamoto M, Briles D E, Yamamoto S, et al. 1998. A nontoxic adjuvant for mucosal immunity to pneumococcal surface protein A. Journal of Immunology, 161(8): 4115-4121.

Yamamoto M, Fujihashi K, Amano M, et al. 1994. Cytokine synthesis and apoptosis by intestinal intraepithelial lymphocytes: signaling of high density alpha beta T cell receptor+ and gamma delta T cell receptor+ T cells via T cell receptor-CD3 complex results in interferon-gamma and interleukin-5 production, while low density T cells undergo DNA fragmentation. European Journal of Immunology, 24(6): 1301-1306.

Yamamoto M, Fujihashi K, Beagley K W, et al. 1993a. Cytokine synthesis by intestinal iIntraepithelial lymphocytes - both gamma/delta-T-cell receptor-positive and alpha/beta-T-cell receptor-positive T-cells in the G(1)-Phase of cell-cycle Produce Ifn-Gamma and Il-5. Journal of Immunology, 150(1): 106-114.

Yamamoto M, Rennert P, McGhee J R, et al. 2000. Alternate mucosal immune system: organized Peyer's patches are not required for IgA responses in the gastrointestinal tract. Journal of Immunology, 164(10): 5184-5191.

Yamamoto S, Kiyono H, Yamamoto M, et al. 1997. A nontoxic mutant of cholera toxin elicits Th2-type responses for enhanced mucosal immunity. Proceedings of the National Academy of Sciences of the United States of America, 94(10): 5267-5272.

Yamamoto S, Russ F, Teixeira H C, et al. 1993b. Listeria monocytogenes-induced gamma interferon secretion by intestinal intraepithelial gamma/delta T lymphocytes. Infection and Immunity, 61(5): 2154-2161.

Yamanaka N, Matsuyama H, Harabuchi Y, et al. 1992. Distribution of lymphoid cells in tonsillar compartments in relation to infection and age. A quantitative study using image analysis. Acta oto-Iaryngologica, 112(1): 128-137.

Yang S K, Eckmann L, Panja A, et al. 1997. Differential and regulated expression of C-X-C, C-C, and C-chemokines by human colon epithelial cells. Gastroenterology, 113(4): 1214-1223.

Yang X, HayGlass K T, Brunham R C. 1996. Genetically determined differences in IL-10 and IFN-gamma responses correlate with clearance of *Chlamydia trachomatis* mouse pneumonitis infection. Journal of Immunology, 156(11): 4338-4344.

Yang Y, Yuan Y, Tao Y, et al. 2011. Effects of vitamin A deficiency on mucosal immunity and response to intestinal infection in rats. Nutrition, 27(2): 227-232.

Ye L L, Zeng R Y, Bai Y, et al. 2011. Efficient mucosal vaccination mediated by the neonatal Fc receptor. Nature Biotechnology, 29(2): 158-U104.

Yen H H, Scheerlinck J P, Gekas S, et al. 2006. A sheep cannulation model for evaluation of nasal vaccine delivery. Methods, 38(2): 117-123.

Yen H H, Wee J L K, Snibson K J, et al. 2009. Thoracic duct cannulation without thoracotomy in sheep: A method for accessing efferent lymph from the lung. Veterinary Immunology and Immunopathology, 129(1-2): 76-81.

Yio X Y, Mayer L. 1997. Characterization of a 180-kDa intestinal epithelial cell membrane glycoprotein, gp180. A candidate molecule mediating t cell-epithelial cell interactions. The Journal of Biological Chemistry, 272(19): 12786-12792.

Yoshida M, Claypool S M, Wagner J S, et al. 2004. Human neonatal Fc receptor mediates transport of IgG into luminal secretions for delivery of antigens to mucosal dendritic cells. Immunity, 20(6): 769-783.

Yu Q S, Tang C, Xun S, et al. 2006. MyD88-dependent signaling for IL-15 production plays an important role in maintenance of CD8 alpha alpha TCR alpha beta and TCR gamma delta intestinal intraepithelial lymphocytes. Journal of Immunology, 176(10): 6180-6185.

Zanvit P, Tichopad A, Havlickova M, et al. 2010. Adjuvant effect of Bacillus firmus on the expression of cytokines and toll-like receptors in mouse nasopharynx-associated lymphoid tissue(NALT)after intranasal immunization with inactivated influenza virus type A. Immunology Letters, 134(1): 26-34.

Zaph C, Du Y, Saenz S A, et al. 2008. Commensal-dependent expression of IL-25 regulates the IL-23-IL-17 axis in the intestine. Journal of Experimental Medicine, 205(10): 2191-2198.

Zaph C, Troy A E, Taylor B C, et al. 2007. Epithelial-cell-intrinsic IKK-beta expression regulates intestinal immune homeostasis. Nature, 446(7135): 552-556.

Zenewicz L A, Yancopoulos G D, Valenzuela D M, et al. 2008. Innate and adaptive interleukin-22 protects mice from inflammatory bowel disease. Immunity, 29(6): 947-957.

Zeuthen L H, Fink L N, Frokiaer H. 2008. Epithelial cells prime the immune response to an array of gut-derived commensals towards a tolerogenic phenotype through distinct actions of thymic stromal lymphopoietin and transforming growth factor-beta. Immunology, 123(2): 197-208.

Zhang L H, Tian X S, Zhou F Z. 2008. *In vivo* oral administration effects of various oligodeoxynucleotides containing synthetic immunostimulatory motifs in the immune response to pseudorabies attenuated virus vaccine in newborn piglets. Vaccine, 26(2): 224-233.

Zhang X, Izikson L, Liu L, et al. 2001. Activation of CD25(+)CD4(+)regulatory T cells by oral antigen administration. Journal of Immunology, 167(8): 4245-4253.

Zhang X, Okutsu M, Kanemi O, et al. 2005. Effect of foot shock stress on the interferon-gamma production of murine intestinal intraepithelial lymphocytes. Immunology Letters, 100(2): 170-176.

Zhao X, Deak E, Soderberg K, et al. 2003a. Vaginal submucosal dendritic cells, but not Langerhans cells, induce protective Th1 responses to herpes simplex virus-2. Journal of Experimental Medicine, 197(2): 153-162.

Zhao X, Sato A, Cruz C S D, et al. 2003b. CCL9 is secreted by the follicle-associated epithelium and recruits dome region Peyer's patch CD11b+ dendritic cells. The Journal of Immunology, 171(6): 2797-2803.

Zhao X, Jain S, Benjamin Larman H, et al. 2005. Directed cell migration via chemoattractants released from degradable microspheres. Biomaterials, 26(24): 5048-5063.

Zheng W P, Flavell R A. 1997. The transcription factor GATA-3 is necessary and sufficient for Th2 cytokine gene expression in CD4 T cells. Cell, 89(4): 587-596.

Zheng Y, Valdez P A, Danilenko D M, et al. 2008. Interleukin-22 mediates early host defense against attaching and effacing bacterial pathogens. Nature Medicine, 14(3): 282-289.

Zuercher A W, Coffin S E, Thurnheer M C, et al. 2002. Nasal-associated lymphoid tissue is a mucosal inductive site for virus-specific humoral and cellular immune responses. Journal of Immunology, 168(4): 1796-1803.

第五章　消化道感染及其黏膜免疫

由于经常接触食物和外界有害抗原，胃肠道黏膜同时具有天然或先天性免疫系统（innate immune system）和获得性或适应免疫系统（adaptative immune system）。先天性免疫系统可加工抗原并分泌前炎性信号；获得性免疫系统可识别特定抗原成分，发挥特定免疫效应，并且提供免疫记忆。在正常生理状态下这些黏膜防御机能为宿主提供抵抗病原微生物的保护力。人和动物的很多传染病都以消化道为主要途径进行传播。同时，胃肠道是大多数病原体的入侵门户，病原微生物常常通过口腔或排泄物途径进行扩散。正如第三章所述，小肠内分布有大量的淋巴组织，口服免疫后可诱导小肠内相关淋巴组织产生免疫应答，从而保护消化道免受病原微生物的入侵。历史上最有效的口服疫苗就是脊髓灰质炎病毒疫苗。脊髓灰质炎病毒疫苗曾经非常有效，自 1989 年起，在西半球没有一例野生型脊髓灰质炎病毒发病的报道。目前，脊髓灰质炎病基本上在全球得到消灭。

口服免疫诱导免疫反应强、持续时间长、免疫保护能力强（BenMohamed et al.，2002；Boyaka et al.，2003），Novak 等（2008）专门介绍了口服免疫的优势。而肠胃外或非口服免疫（parenteral immunization）诱导的免疫反应一般较弱、持续时间短、变化较大（McGhee et al.，1992；Staats et al.，1994；Kaul and Ogra，1998）。因此，消化道免疫研究更为深入，在临床上的应用最为广泛。目前在美国和欧洲已有 5 种人用口服黏膜疫苗：脊髓灰质炎（小儿麻痹症）（McBean et al.，1984；Zhaori et al.，1988）、霍乱弧菌（Ali et al.，2005；Olsson and Parment，2006）、伤寒沙门氏菌（Levine et al.，2003）、轮状病毒肠炎（Olsson and Parment，2006；Linhares et al.，2006；Vesikari et al.，2006a）和流感（Cox et al.，2004）。其中活口服伤寒症疫苗（Ty21a）、霍乱疫苗、萨宾口服脊髓灰质炎活疫苗、活口服轮状病毒疫苗在美国已得到许可，正式在临床上推广应用。尤其是人的脊髓灰质炎（小儿麻痹症）口服黏膜疫苗早已较广泛应用（McBean et al.，1984；Zhaori et al.，1988）。这些疫苗主要针对感染人的 5 种肠道病原菌，但对引起肠道疾病的肠毒性大肠杆菌和志贺氏杆菌仍缺乏相应的疫苗。

口服黏膜疫苗主要集中在预防人的传染病上，而在兽医（家畜和家禽）上研发的口服疫苗较少。因此，本章只能选取几种比较重要的人的胃肠道病原微生物的感染机制及其黏膜免疫进行介绍。

第一节　幽门螺旋杆菌感染及其黏膜免疫

幽门螺旋杆菌（*Helicobacter pylori*）是慢性胃炎、消化性溃疡和胃癌的致病因子之一，是一种广泛分布的微生物，但只有10%的感染人群发展为消化性溃疡病。超过 80%的胃十二指肠溃疡都是由幽门螺旋杆菌引起的。世界上大约 50%的人口感染过幽门螺旋杆菌。幽门螺旋杆菌主要通过消化道进行传播。感染率与社会经济状态密切相关，发展中国家其饮水质量及卫生质量较差，感染率最高，在南美大约100%的区域感染过幽门螺旋杆菌。幽门螺旋杆菌不仅引起B型胃炎、消化道溃疡，还是导致黏膜相关性淋巴组织淋巴瘤（mucosa-associated lymphoid tissue lymphoma，MALTL）等疾病的重要因素之一（Rugge et al.，1999；Cover and Blanke，2005；Gobbo Cesar et al.，2006）。每年100万新发生的胃癌中约一半是由幽门螺旋杆菌感染引起的（Peek and Blaser，2002）。1994年，幽门螺旋杆菌被世界卫生组织列为第一类生物致癌因子（Endo et al.，1995；Kodama et al.，2005；Gobbo Cesar et al.，2006）。因此，幽门螺旋杆菌的感染和预防近年来受到密切关注。

一、幽门螺旋杆菌的毒力

幽门螺旋杆菌有1.65对基因组，编码蛋白质分子质量大约15kDa，具有高度遗传多样性。幽门螺旋杆菌是第一个被测序并比较两种不同菌株的细菌。幽门螺旋杆菌的基因组中存在毒力岛。29个基因簇中的第一个基因序列为cagA（细胞毒素相关基因A），cagA被用来命名这个cag毒力岛（cagPAI）。在cagPAI中，许多基因编码Ⅳ型分泌系统。cagA是插入宿主细胞中磷酸化的大小为120kDa的蛋白质，其与SHP-2磷酸酶结合。cagA与胃炎的发生密切相关，cag^+幽门螺旋杆菌被命名为Ⅰ型菌株（高毒力株），cag^-被指定为Ⅱ型菌株（低毒力株）。胃黏膜的炎症反应程度在$cagA^+$与$cagA^-$毒株之间有明显差异。幽门螺旋杆菌菌株与疾病临床表现之间的关系较复杂，cag^+幽门螺旋杆菌株能够有效诱导上皮细胞促炎应答和分泌IL-8（Crabtree et al.，1994，1995），IL-8的释放对于炎症应答十分关键。

幽门螺旋杆菌的另一个主要致病因子是空泡形成细胞毒素（vacuolating cytotoxin，VacA）。VacA能够自插入上皮细胞膜形成六聚体负压非独立通道从而在宿主上皮细胞产生大量空泡。VacA也感染线粒体膜，促进细胞色素c的释放从而诱导凋亡。

幽门螺旋杆菌产生的脲酶（urease）也是一种毒力因子，脲酶大约占总细胞蛋白产量的15%。脲酶能催化内源性尿素转化为二氧化碳和氨。氨能够中和盐酸至接近中性，有利于幽门螺旋杆菌存活、定居、繁殖。所以幽门螺旋杆菌能够通过脲酶保护自身不受胃内酸性环境影响，从而有足够长的时间定植在胃黏膜上。此外，脲酶产生的氨还能与α-酮戊二酸结合形成谷氨酰胺，阻断三羧酸循环，减少细胞的ATP合成（Athmann et al.，2000）。

二、幽门螺旋杆菌感染宿主细胞的机制

幽门螺旋杆菌是胞外感染菌，它首先必须与胃上皮细胞表面受体结合后才能定植和诱导发病。幽门螺旋杆菌表面蛋白可与上皮细胞紧密结合。最具有特征的黏附素是一个称为BabA的78kDa的外膜蛋白（Hop），其能够与岩藻糖基化了的路易斯B血型抗原（sylated Lewis B blood-group antigen）结合。Hop蛋白家族的一些其他成员也介导上皮细胞的黏附。但是，上皮细胞对幽门螺旋杆菌结合应答的体内和体外研究表明宿主信号受体是不可或缺的。例如，幽门螺旋杆菌能结合能转导信号的上皮表面蛋白MHCⅡ分子。此外，幽门螺旋杆菌脲酶是MHCⅡ结合的主要黏附素（Fan et al.，2000）。此外，幽门

螺旋杆菌能破坏胃黏膜上皮的完整性（Ogden et al.，2008；Schirrmeister et al.，2009）。

胃上皮细胞的游离面和底外侧面可表达 TLR4、TLR5 和 TLR9（Schmausser et al.，2004）。但研究发现感染时 TLR5 和 TLR9 的表达仅限于底外侧面。虽然胃上皮细胞表达 TLR4，但 TLR4 并没有发挥信号作用（Backhed et al.，2003）。幽门螺旋杆菌感染胃黏膜后均可引起局部先天性应答和获得性免疫，以抵抗细菌增殖。在幽门螺旋杆菌感染的早期，局部黏膜只产生极其少量的先天性应答因子。幽门螺旋杆菌感染上皮细胞后产生 IL-8（Crabtree et al.，1994；Crowe et al.，1995），随后就募集中性粒细胞。先天性免疫应答并不能够完全清除幽门螺旋杆菌，而细菌引起的炎症应答有助于其突破上皮细胞屏障。大量的数据已经证明在上皮细胞下的黏膜固有层有幽门螺旋杆菌及其产物的存在，这可能与幽门螺旋杆菌改变了上皮细胞顶膜的连接复合体的组成及功能和破坏了上皮细胞的屏障功能相关（Wroblewski et al.，2009）。进入上皮下组织的细菌就可被 APC 吸收和处理，呈递给淋巴细胞后产生获得性免疫应答。但也有报道，幽门螺旋杆菌能通过先天性免疫阻碍获得性免疫。幽门螺旋杆菌的 LPS 通过与树突状细胞表面的 C 型凝集素 DC-SIGN 结合来阻止 Th1 的发育，将免疫类型从 Th1 型转变为 Th1/Th2 混合型反应（Bergman et al.，2004）。幽门螺旋杆菌的 VacA 可通过干扰 T 细胞受体/IL-2 信号转导通路来阻止 T 细胞增殖，导致活化 T 细胞的核因子（nuclear translocation of nuclear factor，NFAT）的核转运减少（Gebert et al.，2003）。

幽门螺旋杆菌可诱导胃上皮细胞产生细胞因子 IL-8 和促炎性反应因子如 IL-1β、IL-6 和 TNF-α 等（Crabtree et al.，1994；Lindholm et al.，1998）。幽门螺旋杆菌 I 型菌株（含有 cagA）比 II 型菌株（缺乏 cagA）能诱导更多的 IL-8，表明 cagA 在诱导胃炎上起更重要的作用（Crabtree et al.，1994）。幽门螺旋杆菌引起的 IL-8 的释放能够募集和激活中性粒细胞，激活并增加黏膜内的 NF-κB 等细胞因子及其表达（Keates et al.，1997）。依次释放活化的氧化物诱导炎症应答，最终造成胃黏膜的损伤。因此，$cagA^+$毒株感染后活化的氧化物是幽门螺旋杆菌感染造成的细胞损伤的指标，例如，抗氧化复合物的存在减少了幽门螺旋杆菌诱导的凋亡细胞死亡的减少。最初的炎症损伤导致了 Th1 细胞因子 IFN-γ、TNF-α、IL-1β 的累积。TNF-α 可通过受体作用于胃上皮细胞，影响细胞的磷脂代谢，产生自由基并使溶酶体破裂，造成细胞坏死和组织损伤。INF-γ 可与细胞因子协同作用激活和增强局部细胞毒性 T 淋巴细胞反应，加重胃上皮细胞损伤。胃上皮的损伤伴随 IL-1β 水平的升高，这可能与幽门螺旋杆菌引起胃黏膜中单核细胞、炎性细胞大量浸润密切相关（Yamaoka et al.，1999）。

此外，幽门螺旋杆菌能够上调胃上皮细胞 MHC II 和共刺激分子 B7-1、B7-2 的表达（Archimandritis et al.，2000）。提示胃上皮细胞在幽门螺旋杆菌感染中可能起到抗原呈递细胞的作用。但胃的上皮细胞缺乏对幽门螺旋杆菌的抵抗力，如幽门螺旋杆菌感染，80%会造成溃疡。突破黏膜上皮层可使幽门螺旋杆菌及其分解产物到达和感染下层组织和细胞，包括抗原呈递细胞 APC、黏膜固有层 T 细胞等。

此外，胃黏膜表面分布有内外两层黏液，内层也称凝胶层（见第二章）。由于胃腺中盐酸的分泌，凝胶层的结构变化很大。已有报道，幽门螺旋杆菌能改变黏液的黏度（Celli et al.，2009），试验证明黏蛋白 MUC1 通过空间障碍和冲洗细菌的作用能限制幽门螺旋杆菌的感染（Linden et al.，2009）。但幽门螺旋杆菌怎么能穿透黏液层感染胃组织，其机制目前还不清楚（Moore et al.，2011）。

三、幽门螺旋杆菌与黏膜免疫

胃黏膜对幽门螺旋杆菌可产生较强细胞免疫应答和体液特异性免疫应答。在幽门螺旋杆菌感染中，细胞介导的免疫（cell-mediated immune，CMI）发挥较重要的作用。幽门螺旋杆菌主要诱导宿主黏膜产生以 $CD4^+T$ 细胞为主的免疫应答反应，$CD4^+T$ 细胞应答在幽门螺旋杆菌感染的机体免疫炎性损伤和抗感染免疫保护中发挥重要作用。研究发现，幽门螺旋杆菌感染后产生活化的 $CD4^+T$ 细胞而没有 $CD8^+T$ 细胞（Lundgren et al.，2003）。但在幽门螺旋杆菌抗原刺激后则产生大量 $CD8^+T$ 细胞和高水平的 IFN-γ，提示细胞毒性淋巴细胞（cytotoxic lymphocyte，CTL）在 T 细胞抵御幽门螺旋杆菌中也发挥较重要的作用。幽门螺旋杆菌主要诱导 Th1 型应答的产生（主要产生 IFN-γ 和 TNF-α，并不产生 IL-4）。幽门螺旋杆菌可刺激巨噬细胞产生 IL-12，后者优先活化 Th1 应答。所以在感染幽门螺旋杆菌的黏膜中，IFN-γ 水平增加，而 IL-4 和 IL-5 的含量很少或没有增加（Bamford et al.，1998；Lindholm et al.，1998）。此外，感染幽门螺杆菌后胃黏膜中上皮内淋巴细胞（CD3 阳性细胞）数目显著减少（Hayat et al.，2002）。而大部分幽门螺杆菌感染性患者还伴随肠炎的发生，十二指肠黏膜中上皮内淋巴细胞（CD3 阳性细胞）数目呈显著增加趋势（Memeo et al.，2005）。

调节性 T 细胞 $CD4^+CD25^+$Treg（regulatory T cell，Treg）在幽门螺旋杆菌感染的小鼠模型中具有显著作用（Raghavan et al.，2004）。缺乏 $CD4^+CD25^+$ Treg 后即丧失机体的调节作用，随后增加胃炎（gastritis）的症状，同时 Treg 的缺少也导致细菌的显著减少。相反，将 $CD4^+CD25^+$Treg 转移至感染幽门螺旋杆菌的小鼠后胃炎得到抑制，细菌数量增加。表明 $CD4^+CD25^+$Treg 在幽门螺旋杆菌感染中发挥调节作用（Raghavan et al.，2003）。

幽门螺旋杆菌可能诱导不同的 T 细胞免疫应答，处于不同疾病状态的感染患者中，T 细胞具有不同的抗原特异性。例如，在消化性溃疡患者中产生的 cagA 免疫反应较明显（D’Elios et al.，1997）。此外，在蠕虫感染率高的地区，幽门螺旋杆菌感染患者的溃疡发生率却很低，表明寄生虫诱导的 Th2 应答的增加，能够平衡 Th1 诱导的炎症和溃疡的长效及自我破坏循环。但最近也有研究表明，偏向于 Th2 应答的转化能够促进幽门螺旋杆菌感染环境下的肿瘤细胞生长，但目前还不明确。

幽门螺旋杆菌还能显著诱导抗体的应答，应答产生的抗体甚至还可进入血清中，所以在外周血液和局部胃黏膜中都能检测到细菌特异性抗体（包括脲酶、鞭毛蛋白、脂多糖及其他膜蛋白特异性 IgG 和 IgA）。感染患者中 10%的单核细胞都能产生特异性 IgA。

幽门螺杆菌感染是胃癌的最主要原因。黏膜免疫应答显然不足以清除幽门螺旋杆菌感染，可能会限制细菌引起疾病的过程。幽门螺旋杆菌的毒素能够影响抗原加工和呈递（Molinari et al.，1998）。因此要想根除这个定植在胃黏膜的病原体就必须首先阐明病原体逃避黏膜免疫力的机制。此外，建立幽门螺旋杆菌的动物模型也很有必要。有人也应用小鼠模型研究幽门螺旋杆菌的疫苗，如口服或给予超声的幽门螺旋杆菌和黏膜佐剂可以根除小鼠感染的幽门螺旋杆菌（Doidge et al.，1994；Corthesy-Theulaz et al.，1995；Lee et al.，1997）。研制开发幽门螺旋杆菌的疫苗是彻底解决幽门螺旋杆菌感染的有效方法。

第二节　鼠伤寒沙门氏菌感染及其黏膜免疫

沙门氏菌是一群寄生于人和动物肠道内的革兰氏阴性杆菌，生化特性和抗原结构相似，兼性厌氧。大多数菌种均以周生鞭毛运动，具有 I 型菌毛，菌体一般无荚膜，抗原结构分为菌体（O）抗原、鞭毛（H）抗原和表面（Vi）抗原 3 种。其中鼠伤寒沙门氏菌（*Salmonella typhimurium*）感染是沙门氏菌属感染最常见的类型之一（Meurens et al.，2009），分布广泛，可感染人和多种动物，人感染后表现为持续高热。伤寒沙门氏菌引起的伤寒症主要发生在学龄儿童。家禽和家畜带菌率也很高。

一、鼠伤寒沙门氏菌的毒力

鼠伤寒沙门氏菌主要通过菌毛、肠毒素和内毒素感染宿主的上皮细胞等。鼠伤寒沙门氏菌通过菌毛、Vi 抗原等细胞壁成分与小肠黏膜黏附后可诱导宿主细胞肌动蛋白重排、内在化；吞噬泡转送未经降解的细菌并释放至上皮下区，被固有层中的巨噬细胞吞噬。鼠伤寒沙门氏菌产生的肠毒素类似 ETEC 产生的肠毒素，引发水样腹泻。

鼠伤寒沙门氏菌是兼性细胞内寄生性微生物，可存活于网状内皮系统的巨噬细胞中。研究表明，鼠伤寒沙门氏菌在巨噬细胞内的存活能力与转座子 Tn10 有关（Levy et al.，1991），所有 Tn10 突变株均不能在小鼠腹腔巨噬细胞中存活，且不能致病，对巨噬细胞和中性粒细胞颗粒提取物均高度敏感。沙门氏菌的致病性主要来源于沙门氏菌致病毒力岛（*Salmonella* pathogenicity island，SPI），SPI 可编码各种毒力因子，包括 Sop E/E2、Sop B 和 Spt P，以及其他因子 Sip A、Sip B、Sip C 和 Sip D 等。SPI 编码的毒力因子和Ⅲ型分泌系统（typeⅢsecretion system，TTSS）分泌的效应蛋白共同介导，激活宿主细胞信号转导途经，引起细胞膜形成伪足样结构和形成微胞饮，构成触发侵袭机制（Cossart and Sansonetti，2004）。诱导细胞对细菌的内化（Hapfelmeier et al.，2005；Que et al.，2013）。沙门氏菌通过吞噬样作用进入肠上皮细胞，在细胞内形成吞噬小泡，称为微胞饮作用（Galan，1999；Patel and Galan，2005）。沙门氏菌在细胞内，可从小泡中逃脱进入细胞质引起细胞感染。严重感染时，沙门氏菌可侵入并在巨噬细胞中生长存活。鼠伤寒沙门氏菌 *phop*、*oxyr* 等基因位点分别与抵抗巨噬细胞的氧依赖性和非依赖性杀伤机制有关（Charles et al.，2009）。

细菌解体后释放的内毒素可激活补体替代途径产生 C3、C5 及诱发免疫细胞分泌 TNF-α、IL-1 等细胞因子，引起发热、中毒性休克（Hur et al.，2011）。沙门氏菌内毒素为外膜结构的一部分，是沙门氏菌重要的毒力因子。某些菌株可通过改变 LPS 中的 O 特异性多糖结构，抑制补体系统对细菌的攻击作用。

二、鼠伤寒沙门氏菌感染宿主细胞的机制

鼠伤寒沙门氏菌主要通过消化道感染，可以从胃肠道的任何部位入侵机体组织。最经典的入侵部位则是回肠末端的派伊尔氏结，口服沙门氏菌后 6h 即可在派伊尔氏结检测到细菌。沙门氏菌还可以从小肠、大肠的黏膜感染后扩散到血液（Crump et al.，2004）。鼠伤寒沙门氏菌可经以下 3 种途径穿越肠上皮屏障，进入肠系膜淋巴结。

1. 肠上皮细胞途径

肠上皮细胞经内吞作用摄取鼠伤寒沙门氏菌，并将其直接提呈给肠黏膜固有层的 B 淋巴细胞或转呈给巨噬细胞与树突状细胞（dendritic cell，DC）（Ly and Casanova，2009）。

2. M 细胞途径

沙门氏菌通常通过派伊尔氏结的微皱褶细胞（microfold cell，简称 M 细胞）或肠黏膜吸收细胞进入上皮下组织（Jepson and Clark，2001）。当沙门氏菌黏附 M 细胞或上皮细胞顶部后，利用 TTSS 将效应蛋白分泌进入宿主细胞，诱导宿主细胞肌动蛋白细胞骨架的重排，从而趁机在细胞内扩散繁殖（Galan and Zhou，2000）。此外，M 细胞也可将沙门氏菌传递给上皮下的免疫细胞（Jones et al.，1994；Jang et al.，2004；Kanaya et al.，2012）。

3. DC 途径

DC（$CD11c^{-}CD18^{+}$）通过表达 CD18 快速摄取鼠伤寒沙门氏菌，并通过血液来传播至肝、脾（Vazquez-Torres et al.，1999）。沙门氏菌能刺激肠上皮细胞分泌 MIP-3α，后者可诱导上皮下的 DC 产生趋化作用。DC 能打开上皮细胞间的紧密连接，伸出树突从肠黏膜表面摄取细菌。DC 可能通过其化学因子受体 CX3CL1 与肠上皮细胞表达的跨膜化学因子 CX3CL1 相互作用，将树突伸入肠腔。CX3CL1 在回肠末端表达最多，该部位是沙门氏菌入侵体内的关键部位。携带沙门氏菌的 DC 经历分化与成熟，并迁移至局部肠淋巴组织，或经淋巴管进入肠系膜淋巴结，将抗原提呈给静止淋巴细胞，产生全身免疫反应（Anosova et al.，2008；Bogunovic et al.，2009）。

沙门氏菌侵入宿主后，主要在细胞内生长繁殖，因而要彻底杀灭胞内菌，特异性细胞免疫是主要防御机制（Roesler et al.，2006）。巨噬细胞和中性粒细胞吞噬沙门氏菌以后发生呼吸暴发，产生 O^{2-}、H_2O_2、OH^{-}等氧自由基，可杀伤沙门氏菌；同时巨噬细胞合成和释放的 IL-1、IL-6、TNF-α 等细胞因子也有一定的杀菌作用（Abd El Ghany et al.，2007）。沙门氏菌入侵肠上皮细胞时，可诱导其分泌 IL-8，随后吸引中性粒细胞浸润并释放氧自由基和溶酶体酶，导致局部炎症性损伤，同时也对沙门氏菌产生较强的杀伤作用。$CD4^{+}$T 细胞在免疫防御中起着重要作用，T 细胞激活后可产生 IL-2、IFN-γ 等细胞因子，如其功能减弱则沙门氏菌感染加重。

沙门氏菌感染上皮细胞后，不仅能分泌肠毒素和细胞毒素，还能通过其释放的内毒

素刺激免疫细胞产生炎症性细胞因子，如 IL-1β、IL-6、IL-8、IL-18 和 TNF-α 等（Eckmann and kagnoff，2001）。IL-8 吸引中性粒细胞迅速从上皮层迁移至肠腔，从而启动针对沙门氏菌感染的天然免疫应答。

三、鼠伤寒沙门氏菌与黏膜免疫

沙门氏菌在肠道黏膜中可刺激局部 SIgA 的产生，肠液中的 SIgA 可阻止沙门氏菌侵入肠上皮细胞(Crump et al.,2004)。胃肠炎的恢复与肠道局部产生 SIgA 也有关(Nagarajan et al.，2009）。另外，沙门氏菌在致病过程中，可短暂存在于血液中和感染细胞外，特异性体液抗体也有辅助杀菌作用。

临床上虽然一直使用传统的鼠伤寒沙门氏菌灭活疫苗和亚单位疫苗，但由于免疫效果不佳而逐渐被口服的活疫苗所取代。早在 1970 年口服鼠伤寒沙门氏菌疫苗 Vivotif 就开始生产应用，并做成含有冻干 Ty21a 商业化的糖衣胶囊（Ty21a/Vivotif）（Fraser et al.，2007）。该疫苗可诱导黏膜 IgA 的产生、全身 IgG 和细胞毒性 T 细胞反应（Kirkpatrick et al.，2006；Ferreccio et al.，1989）。但由于口服耐受等问题，疫苗的保护力只能达到 60%。

美国和其他许多国家目前使用的伤寒疫苗是减毒活口服伤寒疫苗 Ty21a 株(1970 年由 Ty2 野生致病株通过化学诱变获得）（Germanier and Fuer，1975）。目前利用分子遗传学技术在细菌基因组中引入突变或敲除毒力基因，构建弱毒活疫苗，如 galE 突变株、purE 突变株、cya 和 crp 突变株，这些疫苗具备高效、成本低、免疫途径方便等优点。

galE 突变株：*galE* 基因缺失的突变体不能产生乳糖异构酶，因而不能由尿苷二磷酸葡萄糖合成尿苷二磷酸乳糖，且二者之间不能相互转化，而后者是沙门氏菌脂多糖的组分（Germanier and Fuer，1975）。雏鸡经鼠伤寒沙门氏菌 galE 突变株口服免疫后产生保护性免疫，两周后用野生株攻击，粪便排菌量显著降低（Zhang-Barber et al.，1999）。

purE 突变株：*purE* 基因突变影响单磷酸腺苷的合成，因此 purE 突变体的生长需要补充腺嘌呤。鼠伤寒的 purE 株曾在家禽上表现出良好的免疫效果(Meyer et al.，1992）。

cya 和 crp 突变株：*cya* 和 *crp* 基因分别编码腺苷环化酶和环化腺苷酸受体蛋白，调节多种功能，包括碳水化合物及氨基酸的利用，鞭毛、菌毛合成，外膜蛋白合成，多种基因表达等。鼠伤寒沙门氏菌 cya 和 crp 缺失突变体的繁殖速度较慢，无荚膜和鞭毛，双基因的缺失突变株的安全性高。应用 cya 和 crp 的缺失突变体对刚出壳的肉雏鸡进行喷雾免疫，14 日龄加强饮水免疫一次，免疫期可维持到 8 周龄。免疫蛋鸡后，可在鸡蛋和子代雏中检出垂直传播的抗沙门氏菌菌体抗原的抗体。该疫苗已获美国农业部批准，在美国和欧洲某些国家与地区销售。

口服 Ty21a 疫苗后体内能产生抗 S Typhi 抗原的抗体，包括 O 抗原、H 抗原和 Vi 抗原。同时 Ty21a 还诱导很强的细胞介导的免疫 CMI 反应，包括 T 细胞增殖、Th1 型细胞因子（IFN-γ、TNF-α）增加（D'Amelio et al.，1988；Salerno-Goncalves et al.，2002；

Sztein，2007）、Ia-限制类型转换增加、非典型的 Ib 类型 HLA-E-限制 $CD8^+$CTL 增加（Salerno-Goncalves et al.，2002，2004，2010；Sztein，2007）。人的 HLA-E-限制 $CD8^+$T 细胞在免疫后 28～56 天与 T 细胞可共表达 IFN-γ（Betts et al.，2006；Precopio et al.，2007）。一些试验表明 Ty21a 诱导的 CMI 反应与血清抗体反应之间可发生相互作用（Tacket et al.，2000；Salerno-Goncalves et al.，2003；Sztein，2007）。在很多国家（如埃及、智利）经过多年的跟踪调查显示，减毒活口服伤寒疫苗 Ty21a 疫苗能提供 96% 的保护，同时免疫保护时间较长（Wahdan et al.，1982）。Ty21a 已成为口服疫苗中较好的例子（Levine et al.，1999）。

尽管 Ty21a 有许多优点（良好的安全记录、临床可用性和长效保护效果），但它也存在一些缺点，如衰减率较高、免疫原性不强、需要 3 个或 4 个剂量才能提供一个中等水平的持久保护（Levine et al.，1999；Tacket and Levine，2007）。新一代免疫原性好和保护力强的口服伤寒活疫苗正在研发。目前新开发的口服疫苗已表现出良好的免疫原性和耐受性。这些备选疫苗包括：M01ZH09 菌株（缺失基因 *aroC*）、ssaV（编码沙门氏菌致病力岛-2Ⅲ型系统的成分）、TY800（缺失基因 *phoP*/*phoQ*）（Hohmann et al.，1996；Hindle et al.，2002；Kirkpatrick et al.，2005，2006）、CVD908（CVD908-htrA 的父代，缺失 *aroC* 和 *aroD* 基因）（Tacket and Levine，2007；Tacket et al.，1997）和 CVD909（在 CVD 908-htrA 中进一步缺失编码 Vi 抗原的基因）（Wang et al.，2001；Tacket et al.，2004）。口服免疫这些疫苗株后可诱导成年志愿者产生抗伤寒沙门氏菌 LPS O 抗原的肠源性 IgA 抗体分泌细胞和血清 IgG、IgA 抗体。临床试验表明，CVD908 和 CVD908-htrA 可诱导强大的 CMI 反应，包括产生 Th1 型细胞因子（即缺少 IL-4 和 IL-5 时产生 IFN-γ 和 TNF-α）的伤寒沙门氏菌特异性 $CD4^+$T 细胞，以及靶向杀灭伤寒沙门氏菌感染细胞的 $CD8^+$CTL（Sztein et al.，1994，1995；Salerno-Goncalves et al.，2003）。CVD909 免疫和 CVD908-htrA 相似，也会引起广泛的 CMI 反应（Wahid et al.，2007）。作者还证明，Ty21a 和 CVD909 诱导的外周血液单核淋巴细胞（peripheral blood mononuclear cell，PBMC）在体外与伤寒沙门氏菌孵育时还分泌 IL-1β、TNF-α 和 IL-10 等细胞因子（Wyant et al.，1999；Wahid et al.，2007）。进一步研究表明，口服免疫减毒伤寒沙门氏菌诱导特异性 IFN-γ 分泌 $CD4^+$和 $CD8^+$记忆性 T 细胞（central memory cell，TCM）和表达整合素 α4β7 或 CD62L 的效应记忆性 T 细胞（effector memory cell，TEM）亚型，表达 α4β7 整合素的 TCM，可迁移到肠道；表达 CD62L 的 TCM 可迁移到二级淋巴组织。这些研究第一次证明了口服活菌疫苗可诱导 $CD3^+D8^+$TEMRA 亚型。广泛认为 $CD3^+$ $CD8^+$TEMRA 亚型是最活跃的效应细胞（Oswald-Richter et al.，2007）。通过这些研究，这些新一代的重组伤寒沙门氏菌疫苗能提供和得到与国家批准的 Ty21a 疫苗一样的效果。

重组减毒 MO1ZH09 在 5～14 岁儿童及成人身上表现出良好的耐受性和免疫原性（Kirkpatrick et al.，2005，2006）。在美国和越南开展的临床研究显示，MO1ZH09 能够诱发广泛的免疫反应，如淋巴细胞增殖反应和 IFN-γ 的产生。

此外，在研究上更多的是利用鼠伤寒沙门氏菌弱毒株作为其他抗原的递送载体。沙门氏菌弱毒株可入侵宿主的派伊尔氏结，进而被抗原呈递细胞如树突状细胞和巨噬细胞吞噬，最终将突变菌体携带的外源基因导入真核细胞并在其中表达，从而诱导机体产生针对外源基因的黏膜、体液和细胞免疫应答。同时，减毒沙门氏菌还起到免疫佐剂的作用。应用鼠伤寒沙门氏菌弱毒株作为抗原递送载体已为发展高效免疫、低成本的口服活疫苗提供了一个新的思路。目前国内外学者已相继研制了肺炎链球菌、宋内志贺氏菌、结核分枝杆菌、霍乱弧菌、百日咳杆菌、鼠疫耶尔森氏菌、牛布氏杆菌、破伤风梭菌和猪肺炎支原体、甲乙丙型肝炎病毒、人类免疫缺陷病毒、单纯疱疹病毒、伪狂犬病病毒、流感病毒、血吸虫、疟原虫及肿瘤等疾病的重组减毒鼠伤寒沙门氏菌疫苗，这些重组疫苗已显示出良好的以 IgA 为主的黏膜免疫应答反应。

第三节　霍乱弧菌感染和黏膜免疫

霍乱弧菌（*V. cholera*）是人类霍乱的病原体，为革兰氏阴性菌，菌体弯曲呈弧状或逗点状，菌体一端有单根鞭毛和菌毛，无荚膜与芽胞。经人工培养后，易失去弧形而呈杆状。曾在世界上引起多次大流行，主要表现为剧烈的呕吐、腹泻和失水，死亡率甚高（Osei and Duker，2008），属于国际检疫传染病。

一、霍乱弧菌的毒力

霍乱弧菌借助鞭毛运动穿越黏液层接近上皮细胞，然后通过菌毛黏附于肠上皮细胞的微绒毛上。霍乱弧菌并不侵入肠上皮黏膜细胞，而是主要通过霍乱肠毒素感染宿主的上皮细胞等。霍乱弧菌部分强毒株可分泌黏液素酶，降解黏液层，有助于其穿透。染色体 *acf* 基因编码黏附素，*tcpA* 基因编码菌毛蛋白中的一个亚单位，*tcpA* 缺失后，菌株丧失定植功能和致泻能力（Lencer，2001）。

霍乱弧菌定植后产生霍乱肠毒素（cholera enterotoxin，CE），CE 是霍乱弧菌最主要的致病因子（Lencer，2001）。CE 具有很强的抗原性，不耐热，对蛋白酶敏感，由一个 A 亚单位（毒性单位）和 5 个相同的 B 亚单位（结合单位）组成一个热不稳定性多聚体蛋白，分别由结构基因 *ctxA* 和 *ctxB* 编码。A 亚单位又分为 A1 和 A2 两个肽链，其中 A1 链具有酶活性，A2 链与 B 亚单位结合参与受体介导的内吞作用中的转位作用。B 亚单位与受体细胞上的神经苷脂 CM1 结合，A 亚单位与细胞内毒素相关。当受体细胞与 B 亚单位结合后，A 亚单位被受体细胞内吞后激活腺苷酸环化酶，产生循环磷酸腺苷，导致大量水和电解质的分泌（Levine et al.，1983）。摄入几微克纯化的 CE 就足以造成大量水样腹泻（Levine et al.，1983），从野毒株中敲除 *ctxB* 或 *ctxA* 基因后，便不再造成严重的腹泻（Levine et al.，1988）。

霍乱弧菌还能产生两种毒力相关因子：Zot 封闭带毒素（zonula occludens toxin）和 Ace 毒素（accessory cholera enterotoxin）。Zot 封闭带毒素影响肠上皮细胞间的紧密连接结构，增加小肠黏膜的通透性。Zot 封闭带毒素基因位于 *ctxA* 基因的上游且与 *ctxA* 基因紧密相邻，编码一个 44.8kDa 的多肽。Ace 毒素可使结扎的回肠段中液体聚积，与腹泻密切相关（Somarny et al.，2004）。此外，*hlyA* 基因编码溶血素/溶细胞素，*hap* 基因编码的血凝素/蛋白酶有助于细菌从死亡细胞上解离（Rahman et al.，2008）。

二、霍乱弧菌感染宿主细胞的机制

霍乱弧菌活泼的鞭毛运动有助于细菌穿过肠黏膜表面黏液层而接近肠壁上皮细胞。霍乱弧菌不侵入肠上皮细胞和肠腺。细菌的普通菌毛是细菌定居于小肠所必需的因子，只有黏附定居后方可致病。此外，脂多糖、外膜蛋白、凝血素等均与霍乱弧菌的黏附和定居有关。霍乱弧菌的致病物质主要有菌毛、鞭毛和霍乱肠毒素。霍乱弧菌主要通过污染的水源或食物经口感染机体，黏附后在小肠黏膜表面迅速繁殖，黏附和定居在肠黏膜上皮后通过释放霍乱肠毒素引起病变。

三、霍乱弧菌与黏膜免疫

霍乱弧菌感染后不仅引起局部黏膜的细胞免疫和体液免疫，还能导致全身免疫。霍乱是严重危害人类健康的传染病，对口服霍乱疫苗进行了深入研究。但由于霍乱弧菌存在有效保护性抗原成分不清楚、抗原漂移、免疫效果和维持时间不确定等因素，目前仍无一种理想的疫苗供人类使用。

（一）霍乱弧菌的黏膜免疫

霍乱弧菌感染后小肠内可出现 SlgA，肠腔中的 SIgA 可凝集黏膜表面的霍乱弧菌，从而使其失去感染力；SlgA 同时可与菌毛等黏附因子结合，阻止霍乱弧菌黏附至肠黏膜上皮细胞。霍乱弧菌感染以抗细菌免疫为主，抗细菌与抗毒素免疫协同作用，刺激肠道局部产生 SIgA 抗体。霍乱弧菌定居小肠依赖于功能性 *TcpA* 基因，TcpA 是构成菌毛的主要亚单位。由 TcpA 产生的抗体能阻断细菌对肠上皮的黏附，诱导抗菌免疫，防止感染并有效保护乳鼠对霍乱弧菌的攻击。将纯化的 TcpA 口服免疫小鼠后，小鼠唾液中可检测出高水平的抗 TCP SIgA，SIgA 可通过与菌毛等黏附因子结合，阻碍细菌黏附至肠上皮细胞，抑制细菌的侵袭和毒素的产生，产生免疫保护力（Tokuhara et al.，2010）。口服全菌疫苗的和自然感染霍乱弧菌的病患，其肠液中均出现抗霍乱肠毒素和 LPS 血清抗体。抗弧菌反应 9 天后达到高峰，且自然感染的患者高于口服免疫的患者（Svennerholm et al.，1984）。

感染霍乱弧菌后引起体液免疫和细胞免疫，体液免疫包括局部黏膜产生抗体分泌细胞和 SIgA（Svennerholm et al.，1984；Losonsky et al.，1993；Qadri et al.，2003；Asaduzzaman et al.，2004），全身产生血清 IgA、IgG 和血清抗弧菌抗体（vibriocidal antibody）。患者在发病数日之内，血液中即可检测到霍乱弧菌特异性抗体，主要是抗菌抗体（IgM）和抗毒素抗体（IgG），其中抗菌免疫主要针对脂多糖和荚膜多糖，而抗肠毒素抗体主要针对霍乱毒素 B 亚单位，中和霍乱毒素，阻断肠毒素与小肠上皮细胞受体结合。感染后 14 天抗体滴度达高峰，随后逐渐下降至较低水平，持续数月。霍乱弧菌感染和免疫后细胞免疫主要产生记忆性 T 细胞和 BM 细胞（Bhuiyan et al.，2009；Weil et al.，2009；Harris et al.，2009）。

霍乱毒素（cholera toxin，CT）是霍乱弧菌致泻的主要毒力因素，所有的致病性霍乱弧菌携带有相同的 CT 基因。霍乱毒素具备黏膜佐剂特性。通过寡核苷酸介导的定位突变，将 *ctx* 基因的第 63 位丝氨酸突变成赖氨酸，使 CT 蛋白构象改变，变为无毒 CT，其仍可表达并分泌完整的 CT 蛋白，并可与 GM1 受体及抗 A 和抗 B 亚单位的单抗结合。将此菌株注射兔小肠，免疫后 7 天血清中 CT-IgG 抗体水平明显升高，14 天达峰值，并维持到 28 天。免疫 28 天后，家兔小肠段可抵抗 2～5μg 纯 CT 毒素或霍乱弧菌野毒株的攻毒，说明 CT 表达产生的抗毒素免疫与抗菌免疫具有协同作用，同时表明抗菌免疫在抗霍乱弧菌免疫保护中起主要作用。

此外，霍乱弧菌产生的 Zot 封闭带毒素可通过调节细胞间紧密连接（tight junction，TJ）来改变上皮细胞的通透性，促进蛋白质、激素等大分子药物由黏膜吸收，增强可溶性蛋白的免疫原性，刺激黏膜免疫组织产生 SIgA，而且这一作用可逆、安全，不损伤组织，从而可能成为一种新颖、安全的黏膜免疫佐剂。一般认为，Zot 封闭带毒素调节紧密连接作用的机制是通过对小肠上皮细胞细胞骨架系统的修饰，使得肌动蛋白单体聚合成肌动蛋白丝并固定在特定的位置，最终引起紧密连接开放（Schmidt et al.，2007）。封闭带毒素具有参与 CTX Φ 的装配和调节上皮细胞间 TJ 的双重功能，这两种功能分别位于 Zot 蛋白分子的 N 端和 C 端。研究证实，封闭带毒素与多种非相关蛋白或非蛋白抗原经黏膜免疫途径共同免疫均能明显增强机体对抗原的黏膜及全身性免疫应答，诱发长期的记忆应答。封闭带毒素可以作为一种新型有效的黏膜免疫佐剂（Song et al.，2008），在 14 日龄、24 日龄时用大肠杆菌表达的 IBDV 的 VP2 包涵体复性蛋白分别与 Zot 蛋白分子 C 端区域的纯化蛋白联合滴鼻免疫雏鸡，IBD 抗体效价明显增加。

（二）霍乱弧菌与黏膜免疫疫苗的研究进展

霍乱弧菌主要通过消化道感染，因此肠道局部黏膜免疫是保护性免疫的最佳部位。利用口服免疫能诱导黏膜免疫，刺激肠道分泌 IgA 避免肠道感染已有很多研究进展和临床应用。例如，Tochicubo 等（1998）将霍乱毒素 B 亚单位（cholera toxin B subunit，CTB）和牛血清白蛋白混合后由鼻腔免疫小鼠，产生高水平的黏膜 IgA 抗体应答。人用的霍乱弧菌口服黏膜疫苗已较广泛应用（Ali et al.，2005；Olsson and Parment，2006）。

灭活的霍乱弧菌全细菌和霍乱毒素 B 亚单位（CTB）已作为较好的口服疫苗在临床上使用（Holmgren and Bergquist，2004）。当今世界有 3 种被认可的口服霍乱疫苗（licensed oral cholera vaccine），其中两个现已被大量生产。An rBS-WC-重组 B 亚单位灭活全菌苗（recombinant B sub-unit-inactivated whole cell），由 Crucell 公司（Dukoral®；Crucell，Leiden，The Netherlands）生产。每剂量包含 2.5×10^{10} 灭活霍乱 O1 群（热灭活）、El Tor Inaba（福尔马林灭活）、经典 Ogawa（热灭活）、经典 Ogaw（福尔马林灭活）和 1mg 重组 CT。世界卫生组织（World Health Organization，WHO）建议所有年龄段人间隔 10～14 天使用。印度得到批准使用了第二种灭活霍乱疫苗（Shanchol®；Shantha Biotech，Hyderabad，India）（Sur et al.，2009；Kanungo et al.，2009），包括霍乱 O139（*V. cholerae* O139）和 O1。

Dukoral 霍乱疫苗由重组霍乱毒素 B 亚单位和灭活 *V. cholerae* 构成（Holmgren and Svennerholm，2012），是国际上批准使用的霍乱口服疫苗，该疫苗不仅能很好地防止霍乱感染，还可以交叉保护产肠毒素大肠杆菌产生的不耐热肠毒素（Peltola et al.，1991；

Mutreja et al.，2011）。第二个批准使用的霍乱疫苗由灭活的霍乱弧菌和福尔马林杀死的霍乱 O139 细菌组成（不含 CTB）（Clemens et al.，2011）。口服霍乱疫苗在最近越南暴发的霍乱感染中已充分证实了其有效保护作用（Anh et al.，2011）。

CVD 103-HgR 最初由瑞士血清疫苗研究所（Berna，Switzerland）大量生产并作为单剂量口服霍乱疫苗销售。现在 CVD 103-HgR 在瑞士、芬兰、加拿大、澳大利亚、新西兰、阿根廷、哥伦比亚、秘鲁等许多国家都获得认可。单剂量重组口服活霍乱疫苗 CVD 103-HgR（A single-dose recombinant live oral cholerae vaccine CVD 103-HgR），敲除了 94%CT *A1* 基因并在其染色体溶血素基因 *hlyA* 位点插入了编码抗汞的基因(Ketley et al.，1993），目前该疫苗已取得较理想的免疫效果。

第四节　志贺氏菌感染与黏膜免疫

志贺氏菌属（*Shigella*）细菌是一类革兰氏阴性杆菌，不运动，兼性厌氧，无芽胞，无荚膜，无鞭毛，多数有菌毛，是人类细菌性痢疾最为常见的病原菌，俗称志贺氏菌。志贺氏菌包括 4 个种（或群）和 50 个血清型及亚型。志贺氏菌众多的血清型给疫苗的发展带来了困难（Levine et al.，2007）。

一、志贺氏菌的毒力

志贺氏菌主要通过分泌侵袭素、内毒素和外毒素使小肠上皮发生病变。侵袭素能帮助志贺氏菌黏附和进入上皮细胞，内毒素和外毒素使小肠上皮发生病变。

志贺氏菌的菌毛能特异性地黏附于回肠末端和结肠黏膜的上皮细胞表面，继而在侵袭素的作用下穿入上皮细胞内，一般在黏膜固有层繁殖形成感染灶，诱发炎症。最近研究发现福氏志贺氏菌的Ⅲ型分泌系统与沙门氏菌相似，为鞭毛样结构，包含 3 个结构：一个胞外针形结构、一个颈部功能域和一个大的近端球状结构。IpaA、IpaB、IpaC 和 IpaD 等与侵袭相关的蛋白均通过Ⅲ型分泌系统分泌，IpaB 和 IpaC 在上皮细胞膜形成转运孔道，其他的效应蛋白通过此孔道分泌，IpaC 进入细胞后导致肌动蛋白多聚化，在细胞表面形成丝状伪足和片状伪足（Ramos Moreno et al.，2009）。IpaA 可改变黏附结构组件（vinculin）的构象，通过与 F 肌动蛋白的相互作用提高细菌的侵袭效率。细胞外的扩散则由质粒上的 *icsA* 和 *icsB* 基因调控，*icsA* 基因对于诱导志贺氏菌在宿主细胞内基于肌动蛋白的运动是必需的（Kuhnel and Diezmann，2011）。

志贺氏菌的内毒素作用于肠黏膜，使其通透性增高，进一步促进内毒素吸收，引起发热，神志障碍，甚至中毒性休克等。此外内毒素能破坏黏膜，形成炎症、溃疡，出现典型的脓血黏液便。内毒素还作用于肠自主神经系统，导致肠功能紊乱、肠蠕动失调和痉挛，尤其直肠括约肌痉挛最为明显，出现腹痛、里急后重等症状。

志贺氏菌 A 群Ⅰ型及部分Ⅱ型菌株可产生外毒素，称为志贺氏毒素（shiga toxin，ST）（Jeong et al.，2010），不耐热，75～80℃ 1h 被破坏。ST 具有神经毒性、细胞毒性和肠毒性 3 种生物活性：神经毒性可作用于中枢神经系统，引起四肢麻痹、死亡；细胞毒性对人肝细胞、猴肾细胞和 HeLa 细胞均有毒性；肠毒性具有类似大肠杆菌、霍乱弧菌肠毒素的活性，感染早期呈现水样腹泻。

二、志贺氏菌感染宿主细胞的机制

与其他的致病性肠杆菌不同，志贺氏菌无黏附因子，通过粪口途径进入消化道后，志贺氏菌通过孤立淋巴小结上面的 M 细胞易位突破上皮屏障。在到达 M 细胞的底部以后，志贺氏菌侵入巨噬细胞，从吞噬小体逃逸进入细胞质，在那里繁殖并诱导细胞迅速凋亡。志贺氏菌从凋亡的巨噬细胞释放出来，侵入周围的肠上皮细胞，诱导细胞膜皱缩。志贺氏菌被感染上皮细胞的囊泡膜包围后，立即破坏囊泡膜并逃逸进入胞质里。志贺氏菌在胞质里繁殖，通过募集局部的肌动蛋白在细菌的一端聚集而移动。

志贺氏菌也可侵袭肠上皮细胞，以巨胞饮和吞噬为特征，被称为“触发入侵机制”（Cossart and Sansonetti，2004）。当志贺氏菌接触上皮细胞时刺激III型分泌系统向宿主细胞释放效应子，这些效应子能够调节宿主的各种功能，改变宿主细胞表面结构，逃避宿主固有免疫机制的监视。

一些侵袭性细菌通过募集胞质局部的肌动蛋白在细菌一端聚集协助细菌在宿主细胞中移动并侵入邻近细胞。志贺氏菌以肌动蛋白为基础的动力依赖于 virG（IcsA），由大质粒上的 *virG* 基因编码。virG 是暴露于细菌表面的外膜蛋白，由 1102 个氨基酸组成，包含 3 个不同的区域：一个 N 端信号序列（残基 1～52）、一个由 706 个氨基酸组成的α-区域（残基 53～758）和一个 344 个氨基酸的 C 端 β-核心区（残基 759～1102）（Suzuki and Sasakawa，2001）。α-区域暴露于细菌表面，β-核心区嵌入细菌外膜而形成膜孔。virG 沿着菌体不对称分布是志贺氏菌在上皮细胞内极性运动的必要条件。virG 能与纽蛋白和 N-WASP 相互作用，与III型分泌系统分泌的 IcsB 相互作用，还能和 Atg5（一种形成自吞噬体的自吞噬蛋白）相互作用（Suzuki and Sasakawa，2001）。N-WASP 是 WASP 家族的成员，包括人 WASP、酿酒酵母 WASP-样蛋白 Las17p/Bee1p 和 WAVE1、WAVE2、WAVE3 蛋白，通过与 Arp2/3 相互作用介导肌动蛋白聚合。virG 表达于宿主细胞内的细菌表面，在 Cdc42 的帮助下能直接激活 N-WASP，活化的 N-WASP 依次激活 Arp2/3 复合物，结果是在细菌的一极形成 virG-N-WASP-Arp2/3 复合物，介导局部肌动蛋白核化并伸长。virG-N-WASP-Arp2/3 复合物介导肌动蛋白快速伸长，志贺氏菌以这种方式在宿主细胞内获得推动力，一些能运动的细菌碰撞宿主细胞膜引起膜突出延伸而侵入邻近细胞。志贺氏菌破坏细胞的双层膜侵入邻近上皮细胞，并在新的环境中繁殖。

志贺氏菌侵袭感染巨噬细胞和上皮细胞后，诱发强烈炎症反应，通过两条途径诱导巨噬细胞死亡。一条途径是通过III型分泌系统分泌的 IpaB 蛋白活化 caspase-1，释放 IL-1β（Navarre and Zychlinsky，2000）；另一条途径由细胞质中的志贺氏菌的脂质 A 移位引起，这条途径不依赖于 caspase-1 和 Toll 样受体 4 的活化（Suzuki et al.，2005）。

志贺氏菌侵入上皮细胞产生 IL-8、IL-1β、IL-6 和 TNF-α 等细胞因子，诱发中性粒细胞浸润肠道组织中。中性粒细胞移行时破坏肠上皮细胞中的紧密连接，穿过肠上皮细胞（基）底外侧的表面，活化的中性粒细胞杀死志贺氏菌，减轻感染。

三、志贺氏菌与黏膜免疫

自然临床感染志贺氏菌后，当同种血清型的志贺氏菌再感染时，大约能给予 75%的保护；健康成年人口服疫苗 7～8 天后，血液循环中出现肠源性 O 抗原特异性 IgA 抗体分泌细胞（Kotloff et al.，1995；Coster et al.，1999）。表明局部黏膜免疫发挥了重要的作用。志贺氏菌感染的患者在恢复期时，直肠上皮 IFN-γ 和 IFN-γ 受体表达增多，血清和粪便内 IFN-γ 水平也提高（Raqib et al.，1995a）。

（一）志贺氏菌的免疫应答

志贺氏菌感染局限于肠黏膜，故机体对菌痢的免疫主要依靠肠道的局部免疫，即肠道黏膜细胞吞噬能力的增强和 SIgA 的作用。SIgA 感染后 3 天左右即出现，但维持时间短，可阻止志贺氏菌黏附到肠黏膜上皮细胞表面。由于志贺氏菌不侵入血液，故血清型抗体（IgM 和 IgG）不能发挥作用。因为志贺氏菌菌型较多，且抗原多无交叉反应，故免疫力不持久。

细胞免疫在抵抗志贺氏菌侵袭中发挥着重要作用，研究发现志贺氏菌口服感染小鼠后第 4 天，胃肠相关淋巴组织的效应部位肠系膜淋巴结中 $L3T4^+$和 $Lyt2^+$细胞都明显增加。上皮内 $L3T4^+$细胞在前 10 天内相对增加；固有膜内 $L3T4^+$细胞在前 7 天不断增加。T 细胞免疫应答主要发生在 GALT 中；痢疾志贺氏菌 SC595 刺激后，Th1 型反应占优势，产生 IFN-γ 和 IL-10，而不产生 IL-4、IL-5、IL-12 或 IL-15。PP 中的变化可能早于 MLN。在志贺氏菌感染免疫中以 $L3T4^+$亚群起主要作用，PP 作为黏膜免疫的诱导部位，经粪口途径主要诱导肠道局部淋巴细胞的免疫应答（Yang et al.，1997）。

（二）志贺氏菌的黏膜免疫疫苗研究进展

早期痢疾疫苗以灭活疫苗为主，疫苗免疫效果很不理想，尤其是经非口服免疫途径虽然能产生较高的体液抗体，但不能引起保护性免疫，提示口服黏膜免疫的重要性。口服菌苗后能诱导肠黏膜产生特异性抗痢疾菌 SIgA 免疫应答，从而获得特异性免疫保护效果。

痢疾疫苗 FS-2117 与 FS-5416 经口服途径免疫小鼠，研究发现口服痢疾疫苗可诱导 PP 结中的 $CD4^+$T 细胞产生显著的增殖反应，而未对脾脏中的 $CD4^+$T 细胞产生刺激作用（Hong et al.，1999）。口服痢疾疫苗可有效地诱导肠道黏膜产生免疫应答；免疫应答的产生可能依赖多种抗原成分的共同作用。PP 结中 $CD4^+$T 细胞的特异性活化可能在免疫初期诱导肠道黏膜免疫应答中发挥重要的作用。

通过黏膜免疫豚鼠志贺氏菌 *DsbA* 和 *virG* 基因突变的志贺氏福氏 2a 减毒活疫苗，免疫后豚鼠血清和胃肠道黏膜部位可产生特异性抗志贺氏菌 LPS 的 IgG 和 IgA；胃肠道引流淋巴结和脾脏中 IgG 及 IgA 抗体分泌细胞数目显著性增高；免疫动物具有100%抵抗野生亲本毒株攻击的能力。试验证明构建的志贺氏福氏 2a 活疫苗 sf301:△virG:DsbA33G 是一种潜在的候选痢疾疫苗（Yang et al.，2005）。

最近美国正在开发能在全球范围内发挥效应的五价疫苗 CVD，包括 5 种志贺氏菌株

（宋内志贺氏菌、痢疾志贺氏菌 1、痢疾志贺氏菌 S、志贺氏菌 2a、志贺氏菌 3a）（Levine et al.，2007）。另外一种口服疫苗 CVD1208（缺失突变基因 *guaBA*）也在临床试验中。CVD1208 是 *S. flexneri* 2a 缺失了 *guaBA*、*sen* 和 *set* 基因的疫苗的原型（Kotloff et al.，2004）。在第一阶段的临床试验中，71%的受试者表现出血清 IgA 的水平上升 4 倍。此外，57%的受试者的外周血单核细胞可产生抗志贺氏菌抗原的 IFN-γ（Kotloff et al.，2007）。

第五节　致病性大肠杆菌在上皮细胞的感染和黏膜免疫机制

大肠埃希菌俗称大肠杆菌，革兰氏阴性杆菌，无芽胞，多数菌株有生鞭毛，少数有多糖包膜（微荚膜），其抗原较复杂，主要有菌体（O）抗原、鞭毛（H）抗原、荚膜（K）抗原等。根据其致病机制和临床症状，可分为肠产毒素性大肠杆菌（enterotoxigenic *E. coli*，ETEC）、肠侵袭性大肠杆菌（enteroinvasive *E. coli*，EIEC）、肠出血性大肠杆菌（enterohaemorrhagic *E.coli*，EHEC）、肠集聚性大肠杆菌（enteroaggregative *E. coli*，EAEC）和肠致病性大肠杆菌（enteropathogenic *E. coli*，EPEC）。其中 EPEC 是发展中国家婴儿腹泻的主要病原菌，可黏附小肠黏膜并大量繁殖，破坏上皮细胞微绒毛，导致上皮细胞功能紊乱，造成严重腹泻。ETEC 不仅是导致人类腹泻的主要病原，也是引起新生仔猪断奶后腹泻的主要原因（DebRoy and Maddox，2001）。

一、致病性大肠杆菌的毒力

EPEC 感染上皮细胞产生贴附-抹除（attaching-effacing，A/E）损伤（Moon et al.，1983），然后影响到上皮的吸收功能。A/E 损伤与 LEE（locus of enterocyte effacement）毒力岛相关，LEE 中包含 EPEC 产生 A/E 损伤所必需的基因，主要包括束状菌毛、紧密素和 EPEC 分泌蛋白 3 种毒力因子。

首先，EPEC 可借助束状菌毛（bundle forming pili，Bfp）黏附在小肠黏膜上皮细胞上，避免被肠蠕动和肠分泌液所清除（Humphries and Armstrong，2010）。Bfp 基因簇含有 14 个基因，基因编码的蛋白包括一些和参与其他细菌Ⅳ型菌毛合成的同源蛋白，部分编码蛋白是 EPEC 特有的。然后，EPEC 主要通过紧密素（intimin）介导对上皮细胞的特异性黏附过程。紧密素属于细菌细胞黏附分子家族，目前已知 EPEC 至少有 9 个紧密素蛋白（Shoaf et al.，2006）。紧密素可介导细菌与肠上皮细胞进一步紧密黏附，激活信号转导途径，进而诱导细胞黏附点表面的重新塑造和基架的形成。转位紧密素受体（translocated intimin receptor，Tir）是由细菌 LEE 毒力岛编码的一个分子质量为 90kDa 的细菌蛋白质，由Ⅲ型分泌系统分泌后经转运进入上皮细胞膜，磷酸化后作为紧密素的受体（Saldana et al.，2009）。Tir 可能是一种成核肌动蛋白，在细菌和宿主细胞骨架之间起一种桥梁的作用。在转位和修饰以后，Tir 通过它中间的紧密素连接胞外区，并且在细胞质内的 N 端和 C 端与宿主蛋白相互作用，插入宿主细胞膜上。大量的宿主细胞骨架蛋白出现在 A/E 损伤中，其中有许多蛋白和 Tir 能直接作用（Goosney et al.，2001）。

EPEC 可分泌多种蛋白（*E. coli*-secreted protein，Esp），在侵袭感染过程中发挥着不同的作用（Saldana et al.，2009）。EspA 是由Ⅲ型分泌系统（一个镶嵌在宿主细胞膜上的针状蛋白质结构，能将细菌分泌的其他毒力因子直接输送到宿主细胞内）分泌的，在细菌的表面形成丝状通道结构，其他分泌蛋白经由这个通道转运进入宿主细胞胞质。EspD 插入上皮细胞的胞膜形成一个孔道，其他 EPEC 效应蛋白亦可经此孔道转运。EspB 蛋白转位进入宿主细胞的细胞质，作为细胞骨架的毒素导致肌动蛋白的重新分布。EspC 基因（位于 *E. coli* 基因组 60 微小体上的另一个 PAI）编码一个 110kDa 的免疫球蛋白 A 蛋白酶样蛋白，研究发现，EspC 蛋白是一种肠毒素，其分泌独立于 LEE Ⅲ型分泌系统，在 EPEC 的黏附或对体外组织培养细胞的侵袭中也不起作用。

ETEC 引起动物腹泻的毒力因子有 K88（F4）、K99（F5）、987P（F6）、F41（F7）或 F18 菌毛，以及 LT、STA、STB 和 Stx2e 肠毒素（Frydendahl，2002；Zhang et al.，2007）。其中表达的 K88ac 或 F18 菌毛和 LT 或 ST 毒素是引起断奶仔猪腹泻的主要原因（Nagy et al.，1999；Fairbrother et al.，2005）。

二、致病性大肠杆菌感染宿主细胞的机制

EPEC 致病机制分为 4 个阶段（Donnenberg and kaper，1992；Knutton et al.，1998）。第一阶段，EPEC 细菌表达 Bfp、紧密素和 EspA 细丝；第二阶段，EPEC 细菌通过 Bfp 和 EspA 细丝黏附到上皮细胞表面，Ⅲ型分泌系统将转位紧密素受体 Tir 和分泌蛋白（Esp）直接注射进入宿主细胞。Tir 被蛋白激酶 A 和酪氨酸蛋白激酶作用而修饰，插入宿主细胞膜内。Esp 启动细胞信号途径，致使细胞骨架的改变、肌动蛋白的解聚和微绒毛的损失；第三阶段，EspA 细丝从细菌黏附细胞表面脱落；紧密素黏附到修饰过的 Tir 上，产生紧密的黏附；肌动蛋白和其他细胞骨架蛋白在细菌黏附位点下发生聚集；第四阶段，细胞骨架蛋白在细菌黏附位点大量聚集，导致特征性 EPEC 基架结构（Knutton et al.，1998；Badea et al.，2003）。转位的 Esp 破坏了宿主细胞的活动，导致紧密连接的完整性和线粒体功能的丧失，产生电解质的丢失和细胞死亡。

在EPEC感染过程中，菌株利用分泌蛋白在宿主细胞膜上形成Ⅲ型分泌系统，然后将特异性 Esp 注入宿主细胞内，瞬时产生 A/E 损伤。EPEC 毒力岛编码的 EspA、EspB、EspD 和 Tir 是形成特有 A/E 损伤所需的蛋白（Kenny et al.，1996）。intimin 与细胞膜上细菌受体 Tir 的胞外部分结合，激活宿主蛋白 N-WASP，形成 Arp2/3 复合物，诱导微丝的聚合，在细菌入侵的部位形成略凸出于细胞膜表面的基座（pedestal）（细菌赖以栖息），随后基座周围的上皮微绒毛消失，直接影响上皮的吸收功能（Goosney et al.，2001）。

EPEC 感染肠上皮细胞后，促使细胞连接蛋白 occludin 蛋白磷酸化，同时occludin 也从细胞膜转移进入细胞质，肠上皮跨膜电阻抗也短暂降低，细胞旁路的渗透性增加，导致紧密连接屏障功能损坏。而用庆大霉素处理肠 EPEC 感染后的上皮细胞，则能逆转 occludin 蛋白的这种改变（Ma et al.，2000）。最近研究发现，EPEC 效应蛋白 EspF 是改变肠上皮细胞间紧密连接的关键因子（McNamara et al.，2001）。

三、致病性大肠杆菌与黏膜免疫

研究证明 EPEC 的外膜蛋白（outer membrane protein，OMP）对脾淋巴细胞的增殖有明显增强作用，可诱导兔对大肠杆菌的特异性体液免疫和细胞免疫应答，说明 OMP

具有较好的免疫原性，且对大肠杆菌感染有一定的保护力。将提纯的兔致病性大肠杆菌WF0305 菌株的 OMP 皮下注射免疫家兔，3 次免疫后免疫血清中抗 OMP 的抗体效价可高达 1∶25 600（李晓霞等，2007）。但皮下注射并不诱导肠道的黏膜免疫。

EPEC O45 *ler* 基因缺失突变菌株 PEPEC O45（△*ler*）经灌胃接种免疫成年昆明母鼠和经颈部肌内注射接种免疫产前 30 天怀孕母猪，免疫后利用 O45 强毒株对其 7 日龄的乳鼠和10 日龄的乳猪进行灌胃攻毒后，O45（△*ler*）菌株免疫组母鼠所生乳鼠存活率为80%；空白组乳鼠存活率仅为 15%；O45（△*ler*）菌株免疫组母猪所生乳猪存活率为 75%；未免疫对照组母猪所生乳猪存活率为 10%。说明 O45（△*ler*）菌株免疫母畜后，仔畜通过吸吮母乳而获得了良好的被动免疫保护作用（胡奕等，2009）。

此外，其他大肠杆菌如肠产毒素性大肠杆菌通过口服也获得了较好的免疫效果。ETEC 的菌毛 F4(F4 fimbriae)是引起仔猪腹泻的主要毒力因子。van den Broeck 等(1999，2002)应用菌毛 F4 给哺乳的仔猪口服后可诱导小肠局部特异性抗体细胞和全身特异性抗体的产生。Delisle 等（2012）应用人工合成的羧甲基淀粉（carboxymethyl high amylose starch excipient，CMS）将纯化好的 F4 菌毛蛋白和 CPG 进行包被并制成片剂，对动物进行免疫后，结果发现，小肠局部的细胞因子 Th1（IFN-γ、TNF-α、IL-12p40、IL-1β）和 Th2（IL-4、IL-6）显著升高，肠道分泌物的 F4-特异性 IgM 和 IgG 水平显著增加。ETEC 的三聚黏附素-毒素单体（a tripartite adhesion-toxoid monomer FaeG-FEDF- LTA2：B）能诱导动物产生保护性抗体（Ruan et al.，2011）。Xiaosai Ruan 等在此基础上应用无毒大肠杆菌菌株表达一个新的黏附素-类毒素融合蛋白（adhesin-toxoid fusion）——1FaeG-FEDF-LT192A2：5LTB，口服接种仔猪后可增强全身和黏膜的霍乱毒素抗体水平，在体外试验中还可抑制K88和F18菌毛的黏附。最后以ETEC菌株3030-2(K88ac/LT/STb)对免疫仔猪进行攻毒，小肠中细菌定植数量显著减少，仔猪不出现严重腹泻和死亡(Ruan et al.，2013）。

第六节　轮状病毒及其黏膜免疫

轮状病毒（rotavirus，RV）是世界范围内婴幼儿腹泻病的最主要病原。1969 年在腹泻的犊牛粪中首先发现轮状病毒，随后在人、绵羊、猪、犬、猫、兔、鼠等中均有发现，是幼龄动物非细菌性腹泻的主要病原之一，也是人兽共患腹泻的重要病原，尤其可引起婴幼儿急性腹泻，初次感染多有明显症状，病后免疫可抵抗轮状病毒腹泻。该病呈世界范围内流行。每年轮状病毒会引起 453 000 名儿童死亡，80%的死亡发生在发展中国家（Tate et al.，2012）。

一、轮状病毒的结构

轮状病毒(rotavirus，RV)属于呼肠孤病毒科(Reoviridae)轮状病毒属(*Rotavirus*)。完整的病毒粒子为大小 70～100nm 的颗粒，具有车轮样外形（故命名为轮状病毒）（Kapikian et al.，2001）。通过冷冻电镜术（cryoelectron microscopy，cyro-EM）显示了轮状病毒颗粒的外在图像。病毒由 3 个同心的蛋白层组成衣壳（Shaw et al.，1993；Prasad and Chiu，1994），无囊膜，20 面体对称。病毒基因组为双股 RNA，11 个 RNA 节段编码 11 个蛋白质分子，其中 6 种为结构蛋白（VP1、VP2、VP3、VP4、VP6 及 VP7），5 种为非结构蛋白（NSP1、NSP2、NSP3、NSP4 及 NSP5）。VP1～VP3 是病毒核心的结构成分，其中 VP2 是病毒衣壳的内层，直接与病毒基因组结合，VP1 是病毒转录酶的一部分，VP3 是一种鸟苷酸转移酶；中层衣壳由 260 个 VP6 三聚体构成，起连接 VP7 与 VP2 的作用，是维持病毒颗粒稳定的主要结构蛋白，并影响内源性转录。VP4 和 VP7 组成病毒颗粒的外层衣壳，260 个 VP7 三聚体构成病毒外壳的光滑表面，二聚体 VP4 类钉子结构突出于 VP7 表面 12nm。病毒外层蛋白在细胞入侵过程中起关键作用，脱去外层仅剩双层的病毒颗粒将失去侵染活性（Charpilienne et al.，2002；Jayaram et al.，2004）。

病毒粒子表面有 3 种抗原，即群抗原、中和抗原及血凝素抗原。群抗原与多种结构蛋白有关，主要由第 6 节段编码的中层衣壳蛋白 VP6 决定；中和抗原主要由第 7、8 或 9 节段编码的（因不同病毒株而有所不同）外壳糖蛋白 VP7 决定；血凝素抗原由第 4 节段编码的外壳蛋白 VP4 决定，不是所有的轮状病毒都有血凝素抗原。根据 VP6 抗原性的不同，可以将 RV 分为 A～G 7 个群，其中 A 群又称典型轮状病毒，其余各群称为非典型轮状病毒或副轮状病毒（pararotavirus）。A 群对人、牛及其他动物有致病性，B 群仅对人致病，E 群仅对猪致病，D、F 和 G 群仅对禽类致病。根据表面中和抗原 VP7 和 VP4 的抗原性不同，分为 14 个 G 血清型和 19 个 P 血清型。此外，根据 10 和 11 基因片段在聚丙烯酰胺凝胶电泳中的迁移率的差异，A 群 RV 又分为长型和短型。

VP4 是一种非糖基化的胰酶敏感蛋白，VP4 有许多功能，包括血凝、附着和穿入细胞，与病毒的毒力有关。VP4 易受蛋白酶水解，这种水解作用可提高病毒侵染性，更有利于细胞入侵。VP4 在胰蛋白酶作用下可裂解为带氨基端的 VP8（28kD、aa1～240）与带羧基端的 VP5（60kDa、aa248～775）两种亚单位蛋白，从而增强了病毒的感染力，然后病毒才能穿入宿主细胞。

VP6 具有很强的抗原性和免疫原性，是实验室诊断中检测到的主要抗原，是介导轮状病毒黏膜免疫的特异性抗原，可刺激机体产生分泌型 IgA。也是同一血清群中的任意种属动物轮状病毒均有的共同抗原。同时 VP6 也是轮状病毒转录酶、复制酶的必需亚基，能激活转录酶促进 mRNA 的合成，同时抑制病毒复制酶的活性。

VP7 是一种 N-联低聚甘露糖蛋白，可吸附到宿主细胞，用单克隆抗体中和 VP7 的抗原决定簇，表明其是分子质量约为 14kDa 的肽。重组蛋白和 VP7 合成肽（aa275～295）可产生保护动物抵抗轮状病毒感染的中和抗体。VP7 也是一种结合 Ca^{2+}蛋白质，与病毒粒子的形态形成和稳定有关。

二、轮状病毒感染宿主细胞的机制

轮状病毒有特异的细胞趋向性，在体内轮状病毒只感染小肠绒毛成熟的肠上皮细胞，在体外只能有效地感染肾脏及小肠的细胞系（Ciarlet et al.，2002）。轮状病毒可能通过受体介导的 Ca^{2+}依赖细胞的内吞作用进入细胞。

轮状病毒的细胞黏附分子有神经节苷酶 GM1、GM2，整合素（integrin）α2β1、αXβ2、αvβ3，热激蛋白（heat shock protein，Hsp），唾液酸（sialic acid，SA）受体等（蔡秀清

等，2006；Ciarlet et al.，2002）。轮状病毒进入宿主细胞是一个多步骤的复杂过程，有多种受体参与，不同的轮状病毒毒株对细胞表面受体的选择不同。神经氨酸酶（neuraminidase，NA）敏感毒株与细胞相连需要 SA 的参与，而抗 NA 型毒株则不需要 SA 的介导就能感染细胞；整合素利用型的毒株与 3 种整合素都能发生作用。轮状病毒与细胞表面开始接触是否需 SA 分子介导，由病毒株血清型决定，能否与整合素相连也由病毒血清型决定，与SA关，有些毒株既能与整合素作用又能与含有SA的受体相互作用，因为不同的受体对应不同的配体位点。其作用机制目前还不完全清楚。

轮状病毒感染小肠前端 2/3 部分具有吸收功能的成熟绒毛上皮细胞，在易感细胞中大量繁殖复制后，感染性病毒颗粒释放到肠腔中，在小肠中扩散，感染动物粪便中病毒含量很高。轮状病毒感染为非侵入性的，只限于小肠黏膜，不进入血液，没有病毒血症（张延龄等，2006）。轮状病毒进入肠上皮细胞后，在感染细胞的胞质内，借助依赖 RNA 的 RNA 聚合酶（VP1～VP3）和 RV 非结构蛋白 NSP1～HSP4 的作用进行复制。单层壳病毒颗粒从粗面内质网出芽后组装为成熟的病毒颗粒，形成双层壳病毒粒子，外面包绕来自粗面内质网的外膜。

通过激光共聚焦扫描显微镜和小泡运输抑制剂，对极化的肠上皮 Caco-2 细胞进行研究时发现，轮状病毒几乎仅从 Caco-2 细胞的顶端释放；电镜观察也证实，轮状病毒被包含在平滑小泡内，位于细胞顶部区域，并且在刷状缘细胞外可以见到自由的病毒粒子，这说明轮状病毒是经由囊泡运输系统从肠上皮极化细胞顶端释放的，而不是通过细胞溶解释放的（张静，2006）。

轮状病毒进入细胞的机制是通过受体介导的 Ca^{2+}依赖细胞的内吞作用进入细胞。当轮状病毒通过内吞作用进入细胞时，Ca^{2+}流向细胞质，当内吞小泡中 Ca^{2+}浓度低于稳定 VP7 所需要的浓度时，病毒脱去外衣壳，随着内吞小泡进入胞质（Chemello et al.，2002）。轮状病毒是通过不依赖于小窝、网格介导的细胞内吞作用进入细胞的（Sanchez et al.，2004），肌动蛋白（actin）在此过程中起着重要作用。Pavel 等研究表明，多种轮状病毒细胞受体广泛存在于脂膜微结构域中，由此推测脂膜微结构域在细胞入侵过程中起一定的作用，但多种受体是否存在于同一个脂膜微结构域中还有待进一步证实。

三、轮状病毒与肠道免疫

肠道局部体液免疫在抵抗轮状病毒的感染中发挥重要作用。在轮状病毒感染后分泌型 IgA 是保护肠道最主要的免疫效应因子。在口服免疫后能保护肠道不受轮状病毒感染，主要与肠道（粪便）的特异性 IgA 水平有关，而与血清中轮状病毒特异性 IgG 无关。另外，疫苗免疫后产生的抗轮状病毒 IgA 水平明显超过 IgG，所以 IgA 水平现被认为是轮状病毒保护力的标志（Franco et al.，2006）。很多研究表明，轮状病毒免疫后对疾病的保护力与粪便、空肠和血清的 IgA 抗体水平有关（Kapikian et al.，1983；Hjelt et al.，1987）。而血清中 IgG 与保护力却无相关性。但在人类自然感染轮状病毒中，血清中轮状病毒特异的 IgA 和 IgG 的浓度与肠道中轮状病毒特异的 IgA 具有相同的保护作用。轮状病毒自然感染也可以诱导同源性和异源型免疫保护（Velazquez et al.，1996）。

细胞免疫在抗轮状病毒感染中也发挥重要的作用。$CD8^+$和 $CD4^+T$ 细胞都是对抗轮状病毒入侵的效应因子（Franco and Greenberg，1995；McNeal et al.，1995）。尤其是细胞毒性淋巴细胞（cytotoxic lymphocyte，CTL），其是胃肠道的主要保护成分，Offit 等发现 CTL 具有对轮状病毒的特异性，这些 CTL 在轮状病毒感染中的作用主要表现在：轮状病毒特异的 CTL 及 CTL 前体能对不同血清型轮状病毒感染的细胞起杀伤作用，从而提示 CTL 具有交叉保护作用。轮状病毒特异的 CTL 可保护乳鼠不受同型或异型轮状病毒的攻击。肠道 CTL 可能与局部肠道抗体一样具有保护作用。

除 T 淋巴细胞、巨噬细胞等参与轮状病毒感染的免疫反应外，它们分泌的细胞因子，如白介素（IL-2、IL-6、IL-12 等）、干扰素和肿瘤坏死因子等，对于调节轮状病毒的感染免疫同样非常重要。细胞因子既可介导疾病的发生也可保护机体不受病毒感染。白介素 IL-12 是目前所发现的细胞因子中对体内免疫活性细胞诱导调节作用最强的一种细胞因子，具有广泛的抗病毒活性。IL-12 是感染早期非特异性及随后发生的抗原特异性免疫间的功能性桥梁。轮状病毒感染后激活 Th 细胞，分泌 IL-6，增强机体抗感染的能力。其次，干扰素和肿瘤坏死因子也是非常重要的细胞因子。另外，研究还表明 IL-2 和 IL-15 在轮状病毒感染中可能是保护性免疫的重要部分。IL-2 主要由抗原活化的 $CD4^{+}T$ 细胞产生，它本身无直接抗病毒活性，主要通过增强 CTL、自然杀伤细胞（NK 细胞）的杀伤活性及诱导 IFN-7 产生而介导抗病毒作用。$CD4^{+}T$ 细胞在保护上皮细胞免受病毒的感染中发挥着重要的作用（McNeal et al.，2002）。

轮状病毒可刺激黏膜特异性 IgA 的分泌，特异性 IgA 和细胞因子的产生依赖于免疫原性和免疫途径。轮状病毒免疫原性最好的蛋白是 VP6，应用 VP6 甚至是 VP6 中的一个 14 个氨基酸的肽段配合佐剂经过口服或鼻腔接种都能诱导 95%以上的轮状病毒消失（Choi et al.，1999，2000）。但 VP6 好像并不刺激中和抗体应答。VP6 如何产生 IgA 抗体的机制还没有完全清楚（Burns et al.，1996；Feng et al.，2002）。

VP6 被认为是轮状病毒产生免疫的最重要的蛋白质，可以刺激黏膜分泌型 IgA，从而介导黏膜免疫（崔尚金等，1996）。分泌型 IgA 抗体可与 M 细胞结合，并经 M 细胞运输至上皮再到达黏膜淋巴组织。进入黏膜组织后，IgA 抗体可发挥多种功能。首先引发黏膜免疫应答反应，其次，由于 IgA-抗原复合物可经 M 细胞运输至淋巴组织，抗原呈递细胞（B 细胞、巨噬细胞）的 FcA 受体可强化摄取和处理抗原；经此途径，再摄取的分泌型 IgA 可再次增强免疫和免疫反应；最后，M 细胞通过再次摄取分泌型 IgA 调节免疫反应。

四、轮状病毒黏膜疫苗的研制和开发

口服减毒活轮状病毒疫苗一直是研究的主要方向。过去关注的是应用动物轮状病毒毒株开发疫苗，但对于人类，动物疫苗在很大程度上刺激的是异型免疫应答。现在是将人类的轮状病毒基因导入动物的轮状病毒毒株中，以期创建一个病毒的重组体，已获得较好的免疫效果。口服活毒弱毒疫苗 Rotarix 和 RotaTeq 可诱导黏膜 IgA 和全身中和抗体 IgG 的产生，从而发挥有效保护作用（Greenberg and Estes，2009；Madhi et al.，2010）。第一代轮状病毒减毒活疫苗是在猴 RRV 毒株基础上设计的一个减毒活四价恒河猴基因重组轮状病毒疫苗（live attenuated tetravalent rhesus reassortant rotavirus vaccine，RRV-TV）（RotaTeqTM），这是唯一在美国获得批准的轮状病毒疫苗。但是由于可能引起少数人肠套叠，在 1999 年就被生产商从市场上撤回。第二代轮状病毒减毒活疫苗主要是美国的 RotaTeq 公司（Merck & Co.，Inc.，Whitehouse Station，NJ，USA）和英国的 Rotarix 公司（GlaxoSmithKline plc.，London，UK）研制的。RotaTeq®包含了 5 个轮状病毒重组体：5 个牛重组菌株表达 G 蛋白 1～4 和来源于人轮状病毒供体菌株 P1A 的表达（Patriarca et al.，1991）。RotaTeq®是五价苗，每一剂量的 RotaTeq®包含有（2.0～2.8）$\times 10^8$ 个感染单位（IU），3 剂量的疫苗给予 2 月龄、4 月龄、6 月龄的幼儿。全球试验表明，RotaTeq® 疫苗对任何轮状病毒肠胃炎的保护力为 74%，对严重轮状病毒感染的保护率高达 98%（Vesikari et al.，2006a）。Rotarix 是由减毒人类一价轮状病毒株 G1P1A，疫苗被许可是因为它对 G1 和非 G1（G3、G4、G9）血清型均有交叉保护力。Rotarix 至少包含 1×10^6 细胞感染量（CCID50），2 月龄、4 月龄的幼儿推荐剂量为 2 个单位剂量。全球多处试验表明，全球的疗效为 87%，严重轮状病毒肠胃炎为 96%。因此，咨询委员会建议定期为美国幼儿接种经许可的轮状病毒疫苗（Cortese and Parashar，2009）。虽然发展中国家的治疗数据显示约为 30%（Madhi et al.，2010），低于发达国家疫苗的有效性，但世界健康组织（World Health Organization，WHO）的咨询专家还是将轮状病毒免疫列入国家免疫规划中。

第七节　脊髓灰质炎病毒与黏膜免疫

脊髓灰质炎病毒可引起高发病率和死亡率，是历史上第一个肠道病毒。脊髓灰质炎病毒仅感染人类，可引起脊髓灰质炎（poliomyelitis）。人体感染病毒后，以隐形感染多见，轻型感染仅表现为上呼吸道及胃肠道症状，重型感染最终导致肢体肌肉弛缓性麻痹。脊髓灰质炎病毒主要通过消化道感染。进入小肠后脊髓灰质炎病毒通过 M 细胞跨过肠上皮和相邻的细胞在淋巴组织内复制。脊髓灰质炎呈全球性广泛传播，曾给人类带来极大的危害。

一、脊髓灰质炎病毒的结构

脊髓灰质炎病毒（poliovirus，PV）属于微 RNA 病毒科（Picornaviridae）肠病毒属（*Enteroviurs*）。在电镜下观察病毒呈球形颗粒，无囊膜，直径 27～30nm，呈立体对称 20 面体。脊髓灰质炎病毒是单股正链 RNA 病毒，基因组全长约为 7441 个核苷酸，每个病毒体只含有 1 个 RNA 分子，病毒的基因组包括一个长的 5′端非编码区、一个大的连续的可读框、一个短的 3′端非编码区和一个 Poly（A）尾，在所有新合成的病毒 RNA 的 5′ 端都有一个与之共价结合的小病毒蛋白 VPg。

病毒由 60 个亚单位组成，每个亚单位含有 4 种衣壳蛋白 VP1、VP2、VP3 及 VP4，分子质量分别为 35kDa、28kDa、24kDa、6kDa。VP1 为主要的外露蛋白，至少含 2 个表位，可诱导中和抗体的产生，VP1 对人体细胞膜上受体有特殊亲和力，与病毒的致病性和毒性有关。VP2 与 VP3 半暴露，具抗原性；VP4 存在于病毒体内部，与 RNA 相连，可能在病毒构型中起重要作用。此外还有基因组结构蛋白 VPg。

脊髓灰质炎病毒有Ⅰ、Ⅱ、Ⅲ型 3 个血清型，3 个型别间无交叉免疫，均可引起脊髓灰质炎。型内株间有抗原性的差别，服活疫苗后，不同分离物在寡核苷酸指纹图谱上有“点”的不同。用单克隆抗体法，一个毒株可获得许多抗原决定簇的单抗，能将型内株间抗原性区分得更详细。3 个血清型的病毒都含有两种主要抗原，一种为具有感染性的完整病毒颗粒，称为致密抗原（D 抗原），又称 N 抗原，可与中和抗体结合，具有型特异性；一种为空壳颗粒，称为无核心抗原（C 抗原），又称 H 抗原，是病毒颗粒经加热、紫外线照射、碱变性等产生的，RNA 释放出来，或未装配核心的空心衣壳，C 抗原有组特异性，它与 3 型病毒血清均呈补体结合试验阳性反应。

二、脊髓灰质炎病毒感染宿主细胞的机制

人是脊髓灰质炎病毒唯一的自然宿主，本病通过人传人直接接触传染，以粪口途径感染为主要传播方式。病毒自口、咽或肠道黏膜侵入人体后，一天内即可到达局部淋巴组织，如扁桃体、咽壁淋巴组织、肠壁集合淋巴组织等处生长繁殖，并向局部排出病毒。

病毒受体在病毒吸附，即病毒结合于细胞表面，穿入及脱衣壳阶段，起着非常重要的作用。人细胞表面的脊髓灰质炎病毒受体（poliovirus receptor，PVR）是一种糖蛋白，分子质量为 67kDa，属免疫球蛋白超家族成员。人体的鼻咽部、小肠、肝、肺、心脏、骨骼肌运动神经元终板和脊髓前角等多处细胞表面有 PVR 分布，但肝脏、肺、心脏等器官不是 PV 的复制场所，主要在小肠、神经组织等处，这可能与器官之间存在脊髓灰质炎病毒翻译时内部核糖体进入位点的差异有关。

脊髓灰质炎病毒进入宿主细胞后，病毒 RNA 被释放进入细胞质并开始作为信使 RNA 进行多聚蛋白的释放。当多聚蛋白的翻译与加工完成后，RNA 的复制便开始。RNA 复制时先以病毒 RNA 为模板复制出互补的负链 RNA，形成双链 RNA，这种具有双链 RNA 的构造称为复制型。以复制型分子上的负链 RNA 为模板，复制出多股子代正链 NRA，这种由一条完整的负链和正在生长中的多股正链组成的结构，称为复制中间体。复制中间体包括 2 种形式：RI-l 和 RI-2。脊髓灰质炎病毒的复制具有高度的不对称性，在复制的过程中以一条单一的负链 RNA 为模板可以合成大量的正链 RNA，通常病毒正链和负链 RNA 合成的比例大于 30∶1，维持这样的比例对于产生大量的病毒 RNA 及在感染细胞中生成大量的病毒颗粒是非常重要的。新的子代 RNA 分子在复制环中有 3 种功能：作为模板去转录负链 RNA；作为模板翻译成蛋白质，继续发挥 mRNA 的作用；与衣壳蛋白结合构成感染性病毒颗粒 RNA。

新合成的病毒核酸和病毒结构蛋白在感染细胞内装配成病毒颗粒，装配时，衣壳蛋白前体形成五聚体，然后五聚体包裹正链 VPg-RNA 形成前病毒粒子，前病毒粒子成熟切割成为有侵染力的病毒粒子，最后从细胞内通过一次或多次“爆炸”释放到细胞外。

三、脊髓灰质炎病毒与黏膜免疫

在自然感染时，脊髓灰质炎病毒可由口腔摄入，在咽部黏膜层淋巴组织、扁桃体和肠道下段上皮细胞、肠系膜淋巴结中繁殖。病毒增殖后进入颈深部淋巴结和肠系膜部位淋巴结，随血液循环进入血液中形成病毒血症。此时，病毒可渗透过血脑屏障进入中枢神经系统。病毒可通过人脊髓灰质炎病毒受体（human poliovirus receptor，hPVR）介导

的细胞融合进入神经元，也可通过 hPVR 介导的胞吞作用进入。病毒在神经元，特别是脊髓前角运动神经元细胞中增殖并损伤神经元细胞，引起细胞病变，造成肢体弛缓性麻痹后遗症，即脊髓灰质炎。

（一）脊髓灰质炎病毒的黏膜免疫机制

脊髓灰质炎病毒感染机体，可以激活机体的免疫系统。自然感染、口服疫苗均可使机体获得对同型病毒的牢固免疫力。免疫以体液免疫为主，其中肠道黏膜免疫是脊髓灰质炎病毒重要的免疫方式，这是因为脊髓灰质炎病毒可在消化道的上皮细胞中增殖，可刺激肠道局部分泌特异性 IgA，能清除咽喉部和肠道内的病毒，防止病毒进入血液，在抗病毒的局部防御机能上有重要意义。同时血液循环中出现 IgM 和 IgG 中和抗体，可阻止病毒向中枢神经系统扩散，并清除病毒，防止麻痹后遗症的发生。血清中中和抗体在体内持续时间较久，对同型病毒的再感染有较牢固的免疫性。

（二）脊髓灰质炎与口服疫苗的发展

早在 1910 年就应用灭活或活的脊髓灰质炎病毒进行免疫。1930 年将感染脊髓灰质炎猴的脊髓悬浮液通过福尔马林或蓖麻油酸钠进行灭活后给人进行免疫的试验（Kolmer et al.，1935；Brodie and Park，1936）。脊髓灰质炎的疫苗包括灭活脊髓灰质炎疫苗（inactivated polio vaccine，IPV）和口服脊髓灰质炎活疫苗（oral polio vaccine，OPV），传统肌内注射 IPV 不能激发足够的黏膜免疫，如果先口服 IPV 再注射 IPV 就会产生黏膜免疫。如果以前没有经过感染，则 IPV 接种后机体黏膜对脊髓灰质炎病毒仍保持易感性，并可能通过接触而促进病毒传播。脊髓灰质炎病毒灭活苗在 1955 年就获得许可证（Report of the Commission on the Cost of Medical Care，1964）。OPV 免疫机制类似自然感染，可诱导体液免疫和肠道黏膜免疫。口服 OPV 后形成一隐形感染过程，随后在肠道产生局部黏膜免疫而阻断流行病毒传播，一周后血液中出现中和抗体，4～5 周或更长时间达到最高水平（张延龄等，2006）。同时，疫苗病毒传给接触者，可形成接触免疫。

减毒活脊髓灰质炎疫苗是由 Albert Sabin 发明的一种减毒活疫苗。萨宾活 OPV 疫苗（Sabin oral live polio vaccine）在 1961～1962 年获得许可证（Report of the Commission on the Cost of Medical Care，1964）。这种疫苗使病毒失去神经热性特征而导致病毒弱化。具体的方法是将病毒在低于生理温度的非人类细胞中培养，病毒的基因组产生自发性突变后，取一段制成该疫苗。早在 20 世纪 40 年代就发现脊髓灰质炎病毒能在人的组织培养细胞中进行繁殖和传代，基于此，生产了脊髓灰质炎灭活苗和活减毒疫苗（Enders et al.，1949；Enders，1952）。同时也促进了其他病毒疫苗的生产和发展（Koprowski et al.，1952；Sabin，1955）。OPV 在肠道引起局部 SIgA 免疫应答，直接阻断野生型脊髓灰质炎病毒进入最初的位点，有助于预防野生型病毒在地方性区域的感染。口服 OPV 免疫后血清中和抗体达到（1∶4）～（1∶8）滴度时就可以提供保护（Plotkin，2010）。OPV 也能诱导血液中抗体的产生，进而通过阻止脊髓灰质炎病毒向神经系统的扩散，从而使机体免受脊髓灰质炎的伤害。这种疫苗同时也被作为阐明人类黏膜免疫基本方面的有效工具。萨宾活 OPV 疫苗防止了全球范围内野生型脊髓灰质炎病毒的传播（Sabin，1985），包括美国、西太平洋和欧洲。此外，自 1999 年以来，全球范围内消灭了 2 型脊髓灰质炎病毒。三价减毒活 OPV 可以诱导全身和黏膜中和抗体对抗受者超过 95%的 3 种脊髓灰质炎病毒类型。尽管消除野生型脊髓灰质炎是世界范围内一次很大的成功，但小儿麻痹症依然存在，特别是在印度等国家。口服脊髓灰质炎疫苗的缺点在于致弱菌株神经毒素的反强，致弱菌株神经毒素的反强会造成麻痹性脊髓灰质炎。反强突变株在特定情况下可大范围传播（疫苗相关麻痹型脊髓灰质炎）。

目前，我国防控脊髓灰质炎主要采用注射灭活疫苗和口服活疫苗，其中口服减毒株疫苗是最成功的疫苗之一。其特点是使用安全，可引起长时间的免疫保护力。可通过口服给药，大大降低生产和使用成本。但值得注意的是，有免疫缺陷、免疫抑制者等不宜用 OPV。

第八节　猪流行性腹泻病毒与黏膜免疫

猪流行性腹泻（porcine epidemic diarrhea，PED）是由猪流行性腹泻病毒（porcine epidemic diarrhea virus，PEDV）引起的急性、接触性、高度传染性消化道疾病，主要症状为猪的呕吐、水样腹泻和脱水。PED 的波及范围广，在全球均有病例报道。同时 PED 发病率高，幼年猪感染率高达 100%，7 日龄以下仔猪感染死亡率高达 80%～100%（Ducatelle et al.，1981）。1978 年 Pensaert 和 de Bouck 第一次对 PEDV 进行了鉴定（Pensaert and de Bouck，1978）。PEDV 属于巢状病毒目（Nidovirales），冠状病毒科（Coronaviridae），冠状病毒属（*Coronavirus*）（Cavanagh and Britton，2008）。

一、猪流行性腹泻病毒的结构

PEDV 是单股正链 RNA 病毒，基因组约 28kb，具有 5′端的帽端和 3′端的 Poly（A）尾。从 5′到 3′基因顺序为 5′UTR-replicase（*ORF1*）-*S*-*ORF3*-*E*-*M*-*N*-3′UTR。PEDV 基因组编码 4 个结构蛋白：纤突蛋白（S，180～220kDa）、一个完整的膜糖蛋白（M，27～32kDa）、小膜蛋白带有少量病毒颗粒和磷酸化核衣壳蛋白（N，55～58kDa）（Cavanagh and Britton，2008；Egberink et al.，1988）。replicase 基因编码复制酶多聚蛋白（PP1ab）；*S*、*E*、*M* 和 *N* 基因分别编码纤突蛋白（S 蛋白）、小膜蛋白（E 蛋白）、膜糖蛋白（M 蛋白）、核衣壳蛋白（N 蛋白）；*ORF3* 基因是 PEDV 基因组中唯一的辅助基因，编码 ORF3 蛋白。

ORF3 是 PEDV 中唯一的辅助蛋白，它可能与病毒毒力有关。目前对其了解很少。*ORF3* 基因包括一个大小为 675nt 的可读框，它编码分子质量约为 25.3kDa 的非结构蛋白，该蛋白的具体功能目前尚未确定。最近有学者认为，PEDV ORF3 能编码一种离子通道蛋白并影响病毒的复制（Wang et al.，2012）。*ORF3* 基因与 PEDV 细胞适应性和毒力有关，可用于鉴别 PEDV 强、弱毒株（Park et al.，2008），因此 ORF3 是 PEDV 分子流行病学研究的一个重要方向。

PEDV 的结构蛋白主要包括 S 蛋白、E 蛋白、M 蛋白和 N 蛋白（Cavanagh and Britton，2008；Egberink et al.，1988）。其中 S 蛋白、M 蛋白和 E 蛋白为表面结构蛋白，而 N 蛋

白位于病毒粒子内部，与基因组 RNA 相互作用组成 PEDV 的核衣壳。S 蛋白是位于病毒粒子表面的纤突糖蛋白，分子质量为 180～220kDa。S 蛋白以三聚体的形式存在于病毒囊膜表面，参与病毒及宿主细胞的吸附和融合，同时它也是诱导宿主产生中和抗体的主要抗原分子（Duarte and Laude，1994；Yeo et al.，2003；Sato et al.，2011）。预测 S 蛋白多肽是 1383 个氨基酸，含 29 个可能的 *N*-糖基化位点，与别的冠状病毒有相似的结构特征（Duarte and Laude，1994）。另外，S 蛋白与病毒的细胞适应性和病毒毒力有关。因此，S 蛋白是开发 PEDV 疫苗的重要靶点。

PEDV 的 S 蛋白缺乏蛋白裂解位点，不能裂解为氨基和羧基亚单位 S1 和 S2，但根据其他冠状病毒 S 蛋白分解位点的保守九聚体和 GxCx 基序，可以分为 S1 结构域（1～789 个氨基酸）和 S2 结构域（790～1383 个氨基酸）（Follis et al.，2006）。基于 PEDV 中和表位的序列信息，Chang 等（2002）鉴定 PEDV（CO-26$_k$等同，*COE* 基因）的中和表位区含 139 个氨基酸，为 S1 域的 499～638 个氨基酸区域。应用合成 PEDV 的 *COE*（sCOE）基因可在烟草植物中表达（Bae et al.，2003；Kang et al.，2004，2005）。

E 蛋白是病毒囊膜上的小膜蛋白，大小约 8.8kDa，在病毒包膜和病毒粒子的形成等方面发挥至关重要的作用。在病毒的包膜中 E 蛋白含量很少，它也是最小的结构蛋白。E 蛋白决定病毒的形状并参与病毒的复制，在病毒包膜形成和出芽过程中起到重要的作用。

PEDV 的 M 蛋白是囊膜中含量最丰富的糖蛋白，具有三重跨膜结构。M 蛋白在病毒组装过程中发挥重要作用，可以诱导宿主产生无中和活性的特异性抗体。M 蛋白能间接诱导 α-干扰素的表达，使宿主在补体存在的情况下能够中和病毒。另外，M 蛋白也能参与介导细胞融合。共表达 M 蛋白和 E 蛋白形成的类病毒颗粒具有类似完整病毒粒子的基因干涉活性。

PEDV 的核心部分是 N 蛋白与基因组 RNA 结合形成的螺旋状核蛋白体。N 蛋白是 PEDV 已知结构蛋白中唯一的磷酸化蛋白，也是组成病毒核衣壳的结构基础。N 蛋白的分子质量为 55～58kDa，其中含有 6～7 个丝氨酸磷酸化位点。猪在感染 PEDV 的早期，体内就能产生高水平的抗 N 蛋白抗体。不仅如此，N 蛋白还具有保守性强的特点，因而利用 N 蛋白建立 PEDV 分子生物学诊断技术具有很好的应用前景。

二、猪流行性腹泻病毒感染宿主细胞的机制

PEDV 主要在小肠绒毛上皮细胞中复制。病变后上皮细胞空泡样变性，细胞核发生固缩（Ducatelle et al.，1981）。病毒在小肠和结肠绒毛上皮细胞胞质中进行复制。大量复制的病毒造成肠绒毛萎缩，导致肠道吸收表面积减少，营养物质吸收障碍，从而引起腹泻（Song and Park，2012）。上皮细胞病变后固有层中大量的淋巴细胞、嗜酸性粒细胞和中性粒细胞浸润。PEDV 的易感细胞是 Vero 细胞，PEDV 感染易感细胞后，被感染的细胞发生肿胀，形状变圆，细胞的折光性变强，细胞质中出现大量的空泡和合胞体。在感染后期，细胞发生脱落，形成大量空斑。

（一）猪流行性腹泻病毒的细胞受体

猪氨基肽酶 N 受体（porcine aminopeptidase N，pAPN）是猪流行性腹泻病毒和猪传染性胃肠炎病毒的跨膜受体，大小约为 150kDa。pAPN 属于Ⅱ型糖蛋白，胰酶能将它切割为 N 端亚基（95ku）和 C 端亚基（50ku）。pAPN 在仔猪小肠黏膜中表达量丰富，其表达量占分化肠细胞顶膜蛋白总量的 8%，并且主要分布于仔猪空肠、回肠绒毛的刷状缘中。pAPN 在 PEDV 的感染过程中起关键作用，大部分冠状病毒的感染主要依赖于 S 蛋白受体结合域与 pAPN 结合（Li et al.，2007），PEDV 也不例外。PEDV S1 蛋白 N 端受体的 25～88 氨基酸亚基区域能特异性地结合 pAPN（Lee et al.，2011）。

（二）猪流行性腹泻病毒的扩散和增殖

通常情况下，PEDV 的传播是通过粪口途径进入猪的体内，PEDV 首先会感染小肠集合淋巴结区，与小肠黏膜上皮细胞进行接触，并在小肠绒毛上皮细胞内进行复制。PEDV 可以由感染部位向四周扩展，直至侵染小肠的所有部位。PEDV 主要的水平传播方式为直接接触、间接接触、接触被病毒污染的饲料和饮水等，被感染猪和健康猪的直接接触即可传播病毒，同时感染猪又可以通过粪便排出病毒污染周围的环境，运输的车辆、饲养员的外套和鞋、接触的器具都可以作为 PED 间接接触的传染源。

（三）猪流行性腹泻病毒入侵细胞的可能分子机制

猪氨基肽酶 N 受体也是 PEDV 感染机体的受体（Li et al.，2007）。PEDV 的纤突糖蛋白与 pAPN 结合是病毒感染的第一步。pAPN 主要分布于小肠绒毛的刷状缘，在仔猪小肠组织中表达量特别丰富，这可能与 PEDV 易感仔猪有着非常重要的关系。如果将 pAPN 添加到 PEDV 感染细胞的培养体系中，则可以提高病毒滴度（Oh and Park，2003）。PEDV 只感染有 pAPN 受体的猪，因为 PEDV 感染的细胞受体 pAPN 有着种属特异性。同时研究表明病毒感染与 pAPN 的浓度有着一定的关系。

三、猪流行性腹泻病毒与黏膜免疫

由于 PEDV 主要感染猪的小肠上皮，因此以 PEDV 构建的口服疫苗能发挥较好的免疫效果。近年来以重组沙门氏菌、乳酸杆菌和重组腺病毒作活载体构建的 PEDV 疫苗相继研发，转基因植物疫苗也呈现出巨大的潜力。

（一）猪流行性腹泻病毒的黏膜免疫机制

PEDV 能感染猪的小肠上皮，因此由 PEDV 研制的弱毒株可以在肠上皮中繁殖，诱导较强的黏膜免疫力。PEDV 可以通过连续传代致弱（Kweon et al.，1999）。日本在 1997 年开发的商品化 PEDV 弱毒（P5-V）疫苗有着良好的免疫效果（Kadoi et al.，2002）。韩国在 2007 年将 DR13 这种临床分离株在 Vero 细胞上传 100 代后致弱（Song et al.，2007）。同时这种弱毒株口服免疫比肌内注射的效果更好，抗体水平也高，并且口服免疫方式引起的死亡率也相对比较低。PEDV DR13 株口服疫苗比肌内注射灭活疫苗更加有效，并且在仔猪上进行连续3代毒力返强试验，结果很安全（Song et al.，2007）。我国将CV777在Vero细胞上传代125代之后，获得CV777弱毒株。获得的CV777弱毒株在猪体内传了6代也没有返强，可以有效地抵御强毒的感染（佟有恩和冯力，1998）。怀孕母猪口服接种DR13弱毒株，仔猪感染PEDV的死亡率大为下降，该毒株在韩国2004年已被注册专利并用作商品化口服疫苗，菲律宾也在2011年开始推广使用。口服弱毒苗克服了肌内注射灭活疫苗的单次免疫剂量大、免疫期短、需要加强免疫并且容易造成局部反应的缺点，并且口服后能有效刺激动物肠道黏膜免疫系统产生特异性免疫反应。

沙门氏菌和腺病毒也可在肠上皮中繁殖。以重组沙门氏菌和重组腺病毒作活载体构建的PEDV疫苗可产生有效针对病毒的局部黏膜免疫应答和全身免疫反应（Ren et al.，2012；焦茂兴等，2012）；小鼠和猪口服重组PEDV N蛋白和S1蛋白的干酪乳杆菌，虽然不产生中和抗体，但能激发高水平黏膜IgA和非中和抗体的全身免疫反应（Hou et al.，2007；Liu et al.，2012）。共表达PEDV *S*基因和IL-18的DNA疫苗接种小鼠后产生较强的细胞免疫和体液免疫水平（Suo et al.，2012）。

但弱毒苗的缺点是免疫后并非所有的猪都能产生稳定的免疫力。使用弱毒苗预防PEDV后，这种预防措施会让无PEDV的猪场存在PEDV，从而产生毒力返强的危险。

（二）猪流行性腹泻病毒与口服疫苗的发展

由于植物安全性好，口服应用方便，同时转基因植物疫苗可以规模量产，生产成本低，运输储存方便，特别适合PEDV疫苗的开发（详见第八章）。PEDV的*COE*中和表位基因是开发PEDV亚单位疫苗的重要分子。Huy等构建了表达PEDV *S1*基因的COE中和表位的水稻基因工程疫苗，同时融合表达M细胞靶向多肽Co1。小鼠口服转基因靶向M细胞的水稻疫苗后，诱导了有效的黏膜免疫和系统免疫水平。饲喂小鼠后在血清及粪便中检测COE特异性抗体，饲喂M细胞靶向的COE水稻比饲喂单纯COE的水稻抗体水平显著上升。脾脏特异性IgG抗体分泌细胞（antibody secreting cell，ASC）的数量也升高了3倍，IgA抗体分泌细胞的数量升高了8倍，派伊尔氏结处IgA ASC的数量相比对照组提升了2倍（Huy et al.，2012）。此外，Bae等先应用烟叶表达了PEDV *COE*基因（sCOE）（Bae et al.，2003；Kang et al.，2004，2005），然后又将sCOE与大肠杆菌不耐热毒素B亚单位（heat-labile toxin B subunit，LTB）融合，一起在烟叶（Kang et al.，2006）、水稻种子和莴苣中表达（Oszvald et al.，2007；Huy et al.，2009）。

参考文献

蔡秀清, 董永红, 周鹏. 2006. 轮状病毒入侵细胞机制的研究进展. 热带农业科学, 25(5): 81-84.
崔尚金, 王惠林, 王西川. 1996. 轮状病毒感染的免疫学. 中国人兽共患病杂志, 12(1): 38-39.
胡奕, 宋杰, 赵宝华. 2009. 肠致病性大肠杆菌 O45 基因缺失疫苗菌株的构建及其免疫原性分析. 生物工程学报, 25(2): 181-188.
焦茂兴, 吴锋, 刘德辉, 等. 2012. 猪流行性腹泻病毒重组腺病毒疫苗的构建及小鼠免疫试验. 中国畜牧兽医, 39(2): 11-15.
李晓霞, 邱玉玉, 王海荣. 2007. 肠致病性大肠杆菌外膜蛋白免疫保护性研究. 中国免疫学杂志, 23(5): 394-397.
佟有恩, 冯力. 1998. 猪流行性腹泻弱毒株的培育. 中国畜禽传染病, 20(6): 329-332.
张静. 2006. 轮状病毒与肠上皮细胞相互作用机制的研究进展. 国际儿科学杂志, 33(3): 156-158.
张延龄, 张晖. 2006. 疫苗学(修订本). 北京: 科学出版社.
Abd El Ghany M, Jansen A, Clare S, et al. 2007. Candidate live, attenuated *Salmonella enterica* serotype Typhimurium vaccines with reduced fecal shedding are immunogenic and effective oral vaccines. Infection and Immunity, 75(4): 1835-1842.
Ali M, Emch M, von Seidlein L, et al. 2005. Herd immunity conferred by killed oral cholera vaccines in Bangladesh: a reanalysis. Lancet, 366(9479): 44-49.
Amieva M R, Vogelmann R, Covacci A, et al. 2003. Disruption of the epithelial apical-junctional complex by *Helicobacter pylori* CagA. Science, 300(5624): 1430-1434.
Anh D D, Lopez A L, Thiem V D, et al. 2011. Use of oral cholera vaccines in an outbreak in Vietnam: a case control study. PLoS Neglected Tropical Diseases, 5(1): e1006.
Anosova N G, Chabot S, Shreedhar V, et al. 2008. *Cholera* toxin, *E. coli* heat-labile toxin, and non-toxic derivatives induce dendritic cell migration into the follicle-associated epithelium of Peyer's patches. Mucosal Immunology, 1(1): 59-67.
Archimandritis A, Sougioultzis S, Foukas P G, et al. 2000. Expression of HLA-DR, costimulatory molecules B7-1, B7-2, intercellular adhesion molecule-1(ICAM-1)and Fas ligand(FasL)on gastric epithelial cells in *Helicobacter pylori* gastritis; influence of *H. pylori* eradication. Clinical and Experimental Immunology, 119(3): 464-471.
Asaduzzaman M, Ryan E T, John M, et al. 2004. The major subunit of the toxin-coregulated pilus TcpA induces mucosal and systemic immunoglobulin A immune responses in patients with cholera caused by *Vibrio cholerae* O1 and O139. Infection and Immunity, 72(8): 4448-4454.
Athmann C, Zeng N X, Kang T, et al. 2000. Local pH elevation mediated by the intrabacterial urease of *Helicobacter pylori* cocultured with gastric cells. Journal of Clinical Investigation, 106(3): 339-347.
Backhed F, Rokbi B, Torstensson E, et al. 2003. Gastric mucosal recognition of *Helicobacter pylori* is independent of Toll-like receptor 4. Journal of Infectious Diseases, 187(5): 829-836.
Badea L, Doughty S, Nicholls L, et al. 2003. Contribution of Efa1/LifA to the adherence of enteropathogenic *Escherichia coli* to epithelial cells. Microbial Pathogenesis, 34(5): 205-215.
Bae J L, Lee J G, Kang T J, et al. 2003. Induction of antigen-specific systemic and mucosal immune responses by feeding animals transgenic plants expressing the antigen. Vaccine, 21(25-26): 4052-4058.
Bamford K B, Fan X, Crowe S E, et al. 1998. Lymphocytes in the human gastric mucosa during *Helicobacter pylori* have a T helper cell 1 phenotype. Gastroenterology, 114(3): 482-492.
BenMohamed L, Belkaid Y, Loing E, et al. 2002. Systemic immune responses induced by mucosal

administration of lipopeptides without adjuvant. European Journal of Immunology, 32(8): 2274-2281.

Bergman M P, Engering A, Smits H H, et al. 2004. *Helicobacter pylori* modulates the T helper cell 1/T helper cell 2 balance through phase-variable interaction between lipopolysaccharide and DC-SIGN. Journal of Experimental Medicine, 200(8): 979-990.

Betts M R, Nason M C, West S M, et al. 2006. HIV nonprogressors preferentially maintain highly functional HIV-specific CD8+ T cells. Blood, 107(12): 4781-4789.

Bhuiyan T R, Lundin S B, Khan A I, et al. 2009. Cholera caused by *Vibrio cholerae* O1 induces T-cell responses in the circulation. Infection and Immunity, 77(5): 1888-1893.

Bogunovic M, Ginhoux F, Helft J, et al. 2009. Origin of the lamina propria dendritic cell network. Immunity, 31(3): 513-525.

Boyaka P N, Tafaro A, Fischer R, et al. 2003. Effective mucosal immunity to anthrax: neutralizing antibodies and Th cell responses following nasal immunization with protective antigen. Journal of Immunology(Baltimore, Md. : 1950), 170(11): 5636-5643.

Brodie M, Park W H. 1936. Active immunization against poliomyelitis. American Journal of Public Health and the Nation's Health, 26(2): 119-125.

Burns J W, Siadat-Pajouh M, Krishnaney A A, et al. 1996. Protective effect of rotavirus VP6-specific IgA monoclonal antibodies that lack neutralizing activity. Science, 272(5258): 104-107.

Cavanagh D. 2005. Coronaviridae: a review of coronaviruses and toroviruses. *In*: Schmidt A, Wolff M H, Weber O. Coronaviruses with Special Emphasis on First Insights Concerning SARS. Heidelberg: Springer:1-54

Cavanagh D, Britton P. 2008. Coronaviruses: General Features. New York: Academic Press: 549-554.

Celli J P, Turner B S, Afdhal N H, et al. 2009. *Helicobacter pylori* moves through mucus by reducing mucin viscoelasticity. Proceedings of the National Academy of Sciences of the United States of America, 106(34): 14321-14326.

Chang S H, Bae J L, Kang T J, et al. 2002. Identification of the epitope region capable of inducing neutralizing antibodies against the porcine epidemic diarrhea virus. Molecules and Cells, 14(2): 295-299.

Charles R C, Harris J B, Chase M R, et al. 2009. Comparative proteomic analysis of the PhoP regulon in *Salmonella enterica* serovar Typhi versus Typhimurium. PLoS One, 4(9): e6994.

Charpilienne A, Lepault J, Rey F, et al. 2002. Identification of rotavirus VP6 residues located at the interface with VP2 that are essential for capsid assembly and transcriptase activity. Journal of Virology, 76(15): 7822-7831.

Chemello M E, Aristimuño O C, Michelangeli F, et al. 2002. Requirement for vacuolar H+-ATPase activity and Ca^{2+} gradient during entry of rotavirus into MA104 cells. Journal of Virology. 76(24): 13083-13087.

Choi A H, Basu M, McNeal M M, et al. 1999. Antibody-independent protection against rotavirus infection of mice stimulated by intranasal immunization with chimeric VP4 or VP6 protein. Journal of Virology, 73(9): 7574-7581.

Choi A H, Basu M, McNeal M M, et al. 2000. Functional mapping of protective domains and epitopes in the rotavirus VP6 protein. Journal of Virology, 74(24): 11574-11580.

Ciarlet M, Crawford S E, Cheng E, et al. 2002. VLA-2(α2β1)integrin promotes rotavirus entry into cells but is not necessary for rotavirus attachment. Journal of Virology, 76(3): 1109-1123.

Clemens J, Shin S, Sur D, et al. 2011. New-generation vaccines against cholera. Nature Reviews. Gastroenterology & Hepatology, 8(12): 701-710.

Cortese M M, Parashar U D. 2009. Prevention of rotavirus gastroenteritis among infants and children: recommendations of the Advisory Committee on Immunization Practices(ACIP). MMWR. Recommendations and reports : morbidity and mortality weekly report. Recommendations and Reports / Centers for Disease Control, 58(RR-2): 1-25.

Corthesy-Theulaz I, Porta N, Glauser M, et al. 1995. Oral immunization with *Helicobacter pylori* urease B subunit as a treatment against *Helicobacter* infection in mice. Gastroenterology, 109(1): 115-121.

Cossart P, Sansonetti P J. 2004. Bacterial invasion: the paradigms of enteroinvasive pathogens. Science, 304(5668): 242-248.

Coster T S, Hoge C W, VanDeVerg L L, et al. 1999. Vaccination against shigellosis with attenuated *Shigella flexneri* 2a strain SC602. Infection and Immunity, 67(7): 3437-3443.

Cover T L, Blanke S R. 2005. *Helicobacter pylori* VacA, a paradigm for toxin multifunctionality. Nature Reviews Microbiology, 3(4): 320-332.

Cox R J, Brokstad K A, Ogra P. 2004. Influenza virus: immunity and vaccination strategies. Comparison of the immune response to inactivated and live, attenuated influenza vaccines. Scandinavian Journal of Immunology, 59(1): 1-15.

Crabtree J E, Covacci A, Farmery S M, et al. 1995. *Helicobacter pylori* induced interleukin-8 expression in gastric epithelial cells is associated with CagA positive phenotype. Journal of Clinical Pathology, 48(1): 41-45.

Crabtree J E, Farmery S M, Lindley I J, et al. 1994. CagA/cytotoxic strains of *Helicobacter pylori* and interleukin-8 in gastric epithelial cell lines. Journal of Clinical Pathology, 47(10): 945-950.

Crowe S E, Alvarez L, Dytoc M, et al. 1995. Expression of interleukin 8 and CD54 by human gastric epithelium after *Helicobacter pylori* infection in vitro. Gastroenterology, 108(1): 65-74.

Crump J A, Luby S P, Mintz E D. 2004. The global burden of typhoid fever. Bull World Health Organ, 82(5): 346-353.

D'Amelio R, Tagliabue A, Nencioni L, et al. 1988. Comparative analysis of immunological responses to oral(Ty21a)and parenteral(TAB)typhoid vaccines. Infection and Immunity, 56(10): 2731-2735.

DebRoy C, Maddox C W. 2001. Identification of virulence attributes of gastrointestinal *Escherichia coli* isolates of veterinary significance. Animal Health Research Reviews / Conference of Research Workers in Animal Diseases, 2(2): 129-140.

D'Elios M M, Manghetti M, Almerigogna F, et al. 1997. Different cytokine profile and antigen-specificity repertoire in *Helicobacter pylori*-specific T cell clones from the antrum of chronic gastritis patients with or without peptic ulcer. European Journal of Immunology, 27(7): 1751-1755.

Delisle B, Calinescu C, Mateescu M A, et al. 2012. Oral immunization with F4 fimbriae and CpG formulated with carboxymethyl starch enhances F4-specific mucosal immune response and modulates Th1 and Th2 cytokines in weaned pigs. Journal of Pharmacy & Pharmaceutical Sciences: A Publication of the Canadian Society for Pharmaceutical Sciences, Société Canadienne des Sciences Pharmaceutiques, 15(5): 642-656.

Diseases C O I. 1997. Poliomyelitis prevention: recommendations for use of inactivated poliovirus vaccine and live oral poliovirus vaccine. Pediatrics, 99(2): 300-305.

Doidge C, Gust I, Lee A, et al. 1994. Therapeutic immunisation against hellcobacter infection. Lancet, 343(8902): 914-915.

Donnenberg M S, Kaper J B. 1992. Enteropathogenic *Escherichia coli*. Infection and Immunity, 60(10): 3953-3961.

Duarte M, Laude H. 1994. Sequence of the spike protein of the porcine epidemic diarrhoea virus. The Journal of General Virology, 75(Pt 5): 1195-1200.

Ducatelle R, Coussement W, Charlier G, et al. 1981. Three-dimensional sequential study of the intestinal surface in experimental porcine CV 777 coronavirus enteritis. Zentralbl Veterinarmed B, 28(6): 483-493.

Eckmann L, Kagnoff M F. 2001. Cytokines in host defense against *Salmonella*. Microbes and Infection / Institut Pasteur, 3(14-15): 1191-1200.

Egberink H F, Ederveen J, Callebaut P, et al. 1988. Characterization of the structural proteins of porcine epizootic diarrhea virus, strain CV777. Am J Vet Res, 49(8): 1320-1324.

Enders J F, Weller T H, Robbins F C. 1949. Cultivation of the lansing strain of poliomyelitis virus in cultures of various human embryonic tissues. Science, 109(2822): 85-87.

Enders J F. 1952. General preface to studies on the cultivation of poliomyelitis viruses in tissue culture. Journal of Immunology(Baltimore, Md. : 1950), 69(6): 639-643.

Endo S, Ohkusa T, Saito Y, et al. 1995. Detection of *Helicobacter pylori* infection in early stage gastric cancer. A comparison between intestinal- and diffuse-type gastric adenocarcinomas. Cancer, 75(9): 2203-2208.

Fairbrother J M, Nadeau E, Gyles C L. 2005. *Escherichia coli* in postweaning diarrhea in pigs: an update on bacterial types, pathogenesis, and prevention strategies. Anim Health Res Rev, 6(1): 17-39.

Fan X, Gunasena H, Cheng Z, et al. 2000. *Helicobacter pylori* urease binds to class Ⅱ MHC on gastric epithelial cells and induces their apoptosis. Journal of Immunology(Baltimore, Md. : 1950), 165(4): 1918-1924.

Feng N, Lawton J A, Gilbert J, et al. 2002. Inhibition of rotavirus replication by a non-neutralizing, rotavirus VP6–specific IgA mAb. The Journal of Clinical Investigation, 109(9): 1203-1213.

Ferreccio C, Levine M M, Rodriguez H, et al. 1989. Comparative efficacy of two, three, or four doses of TY21a live oral typhoid vaccine in enteric-coated capsules: a field trial in an endemic area. Journal of Infectious Diseases, 159(4): 766-769.

Follis K E, York J, Nunberg J H. 2006. Furin cleavage of the SARS coronavirus spike glycoprotein enhances cell-cell fusion but does not affect virion entry. Virology, 350(2): 358-369.

Franco M A, Angel J, Greenberg H B. 2006. Immunity and correlates of protection for rotavirus vaccines. Vaccine, 24(15): 2718-2731.

Franco M A, Greenberg H B. 1995. Role of B cells and cytotoxic T lymphocytes in clearance of and immunity to rotavirus infection in mice. Journal of Virology, 69(12): 7800-7806.

Fraser A, Paul M, Goldberg E, et al. 2007. Typhoid fever vaccines: systematic review and meta-analysis of randomised controlled trials. Vaccine, 25(45): 7848-7857.

Frydendahl K. 2002. Prevalence of serogroups and virulence genes in *Escherichia coli* associated with postweaning diarrhoea and edema disease in pigs and a comparison of diagnostic approaches. Vet Microbiol, 85(2): 169-182.

Galan J E, Zhou D. 2000. Striking a balance: modulation of the actin cytoskeleton by *Salmonella*. Proceedings of the National Academy of Sciences of the United States of America, 97(16): 8754-8761.

Galan J E. 1999. Interaction of *Salmonella* with host cells through the centisome 63 type Ⅲ secretion system. Current Opinion in Microbiology, 2(1): 46-50.

Gebert B, Fischer W, Weiss E, et al. 2003. *Helicobacter pylori* vacuolating cytotoxin inhibits T lymphocyte activation. Science, 301(5636): 1099-1102.

Germanier R, Fuer E. 1975. Isolation and characterization of Gal E mutant Ty 21a of *Salmonella typhi*: a candidate strain for a live, oral typhoid vaccine. Journal of Infectious Diseases, 131(5): 553-558.

Gobbo Cesar A C, de Freitas Calmon M, Cury P M, et al. 2006. Genetic alterations in benign lesions: chronic gastritis and gastric ulcer. World Journal of Gastroenterology: WJG, 12(4): 625-629.

Goosney D L, DeVinney R, Finlay B B. 2001. Recruitment of cytoskeletal and signaling proteins to enteropathogenic and enterohemorrhagic *Escherichia coli* pedestals. Infection and Immunity, 69(5): 3315-3322.

Greenberg H B, Estes M K. 2009. Rotaviruses: from pathogenesis to vaccination. Gastroenterology, 136(6): 1939-1951.

Grimwood K, Lambert S B, Milne R J. 2010. Rotavirus infections and vaccines: burden of illness and potential impact of vaccination. Paediatric Drugs, 12(4): 235-256.

Hapfelmeier S, Stecher B, Barthel M, et al. 2005. The *Salmonella* pathogenicity island(SPI)-2 and SPI-1 type Ⅲ secretion systems allow *Salmonella* serovar typhimurium to trigger colitis via MyD88-dependent and MyD88-independent mechanisms. Journal of Immunology(Baltimore, Md. : 1950), 174(3): 1675-1685.

Harris A M, Bhuiyan M S, Chowdhury F, et al. 2009. Antigen-specific memory B-cell responses to *Vibrio cholerae* O1 infection in Bangladesh. Infection and Immunity, 77(9): 3850-3856.

Hayat M, Cairns A, Dixon M F, et al. 2002. Quantitation of intraepithelial lymphocytes in human duodenum: what is normal? Journal of Clinical Pathology, 55(5): 393-394.

Hindle Z, Chatfield S N, Phillimore J, et al. 2002. Characterization of *Salmonella enterica* derivatives harboring defined aroC and *Salmonella* pathogenicity island 2 type Ⅲ secretion system(ssaV)mutations by immunization of healthy volunteers. Infection and Immunity, 70(7): 3457-3467.

Hjelt K, Grauballe P C, Paerregaard A, et al. 1987. Protective effect of preexisting rotavirus-specific immunoglobulin A against naturally acquired rotavirus infection in children. Journal of Medical Virology, 21(1): 39-47.

Hohmann E L, Oletta C A, Killeen K P, et al. 1996. phoP/phoQ-deleted *Salmonella typhi*(Ty800)is a safe and immunogenic single-dose typhoid fever vaccine in volunteers. Journal of Infectious Diseases, 173(6):

1408-1414.

Holmgren J, Bergquist C. 2004. Oral B subunit-killed whole cell cholera vaccine. *In*: Levine M M, Kaper J, Rappuoli R, et al. New Generation Vaccines. New York: Marcel Dekker:499-509.

Holmgren J, Svennerholm A M. 2012. Vaccines against mucosal infections. Current Opinion in Immunology, 24(3): 343-353.

Hong，Z. Y. G. J. P.1999. Regulative roles of TH1 and TH2 cells on mucosal immune responses of mice induced by the bivalent *Shigella vaccine* candidates. Zhonghua Weishengwuxue He Mianyixue Zazhi，19（6）: 512-515.

Hou X L, Yu L Y, Liu J, et al. 2007. Surface-displayed porcine epidemic diarrhea viral(PEDV)antigens on lactic acid bacteria. Vaccine, 26(1): 24-31.

Humphries R M, Armstrong G D. 2010. Sticky situation: localized adherence of enteropathogenic *Escherichia coli* to the small intestine epithelium. Future Microbiology, 5(11): 1645-1661.

Hur J, Kim M Y, Lee J H. 2011. Evaluation of efficacy of a new live *Salmonella typhimurium* vaccine candidate in a murine model. Comparative Immunology, Microbiology and Infectious Diseases, 34(2): 171-177.

Huy N X, Kim S H, Yang M S, et al. 2012. Immunogenicity of a neutralizing epitope from porcine epidemic diarrhea virus: M cell targeting ligand fusion protein expressed in transgenic rice calli. Plant Cell Reports, 31(10): 1933-1942.

Huy N X, Kim Y S, Jun S C, et al. 2009. Production of a heat-labile enterotoxin B subunit-porcine epidemic diarrhea virus-neutralizing epitope fusion protein in transgenic lettuce(*Lactuca sativa*). Biotechnology and Bioprocess Engineering, 14(6): 731-737.

Jang M H, Kweon M N, Iwatani K, et al. 2004. Intestinal villous M cells: an antigen entry site in the mucosal epithelium. Proceedings of the National Academy of Sciences of the United States of America, 101(16): 6110-6115.

Jayaram H, Estes M K, Prasad B V. 2004. Emerging themes in rotavirus cell entry, genome organization, transcription and replication. Virus Research, 101(1): 67-81.

Jeong K I, Zhang Q, Nunnari J, et al. 2010. A piglet model of acute gastroenteritis induced by *Shigella dysenteriae* type 1. Journal of Infectious Diseases, 201(6): 903-911.

Jepson M A, Clark M A. 2001. The role of M cells in *Salmonella* infection. Microbes and Infection / Institut Pasteur, 3(14-15): 1183-1190.

Joensuu J, Koskenniemi E, Pang X L, et al. 1997. Randomised placebo-controlled trial of rhesus-human reassortant rotavirus vaccine for prevention of severe rotavirus gastroenteritis. Lancet, 350(9086): 1205-1209.

Jones B D, Ghori N, Falkow S. 1994. *Salmonella typhimurium* initiates murine infection by penetrating and destroying the specialized epithelial M cells of the Peyer's patches. The Journal of Experimental Medicine, 180(1): 15-23.

Kadoi K, Sugioka H, Satoh T, et al. 2002. The propagation of a porcine epidemic diarrhea virus in swine cell lines. The New Microbiologica, 25(3): 285-290.

Kanaya T, Hase K, Takahashi D, et al. 2012. The Ets transcription factor Spi-B is essential for the differentiation of intestinal microfold cells. Nature Immunology, 13(8): 729-736.

Kang T J, Han S C, Yang M S, et al. 2006. Expression of synthetic neutralizing epitope of porcine epidemic diarrhea virus fused with synthetic B subunit of *Escherichia coli* heat-labile enterotoxin in tobacco plants. Protein Expression and Purification, 46(1): 16-22.

Kang T J, Kang K H, Kim J A, et al. 2004. High-level expression of the neutralizing epitope of porcine epidemic diarrhea virus by a tobacco mosaic virus-based vector. Protein Expression and Purification, 38(1): 129-135.

Kang T J, Kim Y S, Jang Y S, et al. 2005. Expression of the synthetic neutralizing epitope gene of porcine epidemic diarrhea virus in tobacco plants without nicotine. Vaccine, 23(17-18): 2294-2297.

Kanungo S, Paisley A, Lopez A L, et al. 2009. Immune responses following one and two doses of the reformulated, bivalent, killed, whole-cell, oral cholera vaccine among adults and children in Kolkata, India: a randomized, placebo-controlled trial. Vaccine, 27(49): 6887-6893.

Kapikian A Z, Hoshino Y M C R. 2001. Rotaviruses. *In*: Knipe D M, Howley P M, Griffin D E. Fields Virology. Philadelphia: Lippincott Williams & Watkins:1787-1833.

Kapikian A Z, Wyatt R G, Levine M M, et al. 1983. Oral administration of human rotavirus to volunteers: induction of illness and correlates of resistance. Journal of Infectious Diseases, 147(1): 95-106.

Kaul D, Ogra P L. 1998. Mucosal responses to parenteral and mucosal vaccines. Developments in Biological Standardization, 95: 141-146.

Keates S, Hitti Y S, Upton M, et al. 1997. *Helicobacter pylori* infection activates NF-kappa B in gastric epithelial cells. Gastroenterology, 113(4): 1099-1109.

Kenny B, Lai L C, Finlay B B, et al. 1996. EspA, a protein secreted by enteropathogenic *Escherichia coli*, is required to induce signals in epithelial cells. Molecular Microbiology, 20(2): 313-323.

Ketley J M, Michalski J, Galen J, et al. 1993. Construction of genetically marked *Vibrio cholerae* O1 vaccine strains. FEMS Microbiology Letters, 111(1): 15-21.

Kim S H, Seo K W, Kim J, et al. 2010. The M cell-targeting ligand promotes antigen delivery and induces antigen-specific immune responses in mucosal vaccination. Journal of Immunology(Baltimore, Md. : 1950), 185(10): 5787-5795.

Kirkpatrick B D, McKenzie R, O'Neill J P, et al. 2006. Evaluation of *Salmonella enterica* serovar Typhi(Ty2 aroC-ssaV-)M01ZH09, with a defined mutation in the *Salmonella* pathogenicity island 2, as a live, oral typhoid vaccine in human volunteers. Vaccine, 24(2): 116-123.

Kirkpatrick B D, Tenney K M, Larsson C J, et al. 2005. The novel oral typhoid vaccine M01ZH09 is well tolerated and highly immunogenic in 2 vaccine presentations. Journal of Infectious Diseases, 192(3): 360-366.

Knutton S, Rosenshine I, Pallen M J, et al. 1998. A novel EspA-associated surface organelle of enteropathogenic *Escherichia coli* involved in protein translocation into epithelial cells. The EMBO Journal, 17(8): 2166-2176.

Kodama M, Murakami K, Sato R, et al. 2005. *Helicobacter pylori*-infected animal models are extremely suitable for the investigation of gastric carcinogenesis. World Journal of Gastroenterology : WJG, 11(45): 7063-7071.

Kolmer J A, Klugh G F, Rule A M. 1935. A successful method for vaccination against acute anterior poliomyelitis: further report. Journal of the American Medical Association, 104(6): 456-460.

Koprowski H, Jervis G A, Norton T W. 1952. Immune responses in human volunteers upon oral administration of a rodent-adapted strain of poliomyelitis virus. American Journal of Epidemiology, 55(1): 108-126.

Koprowski H, Norton T W, Jervis G A, et al. 1956. Immunization of children by the feeding of living attentuated type Ⅰ and type Ⅱ poliomyelitis virus and the intramuscular injection of immune serum globulin. The American Journal of the Medical Sciences, 232(4): 378-388.

Kotloff K L, Losonsky G A, Nataro J P, et al. 1995. Evaluation of the safety, immunogenicity, and efficacy in healthy adults of four doses of live oral hybrid *Escherichia coli-Shigella flexneri* 2a vaccine strain EcSf2a-2. Vaccine, 13(5): 495-502.

Kotloff K L, Pasetti M F, Barry E M, et al. 2004. Deletion in the *Shigella* enterotoxin genes further attenuates *Shigella flexneri* 2a bearing guanine auxotrophy in a phase 1 trial of CVD 1204 and CVD 1208. Journal of Infectious Diseases, 190(10): 1745-1754.

Kotloff K L, Simon J K, Pasetti M F, et al. 2007. Safety and immunogenicity of CVD 1208S, a live, oral delta guaBA delta sen delta set *Shigella flexneri* 2a vaccine grown on animal-free media. Human Vaccines, 3(6): 268.

Kuhnel K, Diezmann D. 2011. Crystal structure of the autochaperone region from the *Shigella flexneri* autotransporter IcsA. Journal of Bacteriology, 193(8): 2042-2045.

Kweon C H, Kwon B J, Lee J G, et al. 1999. Derivation of attenuated porcine epidemic diarrhea virus(PEDV)as vaccine candidate. Vaccine, 17(20): 2546-2553.

Lee A, O'Rourke J, de Ungria M C, et al. 1997. A standardized mouse model of *Helicobacter pylori* infection: introducing the Sydney strain. Gastroenterology, 112(4): 1386-1397.

Lee D K, Cha S Y, Lee C. 2011. The N-terminal region of the porcine epidemic diarrhea virus spike protein is important for the receptor binding. Korean Journal of Microbiology and Biotechnology, 39(1): 40-50.

Lencer W I. 2001. Microbes and microbial toxins: paradigms for microbial-mucosal interactions - *V. cholera*: invasion of the intestinal epithelial barrier by a stably folded protein toxin. American Journal of Physiology-Gastrointestinal and Liver Physiology, 280(5): G781-G786.

Levine M M, Ferreccio C, Abrego P, et al. 1999. Duration of efficacy of Ty21a, attenuated *Salmonella typhi* live oral vaccine. Vaccine, 17 Suppl 2: S22-27.

Levine M M, Kaper J B, Black R E, et al. 1983. New knowledge on pathogenesis of bacterial enteric infections as applied to vaccine development. Microbiological Reviews, 47(4): 510-550.

Levine M M, Kaper J B, Herrington D, et al. 1988. Safety, immunogenicity, and efficacy of recombinant live oral cholera vaccines, CVD 103 and CVD 103-HgR. Lancet, 2(8609): 467-470.

Levine M M, Kotloff K L, Barry E M, et al. 2007. Clinical trials of *Shigella* vaccines: two steps forward and one step back on a long, hard road. Nature Reviews Microbiology, 5(7): 540-553.

Levine M M. 2003. Use of vaccines for the prevention of typhoid fever. Indian Pecliatrics, 40(11):1029-1034.

Levy M S, Pomposiello P, Nagel R. 1991. RecA-dependent increased precise excision of Tn10 in *Salmonella typhimurium*. Mutation Research, 255(1): 95-100.

Li B X, Ge J W, Li Y J. 2007. Porcine aminopeptidase N is a functional receptor for the PEDV coronavirus. Virology, 365(1): 166-172.

Li W, Li H, Liu Y, et al. 2012. New variants of porcine epidemic diarrhea virus, China, 2011. Emerging Infectious Diseases, 18(8): 1350-1353.

Linden S K, Sheng Y H, Every A L, et al. 2009. MUC1 limits *Helicobacter pylori* infection both by seric hindrance and by acting as a releasable decoy. Plos Pathogens, 5(10):e1000617.

Lindholm C, Quiding-Jarbrink M, Lonroth H, et al. 1998. Local cytokine response in *Helicobacter pylori*-infected subjects. Infection and Immunity, 66(12): 5964-5971.

Linhares A C, Ruiz-Palacios G M, Guerrero M L, et al. 2006. A short report on highlights of world-wide development of RIX4414: a Latin American experience. Vaccine, 24(18): 3784-3785.

Liu D Q, Ge J W, Qiao X Y, et al. 2012. High-level mucosal and systemic immune responses induced by oral administration with *Lactobacillus*-expressed porcine epidemic diarrhea virus(PEDV)S1 region combined with *Lactobacillus*-expressed N protein. Applied Microbiology and Biotechnology, 93(6): 2437-2446.

Losonsky G, Tacket C, Wasserman S, et al. 1993. Secondary *Vibrio cholerae*-specific cellular antibody responses following wild-type homologous challenge in people vaccinated with CVD 103-HgR live oral cholera vaccine: changes with time and lack of correlation with protection. Infection and Immunity, 61(2): 729-733.

Lundgren A, Suri-Payer E, Enarsson K, et al. 2003. *Helicobacter pylori*-specific CD4+ CD25high regulatory T cells suppress memory T-cell responses to *H. pylori* in infected individuals. Infection and Immunity, 71(4): 1755-1762.

Ly K T, Casanova J E. 2009. Abelson tyrosine kinase facilitates *Salmonella enterica* serovar Typhimurium entry into epithelial cells. Infection and Immunity, 77(1): 60-69.

Ma T Y, Tran D, Hoa N, et al. 2000. Mechanism of extracellular calcium regulation of intestinal epithelial tight junction permeability: role of cytoskeletal involvement. Microscopy Research and Technique, 51(2): 156-168.

Madhi S A, Cunliffe N A, Steele D, et al. 2010. Effect of human rotavirus vaccine on severe diarrhea in African infants. The New England Journal of Medicine, 362(4): 289-298.

McBean A M, Thoms M L, Johnson R H, et al. 1984. A comparison of the serologic responses to oral and injectable trivalent poliovirus vaccines. Reviews of Infectious Diseases, 6 Suppl 2: S552-555.

McGhee J R, Mestecky J, Dertzbaugh M T, et al. 1992. The mucosal immune system: from fundamental concepts to vaccine development. Vaccine, 10(2): 75-88.

McNamara B P, Koutsouris A, O'Connell C B, et al. 2001. Translocated EspF protein from enteropathogenic *Escherichia coli* disrupts host intestinal barrier function. Journal of Clinical Investigation, 107(5): 621-629.

McNeal M M, Barone K S, Rae M N, et al. 1995. Effector functions of antibody and CD8+ cells in resolution of rotavirus infection and protection against reinfection in mice. Virology, 214(2): 387-397.

McNeal M M, VanCott J L, Choi A H, et al. 2002. CD4 T cells are the only lymphocytes needed to protect mice against rotavirus shedding after intranasal immunization with a chimeric VP6 protein and the adjuvant LT(R192G). Journal of Virology, 76(2): 560-568.

Memeo L, Jhang J, Hibshoosh H, et al. 2005. Duodenal intraepithelial lymphocytosis with normal villous architecture: common occurrence in *H.pylori* gastritis. Modern Pathology, 18(8): 1134-1144.

Meurens F, Berri M, Auray G, et al. 2009. Early immune response following *Salmonella enterica* subspecies *enterica* serovar Typhimurium infection in porcine jejunal gut loops. Veterinary Research, 40(1): 5.

Meyer B P P P. 1992. *Salmonella* immunization in animals. *In*: France P M C, Le G. Proceedings of the International Symposium on *Salmonella* and Salmonellosis Ploufragan. St. Brieuc: Clement: 345-374.

Molinari M, Salio M, Galli C, et al. 1998. Selective inhibition of Ii-dependent antigen presentation by *Helicobacter pylori* toxin VacA. The Journal of Experimental Medicine, 187(1): 135-140.

Moon H W, Whipp S C, Argenzio R A, et al. 1983. Attaching and effacing activities of rabbit and human enteropathogenic *Escherichia coli* in pig and rabbit intestines. Infection and Immunity, 41(3): 1340-1351.

Moore M E, Boren T, Solnick J V. 2011. Life at the margins: modulation of attachment proteins in *Helicobacter pylori*. Gut Microbes, 2: 42-46.

Moreno A C, Ferreira L G, et al. 2009. Enteroinvasive *Escherichia coli* vs. *Shigella flexneri*: how different patterns of gene expression affect virulence. *FEMS Microbiol Lett*, 301(2): 156-163.

Murphy T V, Gargiullo P M, Massoudi M S, et al. 2001. Intussusception among infants given an oral rotavirus vaccine. The New England Journal of Medicine, 344(8): 564-572.

Murphy T V, Smith P J, Gargiullo P M, et al. 2003. The first rotavirus vaccine and intussusception: epidemiological studies and policy decisions. Journal of Infectious Diseases, 187(8): 1309-1313.

Mutreja A, Kim D W, Thomson N R, et al. 2011. Evidence for several waves of global transmission in the seventh cholera pandemic. Nature, 477(7365): 462-465.

Nagarajan A G, Balasundaram S V, Janice J, et al. 2009. sopB of *Salmonella enterica* serovar Typhimurium is a potential DNA vaccine candidate in conjugation with live attenuated bacteria. Vaccine, 27(21): 2804-2811.

Nagy B, Fekete P Z. 1999. Enterotoxigenic *Escherichia coli*(ETEC)in farm animals. Veterinary Research, 30(2-3): 259-284.

Navarre W W, Zychlinsky A. 2000. Pathogen-induced apoptosis of macrophages: a common end for different pathogenic strategies. Cellular Microbiology, 2(4): 265-273.

Novak N, Haberstok J, Bieber T, et al. 2008. The immune privilege of the oral mucosa. Trends in Molecular Medicine, 14(5): 191-198.

Ogden S R, Wroblewski L E, Weydig C, et al. 2008. p120 and Kaiso regulate *Helicobacter pylori*-induced expression of matrix metalloproteinase-7. Molecular Biology of the Cell, 19(10): 4110-4121.

Oh J S, Park B K. 2003. Short communication: Identification of a putative cellular receptor 150 kDa polypeptide for porcine epidemic diarrhea virus in porcine enterocytes. Journal of Veterinary Science, 4(3): 269-275.

Olsson L, Parment P A. 2006. Present and future cholera vaccines. Expert Review of Vaccines, 5(6): 751-752.

Organization W H. 2009. Meeting of the immunization Strategic Advisory Group of Experts, April 2009—conclusions and recommendations. Weekly Epidemiological Record / Health Section of the Secretariat of the League of Nations, 84: 220-236.

Osei F B, Duker A A. 2008. Spatial dependency of *V. cholera* prevalence on open space refuse dumps in Kumasi, Ghana: a spatial statistical modelling. International Journal of Health Geographics, 7: 62.

Oswald-Richter K, Grill S M, Leelawong M, et al. 2007. Identification of a CCR5-expressing T cell subset that is resistant to R5-tropic HIV infection. Plos Pathogens, 3(4): 553-565.

Oszvald M, Kang T J, Tomoskozi S, et al. 2007. Expression of a synthetic neutralizing epitope of porcine epidemic diarrhea virus fused with synthetic B subunit of *Escherichia coli* heat labile enterotoxin in rice endosperm. Molecular Biotechnology, 35(3): 215-223.

Park S J, Moon H J, Luo Y, et al. 2008. Cloning and further sequence analysis of the ORF3 gene of wild- and attenuated-type porcine epidemic diarrhea viruses. Virus Genes, 36(1): 95-104.

Patel J C, Galan J E. 2005. Manipulation of the host actin cytoskeleton by *Salmonella*—all in the name of entry. Current Opinion in Microbiology, 8(1): 10-15.

Patriarca P A, Wright P F, John T J. 1991. Factors affecting the immunogenicity of oral poliovirus vaccine in developing countries: review. Reviews of Infectious Diseases, 13(5): 926-939.

Peek R M Jr, Blaser M J. 2002. *Helicobacter pylori* and gastrointestinal tract adenocarcinomas. Nature Reviews Cancer, 2(1): 28-37.

Peltola H, Siitonen A, Kyronseppa H, et al. 1991. Prevention of travellers' diarrhoea by oral B-subunit/whole-cell cholera vaccine. Lancet, 338(8778): 1285-1289.

Pensaert M B, de Bouck P. 1978. A new coronavirus-like particle associated with diarrhea in swine. Archives of Virology, 58(3): 243-247.

Plotkin S A. 2010. Correlates of protection induced by vaccination. Clinical and Vaccine Immunolog : CVI, 17(7): 1055-1065.

Prasad B V, Chiu W. 1994. Structure of rotavirus. Current Topics in Microbiology and Immunology, 185: 9-29.

Precopio M L, Betts M R, Parrino J, et al. 2007. Immunization with vaccinia virus induces polyfunctional and phenotypically distinctive CD8(+)T cell responses. The Journal of Experimental Medicine, 204(6): 1405-1416.

Qadri F, Ryan E T, Faruque A S, et al. 2003. Antigen-specific immunoglobulin A antibodies secreted from circulating B cells are an effective marker for recent local immune responses in patients with cholera: comparison to antibody-secreting cell responses and other immunological markers. Infection and Immunity, 71(8): 4808-4814.

Que F, Wu S, Huang R. 2013. *Salmonella* pathogenicity island 1(SPI-1)at work. Current Microbiology, 66(6): 582-587.

Raghavan S, Fredriksson M, Svennerholm A M, et al. 2003. Absence of CD4(+)CD25(+)regulatory T cells is associated with a loss of regulation leading to increased pathology in *Helicobacter pylori*-infected mice.

Clinical and Experimental Immunology, 132(3): 393-400.

Raghavan S, Suri-Payer E, Holmgren J. 2004. Antigen-specific in vitro suppression of murine *Helicobacter pylori*-reactive immunopathological T cells by CD4CD25 regulatory T cells. Scandinavian Journal of Immunology, 60(1-2): 82-88.

Rahman M H, Biswas K, Hossain M A, et al. 2008. Distribution of genes for virulence and ecological fitness among diverse *Vibrio cholerae* population in a cholera endemic area: tracking the evolution of pathogenic strains. DNA and Cell Biology, 27(7): 347-355.

Ramos Moreno A C, Gonçalves Ferreira L, Baquerizo Martinez M. 2009. Enteroinvasive *Escherichia coli* vs. *Shigella flexneri*: how different patterns of gene expression affect virulence. FEMS Microbiology Letters, 301(2): 156-163.

Raqib R, Lindberg A A, Wretlind B, et al. 1995a. Persistence of local cytokine production in shigellosis in acute and convalescent stages. Infection and Immunity, 63(1): 289-296.

Raqib R, Wretlind B, Andersson J, et al. 1995b. Cytokine secretion in acute shigellosis is correlated to disease activity and directed more to stool than to plasma. Journal of Infectious Diseases, 171(2): 376-384.

Ren Y P, Wang X Y, Yan Q G, et al. 2012. Immunogenicity of recombinant attenuated *Salmonella choleraesuis* C500 strain co-expressing M and N protein of porcine epidemic diarrhea virus(PEDV). Journal of Animal and Veterinary Advances, 11(17): 3234-3240.

Rennels M B, Glass R I, Dennehy P H, et al. 1996. Safety and efficacy of high-dose rhesus-human reassortant rotavirus vaccines--report of the National Multicenter Trial. United States Rotavirus Vaccine Efficacy Group. Pediatrics, 97(1): 7-13.

Roesler U, Heller P, Waldmann K H, et al. 2006. Immunization of sows in an integrated pig-breeding herd using a homologous inactivated *Salmonella* vaccine decreases the prevalence of *Salmonella typhimurium* infection in the offspring. Journal of Veterinary Medicine Series B-Infectious Diseases and Veterinary Public Health, 53(5): 224-228.

Ruan X, Liu M, Casey T A, et al. 2011. A tripartite fusion, FaeG-FedF-LT(192)A2:B, of enterotoxigenic *Escherichia coli*(ETEC)elicits antibodies that neutralize cholera toxin, inhibit adherence of K88(F4)and F18 fimbriae, and protect pigs against K88ac/heat-labile toxin infection. Clinical and Vaccine Immunology: CVI, 18(10): 1593-1599.

Ruan X, Zhang W. 2013. Oral immunization of a live attenuated Escherichia coli strain expressing a holotoxin-structured adhesin-toxoid fusion(1FaeG-FedF-LTA(2):5LTB)protected young pigs against enterotoxigenic *E. coli*(ETEC)infection. Vaccine, 31(11): 1458-1463.

Rugge M, Busatto G, Cassaro M, et al. 1999. Patients younger than 40 years with gastric carcinoma. Cancer, 85(12): 2506-2511.

Sabin A B. 1955. Characteristics and genetic potentialities of experimentally produced and naturally occurring variants of poliomyelitis virus. Annals of the New York Academy of Sciences, 61(4): 924-938; discussion, 938-929.

Sabin A B. 1985. Oral poliovirus vaccine - history of its development and use and current challenge to eliminate poliomyelitis from the world. Journal of Infectious Diseases, 151(3): 420-436.

Saldana Z, Erdem A L, Schuller S, et al. 2009. The *Escherichia coli* common pilus and the bundle-forming pilus act in concert during the formation of localized adherence by enteropathogenic *E. coli*. Journal of Bacteriology, 191(11): 3451-3461.

Salerno-Goncalves R, Fernandez-Vina M, Lewinsohn D M, et al. 2004. Identification of a human HLA-E-restricted CD8+ T cell subset in volunteers immunized with *Salmonella enterica* serovar typhi strain Ty21a typhoid vaccine. Journal of immunology(Baltimore, Md. : 1950), 173(9): 5852-5862.

Salerno-Goncalves R, Pasetti M F, Sztein M B. 2002. Characterization of CD8(+)effector T cell responses in volunteers immunized with *Salmonella enterica* serovar typhi strain Ty21a typhoid vaccine. Journal of Immunology(Baltimore, Md. : 1950), 169(4): 2196-2203.

Salerno-Goncalves R, Wahid R, Sztein M B. 2010. Ex Vivo kinetics of early and long-term multifunctional human leukocyte antigen E-specific CD8+ cells in volunteers immunized with the Ty21a typhoid vaccine. Clinical and Vaccine Immunology: CVI, 17(9): 1305-1314.

Salerno-Goncalves R, Wyant T L, Pasetti M F, et al. 2003. Concomitant induction of CD4+ and CD8+ T cell responses in volunteers immunized with *Salmonella enterica* serovar typhi strain CVD 908-htrA. Journal of Immunology(Baltimore, Md. : 1950), 170(5): 2734-2741.

Sánchez-San Martín C, López T, Arias C F, et al. 2004. Characterization of rotavirus cell entry. Journal of virology, 78(5): 2310-2318.

Santosham M, Moulton L H, Reid R, et al. 1997. Efficacy and safety of high-dose rhesus-human reassortant rotavirus vaccine in Native American populations. The Journal of Pediatrics, 131(4): 632-638.

Sato T, Takeyama N, Katsumata A, et al. 2011. Mutations in the spike gene of porcine epidemic diarrhea virus associated with growth adaptation in vitro and attenuation of virulence *in vivo*. Virus Genes, 43(1): 72-78.

Schirrmeister W, Gnad T, Wex T, et al. 2009. Ectodomain shedding of E-cadherin and c-Met is induced by *Helicobacter pylori* infection. Experimental Cell Research, 315(20): 3500-3508.

Schmausser B, Andrulis M, Endrich S, et al. 2004. Expression and subcellular distribution of toll-like receptors TLR4, TLR5 and TLR9 on the gastric epithelium in *Helicobacter pylori* infection. Clinical and Experimental Immunology, 136(3): 521-526.

Schmidt E, Kelly S M, van der Walle C F. 2007. Tight junction modulation and biochemical characterisation of the zonula occludens toxin C- and N-termini. Febs Letters, 581(16): 2974-2980.

Shaw A L, Rothnagel R, Chen D, et al. 1993. Three-dimensional visualization of the rotavirus hemagglutinin structure. Cell, 74(4): 693-701.

Shoaf K, Mulvey G L, Armstrong G D, et al. 2006. Prebiotic galactooligosaccharides reduce adherence of enteropathogenic *Escherichia coli* to tissue culture cells. Infection and Immunity, 74(12): 6920-6928.

Somarny W M, Mariana N S, Rozita R, et al. 2004. Cloning and expression of *Vibrio cholerae* virulence gene, accessory cholera enterotoxin(ace). The Southeast Asian Journal of Tropical Medicine and Public Health, 35(4): 856-862.

Song D S, Oh J S, Kang B K, et al. 2007. Oral efficacy of Vero cell attenuated porcine epidemic diarrhea virus DR13 strain. Research in Veterinary Science, 82(1): 134-140.

Song D, Park B. 2012. Porcine epidemic diarrhoea virus: a comprehensive review of molecular epidemiology, diagnosis, and vaccines. Virus Genes, 44(2): 167-175.

Song K H, Fasano A, Eddington N D. 2008. Effect of the six-mer synthetic peptide(AT1002)fragment of zonula occludens toxin on the intestinal absorption of cyclosporin A. International Journal of Pharmaceutics, 351(1-2): 8-14.

Staats H F, Jackson R J, Marinaro M, et al. 1994. Mucosal immunity to infection with implications for vaccine development. Current Opinion in Immunology, 6(4): 572-583.

Suo S, Ren Y, Li G, et al. 2012. Immune responses induced by DNA vaccines bearing Spike gene of PEDV combined with porcine IL-18. Virus Research, 167(2): 259-266.

Sur D, Lopez A L, Kanungo S, et al. 2009. Efficacy and safety of a modified killed-whole-cell oral cholera vaccine in India: an interim analysis of a cluster-randomised, double-blind, placebo-controlled trial. Lancet, 374(9702): 1694-1702.

Suzuki T, Nakanishi K, Tsutsui H, et al. 2005. A novel caspase-1/toll-like receptor 4-independent pathway of cell death induced by cytosolic *Shigella* in infected macrophages. Journal of Chemical Biology, 280(14): 14042-14050.

Suzuki T, Sasakawa C. 2001. Molecular basis of the intracellular spreading of *Shigella*. Infection and Immunity, 69(10): 5959-5966.

Svennerholm A M, Gothefors L, Sack D A, et al. 1984. Local and systemic antibody responses and immunological memory in humans after immunization with cholera B subunit by different routes. Bull World Health Organ, 62(6): 909-918.

Sztein M B, Tanner M K, Polotsky Y, et al. 1995. Cytotoxic T-lymphocytes after oral immunization with attenuated vaccine strains of *Salmonella typhi* in humans. Journal of Immunology, 155(8): 3987-3993.

Sztein M B, Wasserman S S, Tacket C O, et al. 1994. Cytokine production patterns and lymphoproliferative responses in volunteers orally immunized with attenuated vaccine strains of *Salmonella typhi*. Journal of Infectious Diseases, 170(6): 1508-1517.

Sztein M B. 2007. Cell-mediated immunity and antibody responses elicited by attenuated *Salmonella enterica* serovar typhi strains used as live oral vaccines in humans. Clinical Infectious Diseases: an Official Publication of the Infectious Diseases Society of America, 45 Suppl 1: S15-19.

Tacket C O, Levine M M. 2007. CVD 908, CVD 908-htrA, and CVD 909 live oral typhoid vaccines: a logical progression. Clinical Infectious Diseases: an Official Publication of the Infectious Diseases Society of America, 45 Suppl 1: S20-23.

Tacket C O, Pasetti M F, Sztein M B, et al. 2004. Immune responses to an oral typhoid vaccine strain that is modified to constitutively express Vi capsular polysaccharide. Journal of Infectious Diseases, 190(3): 565-570.

Tacket C O, Sztein M B, Losonsky G A, et al. 1997. Safety of live oral *Salmonella typhi* vaccine strains with deletions in htrA and aroC aroD and immune response in humans. Infection and Immunity, 65(2): 452-456.

Tacket C O, Sztein M B, Wasserman S S, et al. 2000. Phase 2 clinical trial of attenuated *Salmonella enterica* serovar typhi oral live vector vaccine CVD 908-htrA in U.S. volunteers. Infection and Immunity, 68(3): 1196-1201.

Tate J E, Burton A H, Boschi-Pinto C, et al. 2012. 2008 estimate of worldwide rotavirus-associated mortality in children younger than 5 years before the introduction of universal rotavirus vaccination programmes: a systematic review and meta-analysis. The Lancet Infectious Diseases, 12(2): 136-141.

Tochikubo K, Isaka M, Yasuda Y, et al. 1998. Recombinant cholera toxin B subunit acts as an adjuvant for the mucosal and systemic responses of mice to mucosally co-administered bovine serum albumin. Vaccine, 16(2): 150-155.

Tokuhara D, Yuki Y, Nochi T, et al. 2010. Secretory IgA-mediated protection against *V. cholerae* and heat-labile enterotoxin-producing enterotoxigenic *Escherichia coli* by rice-based vaccine. Proceedings of the National Academy of Sciences of the United States of America, 107(19): 8794-8799.

van den Broeck W, Bouchaut H, Cox E, et al. 2002. F4 receptor-independent priming of the systemic immune system of pigs by low oral doses of F4 fimbriae. Veterinary Immunology and Immunopathology, 85(3-4): 171-178.

van den Broeck W, Cox E, Goddeeris B M. 1999. Induction of immune responses in pigs following oral administration of purified F4 fimbriae. Vaccine, 17(15-16): 2020-2029.

Vazquez-Torres A, Jones-Carson J, Baumler A J, et al. 1999. Extraintestinal dissemination of *Salmonella* by CD18-expressing phagocytes. Nature, 401(6755): 804-808.

Velazquez F R, Matson D O, Calva J J, et al. 1996. Rotavirus infection in infants as protection against subsequent infections. The New England Journal of Medicine, 335(14): 1022-1028.

Vesikari T, Giaquinto C, Huppertz H I. 2006a. Clinical trials of rotavirus vaccines in Europe. The Pediatric Infectious Disease Journal, 25(1 Suppl): S42-47.

Vesikari T, Karvonen A, Prymula R, et al. 2007. Efficacy of human rotavirus vaccine against rotavirus gastroenteritis during the first 2 years of life in European infants: randomised, double-blind controlled study. Lancet, 370(9601): 1757-1763.

Vesikari T, Matson D O, Dennehy P, et al. 2006b. Safety and efficacy of a pentavalent human-bovine(WC3)reassortant rotavirus vaccine. The New England Journal of Medicine, 354(1): 23-33.

Wahdan M H, Serie C, Cerisier Y, et al. 1982. A controlled field trial of live *Salmonella typhi* strain Ty 21a oral vaccine against typhoid: three-year results. Journal of Infectious Diseases, 145(3): 292-295.

Wahid R, Salerno-Goncalves R, Tacket C O, et al. 2007. Cell-mediated immune responses in humans after immunization with one or two doses of oral live attenuated typhoid vaccine CVD 909. Vaccine, 25(8): 1416-1425.

Wang J Y, Pasetti M F, Noriega F R, et al. 2001. Construction, genotypic and phenotypic characterization, and immunogenicity of attenuated Delta guaBA *Salmonella enterica* serovar typhi strain CVD 915. Infection and Immunity, 69(8): 4734-4741.

Wang K，Lu W，Chen J，et al. 2012. PEDV ORF3 encodes an ion channel protein and regulates virus production. Febs Letters，586（4）: 384.

Weil A A, Arifuzzaman M, Bhuiyan T R, et al. 2009. Memory T-cell responses to *Vibrio cholerae* O1 infection. Infection and Immunity, 77(11): 5090-5096.

Wroblewski L E, Shen L, Ogden S, et al. 2009. *Helicobacter pylori* dysregulation of gastric epithelial tight junctions by urease-mediated myosin Ⅱ activation. Gastroenterology, 136(1): 236-246.

Wyant T L, Tanner M K, Sztein M B. 1999. *Salmonella typhi* flagella are potent inducers of proinflammatory cytokine secretion by human monocytes. Infection and Immunity, 67(7): 3619-3624.

Yamaoka Y, Kodama T, Kita M, et al. 1999. Relation between clinical presentation, *Helicobacter pylori* density, interleukin 1 beta and 8 production, and cagA status. Gut, 45(6): 804-811.

Yang G, Peng H, Gao J. 1997. Study on the L3T4^+-Lyt2^+ T cell subsets in the gut associated lymphoid tissues of BALB/c mice after 4 times oral immunization with *Shigella flexneri* 2a. Chinese Journal of Microbiology and Immunology, 17: 247-250.

Yang X F, Zhou L, Zheng J, et al. 2005. Construction and characterization of a live attenuated *Shigella flexneri* 2a vaccine strain, sf301 Delta virG and dsbA33G. Wei Sheng Wu Xue Bao, 45(5): 748-752.

Yeo S G, Hernandez M, Krell P J, et al. 2003. Cloning and sequence analysis of the spike gene of porcine epidemic diarrhea virus Chinju99. Virus Genes, 26(3): 239-246.

Zhang W, Zhao M, Ruesch L, et al. 2007. Prevalence of virulence genes in *Escherichia coli* strains recently isolated from young pigs with diarrhea in the US. Veterinary Microbiology, 123(1-3): 145-152.

Zhang-Barber L, Turner A K, Barrow P A. 1999. Vaccination for control of *Salmonella* in poultry. Vaccine, 17(20-21): 2538-2545.

Zhaori G, Sun M, Ogra P L. 1988. Characteristics of the immune response to poliovirus virion polypeptides after immunization with live or inactivated polio vaccines. Journal of Infectious Diseases, 158(1): 160-165.

第六章　呼吸道感染及其黏膜免疫

正常生理状态下，上呼吸道（鼻腔到咽喉）暴露于外界，直接与大量的微生物接触，而健康人和动物的下呼吸道（气管和肺）处于无菌状态。大多数病原微生物一般首先进入鼻腔主要引起上呼吸道感染，然而现在少量病原微生物已经能经过上呼吸道直接作用于下呼吸道。目前导致下呼吸道感染的病原微生物较多，病毒有流感病毒（influenza virus）、腺病毒（adenovirus）、严重急性呼吸道综合征相关冠状病毒（SARS-CoV）、鼻病毒（rhinovirus）、呼吸道合胞体病毒（respiratory syncytial virus，RSV）等呼吸道病毒；细菌有白喉棒杆菌（*Corynebacterium diphtheriae*）、肺炎链球菌（*Streptococcus pneumoniae*）、流感嗜血杆菌（*Haemophilus influenzae*）、结核分枝杆菌（*Mycobacterium tuberculosis*）等病原菌。鼻腔后部的鼻相关淋巴组织（nasal-associated lymphoid tissue，NALT）及支气管相关淋巴组织（bronchus-associated lymphoid tissue，BALT）在阻止病原微生物的入侵和感染中发挥重要作用。然而在病原微生物较多的情况下，它们可入侵淋巴组织相对较少的下呼吸道导致疾病的发生。

呼吸道免疫尤其是通过鼻腔免疫具有抗原诱导免疫反应阈值低、抗原用量少、不受消化酶的影响、不引起免疫耐受等诸多优点（详见第八章第七节）。通过鼻腔接种疫苗是黏膜免疫发展最早的手段，鼻腔免疫可有效防止由呼吸道传播引起的传染病。早在1937 年就应用了白喉类毒素（diphtheria toxoid）给人进行鼻腔免疫以防止结核的发生（Jensen，1937）；应用百日咳菌苗进行鼻腔喷雾可以显著增加呼吸道分泌物中 IgA 抗体的水平，但对血清中抗体水平的提高不明显（Thomas，1975）。世界范围内 90%的普通感冒均是由病毒引起的。近年来在医学上对呼吸道免疫的研究主要集中在流感上。2010 年美国启动流感疫苗工程（influenza vaccine project，IVP）。应用致弱活流感病毒疫苗（live attenuated influenza vaccine，LAIV）通过滴鼻预防季节流感的大范围流行在美国广泛应用（Belshe et al.，2004，2007）。

鼻腔免疫在动物的预防中主要用于鸡新城疫的大规模预防。对大家畜猪和羊也有少量研究，如通过鼻腔免疫如何预防猪的猪繁殖与呼吸综合征（porcine reproductive and respiratory syndrome，PRRS）、猪支原体肺炎（mycoplasmal pneumonia of swine，MPS）、伪狂犬和猪流感等（McCaw and Xu，1993；Vincent et al.，2007；Zhang et al.，2007；Dwivedi et al.，2011；Kappes et al.，2012）。通过鼻腔免疫预防猪伪狂犬在我国一些大型猪场得到广泛应用。本章将选取几种比较重要的人和猪呼吸道病原微生物的感染机制及其黏膜免疫进行介绍。

第一节　流感病毒感染与黏膜免疫

人流感的暴发早在 1679 年就有报道，但直到 1933 年才对其有所了解。流感的发病率达 40%，1～3 年就会有一个流行周期，10～20 年会发生一次世界范围大流行。流感一般每年在冬季流行，主要由 A 型流感病毒（influenza virus）（H3N2 和 H1N1）引起。流感流行时有 10%～20%的人会受到感染。流感病毒可以导致呼吸道相关疾病，尤其是儿童和老人。全世界每年都有人死于流感。至今已经有 31 次流感大流行，最早的一次（1918～1919 年）大流行最为严重，导致全世界 2000 万～4000 万人死亡。新的流感病毒变异毒株更容易引起大流行（Viboud et al.，2010）。近年来由 H1N1 引起的猪流感的发生给全世界养猪业带来了巨大的经济损失（Charatan，2009；Fraser et al.，2009）。1997 年和 2004 年由 H5N1 引起的高致病性禽流感（highly pathogenic avian influenza，HPAI）的发生给家禽业和人类都带来了极大的恐慌（Subbarao and Luke，2007）。H5N1 具有进化为新病毒的可能，因此对全球的健康安全构成极大的威胁。

禽流感（avian influenza，AI）是由 A 型流感病毒引起的禽类的一种从呼吸系统到全身严重性败血症等多种症状的综合病征。禽流感病毒（avian influenza virus，AIV）可以根据致病性分为高致病性禽流感病毒（high pathogenic avian influenza，HPAI）、低致病性禽流感病毒（low pathogenic avian influenza virus，LPAIV）与无致病性禽流感病毒。高致病性禽流感可在世界各国多种野生禽和家养禽中暴发，给养禽业造成巨大的危害，直接造成的经济损失高达近亿元。禽流感大流行发生于 2003 年，由 H5 亚型的流感病毒引起，HPAI 已对人类健康造成巨大的威胁。此外，其他动物和家畜也能感染禽流感病毒，如猪对 HPAI 和 LPAIV 都容易感染（van Reeth，2007）。

一、流感病毒的结构

流感病毒属于正黏病毒科（Orthomyxoviridae），根据核蛋白（NP）和基质蛋白（M）抗原性的不同分为甲型流感病毒属（influenza virus A）、乙型流感病毒属（influenza virus B）和丙型流感病毒属（influenza virus C）。3 个型别之间的主要区别在于其宿主范围不同。甲型流感病毒感染谱最广，可以从人、马、猪、貂、海豹、鲸及多种鸟类中分离到；乙型流感病毒主要感染人；丙型流感病毒感染人和猪。其中甲型流感病毒研究的最多。病毒表面有囊膜和纤突。基因组为线状负链单股 RNA，大小为 10～13.6kb。基因组分 8 个节段，分别编码 PB2、PB1、PA、HA、NP、NA、M1、M2、NS 等蛋白质。每个节段的两端具有末端重复序列，所有节段的 3′ 端相同。基因组的各个节段一端形成环，由核衣壳蛋白包裹。与 RNA 相连的有 3 个 P 蛋白（PB1、PB2 及 PA），它们构成病毒 RNA 聚合酶，由节段 1～3 编码。基质蛋白 M1 和 M2 由节段 7 编码，囊膜与基质蛋白（M1）相连，另一种基质蛋白 M2 的四聚体插入 M1，构成少量的离子通道。病毒囊膜包含两种表面膜蛋白，一种为节段 4 编码的棒状的血凝素蛋白（hemagglutinnin，HA），由同源三聚体组成；另一种为节段 6 编码的蘑菇状的神经氨酸酶蛋白（neuraminidase，NA），由同源四聚体组成。目前已发现有 16 个 H 亚型（H1～H16），9 个 N 亚型（N1～N9）。这些蛋白质对病毒的结合和内吞，以及从感染的细胞中释放新组装成的病毒粒子都具有重要作用。节段 5 编码核蛋白（NP），节段 8 编码两个非结构蛋白 NS。棒状的 HA 和受体结合有关，蘑菇状的 NA 与早期病毒入侵细胞有关。M2 蛋白在病毒外膜上，M1 蛋白位于胞质中。PB1、PB2、PB3 对交叉反应和病毒特异性细胞毒性 T 淋巴细胞具有重要作用。

禽流感病毒属于甲型流感病毒属，病毒颗粒多形性，但新分离的禽流感病毒多为丝状。颗粒的最小直径为 80～120nm，有囊膜和纤突。

二、流感病毒感染宿主细胞的机制

流感可以通过咳嗽、喷嚏、说话等形成的直径小于 10μm 的悬浮颗粒进行传播。流感的潜伏期为 1～4 天，感染流感病毒后 24h 内就可以检测到病毒复制。

流感病毒 HA 蛋白受体结合位点和细胞受体是决定流感病毒宿主特异性的重要因素。流感病毒 HA 蛋白结合的细胞受体一般有两种，一种为唾液酸 α-2,3 半乳糖（SAα-2,3Gal），另一种为唾液酸 α-2,6 半乳糖（SAα-2,6Gal）。人流感病毒主要识别和结合宿主细胞表面的 SAα-2,6Gal 受体（Shinya et al.，2006）；而家禽细胞表面主要分布 SAα-2,3 Gal 流感病毒受体。所以人流感病毒优先与 SAα-2,6Ga 受体结合；禽流感病毒则优先与 SAα-2,3Gal 受体结合。造成这种差异的原因与 HA 蛋白上受体结合位点的第 226 位氨基酸密切相关，若第 226 位氨基酸残基是 Gln，则为 SAα-2,3Gal 受体结合特异性；若第 226 位氨基酸残基为 Leu，则为 SAα-2,6Gal 受体结合特异性；若第 226 位氨基酸为 Met，则对 SAα-2,3Gal 和 SAα2,6Gal 均具有相同的结合能力。大量研究表明，猪对两种受体均表现出较高的亲和力，因此人们把猪视为流感的“混合器”，即禽流感病毒有可能经过猪的改造而成为在人类传播并导致严重后果的人禽流感病毒（梁存军等，2007）。

多年的研究表明，人、猪和马的流感病毒结合受体存在于呼吸道的上皮细胞（人流感病毒受体主要在鼻上皮细胞表达）中，而禽类的流感病毒受体只表达在下呼吸道（肺）的 II 型肺泡细胞和消化道上皮黏膜中（Shinya et al.，2006）。

流感病毒颗粒可与宿主细胞表面受体结合，通过细胞内吞作用，胞膜内陷包裹病毒形成较大的吞噬小体而进入靶细胞内，核衣壳蛋白降解，在释放的酶和低 pH 等多种因子作用下 HA 构象发生改变介导膜融合，病毒核酸、病毒结构蛋白被释放到胞质。病毒在上皮细胞内复制后可以抑制宿主细胞合成蛋白质，阻止 mRNA 翻译，使宿主细胞凋亡（Katze and Krug，1984；Katze et al.，1986）。感染流感病毒的细胞死亡前数小时病毒释放出来，感染附近的上皮细胞和外周血单核细胞，引发细胞因子的分泌，进而引起全身反应。

流感病毒可以同时诱导 Th1 和 Th2 免疫应答。细胞毒性淋巴细胞在感染后 14 天达到高峰。在补体、抗体依赖细胞毒性作用和细胞毒性淋巴细胞存在的条件下感染的上皮细胞可溶解（Hashimoto et al.，1983）。CD4 细胞和 CD8 细胞在 A 型流感病毒的清除中都起作用。CD4 细胞可以识别 HA 蛋白和核蛋白表位，并刺激 B 细胞产生抗体，促进细胞因子表达（Lamb et al.，1982）。细胞毒性淋巴细胞可以降低 A 型流感病毒在上皮细胞的复制时间和水平（McMichael et al.，1983）。病毒特异性 CD8 细胞毒性淋巴细胞可以识别 I 型人白细胞抗原（class I human leukocyte antigen，HLA），并通过溶解被感染细胞和分泌抗病毒细胞因子来介导免疫反应。

流感病毒感染宿主后会引起体内体液和细胞免疫应答。血清 IgG 抗体是抵抗流感病毒感染的主要抗体，但是不具有交叉保护作用。感染后 4～7 周抗体水平达到高峰。血清中 HI 抗体滴度大约为 1∶40 或中和抗体滴度大于 1∶8 时可以抵抗病毒感染。血清抗体和呼吸道分泌液中的抗体均可以抵抗再次感染同种病毒。抗 NA 抗体可以有效地阻止流感病毒从感染的细胞中释放出来，并可以减轻病情（Kilbourne et al.，1968；Schulman et al.，1968）。鼻腔分泌物中可产生特异性 IgA 和 IgG 抗体，鼻腔分泌物中 HA 特异性抗体是 IgA1 型。HA 血清中的抗体均为 IgG1 型，分泌物中的 IgG1 抗体可能是从血清中渗透出来的。

此外，流感病毒感染后会抑制机体的先天性免疫反应，从而使特异性免疫反应得不到启动，使机体容易继发感染其他病原微生物，如肺炎链球菌（*Streptococcus pneumoniae*）（Mina and Klugman，2014）。

三、流感病毒与鼻腔免疫

鼻腔是流感病毒进入机体的主要入口之一。流感病毒进入机体后也主要分布在呼吸道中，如果在鼻腔和上呼吸道建立坚强的免疫保护力，将阻止禽流感病毒的入侵。很多学者将流感疫苗的研究集中在鼻腔免疫上。例如，应用高致病性禽流感 H5N1 灭活病毒配合聚肌胞鼻腔免疫小鼠后可在局部黏膜产生较强的交叉保护力（Ichinohe et al.，2007）；Kouta 等（2010）利用灭活流感疫苗配合 α-半乳糖神经酰胺鼻腔免疫，能够显著诱导黏膜 IgA 抗体和较强的系统 IgG 产生，并促进细胞毒性 T 细胞的增加；Zanvit 等（2010）应用 H1N1 灭活流感疫苗配合坚硬芽胞杆菌作为佐剂鼻腔免疫小鼠后，检测对 NALT 细胞因子和 Toll 样受体的影响，结果证实鼻腔免疫小鼠可诱导树突状细胞促进因子的表达，激活产生 Th1/Th2 混合型免疫应答，取得较好的免疫效果。流感全病毒灭活苗配合壳聚糖鼻腔免疫也能显著加强小鼠体内 IgG 水平，保护率显著增加（Yuki and Kiyono，2003）。此外，近年来流感病毒样颗粒（virus-like particle，VLP）疫苗受到密切关注和研究（详见第八章第二节）。

人类滴鼻免疫的研究和疫苗开发主要集中在美国。针对 NALT 的鼻腔免疫的多种流感疫苗已研制和开发出来。应用鼻腔免疫三联流感减毒疫苗能防止流感病毒在局部繁殖（Belshe et al.，2000a）。由于鼻腔温度低于体内，因此研究了一种适应较低温度繁殖的减毒疫苗。冷适应流感减毒疫苗通过鼻腔免疫后局部产生的分泌型 IgA 和 IFNg 能够抵抗随后的流感流行性暴发（Tomoda et al.，1995）。应用致弱活流感病毒疫苗（live attenuated influenza vaccine，LAIV）通过滴鼻预防季节流感的大范围流行在美国已得到广泛应用（Belshe et al.，2004，2007）。LAIV 一般做成大颗粒气雾剂（large-particle aerosol，LPA），直径为 20～100μm，用于滴鼻（nasal drops）或鼻腔喷雾（nasal spray）（Bryant et al.，1999）。LAIV 经过多代细胞培养已经适应在较低的温度下进行繁殖（针对鼻腔免疫），而在下呼吸道和肺温度较高的条件下不能繁殖，只能在上呼吸道如鼻咽黏膜上皮内进行繁殖（Ambrose et al.，2008）。1976～1995 年，LAIV 滴鼻已在临床上用于 2557 名儿童和 4589 名成年人（Ambrose et al.，2008）。鼻腔流感免疫的安全性和效果也在儿童和 HIV 患者身上得到验证（Belshe et al.，2000b；King et al.，2000）。2003 年和 2010 年美国启动流感疫苗工程（influenza vaccine project，IVP），通过滴鼻应用致弱活流感病毒疫苗已得到美国FDA的许可证（FluMistk Medimmune，Gaithersburg，MD），广泛应用在5～49岁的健康人群中（Cox et al.，2004）。而在我国人用的流感鼻腔黏膜疫苗尚未得到研制和开发。

在养禽业中，大规模养殖使禽流感很容易在家禽群体中进行传播和扩散。家禽的鼻孔很适合进行鼻腔免疫，因此应用禽流感进行鼻腔免疫的研究受到重视。例如，应用禽流感灭活抗原分别添加CpG和重组IL-2通过鼻腔免疫鸡后，不仅提高了呼吸道局部细胞和体液免疫水平，对全身免疫水平也有显著的促进作用（Xiaowen et al.，2009）；康海泓等应用灭活H9N2禽流感病毒配合CpG DNA给雏鸭进行鼻腔免疫后，呼吸道上皮中IL-2和IL-6的表达水平显著升高（免疫后28h）；呼吸道中IgA和IgG抗体分泌细胞数量显著增加；攻毒保护试验证明鼻腔免疫可以有效地保护免疫鸭群，并能显著抑制鸭从消化道排毒（Haihong et al.，2012）。

第二节 呼吸道合胞体病毒感染与黏膜免疫

1956年Morris及其同事首次报道了呼吸道合胞体病毒（respiratory syncytial virus，RSV）（Blount et al.，1956）。他们从一个患有感冒的黑猩猩中分离到黑猩猩感冒病毒（chimpanzee coryza agent，CCA），随后，从患有呼吸道疾病的患者身上分离到了一株相似的病毒，并且在该患者的体内发现了CCA特异性抗体水平升高。95%的2岁儿童的体内具有CCA特异性病毒。后来CCA被更名为呼吸道合胞体病毒。RSV是世界范围内引起婴幼儿呼吸道感染最常见的病原体（Welliver et al.，2008；Ucakar et al.，2013），尤其是2～6个月小婴儿感染RSV后常发生严重的毛细支气管炎和肺炎（Meissner，1994；李昌崇和苏苗赏，2006）。近年来发现RSV还可引起长期的慢性气道疾病，并与后来的哮喘发生发展和肺功能异常有关，也是中老年人和免疫缺陷成年人重要的病毒性病原（Hacking and Hull，2002；Falsey et al.，2014）。每年因RSV感染的住院患者达数十万人，造成了巨大的经济损失（杨兵等，2007）。RSV主要通过呼吸道或直接接触传播，潜伏期2～8天，广泛流行于世界各地，是引起婴幼儿下呼吸道感染最常见的病原微生物之一。

一、RSV的结构

RSV属副黏病毒科，肺炎病毒属，病毒粒子直径为150～300nm。RSV病毒颗粒由脂质胞膜包裹的核衣壳组成，在病毒颗粒或感染细胞内，整个基因同病毒蛋白质结合，形成核衣壳；绝大部分病毒基因RNA被转录为非重叠的信使RNA；病毒在胞质内复制，核衣壳以出芽的方式通过细胞膜时获得脂质胞膜，从而形成有脂质胞膜包裹的子代病毒，脂质胞膜上有病毒基因组编码的跨膜蛋白质。RSV基因组有15 222个核苷酸，主要编码10个特异性蛋白，有3个跨膜蛋白（F、G和SH）、两个基质蛋白（M和M2）、3个核黄素衣壳蛋白（N、P和L）及两个非结构蛋白（NS1和NS2）（芦起等，2005）。

呼吸道合胞体病毒膜表面的融合蛋白F（fusion protein）和黏附蛋白G

（glycoprotein）与该病毒的感染性和致病力有关。F 蛋白通过促进病毒和宿主细胞的膜融合来帮助病毒进入细胞。G 蛋白可以调节病毒与宿主细胞的黏附。两种糖蛋白是激发机体产生保护性抗体最主要的病毒抗原，是呼吸道合胞病毒疫苗研究开发的重要依据（Baviskar et al.，2013；Noh et al.，2013）。SH 蛋白是一个小的表面糖蛋白，在所有的 RSV A 亚型中 SH 蛋白的氨基酸序列都是保守的。在 RSV A2 亚型中，全长翻译的 SH 含 65 个氨基酸，功能不清，可能对病毒感染和合胞体形成不是必需的，但在病毒逃离宿主免疫中起作用（Oomens et al.，2003；Rixon et al.，2004）。M 基质蛋白（matrix protein）有 256 个氨基酸，相对分子质量为 28 000。病毒侵染细胞后，M 蛋白出现在早期核中，可以抑制宿主细胞的转录（Ghildyal et al.，2006）。RSV 的 *M2* 基因处于 *F* 基因和 *L* 基因之间，编码两种假定的蛋白质（putative protein）:M2-1 和 M2-2。M2-1 蛋白含 191 个氨基酸，由靠近 M2 mRNA 5′ 端的 ORF 所编码，与 M2-2 的 ORF 有 10 个氨基酸的重叠。在 RNA 转录延伸中起促进作用，减慢 RNA 的转录中止，有利于 RNA 转录时顺利读过每个基因连接点（Tang et al.，2001；Tanner et al.，2014）。M2-2 蛋白含有 90 个氨基酸，它对于病毒复制来说可有可无，但在病毒侵染细胞时起很大的作用，与致病机制也有密切关系（Bermingham and Collins，1999；Cheng et al.，2005）。P 蛋白有 44 个氨基酸，在两簇 Ser 残基处磷酸化，一簇位于 116/117/119，另外一簇位于 232/237。体内和体外实验均表明 P 蛋白的磷酸化对于复制的效率有很大促进作用（Lu et al.，2002；Asenjo et al.，2008）。

RSV 可分为 A 和 B 两个亚型，两个亚型的抗原相关性为 25%，这两个亚型可以同时大流行。两个亚型间的抗原性和氨基酸序列的差异性主要表现在 G 蛋白上（5%的抗原相关性，53%的氨基酸同源性）。G 蛋白为 *N*-糖基化和 *O*-糖基化Ⅱ型跨膜糖蛋白，含 289～299 个氨基酸，N 端的 1～37 位氨基酸组成胞内区，38～66 位氨基酸组成跨膜区，而 C 端的 67～298 位氨基酸组成胞外区（McLellan et al.，2013）。

非结构蛋白 NS 包括 NS1 和 NS2，分别含 136 个和 124 个氨基酸。NS 蛋白一般出现在侵染的宿主细胞中，在成熟病毒粒子中没有发现。RSV 如果缺少 NS 蛋白，病毒的毒性会减弱，宿主细胞也会减少一些激动素和调理素的分泌，如 IL-8、TNF-α 等（Spann et al.，2005）。

二、RSV 感染宿主细胞的机制

RSV 主要感染呼吸道，感染初期主要病变发生在上呼吸道，感染后期可以引起下呼吸道疾病。RSV 病毒感染后的靶细胞是呼吸道上皮细胞，病毒会破坏呼吸道纤毛上皮细胞，并引起淋巴渗透，导致附近组织水肿，并导致支气管上皮坏死（Aherne et al.，1970）。RSV 感染上皮后导致细胞 IL-1β、IL-6、IL-8、IL-10、IL-11 和巨噬细胞炎性蛋白（MIP-1α）的分泌（Graham et al.，2000），尤其是分泌较多的趋化因子 CXCL8 和 CXCL10（Welliver et al.，2007；McNamara et al.，2005），诱导和激活中性粒细胞、巨噬细胞、NK 细胞和嗜酸性粒细胞，募集肥大细胞、嗜碱性粒细胞。最后出现气道梗阻，诱发喘息（林立等，2006）。DC 是连接先天性免疫和后天免疫的桥梁，RSV 感染的患儿鼻分泌物中 DC 的数量增加，但 DC 在外周血中的数量会相应地减少，表明 DC 会被募集到病毒入侵部位

（Gill et al.，2005）。RSV 能诱导人单核源树突状细胞（monocyte-derived DC，moDC）的成熟，上调 MHC Ⅰ类分子和 MHC Ⅱ类分子（Bartz et al.，2003；Guerrero-Plata et al.，2006；Jones et al.，2006；de Graaff et al.，2005）。促进 moDC Ⅰ型 IFN 的产生，诱导 IL-6、IL-10、GM-CSF、TNF-α、IL-1β、IL-12p70 和 G-CSF 的产生（Guerrero-Plata et al.，2006）。RSV 还能诱导肺 pDC 的成熟，过表达 CD80、CD86 和 MHC Ⅱ类分子（Wang et al.，2006）。一些研究表明，感染人 RSV 后 DC 刺激幼稚型 $CD4^{+}$T 细胞分化的能力受到严重损伤（Guerrero-Plata et al.，2006；de Graaff et al.，2005；Rothoeft et al.，2007）。RSV 能降低人 DC 呈递抗原给 T 细胞的能力（Guerrero-Plata et al.，2006；Lukens et al.，2009）。

细胞免疫对 RSV 感染具有重要作用。RSV 感染后的应答为 Th1 和 Th2 型混合应答（Hall et al.，1986）。RSV 感染与 Th1 和 Th2 分泌的细胞因子比例失衡有关。Bendel ja 等（2000）研究证实 RSV 感染时外周血 Th1 细胞及 IFN-γ 明显下降，而 Th2 细胞没有明显变化，IL-4 水平增高或稍有降低，IL-5 和 IL-10 的表达水平明显增高。由于 RSV 感染的 DC 降低了呈递抗原的能力，T 细胞亚型功能受抑制的患者 IL-12 和 IL-8 的表达水平受到抑制（Welliver，2000）。患者的细胞毒性 T 细胞（CTL）应答很复杂。有些研究表明，CTL 和 Th 细胞应答与病毒的清除及临床反应具有密切关系。细胞免疫受抑制的患者病情更为严重，排毒时间更长（Hall et al.，1991）。RSV 毛细支气管炎患儿还常伴有过敏体质（Li et al.，2012）。感染后产生的大量趋化因子与 RSV 疾病的程度也密切相关（Tripp et al.，2000；Gaddum et al.，2003；Jiang et al.，2009）。RSV 感染后上呼吸道可产生分泌性 IgA、IgM、IgG 和 IgE 以抵御对 RSV 的感染（Munoz et al.，1991），但 RSV 抗体并不能阻止呼吸道内部病毒复制。血清中的抗体可以保护机体免受 RSV 感染，因此人们用抗 RSV 血清对重症患者进行治疗（Graham et al.，2000）。

三、RSV 与鼻腔免疫

RSV 膜表面的融合蛋白 F（fusion protein）和黏附蛋白 G（glycoprotein）两种糖蛋白，是激发机体产生保护性抗体的最主要的病毒抗原，都可使机体产生中和抗体（Baviskar et al.，2013）。F 蛋白可引起体液免疫和细胞免疫，主要刺激宿主产生 Th1 型 T 细胞反应，而 G 蛋白则刺激宿主产生 Th2 型 T 细胞反应。G 蛋白含有大量的丝氨酸、苏氨酸和脯氨酸，这一特性与由上皮细胞产生和分泌的一类黏蛋白相似（Goetsch et al.，2001）。F 蛋白有 3 个抗体结合表位 A、B、C，研究发现，表位 A、B 可诱导中和抗体的产生，自然感染或再感染可使表位 A 的抗体明显增高。灭活疫苗接种后自然感染则可使表位 B、C 的抗体明显增多。在动物模型上已证实，F 蛋白可以诱导产生交叉保护抗体，防止不同亚型病毒的感染；与之相比，抗 G 蛋白的中和抗体则只能保护动物免受相同亚型的病毒感染（曾瑞红，2006）。

RSV 疫苗研制已有 40 年历史，但至今尚未被批准使用，主要是由于 RSV 疫苗研制存在以下问题。首先，RSV 主要引起婴儿的感染，对婴儿的免疫受到母源性抗体的影响，降低 RSV 亚单位疫苗的免疫原性，免疫效果欠佳。其次，RSV 自然感染激发的机体免疫是不完全免疫，需多次的 RSV 感染才能完善，RSV 疫苗需多次给药才能达到良好的免疫保护效果。RSV 存在不同的亚型，两种亚型间的抗原相关性只有 25%，因此制备同时抗两种亚型 RSV 病毒的疫苗难度较大。最后，多数动物模型均为半许可感染/复制模型，难以完全体现 RSV 的致病性，缺乏合适的动物模型。目前研究和研制的 RSV 疫苗包括非复制型疫苗和复制型疫苗。非复制型疫苗主要有福尔马林灭活疫苗和亚单位疫苗；复制型疫苗包括减毒活疫苗、病毒载体疫苗和 DNA 疫苗。20 世纪 60 年代研制的第一代福尔马林灭活疫苗，给小儿肌内注射免疫后，并不能预防 RSV 感染，更有甚者造成感染 RSV 后病情加重，甚至死亡（Olson and Varga，2009）。针对 RSV 膜表面融合蛋白 F 和黏附蛋白 G 两种糖蛋白开发的亚单位疫苗可以诱导中和抗体反应。目前已经进入临床评价的几个 RSV 疫苗主要有：纯化的 F 糖蛋白（PFP）、BBG2Na、嵌和型 FG 糖蛋白及共纯化的 F 蛋白、G 蛋白和基质蛋白 M。其中 PFP-3 的Ⅱ期临床试验发现此疫苗安全、耐受且具有免疫原性。研究发现，接种 PFP-3 疫苗 28 天后，血清 RSV 中和抗体及 F 蛋白结合 IgG 抗体明显升高（Piedra et al.，2003）。Bembridge 等（2000）研究发现将编码 F 蛋白和 G 蛋白的 DNA 接种给小鼠 3 周后可以在小鼠体内检测到 RSV 特异性抗体。

RSV 疫苗的设计应针对肺内的 DC，这样才有利于启动免疫反应。应用灭活的 RSV（formalin-inactivated RSV，FI-RSV）免疫小鼠后再用 RSV 鼻腔攻毒，进入肺内的 $CD11b^+$ 和 $CD103^+$cDC 数量显著增加（Kruijsen et al.，2011）。鼻腔免疫可以有效地阻止 RSV 引起呼吸道感染。Kim 等（2007）研究发现将 F 蛋白的 T 细胞表位序列与霍乱毒素 B 一起通过鼻腔免疫，既增强了系统免疫反应又增强了唾液的免疫反应，可以有效抵抗 RSV 感染。应用敲除 RSV 病毒复制必需的 *NS2*、*SH* 基因而获得重组的基因缺失 RSV 减毒病毒具有有效的免疫原性，同时毒性大大下降，通过鼻腔接种后取得了较好的效果（Whitehead et al.，1999）。

RSV 疫苗研究已经有 40 多年的历史，由于种种原因至今尚未有成熟的 RSV 疫苗问世。目前，在世界范围内各国都迫切需要安全、有效的 RSV 疫苗。世界卫生组织（WHO）已将 RSV 疫苗列为全球疫苗计划中优先发展的疫苗之一。

第三节　严重急性呼吸综合征相关冠状病毒及其黏膜免疫

严重急性呼吸综合征（severe acute respiratory syndrome，SARS）又称传染性非典型性肺炎，是一种由 SARS 冠状病毒（SARS-CoV）引起的急性呼吸道传染病，SARS-CoV 于 2002 年 11 月被发现（Ksiazek et al.，2003）。世界卫生组织将其命名为严重急性呼吸综合征。SARS 的主要传播方式为近距离飞沫传播或接触患者呼吸道分泌物。2003 年 4 月 16 日，世界卫生组织根据包括中国、加拿大、美国在内的 11 个国家和地区的 13 个实验室通力合作研究的结果，宣布严重急性呼吸综合征的病因是一种新型的冠状病毒，称为 SARS 冠状病毒（Drosten et al.，2003；Nicholls et al.，2003）。SARS-CoV 会引起严重的急性非典型性肺炎。患者感染后会出现上呼吸道疾病及感冒症状，发烧、头痛、咳嗽、脓性鼻涕、发抖等（Lew et al.，2003）。

一、SARS-CoV 的结构

SARS-CoV 平均大小 80～150m，圆形，晶体状，外表面覆盖有冠状蛋白。SARS-CoV 病毒基因组编码的蛋白主要包括刺突糖蛋白（S）、膜蛋白（M）、外膜蛋白（E）和核蛋白（N），以及一些非结构蛋白 3a、3b、3c 和 7a 等。S 蛋白、M 蛋白和 N 蛋白是冠状病毒的主要抗原蛋白，目前已明确 S、M 和 N 蛋白的抗原表位、中和活性等免疫学特征。S 蛋白（spike protein）为 SARS-CoV 包膜表面突起的 I 型跨膜糖蛋白，氨基酸序列的长度为 1255 个氨基酸，是 SARS-CoV 基因组编码的最大的结构蛋白（Rui et al.，2003）。S 蛋白主要部分暴露于病毒的表面，其 C 端的 a 兼性区为卷曲结构，可以促进病毒与宿主细胞融合。冠状病毒正是通过 S 蛋白与相应细胞表面的受体亲和来吸附和感染细胞的（Rui et al.，2003）。抗 S 蛋白抗体可以使病毒失去感染能力。SARS-CoV 的核衣壳蛋白（nucleocapsid protein，N 蛋白）由 422 个氨基酸组成，中段有 7 个连续的疏水残基，并保留有冠状病毒的保守序列 YFYGLGTP，可能是 RNA 结合的部位，在 SARS-CoV 感染的细胞中，N 蛋白主要分布在细胞质，少部分在细胞核内，N 蛋白在细胞中的定位还受到磷酸化修饰的影响（Rowland et al.，2005）。N 蛋白参与了病毒颗粒的组装，并且调控宿主细胞的多种生理过程，包括细胞内信号转导、基因转录、细胞周期进程和细胞凋亡（Huang et al.，2004a）。E 蛋白（envelope protein）是 SARS-CoV 的小膜蛋白，其基因全长 231bp，编码 77 个氨基酸，属于Ⅱ型跨膜糖蛋白，羧基端位于病毒包膜外，疏水区存在半胱氨酸丰富区。E 蛋白的拓扑结构很特别，12 个氨基酸的短发夹结构形成穿膜区；可与 M 蛋白作用形成病毒样颗粒；参与包膜的形成，调控膜的通透性；还具有离子通道活性，可通过改变病毒出芽部位的微环境促进病毒的装配和发生（Arbely et al.，2004）。M 蛋白（membrane protein）是 SARS-CoV 包膜中含量最高的一种蛋白，也是构成包膜的主要成分，是由 221 个氨基酸组成的 N2 跨膜糖蛋白，其糖基化的位点保守。SARS-CoV 的 M 蛋白与病毒的出芽和包膜的形成有关，M 蛋白是病毒粒子形态发生的关键因子，在病毒粒子组装过程中引导 S 蛋白质掺入病毒粒子中，通过与 S 蛋白相互作用而与宿主细胞表面受体结合，促进病毒包膜和细胞膜的融和。M 蛋白与 E 蛋白一起参与包膜的形成，与 S 蛋白结合参与病毒颗粒的组装，并且与 N 蛋白一起包装病毒基因组 RNA。有报道，M 蛋白中存在 T 细胞表位，所以 M 蛋白可能介导了 SARS-CoV 的细胞免疫反应（Xue et al.，1995）。SARS-CoV 中还有一些编码未知功能蛋白的新基因，这些基因编码的蛋白质可能在病毒复制、发病机制及免疫应答等方面起特殊作用。

二、SARS-CoV 感染宿主的机制

SARS-CoV 可以感染许多种哺乳动物和人类。因为大多数分离到的毒株都无法进行培养实验，因此该病毒不同型的抗原变异尚不清楚。冠状病毒可以和鼻咽上皮的受体作用，然后黏附在呼吸道上，在上皮细胞内复制，引起纤毛上皮细胞的细胞溶解作用，并刺激释放细胞因子和化学增活素。这些炎症因子和感染引起的部分呼吸道症状有关。冠状病毒的潜伏期和排毒期为 3～5 天（Donnelly et al.，2003）。

SARS-CoV 的 S 蛋白在病毒进入易感细胞中发挥重要作用。S 蛋白参与细胞上病毒

受体识别和膜融合。除具有中和表位以外，S 蛋白还具有 T 细胞免疫表位，S 蛋白的两个短肽序列 S978 和 S1203 是 SARS-CoV 特异的 T 细胞表位，可在人体内诱发特异性 T 细胞免疫反应（Wang et al.，2004）。除了 S 蛋白以外，SARS-CoV 的 N 蛋白在感染早期可诱导机体产生特异性抗体（Che et al.，2004）。N 蛋白在病毒感染细胞内表达量丰富，N 蛋白上 4 个区域 Epl（51～71）、Ep2（134～208）、Ep3（249～273）和 EP4（349～422）包含了重要的抗原表位。Liang 等对 SARS 病毒 N 蛋白抗原表位分析确定了 SARS 病毒 N 蛋白线性表位和空间构象表位的分布情况（Surjit and Lal，2008）。SARS-CoV 的 E 蛋白在冠状病毒出芽过程中具有重要的作用。其具体机制为：E 蛋白的表达改变了细胞内局部的膜结构通透性，进而改变了这些细胞器的生理状态，促使细胞向有利于病毒复制成熟的方向转变。SARS 病毒 E 蛋白在 T 细胞中的表达同样可以诱导细胞凋亡，这种诱导过程在缺乏生长因子的条件下更容易发生（Yang et al.，2005）。

三、SARS-CoV 与黏膜免疫

SARS 疫苗研制的瓶颈在于没有建立起完全模拟人体 SARS 感染过程的动物模型，因而疫苗效果评估具有一定程度的不确定性（Marshall and Enserink，2004）。

灭活 SARS-CoV 皮下注射小鼠能诱导动物产生长效体液免疫反应，分泌抗体的 B 细胞和记忆性 B 细胞可有效刺激机体产生细胞免疫和体液免疫（Takasuka et al.，2004）。灭活 SARS-CoV 病毒可以激发诱导高滴度抗体，阻止 S 蛋白与病毒受体结合（He et al.，2004）。

由于 SARS-CoV 通过呼吸道传播，因此，设计通过黏膜免疫的疫苗受到关注。表达 SARS-CoV 完整 S 蛋白的人副流感病毒重组病毒疫苗鼻腔免疫动物产生 SARS-CoV 特异性中和抗体，表明黏膜途径给药可以产生全身性免疫反应（Faber et al.，2005）。应用表达重组 SARS-CoV 的 S 蛋白的马铃薯喂食小鼠后可以显著上调 SARS-CoV 特异性的 IgA 水平，建立有效的黏膜保护免疫。烟草来源的 S 蛋白注射小鼠后，也可以诱导产生 S 蛋白特异性的 IgG 抗体。表明 S 蛋白可以经过消化道途径诱导黏膜免疫（Pogrebnyak et al.，2005）。S 蛋白 RBD 结构域包含重要的中和抗原表位，可持续诱导高水平中和抗体产生，是重组亚单位疫苗开发的重要抗原。重组表达蛋白质 S2（485～625）免疫 BALB/c 小鼠成功诱导产生中和抗体，免疫后第 2 周发现中和抗体，第 4 周免疫中和抗体滴度达到高峰，持续到第 8 周（Qiu et al.，2005）。

第四节　猪肺炎支原体感染和黏膜免疫机制

猪肺炎支原体（*Mycoplasma hyopneumoniae*，Mhp）是猪支原体肺炎（*Mycoplasma pneumoniae* of Swine，MPS，又名猪地方流行性肺炎和猪气喘病）的主要病原体，可与一个或多个次级细菌性病原体或病毒混合感染引起猪的慢性呼吸道疾病（Thacker et al.，2006）。Mhp 也是猪呼吸系统综合征（porcine respiratory disease complex，PRDC）的主要致病因子（van Alstine，2012），通常以接触性、高度传染性、高发病率和低死亡率为主要特点（Sibila et al.，2009），Mhp 主要存在于猪的呼吸道（肺脏、气管及其分泌

物）中，主要引起呼吸道发病。临床症状主要表现为咳嗽、呼吸困难，主要降低猪的生长率和饲料转化率，已对我国大部分南方地区养猪业造成巨大的经济损失（Maes et al.，1998）。

一、猪肺炎支原体的结构

Mhp 由 Mare、Switzer、Goodwin 和 Whitlestone 于 1965 年成功分离，菌体形状大小不一，具有多形性（Geary and Walczak，1985），在高倍显微镜下可见球形、环状、点状、杆状的菌体形态，偶可见长链状和丝状。Mhp 没有细胞壁，大小介于细菌和病毒之间，是最小的进化速度快的原核生物，并且能够自我复制，基因组比细菌少了将近几百万个碱基，Roberston 于 1990 年利用反转场脉冲电泳技术证明 Mhp 完整的染色体 DNA 为 1070kb（Roberston et al.，1990），Chris 等 2004 年测定了与 Mhp 同源性最高的猪絮状支原体的基因组，大约为 890kb。在感染的猪肺组织，Mhp 外围有一层 20nm 厚的荚膜结构（Tajima and Yagihashi，1982），通过荚膜使支原体黏附在纤毛表面，使纤毛大量脱落。荚膜结构与支原体的致病力、黏附作用等密切相关。Mhp 具有宿主特异性，只对猪有感染力。

二、猪肺炎支原体感染宿主细胞的机制

Mhp 的毒力因子和发病机制虽然至今还不完全确定（Ross et al.，1999），但也有研究表明。Mhp 主要通过破坏呼吸道气管和支气管纤毛来导致疾病的发生，Mhp 能通过黏附因子 P97 特异性地黏附在呼吸道的纤毛上皮细胞上（Park et al.，2002），造成纤毛的脱落，导致呼吸道的天然防御功能减弱（Blanchard et al.，1992；Minion et al.，2000），呼吸道清除进入呼吸道异物的功能减弱后，病原体可直接侵入肺，导致肺脏功能遭到破坏，出现呼吸系统症状。此外，Mhp 的表面膜蛋白 P46 蛋白、种特异性蛋白 P36 蛋白、纤毛黏着素蛋白 P110 蛋白也与 Mhp 的致病性相关。

三、猪肺炎支原体与呼吸道免疫

Mhp 感染猪后主要抑制体内的免疫系统（Thacker et al.，2006），使淋巴细胞产生抗体的能力下降，细胞免疫能力下降，肺泡巨噬细胞对病原体的吞噬和清除能力下降，抑制性 T 细胞的活动增强，导致呼吸道免疫力减弱。Mhp 还可刺激免疫活性细胞产生某些细胞因子造成组织损伤。因此，Mhp 易引起动物并发感染其他呼吸道病原体，包括细菌、寄生虫和病毒等。

在许多国家，通过预防接种控制 Mhp 感染的养猪场超过70%。预防接种后可提高日增重（2%～8%）和饲料转化率（2%～5%）（Maes et al.，1998；Thacker et al.，2006）。Sarradell 等（2003）研究表明，接种 Mhp 疫苗后猪体内的 $CD4^{+}$T 细胞多于 $CD8^{+}$T 细胞，同时分泌 IgA 和 IgG 的浆细胞数量增多，肺泡巨噬细胞的活性增强。

由于 Mhp 主要引起呼吸道发病，大多数 Mhp 疫苗主要针对呼吸道进行免疫。目前国内的 Mhp 弱毒苗主要有北京市兽药监察所和江苏省农业科学院畜牧兽医研究所研制成功的 Mhp 兔化弱毒苗和 168 株无细胞培养弱毒苗，但因该疫苗的接种途径以肺内注射

为主，一般用户较难接受，这直接限制了其在实际生产中的推广应用（Maes et al., 1999）。因此简便易行的喷雾、气溶胶、鼻腔免疫得到研究。通过气溶胶和皮下注射接种亚单位DNA 疫苗能够对动物产生保护力（Murphy et al.，1993；Fagan et al.，2001；Lin et al.，2003）。Lin 发现基于 PRIT-5Mhp 株通过喷雾干燥法制备的口服微球试验疫苗能够显著减少感染 Mhp 猪的肺部损害（Fagan et al.，2001）。表达 Mhp P97 黏附素蛋白的猪丹毒杆菌 YS-19 弱菌株对猪进行鼻腔免疫，在感染 Mhp 后能显著降低肺部损害的严重性（King et al.，1997）。Okamba 研究发现，表达 Mhp P97 黏附素终末蛋白的复制缺陷腺病毒鼻内或肌内注射 BALB/c 小鼠，能够诱导显著的免疫应答（Shimoji et al.，2003）。李云峰等应用猪肺炎支原体弱毒株通过鼻腔免疫仔猪后，可显著提高鼻腔分泌物中细胞因子 IL-6、IL-10 和 IFN-γ 分泌水平，鼻腔分泌物及气管黏膜和肺组织中猪肺炎支原体特异性 SIgA 抗体水平和肺门淋巴结中 $CD4^{+}$、$CD8^{+}$ T 淋巴细胞的数量（Li et al.，2012）。还有研究表明，基于 Mhp 的热休克蛋白 P42 和核苷酸还原酶 R2 亚单位基因片段的表达制备的 DNA 疫苗，能够引起鼠显著的免疫应答（Chen et al.，2003；Okamba et al.，2007）。这些疫苗的设计将为控制 Mhp 感染提供一些新的策略。

参 考 文 献

李昌崇, 苏苗赏. 2006. 呼吸道合胞病毒致毛细支气管炎与支气管哮喘的关系及其诊断治疗策略. 实用儿科临床杂志, 21(16): 1045-1048.

梁存军, 张一, 黎晓敏.2007. 禽流感与禽流感病毒研究进展. 畜禽业, (2): 10-12.

林立, 李昌崇. 2006. 呼吸道合胞病毒感染的天然免疫应答. 国际呼吸杂志, 26(9): 691-694.

芦起, 谢正德, 申昆玲. 2005. 呼吸道合胞病毒的蛋白特征及抗原变异. 国外医学: 病毒学分册, 12(3): 76-80.

杨兵, 何金生, 石长信.2007. 可表达人呼吸道合胞病毒融合蛋白辅助病毒依赖型腺病毒载体的构建与制备. 微生物学报, 47(4): 682-685.

曾瑞红. 2006. RSV 重组蛋白疫苗的制备及其免疫原性和保护性研究. 北京:中国人民解放军军事医学科学院博士学位论文.

Aherne W, Bird T, Court S D, et al. 1970. Pathological changes in virus infections of the lower respiratory tract in children. Journal of Clinical Pathology, 23(1): 7-18.

Ambrose C S, Luke C, Coelingh K. 2008. Current status of live attenuated influenza vaccine in the United States for seasonal and pandemic influenza. Influenza and Other Respiratory Viruses, 2(6): 193-202.

Arbely E, Khattari Z, Brotons G, et al. 2004. A highly unusual palindromic transmembrane helical hairpin formed by SARS coronavirus E protein. Journal of Molecular Biology, 341(3): 769-779.

Asenjo A, Gonzalez-Armas J C, Villanueva N. 2008. Phosphorylation of human respiratory syncytial virus P protein at serine 54 regulates viral uncoating. Virology, 380(1): 26-33.

Bartz H, Turkel O, Hoffjan S, et al. 2003. Respiratory syncytial virus decreases the capacity of myeloid dendritic cells to induce interferon-gamma in naive T cells. Immunology, 109(1): 49-57.

Baviskar P S, Hotard A L, Moore M L, et al. 2013. The respiratory syncytial virus fusion protein targets to the perimeter of inclusion bodies and facilitates filament formation by a cytoplasmic tail-dependent mechanism. Journal of Virology, 87(19): 10730-10741.

Belshe R B, Edwards K M, Vesikari T, et al. 2007. Live attenuated versus inactivated influenza vaccine in infants and young children. The New England Journal of Medicine, 356(7): 685-696.

Belshe R B, Gruber W C, Mendelman P M, et al. 2000a. Efficacy of vaccination with live attenuated, cold-adapted, trivalent, intranasal influenza virus vaccine against a variant(A/Sydney)not contained in the vaccine. The Journal of Pediatrics, 136(2): 168-175.

Belshe R B, Gruber W C, Mendelman P M, et al. 2000b. Correlates of immune protection induced by live, attenuated, cold-adapted, trivalent, intranasal influenza virus vaccine. The Journal of Infectious Diseases, 181(3): 1133-1137.

Belshe R, Lee M S, Walker R E, et al. 2004. Safety, immunogenicity and efficacy of intranasal, live attenuated influenza vaccine. Expert Review of Vaccines, 3(6): 643-654.

Bembridge G P, Rodriguez N, Garcia-Beato R, et al. 2000. Respiratory syncytial virus infection of gene gun vaccinated mice induces Th2-driven pulmonary eosinophilia even in the absence of sensitisation to the fusion(F)or attachment(G)protein. Vaccine, 19(9-10): 1038-1046.

Bendelja K, Gagro A, Bace A, et al. 2000. Predominant type-2 response in infants with respiratory syncytial virus(RSV)infection demonstrated by cytokine flow cytometry. Clinical and Experimental Immunology, 121(2): 332-338.

Bermingham A, Collins P L. 1999. The M2-2 protein of human respiratory syncytial virus is a regulatory factor involved in the balance between RNA replication and transcription. Proceedings of the National Academy of Sciences of the United States of America, 96(20): 11259-11264.

Blanchard B, Vena M M, Cavalier A, et al. 1992. Electron microscopic observation of the respiratory tract of SPF piglets inoculated with *Mycoplasma hyopneumoniae*. Veterinary Microbiology, 30(4): 329-341.

Blanco J C, Boukhvalova M S, Pletneva L M, et al. 2014. A recombinant anchorless respiratory syncytial virus(RSV)fusion(F)protein/monophosphoryl lipid A(MPL)vaccine protects against RSV-induced replication and lung pathology. Vaccine, 32(13): 1495-1500.

Blount R E Jr, Morris J A, Savage R E. 1956. Recovery of cytopathogenic agent from chimpanzees with coryza. Proceedings of the Society for Experimental Biology and Medicine, 92(3): 544-549.

Bryant M L, Brown P, Gurevich N, et al. 1999. Comparison of the clearance of radiolabelled nose drops and nasal spray as mucosally delivered vaccine. Nuclear Medicine Communications, 20(2): 171-174.

Charatan F. 2009. UN warns that swine flu outbreak could turn into pandemic. BMJ, 338: b1751.

Che X Y, Hao W, Wang Y, et al. 2004. Nucleocapsid protein as early diagnostic marker for SARS. Emerging Infectious Diseases, 10(11): 1947.

Chemello M E, Aristimuño O C, Michelangeli F, et al. 2002. Requirement for vacuolar H^+-ATPase activity and Ca^{2+} gradient during entry of rotavirus into MA104 cells. Journal of virology, 76(24): 13083-13087.

Chen Y L, Wang S N, Yang W J, et al. 2003. Expression and immunogenicity of *Mycoplasma hyopneumoniae* heat shock protein antigen P42 by DNA vaccination. Infection and Immunity, 71(3): 1155-1160.

Cheng X, Park H, Zhou H, et al. 2005. Overexpression of the M2-2 protein of respiratory syncytial virus inhibits viral replication. Journal of Virology, 79(22): 13943-13952.

Control C f D, Prevention. 2009. Update on influenza A(H1N1)2009 monovalent vaccines. MMWR. Morbidity and Mortality Weekly Report, 58(39): 1100.

Cox R J, Brokstad K A, Ogra P. 2004. Influenza virus: immunity and vaccination strategies. Comparison of the immune response to inactivated and live, attenuated influenza vaccines. Scandinavian Journal of Immunology, 59(1): 1-15.

de Graaff P M, de Jong E C, van Capel T M, et al. 2005. Respiratory syncytial virus infection of monocyte-derived dendritic cells decreases their capacity to activate CD4 T cells. The Journal of Immunology, 175(9): 5904-5911.

Donnelly C A, Ghani A C, Leung G M, et al. 2003. Epidemiological determinants of spread of causal agent of severe acute respiratory syndrome in Hong Kong. Lancet, 361(9371): 1761-1766.

Drosten C, Preiser W, Gunther S, et al. 2003. Severe acute respiratory syndrome: identification of the etiological agent. Trends in Molecular Medicine, 9(8): 325-327.

Dwivedi V, Manickam C, Patterson R, et al. 2011. Cross-protective immunity to porcine reproductive and respiratory syndrome virus by intranasal delivery of a live virus vaccine with a potent adjuvant. Vaccine, 29(23): 4058-4066.

Faber M, Lamirande E W, Roberts A, et al. 2005. A single immunization with a rhabdovirus-based vector expressing severe acute respiratory syndrome coronavirus(SARS-CoV)S protein results in the production of high levels of SARS-CoV-neutralizing antibodies. The Journal of General Virology, 86(Pt 5): 1435-1440.

Fagan P K, Walker M J, Chin J, et al. 2001. Oral immunization of swine with attenuated Salmonella typhimurium aroA SL3261 expressing a recombinant antigen of *Mycoplasma hyopneumoniae*(NrdF) primes the immune system for a NrdF specific secretory IgA response in the lungs. Microbial Pathogenesis, 30(2): 101-110.

Falsey A R, McElhaney J E, Beran J, et al. 2014. Respiratory syncytial virus and other respiratory viral infections in older adults with moderate to severe influenza-like illness. The Journal of Infectious Diseases, 209(12): 1873-1881.

Fraser C, Donnelly C A, Cauchemez S, et al. 2009. Pandemic potential of a strain of influenza A(H1N1): early findings. Science, 324(5934): 1557-1561.

Gaddum R M, Cook R S, Furze J M, et al. 2003. Recognition of bovine respiratory syncytial virus proteins by bovine CD8+ T lymphocytes. Immunology, 108(2): 220-229.

Geary S J, Walczak E M. 1985. Isolation of a cytopathic factor from *Mycoplasma hyopneumoniae*. Infection and Immunity, 48(2): 576-578.

Ghildyal R, Ho A, Jans D A. 2006. Central role of the respiratory syncytial virus matrix protein in infection. FEMS Microbiology Reviews, 30(5): 692-705.

Gill M A, Palucka A K, Barton T, et al. 2005. Mobilization of plasmacytoid and myeloid dendritic cells to mucosal sites in children with respiratory syncytial virus and other viral respiratory infections. The Journal of Infectious Diseases, 191(7): 1105-1115.

Goetsch L, Plotnicky-Gilquin H, Aubry J P, et al. 2001. BBG2Na an RSV subunit vaccine candidate intramuscularly injected to human confers protection against viral challenge after nasal immunization in mice. Vaccine, 19(28-29): 4036-4042.

Graham B S, Johnson T R, Peebles R S. 2000. Immune-mediated disease pathogenesis in respiratory syncytial virus infection. Immunopharmacology, 48(3): 237-247.

Guerrero-Plata A, Casola A, Suarez G, et al. 2006. Differential response of dendritic cells to human metapneumovirus and respiratory syncytial virus. American Journal of Respiratory Cell and Molecular Biology, 34(3): 320-329.

Hacking D, Hull J. 2002. Respiratory syncytial virus-viral biology and the host response. The Journal of Infection, 45(1): 18-24.

Hall C B, Powell K R, MacDonald N E, et al. 1986. Respiratory syncytial viral infection in children with compromised immune function. The New England Journal of Medicine, 315(2): 77-81.

Hall C B, Walsh E E, Long C E, et al. 1991. Immunity to and frequency of reinfection with respiratory syncytial virus. The Journal of Infectious Diseases, 163(4): 693-698.

Hashimoto G, Wright P F, Karzon D T. 1983. Antibody-dependent cell-mediated cytotoxicity against influenza virus-infected cells. The Journal of Infectious Diseases, 148(5): 785-794.

He Y, Zhou Y, Siddiqui P, et al. 2004. Inactivated SARS-CoV vaccine elicits high titers of spike protein-specific antibodies that block receptor binding and virus entry. Biochemical and Biophysical Research Communications, 325(2): 445-452.

Higgins R, Gottschalk M. 1999. Streptococcal diseases. Diseases of swine, 8th ed. Iowa State University Press, Ames. 563-578.

Huang Q, Yu L, Petros A M, et al. 2004a. Structure of the N-terminal RNA-binding domain of the SARS CoV nucleocapsid protein. Biochemistry, 43(20): 6059-6063.

Huang Y, Yang Z Y, Kong W P, et al. 2004b. Generation of synthetic severe acute respiratory syndrome coronavirus pseudoparticles: implications for assembly and vaccine production. Journal of Virology, 78(22): 12557-12565.

Ichinohe T, Tamura S I, Kawaguchi A, et al. 2007. Cross-protection against H5N1 influenza virus infection is afforded by intranasal inoculation with seasonal trivalent inactivated influenza vaccine. Journal of Infectious Diseases, 196(9): 1313-1320.

Jamieson A M, Yu S, Annicelli C H, et al. 2010. Influenza virus-induced glucocorticoids compromise innate host defense against a secondary bacterial infection. Cell Host Microbe, 7(2): 103-114.

Jensen C. 1937. Active immunization against diphtheria by the combined subcutaneous and intranasal method:(section of epidemiology and stare medicine). Proceedings of the Royal Society of Medicine, 30(9): 1117-1148.

Jiang X B, Wang Z D, Zhu Y, et al. 2009. Inhibition of CD8+ T lymphocytes attenuates respiratory syncytial virus-enhanced allergic inflammation. Respiration, 77(1): 76-84.

Jones A, Morton I, Hobson L, et al. 2006. Differentiation and immune function of human dendritic cells following infection by respiratory syncytial virus. Clinical and Experimental Immunology, 143(3): 513-522.

Kang H, Wang H, Yu Q, et al. 2012. Effect of intranasal immunization with inactivated avian influenza virus on local and systemic immune responses in ducks. Poultry Science, 91(5): 1074-1080.

Kappes M A, Sandbulte M R, Platt R, et al. 2012. Vaccination with NS1-truncated H3N2 swine influenza virus primes T cells and confers cross-protection against an H1N1 heterosubtypic challenge in pigs. Vaccine, 30(2): 280-288.

Katze M G, DeCorato D, Krug R M. 1986. Cellular mRNA translation is blocked at both initiation and elongation after infection by influenza virus or adenovirus. Journal of Virology, 60(3): 1027-1039.

Katze M G, Krug R M. 1984. Metabolism and expression of RNA polymerase Ⅱ transcripts in influenza virus-infected cells. Molecular and Cellular Biology, 4(10): 2198-2206.

Kilbourne E D, Laver W G, Schulman J L, et al. 1968. Antiviral activity of antiserum specific for an influenza virus neuraminidase. Journal of Virology, 2(4): 281-288.

Kim H J, Kim J K, Seo S B, et al. 2007. Intranasal vaccination with peptides and cholera toxin subunit B as adjuvant to enhance mucosal and systemic immunity to respiratory syncytial virus. Archives of Pharmacal Research, 30(3): 366-371.

King J C Jr, Lagos R, Bernstein D I, et al. 1998. Safety and immunogenicity of low and high doses of trivalent live cold-adapted influenza vaccine administered intranasally as drops or spray to healthy children. The Journal of Infectious Diseases, 177(5): 1394-1397.

King J C Jr, Treanor J, Fast P E, et al. 2000. Comparison of the safety, vaccine virus shedding, and immunogenicity of influenza virus vaccine, trivalent, types A and B, live cold-adapted, administered to human immunodeficiency virus(HIV)-infected and non-HIV-infected adults. The Journal of Infectious Diseases, 181(2): 725-728.

King K W, Faulds D H, Rosey E L, et al. 1997. Characterization of the gene encoding Mhp1 from *Mycoplasma hyopneumoniae* and examination of Mhp1's vaccine potential. Vaccine, 15(1): 25-35.

Kruijsen D, Schijf M A, Lukens M V, et al. 2011. Local innate and adaptive immune responses regulate inflammatory cell influx into the lungs after vaccination with formalin inactivated RSV. Vaccine, 29(15): 2730-2741.

Ksiazek T G, Erdman D, Goldsmith C S, et al. 2003. A novel coronavirus associated with severe acute respiratory syndrome. The New England Journal of Medicine, 348(20): 1953-1966.

Kuri T, Sorensen A S, Thomas S, et al. 2013. Influenza A virus-mediated priming enhances cytokine secretion by human dendritic cells infected with *Streptococcus pneumoniae*. Cellular Microbiology, 15(8): 1385-1400.

Lamb J R, Woody J N, Hartzman R J, et al. 1982. *In vitro* influenza virus-specific antibody production in man: antigen-specific and HLA-restricted induction of helper activity mediated by cloned human T lymphocytes. Journal of Immunology(Baltimore, Md. : 1950), 129(4): 1465-1470.

Le Nouën C, Munir S, Losq S, et al. 2009. Infection and maturation of monocyte-derived human dendritic cells by human respiratory syncytial virus, human metapneumovirus, and human parainfluenza virus type 3. Virology, 385(1): 169-182.

Lew T W, Kwek T K, Tai D, et al. 2003. Acute respiratory distress syndrome in critically ill patients with severe acute respiratory syndrome. Journal of the American Medical Association, 290(3): 374-380.

Li Y, Li P, Wang X, et al. 2012. Co-administration of attenuated *Mycoplasma hyopneumoniae* 168 strain with bacterial DNA enhances the local and systemic immune response after intranasal vaccination in pigs. Vaccine, 30(12): 2153-2158.

Lin J H, Weng C N, Liao C W, et al. 2003. Protective effects of oral microencapsulated *Mycoplasma hyopneumoniae* vaccine prepared by co-spray drying method. The Journal of Veterinary Medical Science / the Japanese Society of Veterinary Science, 65(1): 69-74.

Lu B, Ma C H, Brazas R, et al. 2002. The major phosphorylation sites of the respiratory syncytial virus phosphoprotein are dispensable for virus replication in vitro. Journal of Virology, 76(21): 10776-10784.

Lukens M V, Kruijsen D, Coenjaerts F E, et al. 2009. Respiratory syncytial virus-induced activation and migration of respiratory dendritic cells and subsequent antigen presentation in the lung-draining lymph node. Journal of Virology, 83(14): 7235-7243.

Maes D, Deluyker H, Verdonck M, et al. 1998. The effect of vaccination against *Mycoplasma hyopneumoniae* in pig herds with a continuous production system. Journal of Veterinary Medicine, Series B, 45(1-10): 495-505.

Maes D, Deluyker H, Verdonck M, et al. 1999. Effect of vaccination against *Mycoplasma hyopneumoniae* in pig herds with an all-in/all-out production system. Vaccine, 17(9-10): 1024-1034.

Marshall E, Enserink M. 2004. Medicine. Caution urged on SARS vaccines. Science, 303(5660): 944-946.

McCaw M B, Xu J. 1993. Protection against pseudorabies virus infection by intranasal vaccination of newborn pigs. American Journal of Veterinary Research, 54(4): 527-533.

McLellan J S, Chen M, Joyce M G, et al. 2013. Structure-based design of a fusion glycoprotein vaccine for respiratory syncytial virus. Science, 342(6158): 592-598.

McMichael A J, Gotch F M, Noble G R, et al. 1983. Cytotoxic T-cell immunity to influenza. The New England Journal of Medicine, 309(1): 13-17.

Meissner H C. 1994. Economic impact of viral respiratory disease in children. The Journal of Pediatrics, 124(5 Pt 2): S17-21.

Mina M J, Klugman K P. 2014. The role of influenza in the severity and transmission of respiratory bacterial disease. The Lancet Respiratory Medicine, 2(9): 750-763.

Minion F C, Adams C, Hsu T. 2000. R1 region of P97 mediates adherence of *Mycoplasma hyopneumoniae* to swine cilia. Infection and Immunity, 68(5): 3056-3060.

Munoz J L, McCarthy C A, Clark M E, et al. 1991. Respiratory syncytial virus infection in C57BL/6 mice: clearance of virus from the lungs with virus-specific cytotoxic T cells. Journal of Virology, 65(8): 4494-4497.

Murphy D, van Alstine W G, Clark L K, et al. 1993. Aerosol vaccination of pigs against *Mycoplasma hyopneumoniae* infection. American Journal of Veterinary Research, 54(11): 1874-1880.

Murphy L B, Loney C, Murray J, et al. 2003. Investigations into the amino-terminal domain of the respiratory syncytial virus nucleocapsid protein reveal elements important for nucleocapsid formation and interaction with the phosphoprotein. Virology, 307(1): 143-153.

Nicholls J, Dong X P, Jiang G, et al. 2003. SARS: clinical virology and pathogenesis. Respirology, 8 Suppl: S6-8.

Noh Y, Shim B S, Cheon I S, et al. 2013. Neonatal immunization with respiratory syncytial virus glycoprotein fragment induces protective immunity in the presence of maternal antibodies in mice. Viral Immunology, 26(4): 268-276.

Okamba F R, Moreau E, Cheikh Saad Bouh K, et al. 2007. Immune responses induced by replication-defective adenovirus expressing the C-terminal portion of the *Mycoplasma hyopneumoniae* P97 adhesin. Clinical and Vaccine Immunology: CVI, 14(6): 767-774.

Olson M R, Varga S M. 2009. Fas ligand is required for the development of respiratory syncytial virus vaccine-enhanced disease. The Journal of Immunology, 182(5): 3024-3031.

Oomens A G, Megaw A G, Wertz G W. 2003. Infectivity of a human respiratory syncytial virus lacking the SH, G, and F proteins is efficiently mediated by the vesicular stomatitis virus G protein. Journal of Virology, 77(6): 3785-3798.

Park S C, Yibchok-Anun S, Cheng H, et al. 2002. *Mycoplasma hyopneumoniae* increases intracellular calcium release in porcine ciliated tracheal cells. Infection and Immunity, 70(5): 2502-2506.

Piedra P A, Cron S G, Jewell A, et al. 2003. Immunogenicity of a new purified fusion protein vaccine to respiratory syncytial virus: a multi-center trial in children with cystic fibrosis. Vaccine, 21(19-20): 2448-2460.

Pogrebnyak N, Golovkin M, Andrianov V, et al. 2005. Severe acute respiratory syndrome(SARS)S protein production in plants: development of recombinant vaccine. Proceedings of the National Academy of Sciences of the United States of America, 102(25): 9062-9067.

Qiu M, Shi Y, Guo Z, et al. 2005. Antibody responses to individual proteins of SARS coronavirus and their neutralization activities. Microbes and Infection / Institut Pasteur, 7(5-6): 882-889.

Rixon H W M, Brown G, Aitken J, et al. 2004. The small hydrophobic(SH)protein accumulates within lipid-raft structures of the Golgi complex during respiratory syncytial virus infection. Journal of General Virology, 85(5): 1153-1165.

Robertson J A, Pyle L E, Stemke G W, et al. 1990. Human ureaplasmas show diverse genome sizes by pulsed-field electrophoresis. Nucleic Acids Research, 18(6): 1451-1455.

Rodríguez L, Cuesta I, Asenjo A, et al. 2004. Human respiratory syncytial virus matrix protein is an RNA-binding protein: binding properties, location and identity of the RNA contact residues. Journal of General Virology, 85(3): 709-719.

Rothoeft T, Fischer K, Zawatzki S, et al. 2007. Differential response of human naive and memory/effector T cells to dendritic cells infected by respiratory syncytial virus. Clinical and Experimental Immunology, 150(2): 263-273.

Rowland R R, Chauhan V, Fang Y, et al. 2005. Intracellular localization of the severe acute respiratory syndrome coronavirus nucleocapsid protein: absence of nucleolar accumulation during infection and after expression as a recombinant protein in vero cells. Journal of Virology, 79(17): 11507-11512.

Rui W, Zhang Q, Shi L, et al. 2003. Recent trends in research of SARS coronavirus genome, protein and course of invasion into host cell. Chinese Medical Journal, 23(11): 913-921.

Sakamoto K, Asanuma H, Nakamura T, et al. 2010. Immune response to intranasal and intraperitoneal immunization with Kaposi's sarcoma-associated herpesvirus in mice. Vaccine, 28(19): 3325-3332.

Sánchez-San Martín C, López T, Arias C F, et al. 2004. Characterization of rotavirus cell entry. Journal of virology, 78(5): 2310-2318.

Sarradell J, Andrada M, Ramirez A S, et al. 2003. A morphologic and immunohistochemical study of the bronchus-associated lymphoid tissue of pigs naturally infected with *Mycoplasma hyopneumoniae*. Veterinary Pathology, 40(4): 395-404.

Schulman J L, Khakpour M, Kilbourne E D. 1968. Protective effects of specific immunity to viral neuraminidase on influenza virus infection of mice. Journal of Virology, 2(8): 778-786.

Shimoji Y, Oishi E, Muneta Y, et al. 2003. Vaccine efficacy of the attenuated *Erysipelothrix rhusiopathiae* YS-19 expressing a recombinant protein of *Mycoplasma hyopneumoniae* P97 adhesin against mycoplasmal pneumonia of swine. Vaccine, 21(5): 532-537.

Shinya K, Ebina M, Yamada S, et al. 2006. Avian flu: influenza virus receptors in the human airway. Nature, 440(7083): 435-436.

Sibila M, Pieters M, Molitor T, et al. 2009. Current perspectives on the diagnosis and epidemiology of *Mycoplasma hyopneumoniae* infection. Veterinary Journal(London, England : 1997), 181(3): 221-231.

Spann K M, Tran K C, Collins P L. 2005. Effects of nonstructural proteins NS1 and NS2 of human respiratory syncytial virus on interferon regulatory factor 3, NF-kappaB, and proinflammatory cytokines. Journal of Virology, 79(9): 5353-5362.

Subbarao K, Luke C. 2007. H5N1 viruses and vaccines. PLoS Pathogens, 3(3): e40.

Surjit M, Lal S K. 2008. The SARS-CoV nucleocapsid protein: a protein with multifarious activities. Infection, Genetics and Evolution: Journal of Molecular Epidemiology and Evolutionary Genetics in Infectious Diseases, 8(4): 397-405.

Tajima M, Yagihashi T. 1982. Interaction of *Mycoplasma hyopneumoniae* with the porcine respiratory epithelium as observed by electron microscopy. Infection and Immunity, 37(3): 1162-1169.

Takasuka N, Fujii H, Takahashi Y, et al. 2004. A subcutaneously injected UV-inactivated SARS coronavirus vaccine elicits systemic humoral immunity in mice. International Immunology, 16(10): 1423-1430.

Tang R S, Nguyen N, Cheng X, et al. 2001. Requirement of cysteines and length of the human respiratory syncytial virus M2-1 protein for protein function and virus viability. Journal of Virology, 75(23): 11328-11335.

Tanner S J, Ariza A, Richard C A, et al. 2014. Crystal structure of the essential transcription antiterminator M2-1 protein of human respiratory syncytial virus and implications of its phosphorylation. Proceedings of the National Academy of Sciences of the United States of America, 111(4): 1580-1585.

Thacker E L. 2006. Mycoplasmal diseases. Diseases of swine. 9: 701-717.

Thomas G. 1975. Respiratory and humoral immune response to aerosol and intramuscular pertussis vaccine. The Journal of Hygiene, 74(2): 233-237.

Tomoda T, Morita H, Kurashige T, et al. 1995. Prevention of influenza by the intranasal administration of cold-recombinant, live-attenuated influenza virus vaccine: importance of interferon-gamma production and local IgA response. Vaccine, 13(2): 185-190.

Tripp R A, Moore D, Anderson L J. 2000. TH(1)- and TH(2)-TYPE cytokine expression by activated t lymphocytes from the lung and spleen during the inflammatory response to respiratory syncytial virus. Cytokine, 12(6): 801-807.

Tripp R A. 2004. Pathogenesis of respiratory syncytial virus infection. Viral Immunology, 17(2): 165-181.

Ucakar V, Socan M, Trilar K P. 2013. The impact of influenza and respiratory syncytial virus on hospitalizations for lower respiratory tract infections in young children: Slovenia, 2006-2011. Influenza and Other Respiratory Viruses, 7(6): 1093-1102.

van Alstine W G. 2012. Respiratory system. *In*: Zimmerman J J, Karriker L A, Ramirez A, et al. Diseases of Swine. tenth ed. Ames: Wiley-Blackwell Publishing: 348-362.

van Reeth K. 2007. Avian and swine influenza viruses: our current understanding of the zoonotic risk. Veterinary Research, 38(2): 243-260.

Viboud C, Miller M, Olson D, et al. 2010. Preliminary estimates of mortality and years of life lost associated with the 2009 A/H1N1 pandemic in the US and comparison with past influenza seasons. PLoS Currents, 2: RRN1153.

Vincent A L, Ma W, Lager K M, et al. 2007. Efficacy of intranasal administration of a truncated NS1 modified live influenza virus vaccine in swine. Vaccine, 25(47): 7999-8009.

Wang H, Peters N, Schwarze J. 2006. Plasmacytoid dendritic cells limit viral replication, pulmonary inflammation, and airway hyperresponsiveness in respiratory syncytial virus infection. Journal of Immunology(Baltimore, Md. : 1950), 177(9): 6263-6270.

Wang Y D, Sin W Y, Xu G B, et al. 2004. T-cell epitopes in severe acute respiratory syndrome(SARS) coronavirus spike protein elicit a specific T-cell immune response in patients who recover from SARS. Journal of Virology, 78(11): 5612-5618.

Welliver R C. 2000. Immunology of respiratory syncytial virus infection: eosinophils, cytokines, chemokines and asthma. The Pediatric Infectious Disease Journal, 19(8): 780-783; discussion 784-785; 811-783.

Welliver T P, Garofalo R P, Hosakote Y, et al. 2007. Severe human lower respiratory tract illness caused by respiratory syncytial virus and influenza virus is characterized by the absence of pulmonary cytotoxic lymphocyte responses. Journal of Infectious Diseases. 195(8): 1126-1136.

Welliver T P, Reed J L, Welliver R C, Sr. 2008. Respiratory syncytial virus and influenza virus infections: observations from tissues of fatal infant cases. The Pediatric Infectious Disease Journal, 27(10 Suppl): S92-96.

Whitehead S S, Bukreyev A, Teng M N, et al. 1999. Recombinant respiratory syncytial virus bearing a deletion of either the NS2 or SH gene is attenuated in chimpanzees. Journal of Virology, 73(4): 3438-3442.

Xue S, Jaszewski A, Perlman S. 1995. Identification of a CD4+ T cell epitope within the M protein of a neurotropic coronavirus. Virology, 208(1): 173-179.

Yang Y, Xiong Z, Zhang S, et al. 2005. Bcl-xL inhibits T-cell apoptosis induced by expression of SARS coronavirus E protein in the absence of growth factors. The Biochemical Journal, 392(Pt 1): 135-143.

Yang Z Y, Huang Y, Ganesh L, et al. 2004a. pH-dependent entry of severe acute respiratory syndrome coronavirus is mediated by the spike glycoprotein and enhanced by dendritic cell transfer through DC-SIGN. Journal of Virology, 78(11): 5642-5650.

Yang Z Y, Kong W P, Huang Y, et al. 2004b. A DNA vaccine induces SARS coronavirus neutralization and protective immunity in mice. Nature, 428(6982): 561-564.

Yuki Y, Kiyono H. 2003. New generation of mucosal adjuvants for the induction of protective immunity. Reviews in Medical Virology, 13(5): 293-310.

Zanvit P, Tichopad A, Havlickova M, et al. 2010. Adjuvant effect of Bacillus firmus on the expression of cytokines and toll-like receptors in mouse nasopharynx-associated lymphoid tissue(NALT)after intranasal immunization with inactivated influenza virus type A. Immunology Letters, 134(1): 26-34.

Zhang L, Tian X, Zhou F. 2007. Intranasal administration of CpG oligonucleotides induces mucosal and systemic type 1 immune responses and adjuvant activity to porcine reproductive and respiratory syndrome killed virus vaccine in piglets in vivo. International Immunopharmacology, 7(13): 1732-1740.

Zhang X W, Yu Q H, Zhang X F, et al. 2009. Co-administration of inactivated avian influenza virus with CpG or rIL-2 strongly enhances the local immune response after intranasal immunization in chicken. Vaccine, 27(41): 5628-5632.

第七章　寄生虫感染及其黏膜免疫特点

由于寄生虫能长期寄生在人体和动物体内，因此寄生虫对人体和动物的感染与细菌和病毒明显不同。首先，寄生虫和宿主之间能够和平共存，寄生虫的嗜组织性较强；其次，寄生虫个体大，表面抗原多而复杂，具有免疫逃逸现象；再次，寄生虫生活史（life cycle）呈多样化，生活周期分为几个阶段；最后，寄生虫可以在感染的过程中在不同的组织中迁移，因此，同一机体不同组织对同一种寄生虫产生的免疫应答反应也不同（Meeusen and Brandon，1994），如寄生虫在肠道中则诱导产生 IgA，在肝脏中则产生 IgE，在脾中则产生 IgM。利用硕大利什曼原虫（*Leishmania major*）通过皮下注射小鼠可诱导产生 Th1 型免疫应答，而通过鼻内接种则会诱发 Th2 型免疫应答（Constant et al.，2002）。所以寄生虫对黏膜免疫应答的产生并不单纯是病原体的单独作用，而是取决于黏膜免疫的诱导位点。大多数寄生虫通过消化道感染，如大部分吸虫（trematode，如 *Clonorchis sinensis*）、绦虫（cestode，如 *Taenia saginata*）、消化道线虫（nematode，如 *Ascaris lumbricoides*）、部分原虫（protozoan，如 *Entamoeba histolytica* 和 *Giardia lamblia*）等，长期在宿主的胃肠道寄生，进行生长发育和繁殖，与宿主的黏膜组织有着广泛而长期的接触，宿主肠道黏膜组织中大量的免疫细胞对寄生虫产生免疫应答，使寄生虫的繁殖受到抑制，最终达到阻止寄生虫黏附和侵入的目的。寄生虫在体内的存活状态取决于机体的免疫。因此黏膜免疫在阻止寄生虫感染中占有非常重要的地位（MacDonald，2003）。口服免疫可诱导肠道产生黏膜免疫应答，使寄生于消化道的寄生虫的繁殖受到抑制，最终达到阻止寄生虫黏附和侵入的目的（MacDonald，2003）。

由于一些有效药物的开发和良好的卫生习惯，人类的寄生虫感染目前基本上得到控制。动物的寄生虫感染，尤其是家畜和家禽的寄生虫感染是危害我国动物生产的一大祸根。一些人兽共患寄生虫感染如弓形虫和隐孢子虫，依然威胁着人类的健康。本章主要详细论述对动物健康危害较大的寄生虫感染和黏膜免疫。

第一节　弓形虫黏膜感染和黏膜免疫

鼠弓形虫（*Toxoplasma gondii*）是一种专性细胞内寄生原虫，可感染人和多种温血动物，导致人兽共患弓形虫病，是一重要的机会致病性原虫，孕妇和免疫功能缺陷者较易感染弓形虫（孔繁瑶，2010）。该病的人群感染极为普遍，全世界感染率为 25%～50%，最高可达 94%，我国人群感染率因各地检测方法的不同而高低不同，平均为 5%～20%。孕妇孕期首次感染弓形虫，虫体可穿越胎盘屏障感染胎儿，影响其发育，严重者导致畸胎、死胎，存活者也常有畸形、智力发育不全及视力障碍等严重后遗症。弓形虫是一种机会性致病原虫，在免疫抑制或免疫缺陷患者如器官移植、恶性肿瘤及艾滋病患者中，大量速殖子迅速进入新的组织细胞，引发机体明显的病理变化，是致死的主要原因之一。

AIDS 患者感染 *T.gondii* 后，常引起弓形虫脑炎，导致死亡。弓形虫引起的禽畜疾病给畜牧业生产造成了严重的经济损失。我国 14 个省、市、自治区家畜及其他动物中弓形虫感染率的调查结果显示，其中猪的阳性率为 4%～71.47%，牛为 0.2%～43%，绵羊为 6.2%～25%，鸡为 15.8%，鸟为 75%。生食或半生食肉类是弓形虫感染的重要途径，鲜奶和禽蛋也已发现有感染，所以饮用生奶或生蛋亦可造成感染。输血及经破伤的皮肤、黏膜也是弓形虫感染的可能途径。目前，弓形虫病的治疗并无特效药物，治疗以传统的乙胺嘧啶和磺胺嘧啶联合用药，但由于它们在长期使用中表现的毒性作用而受到限制。因此，研制廉价、安全、有效的弓形虫疫苗无疑是预防和控制弓形虫病的最好途径（李国清和谢明权，2007）。

弓形虫自然感染途径是经口感染，感染后侵入肠黏膜上皮细胞，在肠黏膜上皮细胞内大量繁殖，随循环系统播散至寄生部位而致病。宿主抵抗弓形虫感染的首要防线是肠道黏膜屏障（Kasper et al.，2004），诱导黏膜部位免疫应答对阻止弓形虫的侵入有重要意义。

一、弓形虫在体内的生活周期及感染特点

弓形虫的全部发育过程需要两个宿主，在终末宿主（猫科中的猫属和山猫属）肠内进行球虫型发育，在中间宿主（哺乳类、鸟类等）体内进行肠外期发育。

猫吞食了弓形虫的包囊或卵囊，子孢子或速殖子和缓殖子侵入小肠的上皮细胞，进行球虫型的发育和繁殖。开始是通过裂殖生殖产生大量的裂殖子，经过数代裂殖生殖后，部分裂殖子转化为配子体，大、小配子体又发育成为大配子和小配子，大配子和小配子结合形成合子，最后产生卵囊。卵囊随猫的粪便排到外界，在适宜的环境条件下，经 2～4 天，发育为感染性卵囊，被猫摄入的滋养体，也有一部分进入淋巴、血液循环，随之被带到全身各脏器和组织，侵入有核细胞，以内出芽或二分法进行繁殖。经过一段时间的繁殖之后，由于宿主产生免疫力，或者其他因素，其繁殖变慢，一部分滋养体被消灭，一部分滋养体在宿主的脑和骨骼肌形成包囊。包囊有较强的抵抗力，在宿主体内可存活数年之久，猫摄入中间宿主体内的组织囊是弓形虫生活史循环的最佳途径。

在外界成熟的孢子化卵囊污染食物和水源而被中间宿主（包括人和多种动物）食入或饮入后释放出的子孢子，以及通过口、鼻、咽、呼吸道黏膜、眼结膜和皮肤侵入中间宿主体内的滋养体，均将通过淋巴、血液循环侵入有核细胞，在胞质中以内出芽的方式进行繁殖。如果感染的虫株毒力很强，而且宿主又未能产生足够的免疫力，或者还由于其他因素的作用，即可引起弓形虫病的急性发作；反之，如果虫株的毒力弱，宿主又能很快产生免疫力，则弓形虫的繁殖受阻，疾病发作得较缓慢，或者成为无症状的隐性感染，这样，存留的虫体就会在宿主的一些脏器组织（尤其是脑组织）中形成包囊型虫体（孔繁瑶，2010）。

二、弓形虫黏膜感染和免疫特点

首先，肠上皮细胞在抵抗弓形虫的感染中发挥部分作用。弓形虫感染肠上皮细胞后，一方面产生 IFN-γ 抑制弓形虫在细胞内的活化；另一方面肠上皮细胞表达的 MHC Ⅰ和

MHC Ⅱ表面分子可以呈递抗原给 CD8αβ$^+$IEL，后者通过细胞毒性机制杀伤感染的上皮细胞。弓形虫可能诱导上皮下的 DC 活化，如注射弓形虫提取物后，上皮下 DC 迁移到派伊尔氏结 T 细胞区域（Iwasaki and Kelsall，2000）。

其次，小肠上皮内淋巴细胞（intraepithelial lymphocyte，IEL）在抗弓形虫感染中有着重要作用。IEL 是细胞毒性淋巴细胞（cytotoxic lymphocyte，CTL）。可通过细胞毒性淋巴细胞活性在肠道直接作为效应细胞，并可通过分泌 IFN-γ 间接激活其他黏膜效应机制。*T. gondii* 感染小鼠后，CD8αβIEL 能产生 IFN-γ，对感染的肠上皮具有溶解作用（Chardes et al.，1994）。IEL 各亚群均可分泌细胞因子，包括 IL-2、IL-3、IL-5、TNF-α、TGFβ、IL-10 和 IFN-γ 等，其中 IFN-γ 是抗弓形虫感染的主要细胞因子。在弓形虫速殖子与 IEL 孵育的上清液中发现 IFN-γ 产生增多，未感染的巨噬细胞与 IEL 孵育时，未发现有 IFN-γ 释放（Chardes et al.，1994）。IFN-γ 在抗弓形虫感染中的作用已得到充分证实。IFN-γ 能上调 IEL 的特异性归巢受体，帮助 IEL 在肠道上定位。IFN-γ 能防止弓形虫的复制，诱导巨噬细胞杀死弓形虫（Ely et al.，1999）。IFN-γ 选择性地与共刺激分子（如 TNF-α）结合，能诱导一氧化氮的产生从而杀伤虫体；IFN-γ 可增强细胞间黏附分子（ICAM）-1 的表达，促进细胞从血液向炎症部位外渗。IFN-γ 可促进 CD8$^+$T 细胞的分化成熟，对感染弓形虫速殖子的靶细胞产生较强的细胞毒杀伤作用，同时 CD8$^+$T 细胞通过产生内源性 IFN-γ，控制急性弓形虫的感染。IFN-γ 还能上调上皮细胞聚合 Ig 受体，导致 IgA 分泌的增强。

经口给予 CBA/J 小鼠弓形虫包囊后，发现感染后 9～13 天，CD8β$^+$及 Thy-1$^+$IEL 群相对百分比增加。效应性 IEL 为 CD8α/β$^+$Thy-1$^+$淋巴细胞，IEL 通过细胞毒性机制快速杀死弓形虫感染的上皮细胞，保证了上皮的完整性。用弓形虫抗原——霍乱毒素鼻内免疫 CBA/J 小鼠，免疫后第 11 天，CD8α/β$^+$IEL 增多，提示 CD8α/β$^+$IEL 为抗弓形虫的效应性细胞（Velge-Roussel et al.，2000）。

弓形虫速殖子经口感染小鼠后，其肠道黏膜组织部位如 PP 结 CD4$^+$T 细胞和 CD8$^+$ T 细胞数量均显著增加，在清除虫体的过程中起主导作用。弓形虫的黏膜细胞免疫应答主要是由 IEL 来完成的。研究表明，人和动物经口感染弓形虫后，IEL 的数量增加（Lee and Shin，2002；Chardes et al.，1994），被激活的 IEL 通过 αEβ7 整合素定居于上皮细胞间隙内（Chardes et al.，1994），防止弓形虫的入侵（Chardes et al.，1994；Buzoni-Gatel et al.，1999）。所以 CD4$^+$T 细胞和 CD8$^+$T 细胞都起重要作用。

再次，弓形虫感染还可诱导小肠上皮下固有层中出现大量白细胞，限制虫体进一步扩散（Gregg et al.，2013；Coombes et al.，2013；Molloy et al.，2013）。黏膜下的树突状细胞对虫体的扩散也起一部分作用（Bierly et al.，2008）。*T. gondii* 感染产生很强的 Th1 反应（Egan et al.，2012；Dupont et al.，2012），口服弓形虫感染后，小肠黏膜中 IL-12 显著增加（Cohen et al.，2013；Dunay et al.，2010），小肠黏膜产生细胞因子 IL-12 是口服 *T. gondii* 感染后的特征（Pepper et al.，2008；Liu et al.，2006）。IL-12 也是抗弓形虫感染的主要细胞因子。IL-12 主要来源于 CD103 DC 和 CD8α-DC（Benson et al.，2009；Mashayekhi et al.，2011）。NK 细胞和 NKT 细胞是产生 IL-10 的主要细胞（Ronet et al.，2005；Perona-Wright et al.，2009）。

IEL 的过继转移能对受者鼠产生抗感染作用。致敏 IEL 过继转移给健康受者鼠后，诱导后者对弓形虫产生长期的免疫力，减少了感染后的死亡率和脑内包囊数，保护性 IEL 是 $CD8^+\alpha/\beta^+$、α/β TCR，并部分依赖于 γ/δTCR 及受者鼠内源性 IFN-γ 的产生。用致敏的 IEL 过继转移给 SCID 小鼠后，降低后者的死亡率，并能减少隐孢子虫卵囊的排放，提示 IEL 的过继转移具有抗感染作用（Buzoni-Gatel et al.，2001；Luangsay et al.，2003）。

最后，弓形虫可诱导肠黏膜产生特异性的 SIgA。例如，猫经口感染弓形虫后，肠和粪便内的 SIgA 可识别速殖子的 24kDa、34kDa、38kDa 和 43kDa 等 4 种蛋白质分子，用肠冲洗液与速殖子共同孵育，可降低弓形虫的活性，当在肠冲洗液中加入抗 IgA 和 IgG 抗体后，抗体抑制活性消失。将 SIgA 与弓形虫共同孵育，可使弓形虫对肠上皮细胞的感染力降低（Kasper and Buzoni-Gatel，2001）。

小鼠经口感染弓形虫后，黏膜部位针对弓形虫抗原启动了强烈的黏膜 IgA 抗体应答，可有效抑制弓形虫对宿主细胞的侵袭及损伤。McLeod 等在小鼠经口感染 Me49 株弓形虫缓殖子后检测到特异性 SIgA 抗体。Chardes 等用 76K 株弓形虫包囊经口感染 OF1 小鼠，在小肠分泌液中也检测到了 IgA。刘红丽等（2005）给小鼠经口接种 5×10^4 个弓形虫 RH 株速殖子，发现接种小鼠肠道冲洗液中的特异性 SIgA 抗体含量第 4、6、8、13 天显著高于对照组。SIgA 通过抑制黏附或由 IgA 连接到黏膜表面，经酶促作用破坏、抑制弓形虫侵入肠腔，限制弓形虫在体内的播散（Chardes et al.，1993）。可见弓形虫感染后黏膜免疫产生的 SIgA 通过与弓形虫抗原的作用可抑制弓形虫的感染。

三、弓形虫的黏膜免疫策略

弓形虫感染通常因食入被包囊或卵囊污染的食物，虫体在肠道内从囊中释出，侵入黏膜上皮后通过循环系统播散全身。依据弓形虫感染的主要途径（以消化道感染为主），采用口服、滴鼻等黏膜途径进行免疫是弓形虫免疫的主要策略。例如，应用弓形虫蛋白 SAG1 与 CT 配合通过鼻腔免疫可诱导鼻腔的 NALT 和小肠 GALT 处特异性抗体细胞的产生，产生较好的免疫保护作用（Velge-Roussel et al.，2000）。

弓形虫的第一个商品活疫苗（弱毒株）自 1988 年以来在新西兰已注册上市，该疫苗用从流产的绵羊胎儿中分离出的弓形虫制成，这种 S-48 株的弓形虫活苗使弓形虫失去在猫体内形成卵囊的能力，一次预防接种后其免疫期为 18 个月，用这些疫苗免疫绵羊能全方面地调动动物体内体液免疫和细胞免疫，诱导产生 IFN-γ 及 $CD4^+T$ 细胞和 $CD8^+T$ 细胞建立的免疫功能，在抗弓形虫感染中具有较好的免疫保护作用（丁宜宝，2008；Dubey，2009）。但此类活疫苗作为免疫原具有一定的危害性，因其可经过突变恢复毒力，使宿主成为传染源。

为了克服弱毒株的缺点，利用天然的或重组的弓形虫分子作为疫苗进行黏膜免疫成为了一个新的研究方向。黏膜免疫最理想的免疫途径是单一部位的免疫就能提供相关黏膜表面甚至全身体液和细胞免疫保护。已有研究证明鼻腔接种具有较好的免疫效果（李润花等，2010，2011；刘阳等，2011；申金雁等，2010；刘美娜等，2010；Wang et al.，2009）。应用 *T. gondii* 天然蛋白或排泄分泌蛋白经口和经鼻腔免疫小鼠均能诱导抵抗弓形虫感染的免疫反应（Jenkins，2001）。Stanley 等（2004）将 *T. gondii* 速殖子粗体蛋白制成微胶颗粒，经鼻腔接种绵羊能够诱导强烈的细胞免疫和体液免疫反应。殷丽天等（2011）对重组弓形虫热休克蛋白 70（rTgHsp70）滴鼻及皮下免疫小鼠诱导的免疫应答进行了比较，应用 rTgHsp70 经皮下和滴鼻免疫均能诱导小鼠有效的黏膜和系统免疫应答，且滴鼻免疫的效果优于皮下免疫，滴鼻免疫是 rTgHsp70 更为有效的免疫途径。殷国荣等（2007）应用弓形虫可溶性速殖子抗原（soluble tachyzoite antigen，STAg）与黏膜佐剂霍乱毒素（cholera toxin，CT）配合制备黏膜疫苗，通过鼻内免疫诱导小鼠黏膜和系统免疫应答，再应用弓形虫速殖子攻击小鼠，发现弓形虫复合黏膜疫苗能有效诱导黏膜和系统免疫应答，小鼠存活率显著提高，肝、脑组织虫卵显著降低。应用兔、鼠弓形虫蛋白 SAG1（SAG1 protein of *Toxoplasma gondii*）配合 CT 通过鼻腔免疫后，鼻腔和肠道都产生了特异性免疫保护反应（Velge-Roussel et al.，2000）。刘延庆等（2009）比较了不同免疫途径诱导的抗弓形虫感染作用，将弓形虫 STAg 通过滴鼻、灌胃和皮下注射等不同途径免疫小鼠，发现 20μg STAg 滴鼻免疫小鼠诱导了较强的抗弓形虫感染作用，优于皮下和灌胃免疫。

用减毒沙门氏菌作为弓形虫 DNA 疫苗的载体，通过口服进行肠道黏膜免疫是弓形虫黏膜免疫的另外一个发展方向。丛华等（2005）构建了弓形虫主要表面抗原 *SAG1* 和 *SAG2* 复合基因真核表达质粒，将其转入减毒鼠伤寒沙门氏菌中，经口服免疫 BALB/c 小鼠，然后用弓形虫 RH 株速殖子攻虫，观察小鼠存活时间，免疫鼠攻击感染后平均存活时间比对照组长 5 天，表明弓形虫口服 DNA 混合疫苗可诱导小鼠产生保护性免疫。Qu 等（2008，2009）构建了含有弓形虫表面抗原 *SAG1* 基因的 DNA 疫苗，还构建了含有 *SAG1* 基因和微线蛋白 *MIC3* 基因的多价 DNA 疫苗，并将其转入减毒鼠伤寒沙门氏菌中，经口服免疫小鼠后可诱导强烈的体液免疫反应和 Th1 型细胞免疫反应，攻虫试验结果显示免疫组小鼠的存活时间明显延长。

第二节　隐孢子虫黏膜感染和黏膜免疫

隐孢子虫病（cryptosporidiosis）是由隐孢子虫（*Cryptosporidium parvum*）寄生于人或动物胃肠道和呼吸道上皮细胞内引起的一种全球性的人兽共患原虫病。当前，隐孢子虫病已被认为是世界最常见的 6 种腹泻病之一，世界卫生组织（WHO）更将其列为艾滋病的怀疑指标。人和畜禽的主要感染方式是粪便中的卵囊污染食物和饮水，经消化道而发生感染，家禽也可经呼吸道发生感染，因此，黏膜免疫在抗隐孢子虫感染中起到重要的作用。

一、隐孢子虫在体内的生活周期及感染特点

隐孢子虫的发育过程与球虫的发育基本相似，全部生活史需经 3 个发育阶段：裂殖生殖、配子生殖和孢子生殖。

孢子化卵囊进入体内后，由于温度的作用，其内部的子孢子活力增强，引起子孢子的运动和位置移动，卵囊壁上的裂缝扩大，子孢子即从裂缝中钻出。脱囊后的子孢子很活跃，以其头端与黏膜上皮细胞表面相接触后，逐步发育为球形的滋养体。滋养体经 2～

3 次核分裂后产生 3 代裂殖体。其中第 1、3 代裂殖体内含 8 个裂殖子，第 2 代裂殖体含 4 个裂殖子。

裂殖子进一步发育为雄性配子体和雌性配子体。成熟的小配子体含有 16 个子弹形的小配子和 1 个大残体，小配子无鞭毛。小配子附着于大配子上受精，受精后的大配子在宿主黏膜上皮细胞表面的带虫空泡中形成合子。合子外层形成囊壁后即发育为卵囊。

隐孢子虫的孢子生殖过程全部在宿主黏膜上皮细胞表面的带虫空泡中进行。在宿主体内可产生两种不同类型的卵囊：薄壁型卵囊（thin-walled oocyst）和厚壁型卵囊（thick-walled oocyst）。前者在宿主体内可自行脱囊，造成宿主的自体循环感染；后者随粪便和痰液排至外界，污染周围环境，造成个体间的相互感染。薄壁型卵囊数量较少。在体外细胞培养和鸡胚培养中，很难观察到薄壁型卵囊（孔繁瑶，2010）。

二、隐孢子虫在上皮细胞中的感染

人和动物感染隐孢子虫的主要途径是通过粪便中的卵囊污染食物和饮水，经消化道而发生感染，禽类也可经呼吸道感染。孢子化卵囊进入体内后，子孢子活力增强，从卵囊壁上的裂缝中钻出，以其头端与黏膜上皮细胞表面相接触后，逐步发育为球形的滋养体。滋养体经 2～3 次核分裂后产生 3 代裂殖体。其中第 1、3 代裂殖体内含 8 个裂殖子，第 2 代裂殖体含 4 个裂殖子，裂殖子进一步发育为雄性配子体和雌性配子体。成熟的小配子体含有 16 个子弹形的小配子和 1 个大残体，小配子无鞭毛。小配子附着于大配子上受精，受精后的大配子在宿主黏膜上皮细胞表面的带虫空泡中形成合子。合子外层形成囊壁后即发育为卵囊。卵囊在宿主黏膜上皮细胞表面的带虫空泡中进行孢子化发育为孢子化卵囊（孔繁瑶，2010）。

三、隐孢子虫感染及黏膜免疫特点

隐孢子虫主要寄生于人或动物消化系统和呼吸系统的上皮细胞内。研究表明，牛犊在实验感染卵囊后，粪内 SIgA、SIgM 等抗体水平持续升高，8～14 天达到高峰（陈兆国等，1998）。牛感染隐孢子虫后的第 12 天其唾液内可检测到 SIgA，唾液内 SIgA 可识别 15kDa 的蛋白质分子（Toyoguchi et al.，2001）。粪内 SIgA 可识别 1.1kDa 和 1.5kDa 的抗原分子。去胸腺的裸鼠感染隐孢子虫后，粪内特异性 SIgA 和 SIgM 显著增高，且与排卵数呈负相关（Adjei et al.，1999），说明粪内特异性 SIgA 和 SIgM 与小鼠对弓形虫的抗性有关。IgA 抗隐孢子虫感染的机制可能是阻碍隐孢子虫与宿主肠黏膜的黏附。小鼠在再次感染时固有层内 SIgA 细胞显著增加（Guk et al.，2003）。给 3 周龄小鼠接种小球隐孢子虫卵囊后，小肠黏膜固有层中 IgA 分泌型浆细胞消长趋势与小肠液中 IgA 消长趋势相一致，并且它们上升的趋势与卵囊排出下降的趋势也相一致。

隐孢子虫的黏膜细胞免疫应答主要由固有层中 $CD4^+$T 细胞和肠上皮之间的 IEL 来完成。$CD4^+$T 细胞在黏膜的淋巴滤泡中进行早期活化，并与胸腺来源的淋巴细胞有关（李国清和谢明权，2007）。过继转移试验表明，小鼠抗感染的保护作用与 $CD4^+$T 细胞有关（黄复深和易新元，2003）。Adjei 等（2000）研究发现，小鼠感染隐孢子虫后体内 IEL 的数量急剧增加。Chai 等（1999）也发现，免疫功能正常的小鼠感染隐孢子虫后的第 7

天 IEL（$CD4^+T$）增加，16 天后 IEL 的表型发生改变，此时 $CD8^+T$ 细胞数量大量增加，同时 IEL 由绒毛的基部分布于中部和顶部。小牛口服隐孢子虫卵后回肠中 IEL 数量显著增加，$CD8^+$ IEL 数量和 $CD4^+$ IEL 数量显著增加（Wyatt et al.，1999），IL-10 基因表达也显著增加（Wyatt et al.，2002）。另外，Guk 等（2003）的试验结果表明，IEL 参与了小鼠抗攻击感染的保护作用。

人感染隐孢子虫后黏膜中可检测到 IFN-γ，后者可阻止卵囊的产生（White et al.，2000）。IEL 产生的保护性机制与 IFN-γ 有关，小鼠感染隐孢子虫后 IEL 能产生大量的 IFN-γ，将此 IEL 过继转移给野生型小鼠可产生抗攻击感染的保护作用，但反之则不然。在小鼠的隐孢子虫的被动免疫中，对 IEL 接受者用抗 IFN-γ 抗体处理，能阻止免疫的形成。用抗 CD3 抗体对免疫鼠和未致敏鼠的 IEL 非特异性激活后，先前感染小鼠产生 IFN-γ 细胞的数量增多 8 倍。因此，在这种感染中，IEL 的一个重要作用可能是通过在局部黏膜产生显著量的 IFN-γ 来杀死寄生虫（李国清和谢明权，2007）。

四、隐孢子虫的免疫策略

通过鼻腔黏膜免疫接种隐孢子虫能够诱导较为理想的免疫保护效果。Yu 等（2010）将小隐孢子虫子孢子表面蛋白 *Cp12* 和 *Cp21* 基因，连同胞嘧啶核苷酸和鸟嘧啶核苷酸基序（CPG ODN）一并克隆入真核表达载体 pVAX1 中构建了 pVAX1-C-Cp12-Cp21，经鼻腔接种 BALB/c 小鼠可诱导 $CD4^+T$ 细胞和 $CD8^+T$ 细胞及血清特异性 IgG 的显著上升，攻虫实验表明，pVAX1-C-Cp12-Cp21 免疫组保护效果显著，减虫率为 77.5%，显著高于其他实验组和对照组。

CP15/60 蛋白是隐孢子虫病疫苗候选分子之一，是诱导保护性免疫力的主要成分。CP15/60 的 DNA 疫苗滴鼻免疫小鼠，可诱导小鼠在肠及血液内持续产生特异性 IgA 和 IgG（3～12 个月），并诱导脾脏及肠系膜淋巴结产生 IgA，诱导 ADCC 应答（Sagodira et al.，1999）。应用 CP15/60 的 DNA 疫苗滴鼻免疫小鼠可诱导产生全身免疫应答和黏膜免疫应答，并使攻击感染后小鼠卵囊的排除量比对照组减少了 54%，排卵时间缩短了 4.5 天（何宏轩和张西臣，2002）。将编码 *C. parvum* 子孢子 15kDa CP15 表面蛋白的 DNA 疫苗 pCR3.1-15 经鼻黏膜免疫怀孕成年山羊，观察其免疫应答的产生情况及其对后代的保护力。结果表明，抗 CP15 抗体存在于免疫山羊的血浆和初乳中，pCR3.1-15 经鼻腔免疫的怀孕山羊产生的免疫力能传给子代，使子代对 *C. parvum* 的感染产生保护。CP15-DNA 免疫母羊的后代比非免疫母羊的后代排出卵囊少，且排卵时间短（何宏轩和张西臣，2002）。

第三节　动物线虫在小肠的黏膜免疫反应

线虫病（nematode）是由线形动物门中寄生于家畜和家禽的多种线虫引起的一类疾病。线虫病分布广泛，几乎遍布于所有的家畜和家禽存在的地区。几乎没有一头家畜没有线虫寄生，也几乎没有一种脏器和组织不受线虫寄生；而且不是单一虫种，通常是多种混合寄生。虫体数量一般也很大，如猪蛔虫可寄生达 1000 条以上（孔繁瑶，2010）。

动物线虫病给畜牧业造成了巨大的经济损失，目前防治胃肠道线虫主要依靠驱虫药物，而驱虫药的大量使用会造成动物产品的药物残留及促使寄生虫产生耐药性，在这种情况下，通过免疫介入来防治胃肠道线虫病是一种可行的选择，而胃肠内黏膜免疫反应对抵抗动物线虫感染具有非常重要的作用。

一、肠道线虫在体内的生活周期及感染特点

线虫典型的发育史都要经过 5 个幼虫期，4 次蜕化，即第 1 期幼虫，蜕化，变为第 2 期幼虫，依次类推，最后 1 次即第 4 次蜕化后变为第 5 期幼虫，由第 5 期幼虫发育为成虫。第 1 期幼虫一般经 2 次蜕化后，即第 3 期幼虫才对终末宿主有感染性(或称侵袭性)。如果感染性幼虫仍留在卵壳内而不孵出，习惯称为感染性（或侵袭性）虫卵；如果感染性幼虫从卵壳内孵出，生活于自然界，即称为感染性（或侵袭性）幼虫。根据线虫在发育过程中需不需要中间宿主，可分为无中间宿主的线虫和有中间宿主的线虫。无中间宿主的线虫是幼虫在外界环境，如粪便和土壤中直接发育到感染阶段，故又称直接发育型或土源性线虫；有中间宿主的线虫，其幼虫需在中间宿主如昆虫和软体动物等的体内方能发育到感染阶段，故又称间接发育型或生物源性线虫。

无中间宿主的线虫包括蛲虫型、毛尾线虫型、蛔虫型、圆线虫型和钩虫型。其中蛲虫型的雌虫在终末宿主的肛门周围和会阴部产卵，并在该处发育为感染性虫卵。终末宿主经口感染后，幼虫在小肠内孵化，到大肠发育为成虫，如马尖尾线虫。毛尾线虫型的虫卵随终末宿主粪便排至外界，在粪便或土壤中发育为感染性虫卵。终末宿主经口感染后，幼虫在小肠内孵化，在大肠内发育为成虫，如毛尾线虫。蛔虫型的虫卵随终末宿主粪便排至外界，在粪便或土壤中发育为感染性虫卵。终末宿主经口感染后，幼虫在小肠内孵化。幼虫需在宿主体内移行，幼虫经血流到肺；在肺泡内经过一段发育之后，再沿气管到咽，重返小肠内发育为成虫，如猪蛔虫。圆线虫型的虫卵随着终末宿主的粪便排出，在外界发育为第 1 期幼虫。从卵壳内孵出以后，经两次蜕化发育为感染性幼虫。感染性幼虫披鞘，能在土壤和牧草上活动。终末宿主经口感染后，幼虫在终末宿主体内或经移行或不经移行而发育为成虫，大部分圆线虫都属于这个类型。钩虫型的虫卵随着终末宿主的粪便排出，在外界发育为第 1 期幼虫，孵化后，经二次蜕化发育为感染性幼虫。感染性幼虫披鞘，能在土壤和牧草上活动，主要是通过终末宿主的皮肤感染，幼虫随血流到肺，进入肺泡，其后再沿气管到咽，重返小肠发育为成虫。亦能经口感染，如犬钩虫。

有中间宿主的线虫包括旋尾线虫型、原圆线虫型和旋毛虫型。旋尾线虫型的雌虫产含幼虫的卵或幼虫；后两者在外界环境中被中间宿主摄食，或当中间宿主舔食终末宿主的分泌物或渗出物时一同将卵或幼虫摄入体内，幼虫在中间宿主（节肢动物）体内发育到感染阶段。终末宿主因吞食带感染性幼虫的中间宿主或中间宿主将幼虫直接输入终末宿主体内而感染。以后随虫种的不同而在不同部位发育为成虫，如旋尾类的多种线虫。原圆线虫型的雌虫在终末宿主体内产卵随即孵出第 1 期幼虫。第 1 期幼虫随粪便排至外界后，主动地钻入中间宿主——螺体内发育至感染阶段。终末宿主吞食了带有感染幼虫的螺而受感染。幼虫在终末宿主肠内逸出，移行到它们的寄生部位，发育为成虫，如寄

生于绵羊呼吸道的原圆线虫。寄生于猪呼吸道的后圆线虫的发育史与此相似，中间宿主为蚯蚓。旋毛虫型的旋毛虫发育史比较特殊，同一宿主既是（先是）终末宿主，又是（后是）空间宿主。猪旋毛虫的雌虫在猪肠壁淋巴间隙中产幼虫；后者转入血液循环，其后进入横纹肌纤维中发育，形成幼虫包囊，此时猪已由终末宿主转变为中间宿主。终末宿主是由于吞食了含有幼虫的肌肉而遭受感染的，肌肉被消化之后，释出的幼虫在小肠中发育为成虫（孔繁瑶，2010）。

消化道线虫都可经消化道感染宿主，侵入肠道黏膜感染宿主，这个过程有的简单，有的复杂。目前，大多数线虫感染肠上皮细胞的机制不清楚。毛首线虫的感染性虫卵（内含感染幼虫）进入宿主体内以后，在十二指肠中孵化，脱壳的幼虫移行到盲肠，附着在黏膜上，发育为成虫。猪蛔虫的感染性虫卵经口感染终末宿主后，虫卵在小肠中孵化，幼虫即钻入肠壁血管，随血流到达肝脏。此后经心脏转入肺，在那里蜕化两次，然后由细支气管上行，经气管和咽，重新返回小肠，再经一次蜕化后发育为成虫。在旋毛虫感染和致病过程中，非常重要的一步就是旋毛虫感染性幼虫阶段，含有旋毛虫感染性第 1 期幼虫的肌肉或肉食品被新宿主摄食后，在胃内由胃蛋白酶消化掉肌肉组织及包囊而被释放出来。感染性第 1 期幼虫被消化释放出来后，在极短时间内结合到小肠绒毛上，然后在某些因子的作用下迅速进入由 117 个小肠柱状上皮细胞组成的细胞龛内。其进入多细胞龛后，宿主柱状上皮细胞不仅不裂解，反而扩张，并且细胞膜融合形成合胞体容纳感染性第 1 期幼虫。目前，感染性第 1 期幼虫钻入柱状上皮细胞的机制还不清楚（刘相叶，2009）。

二、肠道线虫黏膜免疫特点

线虫感染后肠分泌物中特异性 IgA 水平和局部黏膜组织分泌 IgA 细胞数量增加。免疫绵羊后用蛇形毛圆线虫（*T. colubriformis*）攻击，可引起小肠固有层分泌 IgA 细胞数量升高。研究发现，局部抗捻转血矛线虫（*H. contortus*）IgA 升高与自愈反应有短暂的相关。感染捻转血矛线虫的成年绵羊，当再次感染同种虫体后，胃淋巴结和真胃黏膜分泌 IgA 的细胞数量和 IgA 水平明显升高。对捻转血矛线虫有遗传抗性的与随机配种的绵羊比较，其血清和粪便浸出物中 IgA 水平更高，并在真胃黏膜中有更多的分泌 IgA 抗体细胞，且两种遗传型的绵羊，血清和粪便中 IgA 水平与粪便虫卵数呈负相关。对牛胃肠道线虫的免疫应答反应研究发现，先前感染过奥斯特线虫（*S. osteragia*）的犊牛，再次感染后黏膜 IgA 与抗性关系密切，真胃黏膜中特异性 IgA 与粪便虫卵数和每条雌虫的虫卵量为显著的负相关。这表明在真胃中 IgA 局部应答与虫体繁殖力的降低有关。

肠道线虫感染还伴有典型的 IgE 和 IgG 升高，多年来二者一直被作为抵抗寄生虫的效应分子，因为用免疫血清治疗可以获得转移免疫。对初次用于试验的受体鼠用免疫血清治疗，小鼠对成虫阶段的旋毛虫的免疫性显著增加，但是这必须与感染 8 天后供体鼠肠系膜淋巴结细胞同时转移治疗才有效。同样在感染旋毛虫的大鼠中，被动转移免疫血清和免疫细胞后，对新生幼虫的杀害作用很明显，因为肌幼虫的负荷降低了，但是单独转移免疫血清或免疫细胞后都没有效果。相似地，将感染后第 28 天收集的血清和感染后第 3～5 天收集的胸导管淋巴细胞转移到首次用于试验的大鼠，可使其获得对感染性肌幼虫的快排能力，但是单独用其中任何一种都不会使大鼠获得快排能力，即使大量应用免疫血清或免疫细胞。感染后第 28 天最为重要的 Ig 亚型是 IgE，在被动转移胸导管淋巴细胞后，再用纯化的 IgE（183μg/只）转移大鼠，可使其获得快速排虫的能力，但是在被动转移胸导管淋巴细胞后，再转移任何一种纯化的 IgG 亚群，即使用量高达 35mg/只也不能获得快速排虫能力。对鼠鞭虫的研究也证明了抗体在抵御胃肠道寄生虫中的必要作用。感染后第 0～3 天转移免疫血清加速了虫体的清除，但是感染后第 7～8 天再转移免疫血清并不能增强虫体的清除，并且无论在感染早期还是晚期转移淋巴结细胞都会加速虫体清除。

肠道线虫感染会引起强烈的 Th2 介导的免疫应答，如嗜酸性粒细胞和肠道肥大细胞增多，IgE 水平升高。Th2 细胞与细胞外免疫有关，其主要功能为清除机体寄生虫感染，可产生 IL-4、IL-5、IL-9、IL-10 等重要细胞因子（Fujiwara et al.，2006）。定居在固有层的 $CD4^+$ Th2 细胞分泌多种 Th2 型细胞因子，如 IL-4、IL-5、IL-9、IL-10 和 IL-13，在黏膜免疫中发挥重要作用。IL-5 主要调节 IgE 产生及对肠道寄生虫进行嗜酸性粒细胞应答，它是寄生虫免疫驱除过程中激活效应细胞的主要调节因子，可活化嗜酸性粒细胞，增强其杀虫活性。IL-18 和 IL-2 协同作用，可活化肠道黏膜中的肥大细胞，加速肠道内线虫的排出。IL-4 和 IL-13 可促进对胃肠道线虫的保护性免疫，而 IL-12 和 IFN-γ（Th1 型细胞分泌的细胞因子）有助于寄生虫在体内生存。

感染线虫可抑制 Th1 介导的免疫反应，肠道内的炎症反应也受到抑制。这一方面有利于寄生虫的繁殖，另一方面也有利于宿主本身降低肠炎的发病率，减轻肠炎的危害。$CD4^+$ T 细胞有 $CD25^+$ $CD4^+$和 $CD25^-$ $CD4^+$两种 T 细胞亚群，而 $CD25^+CD4^+$T 细胞能分泌 IL-10。IL-10 则通过影响 CD40 配基化抑制了 DC 所分泌的 IL-12，使 Th1 型免疫应答受损，有助于诱导 Th2 型免疫应答。

三、肠道线虫的黏膜免疫策略

目前线虫疫苗类型主要是辐射致弱活疫苗，经消化道免疫接种致弱的感染性幼虫，模仿自然感染，刺激机体产生免疫应答。目前有 3 种疫苗用于商业生产，这 3 种疫苗是寄生于牛肺的胎生网尾线虫（*Dictyocaulus viviparus*）疫苗、寄生于牛羊肺的丝状网尾线虫（*Dictyocaulus filaria*）疫苗和犬钩虫（*Ancylostoma caninum*）疫苗。抗牛胎生网尾线虫的辐照幼虫疫苗是第一个公认的最有效的抗寄生虫疫苗，该疫苗现已上市。Jarrett 等（1960）发现两个剂量辐照致弱的幼虫对虫体的攻击感染保护力达 98%以上，在欧洲控制牛的寄生性支气管炎效果明显。丝状网尾线虫疫苗自 1965 年首次报道后，东欧、中东、北亚等许多国家都有生产，1971 年在印度用该疫苗成功地控制了此病。前两种都是抗牛羊肺线虫的疫苗，商品化的抗消化道线虫的疫苗只有抗犬钩虫疫苗，该疫苗是 1973 年美国生产的，虽然技术上取得了成功，但因为商业的原因并未成为有利可图的产品，1975 年已停止生产（耿辉，2000；李国清，1995）。一些学者对其他肠道线虫的致弱疫苗也进行了研究。Cabrera 等用10krad① ^{60}Co 照射的肌幼虫经口免疫猪，诱导的减虫率达 96. 72%

① 1rad=10^{-2}Gy。

（崔晶等，2005）。Nakayama 等（1998）用经短波紫外照射后的布氏旋毛虫（*Trichinella britovi*）肌幼虫经口接种小鼠，可产生明显的免疫力。

寄生在反刍动物皱胃的线虫，通过口服能诱导皱胃和淋巴结显著的黏膜应答反应（Balic et al.，2000）。

猪蛔虫也是一种危害养猪业的寄生虫，Marbella 等（1989）应用不同接种剂量和接种时间给仔猪口服接种猪蛔虫卵。结果发现，单次接种猪蛔虫卵的猪中能够检测到免疫球蛋白分泌细胞显著增加。在 2～10 天感染 10 000～20 000 蛔虫卵的猪中能够检测到 IgM 分泌细胞显著增加。每 8～10 天接种高数目的虫卵能够引起 IgA 分泌细胞显著增加。IgA 分泌细胞和 IgM 分泌细胞在感染猪的空肠黏膜比十二指肠和回肠要高得多（Marbella and Gaafar，1989）。表明猪蛔虫可能通过口服免疫进行预防。

第四节　片形吸虫在小肠的黏膜免疫反应和黏膜免疫机制

肝片形吸虫（*Fasciola hepatica*）和大片形吸虫（*Fasciola giganica*）引起的片形吸虫病是反刍动物的一种常见的寄生虫病。该虫体寄生于牛、羊等反刍动物的肝脏胆管中，也能寄生于人体，能引起肝炎和胆管炎，并伴有全身性中毒现象和营养障碍，危害相当严重，尤其对幼畜和绵羊，可引起大批死亡。在其慢性病程中，使动物瘦弱，发育障碍，耕牛耕作能力下降，乳牛产奶量减少，毛、肉产量减少且质量下降，给畜牧业带来了巨大的经济损失，据报道，每年全世界造成农业和商业的损失达 20 亿美元。牛群感染率在非洲达 30%～90%；泰国东部及北部多达 85%以上，印度尼西亚达 25%～90%。我国各地区、各种动物感染率不同，高的可达 90%～100%，低的也在 8%～15%。全世界除 6 亿动物被感染外，还有 240 万人被感染，1.8 亿人受到此病的威胁（Spithill et al.，1999；黄维义和沈阳，2003）。

一、片形吸虫在体内的生活周期及感染特点

肝片吸虫的发育需要一个淡水螺作为它的中间宿主，在我国主要为小土窝螺（*Galba pervia*）和斯氏萝卜螺（*Radix swinhoei*）。其发育过程经历虫卵、毛蚴、胞蚴、雷蚴、尾蚴和囊蚴各期。

成虫寄生于动物肝脏胆管内，产出虫卵随胆汁入肠腔，经粪便排出体外。虫卵在适宜的温度（25～26℃）、氧气、水分及光照条件下，经 11～12 天出毛蚴。毛蚴游动于水中，遇到适宜的中间宿主如淡水螺，即钻入其体内。毛蚴在螺体内，经无性繁殖发育为孢蚴、雷蚴和尾蚴，其发育期的长短与外界温度、湿度与营养条件有关，如温度适宜，在 22～28℃时需经 35～38 天，从螺体逸出尾蚴；若条件不适宜，则发育为两代雷蚴，在螺体发育的时间更长。侵入螺体内的一个毛蚴，经无性繁殖，最后可产生百个到数百个尾蚴。尾蚴游动于水中，经 3～5min 便脱掉尾部，以其成囊细胞分泌的分泌物将体部覆盖，黏附于水生植物的茎叶上或浮游于水中而成囊蚴。牛、羊吞食含囊蚴的水或草而受到感染。囊蚴于动物的十二指肠脱囊而出，童虫穿过肠壁进入腹腔，后经肝包膜钻入肝脏。在肝实质中的童虫，经移行后到达胆管，发育为成虫。也有人认为童虫可经肠系

膜静脉或经总胆管而进入肝脏。潜隐期需 2～3 个月。成虫以红细胞为养料，在动物体内可存活 3～5 年（孔繁瑶，2010）。

二、片形吸虫黏膜免疫特点

牛、羊感染肝片吸虫的主要方式是吞食含囊蚴的水或草，囊蚴穿过小肠移行到寄生部位发育为成虫，因此，肠道黏膜免疫在抗片吸虫感染中起到重要的作用。由于肝片吸虫的成虫主要寄生在肝脏，小肠只是囊蚴穿过的部位，有关囊蚴对小肠的免疫反应报道很少。

三、片形吸虫的黏膜免疫策略

化学药物治疗目前仍然是控制片形吸虫感染的主要方法。但化学药物一方面费用较高，另一方面已经产生耐药虫株。部分学者一直致力于疫苗免疫的研究，通过消化道或呼吸道进行黏膜免疫是抗肝片吸虫免疫的一个发展方向。20 世纪 60～70 年代大多用辐射致弱的囊蚴经消化道接种动物，用 γ 射线致弱囊蚴经口免疫大鼠，保护率分别达 50%和 80%，免疫兔子、绵羊、小鼠效果却不明显。免疫牛也能得到高的保护率。用辐射致弱的大片形吸虫的囊蚴免疫绵羊或牛能很强地抵抗大片形吸虫的感染，但用相同的方法不能使绵羊对肝片形吸虫的感染有抵抗力（黄维义和沈阳，2003）。Bitakaramire 等用 γ 射线辐射致弱的大片形吸虫囊蚴通过消化道免疫牛能产生 98%的保护率，将用辐射致弱的肝片形吸虫囊蚴免疫过的绵羊淋巴样细胞移植到未感染过肝片形吸虫的绵羊身上，后者能对肝片形吸虫的攻击产生抵抗力。此外将这种致敏羊的血清移植到鼠身上后也能抵抗肝片形吸虫的感染（Bitakaramire et al.，1973）。

20 世纪 80 年代后的黏膜免疫多集中在亚单位疫苗和 DNA 疫苗的研究上。L-组织蛋白酶（cathepsin L，Cat L）属于半胱氨酸家族，研究表明，L-组织蛋白酶在肝片吸虫穿透宿主组织、采食及免疫逃避中都发挥着重要作用（Dalton et al.，2003），部分学者将 Cat L 作为肝片吸虫疫苗的候选抗原进行研究，用 Cat L 重组蛋白或者 Cat L 抗原 cDNA 经口或经鼻腔黏膜接种动物，取得了较为理想的免疫保护效果。Kesik 等（2007）用重组 L-组织蛋白酶包涵体蛋白对小鼠经口进行肠道黏膜免疫，攻虫试验表明，用该蛋白进行肠道免疫可以给小鼠提供 70%～80%的减虫率。在 Wedrychowicz 等(2007)的试验中，用 500μg 肝片吸虫半胱氨酸蛋白酶（cysteine proteinase，CPFhW）重组蛋白经鼻腔黏膜接种犊牛两次，可使动物的荷虫数减少 54.2%，用 300μg CPFhW 重组蛋白经鼻腔黏膜接种羔羊 3 次，可使动物的荷虫数减少 56.5%。Wedrychowicz 等（2003）用含肝片吸虫半胱氨酸蛋白酶（cysteine proteinase，CP）cDNA 的重组质粒经鼻腔黏膜接种小鼠，可诱导 61%～75%的减虫率。另外，还有肝片吸虫可食用疫苗的研究，将肝片吸虫保护性抗原基因转入紫花牧草中，得到稳定表达的转基因牧草，以此研究肝片吸虫可食疫苗（黎万奎，2003）。

第五节　鸡球虫在小肠的黏膜免疫反应和黏膜免疫机制

鸡球虫包括艾美球虫属（*Eimeria*）的 9 种球虫，分别为柔嫩艾美尔球虫（*E. tenella*）、毒害艾美尔球虫（*E. necatrix*）、堆型艾美尔球虫（*E. acervulina*）、巨型艾美尔球虫（*E. maxima*）、布氏艾美尔球虫（*E. branetti*）、早熟艾美尔球虫（*E. praecox*）、缓艾美尔球虫（*E. mitis*）及尚未被普遍认可的哈氏艾美尔球虫（*E. hagani*）、变位艾美尔球虫（*E. mivati*）。雏鸡感染球虫后，大量肠上皮细胞受损而导致出血，严重者引起死亡，死亡率可高达 80%。全世界养鸡业因球虫病（avian coccidiosis）造成的损失大约 30 亿美元（Shirley et al.，2004），主要包括用于预防和治疗的费用，因球虫病可造成鸡死亡、代谢障碍、饲料转化率降低、生长速度受损（肉仔鸡）、产蛋率下降（产蛋鸡）等损失。目前，鸡球虫病的防治主要依靠药物预防，但药物预防存在着产生耐药性虫株、药物残留、环境污染及新药开发费用高等缺点，这样就迫使人们寻求用免疫预防的途径来防治鸡球虫病。鸡球虫感染的第一个靶细胞就是肠道上皮细胞，因此，口服免疫是防御鸡球虫感染的最佳途径。

一、鸡球虫在体内的发育史及感染特点

鸡球虫的发育史包括胞内和胞外两个阶段。每个阶段都有不同的虫体形式（Hammond，1982）。不同鸡种球虫的发育过程稍有差异，用柔嫩艾美尔球虫 7 天的生活周期可说明球虫的典型生活史。当鸡通过饲料和饮水摄食了孢子化卵囊后，进入肌胃中的卵囊，通过机械和酶的作用，卵囊壁和孢子壁破裂，释放出子孢子，由于小肠中的胰蛋白酶和胆汁的作用，子孢子的释放得到了促进。释放出来的子孢子被肠内存物带到盲肠，子孢子首先进入表层上皮细胞，再通过基底膜到达固有层，在上皮细胞内进行裂殖生殖（schizogony），这时虫体称为裂殖体（schizont）。一个裂殖体分裂成大约 900 个第 1 世代的裂殖子（merozoite），这时宿主细胞即遭破坏，裂殖子进入肠腔，每一个第 1 世代裂殖子进入一个新的上皮细胞，它们在上皮细胞核与游离缘之间，也有许多在基底膜下的固有层中，发育为第 2 代裂殖体，其后每个裂殖体分裂为 200～350 个第 2 代裂殖子，并再度破坏宿主细胞而进入肠腔，有一些第 2 代裂殖子再次进入上皮细胞进行第 3 代裂殖生殖，每个裂殖体生成 4～30 个第 3 代裂殖子。大多数第 2 代裂殖子在上皮细胞内发育为大配子体（macrogametocyte）和小配子体（microgametocyte），小配子体离开宿主细胞，进入含大配子体的细胞，使大配子体受精成为合子（zygote）。合子周围形成一厚壁，合子即变为卵囊（oocyst）。宿主细胞破裂后，卵囊随宿主的排泄物排出体外，第 1 批卵囊排出宿主体外的时间大约在感染后第 7 天。卵囊排入外界环境中，在适宜的温度、湿度和有充足氧气的条件下，卵囊内形成 4 个孢子囊，每个孢子囊内有 2 个子孢子，即成为感染性卵囊（孢子化卵囊）。

球虫的发育史十分复杂，在鸡体内需进行裂殖生殖和配子生殖，在体外需进行孢子生殖。在成熟的孢子化卵囊中含有 4 个孢子囊，每个孢子囊中含有 2 个子孢子。当孢子化卵囊被鸡吞食后，在肌胃中通过机械作用和酶作用，卵囊壁和孢子囊破裂，释放出子

孢子。由于小肠黏膜上皮细胞胰蛋白酶和胆汁的作用，加上高浓度的 CO_2，可促进子孢子从肠黏膜上皮细胞中释放。不同种鸡球虫寄生于肠道的不同部位，这说明子孢子在侵入时能识别不同的宿主细胞结构。感染后不久，便可见子孢子侵入肠道上皮细胞。有的球虫，如 *E. branetti* 就在入侵部位发育，其他球虫，如 *E. tenella*、*E. necatrix*、*E. acervulina*、*E. maxima* 在肠腺上皮细胞中发育。影响子孢子入侵的因素很多，包括宿主免疫状态和遗传背景。

一些鸡的艾美耳球虫可被宿主细胞从入侵部位运输到发育部位。例如，*E. necatrix* 子孢子从固有层转移到肌层，中途被巨噬细胞吞噬；*E. acervulina* 被宿主的巨噬细胞吞噬，而后转移到肠腺中。这种在宿主中运输的细胞是否是巨噬细胞尚未确证。*E. tenella* 子孢子被上皮内淋巴细胞从表面上皮细胞转运到肠腺中。组织中见到的自由子孢子很少，上皮内淋巴细胞中也没有见到滋养体或裂殖体（蒋金书，2000）。

二、鸡球虫黏膜免疫特点

动物感染 *Eimeria* spp.后能在全身和黏膜处产生抗虫特异性抗体（Rose et al.，1984；Lillehoj et al.，1987b；Nash and Speer，1988；Hughes et al.，1989）。尤其是在胆汁和肠道的冲洗液中检测到分泌型 IgA（Lillehoj et al.，1987b；Rose et al.，1984）。在接种球虫卵囊后 1 周就可以分别在循环和胆汁中检测到球虫特异性 IgG 和 IgA，随后在 8～14 天达到高峰，并可持续 2 个月（Lillehoj et al.，1987b）。*E. tenella* 特异性血清 IgM 在感染后 17 天达到峰值（Girard et al.，1999）。在 *E. tenella* 或 *E. acervulina* 感染鸡的肠道中可检测到 SIgA，但用 *E. tenella* 或 *E. acervulina* 攻毒后并无 SIgA 的记忆反应。应用 *E. acervulina* 感染后 1 周检测到特异性 IgM，2 周后十二指肠和盲肠中特异性 IgG 和 IgA 含量明显升高；应用 *E. tenella* 感染后在盲肠和十二指肠能检测到特异性的 IgM 和 IgG，但仅在盲肠能检测到 IgA；两种虫体寄生部位的特异性抗体水平明显高于未寄生部位（李国清和谢明权，2007）。

SIgA 可黏附在球虫表面，经直接阻碍、空间位阻、诱导结构变化和（或）降低活力等方式阻止其与上皮细胞结合。此外，SIgA 也可直接作用于子孢子（sporozoite）或裂殖子（merozoite），阻止其侵入和在细胞内的发育，研究发现，胆汁中 SIgA 浓度与肠道中子孢子数量相关，说明 SIgA 对子孢子有抑制作用（Rose and Hesketh，1987）。用 *E. tenella* 免疫鸡的盲肠内容物的提取液作用于子孢子，再将此子孢子接种于鸡肾细胞，以子孢子侵入力为标准，与对照组相比，其活性明显降低，证明提取液中含有 SIgA，SIgA 由盲肠黏膜上皮组织的浆细胞产生。近年来研究证明，雏鸡初次感染 *E. maxima* 后，盲肠扁桃体中 T 细胞数量显著增多，表明肠道组织的局部免疫在抗球虫感染中具有重要作用。Smith 等报道，种蛋鸡感染 *E. maxima* 后，卵黄中含有抗 *E. maxima* 的 IgA 抗体，可使雏鸡获得抗同源 *E. maxima* 感染的母源免疫力。

细胞免疫在鸡球虫感染中发挥重要的作用（Lillehoj and Trout，1993，1994）。T 细胞是抗鸡球虫感染的主要免疫效应细胞。$CD4^+$T 细胞是诱导黏膜免疫的主要细胞群。很多试验证明 T 细胞及细胞因子对抵抗鸡球虫感染极其重要（Rose and Hesketh，1979，1982；Wakelin et al.，1993）。IL-17 家族的细胞因子对抵抗鸡球虫感染也起一定作用（Min and Lillehoj，2002；Hong et al.，2008；Kim et al.，2012）（见第四章第四节）。$CD4^+$T 细胞的保护性免疫作用是通过释放淋巴因子和激活单核吞噬细胞、自然杀伤细胞等引起以细胞浸润为主的迟发性超敏反应而实现的。研究发现，在*E. acervulina*感染鸡十二指肠中，$CD4^{+}$T细胞数明显增加。

$CD8^{+}$T细胞在抗球虫感染中也具有非常重要的作用。在球虫的初次感染中细胞毒性T细胞就很快表达CD8细胞表面抗原，激发适应性免疫反应（Lillehoj and Bacon，1991；Breed et al.，1996，1997）。大量激活的细胞毒性T细胞产生能抑制寄生虫胞内寄生的前炎性因子干扰素-c（IFN-c）（Choi et al.，1999；Lillehoj and Choi，1998）。选择性地用抗$CD8^{+}$T细胞的单克隆抗体清除$CD8^{+}$T细胞后，再次感染时鸡的卵囊产量增加。Lillehoj研究发现，$CD8^{+}$T细胞清除，鸡对*E. tenella*和*E. acervulina*再次感染的抵抗力下降，其主要原因是在第一次球虫免疫后的分化增殖过程中，部分$CD8^{+}$T细胞停留在分化的中间阶段不再分化，而成为记忆细胞，当再次遇到相同球虫时无需$CD4^{+}$T细胞的刺激就可直接活化，并迅速增殖，发挥免疫效应，杀灭感染球虫的靶细胞，成为抵抗再次感染的主力。因此，$CD8^{+}$T细胞作为细胞毒性T细胞，在球虫的再次感染中发挥着重要作用。$CD8^{+}$T细胞可识别MHC I类抗原复合物，而肠黏膜上皮细胞则充当抗原呈递细胞，从而增加$CD8^{+}$T细胞的作用。被激活的$CD8^{+}$T细胞又可释放γ-干扰素（IFN-γ）和肿瘤坏死因子（TFN）等，进而在鸡球虫保护性免疫中发挥作用。在遭受高剂量的*E. acervulina*攻击时，鸡十二指肠内的$CD4^{+}$T细胞基本没有变化，$CD8^{+}$T细胞有明显的增殖，推测$CD8^{+}$T细胞也可能在急性感染中发挥重要作用；但在低剂量的*E. acervulina*攻击时，T细胞增殖不显著。

三、鸡球虫的黏膜免疫策略

鸡球虫进入体内感染的第一个靶组织就是肠道，而且鸡感染球虫后可产生特异性的循环抗体和黏膜分泌抗体，但体液免疫对球虫的保护作用很弱，而T淋巴细胞介导的免疫，尤其是肠道黏膜的上皮内淋巴细胞和固有层淋巴细胞在球虫的获得性免疫中起主导作用。因此，通过口服疫苗进行消化道黏膜免疫是鸡球虫预防的主要免疫策略。经口腔感染低剂量的球虫活疫苗后，球虫卵囊能循环地在鸡只体内繁殖，并排出新的卵囊于垫料中，鸡只从垫料中可获得再次免疫，如此经过几次生活史循环，就可以产生很好的保护性免疫，即鸡在低剂量球虫感染状况下，逐步建立免疫力，以抵抗现场强毒虫株的侵袭。

*Eimeria*免疫也可以影响子孢子入侵。攻毒6h后，*E. tenella*免疫的鸡肠道细胞内子孢子减少50%。其机制与鸡黏膜中产生的特异性抗体有关，抗体可直接阻止子孢子入侵，或促进肠道中子孢子的破坏。但是，人们已观测到*E. tenella*排出免疫复合物，而且从免疫鸡的盲肠中提取的子孢子，转移入非免疫鸡后，发育正常。相反，与对照组相比，*E. acervulina*免疫鸡的细胞内子孢子数增加11%，但是这些子孢子并不发育，这说明免疫影响进一步发育，而不仅仅是影响子孢子入侵。同时，这些结果中的差异也表明鸡球虫种类及寄生部位可影响免疫抑制。

球虫活疫苗包括强毒活疫苗和弱毒活疫苗，目前，世界上注册的鸡球虫活疫苗包括：美国生产的强毒活疫苗“Coccivac”，加拿大生产的强毒活疫苗“Immucox”，英国生产的弱毒活疫苗“Paracox”，捷克注册的弱毒活疫苗“Livacox”。国内已有 3 种球虫疫苗获得了新兽药证书。最早获得该证书的是双重致弱（DLV）三价苗（2001），由中国农业科学院上海兽医研究所研制，该疫苗虫株为核酸诱变剂（NTG）和紫外线双重致弱虫株，含有 *E. tenella*、*E. acervulina* 和 *E. maxima*。北京农学院段嘉树等研制的三价和四价弱毒活疫苗于 2004 年获得，该三价活疫苗由 *E.acervulina* 野生型和 *E.tenella*、*E.maxima* 早熟株卵囊组成，四价苗多加了 *E. necatrix* 早熟株卵囊。佛山市正典生物技术有限公司研发了四价活疫苗，该疫苗由 *E. tenella*、*E. acervulina*、*E. maxima* 和 *E. necatrix* 组成，2007 年获得新兽药证书，并于 2008 年正式获得农业部颁发的生产许可证和产品批准文号。国内其他单位对鸡球虫活疫苗进行了研究，中国农业大学推出 *E.tenella*、*E.necatrix*、*E. maxima* 和 *E. acervulina* 4 个种的混合活疫苗，随后又研制出了上述 4 个种的早熟弱毒苗。河北省畜牧兽医研究所张勤等用 *E. tenella*、*E. acervulina* 和 *E. maxima* 的早熟株制成弱毒活疫苗。以上疫苗均具有很好的保护性能。

球虫活疫苗可以刺激机体产生坚强有效的免疫力，然而这类疫苗制作烦琐，不易保存，又存在着易散毒、毒力恢复或增强等问题。应用现代生物技术构建的基因工程疫苗进行肠道黏膜免疫可克服传统疫苗的上述缺点，因此成为疫苗发展的新方向。Du 和 Wang（2005）利用减毒沙门氏菌为载体传递 *E. tenella* DNA 疫苗进行肠道黏膜免疫，发现携带 *E. tenella 5401* 基因的重组 ZJ111/ pcDNA3-540l 菌既能诱导产生抗 *E.tenella* 抗体，也能显著增强淋巴细胞增殖水平，其抗球虫指数为 164.98。丁熙成和黄家风（2002）用 *E. tenella so7* 基因构建成 pThioHis-so7 表达载体并转化入大肠杆菌，用表达蛋白或活菌经口免疫鸡 3 周后，再用柔嫩艾美耳球虫攻虫，盲肠相对卵囊数减少了 58.85%，鸡的相对增重率增加 80.50%。秦睿玲等（2004）用 *E. tenella* *λMzp5-7* 基因在大肠杆菌中的表达产物，经肌注菌体纯化蛋白和口服工程活菌，攻虫试验结果显示，口服免疫组动物的增重、抗体产生及细胞免疫水平均优于肌注免疫组。

此外，血吸虫（*Schistosoma japonicuma*）病是一种历史悠久、分布面广、对人类健康危害严重的人兽共患寄生虫病。血吸虫能通过皮肤进入机体，继而移行到肺，然后定居在肠系膜静脉（*S. mansoni*、*S. japonicum*）或膀胱静脉（*S. haematobium*）中，变成成虫后产生大量的卵，最后卵移行到肠道或膀胱。尽管血吸虫并不通过消化道感染，但大量的卵可定植在小肠。局部免疫形成的免疫力可抵抗虫体和卵的移行。所以通过口服免疫可在一定程度上防御血吸虫的感染，如一些学者利用血吸虫的 smGST28、SjGST26 及日本血吸虫副肌球蛋白等进行黏膜免疫，诱导动物产生局部黏膜免疫应答和全身免疫应答（Akhiani et al.，1997；Yang et al.，1997；Sun et al.，1999）。陈永军等（1997）利用 SWAP 以壳聚糖作载体口服免疫诱导小鼠产生了显著抗日本血吸虫攻击感染的保护力。

参 考 文 献

陈永军，叶萍，李浩，等. 1997. 口服抗原疫苗预防小鼠日本血吸虫病的初步试验. 中国兽医寄生虫病，4: 002.

陈兆国，史天卫，汪明. 1998. 哺乳动物隐孢子虫感染的细胞免疫体液免疫研究进展. 中国人兽共患病杂志, 14(6): 53-57.
丛华, 古钦民, 周怀瑜, 等. 2005. 小鼠口服弓形虫 DNA 混合疫苗的免疫保护反应. 中国寄生虫学与寄生虫病杂志, 23(3): 159-162.
崔晶, 王中全, 李雍龙. 2005. 旋毛虫病疫苗. 国外医学: 寄生虫病分册, 31(5): 216-222.
丁熙成, 黄家风. 2002. so7 在大肠杆菌中的表达及表达蛋白和活菌对 *Eimeria tenella* 的免疫保护. 石河子大学学报: 自然科学版, 6(2): 95-97.
丁宜宝. 2008. 兽用疫苗学. 北京: 中国农业出版社: 510.
耿辉. 2000. 控制家畜蠕虫感染的照射疫苗. 国外医学: 寄生虫病分册, 27(1): 22-25.
何宏轩, 张西臣. 2002. 微小隐孢子虫 CP15/60—DNA 滴鼻免疫小鼠诱导的黏膜与系统免疫反应. 中国农业大学学报, 7(5): 112-116.
何宏轩, 赵权. 2002. 微小隐孢子虫核酸疫苗的研究. 吉林农业大学学报, 24(3): 75-79.
黄复深, 易新元. 2003. 重组日本血吸虫铁蛋白粘膜免疫诱导小鼠保护力的研究. 中国寄生虫学与寄生虫病杂志, 21(1): 37-41.
黄复深, 易新元. 2004. 寄生虫的黏膜免疫研究进展. 国外医学: 寄生虫病分册, 31(3): 105-108.
黄维义, 沈阳. 2003. 抗片形吸虫疫苗研制进展. 中国兽医杂志, 12: 19.
蒋金书. 2000. 动物原虫病学. 北京: 中国农业大学出版社: 133-165.
孔繁瑶. 2010. 家畜寄生虫学. 2 版. 北京: 中国农业大学出版社: 371-374.
黎万奎. 2003. 肝片吸虫保护性抗原基因 FH3 转基因苜蓿可食疫苗初步研究. 成都: 四川大学硕士学位论文.
李国清, 谢明权. 2007. 高级寄生虫学. 北京: 高等教育出版社: 237-244.
李国清. 1995. 抗动物寄生虫的免疫预防(下). 国外畜牧科技, 22(5): 48-52.
李润花, 孟晓丽, 王海龙, 等. 2010. 不同剂量霍乱毒素联合弓形虫ESA小鼠鼻内免疫的佐剂效应. 中国病原生物学杂志, 5(10): 721-724.
李润花, 殷丽天, 孟晓丽, 等. 2011. 霍乱毒素联合弓形虫排泄-分泌抗原鼻内免疫小鼠诱导的 GALT 和 NALT 黏膜免疫应答. 中国病原生物学杂志, 6(4): 265-268.
刘红丽, 韩剑峰, 殷国荣, 等. 2005. 经口感染弓形虫诱导小鼠黏膜免疫动物模型的建立. 中国血吸虫病防治杂志, 17(003): 207-210.
刘美娜, 殷国荣, 孟晓丽, 等. 2010. 弓形虫 STAg 不同途径免疫小鼠诱导的黏膜免疫和系统免疫应答动态变化. 中国病原生物学杂志, 5(4): 266-269.
刘相叶. 2009. 旋毛虫与宿主肠黏膜上皮细胞相互作用蛋白的筛选. 长春: 吉林大学硕士学位论文.
刘延庆, 刘晋平, 殷国荣, 等. 2009. STAg 不同途径免疫对小鼠弓形虫感染保护作用. 中国公共卫生, 25(1): 71-72.
刘阳, 殷丽天, 孟晓丽, 等. 2011. 弓形虫 STAg 联合 IFN-γ 佐剂滴鼻免疫小鼠诱导不同黏膜部位抗体水平动态观察. 中国病原生物学杂志, 6(2): 125-128.
秦睿玲, 张西臣, 李建华, 等. 2004. 柔嫩艾美耳球虫 GZ 株 λMzp5-7 重组抗原的免疫保护性实验. 热带医学杂志, 3(4): 407-410.
申金雁, 殷国荣, 刘红丽, 等.2011. 刚地弓形虫 STAg 鼻内免疫小鼠诱导小肠 IgA 分泌细胞数量及 sIgA 水平动态变化. 中国寄生虫学与寄生虫病杂志, 28(6): 411-415.

殷国荣, 孟晓丽, 马广源, 等.2007. 弓形虫复合黏膜疫苗鼻内免疫小鼠抵抗弓形虫感染作用的观察. 中国寄生虫学与寄生虫病杂志, 25(4): 290-294.

殷丽天, 曹蕾, 王海龙, 等. 2011. 重组弓形虫热休克蛋白 70 鼻内及皮下免疫小鼠诱导的免疫应答比较. 中国生物制品学杂志, 24(6): 689-692.

Adjei A A, Jones J T, Enriquez F J. 2000. Differential intra-epithelial lymphocyte phenotypes following *Cryptosporidium parvum* challenge in susceptible and resistant athymic strains of mice. Parasitology International, 49(2): 119-129.

Adjei A A, Jones J T, Riggs M W, et al. 1999. Evidence of thymus-independent local and systemic antibody responses to *Cryptosporidium parvum* infection in nude mice. Infection and Immunity, 67(8): 3947-3951.

Akhiani A A, Nilsson L A, Ouchterlony O. 1997. Intranasal administration of *Schistosoma mansoni* adult worm antigen in combination with cholera toxin induces a Th2 cell response. Parasite Immunology, 19(4): 183-190.

Balic A, Bowles V M, Meeusen E N. 2000. The immunobiology of gastrointestinal nematode infections in ruminants. Advances in Parasitology, 45: 181-241.

Benson A, Pifer R, Behrendt C L, et al. 2009. Gut commensal bacteria direct a protective immune response against *Toxoplasma gondii*. Cell Host Microbe, 6(2): 187-196.

Bierly A L, Shufesky W J, Sukhumavasi W, et al. 2008. Dendritic cells expressing plasmacytoid marker PDCA-1 are Trojan horses during *Toxoplasma gondii* infection. Journal of Immunology(Baltimore, Md. : 1950), 181(12): 8485-8491.

Bitakaramire P K. 1973. Preliminary studies on the immunization of cattle against fascioliasis using gamma-irradiated metacercariae of *Fasciola gigantica*. *In*: Isotopes and Radiation in Parasitology Ⅲ. International Atomic Energy Agency, Vienna: 23-32.

Breed D G, Dorrestein J, Vermeulen A N. 1996. Immunity to eimeria tenella in chickens: phenotypical and functional changes in peripheral blood T-cell subsets. Avian Diseases, 40(1): 37-48.

Breed D G, Schetters T P, Verhoeven N A, et al. 1997. Characterization of phenotype related responsiveness of peripheral blood lymphocytes from *Eimeria tenella* infected chickens. Parasite Immunology, 19(12): 563-569.

Buzoni-Gatel D, Debbabi H, Mennechet F J D, et al. 2001. Murine ileitis after intracellular parasite infection is controlled by TGF-beta-producing intraepithelial lymphocytes. Gastroenterology, 120(4): 914-924.

Buzoni-Gatel D, Debbabi H, Moretto M, et al. 1999. Intraepithelial lymphocytes traffic to the intestine and enhance resistance to *Toxoplasma gondii* oral infection. Journal of Immunology(Baltimore, Md. : 1950), 162(10): 5846-5852.

Chai J Y, Guk S M, Han H K, et al. 1999. Role of intraepithelial lymphocytes in mucosal immune responses of mice experimentally infected with *Cryptosporidium parvum*. The Journal of Parasitology, 85(2): 234-239.

Chardes T, Bourguin I, Mevelec M N, et al. 1990. Antibody responses to *Toxoplasma gondii* in sera, intestinal secretions, and milk from orally infected mice and characterization of target antigens. Infection and Immunity, 58(5): 1240-1246.

Chardes T, Bout D. 1993. Mucosal immune response in toxoplasmosis. Research in Immunology, 144(1): 57-60.

Chardes T, Buzoni-Gatel D, Lepage A, et al. 1994. *Toxoplasma gondii* oral infection induces specific cytotoxic CD8 alpha/beta+ Thy-1+ gut intraepithelial lymphocytes, lytic for parasite-infected enterocytes. Journal of Immunology(Baltimore, Md. : 1950), 153(10): 4596-4603.

Chardes T, Velge-Roussel F, Mevelec P, et al. 1993. Mucosal and systemic cellular immune responses induced by *Toxoplasma gondii* antigens in cyst orally infected mice. Immunology, 78(3): 421-429.

Choi K D, Lillehoj H S, Zalenga D S. 1999. Changes in local IFN-gamma and TGF-beta4 mRNA expression and intraepithelial lymphocytes following *Eimeria acervulina* infection. Veterinary Immunology and Immunopathology, 71(3-4): 263-275.

Cohen S B, Maurer K J, Egan C E, et al. 2013. CXCR3-dependent CD4(+)T cells are required to activate inflammatory monocytes for defense against intestinal infection. PLoS Pathog, 9(10): e1003706.

Constant S L, Brogdon J L, Piggott D A, et al. 2002. Resident lung antigen-presenting cells have the capacity to promote Th2 T cell differentiation in situ. The Journal of Clinical Investigation, 110(10): 1441-1448.

Coombes J L, Charsar B A, Han S J, et al. 2013. Motile invaded neutrophils in the small intestine of *Toxoplasma gondii*-infected mice reveal a potential mechanism for parasite spread. Proceedings of the National Academy of Sciences of the United States of America, 110(21): E1913-1922.

Dalton J P, Neill S O, Stack C, et al. 2003. *Fasciola hepatica* cathepsin L-like proteases: biology, function, and potential in the development of first generation liver fluke vaccines. International Journal for Parasitology, 33(11): 1173-1181.

Du A, Wang S. 2005. Efficacy of a DNA vaccine delivered in attenuated *Salmonella typhimurium* against *Eimeria tenella* infection in chickens. International Journal for Parasitology, 35(7): 777-785.

Dubey J P. 2009. Toxoplasmosis in sheep-the last 20 years. Veterinary Parasitology, 163(1-2): 1-14.

Dunay I R, Fuchs A, Sibley L D. 2010. Inflammatory monocytes but not neutrophils are necessary to control infection with *Toxoplasma gondi*i in mice. Infection and Immunity, 78(4): 1564-1570.

Dupont C D, Christian D A, Hunter C A. 2012. Immune response and immunopathology during toxoplasmosis. Seminars in Immunopathology, 34(6): 793-813.

Egan C E, Cohen S B, Denkers E Y. 2012. Insights into inflammatory bowel disease using *Toxoplasma gondii* as an infectious trigger. Immunology and Cell Biology, 90(7): 668-675.

Ely K H, Kasper L H, Khan I A. 1999. Augmentation of the CD8+ T cell response by IFN-gamma in IL-12-deficient mice during *Toxoplasma gondii* infection. Journal of Immunology(Baltimore, Md. : 1950), 162(9): 5449-5454.

Fujiwara R T, Loukas A, Mendez S, et al. 2006. Vaccination with irradiated *Ancylostoma caninum* third stage larvae induces a Th2 protective response in dogs. Vaccine, 24(4): 501-509.

Girard F, Pery P, Naciri M, et al. 1999. Adjuvant effect of cholera toxin on systemic and mucosal immune responses in chickens infected with *E. tenella* or given recombinant parasitic antigen per os. Vaccine. 17(11-12): 1516-1524.

Gregg B, Taylor B C, John B, et al. 2013. Replication and distribution of *Toxoplasma gondii* in the small intestine after oral infection with tissue cysts. Infection and Immunity, 81(5): 1635-1643.

Guk S M, Yong T S, Chai J Y. 2003. Role of murine intestinal intraepithelial lymphocytes and lamina propria lymphocytes against primary and challenge infections with *Cryptosporidium parvum*. The Journal of Parasitology, 89(2): 270-275.

Hammond D. 1982. Life Cycles and Development of Coccidia. Baltimore, Md: University Park Press.

Hong Y H, Lillehoj H S, Park D W, et al. 2008. Cloning and functional characterization of chicken interleukin-17D. Veterinary Immunology and Immunopathology, 126(1-2): 1-8.

Hou B, Benson A, Kuzmich L, et al. 2011. Critical coordination of innate immune defense against *Toxoplasma gondii* by dendritic cells responding via their Toll-like receptors. Proceedings of the National Academy of Sciences of the United States of America, 108(1): 278-283.

Hughes H P, Whitmire W M, Speer C A. 1989. Immunity patterns during acute infection by *Eimeria bovis*. Journal of Parasitology, 75(1): 86-91.

Ivanoff N, Phillips N, Schacht A M, et al. 1996. Mucosal vaccination against schistosomiasis using liposome-associated sm 28 kDa glutathione S-transferase. Vaccine, 14(12): 1123-1131.

Iwasaki A, Kelsall B L. 2000. Localization of distinct Peyer's patch dendritic cell subsets and their recruitment by chemokines macrophage inflammatory protein(MIP)-3alpha, MIP-3beta, and secondary lymphoid organ chemokine. J Exp Med, 191:1381-1394.

Jenkins M C. 2001. Advances and prospects for subunit vaccines against protozoa of veterinary importance. Veterinary Parasitology, 101(3-4): 291-310.

Kasper L H, Buzoni-Gatel D. 2001. Ups and downs of mucosal cellular immunity against protozoan parasites. Infection and Immunity, 69(1): 1-8.

Kasper L, Courret N, Darche S, et al. 2004. *Toxoplasma gondii* and mucosal immunity. International Journal for Parasitology, 34(3): 401-409.

Kesik M, Jedlina-Panasiuk L, Kozak-Cieszczyk M, et al. 2007. Enteral vaccination of rats against *Fasciola hepatica* using recombinant cysteine proteinase(cathepsin L1). Vaccine, 25(18): 3619-3628.

Kim W H, Jeong J, Park A R, et al. 2012. Chicken IL-17F: identification and comparative expression analysis in *Eimeria*-infected chickens. Developmental and Comparative Immunology, 38(3): 401-409.

Lee Y H, Shin D W. 2002. T cell phenotype and intracellular IFN-gamma production in peritoneal exudate cells and gut intraepithelial lymphocytes during acute *Toxoplasma gondii* infection in mice. The Korean Journal of Parasitology, 40(3): 119-129.

Lillehoj H S, Bacon L D. 1991. Increase of intestinal intraepithelial lymphocytes expressing CD8 antigen following challenge infection with *Eimeria acervulina*. Avian Diseases, 35(2): 294-301.

Lillehoj H S, Choi K D. 1998. Recombinant chicken interferon-gamma-mediated inhibition of *Eimeria tenella* development in vitro and reduction of oocyst production and body weight loss following *Eimeria acervulina* challenge infection. Avian Diseases, 42(2): 307-314.

Lillehoj H S, Ruff M D. 1987. Comparison of disease susceptibility and subclass-specific antibody response in SC and FP chickens experimentally inoculated with *Eimeria tenella*, *E. acervulina*, or *E. maxima*. Avian Diseases, 31(1): 112-119.

Lillehoj H S, Trout J M. 1993. Coccidia: a review of recent advances on immunity and vaccine development. Avian Pathology, 22(1): 3-31.

Lillehoj H S. 1987a. Effects of immunosuppression on avian coccidiosis: cyclosporin A but not hormonal bursectomy abrogates host protective immunity. Infection and Immunity, 55(7): 1616-1621.

Lillehoj H S. 1987b. Secretory IgA response in SC and FP chickens experimentally inoculated with *Eimeria tenella* and *E. acervulina*. Advances in Experimental Medicine and Biology, 216B: 977-980.

Lillehoj H, Trout J. 1994. CD8+ T cell-coccidia interactions. Parasitology Today, 10(1): 10-14.

Liu C H, Fan Y T, Dias A, et al. 2006. Cutting edge: dendritic cells are essential for *in vivo* IL-12 production and development of resistance against *Toxoplasma gondii* infection in mice. Journal of Immunology (Baltimore, Md. : 1950), 177(1): 31-35.

Luangsay S, Kasper L H, Rachinel N, et al. 2003. CCR5 mediates specific migration of *Toxoplasma gondii*-primed CD8(+)lymphocytes to inflammatory intestinal epithelial cells. Gastroenterology, 125(2): 491-500.

MacDonald T T. 2003. The mucosal immune system. Parasite Immunology, 25(5): 235-246.

Marbella C, Gaafar S. 1989. Production and distribution of immunoglobulin-bearing cells in the intestine of young pigs infected with< i> Ascaris suum</i>. Veterinary Parasitology, 34(1): 63-70.

Mashayekhi M, Sandau M M, Dunay I R, et al. 2011. CD8 alpha(+) dendritic cells are the critical source of interleukin-12 that controls acute infection by *Toxoplasma gondii* tachyzoites. Immunity, 35(2): 249-259.

Meeusen E, Brandon M. 1994. The use of antibody-secreting cell probes to reveal tissue-restricted immune responses during infection. European Journal of Immunology, 24(2): 469-474.

Min W, Lillehoj H S. 2002. Isolation and characterization of chicken interleukin-17 cDNA. Journal of Interferon and Cytokine Research, 22(11): 1123-1128.

Molloy M J, Grainger J R, Bouladoux N, et al. 2013. Intraluminal containment of commensal outgrowth in the gut during infection-induced dysbiosis. Cell Host Microbe, 14(3): 318-328.

Nakayama H, Inaba T, Nargis M, et al. 1998. Immunization of laboratory animals with ultraviolet-attenuated larvae against homologous challenge infection with *Trichinella britovi*. The Southeast Asian Journal of Tropical Medicine and Public Health, 29(3): 563-566.

Nash P V, Speer C A. 1988. B-lymphocyte responses in the large intestine and mesenteric lymph nodes of mice infected with *Eimeria falciformis*(Apicomplexa). Journal of Parasitology, 74(1): 144-152.

Pepper M, Dzierszinski F, Wilson E, et al. 2008. Plasmacytoid dendritic cells are activated by *Toxoplasma gondii* to present antigen and produce cytokines. Journal of Immunology(Baltimore, Md. : 1950), 180(9): 6229-6236.

Perona-Wright G, Mohrs K, Szaba F M, et al. 2009. Systemic but not local infections elicit immunosuppressive IL-10 production by natural killer cells. cell Host Microbe, 6(6): 503-512.

Qu D, Wang S, Cai W, et al. 2008. Protective effect of a DNA vaccine delivered in attenuated *Salmonella typhimurium* against *Toxoplasma gondii* infection in mice. Vaccine, 26(35): 4541-4548.

Qu D, Yu H, Wang S, et al. 2009. Induction of protective immunity by multiantigenic DNA vaccine delivered in attenuated *Salmonella typhimurium* against *Toxoplasma gondii* infection in mice. Veterinary

Parasitology, 166(3-4): 220-227.

Ronet C, Darche S, de Moraes M L, et al. 2005. NKT cells are critical for the initiation of an inflammatory bowel response against *Toxoplasma gondii*. Journal of Immunology, 175(2): 899-908.

Rose M E, Hesketh P. 1979. Immunity to coccidiosis: T-lymphocyte- or B-lymphocyte-deficient animals. Infection and Immunity, 26(2): 630-637.

Rose M E, Hesketh P. 1982. Coccidiosis: T-lymphocyte-dependent effects of infection with *Eimeria nieschulzi* in rats. Veterinary Immunology and Immunopathology, 3(5): 499-508.

Rose M E, Hesketh P. 1987. *Eimeria tenella* - effects of immunity on sporozoites within the lumen of the small-intestine. Experimental Parasitology, 63(3): 337-344.

Rose M E, Peppard J V, Hobbs S M. 1984. Coccidiosis: characterization of antibody responses to infection with *Eimeria nieschulzi*. Parasite Immunology, 6(1): 1-12.

Sagodira S, Iochmann S, Mevelec M N, et al. 1999. Nasal immunization of mice with *Cryptosporidium parvum* DNA induces systemic and intestinal immune responses. Parasite Immunology, 21(10): 507-516.

Shirley M W, Ivens A, Gruber A, et al. 2004. The *Eimeria* genome projects: a sequence of events. Trends in Parasitology, 20(5): 199-201.

Spithill T W, Smooker P M, Sexton J L, et al. 1999. Development of vaccines against *Fasciola hepatica*. *In*: Dalton J P. Fasciolosis. New York: CAB International: 377-410.

Stanley A C, Buxton D, Innes E A, et al. 2004. Intranasal immunisation with *Toxoplasma gondii* tachyzoite antigen encapsulated into PLG microspheres induces humoral and cell-mediated immunity in sheep. Vaccine, 22(29-30): 3929-3941.

Sun J B, Mielcarek N, Lakew M, et al. 1999. Intranasal administration of a *Schistosoma mansoni* glutathione S-transferase-cholera toxoid conjugate vaccine evokes antiparasitic and antipathological immunity in mice. The Journal of Immunology, 163(2): 1045-1052.

Toyoguchi A, Omata Y, Koyama T, et al. 2001. Specific IgA antibody response to coproantigens of *Cryptosporidium parvum* in serum and saliva of calves after experimental infection. Veterinary Parasitology, 96(3): 213-220.

Velge-Roussel F, Marcelo P, Lepage A C, et al. 2000. Intranasal immunization with *Taxoplasma gondii* SAG1 induces protective cells into both NALT and GALT compartments. Infection and Immunity, 68(2): 969-972.

Wakelin D, Rose M E, Hesketh P, et al. 1993. Immunity to coccidiosis: genetic influences on lymphocyte and cytokine responses to infection with *Eimeria vermiformis* in inbred mice. Parasite Immunology, 15(1): 11-19.

Wang H, He S, Yao Y, et al. 2009. *Toxoplasma gondii*: protective effect of an intranasal SAG1 and MIC4 DNA vaccine in mice. Experimental Parasitology, 122(3): 226-232.

Wedrychowicz H, Kesik M, Kaliniak M, et al. 2007. Vaccine potential of inclusion bodies containing cysteine proteinase of *Fasciola hepatica* in calves and lambs experimentally challenged with metacercariae of the fluke. Veterinary Parasitology, 147(1-2): 77-88.

Wedrychowicz H, Lamparska M, Kesik M, et al. 2003. The immune response of rats to vaccination with the cDNA or protein forms of the cysteine proteinase of Fasciola hepatica. Veterinary Immunology and Immunopathology, 94(1-2): 83-93.

White A C, Robinson P, Okhuysen P C, et al. 2000. Interferon-gamma expression in jejunal biopsies in experimental human cryptosporidiosis correlates with prior sensitization and control of oocyst excretion. The Journal of Infectious Diseases, 181(2): 701-709.

Wyatt C R, Barrett W J, Brackett E J, et al. 2002. Association of IL-10 expression by mucosal lymphocytes with increased expression of *Cryptosporidium parvum* epitopes in infected epithelium. The Journal of Parasitology, 88(2): 281-286.

Wyatt C R, Brackett E J, Barrett W J. 1999. Accumulation of mucosal T lymphocytes around epithelial cells after in vitro infection with *Cryptosporidium parvum*. Journal of Parasitology, 85(4): 765-768.

Yang W, Gobert G N, McManus D P. 1997. Oral vaccination of mice with recombinant *Schistosoma japonicum* proteins induces specific anti-parasite antibodies and damage to adult worms after a challenge infection. International Journal for Parasitology, 27(7): 843-853.

Yu Q, Li J, Zhang X, et al. 2010. Induction of immune responses in mice by a DNA vaccine encoding *Cryptosporidium parvum* Cp12 and Cp21 and its effect against homologous oocyst challenge. Veterinary Parasitology, 172(1-2): 1-7.

第八章　黏膜免疫疫苗设计及其策略

本书中大量的试验证明了黏膜免疫预防传染病的优势。目前黏膜免疫已成为世界性课题。由于黏膜表面环境复杂（如微生物抗原的存在及胃肠道中胃酸和各种蛋白酶会影响疫苗的效果），黏膜免疫疫苗的效果达不到最理想化一直是制约黏膜免疫广泛推广的瓶颈。因此，如何合理地设计黏膜免疫疫苗已成普遍关注的焦点。理想的黏膜免疫疫苗是能够诱导保护性且持续的免疫应答以抵御黏膜表面的病原微生物。黏膜免疫疫苗的发展经历了 3 个时期。第一个时期是减毒活疫苗的应用，由于减弱病毒可在上皮细胞中繁殖，因此应用减弱的活病毒通过口服可预防由消化道传播的传染病，如脊髓灰质炎口服疫苗，这个时期经历的时间较长（20 世纪 30～70 年代）。第二个时期是应用减毒活疫苗或杀死的病原菌或病毒配合黏膜佐剂提高黏膜免疫效果（20 世纪 70～90 年代）。第三个时期是运用生物微球体包囊降解的聚合物包裹抗原，以避免消化酶的降解进行口服免疫。应用活的病原微生物如减弱的细菌或病毒或者益生菌作为载体表达抗原进行口服或鼻腔免疫（20 世纪 90 年代后期至今）。

医学上目前在全世界范围内只有 6 种被批准使用的人用口服黏膜免疫疫苗：口服脊髓灰质炎疫苗（McBean et al.，1984；Zhaori et al.，1988）、霍乱弧菌苗（Ali et al.，2005；Olsson and Parment，2006）、伤寒沙门氏菌苗（Levine，2003）、口服腺病毒疫苗、轮状病毒疫苗（Olsson and Parment，2006；Linhares et al.，2006；Vesikari et al.，2006）和流感疫苗（Cox et al.，2004）。轮状病毒疫苗和灭活流感疫苗在短期的应用之后，由于其在人体上的毒性作用而暂时停止使用，黏膜免疫疫苗的发展依然存在较多的困难（Murphy et al.，2001）。在兽医上只有针对鼻腔感染的鸡新城疫弱毒苗（Ⅳ系苗）和猪的伪狂犬弱毒苗。黏膜疫苗设计仍存在较大的挑战。要想极大地提高黏膜疫苗的效率，必须首先针对黏膜的特点设计疫苗，然后促进和增强疫苗抗原在黏膜局部的特异性免疫应答。研究有效的佐剂和开发合适的疫苗递送载体已成为必然之路。

世界医学上最成功的口服疫苗就是 OPV（McBean et al.，1984; Zhaori et al.，1988）。OPV 是由 Sabin 研发的一种减毒活疫苗（oral live attenuated polio vaccine，Sabin polio vaccine）。这种疫苗的生产过程是将病毒在低于生理温度的非人类细胞中培养，经过产生病毒基因组的自发性突变后研制而成。通过口服 OPV 已在全世界范围内基本消灭脊髓灰质炎的感染和发生。滴鼻疫苗较成功的例子就是通过鼻腔免疫预防人类流感。在美国已经开始推广人类鼻腔免疫预防流感的发生和传播。2010 年美国启动流感疫苗工程（influenza vaccine project），主要是通过鼻腔免疫预防人类流感的发生（Belshe et al.，2004，2007）。利用鸡新城疫弱毒苗（Ⅳ系苗）点眼预防鸡新城疫的发生和传播是兽医上预防动物传染病的典型例子。

正常生理状态下黏膜表面存在特殊的结构、屏障和各种酶类。因此，设计和诱导高效的黏膜免疫疫苗应具有以下原则：①疫苗抗原不被酶解或化学降解，可通过微胶囊和各种递送系统等发挥作用。②安全无毒性作用。③诱导黏膜免疫反应最关键的第一步是摄取抗原，通过上皮屏障递送给淋巴细胞，M 细胞和树突状细胞是摄取抗原过程中的两个主要成员。因此高效的黏膜免疫疫苗应该靶向 M 细胞和树突状细胞，促进胃肠道和呼吸道黏膜中的 M 细胞和树突状细胞有效摄取抗原。④黏膜上皮之间存在紧密连接，适当使用破坏紧密连接的黏膜促进吸收剂可促进疫苗的吸收。⑤天然免疫系统在激发适应性免疫应答中也发挥重要作用，黏膜免疫疫苗应该能诱导天然免疫系统以有效刺激适应性免疫应答，并诱导免疫记忆，有效地产生保护性免疫。⑥应用黏膜免疫增强剂，以增强局部免疫反应，提高免疫效果。⑦选择最合适的免疫程序。黏膜免疫通常需要二次免疫。应尽量减少免疫次数，诱导长期的免疫反应。

提高黏膜免疫效率最早是应用黏膜免疫增强剂，黏膜免疫增强剂是指能增强黏膜抗原免疫原性的物质，安全有效的黏膜免疫增强剂已在黏膜免疫中发挥了重要的作用。黏膜免疫增强剂能明显增强机体黏膜局部和系统对抗原的免疫效果。因此，黏膜免疫增强剂是研制安全高效黏膜免疫疫苗的保证。因此黏膜免疫增强剂的选择对于黏膜免疫产生的效果至关重要。从组成成分上，黏膜免疫增强剂可分为蛋白质类增强剂（如 LT 和 CT）、核酸类增强剂（如 CpG 和 PolyI:C）、活细菌、活病毒及化学合成类增强剂。随着研究的不断深入，黏膜免疫增强剂的种类也在增加。本章将对细菌佐剂（包括霍乱毒素、大肠杆菌不耐热肠毒素、单磷酸类脂 A、重组百日咳毒素、脂蛋白和和脂多肽）、核酸佐剂、壳聚糖、聚丙烯酸、细胞因子佐剂和益生菌等几种免疫增强剂进行介绍。

口服疫苗进入胃肠道后会受到胃酸和消化酶的降解，因而将疫苗用生物降解的聚合物包裹起来或通过抗原投递系统，可以避免消化酶的降解。投递系统为疫苗的口服输送抗原提供了理想的工具。抗原投递系统包括主动转运系统和被动转运系统。主动转运系统，也称复制转运系统（replicating delivery system），主要是指有活性的细菌运载体。在疫苗发展过程中，有活性的细菌运载体逐渐分为两类：一类是减毒的病原菌如大肠杆菌、沙门氏菌、单核细胞增多性李斯特菌，病毒类载体如腺病毒、脊髓灰质炎病毒、流感病毒、痘病毒、慢病毒、人鼻病毒等；另一类是益生菌如乳酸菌、芽胞杆菌或葡萄球菌。被动转运系统，也称非复制转运系统（nonreplicating delivery system），是无活性的疫苗传递系统。主要有以脂质为结构基础的脂质体和生物可降解性聚合物（biocompatible and biodegradable polymer，BBP），后者包括明胶（gelatin）、聚乳酸-乙醇酸（poly lactic-co-glycolic acid，PLGA）、聚丙-乙胶酯（poly lactide-co-glycolide，PLG）、藻酸盐（alginate）、脂质体（liposome）、葡聚糖（dextran）、淀粉（starch）、乳酸、羟基乙酸和壳聚糖微粒（chitosan particle）。BBP 具有以下优点：可以恒定的、继续的、预定的方式将抗原传递至特定组织；释放前可很好地保护抗原，口服抗原可不受胃酸和酶的影响。BBP 将抗原合并成为聚合体粒子（如聚丙-乙胶酯微粒）、脂质体、免疫刺激复合物（immune-stimulating complexe，ISCOM）和微粒（microparticle）。由于被动转运系统可被降解，并且能做到控制药物释放，因此可加强口服传递系统的功效。

M 细胞是抗原进入黏膜相关淋巴组织的主要门户，M 细胞获得抗原后传递给树突状细胞，后者伸出树突捕获肠腔中的抗原，然后诱导淋巴细胞产生细胞免疫或体液免疫反应。因此靶向 M 细胞和树突状细胞是新一代黏膜免疫疫苗设计发展的策略（详见第四章）。

由于消化道黏膜结构特点与呼吸道黏膜结构特点不同，因此消化道疫苗与呼吸道疫苗的设计、佐剂和递送系统也不同。为了更好地认识和研究黏膜免疫疫苗，使黏膜免疫接种具有更高的效率，本章首先对黏膜免疫系统常用黏膜免疫疫苗的设计、免疫增强剂和递送系统的研究进展进行了系统的阐述。然后针对消化道结构特点设计消化道疫苗、针对呼吸道结构特点设计呼吸道疫苗进行全面介绍。

第一节　黏膜免疫增强剂

免疫增强剂是掺入疫苗制剂后能促进、延长或增强对疫苗抗原特异性免疫应答的物质。近几年国外研究发现，黏膜免疫增强剂能明显增强机体黏膜局部和系统对抗原的免疫效果。黏膜免疫增强剂是研制安全高效黏膜免疫疫苗的保证。应用黏膜免疫增强剂配合弱毒苗（如牛疱疹病毒-1、流感病毒和副流感病毒-3）不仅可提高免疫效果，还可延长免疫保护作用（van der Poel et al.，1995；Karron et al.，1995；Guillonneau et al.，2009）。黏膜免疫增强剂大概可分为以下几种：细菌佐剂、核酸佐剂、细胞因子佐剂、有机成分佐剂和无机成分佐剂。此外，能呈递给树突状细胞的载体如病毒或细菌载体（牛痘、慢病毒、腺病毒）现在也属于黏膜免疫增强剂的范畴。

一、细菌佐剂

大多数细菌来源的蛋白质、核酸或者其他成分均能够增强免疫，其原因大多是它们的保守成分可与模式识别受体（pattern-recognition receptor，PRR）结合。普遍认为细菌佐剂主要是指细菌的内毒素，实际上细菌佐剂也包括核酸佐剂和细胞因子佐剂。目前在细菌佐剂中霍乱毒素和大肠杆菌不耐热肠毒素研究较多，人工合成的非甲基化的 CpG-ODN（胞嘧啶鸟嘌呤二核苷酸序列）和单磷酰基类脂 A（MPL）的效果也较好。本节细菌佐剂主要介绍霍乱毒素、大肠杆菌不耐热肠毒素、CpG-ODN 和单磷酰基类脂 A。

（一）霍乱毒素

霍乱毒素（cholera toxin，CT）是由霍乱弧菌产生的分子质量为 84kDa 的肠毒素，由 1 个 A 亚单位（CTA）和 5 个 B 亚单位（CTB）形成的五聚体共价连接而成。A 亚单位为 CT 的生物活性部分，具有酶活性，由一条单链构成，合成后常在 194、195 残基间裂解为 CTA1 与 CTA2，以二硫键连接。所以 A 亚单位具有 ADP-核糖基转移酶（ADP-ribosyltransferase）活性的 CTA1 结构域及 CTA2 结构域。CTA2 结构域促进 CTA1 和 B 亚基的连接，也可能帮助佐剂分子直接从高尔基体逆向运输到内质网。到内质网后，CTA1 必须穿过内质网膜才能进入细胞质（Lencer et al.，1995a）。CTA1 具有的 ADP-核糖基转移酶活性与 CT 的佐剂作用有密切关系，它能激活 G 蛋白。活化的 G 蛋白随之激活腺苷酸环化酶，继而导致细胞内环磷酸腺苷（cAMP）浓度升高。CTA2 则连接 CTA1

和 CTB。CTA 通过 CTB 的作用进入细胞发挥其作用。CTB 为无毒的受体结合亚单位，具有主要的免疫学作用，可以和所有细胞膜上的神经节苷脂（GM1-ganglioside）受体结合，诱导细胞膜构型改变，将 CTA 转移到受体细胞膜上或胞质内，随后 CTA1 与 CTA2 解离。CTB 的 5 个亚基彼此以非共价键结合成五聚体，再通过 CTA2 环绕 CTA 形成 AB5 结构。CTB 五聚体的亚基间结合力很强，大于它们与 A 亚基的结合力。

CT 具有很多免疫活性功能。CT 能诱导抗原特异性 $CD4^{+}$Th2 细胞分泌 IL-4、IL-5、IL-6 和 IL-10，这些细胞因子又进一步诱导抗原特异性 SIgA 和血清 IgG1、IgA、IgE 应答。CT 也能促使 B 细胞分泌 IgA，并能通过细胞因子 IL-4、IL-5 的分泌促进 IgA 和 IgG 的合成。其机制可能是 CT 能与肠细胞和神经细胞上的 5-羟色胺（5-HT）受体结合，通过多种不同的方式介导细胞分泌，经花生四烯酸途径等引起 5-HT 分泌。后者能促进肠道中的肠嗜铬细胞分泌激素和脱颗粒。

多种研究表明 CT 及其 CTB 是一种良好的黏膜免疫原。首先，CT 能增加黏膜上皮的通透性，从而诱导抗原特异性 T 细胞和 B 细胞的产生（Hornquist and Lycke，1993；Bromander et al.，1991；Gizurarson et al.，1991），CT 与抗原一同经黏膜途径免疫动物时，可大大增强机体对特异性抗原的特异性黏膜 IgA 免疫应答和系统 IgG 免疫应答。同时 CTB 还是一种良好的蛋白半抗原和弱免疫原的载体，可以赋予半抗原免疫原性，增强弱免疫原的免疫原性（Moyle et al.，2004）。CT 作为黏膜佐剂的主要缺点是具有肠毒性，限制了其作为免疫佐剂的应用前景，因而研究的热点转向了其无毒的受体结合亚单位。研究表明，单独的 CTB 也具有较强的免疫佐剂活性，特别是当其经化学方法或基因融和技术与不相关抗原形成偶联蛋白或融合蛋白时，其免疫佐剂活性强于其与不相关抗原混合免疫时的佐剂活性。

应用 CT 或 CTB 通过黏膜免疫可增强抗原的免疫原性和局部黏膜免疫力。例如，CT 可加强破伤风类毒素的免疫力（Xu-Amano et al.，1993，1994；Yamamoto et al.，1996），来源于螺杆菌属（*Helicobacter*）的重组尿激酶、CT，配合肺炎链球菌表面蛋白 A（pneumococcal surface protein A，PspA），通过鼻腔免疫可增强局部免疫反应（Wu et al.，1997a），应用 CT 配合诺沃克病毒（Norwalk virus）衣壳蛋白颗粒口服可加强局部和全身的免疫反应（Ball et al.，1998）等。通过 CT 口服免疫可诱导猪肠道和口腔分泌型 IgA 和细胞免疫反应，以及全身的 IgG 反应（Foss et al.，1999；Foss and Murtaugh 2000）。这些研究及其他相关研究表明，LT、CT 作为黏膜免疫抗原的佐剂具有极大的潜能。

CT 增强免疫反应可能通过以下几种方式：刺激肠道上皮细胞，增加细胞对低分子质量蛋白抗原的通透性（Lycke et al.，1991；Snider et al.，1994）；上调巨噬细胞和 B 细胞表面 B7-2 的表达及共刺激分子活性（Cong et al.，1997；Yamamoto et al.，1999）；促进 IL-6 的分泌（McGee et al.，1993）；提高巨噬细胞分泌 IL-1、IL-6 和 IL-10 的水平，抑制 TNF-α、IL-12、NO 的分泌（Cong et al.，2001）；诱导血液的单核细胞分化成树突状细胞，直接上调 DC 的 CD80（即 B7-1）/CD86（即 B7-2）表达（Gagliardi et al.，2000），抑制肠上皮内淋巴细胞 $CD8^{+}$的数量（Elson et al.，1995），同时优先通过 cAMP 独立途径诱导 $CD4^{+}$Th1 细胞的细胞凋亡（Yamamoto et al.，1999）。Yamamoto 等（1999）研究了 CT 对抗原呈递细胞和来自于黏膜诱导部位（如肠集合淋巴结，PP）的 $CD4^{+}$T 细胞的作用，发现 CT 通过影响 PP 中 $CD4^+$T 细胞不能形成 TCR-CD3 复合物来抑制 T 细胞的增殖。

（二）大肠杆菌不耐热肠毒素

大肠杆菌不耐热肠毒素（*Escherichia coli* heat labile enterotoxin，LT）是由大肠杆菌产毒株产生的一种毒素，与其同源家族霍乱毒素（CT）的结构和功能非常相近，也是由一个 A 亚单位（LTA）和一个由非共价键连接形成的五聚体 B 亚单位（LTB）构成。LT 的作用与 LTA 和 LTB 的结构联系紧密。与 CT 一样，LTA 由具有 ADP-核糖基转移酶（ADP-ribosyltransferase）活性的 A1 结构域及 A2 结构域，两个结构域通过一个胰蛋白酶敏感环连接，在 192 位精氨酸处形成二硫键。GM1 神经节苷脂（GM1-ganglioside）几乎存在于体内所有的细胞中（Hol et al.，1995），LTB 能加强细胞对抗原的摄取。LTB 与细胞表面的 GM1 神经节苷脂及其他受体有极高的亲和力，与 CT 一样在 LT 的免疫原性和佐剂作用中扮演极重要的角色（Fraser et al.，2003）。

为了充分发挥 LTB 的免疫佐剂作用和免疫原性，利用基因工程可构建抗原融合蛋白、纯化重组 LTB，与其他佐剂协同应用。将 LTB 的编码基因导入载体 pNU212 后，在短杆菌中高水平表达，这种重组 LTB 的氨基酸序列、分子质量、GM1 黏结能力与天然 LTB 几乎相同，有良好应用前景（Rask et al.，2000）。

LT 具有很多免疫活性功能。LT 与抗原联合黏膜免疫小鼠会诱导混合型 $CD4^+$Th1 和 Th2 细胞，随后诱导黏膜 SIgA 和血清 IgG1、IgG2a、IgA 反应。CT 和 LT 也可能通过 M 细胞和 DC 调节黏膜免疫反应，如有研究结果表明少量的 ADP-核糖基化的肠毒素可被滤泡相关上皮（FAE）中的 M 细胞摄取、吞噬，再呈递给 B 细胞、T 细胞和 DC。口服免疫大剂量的 CT 可增加 FAE 中 DC 的数量，并将 DC 从上皮下圆顶区转运到滤泡间区。上皮下圆顶区中 DC 表达趋化因子受体 CCR6，FAE 则表达其配体 CCL20（MIP-3）（Neutra et al.，2001）。LT 和 CT 均可上调 DC 中共刺激分子的表达，通过提高胞内 cAMP 的水平促进 DC 的成熟（Williamson et al.，1999；Gagliardi et al.，2000；Steinbrink et al.，2000；Martin et al.，2002）。

应用 LT 配合抗原通过黏膜免疫可增强抗原的免疫原性和局部黏膜免疫力。例如，LT 配合破伤风类毒素口服后可加强局部免疫力（Cheng et al.，1999）；应用 LT 配合灭活的流感病毒口服后可加强局部免疫力（Katz et al.，1996，1997；Gluck et al.，1999；Tumpey et al.，2001）；LT 配合灭活的白色念珠菌（*Candida albicans*）通过阴道免疫后可加强局部免疫应答（Cardenas-Freytag et al.，1999）。

IL-17 在疫苗诱导的免疫保护中起重要作用。最近研究发现，CT 与 LT 能增强 Th17 型免疫反应。如鼻内接种过炭疽抗原和 CT 混合物的小鼠能产生抗原特异性 Th17 细胞和高水平的 IgA，而且能抵御吸入性炭疽热（Datta et al.，2010）的感染。通过舌下、颊内和皮肤途径将肺炎链球菌与 LT 突变体 LT（R192G）或 LT（R192G/L211A）混合免疫后，能上调 IL-17A 的表达并减少细菌对鼻咽和中耳的感染（Lu et al.，2010）。表明 CT 与 LT 具有广泛的免疫活性作用。

CT 和 LT 都是潜在的肠毒素，口服剂量低至 5μg 的纯品 CT 就足以引起健康人明显的腹泻。在自愿健康人群中的试验发现，用 LT 单独给药或 LT 与 CTB 共同给药，当剂量低至 2.5μg 时会诱导 1L 体液分泌，当剂量增至 25μg 时则会诱导 6L 体液分泌。目前，人类口服佐剂有效剂量尚未建立，动物试验的结果已表明 LT 或 CT 的黏膜免疫佐剂功效与其毒性是同等的。还有试验表明 CT 对嗅神经有伤害作用（van Ginkel et al.，2000）。还有报道，在瑞士一些志愿者接受 LT 与流感病毒免疫后，产生了面部神经麻痹的不良反应（Mutsch et al.，2004）。因此，尽管霍乱毒素和大肠杆菌不耐热肠毒素的免疫佐剂效果较好（Clements et al.，1988；Lycke et al.，1991；Xu-Amano et al.，1994；Yamamoto et al.，1999），但由于易引起严重腹泻和对中枢神经系统的潜在危害，其应用仍受到限制。所以有学者研究了经非正常途径如舌下、直肠、皮肤投入 LT 衍生物作为佐剂（Sougioultzis et al.，2002；Song et al.，2008；Glenn et al.，2009；Hervouet et al.，2010），以避免 LT 带来的不良反应。

尽管 CT 和 LT 有一定的毒性，但由于 CT 和 LT 免疫佐剂活性较强，依然受到了一些科学家的青睐，此外，CT 和 LT 不仅不会产生口服免疫耐受，而且会破坏其他因口服抗原引起的耐受（Holmgren et al.，1993；Lycke，1997），这更引起了免疫学家的关注。通过基因工程点突变技术可以使 CT 和 LT 的氨基酸发生改变，表达的 LT 失去毒性作用，但仍保留佐剂效应，使其成为理想的黏膜免疫佐剂。目前已成功构建了减毒或无毒的 LT 和 CT 的突变体。通过将肠毒素的活性位点和蛋白酶作用位点突变，研制出一系列的突变体。ADP-核糖基转移酶（ADP-ribosyltransferase）活性在 CT 和 LT 免疫佐剂活性发挥中起重要作用。因此研究最多的是使 CT 和 LT 上的 ADP-核糖基转移酶失活，从而降低 CT 和 LT 的毒性，两种 ADP-核糖基转移酶失活突变体是 LT（S63K）、LT（A72R），其突变位点位于 ADP-基核糖基转移酶活性位点附近。LT（S63K）是 A 亚基 63 位的丝氨酸突变为赖氨酸，LT（A72R）是 A 亚基 72 位的丙氨酸突变为精氨酸。LT（A72R）、LT（S63K）具有更高的酶活性和佐剂活性。LT（R192G/L211A）是一种经两次突变的 LT 突变体，可经口腔、舌下、直肠或皮肤接种。动物试验表明，R192G/L211A 具有与天然 LT 一样的效果，可诱导细胞免疫和体液免疫，且无肠毒性（Norton et al.，2011）。还有一种是蛋白酶敏感位点突变体 LT（R192G），通过降低蛋白酶敏感性，使 A1 和 A2 不能裂解分开，无法形成有活性的酶，也就不能发挥 LT 的毒性作用。其 192 位的精氨酸突变为甘氨酸，该突变体在体外试验中对胰蛋白酶的切割不敏感。该突变体经滴鼻、口服、直肠或者皮肤接种动物后，仍然保留了佐剂活性（Barchfeld et al.，1999；Barackman et al.，2001）。

还有研究表明，另一种突变体，在 CTA1 氨基端加入一段肽，这段加入的肽链可以通过 CTA1 活性位点来改变空间结构，以降低肠毒性和 ADP-核糖基化活性。应用这个突变体与 ISCOM 配合（ISCOM－CTA1-DD）通过滴鼻免疫和口服免疫，机体可以产生 Th1 型和 Th2 型的全身和黏膜免疫应答（Pizza et al.，2001；Mowat et al.，2001）。应用 LTB 也是避免 LT 不良反应的一种方法。将 LTB 配合 HA 疫苗 PR8 H1N1 滴鼻接种小鼠后，在血清、鼻腔、肺组织分泌物中都可检测出较高水平的 HA 特异性 IgA 和 IgG，同时应用流感病毒鼻腔攻毒后还可以抵抗流感病毒感染（de Haan et al.，2001）。

从以上可以看出，CT 和 LT 在诱导黏膜免疫应答过程中具有强烈的佐剂作用主要是通过以下几种机制实现的：①通过提高肠上皮细胞的渗透作用来提高抗原的摄取能力；②通过抗原呈递细胞来加强抗原的呈递能力；③提高 B 细胞同类型分化能力以增加 IgA 的形成；④刺激 T 细胞的增殖和细胞因子的产生。

（三）单磷酸类脂 A

单磷酸类脂 A 或单磷酰基类脂 A（monophosphoryl lipid A，MPL）是从明尼苏达沙门氏菌 R595（*Salmonella minnesota* R595）的脂多糖中分离出来的一种类脂 A 衍生物。脂多糖（lipopolysaccharide，LPS）具有一定的毒性，其主要活性成分是类脂 A，而 MPL 保持了母源脂多糖的一些生物学功能，但失去了脂多糖的毒性，因此，MPL 仍有一定的免疫调节作用，是一种重要的免疫调节剂。MPL 可以诱导呼吸道及消化道黏膜和系统的抗原特异性抗体反应，如 MPL 分别与乙型肝类表面抗原（hepatitis B surface antigen）、破伤风类毒素（tetanus toxoid）或流感抗原配合后，通过鼻腔免疫促进局部 IgA 水平、Th1 反应、血清中 IgG2a 水平和细胞毒性 T 细胞活性（Baldridge et al.，2000）。

MPL 可以激活巨噬细胞和单核细胞，通过激活这些细胞，可能使抗原更容易被吞噬、加工和呈递。这些细胞在 MPL 的作用下，可以分泌肿瘤坏死因子（TNF-α）、白细胞介素 1（IL-1）和集落细胞刺激因子（GM-CSF），这些单核因子可能引起淋巴结中树突状细胞的聚集和成熟，从而使树突状细胞更有效地将抗原呈递给 T 淋巴细胞。另外，MPL 直接或间接地刺激 Th1 细胞因子 IL-2 和 IFN-γ 的产生，从而引起抗原特异性的细胞免疫反应和提高抗体水平。MPL 与人单核细胞相互作用还可上调 CD80 和 CD86 等共刺激分子表达（Baldridge et al.，2000）。

MPL 的免疫调节活性也是通过激活 Toll 样受体发挥作用的。有人用纯化的人单核细胞和人外周血单核细胞作为研究对象，发现 MPL 可以利用 TLR2 和 TLR4 诱导 TNF-α、IL-10 和 IL-2 的分泌。对 NF-κB 的活性鉴定试验表明，MPL 可以利用 TLR2 和特异的 TLR4 来激活 NF-κB（Childers et al.，2000；Barackman et al.，2001；Clark et al.，2001；Yang et al.，2002；Doherty et al.，2002；Tana et al.，2003）。另外，用 MPL 刺激人单核细胞，可引起 CD80 和 CD86 的上调。MPL 对细胞外信号调节酶（ERK）和 p38 分裂素激活蛋白（MAP）激活的研究表明，MPL 利用 TLR2 和 TLR4 使 ERK1/2 磷酸化，而 TLR4 是 MPL 磷酸化 p38 的主要受体（Freytag Clements，2005）。

MPL 也常常与其他佐剂联合使用，如铝盐佐剂、脂质体、微粒载体和油佐剂（Freytag Clements，2005）。与铝盐佐剂合用后，MPL 刺激 Th1 细胞的能力强于对 Th2 细胞的刺激，可以有效地刺激 IgG2a 和 IgG2b 的产生，延长免疫保护期。

（四）重组百日咳毒素

百日咳毒素（pertussis toxin，PT）由 A、B 两个亚基组成，具有许多生物学功能。经基因改造后可改变个别氨基酸的结构而成为无毒的类毒素，如 PT-9K/129G。以破伤风毒素无毒的羧基端 Frg C 为抗原，以 PT-9K/129G 为佐剂滴鼻免疫小鼠时，免疫效果为 100%，Frg C 单独免疫时无免疫效果保护（0%）（Roberts et al.，1995）。因此，以基因工程制成的无毒的类毒素 PT-9K/129G 可能是一种好的黏膜免疫佐剂。

（五）脂蛋白和脂多肽

脂蛋白（lipoprotein）是革兰氏阴性菌，如绿红假单胞菌（*Rhodopseudomonas viridis*）、金黄色葡萄球菌（*Staphylococcus aureus*）、支原体（*Mycoplasma*）和大肠杆菌（*Escherichia coli*）外膜蛋白的一部分（Herrmann et al.，1996；Muhlradt et al.，1997；Hashimoto et al.，2006）。细菌脂肽或脂多肽（lipopeptide）则是来源于细菌外膜脂蛋白的成分之一。脂蛋白和脂多肽均能激活动物体内的先天性免疫和获得性免疫反应。早在 1975 年就在大肠杆菌上发现细菌脂蛋白（称为 Braun 氏脂蛋白）具有免疫刺激作用（Hantke and Braun，1973），大肠杆菌的脂蛋白能刺激鼠的 B 细胞生长（Melchers et al.，1975），不同细菌的脂蛋白均能激活 NF-κB 和细胞因子的产生（Kreutz et al.，1997）。

脂多肽的结构类似于病原相关分子模式（pathogen-associated molecular pattern，PAMP），能有效刺激免疫反应（Spohn et al.，2004；Steinhagen et al.，2011）。脂多肽的 N 端具有一个独特的三酰基化 *S*-（2,3-二羟基丙基）-L-半胱氨酸结构。该结构对激活 TLR2 具有重要的作用（BenMohamed et al.，1997；Buwitt-Beckmann et al.，2006）。脂多肽与 TLR2 结合的晶体结构已得到证实（Kang et al.，2009）。脂蛋白也能通过 TLR2 或 TLR4 激活抗原呈递细胞（antigen presenting cell，APC）（Shimizu et al.，2008；Thakran et al.，2008；Tawaratsumida et al.，2009）。所以脂蛋白和脂多肽可能通过与 TLR2 作用诱发天然免疫。细菌脂多肽与抗原混合共免疫或与抗原分子融合免疫，可诱导树突状细胞成熟，进而上调免疫刺激信号强度和抗原呈递分子数目，刺激机体产生细胞毒性 T 细胞（Steinhagen et al.，2011），从而促进 B 细胞成熟并分泌 IgG 和 IgM 特异性抗体。脂多肽的免疫佐剂作用已经在小鼠、兔子、鸡、山羊和其他动物上均已得到验证（Bessler and Jung，1992；Jung and Bessler，1996；Bessler et al.，1997）。而且脂多肽与不同的蛋白质配合通过黏膜免疫都具有很好的免疫增强作用（Baier et al.，2000a；Huber et al.，2002）。实际上早在 2000 年脂多肽就已通过 I 期疫苗试验，试验证明其没有不良反应，并能提高疫苗的效果（Seth et al.，2000）。伯氏疏螺旋体（*Borrelia burgdorferi*）的外膜蛋白（OspA）已用于人类疫苗试验（Keller et al.，1994）。

很多细菌脂多肽的免疫佐剂增强作用都已得到验证，如假单胞菌（*Pseudomonas aeruginosa*）脂蛋白 OprI 配合猪瘟（classical swine fever，CSF）亚单位苗能显著增加免疫效果（Rau et al.，2006）。巨噬细胞激活脂多肽（macrophage-activating lipopeptide，MALP-2）是一种来源于分枝杆菌（mycoplasmic）的脂多肽（Muhlradt et al.，1997），其亲水肽 N 端的半胱氨酸已被棕榈酸酯（Pam2Cys 或 P2C）修饰。MALP-2 是一种 TLR 异二聚体 2/6 的激动剂，具有很好的黏膜免疫增强作用。MALP-2 与不同 T 细胞依赖抗原配合能在黏膜处刺激很强的抗原特异性 T 细胞增殖反应和抗原特异性抗体（Rharbaoui et al.，2002；Borsutzky et al.，2003）。解淀粉芽胞杆菌（*Bacillus amyloliquefaciens*）是来自土壤中的细菌，目前发现其表面的菌纤维素（WH1fungin）也是一种很好的口服黏膜免疫佐剂（Gao et al.，2013）。WH1fungin 与大肠杆菌不耐热毒素 B 亚单位（LTB）相似，能在口服免疫和非口服免疫中激活混合 Th1/Th2 反应，与霍乱毒素 B 亚单位（CTB）只激发 Th2 反应不同（Weltzin et al.，2000；Datta et al.，

2010）。WH1fungin 与 CTB 的关键不同之处在于免疫不能激发抗 WH1fungin 反应，却能激发抗 CTB 反应（Lee et al.，2003）。

人工合成的脂蛋白和脂多肽具有与天然脂蛋白和脂多肽相似的功能（Wiesmüller et al.，1983）。例如，人工合成的大肠杆菌（*E. coli*）脂蛋白能激活 B 细胞（Wiesmüller et al.，1983）、单核细胞（Hoffmann et al.，1988）和中性粒细胞（Seifert et al.，1990），在体内和体外都具有免疫增强作用（Wiesmüller et al.，1992）。人工合成的脂多肽能作为肝炎 B 病毒（hepatitis B virus）疫苗和疟疾的免疫增强剂增加免疫效果（Vitiello et al.，1995；Nardin et al.，2001）。人工合成的细菌三酰基脂多肽具有很好的免疫佐剂效果。例如，人工合成的 Pam3-Cys-Ser-Lys4（Pam3CSK4）在体外能促进呼吸道合胞体病毒（human respiratory syncytial virus，HRSV）和麻疹病毒（measles virus，MV）的感染（Nguyen et al.，2010）。Pam3CSK4 是异二聚体 TLR1/TLR2 复合物的同源激动剂（Takeuchi et al.，2002；Jin et al.，2007），能促进人类免疫缺陷病毒的感染（de Jong et al.，2008；Ogawa et al.，2009；Thibault et al.，2009）。Nguyen 等（2012）将重组犬瘟热病毒弱毒株与人工合成的阳离子脂肽 Pam3CSK4 和 PHCSK4 混合后，通过鼻黏膜免疫雪貂均能显著提高雪貂血液的中和抗体水平和外周血液单核细胞数目（Nguyen et al.，2012）。人工合成的三酰基脂多肽纯度高，没有毒性，稳定性好，并能用作弗氏佐剂的基质。三酰基脂多肽具有无不良反应，不诱导炎症反应，较容易大规模合成等多种优点（Metzger et al.，1991）。因此，三酰基脂多肽是一种较理想的免疫佐剂。

脂多肽可与抗原进行共价结合形成脂肽疫苗（lipopeptide vaccine）（也称多肽疫苗）。脂肽疫苗的结构是含有目的表位的合成肽通过羧基端或氨基端与几个氨基酸间隔序列连接，再与脂质分子共价连接。三酰基脂多肽也可与抗原进行共价结合（Bessler et al.，1997；Baier et al.，1999，2000a；Mittenbuhler et al.，2003）；脂多肽也能与病毒多肽片段偶联，诱导细胞毒性 T 细胞反应（Deres et al.，1989；Schild et al.，1991）。由于脂多肽具有佐剂活性，在体内能够提高脂肽疫苗的免疫原性，脂肽疫苗不需要其他佐剂就能诱导机体产生广泛的免疫应答。脂肽疫苗能快速发挥生物学效应，其机制可能是：①脂多肽的脂链如棕榈酰部分可与胞膜的脂质部分融合，通过跨膜作用或肽抗原识别膜受体作用，将肽表位传递给抗原呈递细胞。②肽中的脂质部分具有佐剂的特性，一些脂质分子可以作为分子内佐剂，诱导有效的 CTL 反应。③多肽与脂质分子连接使抗原较长时间在水溶液表面形成黏滞性单层分子。④脂多肽具有形成微胶粒状凝集物或颗粒的能力，能防止肽表位被组织中的酶迅速降解，增强脂多肽的免疫原性，并能通过促进树突状细胞摄取抗原，进一步提高其免疫原性。

（六）益生菌

益生菌如乳酸杆菌、枯草芽胞杆菌和双歧杆菌是人和动物肠道内重要的生理性细菌。益生菌不仅能增强人和动物的机体免疫力，增加肠道黏膜对外界的抵抗力，还能作为免疫佐剂增加抗原的免疫力。对乳酸杆菌和枯草芽胞杆菌作为免疫佐剂方面的研究较多，而双歧杆菌属（*Bifidobacterium*）则很少。

乳酸杆菌属（*Lactobacillus*）中含有大量的未甲基化的 CpG DNA、脂磷壁酸

（lipoteichoic acid，LTA）和肽聚糖，通常这些物质可与 Toll 样受体（Toll like receptor，TLR）结合，刺激先天免疫系统产生应激反应。所以口服乳酸杆菌对增强小肠特异性免疫和非特异性免疫均具有重要的作用。乳酸杆菌作为免疫佐剂有较好的免疫增强作用。1995 年曾有人用乳酸杆菌 GG 株（LGG）作为轮状病毒疫苗的佐剂使用，发现可以明显提高疫苗的免疫效果，可以提高 IgM 和 IgA 抗体转化率（Isolauri et al.，2001）。虽然乳酸杆菌可以在一定程度上增强抗原的免疫反应，但不同的菌株其佐剂活性有一定的差异。van Overtvelt 等（2010）对 11 株乳酸杆菌的佐剂活性进行了研究，发现这些细菌激活的免疫反应不同，一类细菌可以作为 IL-12p70 和 IL-10 的诱导剂，另一类可以激活 Th1 细胞。前一类细菌经舌下免疫后可以引起支气管炎症和颈部淋巴结特异性 T 细胞增生，因此可能引起免疫耐受，不适合作为免疫佐剂使用。Wen 等（2009）用乳酸杆菌接种猪后，在猪脾脏和血液中表达 TLR2 和 TLR9 的抗原呈递细胞（APC）增多，并引起血液中 IFN-γ 和 IL-4 含量增加，具有一定的佐剂效应。乳酸杆菌的免疫调节能力，可能也受到免疫途径的影响。有人将表达 β-乳球蛋白的重组乳酸杆菌经鼻和口接种，发现经鼻免疫的动物可以产生 IgG2a、IgG1 和分泌型 IgA，但不能抑制 β-乳球蛋白特异性 IgE 的产生，而口服则抑制了 β-乳球蛋白特异性 IgE 的产生，同时，鼻内接种引起 Th1 型和 Th2 型细胞因子的分泌增强，而口服只引起 Th1 细胞因子分泌增强，说明乳酸杆菌的免疫途径也会影响免疫反应的类型和强弱（Hazebrouck et al.，2007）。Karine 等（2001）发现小鼠口服 Kefir 奶（含有大量乳酸杆菌）可以增强对霍乱毒素的小肠特异性黏膜免疫反应。Viti 等证实大多数乳酸杆菌都可以增加小肠黏膜层中 IgA 细胞的数量，但 IgA 细胞的增加并不总与 $CD4^+$T 细胞数量的增加相关，表明某些乳酸杆菌只引起激活的 B 细胞大量繁殖产生 IgA。大多数乳酸杆菌可引起包括炎症性免疫反应细胞的数量增加，但 $CD8^+$ T 细胞的数量减少或不变。以上说明乳酸杆菌不能引起细胞毒性反应，证实了乳酸杆菌可作为安全的肠道黏膜免疫佐剂（Viti et al.，2000）。

许多试验证明枯草芽胞杆菌（*Bacillus subtilis*）及其芽胞能够激活机体的各种免疫反应。枯草芽胞杆菌的芽胞被摄入动物消化道后，在小肠中通过 M 细胞进入派伊尔氏结，激活 Th2 细胞产生细胞因子（IL-4、IL-6 等），继而激活 B 细胞，分泌 SIgA、IgG 等抗体蛋白，通过淋巴细胞再循环活化全身免疫系统，从而增强机体的免疫功能。最近发现，芽胞杆菌可与 DC 的表面受体 TLR2 和 TLR4 结合，通过诱导 DC 的成熟提高局部免疫力（Tjalsma et al.，2004；Song et al.，2012）。此外，枯草芽胞杆菌的芽胞还能激活 Th1 细胞，激活效应性 T 细胞并产生细胞因子（INF-γ、TNF-α 等），促进巨噬细胞和树突状细胞的吞噬，从而发挥免疫效应。

给小鼠口服枯草芽胞杆菌芽胞后，早期的免疫反应中 IgG2a 的分泌明显比 IgG1 多，在随后的免疫反应中 IgG2b 的分泌逐渐增多（沈二霞和吴长有，2010）。而 IgG2a 主要由 Th1 调节的免疫应答诱导产生，IgG1 和 IgGb 主要由 Th2 调节的免疫应答诱导产生（沈二霞和吴长有，2010），这就表明在免疫反应初期枯草芽胞杆菌芽胞主要诱导 Th1 细胞反应，形成细胞毒性 T 淋巴细胞，免疫反应后期则主要诱导 Th2 细胞反应，产生 SIgA 或 IgG1（Duc le et al.，2003）。口服的枯草芽胞杆菌芽胞同时也可刺激免疫反应初期肠系膜淋巴结和肝脏中的炎性趋化因子 TNF-α 及 Th1 细胞因子 INF-γ 的 mRNA 表达（Duc le et al.，2004），INF-γ 可进一步刺激吞噬细胞的吞噬。体外试验中将枯草芽胞杆菌的芽胞与人的单核细胞共培养后，IL-1β 和 TNF-α 的水平显著增加，提示芽胞激活了 Th1 细胞，引起免疫反应。而将枯草芽胞杆菌与巨噬细胞共培养后，只有 IL-6 的 mRNA 表达增加，TNF-α 和 IL-1α 的 mRNA 表达变化不大，提示芽胞激活了 Th2 细胞，引起免疫反应（Duc le et al.，2004）。应用芽胞杆菌配合灭活流感病毒鼻腔免疫小鼠后，可通过诱导局部黏膜树突状细胞的成熟诱导产生 Th1/Th2 混合型免疫应答（Zanvit et al.，2010）。但总的来说，不管是体内还是体外试验，结果均证明枯草芽胞杆菌的芽胞能够激活机体的各种免疫反应，这就为芽胞作为免疫增强剂提供了理论基础。

二、核酸佐剂（CpG ODN 和聚肌胞）

1984 年，首次报道了牛分枝结核杆菌（*Mycobacterium bovis*，BCG）提取物中的 DNA 片段具有免疫刺激作用，并阐述了这种免疫刺激作用依赖于特定的核苷酸序列结构（Tokunaga et al.，1984）。1995 年，Krieg 等证实，细菌 DNA 中存在的非甲基化的 CpG（胞嘧啶鸟嘌呤二核苷酸）二核苷酸序列（即 CpG 基序）具有免疫学活性，能激活免疫系统，诱发非特异性免疫应答（Krieg et al.，1995）。CpG 基序（CpG motif）是具有较强免疫活性的以非甲基化的 CpG 为基元构成的回文序列，碱基序列大多为 5′ PurPurCGPyrPyr-3′，也称为免疫刺激序列（immunostimulatory DNA sequence，ISS）。在无脊椎动物中存在非甲基化 CpG 二核苷酸，且出现频率较高，脊椎动物中出现非甲基化 CpG 二核苷酸的频率较低。人工设计合成的非甲基化 CpG 基序的寡聚（CpG ODN）和细菌 DNA 具有免疫刺激作用，具有良好的佐剂特性。CpG 佐剂无免疫原性，不会引起自身免疫疾病，并且诱导 Th1 型免疫应答，克服了传统佐剂的缺点。而人工合成的 CpG ODN 由于佐剂效应强、不良反应小、可标准化生产等诸多优点而成为一种极具应用前景的黏膜免疫增强剂。

含 CpG 序列的寡核苷酸（oligonucleotides containing CpG motif）是以非甲基化的 CpG 基序为核心，人工合成的寡核苷酸序列，其模拟了细菌 DNA 的结构，具有与天然 CpG 基序相似的免疫效应。根据 CpG ODN 的结构及其对不同免疫细胞的激活作用，Hartmann 等（2003）将 CpG ODN 分为 A、B、C 3 种类型。CpG-A 结构复杂，含 CpG 重复序列和 Poly（G），以硫代磷酸酯/磷酸二酯键为骨架，侧翼序列碱基互补形成茎环结构，可促进抗原呈递细胞成熟，优先刺激浆细胞样树突状细胞（plasmacytoid DC，pDC）分泌 I 型干扰素，促进单核细胞成熟为有功能的 DC，刺激 NK 细胞产生 IFN-γ，诱导保护性的细胞免疫，用于肿瘤、病毒性疾病和其他应用干扰素治疗的疾病。CpG-B 含多个 TCG 基序，以硫代磷酸键为骨架，可促进 pDC 分化成熟、优先产生 IFN-α 和 IL-6，引发 B 细胞的激活产生 IgM，参与获得性免疫应答，增强疫苗的免疫效果，提高抗体滴度。广泛应用的是 CpG-C，在结构上综合前两者特点，硫代修饰的骨架，5′端有两个 TCG 基序，间以 T 相连，3′端是以 GC 富集为主要特征的较长回文结构，其功能兼备前两种类型特点，直接刺激 B 细胞和 pDC，诱发 IL-6 和 IFN-α 的产生。

CpG-DNA 的种属特异性是指特定序列的 CpG-DNA 仅对特定种属的免疫细胞具有免疫刺激活性。不同序列的 CpG-DNA 免疫学活性不同，相同序列的 CpG-DNA 对不同动物的免疫活性也不同。对人类产生最佳刺激效果的 CpG 基序是 GTCGTT，GTCGTT 在猪上的效果也很好（Ling-hua et al.，2006a）。而对小鼠最佳的 CpG 基序是 GACGTT。Fu 等（2014）对家禽人工设计了几种 CpG 基序，发现 CpG 基序 TCGTCGTTGTCGTTT TGTCGTTGGGGGG 的黏膜免疫效果最好。对于不同物种，具有最强免疫刺激作用的 CpG ODN 序列不同，通过优化 CpG ODN 的化学结构可能克服受体系统的种属特异性。

CpG ODN 黏膜免疫佐剂的作用主要通过以下方式实现。CpG ODN 具有亲水性，经细胞内吞作用进入免疫细胞，与 TLR9 结合后，通过氯喹叮及其相关化合物敏感途径（chloroquine-sensitive pathway）内吞进胞内，然后进一步被运输至细胞质与细胞核中。CpG/TLR9 作用主要通过髓样分化因子（MyD88）、IL-1 受体相关激酶（IRAK）及肿瘤坏死因子受体相关因子 6（TRAF 6）介导，再通过核因子-κB（NF-κB）、MAPK p38 和 ERK-AP-1 信号通路激活一系列核转录因子（Hacker et al.，2002），最终诱导多种与免疫有关的细胞因子及趋化因子的表达与分泌，引起效应细胞发挥作用。

CpG ODN 的免疫活性功能主要表现在以下几个方面：①诱导 B 细胞增殖和分泌免疫球蛋白，强烈促进 B 细胞介导的抗原特异性免疫应答。同时，引起共刺激分子和 MHC Ⅱ类分子表达上调，增加抗原呈递能力。②CpG ODN 能直接激活单核细胞、巨噬细胞和树突状细胞分泌 IFN-α、IL6、IL12、GM-CSF、各种化学因子和 TNF-α，CpG ODN 能增加单核源树突状细胞（monocyte derived DC，MoDC）、血液树突状细胞（blood DC，bDC）趋化因子受体的表达（Auray et al.，2010）；不同 CpG ODN 诱导的趋化因子也不同（Dar et al.，2010）。3 种类型的 CpG ODN 都能刺激 IFN-c 诱导蛋白 10（IP-10）表达的上调（Dar et al.，2010）。③具有明显的 T 细胞辅助功能。CPG ODN 强烈诱导 Th1 型细胞因子（如 IL-2、IFN-γ）的分泌，对 Th2 型细胞因子（如 IL-4、IL-5）的分泌影响较小（Krieg et al.，1995；Klinman et al.，1996）。

CpG ODN 作为黏膜免疫佐剂，既能激发黏膜抗原特异性免疫应答，又可以激发系统免疫（包括体液免疫和细胞免疫）。1998 年，Moldoveanu 等以 CpG ODN 为佐剂，以灭活流感病毒为抗原滴鼻免疫小鼠，第一次证明 CpG 具有黏膜佐剂作用（Moldoveanu et al.，1998）。随后，针对多种病毒和细菌抗原，包括乙肝病毒、生殖道疱疹病毒、人类免疫缺陷病毒（HIV）、呼吸道合胞病毒和链球菌、嗜血流感杆菌等，用 CpG ODN 作为黏膜免疫佐剂，经口腔、鼻腔或生殖道等多部位的免疫方式，可以激发良好的黏膜免疫反应，并诱导产生以 Th1 型为主的免疫应答。所以 CpG ODN 较多地应用于 Th1 型佐剂（Th1-like adjuvant），与各种抗原配合，如肝炎病毒 B 表面抗原、流感灭活病毒、人工合成的麻疹病毒多肽 MAP-M2、HSV-1 囊膜糖蛋白 B 、破伤风类毒素、牛分枝杆菌 BCG，通过口服或滴鼻诱导黏膜免疫，均取得较好效果（Krieg and Davis，2001；Harandi and Holmgren，2004）。CpG ODN 可显著增强伪狂犬病病毒对新生仔猪的黏膜免疫反应（Ling-hua et al.，2006a）。将 CpG ODN 和纯化蛋白结合物滴鼻会促进以 IgA 为主的黏膜 Th2 型应答和全身 Th1 型应答（McCluskie et al.，2000）；将单纯疱疹病毒（herpes simplex virus-1，HSV-1）上的外膜糖蛋白配合 CpG ODN 滴鼻会使机体产生强烈的阴道 IgG 和全身 IgG2a 应答，同时会诱导全身和黏膜 CTL。更重要的是它会使小鼠免受 HSV-2 的感染，将近 50%的小鼠会因获得 HSV-1 诱发的免疫应答而避免 HSV-2 的感染（Gallichan et al.，

2001）。CpG ODN 通过阴道黏膜和口腔黏膜也可以分别引起相应黏膜部位的免疫应答（Staats et al.，2001；Harandi et al.，2003）。免疫刺激的 CpG ODN 阴道黏膜给药会迅速引起小鼠阴道黏膜的 Th1 型免疫应答，其主要诱导产生细胞因子 IFN-β、IL-1、IL-18、RANTES 和MIP-1a、MIP-1β 等。值得注意的是，单独的 CpG ODN 也会诱导局部的免疫保护性应答（Harandi et al.，2003）。

CpG ODN 与细菌、病毒、寄生虫和真菌配合都具有较强的免疫增强作用（Beignon et al.，2002；Bozza et al.，2002；Joseph et al.，2002；Kojima et al.，2002；Mariotti et al.，2002；Rhee et al.，2002；van Rooij et al.，2002；Yamamoto et al.，2002）。李明等以人肺腺上皮细胞 A549 为研究对象，用 CpG ODN 进行刺激，结果表明，CpG ODN 作为一种非特异性黏膜免疫刺激剂，能显著提高呼吸道上皮细胞 hBD-2 的表达，增强了呼吸道抗微生物的能力和防治呼吸系统感染性疾病的作用。CpG ODN 作为沙门氏菌的佐剂可产生黏膜免疫和系统免疫，在保护抗原完整性方面起到至关重要的作用（Stevceva et al.，2005）。此外，CpG ODN 与 CT、LT 的联合应用可产生很好的协同效应。

CpG ODN 作为多种抗原的免疫佐剂，在激发非特异性免疫应答、增强抗原特异性免疫应答及调控免疫应答类型（Th1/Th2）等方面发挥着重要作用，CpG 激发的先天性免疫可保护一些病毒感染，如疱疹病毒（herpesvirus）（Harandi et al.，2003）、正痘病毒属（Orthopoxvirus）（Rees et al.，2005）、流感病毒和伯尔纳病毒（birnavirus）。CpG ODN 尤其在作为黏膜免疫佐剂方面具备良好的佐剂效应。

过敏性疾病（如哮喘病）是由过敏原引起的，这些过敏原刺激机体产生 Th2 应答，从而产生疾病。CpG ODN 能诱导强烈的 Th1 型细胞因子（如 IL-12、IFN-γ）的分泌，抑制 Th2 型细胞因子（如 IL-4、IL-5），从而抑制 Th2 型应答的发生，使已经发生的 Th2 型应答向 Th1 型应答（Kline，2000）转变。

聚肌胞（polynosinic acid-polyeytidylic acid，polyI:C）是高分子多聚核苷酸类物质之一，由多聚肌苷酸和多聚胞苷酸单链组成双股多核苷酸链。也属于核酸佐剂的范畴。聚肌胞是动物体内 TLR3 的配体，聚肌胞激活 TLR3 后可介导机体一系列的免疫反应，如诱导干扰素、白细胞介素、肿瘤坏死因子等细胞因子的分泌，促进 NK 细胞、单核细胞、巨噬细胞、T 淋巴细胞及树突状细胞的增殖与成熟等，促进体内抗体的生成（Alexopoulou et al.，2001；Abrahams et al.，2006；Kumar et al.，2006）。polyI:C 主要通过诱导 Ⅰ 型干扰素（type Ⅰ interferon，IFN），连接先天性免疫和获得性免疫发挥黏膜免疫增强剂的作用（Iwasaki and Medzhitov，2004）。含有 polyI:C 和 H5N1 流感病毒的壳聚糖微胶囊能延长病毒在鼻腔黏膜处的停留时间，显著提高特异性抗体反应，保护 H5N1 流感病毒的攻毒（Asahi-Ozaki et al.，2006）。

应用灭活禽流感病毒配合 polyI:C 鼻腔免疫雏鸡后，通过增加鼻腔和气管中 TLR3 mRNA，可显著提高呼吸道局部及全身免疫反应（Liang et al.，2013）。polyI: C 黏膜免疫小鼠后能提高 T 细胞应答水平，增强癌细胞多肽疫苗效果（Steinhagen et al.，2011）。polyI:C 的衍生物也具有较好的免疫效果，如 polyI:C12U 和 polyI:CLC。Ichinohe 等（2007）以 polyI: C12U 为佐剂，配合禽流感病毒 H5N1 鼻腔免疫小鼠，可显著提高鼻黏膜 SIgA

水平，保护小鼠免受 H5N1 病毒的致死性攻击。

三、壳聚糖

壳聚糖(chitosan)是一种从甲壳类动物和昆虫外骨骼提取的无毒、具有生物相容性、可降解的天然多糖，是 *N*-乙酰基-D-葡萄糖胺（20%）和葡萄糖胺（80%）的聚合物。壳聚糖无毒，无刺激性，无抗原性，组织相容性良好，在体内可降解吸收，具有促进免疫反应、增强抗原传递系统功能、活化细胞的作用，具有免疫佐剂的效应。壳聚糖可以通过改变上皮细胞紧密连接和降低纤毛摆动频率来促进抗原的跨上皮转运（Aspden et al., 1997)。体外试验表明，壳聚糖可以增加 M 细胞的转运能力(van der Lubben et al., 2001)。在鼻腔免疫中，壳聚糖递送系统可以显著提高流感病毒和白喉棒状杆菌蛋白抗原诱导的免疫应答（Read et al., 2005）；在脑膜炎疫苗研究中，壳聚糖配合大肠杆菌肠毒素（LT）突变体（LTK63）鼻腔免疫的效果要显著好于注射免疫（Baudner et al., 2003，2004）。还有研究将透明质酸配合 LTK63 用于流感疫苗的鼻腔免疫，结果局部免疫和系统免疫应答显著提高（Singh et al., 2007）。

壳聚糖可以作为黏膜免疫佐剂，有效增强局部黏膜免疫反应。其接种途径可能会影响免疫反应的类型。应用禽流感全病毒灭活苗配合三甲基壳聚糖鼻腔免疫后取得较好的效果（Amidi et al., 2007）；通过鼻内接种流感病毒的 M1 蛋白和壳聚糖，可以有效地保护小鼠抵抗流感病毒的攻击（Sui et al., 2010），壳聚糖作为新城疫疫苗的佐剂免疫仔鸡，结果证明壳聚糖作为佐剂可以通过增强 Th1 免疫来提高细胞免疫反应，可用于家禽活疫苗的黏膜免疫，具体的反应机制及其保护效果仍需进一步研究(Rauw et al., 2010a)。虽然很多研究证明壳聚糖具有很好的免疫佐剂活性，但由于其在生理状态的 pH 下溶解性很小(pH>6 时，壳聚糖即形成沉淀)，在一定程度上限制了壳聚糖作为佐剂的应用。现在出现了一种新型的壳聚糖免疫佐剂，该佐剂通过脱乙酰基化增加其溶解性，进入体内后能快速降解，与禽白血病疫苗合用可以明显提高特异性体液反应和细胞免疫反应（Neimert-Andersson et al., 2011）。壳聚糖还能作为生物黏附剂，增强疫苗在黏膜部位的黏附性，增加疫苗停留时间提高吸收率。例如，壳聚糖可用于破伤风毒素的 DNA 疫苗递送载体（Alpar et al., 2005），也可以作为流感疫苗鼻腔免疫的递送载体（被动黏膜免疫递送系统，见本章第二节）延长疫苗停留在鼻黏膜上的时间（Read et al., 2005）。

四、聚丙烯酸

聚丙烯酸（polyacrylic acid，PAA）又称为丙烯酸均聚物、丙烯酸聚合物或丙烯酸树脂，无色或淡黄色液体，呈弱酸性，可与水互溶，溶于乙醇、异丙醇等。聚丙烯酸可以作为除垢剂和分散剂，除此之外，聚丙烯酸和一些含有烷基酯的疏水性衍生物能明显地提高灭活抗原的抗体反应，因此可以作为疫苗佐剂使用。与抗原一起使用，能延长抗原在黏膜部位存在的时间，有利于抗原与免疫细胞相互作用，是很好的黏膜佐剂。

抗原蛋白与聚丙烯酸共价结合可以提高抗原的免疫原性，对于免疫过的动物，聚丙烯酸能有效提高二次免疫应答反应（Hilgers et al., 1998）。其衍生物聚丙烯酸烷酯也是较强的黏膜佐剂，能明显提高鸡新城疫灭活疫苗、流感灭活疫苗和流感病毒 HA/NA 亚单位疫苗的 IgA 抗体水平，其中含有16%酯化抗原的聚丙烯酸丁酯的免疫增强作用强于可溶性的 PAA（Hilgers et al.，2000）。目前，聚丙烯酸已用于马脑脊髓炎、猪细小病毒、支原体、胸膜肺炎放线菌、禽副黏病毒、猫和犬的狂犬病病毒灭活疫苗的研究。与油佐剂比较，聚丙烯酸具有以下优点：油佐剂通常与抗原等体积混合，而聚丙烯酸可以提高抗原至90%，有利于多种抗原同时乳化；油乳剂乳化需要较高的温度和较大的剪切力，可能会影响抗原的免疫原性，而聚丙烯酸不需要，能很好地保持抗原的抗原性；油乳剂疫苗黏稠，不容易注射，而聚丙烯酸与抗原乳化后，均匀、透明、黏稠度低，易于注射。

五、细胞因子佐剂

细胞因子（cytokine）是机体各种免疫细胞分泌的具有不同生物学效应的小分子多肽，是免疫细胞间相互作用的调节信号，包括淋巴因子、干扰素、白细胞介素、肿瘤坏死因子、趋化因子和集落刺激因子等。在免疫应答过程中，细胞因子对于细胞间相互作用、细胞的生长和分化有重要作用。细胞因子通过细胞特异的膜受体而起作用。细胞因子之间的作用是以网络形式发挥的，如一种细胞因子诱导或抑制另一种细胞因子的产生，如 IL-1 和 TGFβ 分别促进或抑制 T 细胞 IL-2 的产生。细胞因子还与激素、神经肽、神经递质共同组成了细胞间信号分子系统。自从 1979 年发现第一个细胞因子以来，细胞因子研究获得飞速发展，多种细胞因子被克隆，重组的细胞因子作为免疫佐剂使用，可以提高疫苗的免疫效果，也可以通过与一些抗原基因重组，构建基因工程疫苗，达到预防和治疗某些传染病的效果。大多数细胞因子具有调节免疫应答的能力，因此可直接作为佐剂发挥作用。目前进行试验研究的可用于黏膜免疫佐剂的细胞因子主要有 IL-1、IL-2、IL-4、IL-12、IL-18、γ-干扰素、α-干扰素等。

（一）白细胞介素-1

白细胞介素-1（interleukin-1，IL-1）又称淋巴细胞活化因子，是于 1983 年第一个被发现有免疫作用的细胞因子，是一些物质（如抗原抗体复合物、ConA 等）刺激巨噬细胞、单核细胞和其他多种组织细胞活化后分泌的一类激素样多肽。IL-1 具有广泛的免疫调节功能，而且有致热和介导炎症的作用。IL-1 主要功能表现如下：促进胸腺细胞、T 细胞的活化、增殖和分化，IL-1 能诱导 CTL 的分化，可能促进 T 细胞分泌 IL-2 和 IFN-γ；促进 B 细胞分泌免疫球蛋白；增强 NK 细胞的杀伤活性；刺激单核细胞和巨噬细胞。在黏膜免疫反应中 IL-1 能与 Th1 型细胞因子如 IL-12、IL-18 和 GM-CSF 联合增强黏膜和系统免疫应答（Staats et al.，2001）。IL-1 和 IL-12、IL-18 或 GM-CSF 联合使用，也能引起 Th1 型（CTL 和 IFN-γ）和 Th2 型（黏膜 IgA）免疫应答。例如，IL-1 可显著增强链球菌及伪狂犬弱毒苗对猪的免疫反应（Blecha et al.，1995）。William 等（2010）利用 IL-1 作为佐剂配合肺炎链球菌表面蛋白 A 鼻腔免疫兔子，能够持续性地诱导血清中特异性 IgG 抗体的产生。IL-1 的佐剂活性与使用时间和剂量密切相关，表现为时间和剂量依赖性，一般认为在免疫后注射 IL-1，能获得较好的活性。毒性作用最强的剂量，也是疫苗效果最好的剂量。

（二）白细胞介素-2

白细胞介素-2（interleukin-2，IL-2）是由 T 细胞分泌的一种淋巴因子，可引起 T 细胞增殖和维持 T 细胞在体外的持续生长，诱导或增强细胞毒性细胞的杀伤活性，协同刺激 B 细胞分泌免疫球蛋白，促进胶质细胞的成熟和增殖，增强吞噬细胞的吞噬杀伤能力，是人和兽药中研究最多的细胞因子。IL-2 是动物体内免疫应答的重要调节因子，具有多效性、高效性和反应快等特点，可以改善机体免疫功能，对多种抗原均有增强作用（Metzger，2010）。1988 年就在豚鼠体内证明了 IL-2 可以增强 HSV-2 糖蛋白 D 亚单位疫苗的保护效率，从此人们认为 IL-2 具有潜在的免疫佐剂作用。IL-2 所表现出来的活性，与抗原自身的反应有着某种关联，而且使用 IL-2 佐剂不需要与抗原注射部位一致。IL-2 可通过两种途径影响免疫反应。第一，对于某抗原应答能力差的动物，IL-2 可使其克服遗传性免疫缺陷或对蛋白质抗原产生低水平应答。第二，对于那些能够发生免疫应答（无论是蛋白质还是碳水化合物抗原）的动物，IL-2 能够增强应答反应，同时也能降低杂种动物的应答不稳定性。经过多年的发展，证明在口蹄疫病毒 DNA 疫苗、链球菌疫苗和大肠杆菌 J5 疫苗中 IL-2 具有一定的佐剂作用（Lin et al.，2005）。IL-2 用于 PRRSV 的 DNA 疫苗也可以增强其诱导的 Th1 型免疫应答。用表达 PRRSV 的 ORF7 的质粒和另一个表达 IL-2 的质粒同时免疫，二免后 T 细胞的增殖能力明显增强（Rompato et al.，2006）。

（三）白细胞介素-4

白细胞介素-4（interleukin-4，IL-4）又称为 B 细胞刺激因子，可以诱导 $CD4^{+}$T 细胞增殖，抑制 Th1 型细胞因子的分泌。因此，IL-4 可用作疫苗佐剂以增强 Th2 免疫应答。它能激活 T 细胞、B 细胞、NK 细胞，增强或抑制免疫球蛋白的合成，也可称为佐剂候选因子，但有研究表明，IL-4 的免疫增强作用并没有表现出来，这可能是在由于 IL-4 的表达量不足或免疫时间不佳（Rompato et al.，2006），也可能是在没有目的抗原或抗原量不足的情况下，IL-4 不能发挥免疫佐剂功能。总之，IL-4 的免疫佐剂活性还需要进一步研究。

（四）白细胞介素-12

白细胞介素-12（interleukin-12，IL-12）是目前发现的唯一主要由 B 细胞产生的细胞因子。能诱导 NK 细胞和 T 细胞分泌 IFN-γ，与亚剂量的 IL-2 能协同诱导抗体和细胞毒性 T 细胞，可以诱导产生 Th1 应答反应，可用于主要诱导细胞免疫应答的疫苗佐剂，尤其是灭活疫苗。IL-12 可以激活 Th1 细胞，有利于杀伤细胞内寄生的病原微生物，包括细菌、病毒和原虫。体内和体外试验表明，IL-12 可以有效抑制 PRRSV 复制，但其机制尚不清楚（Carter et al.，2005）。IL-12 与人中性多肽（human neutrophil peptide，HNP）配合后通过黏膜免疫能提高局部 SIgA 抗体反应（Boyaka et al.，1999）。IL-12 曾被用于 PRV 灭活疫苗的佐剂及日本血吸虫 DNA 疫苗的佐剂。

（五）白细胞介素-18

白细胞介素-18（interleukin-18，IL-18）是一个发现相对较晚的细胞因子，最近才认识到其生物学功能的多样性，IL-18 参与调节 Th1 型和 Th2 型免疫应答。IL-18 曾被用于口蹄疫病毒的 DNA 疫苗及亚单位疫苗的佐剂，并显示出了免疫增强作用（Shi et al.，2007）。研究者曾将 IL-18 的基因与 PRRSV 结构蛋白重组于鸡痘病毒载体中，具有一定的免疫增强作用。

（六）α-干扰素

干扰素家族包括 I 型干扰素（type I interferon）（IFN-α、-β、-ε、-κ 和-ω）、II 型干扰素（type II interferon）（IFN-γ）和III型干扰素（type III interferon）（IFN-λ1、-λ2 和-λ3）（Ank and Paludan，2009；Piehler et al.，2012）。

α-干扰素（interferons-α，IFN-α）主要由病毒感染淋巴细胞、单核细胞或巨噬细胞产生，主要生物学活性为抗病毒、增殖抑制和免疫调节。IFN-α 可通过上调巨噬细胞 IgG 的 Fc 受体促进抗体介导的细胞毒作用（antibody-dependent cell-mediated cytotoxicity，ADCC），活化 NK 细胞，促进杀伤功能，诱导 MHC II 类分子的表达，提高机体体液免疫和细胞免疫水平。

IFN-α 属于 I 型干扰素，可用于多种恶性肿瘤的治疗，包括白血病。虽然单独使用 IFN-α 时，IFN-α 不表现佐剂活性，但它能增强 IL-12 诱导抑制 Th2 细胞产生 IL-4 的能力，此时 IFN-α 不影响 IL-12 对 Th1 细胞的调节。因此 IFN-α 不但具有潜在的治疗作用，而且可以作为一种调节性细胞因子，尤其是与其他免疫调节因子共同使用时。已经有报道，IFN-α 可以增强体液免疫应答、CTL 应答及诱导 Th1 细胞分化。IFN-α 也可以抑制 PRV、FMDV 和 PRRSV 等多种病毒的复制（Chinsangaram et al.，2001）。

IFN-α 具有较强的黏膜免疫增强作用。应用 I 型干扰素配合灭活流感病毒疫苗鼻腔免疫小鼠后，鼻腔分泌液和肺涮洗液中的抗体水平均显著升高，攻毒后肺中的病毒含量显著下降（Robert et al.，2009）。还有学者直接在人身上做了试验，他们发现运用 I 型干扰素配合鼻病毒给一些志愿者鼻腔免疫后，人抵抗鼻病毒感染的能力明显增强（Samo et al.，1983，1984；Greenberg and Couch，1986）。表明干扰素是较好的黏膜免疫佐剂。

I 型干扰素与其他免疫佐剂联合效果会更好。应用 I 型干扰素、单磷酰基类脂 A 和霍乱毒素（CTB）3 种佐剂配合灭活流感病毒疫苗鼻腔免疫小鼠后，各组小鼠的鼻腔分泌液和肺涮洗液中的抗体水平均显著升高，并且攻毒后肺中的病毒含量显著下降。

（七）γ-干扰素

γ-干扰素（interferons-γ，IFN-γ）属于 II 型干扰素，主要由自然杀伤细胞、$CD8^+$细胞毒 T 细胞、$CD4^+$辅助 T 细胞产生。IFN-γ 可以促进促炎性因子的分泌，并减少抗炎性因子的分泌，IFN-γ 还可以增强免疫抑制的猪体内的淋巴细胞增殖。作为佐剂使用时，IFN-γ 必须与抗原在同一位置注射，若注射位置不同，则几乎检测不到其佐剂活性；即使提高注射剂量，也只能抑制免疫应答反应。

还有一些细胞因子和趋化因子可以作为黏膜免疫佐剂发挥较好的增强效果。例如，IL-6 可刺激细胞生长和促进细胞分化，既能促进 B 细胞分化、Ig 分泌和再次免疫应答，也可协同 IL-2 促进 CTL 分化。IL-6 与流感疫苗配合使用后能够显著增强动物对流感病毒的抵抗力。将 IL-12 或 IL-14 与流感灭活疫苗同时免疫小鼠，可使 Th2 型免疫应答选择性地向 Th1 型免疫应答转变，并能使小鼠不受其他亚型流感病毒的攻击。最近也有研究证实，应用 IL-12、IL-5 和 IL-6 进行黏膜免疫后，能引起局部黏膜 IFN-γ 和 SIgA 抗体水平升高。分泌调节因子（RANTES）为趋化因子 C-C 家族成员之一，是一种有效的黏膜免疫佐剂。RANTES 是单核细胞、T 细胞和 NK 细胞的诱导剂，能诱导 Th1 型或 CTL 免疫应答。用蛋白抗原和 RANTES 黏膜给药时能增强黏膜局部和全身黏膜组织 Th1 型和 Th2 型应答（Lillard et al.，2001）。

应该注意的是，与其他佐剂相比，细胞因子佐剂具有高效、快速的特点，但由于细胞因子为体内的微量物质，在作为佐剂使用时应注意使用量，使用量过大，不仅不能增强免疫应答反应，反而会抑制免疫应答反应。

六、小分子物质

咪喹莫特（imiquimod）和瑞喹莫德（resiquimod）是人工合成的小分子免疫增强剂。咪喹莫特也称为R848，免疫刺激作用类似于短的单链RNA，可以与TLR7和TLR8结合，咪喹莫特可协同抗原促进黏膜免疫反应（Vasilakos et al.，2000）。咪喹莫特能增强淋巴结树突状细胞的数目和成熟状态，增强抗原特异性 T 细胞反应，诱导 Th1 细胞反应。瑞喹莫德是咪喹莫特的类似物，其作用不及咪喹莫特强，但不良反应也相对较低。

左旋咪唑（levamisole）是最早开发应用的免疫增强剂之一，它具有类似胸腺激素的生物学活性作用，如促进 T 淋巴细胞增殖等（Renoux，1980），左旋咪唑能通过 DC 的 TLR2 信号通路刺激细胞产生 IL-12 等刺激因子，活化 T 细胞/B 细胞。左旋咪唑用于家畜和家禽的黏膜免疫已初见端倪。左旋咪唑配合新城疫活疫苗滴鼻、点眼免疫鸡后，能增强局部和全身的免疫作用（于晓磊等，2014）。左旋咪唑配合弱毒大肠杆菌口服免疫断奶仔猪，能有效诱导肠黏膜免疫应答（Bozic et al.，2003）。单独口服左旋咪唑或与大肠杆菌混合口服后都能提高仔猪的黏膜免疫功能，抵抗大肠杆菌引起的腹泻（Chen et al.，2008；Kovšca Janjatović et al.，2009），其机制是左旋咪唑可增加仔猪回肠中 M 细胞的数量，从而增强抗原的呈递（Valpotić et al.，2010）。

本节主要总结了研究较多的一些黏膜免疫佐剂，还有一些其他黏膜免疫佐剂仍处于开发研究阶段。例如，α-半乳糖神经酰胺（α-galactosylceramide，α-GalCer）是自然杀伤 T 细胞（NKT 细胞）的激活剂，经鼻内接种流感疫苗和经口服或鼻内免疫 HIV 疫苗的小鼠（Courtney et al.，2009），可诱导产生 IgA，但似乎对 Th17 型免疫反应起抑制作用（Mattarollo et al.，2010）。应用 β-半乳糖基神经酰胺与 HIV 多肽抗原配合口服或滴鼻免疫，能诱导全身性和局部黏膜免疫反应，所以 α-半乳糖神经酰胺可能是一种有效的黏膜免疫佐剂（Amy et al.，2009）。应用一种肥大细胞活性剂 48/80 复合物（C48/80）和百日咳菌苗配合鼻腔免疫小鼠后，能有效提高局部黏膜和全身性免疫应答（Hofmann et al.，2009）。肥大细胞激动剂经皮内免疫也能诱导 B 细胞增殖和产生 IgA（Merluzzi et al.，

2010）、增加 Th17 细胞的数量（McGowen et al.，2009）。鞭毛蛋白和甘露糖胺纳米颗粒也有口服疫苗的免疫佐剂活性（Hesham et al.，2009）。沙门氏菌鞭毛蛋白是黏膜黏着剂和 TLR5 激动剂。甘露糖的主要作用是作为微生物的黏附因子，促进微生物与胃肠的黏膜组织相互作用。用沙门氏菌鞭毛蛋白和(或)甘露糖胺纳米颗粒，直径为 300～400nm，与卵清蛋白 OVA 一起对小鼠口服，IgG1（Th1）和 IgG2（Th2）特异性抗体显著升高，肠黏膜 SIgA 水平增加，表明鞭毛蛋白和（或）甘露糖胺纳米颗粒均能诱导明显的且持续时间较长的全身和局部黏膜免疫应答。

除了 CT 和 LT 外，其他的细菌毒素也是较好的黏膜免疫佐剂。口服小肠结肠炎耶尔森氏菌（*Y.enterocolitica*）的外膜蛋白 H 后，通过靶向 M 细胞表面的 C5aR 增强抗原的效果，引起黏膜局部和全身抗原特异性免疫反应（Kim et al.，2011）。CTA1-DD 由金黄色葡萄球菌（*S. aureus*）的 D-碎片、CT 的 A1 成分组成，CTA1-DD 可以激活补体成分，在滤泡 DC 中，CTA1-DD 和补体受体 CD21 增强生发中心的形成，诱导产生高亲力的 IgA 和记忆性 B 细胞。通过刺激 DC 增强 Th1、Th2、Th17 和 CTL 的反应（Agren et al.，1997）。

此外，有研究表明一些中药也是较好的黏膜免疫佐剂。例如，半夏提取物 9*S*,12*S*,13*S*-三羟基酸可能是一种有效的口服黏膜免疫佐剂（Nagai et al.，2010），半夏的 7 种成分与其混合口服后能诱导支气管肺泡洗液和鼻洗液中病毒特异性 IgA 抗体和鼠血清中 IgG 抗体产生。人参茎叶皂苷（ginseng stem-leaf saponin，GSL）对于家禽的口服免疫可能是一种较好的黏膜免疫佐剂，GSLS 配合传染性法氏囊病毒（infectious bursal disease virus，IBDV）通过口服免疫能够增强鸡肠道黏膜 IBDV 特异性免疫应答及全身免疫反应，同时能提供较好的保护效力（Zhai et al.，2014）。

其实，一些黏膜免疫佐剂之间配合具有更好的协同作用。例如，CT 与 CpG ODN 的混合物和 HBsAg 与 CT/CpG ODN 的任一混合物分别通过黏膜接种于 BALB/c 系小鼠，发现前者体内产生的抗体和 CTL 较后两者有显著的增加（McCluskie and Davis，1998）。CpG ODN 与 MPL 的作用机制相似，可激活不同的 Toll 样受体而发挥作用，两者间明显存在协同作用。尽管某些共同的中间阶段可能是限制因子，如 MyD88、TRAF 6。CpG ODN 与 MPL 都通过 MyD88（髓样分化因子 88）和非 MyD88 通路/途径发挥作用。LT 和保留激活 cAMP 活性的 LT 突变体（如 LT R192G）不仅能使 PKA 磷酸化，还可能通过 Raf-1、PI3K 和 NF-κB 改变蛋白直接激活 cAMP，从而激活 PI3K 和 MAPK。因此 LT（LT R192G）可能是 CpG ODN 和 MPL 协同作用的结果，其激活 NF-κB 而不是 TLR 前体。而且，LT 和 CT 都直接作用于花生四烯酸的代谢和 COX-2 从而提高 PGE2 的水平，这样可以放大佐剂与 PGE2 受体结合后的免疫效应，同时提高 cAMP 的水平。

近年来 Toll 样受体的配体作为黏膜免疫佐剂受到密切的关注。Toll 样受体能特异识别病原相关分子模式（PAMP），在连接先天性免疫和获得性免疫中发挥着重要作用，是连接两者的桥梁。本章介绍的单磷酸类脂 A（TLR4 配体）、脂多肽（TLR2 配体）、CpG ODN（TLR9 配体）、polyI:C（TLR3 配体）、咪喹莫特（TLR7 和 TLR8 配体）、枯草芽胞杆菌均可作为黏膜免疫佐剂，通过与 TLR 结合，诱导树突状细胞成熟，启动先天性免疫信号通路和获得性免疫。

第二节　被动黏膜免疫递送系统

为了避免酶的降解、抗原吸收少等因素，提高抗原的有效性，口服疫苗的抗原投递系统逐渐发展起来。被动黏膜免疫递送系统是无活性的、可降解的疫苗传递系统，由于可被降解并能不受胃酸和酶的影响而顺利通过胃，口服递送效果得到加强。被动黏膜免疫递送系统主要有生物可降解性聚合物和以脂质为结构基础的脂质体。生物可降解性聚合物（biocompatible and biodegradable polymer，BBP）具有可以恒定、持续将抗原传递至特定组织、包被抗原不受胃酸和酶影响等优点。BBP 将抗原合并成为聚合体粒子（如聚丙-乙交酯微粒）、脂质体（liposome）、免疫刺激复合物（immune-stimulating complexe，ISCOM）和壳聚糖微粒（chitosan particle）。被动黏膜免疫递送系统的物质主要包括明胶（gelatin）、聚乳酸-乙醇酸（poly lactic-co-glycolic acid，PLGA）、聚丙-乙胶酯（poly lactide-co-glycolide，PLG）、藻酸盐（alginate）、脂质体、葡聚糖（dextran）、淀粉（starch）、乳酸、羟基乙酸和壳聚糖等。BBP 可将抗原包被制作成为聚合体粒子（如聚丙-乙交酯微粒）（Singh et al.，2007）、壳聚糖微粒（van der Lubben et al.，2001）、脂质体（Vajdy et al.，2004）、ISCOM（Mowat and Donachie，1991）、病毒样颗粒（virus-like particle，VLP）、纳米粒子（nanoparticle）（Uto et al.，2009）、细菌菌蜕载体（bacterial ghost vector，BGV）和 GEM 表面展示系统等。由于被动黏膜免疫递送系统具有很好的安全性，因此本节将介绍各种应用于黏膜免疫疫苗的被动黏膜免疫递送系统。

微颗粒（microparticle）进入肠道后首先被 M 细胞摄取，因此 BBP 微颗粒的大小对靶向 M 细胞的影响很重要。M 细胞优先吸收直径小于 10μm 的微粒，直径较大的微粒能被 PP 结中的 M 细胞吸收诱导黏膜 IgA 抗体反应。除了被 M 细胞吸收以外，少量微粒也可以被上皮细胞吸收（Brayden and Baird，2001）。例如，直径较小的聚丙交酯微粒（如 4μm 大小）能加强肠道和血浆中 IgG 的反应；直径 8～10μm 的聚丙交酯微粒能提高肠道中 IgA 的反应（Tabata et al.，1996）。表明直径较小的微粒能有效地通过上皮细胞将抗原转运到全身性免疫系统来启动 IgG 的反应，所以要得到同时诱导黏膜免疫和全身性免疫的口服疫苗，合成最适大小的微粒很关键。

除了微粒的大小之外，改变化学特性也可以加强抗原传递。例如，肠包被型微粒能保护抗原免受肠上部酸性环境的破坏，同时使抗原快速释放到小肠（Vogel et al.，1998）；化学黏膜黏合剂分子（如羧基、乙烯基聚合物）能拉长微粒所容纳的蛋白质抗原，从而延长抗原在肠道内的存留时间（Kunisawa et al.，2000）。通过构建二棕榈酰磷脂酰丝氨酸、二棕榈酰卵磷脂和胆固醇也能使脂质体在酸中变得更稳定。

一、微颗粒和纳米颗粒

微颗粒（microparticle）主要是以生物可降解和生物适应性高分子材料为载体包裹或吸附抗原而制成的微粒，直径为 0.1～100μm。微颗粒的大小与很多病毒相似，很容易被黏膜捕获，诱导黏膜免疫（O'Hagan et al.，2006）。微颗粒体积进一步缩小就形成纳米颗粒（nanoscale vehicle）或纳米粒子（nanoparticle），纳米颗粒在 10～1000nm。最常用的高分子材料为聚丙-乙交酯共聚合物（ploy lactide-co-glycolide，PLG）和聚乳酸（polylactic acid，PLA）（Clel et al.，1999）。以上两种材料均已获得美国食品和药物管理局（US Food and Drug Administration，FDA）批准，并广泛应用于多种临床试验。

微颗粒和纳米颗粒的功能主要包括保护包裹抗原、增加抗原在黏膜部位的停留时间和帮助抗原到达黏膜下淋巴组织（Gupta et al.，1998；Vyas and Gupta，2007；Zhu et al.，2012），微颗粒还可以通过激发先天性免疫而提高获得性免疫应答（Sharp et al.，2009）。PLA 和 PLG 微颗粒疫苗可以在小鼠体内诱导针对多种病原微生物的保护性免疫，包括肺炎链球菌（*Streptococcus pneumoniae*）（Fattal et al.，2002）、百日咳杆菌（*Bordetella pertussis*）（Conway et al.，2001）、鼠伤寒沙门氏菌（*Salmonella typhimurium*）（Fattal et al.，2002）等。诸多研究表明，将抗原装载或吸附到 PLA/PLG 微颗粒上诱导的全身免疫应答比可溶性抗原要强得多（Challacombe et al.，1992；Kende et al.，2002；Carcaboso et al.，2003，2004；Florindo et al.，2009）。研究表明，微颗粒疫苗可以诱导更高水平的抗原特异性 IgA 和细胞免疫应答（Florindo et al.，2009；Carpenter et al.，2005）。应用纳米凝胶（nanogel）进行鼻腔免疫已取得很好的免疫效果（见本章第五节）。

应用包被抗原后 PLGA 微囊饲喂小鼠能诱导局部的 IgA 反应和全身系统免疫反应（Conway et al.，2001），在体外能刺激细胞毒性 T 细胞的增殖（Partidos et al.，1999）。PLGA 微球也可用于灭活病毒的递送系统（Ramya et al.，2009），如用于灭活狂犬病病毒的口服免疫。通过口服免疫，动物体内抗 IgG2a 和 IgG1 滴度及淋巴细胞增生指数均显著增加，表明口服免疫能激活 Th1 型细胞免疫。攻毒后动物的保护率可达 75%。表明用 PLGA 包被灭活狂犬病病毒后口服免疫能诱导体液和细胞免疫反应，适用于狂犬病的预防。

黏膜上皮表面均分布有 TLR，所以应用 TLR 激动剂与微颗粒结合应该是一种理想黏膜免疫递送佐剂（McCluskie et al.，2000；Gallichan et al.，2001）。然而，至今还没有人开发出应用 TLR 激动剂包裹的微颗粒。但 TLR 配体倒是有些报道，如甘露糖是一种 TLR 配体，甘露糖与肠道细胞中表达的凝集素具有很高的亲和力（Wagner et al.，2003）。应用 300～400nm 甘露糖包被的 OVA 酸酐颗粒或 TLR5 激动剂鞭毛包被的 OVA 酸酐颗粒口服免疫后，比未包裹的颗粒诱导的 IgG1 和 IgG2a 反应更强，肠道中 OVA-特异性 IgA 水平更高（Salman et al.，2009），而且在本实验中仅用一次免疫就达到这样好的免疫效果（Salman et al.，2009）。淋巴细胞趋化因子（lymphotactin）具有淋巴细胞趋化性，应用壳聚糖和淋巴细胞趋化因子包被编码柯萨奇病毒 B3（CVB3）的 DNA 通过鼻腔免疫能促进血清中 IgG 和黏膜 IgA 抗体滴度，促进 CVB3-特异性 CTL 活性和 Th1 型免疫力（Yue et al.，2009）。而单独应用 CVB3 的 DNA 免疫效果则不好。预防人乳头瘤病毒（Cervarix）的疫苗和改进的肝炎病毒 B 疫苗（FendrixTM）均是含有白矾和 MPL 的微颗粒（Boland et al.，2004；Monie et al.，2008）。以 MPL 和皂苷 QS21 结合为主的脂质体疟疾疫苗已进入临床Ⅱ期试验（Bejon et al.，2008）。

由于肠道上皮对微颗粒和纳米颗粒的吸收效果并不好，微颗粒疫苗在人和大动物上的效果也并不理想，至今还没有获批的微颗粒载体疫苗（Katz et al.，2003；Felder et al.，

2000）。因此研究人员试图对现有材料进行改进以期获得更好的免疫效果。例如，通过修饰改变 PLG 表面电荷以增强其与蛋白质或 DNA 的结合能力（Ando et al.，1999；Chadwick et al.，2010；Devriendt et al.，2012）；PEG（polyethylene glycol）及其衍生物包被微颗粒通过口服免疫效果能得到很大改善，其机制主要是 PEG 包被微颗粒后能穿过肠黏膜上皮屏障（Tobio et al.，1998，2000；Wang et al.，2008；Cu and Saltzman，2009）。应用 PEG 包被具有阴离子电荷聚苯乙烯的纳米颗粒能增加子宫颈和阴道黏膜中的扩散速度（Lai et al.，2007；Wang et al.，2008）。改善 PEG 能中和阴离子电荷，因此能增加在黏液中的扩散（Wang et al.，2008）。

将 PLG 和聚乙烯醇连接可使微颗粒具有分支结构等（Dailey et al.，2005）；在微颗粒表面偶联免疫刺激剂（破伤风毒素，TT）（Vila et al.，2002）和具有生物黏附作用的聚合物（聚乙二醇、壳聚糖）等（Jaganathan and Vyas，2006；Wang et al.，2008；Cu and Saltzman，2009）；还有人想通过肠黏膜的 M 细胞增加微颗粒的转运（Neutra et al.，2001；Pashine et al.，2005）。研究发现，其他材料制备的微颗粒同样可以作为递送系统使用，如可降解碳酸钙纳米颗粒（He et al.，2002）、淀粉微颗粒（Heritage et al.，1998）、壳聚糖微颗粒（Saint-Lu et al.，2009）、三甲基壳聚糖（TMC）微颗粒（Chen et al.，2008；Kang et al.，2009）等。用于制备微颗粒的高分子材料必须具备无毒无抗原性的特点，如天然高分子载体材料白蛋白、明胶、阿拉伯胶、淀粉和海藻酸钠粉等；半合成高分子材料羧甲基纤维素钠（CMC-Na）、邻苯二甲酸乙酸纤维素（CAP）、乙基纤维素（EC）和羟丙基甲基纤维素（HPMC）等；合成高分子材料聚酰胺、聚乙烯醇、聚碳酯、聚甲基丙烯酸甲酯、聚甲基丙烯酸羟乙酯和聚烷基氰基丙烯酸酯等；可降解分子材料聚丙烯葡聚糖、聚烷基氰基丙烯酸酯等；不可降解高分子材料乙基纤维素、聚丙烯、聚苯乙烯等。以上有些合成高分子材料在体内不可降解，可以用于制作栓剂；还有很多材料尚没有配合抗原进行有效的动物免疫相关试验。

二、免疫刺激复合物

免疫刺激复合物（immune-stimulating complex，ISCOM）是一类颗粒型抗原，大小和病毒样颗粒（virus-like particle，VLP）类似。ISCOM 是由皂苷（*Quillaja saponaria*，Quil A）、胆固醇、磷脂、蛋白质抗原等构成的直径为 30～40nm 的笼状结构复合体。1984 年，Morein 等首次使用了皂苷的免疫刺激复合物形式，利用胆固醇、磷脂、Quil A 和抗原制成 ISCOM，发现 ISCOM 可大幅度提高抗原的免疫原性（Morein et al.，1984）。这一发现在免疫领域引起了广泛的重视，并取得了重大的进展。ISCOM 既可以作为黏膜免疫佐剂，又可作为被动黏膜免疫递送系统。免疫系统会以识别病毒的方式识别 ISCOM，产生 IFN-γ 和 IL-12，并产生类似于病毒免疫的细胞毒性 T 淋巴细胞应答。大多数 ISCOM 由 Quil A、胆固醇和磷脂组成，并形成一个二十面体结构，可以将递送的抗原蛋白通过疏水作用力结合到 ISCOM 上（Cox et al.，1998）。有研究应用 ISCOM 递送流感抗原对恒河猴进行免疫，诱导的免疫应答要强于传统的亚单位疫苗，并且保护力更高（Rimmelzwaan et al.，1997），对人的临床试验也表明其可以诱导有效的 CTL 应答（Ennis et al.，1999）。ISCOM 最大的优点是可以降低 Quil A 佐剂的用量并且可以将疫苗直接递送给抗原呈递细胞。此外，在 ISCOM 系统中通过 Quil A 和胆固醇的结合，避免了 Quil A 和黏膜细胞的相互作用，从而降低了皂苷的溶血活性，提高了生物安全性（Soltysik et al.，1995；Cox et al.，1998）。然而目前 ISCOM 递送系统并不完善，问题主要体现在抗原难以包裹，部分抗原需要进行广泛的修饰才可以达到理想效果。

三、脂质体

脂质体（liposome，LPS）是一种人工合成的由磷脂双层构成的脂质囊泡，可以通过超声裂解生物膜结构来制备。目前研究较多的阳性脂质体（cationic liposome）是一种本身带有正电荷的人造细胞膜样小球体，又称阳离子脂质体、正电荷脂质体（positive liposome）。LPS 可以单独作为佐剂使用，也可以作为抗原和佐剂的递送系统（Alving，1992），主要用于复合疫苗的递送。LPS 往往含有单磷酸成分（monophosphoryl lipid A，MPL），而 MPL 也是一种有效的免疫增强剂，因此难以判断和区分递送系统与佐剂对免疫应答的贡献。然而已经有诸多研究表明，在不添加其他佐剂的情况下，病毒膜蛋白（病毒颗粒）LPS 疫苗表现出来了良好的临床效果，欧洲也已经审批通过了相关的甲型肝炎和流感的 LPS 疫苗（Ambrosch et al.，1997）。

LPS 兼具佐剂和载体功能，具有不良反应小，程度轻，无毒性，无免疫原性，可生物降解，可改变免疫应答的类型和方式的特点。作为疫苗佐剂使用时，抗原与 LPS 单纯混合就可增强抗原的免疫原性，使用方便，若将抗原包裹或锚定在 LPS 上则更强。包裹入内与共价交联在表面的抗原参与的免疫途径不同。两者均激活 Th1 途径，表面交联时辅助诱导作用更强，常诱导细胞免疫应答，对疫苗的研究工作可能更有意义（Shahum and Therien，1995）。在研制 LPS 疫苗时，应根据疫苗的保护反应类型选择抗原与 LPS 的结合方式。LPS 中可包入细胞因子（如 GMCSF、IL-2 等）发挥协同作用，或与弗氏佐剂、铝胶和其他佐剂混合使用，效果更佳。例如，应用阳离子脂质体核苷酸复合物（cationic liposome-nucleic acid complex，CLDC）作为佐剂与耶尔森氏菌荚膜糖蛋白（*Y. pestis* F1）配合口服或皮下注射防御肺炎性鼠疫，能引起特异性抗 F1 抗体水平升高，黏膜局部 $CD4^{+}T$ 细胞增加，在免疫后 18 周内仍能保护小鼠免受强毒攻击（Jones et al.，2010）。此外，LPS 还具有抗原呈递作用，在无 APC 及主要组织相容性复合体（MHC）分子时，脂质体内高浓度抗原亦可激活某些 T 细胞。

LPS 的佐剂效果与多种因素有关，LPS 疫苗微粒的粒径大小、LPS 组分、LPS 的电荷、包裹方法等均可影响佐剂效果。一般粒径常控制在 80～300nm，选用饱和度高、与抗原电极性相反的 LPS 包裹，可提高包裹率和稳定性。应用一种 LPS 口服免疫小鼠可防御生殖道衣原体感染。免疫后再通过生殖道用衣原体攻击，生殖道排毒明显下降，其效果与 CT 和 CpG 相似（Danica et al.，2010）。当这种 LPS 与 CT 和 CpG 3 个佐剂同时混合使用时，保护率则明显提高。

四、病毒样颗粒

病毒样颗粒（virus-like particle，VLP）或假病毒（pseudovirus）是通过酵母、杆状病毒或哺乳动物细胞真核表达的病毒粒子，其结构和大小与天然病毒十分相似，直径为

25～120nm。由于缺少病毒复制的遗传物质，VLP 相对于弱毒疫苗具有更高的安全性。虽然 VLP 诱导免疫应答的能力不及灭活病毒疫苗强烈，但其抗原性要强于亚单位疫苗。VLP 的抗原高度集中且排列有序，可以诱导有效的体液免疫应答（Bright et al.，2008）；VLP 大小与天然病毒相似，很容易被 M 细胞和 DC 摄取，先诱导先天性免疫，然后激活局部细胞免疫和体液免疫（Jegerlehner et al.，2007）。VLP 作为递送病毒抗原的载体具有多种优点：①具有天然抗体表位，能诱导中和抗体；②VLP 能包装多种 T 细胞表位，如 $CD4^+$和 $CD8^+$；③VLP 中没有反转录和变异的调节蛋白和基因物质，具有很好的安全性；④昆虫细胞表达 HCV 抗原的重组 VLP 能有效诱导病毒特异性体液免疫和细胞免疫（Lechmann et al.，2001；Murata et al.，2003；Steinmann et al.，2004）；⑤HCV VLP 具有促进树突状细胞摄取的功能，比重组的蛋白质和 DNA 疫苗具有更好的抗原性和免疫原性（Lechmann et al.，2001；Murata et al.，2003；Yan et al.，2004）。由于不存在基因组，VLP 缺少部分可以被 TLR 和 Rig-1 样受体（RLR）识别病原相关分子模式（PAMP），包括双链 RNA（dsRNA，TLR3 和 RIG-I/MDA-5 激动剂）、单链 RNA（ssRNA，TLR7/8 激动剂）和富含未甲基化寡核苷酸基序（CpG，TLR9 激动剂）等，而这些均是先天性免疫系统的强效刺激因子（Kawai and Akira，2006）。尽管如此，VLP 仍然可以触发先天免疫应答，但其机制并不明确，刺激原可能来自于酵母或杆状病毒等 VLP 表达系统（Deml et al.，2005）。此外，VLP 还可以通过吸附或包裹免疫刺激分子来诱导有效的先天免疫应答（Jegerlehner et al.，2007）。

VLP 可以被单独用作病毒疫苗，也可以作为抗原和佐剂的递送系统发挥作用（Jennings and Bachmann，2008）。单独应用口服肝炎 E VLP（不需要佐剂）免疫可诱导很强的局部黏膜和体液 IgA 应答（Niikura et al.，2002）；诺沃克（Norwalk）VLP 鼻腔免疫比口服免疫应用的抗原剂量小，效果更好（Guerrero et al.，2001）。应用人乳头瘤病毒（human papilloma virus，HPV）编码的乳头瘤病毒 oncogene E7 免疫小鼠后可保护动物免受 E7-表达小牛 HPV VLP 的黏膜攻毒（Shi et al.，2001）。另一种 VLP 递送系统是特异性靶向未成熟 DC 的辛德毕斯病毒（Sindbis virus，SV）复制载体（Gardner et al.，2000）。应用表达 HIV gag 蛋白的 SV 复制载体通过阴道和直肠免疫可诱导阴道黏膜中产生 gag-特异性 IFN-分泌 T 细胞，同时抵抗 gag-表达疫苗病毒从阴道中的攻击（Vajdy et al.，2001）。由于 VLP 包括没有核酸的自组装病毒结构，其作为人类的口服疫苗已被接受和认可（Plotkin，2009），如应用 VLP 已在医学临床上开始推广。成年志愿者口服诺沃克（Norwalk）VLP 后可诱导局部小肠黏膜 IgA 抗体分泌细胞、粪便中 SIgA 均显著增加。诺沃克特异性血清 IgG 反应和 T 细胞增殖均显著提高（Tacket et al.，2003）。目前已经有人乳头瘤病毒和乙型肝炎（hepatitis）的 VLP 疫苗获得审批，并且有流感病毒（influenza virus，IV）、诺瓦克病毒（Norovirus）和人类免疫缺陷病毒（HIV）等多种 VLP 疫苗正在研制。

人乳头瘤病毒是世界上最普通的传染性性病，而且一些特殊类型的病毒株与宫颈癌的发生密切相关（70%宫颈癌由 HPV16 株和 18 株导致）（zur Hausen，2009）。第一个由 Merck 生产的 HPV 疫苗已获批（Gardasil®）。目前两株获批的 HPV VLP 疫苗均是将 HPV 主要衣壳蛋白 L1 装载到 VLP 上以预防多种亚型 HPV 感染（zur Hausen，2009），但是该两株疫苗均需通过注射的方式免疫。目前在美国市场上使用的 HPV VLP 疫苗只能通过肌内注射，并且只能诱导血清产生中和抗体，然后到达生殖道产生保护效果（Nardelli-Haefliger et al.，2003）。该疫苗在生活水平较差的发展中国家很难推广，主要是由于：①VLP 疫苗生产成本高；②免疫需要 3 次才能达到较好效果；③疫苗需要冷冻保存；④疫苗只限制于几株致癌的 HPV；⑤需要肌内注射。因此有人试想研制黏膜免疫疫苗。应用 HPV16L1 VLP 在人上比较两种黏膜免疫途径的效果，结果发现，通过气溶胶进行支气管免疫和鼻腔免疫比 VLP 通过肌内注射产生的中和抗体要高得多。相比之下，通过鼻腔免疫时其免疫原性较弱，气溶胶进行鼻腔免疫后免疫效果要差一些（Nardelli-Haefliger et al.，2005）。最近还有研究表明，将 HPV16L1（HPV16 型 L1 衣壳蛋白）的 VLP 疫苗和 LT 佐剂配合通过鼻腔或支气管免疫小鼠，发现血清 IgG 和生殖道 IgA 抗体水平显著升高（Revaz et al.，2007）。所以，HPV VLP 疫苗配合适当佐剂将有助于 HPV VLP 的发展。

人类免疫缺陷病毒（human immunodeficiency virus，HIV）Ⅰ型是引起人类获得性免疫缺陷综合征（acquired immunodeficiency syndrome，AIDS）的病毒，自从其传入人类以来，已经夺走了数百万人的生命，并且大约有 4000 万人与 HIV/AIDS 相伴生存（Robinson，2007）。编码病毒囊膜（Env）糖蛋白 gp120 的基因是最容易突变的基因，在免疫压力下会迅速突变，因此病毒容易逃避宿主中和抗体反应（Burton et al.，2004）。HIV 主要通过性接触传播，从黏膜表面进入宿主。所以针对 HIV 的疫苗必须利用黏膜免疫阻断病毒感染（Lehner，2003；Letvin，2005）。

HIV VLP 疫苗包含多种囊膜蛋白，这种方法可以增强体液和细胞免疫反应。在 HIV 的 VLP 表面具有病毒囊膜糖蛋白天然结构。在 VLP 上的囊膜蛋白低聚物具有生物学活性，介导黏附 CD4 和细胞因子共受体（CCR5 或 CXCR4），因此树突状细胞或巨噬细胞可以摄取 VLP 并且呈递抗原（Young et al.，2006）。将 VLP 应用于递送 HIV 的黏膜疫苗一直受到关注。通过 DNA 质粒或病毒载体的方式将慢病毒颗粒递送到体内，然后表达出 VLP。也可以利用昆虫或哺乳动物细胞系在体外表达 VLP，并在体外纯化（Wagner et al.，1992；Montefiori et al.，2001；Smith et al.，2004；Young et al.，2004；Ellenberger et al.，2005）。

从非洲猴分离到的猴免疫缺陷病毒（simian immunodeficiency virus，SIV）和 HIV 相似，也会导致亚洲猕猴免疫缺陷病（Letvin and King，1990）。此外，以 SIV 为平台融合 HIV 囊膜蛋白的嵌合猴免疫缺陷病毒（chimeric simian immunodeficiency virus，SHIV）已经成功构建（Reimann et al.，1996）。在杆状病毒表达系统中产生 SHIV 和 SIV 的 VLP 都表达 Gag 蛋白和截短囊膜蛋白（Yao et al.，2003）。表达截短囊膜蛋白的 VLP，产量更高。应用 SIV VLP 滴鼻免疫 BALB/c 小鼠会诱导全身和黏膜免疫反应，如果配合霍乱毒素（CT）则会产生更强的免疫反应（Yao et al.，2003）。值得关注的是，用 SIV VLP 分别免疫小鼠和新西兰兔产生的中和抗体可以抵抗 SIV1A11 和 SIVmac239 株的感染。SIV VLP 抗原特异性的 IFN-γ 和 IL-4 也能检测到，说明 SIV VLP 也会诱导产生针对 SIV 囊膜蛋白特异性的细胞反应（Yao et al.，2003）。

将灭活流感病毒疫苗重组到杆状病毒源的 SHIV VLP 中也是一种有效的方法（Kang

et al.，2004）。与霍乱毒素相比，流感疫苗对人类更加安全，更易用于人体，而且可以用于 HIV 阳性人群。与单独使用 SHIV VLP 相比，用重组流感 HA 的 VLP 滴鼻免疫小鼠或用灭活流感疫苗或 CpG 寡聚核苷酸（ODN）作为佐剂配合 VLP 分别免疫小鼠，配合灭活流感疫苗或重组流感 HA 蛋白的 VLP 免疫后，小鼠针对 HIV 囊膜蛋白的特异性 IgG 和黏膜 IgA 显著升高，HIV 特异性的中和抗体滴度增加，产生 IFN-γ 和 IL-4 的 T 细胞数量增加。加入灭活流感疫苗会诱导 Th1 型和 Th2 型细胞反应，而重组 VLP 和加入 CpG 佐剂主要诱导 Th1 型细胞反应。此外，SHIV VLP 配合流感疫苗或 CpG ODN 免疫小鼠后，CTL 活性增加（Kang et al.，2004）。在单次免疫过程中联合使用两种针对不同病原体的疫苗会产生很好的效果，尤其是一种疫苗可以作为另一种疫苗的佐剂时效果更好。

在开发 AIDS 疫苗过程中最主要的障碍就是 HIV 株的多样性。主要原因是编码 HIV 病毒表面囊膜蛋白的基因存在很大的变异性，HIV-1 可以分为 3 个组：M（major）、N（non-M，non-O）和 O（outlier）。M 组是最普遍的，分为几个进化枝（A～D、F～H、J 和 K）。在美国和欧洲最主要的流行亚型为 B 株，在印度、中国和撒哈拉以南非洲亚型 C 株占主导（Thomson et al.，2002）。不同亚型之间高度差异，所以需要一种可以引起广谱免疫反应的疫苗。目前有两种方法解决这个问题。一种就是产生多价疫苗，包含来源不同亚型的不同囊膜抗原，同时进行免疫（McBurney and Ross，2007）。另一个策略是产生一种共有序列疫苗，基于对多种囊膜蛋白氨基酸序列计算分析，产生一种包含大部分氨基酸序列抗原表位的共有序列疫苗（McBurney and Ross，2007）。最近的研究中，将单价疫苗、多价疫苗和囊膜蛋白共有序列 VLP 疫苗放在一起，比较分析它们产生细胞介导的广谱免疫反应的能力（McBurney and Ross，2009）。以亚型 B 或亚型 C 囊膜蛋白序列为基础产生 VLP 疫苗。VLP 由哺乳动物细胞系产生，以 CpG ODN 为佐剂，通过滴鼻免疫 BALB/c 小鼠。用 ELISPOT 分析 IFN-γ 后，相比亚型 B 单价疫苗，亚型 B 多价疫苗和共有序列 VLP 疫苗可以诱导广泛的细胞介导的免疫反应。相比单价囊膜蛋白 VLP 疫苗，共有序列疫苗和多价亚型 B 囊膜 VLP 疫苗在免疫后会产生更多的特异性 T 细胞表位。值得关注的是，相比多价疫苗和单价疫苗，接种共有序列 VLP 疫苗（包括亚型 B 和亚型 C）会诱导更广泛的细胞介导的黏膜免疫反应（McBurney and Ross，2009）。共有序列疫苗比多价疫苗保护免疫者免受更广泛的亚型感染。在动物体内，HIV 的 VLP 疫苗通过 HIV 传播的黏膜位点诱导有效的全身体液和细胞免疫反应。目前美国正在进行的非人灵长类动物的研究和未来临床试验的结果将会最终决定 VLP 是否是 HIV 疫苗有希望的疫苗平台。

流感是全世界对人和家畜家禽危害最大的呼吸道传染病。国外很多大公司致力于流感 VLP 疫苗的研究（Haynes et al.，2009；Kang et al.，2009a）。流感 VLP 疫苗含有 HA 和 NA 囊膜蛋白及 M1 基质蛋白（Galarza et al.，2005；Bright et al.，2007；Quan et al.，2007）。重组 NA 的表达需要哺乳动物细胞中的表达系统裂解 HA 末端唾液酸；而昆虫细胞中 *N*-多聚糖翻译后不被唾液酸修饰，昆虫细胞的表达系统就不需要唾液酸（Galarza et al.，2005；Quan et al.，2007）。所以流感 VLP 疫苗可选用重组杆状病毒/昆虫细胞表达系统，该系统的优点是：重组蛋白表达量高；不需要添加哺乳动物细胞的培养物，可以减少污染；昆虫细胞能对翻译后的蛋白质进行修饰，如糖基化或者磷酸化；杆状病毒能通过化学进行处理（Noad and Roy，2003；Cox，2008）。缺点是：流感病毒样颗粒与杆状病毒大小类似（80～120nm），所以很难从流感疫苗中去除杆状病毒。

最近应用烟草（*Nicotiana benthamiana*）成功瞬时表达了 H5N1 流感 VLP（D'Aoust et al.，2008）。植物表达系统的优点是安全并且产量高。在烟草中表达 VLP 通过肌内免疫就能够预防不同亚型的 H5N1 流感病毒（D'Aoust et al.，2008）。Galarza 等（2005）用杆状病毒产生的流感 A/Udorn H3N2VLP（由 HA 和 M1 组成）配合 IL-12 鼻腔免疫小鼠 2 次后产生的 HA 特异性抗体滴度显著高于肌内注射的抗体滴度。小鼠鼻腔免疫 A/PR/8/34 H1N1 流感病毒的 HA-M1VLP 可以保护小鼠抵抗高致病性 A/WSN/33 H1N1 流感病毒株，表明黏膜免疫流感疫苗可以产生更好的免疫保护（Quan et al.，2007）。小鼠鼻腔免疫 HA-M1VLP 后，在鼻腔黏膜能够产生抗 HA 特异性 IgG 抗体及细胞特异性免疫应答（Quan et al.，2007）。到目前为止，已经出现了 10 种具有潜在的人传人的高致病性禽流感病毒毒株，除了 H5N1 高致病性禽流感病毒外，H7N7 和 H9N2 亚型高致病性禽流感病毒也出现过感染人的事件。用包含有分支 2 病毒 A/ Indonesia/05/2005 这一流感毒株的 HA 和 NA 的杆状病毒来源的流感 VLP 肌内免疫小鼠，能够产生对异源性分支 1 毒株 A/维也纳/1203/2004 这一毒株的免疫保护（Bright et al.，2008）。同样的 VLP 在雪貂模型上也被证实具有交叉分支保护性（Mahmood et al.，2008）。疫苗发展中需要考虑的一点是诱导免疫应答的持续时间，用分支 1 H5N1VLP 进行鼻内免疫可以诱导产生高水平且长期的 H5N1 特异性抗体，免疫 7 个月后仍有 100%的保护率（Kang et al.，2009 a）。经鼻内免疫 VLP 可以诱导病毒特异性全身性 IgG 与黏膜 IgG 和 IgA 的应答（Kang et al.，2009a）。用嵌合体 VLP 来展示流感抗原是这种流感 VLP 疫苗的一个替代方法。Bessa 等（2008）用 RNA 噬菌体 QB 蛋白产生的 VLP 可与流感 M2 蛋白共价黏附。用 M2-Qb-VLP 进行鼻腔免疫能诱导产生血清和肺涮洗液中的 M2 特异性 IgG 和 IgA，能抵抗流感病毒致命性的感染。

此外，在动物模型上已经有大量研究将 VLP 疫苗应用于鼻腔免疫，如用流感 HA-VLP 鼻腔免疫小鼠可以诱导有效的黏膜局部和体液免疫应答，细胞免疫水平也有一定程度的升高（Yao et al.，2003）。但是 VLP 仍然存在一定的问题，用杆状病毒表达的 VLP 尚没有十分有效的纯化方法，混有的杆状病毒会引起抗病毒应答并且会进入哺乳动物细胞，虽然其进入细胞后不能复制，但是 DNA 进入细胞核同样带来了很大的生物安全问题（Gronowski et al.，1999）。

五、植物口服载体

植物作为天然的生物反应器，是口服黏膜免疫最理想的抗原递送载体。近年来，植物基因工程的快速发展也为植物口服载体的研究奠定了坚实的基础（Kunisawa et al.，2007）。在转基因植物（transgenic plant）中表达抗原、产生保护性免疫的疫苗可称为“食用疫苗”或植物疫苗（Lugade et al.，2010）。植物疫苗（plant-based mucosal vaccine）是通过基因转移技术将外源基因导入植物基因组中，并使之在植物内表达，从而获得够表达外源蛋白的转基因植物。可以说植物疫苗是利用转基因植物表达外源重组蛋白。利用植物器官和发育中特殊阶段的启动子能将外源蛋白聚集到种子中（Nochi et al.，2007；Wu et al.，2007）。由于植物的种子能在正常温度下保存几个月，表达抗原的种子具有很好的稳定性。

许多植物如土豆、番茄、生菜、香蕉、玉米和大米被用来表达各种病原菌的抗原，如霍乱杆菌、大肠杆菌、诺沃克病毒、乙型肝炎病毒和轮状病毒等（Tacket，2009）。由于植物疫苗安全、方便，近年来已获得众多研究，一些研究表明，转基因植物表达的疫苗抗原能诱导人或动物体内产生特异性中和抗体及激发黏膜免疫应答（Tacket et al.，2000，2004；Streatfield，2005b；Hammond and Nemchinov，2009）。此外植物疫苗抗原成本低廉，尤其适合在较贫困的发展中国家广泛推广。

与常规其他疫苗相比较，转基因植物疫苗具有以下优势。首先，转基因植物疫苗不需要特殊的条件进行保存和运输（如低温）。其次，转基因植物不仅可以稳定表达外源蛋白，还能进行有效地翻译后加工，使表达产物具有与高等动物细胞表达一致的免疫原性及生物活性。植物来源的抗原比传统抗原更加稳定（Sala et al.，2003；Ma et al.，2005）。植物抗原口服后可诱导局部黏膜产生抗原特异性 IgA 和血清中 IgG（Sala et al.，2003）。再次，转基因植物疫苗生产简便、更经济、易于大规模生产。转基因谷类可以进行谷物的播种、收获、储存及运输和加工，投资回报率也较高（Daniell et al.，2001；Kumar et al.，2007）。最后，转基因植物疫苗安全性好，目前还未发现可感染人或动物的植物病原体（Rigano et al.，2009），对人和动物无毒性和不良反应，无潜在的致病性和致癌性（Walmsley and Arntzen，2000；Haq et al.，1995）。此外，转基因植物疫苗与其他口服疫苗相同的是：使用方便，能直接食用，避免烦琐的免疫程序，易于推广。转基因植物疫苗尤其适合基础医疗设施差、技术专业人员不足的发展中国家。植物细胞壁的存在可以抵抗胃酸、胰蛋白酶及其他消化酶对抗原蛋白的直接消化，使其在小肠中逐渐释放，利于激起较强的黏膜免疫反应。进入肠道后植物疫苗能诱导机体产生分泌型 IgA，诱导黏膜免疫反应。

目前转基因植物疫苗研究主要有以下 3 种方法。第一种是通过农杆菌介导的核转化，农杆菌（或土壤杆菌）（*Agrobacterium tumefaciens*）是一种植物的病原菌，能将抗原的基因带到植物的细胞核中（Gelvin，2003）。农杆菌能通过 DNA 转移输送病毒复制子。DNA 病毒像双粒病毒（geminivirus）一样可用于基因的放大系统（Huang et al.，2009）；RNA 病毒基因组像烟草花叶病毒（tobacco mosaic virus，TMV）一样能构建成与植物启动子融合的 cDNA，在核内启动子转录形成病毒 RNA，然后转移进入细胞质，产生病毒复制子（Gleba et al.，2007）。应用缺少被膜蛋白并含有重组 TMV 复制子的农杆菌通过真空渗入接种到整个烟草（*N. benthamiana*）内，外源基因就可以在所有的叶子中进行表达，建立了一个“放大感染”的方法（Gleba et al.，2005）。在体外对植物叶子表面进行简单研磨和应用 RNA 溶解液就可以从质粒中转录出 RNA，直接获得重组病毒基因组（Yusibov et al.，2006；Gleba et al.，2007）。携带重组质粒的农杆菌感染植物细胞后，将所需的外源基因通过同源重组整合到细胞染色体上，在一定条件下含整合外源基因染色体的植物细胞可长成新的植株，此植株可表达外源基因并将这种性状传给子代，通过无性繁殖或有性繁殖，可以获得大量的转基因植物后代，从而获得能稳定表达外源蛋白的植物。

第二种是将外源基因导入植物病毒中（植物病毒改造后作为载体编码外源基因），病毒感染植物后，在植物细胞中随着病毒的复制表达出外源蛋白，表达的蛋白质经分离和提纯再制备成疫苗。烟草是最常应用的此类植物，很多病毒都可以感染这种烟草。病毒载体在烟草的叶子中表达很高（比核内表达的高 10 倍），每公斤叶子可含 1～2mg。但是由于每个寄主植株都要接种病毒载体，此种方法（瞬时表达）尽管能获得高产量的外源重组蛋白，但不能获得稳定表达蛋白的植物。

第三种是应用裸露 DNA 直接导入植物细胞或组织中，由于叶绿体转化（chloroplast transformation）可以高水平表达一些抗原（Arlen et al.，2008；Singh et al.，2009），可应用叶绿体 DNA 转化到植物细胞中。首先以叶绿体为材料，构建叶绿体表达载体，在外源基因表达框的两侧连接同源重组片段或定位片段，当载体被导入叶绿体后可将外源基因整合到叶绿体基因组的特定位点（基因枪法）。然后应用叶绿体 DNA 转化到植物细胞中（叶绿体转化植物），DNA 可整合到细胞核基因组中。叶绿体基因组转化具有独特的优越性，是理想的植物疫苗表达系统。但缺点是直接基因转移法是多拷贝外源基因序列的插入，可能会引起基因的失活和沉默。

转基因植物疫苗最早是在 20 世纪 90 年代开始研究的。1993 年首次将口蹄疫结构蛋白编码基因 *VP1* 在豇豆花叶病毒中表达成功（Usha et al.，1993），随后转基因植物疫苗得到迅猛发展，表达不同抗原的转基因植物相继育成。例如，表达乙肝表面抗原 HbsAg 的转基因烟草（Thanavala et al.，1995）、表达狂犬病（Rabies）抗原（G 蛋白）的转基因烟草等（Ashraf et al.，2005）。大米可表达霍乱毒素 B 亚基（cholera toxin subunit B，CTB）。应用表达 CTB 的大米给动物口服后在全身和黏膜部位都检测到特异性免疫反应和中和抗体活性。应用霍乱毒素进行口服攻毒后，应用表达 CTB 大米免疫过的动物具有保护力（Nochi et al.，2007）；应用表达 CTB 的大米给短尾猕猴口服后，也能检测到 CT 特异性抗体和高水平的全身性 IgG 和 IgA 抗体（Nochi et al.，2009）。一些动物的传染病抗原在转基因植物中也获得成功表达，如传染性胃肠炎病毒的 S 蛋白在马铃薯、烟草中表达（Gomez et al.，2000）；O 型口蹄疫结构蛋白 *VP1* 基因在番茄中得到表达（潘丽，2005）；兔出血症病毒衣壳蛋白 vp2 在豇豆花叶病毒组编码区被表达（Dalsgaard et al.，1997）；鸡新城疫病毒的 F 蛋白和 HN 蛋白在马铃薯叶中表达（Berinstein et al.，2005）。应用番茄和马铃薯已成功表达了猪繁殖与呼吸综合征病毒（porcine reproductive and respiratory syndrome virus，PRRSV）的 GP5 抗原（Chia et al.，2010，2011；Chen and Liu，2011）；应用玉米和大豆也成功表达了 PRRSV 抗原 M 蛋白和 N 蛋白（Hu et al.，2012；Vimolmangkang et al.，2012）。Chan 等（2013）应用香蕉表达 PRRSV ORF5（GP5 蛋白）基因，得到了较好的免疫效果。GP5 蛋白在重组香蕉叶片中的表达量占总可溶性蛋白的 0.021%～0.037%。将重组 GP5 蛋白的香蕉叶片按 3 个剂量梯度饲喂仔猪 2 周，在第 7 周时攻毒。在血液和唾液中，随着饲喂时间的延长，抗体滴度逐渐增加。在攻毒后，免疫后的仔猪血液和组织中病毒含量减少。结果表明，转基因香蕉叶片中表达重组 GP5 蛋白是一种有效的口服亚单位疫苗。除了病毒性疾病外，转基因植物疫苗在细菌性疾病、寄生虫性疾病中也有不同程度的应用。

在发展较快的几种植物基础型口服疫苗中，以水稻为口服疫苗（或者 Muco-Rice^{TM}）作为疫苗递送系统吸引了大家的注意（Nochi et al.，2007；Kurokawa et al.，2013；Tokuhara et al.，2013）。水稻是一种最重要的粮食作物，世界人口一半以上将其作为主食，特别是在亚洲国家。水稻种子里一种独特的储存蛋白质的细胞器——蛋白质体（protein body）为疫苗抗原的表达提供了一种适合载体，蛋白质体不但能在室温下长时间稳定，不丢失免疫原性，还能防止肠道的消化酶消化。这种疫苗可以在室温下稳定保存几年也不会丧失免疫原性，而且在胃肠道内不受到消化酶的降解（Nochi et al.，2007）。一些试验证明转基因水稻种子作为口服疫苗已显示出很好的应用前景（Takagi et al.，2005；Takaiwa，2007；Tokuhara et al.，2010，2013；Yoshida et al.，2011；Kurokawa et al.，2013）。小鼠口服免疫接种大米 CTB 亚单位口服疫苗可以有效地诱导抗原特异性肠道和系统免疫应答反应，而且对经口感染的霍乱毒素刺激也产生保护作用（Nochi et al.，2007）。口服 MucoRice-CTB 不仅能诱导小鼠黏膜免疫应答，还能引起灵长类动物（短尾猴）有效的免疫应答（Nochi et al.，2009）。此外，口服 MucoRice-CTB 还能诱导抗 LT 的交叉保护免疫（Tokuhara et al.，2010），对产生抗 LT 的交叉免疫具有重要意义，因为大肠杆菌是儿童腹泻的一种重要病原菌，尤其是在发展中国家（Abba et al.，2009）。需要注意的是，大米 CTB 亚单位口服疫苗不会诱导任何可探测的针对大米储存蛋白的免疫应答反应。因此，大米基础型口服疫苗系统为研究发展对人类和环境都有利的疫苗开辟了一条新途径。

由于转基因植物疫苗诸多的优势，医学界的研究人员急于将植物疫苗进行临床推广试验。在早期阶段的医学临床试验中，原则上证明了转基因植物疫苗的效应（Tacket et al.，1998，2000）。CVD 研究者评估了一种可食用的 ETEC 疫苗，在马铃薯上能表达 E 大肠杆菌不耐热肠毒素（LT）的 B 亚基，动物食用后可诱导血清 LT 特异性（包括中和抗体）抗体和肠道抗体分泌细胞的产生（Tacket et al.，1998）。对转基因玉米表达大肠杆菌 LT B 进行了第一阶段的人体临床研究，78%的疫苗接种者 LT B 特异性血清 IgG 升高，44%粪便中检测出 IgA（Tacket et al.，2004）。

诺沃克样病毒（*Norwalk virus*）是一种引起人胃肠炎的肠道病毒（Fankhauser et al.，1998）。应用植物瞬间表达 rNV 取得了较好效果（Marillonnet et al.，2004；Gleba et al.，2005）。应用烟草的放大感染系统表达 NVCP，每公斤叶子表达 800mg rNV（Santi et al.，2008）。在这个试验中还建立了 VLP 纯化方法：不需要超速离心，只要在 pH 5.3 条件下沉淀主要叶子蛋白，然后通过一个 100kDa 膜过滤除掉未装配的 NVCP 亚单位即可。应用烟叶表达的 rNV（t-rNV）口服小鼠后（100μg）能产生全身和黏膜抗-rNV 特异性抗体（Santi et al.，2008）。应用植物表达诺沃克样病毒的衣壳蛋白（capsid protein，NVCP）进一步装配成 VLP（rNV），通过口服表达 rNV 生洋芋 150g 2～3 次后进行抗体反应评价（Mason et al.，1996；Tacket et al.，2000）。结果表明，尽管 20 名志愿者中有 19 个表达 rNV 的循环抗体分泌细胞增加，但整个抗体水平不是很好。如果将表达的 rNV 从生洋芋中提纯，然后口服量增加到 250μg，则比口服生洋芋效果好得多（Tacket et al.，2003），表明提纯的 rNV 口服效果更好。然而，转基因植物作为可食用疫苗在国际上还没统一的标准。

转基因植物疫苗具有很好的发展前景，但目前还存在一定的问题，如抗原性较弱、免疫时需要的抗原量较大、植物中表达疫苗抗原的复杂性也在增加等。一些植物，如番茄、生菜、香蕉等可用于人类的植物转基因疫苗，而一些不能被人类直接食用的植物，如马铃薯、玉米、大米和一些豆类植物则只能用于预防动物的植物转基因疫苗。但随着植物学、免疫学、分子生物学等知识的发展，对转基因植物的基因表达、产物的免疫活性和临床评价的深入研究，转基因植物会成为一种安全、低成本的人类和动物疫苗。

六、DNA 疫苗

DNA 疫苗又称为核酸疫苗（nucleic acid vaccine），其原理是利用基因重组技术直接将编码某种抗原蛋白的外源基因导入动物体细胞内，在宿主细胞中表达外源抗原基因，使外源基因借助于机体内源性表达系统表达并提呈给免疫系统，诱导宿主产生特异性的免疫应答反应，从而达到免疫目的。DNA 疫苗的优势是：①免疫原单一，只有编码所需抗原的基因才能被导入细胞得到表达，载体本身没有抗原性，不存在散播病毒或病原毒力返强的危险；②以真核表达质粒作为疫苗，研制生产方便，保存运输简便，使用安全，适宜人群的大规模接种；③由于自身携带有具备免疫佐剂作用的 CpG 免疫刺激序列，DNA 疫苗能够有效持久地刺激体液免疫应答及细胞免疫应答，能够在体内长期表达病原体抗原，很好地克服了传统疫苗的缺陷；④DNA 疫苗的抗原合成和提呈过程与病原的自然感染相似，抗原蛋白经内源性合成后转运到细胞表面，通过 MHC Ⅰ类分子和Ⅱ类分子直接呈递给免疫系统。DNA 疫苗免疫效力高，注射一次能产生长期免疫力。例如，共表达猪流行性腹泻病毒（porcine epidemic diarrhea virus，PEDV）基因和 IL-18 的 DNA 疫苗接种小鼠后，产生较强的细胞免疫和体液免疫水平（Suo et al.，2012）。

树突状细胞（dendritic cell，DC）是体内专职抗原呈递细胞，具有强大的免疫应答诱导能力，DC 通过激活 T 细胞启动机体的免疫应答（详见第四章）。DNA 疫苗一般都携带有 CpG 免疫刺激序列，可向机体发出信号，促进未成熟的 DC 摄取、加工和提呈抗原。DNA 疫苗免疫后抗原提呈给 T 细胞后可能转染体细胞；也可能直接转染 DC；更可能通过交叉激活的方式激活 T 细胞，即 DC 可以摄取由其他细胞提供的抗原并提呈给 T 细胞。含未甲基化 CpG 序列的 DNA 疫苗具有结合 TLR9 受体的活性。所以 DNA 疫苗可激活许多细胞如树突状细胞、巨噬细胞、单核细胞和脾细胞等（Kindrachuk et al.，2008），TLR9 信号通路引发 IL-1β 和 INF-γ 分泌，诱发了 Th1 型免疫反应。

鉴于 DC 在靶向 DNA 疫苗中的重要作用，许多研究以 DC 为靶细胞，根据启动免疫应答的过程设计了不同的 DNA 疫苗，这些研究表明，DC 作为免疫反应的始动细胞在 DNA 疫苗的免疫反应中起了重要作用，以 DC 作为靶向 DNA 疫苗的目标细胞可以明显增强 DNA 疫苗的免疫效能。DNA 疫苗在各种动物如鼠、猴、黑猩猩、鸡、猪、牛、猫等中都进行了广泛深入的抗病毒、抗细菌、抗寄生虫、抗肿瘤研究。但这些核酸疫苗大多通过皮下、肌内或腹腔途径获得全身免疫，而对局部黏膜免疫效果并不理想（Biragyn et al.，2002）。裸 DNA 疫苗经鼻黏膜、口服途径、生殖道途径免疫能引起微弱的免疫反应（Fynan et al.，1993；Wang et al.，1997；Etchart et al.，1997），但是肠道等黏膜对 DNA 的摄取很少，因此限制了 B 细胞、T 细胞免疫反应（Forsman et al.，

2003）。尽管口服递送 DNA 疫苗编码多种抗原（McGhee and Kiyono，1992；Cazorla et al.，2008；Fu et al.，2009；Ning et al.，2009），但有人认为 DNA 疫苗应用于黏膜免疫还存在一些困难。

既然黏膜对 DNA 的摄取是限制 DNA 疫苗效果发挥的原因，有人就设想能否寻找一种促进 DNA 疫苗吸收的介质。黏膜的表面带有负电荷，DNA 疫苗也带有负电荷，相斥的电性成为 DNA 疫苗吸收障碍之一，而带有正电荷的壳聚糖（chitosan，CHI）恰好成为这两者间的桥梁。壳聚糖与 DNA 疫苗形成纳米颗粒，这种纳米颗粒可以保护 DNA 疫苗，增强疫苗与黏膜表面的黏附性等，壳聚糖包裹的质粒 DNA 能够延缓被 DNA 酶降解的速度，壳聚糖-DNA 还能大大延长在呼吸道和食道的滞留时间，这些都有利于 DNA 疫苗的吸收和表达。许多研究都证明，壳聚糖-DNA 疫苗经鼻黏膜免疫可以提高 DNA 疫苗的黏膜免疫形成的体液和细胞免疫，显著提高 DNA 疫苗的保护效果（Xu et al.，2004）。壳聚糖-DNA 疫苗经过口服免疫可以在粪便和血清中产生较高的 IgA 抗体（Roy et al.，1999）。

七、GEM 表面展示系统

GEM 表面展示系统是基于革兰氏阳性菌增强基质（Gram-positive bacterial enhancer matrix，GEM）建立的一种新型微生物表面展示系统。GEM 颗粒是一种去除了细菌全部蛋白、核酸及表面的脂磷壁酸等物质的乳酸乳球菌的球形细胞壁肽聚糖骨架。GEM 表面展示系统由 GEM 颗粒和乳酸乳球菌 AcmA-重复锚钩区的蛋白锚钩（protein anchor，PA）构成，GEM 颗粒和 PA 分别为该系统的载体和运载蛋白，外源蛋白可以通过与 PA 融合从而锚定在 GEM 颗粒表面。

乳酸乳球菌的肽聚糖是 Toll 样受体的配体，能够被 TLR2 识别，是先天性免疫系统的模式识别受体 PRR 家族成员之一。因此，GEM 颗粒可作为一种天然的免疫佐剂，激活机体的先天性免疫，刺激免疫细胞分泌大量细胞因子、趋化因子诱导炎症反应，有利于机体清除病原菌。GEM 颗粒能刺激并促进 DC 的成熟，提高 IFN-γ 分泌细胞数量，降低 IL-4 分泌细胞数量，有利于 Th1/ Th2 型平衡的免疫应答，有效地保护机体（Ramirez et al.，2010）。因此，GEM 可作为黏膜免疫理想的递送载体。Bosma 等（2006）首次应用 GEM 表面展示系统装载疟原虫表面抗原环孢子蛋白 CSP（2xB），构建并表达 CSP（2xB）-PA 融合蛋白，与 GEM 颗粒结合制备成疫苗后，通过鼻腔免疫小鼠可诱导局部产生抗 CSP（2xB）的特异性抗体；Ramasamy 等（2009）将恶性疟原虫裂殖子的保护蛋白 MSA2 与 PA 结构域融合后锚定在 GEM 颗粒上，通过口服和鼻腔免疫兔子后能诱导机体产生特异性抗体。Ramirez 等（2010）应用 GEM-PA 表面展示系统装载鼠疫抗原 LcrV，通过鼻腔免疫小鼠后可产生较高 LcrV 特异性抗体和 Th1 型细胞免疫。攻毒后可明显降低发病率和组织中的病原数量。此外，有研究结果证实 GEM 颗粒具有安全性好、免疫不良反应小等优点（Bahey-El-Din and Gahan，2010）。

八、细菌菌蜕载体

细菌菌蜕载体（bacterial ghost vector，BGV）是革兰氏阴性菌的外壳，带有细胞表面抗原结构但是不含有胞质颗粒（Walcher et al.，2004）。BGV 作为递送载体可以用于递送蛋白抗原和 DNA。BGV 有点类似病毒颗粒。通过冻干工艺，BGV 可以显著提高自身的生物活性和稳定性。大肠杆菌（*Escherichia coli*）、鼠伤寒沙门氏菌（*Salmonella typhimurium*）、霍乱弧菌（*Vibrio cholerae*）、幽门螺旋杆菌（*Helicobacter pylori*）和假单胞菌（*Pseudomonas putida*）等可以用来制备 BGV（Walcher et al.，2004）。通常情况下，BGV 也可以直接用于对应的病原菌免疫，如用幽门螺旋杆菌的 BGV 黏膜免疫可以诱导有效的保护性免疫应答（Panthel et al.，2003）。

九、灭活病毒和细菌

对于有些病毒来讲，弱毒苗或灭活苗的大规模生产需要高生物安全级别的设备，但目前技术水平尚存在一定缺陷。因此研究人员通过基因工程技术将病毒的重要抗原蛋白通过灭活细菌或病毒递送到体内，为高危病毒的疫苗制备提供了一种途径。以人类免疫缺陷病毒（human immunodeficiency virus，HIV）和猿猴免疫缺陷病毒（simian immunodeficiency virus，SIV）为例，研究人员通过 HIV 或 SIV 捕获纳米颗粒鼻腔免疫，在小鼠和恒河猴的生殖道中诱导出有效的抗体应答（Akagi et al.，2003；Miyake et al.，2004）。还有研究用重组有 HIV 表面蛋白的卡介苗（Bacillus Calmette-Guérin，BCG）或者连有 HIV 膜蛋白的热灭活细菌进行鼻腔免疫。但是致弱或灭活的高致病力细菌或病毒不能用作疫苗递送载体（Golding et al.，2002）。

此外，壳聚糖也是一种很好的被动黏膜免疫递送系统，可延长疫苗停留在黏膜上的时间，尤其是鼻腔免疫（见本章第一节）。由于壳聚糖也是一种较好的黏膜免疫佐剂，因此放在本章第一节中叙述。

第三节　主动黏膜免疫递送系统

主动黏膜免疫递送系统主要是指有活性的细菌运载体或病毒运载体（细菌载体疫苗和病毒载体疫苗），总称活载体疫苗（live vector vaccine）。主动免疫递送系统的原理是将外源目的（抗原）基因插入细菌或病毒的基因组中，或插入质粒载体，导入细菌并使之表达，从而携带抗原进入黏膜部位，继而在体内合成目的抗原。这种抗原呈递系统可靶向定位于黏膜，在局部黏膜中进行生存和繁殖，携带的抗原随着细菌在体内的增殖而被表达。活载体疫苗能同时表达不同的抗原，以达到对多种疾病的预防和治疗目的。

主动黏膜免疫递送系统在发展过程中逐渐分为 2 类：一类是减毒的病原菌（活细菌载体）如大肠杆菌、沙门氏菌、霍乱弧菌、单核细胞增多性李斯特菌，病毒类载体如腺病毒、脊髓灰质炎病毒、流感病毒、痘病毒、慢病毒、人鼻病毒等；第二类是益生菌如乳酸菌、芽胞杆菌或葡萄球菌，其中益生菌和植物递送系统具有较好的生物安全性，适于人类黏膜免疫的应用。

活细菌载体根据细菌的生物特点，也可分为侵袭性递送系统和非侵袭性递送系统。侵袭性递送系统如志贺氏菌属（*Shigella*）、沙门氏菌属（*Salmonella*）和李斯特菌属（*Listeria*）

载体等可以有效地将目的基因递送入感染细胞。非侵袭性的递送系统包括大肠杆菌、乳酸杆菌和枯草芽胞杆菌等益生菌载体。由于胃肠道的生理特点，大多数活细菌载体疫苗为消化道黏膜疫苗，少数致弱的活细菌递送系统也可用于鼻腔免疫。

一、细菌载体疫苗

细菌载体疫苗是将所需的编码病原菌特异性抗原的 DNA 片段插入减毒的病原菌或者共生菌中，提呈表达所编码的抗原，以期达到预防一种或多种疾病的作用。通过活菌载体递送疫苗抗原不仅可刺激肠道局部免疫应答，还可针对特异性抗原产生特异性的免疫应答，使机体可以获得全面的保护力。

在众多的细菌中，以大肠杆菌细菌载体最为常用。其他细菌载体有减毒沙门氏菌、霍乱弧菌、单核细胞增多性李斯特菌等。

（一）大肠杆菌载体

大肠杆菌（*Escherichia coli*）表达系统是基因表达技术中经典的表达系统，其遗传背景清楚、成本低、生产率高、特征明确，是克隆与表达外源基因的首选菌株。

大肠杆菌表达载体应满足下列条件：①重组质粒有较高拷贝数且表达量高；②载体能够独立复制，可在宿主细胞中增殖和表达；③具有很强的启动子和终止子；④具有灵活的克隆位点，便于目的基因的插入；⑤具有方便的筛选标记，使表达产物容易纯化。目的蛋白在大肠杆菌系统中表达的形式有两种，一是在细胞内表现为不溶性的包涵体颗粒；二是在细胞内表现为可溶性的蛋白质。包涵体存在于大肠杆菌细胞质中，不可溶、无生物活性，必须经过变性、复性等烦琐过程才能获得天然结构和生物活性（肖洁等，2007）；可溶性的蛋白质可存在于细胞质中，还可借助于本身的功能序列和大肠杆菌蛋白质的加工、运输体系，最终分泌到周质空间或培养液中。

大肠杆菌表达的蛋白质纯化后，可以作为亚单位疫苗使用，主要引起以体液免疫反应为主的免疫应答。近年来，有研究表明，一些黏膜佐剂与其他基因联合，用大肠杆菌系统表达后，能对机体产生良好的黏膜免疫应答。马海利（2008）应用大肠杆菌系统表达了 O 型口蹄疫病毒复合表位和 CTB 融合蛋白（CTB 具有黏膜佐剂的作用），腹腔免疫 BALB/c 小鼠，可诱导肠道黏膜产生较强的黏膜免疫反应。Sun 等（2006）将大肠杆菌表达的大肠杆菌不耐热肠毒素 B 亚单位（LTB）与幽门螺旋杆菌重组尿素酶 B 亚单位（rUreB）共同免疫小鼠，对 BALB/c 小鼠能产生特异性的 SIgA 增强效应。

产毒性大肠杆菌（*Escherichia coli*，ETEC）关键的毒力因素是细菌黏附素和肠毒素。黏附作用使得 ETEC 黏附和定植于宿主小肠。肠毒素主要分为不耐热毒素（heat-labile toxin，LT）和热稳定毒素（heat-stable toxin，ST）（见第五章）。Xiaosai Ruan 等应用无毒大肠杆菌菌株构建和表达了 LT 的 1A∶5B 全毒素结构蛋白质，它由 5 个 LTB 亚单位形成的五聚体，和一个 LTA 样亚基通过 LTA2 肽共价连接。以剪接重叠延伸 PCR 的方式进行基因片段的扩增和连接，连入 PBR322 质粒并转入大肠杆菌中。这种蛋白质可通过大肠杆菌菌株分泌到胞外，通过 LTB 五聚体结合 GM1 受体（Ruan and Zhang，2013）。应用重组的大肠杆菌给仔猪连续口服免疫两天，免疫 10 天后进行攻毒，24h 后杀猪。结果显示，重组的大肠杆菌抗毒素和抗菌毛黏附的效果很显著，可以定植于猪的小肠，安全性和攻毒保护力效果很好。

（二）沙门氏菌载体

沙门氏菌是一种非常重要的人兽共患细菌病，主要引起人和动物的肠炎、败血症等。减毒沙门氏菌是通过物理、化学或基因工程等方法，使沙门氏菌某些特定的基因发生不可逆的突变，使其毒力大大降低，可用其作为疫苗载体携带原核表达质粒和真核表达质粒。重组减毒沙门氏菌疫苗制备简单，免疫方便，有较强的免疫原性，能诱导持久的免疫反应，尤其可诱导较强的黏膜免疫反应。

许多应用在大肠杆菌中的表达载体和一些真核表达载体都能转化到沙门氏菌中，并获得表达。在构建重组沙门氏菌时，利用电穿孔的方法，将构建的重组表达载体转化进沙门氏菌感受态细胞中，用含带有表达载体抗性的平板筛选阳性克隆，并进行鉴定。筛选到的阳性克隆，可以用 SDS-PAGE 或 Western blot 进行体外表达鉴定。

鼠伤寒沙门氏菌通过 M 细胞进入黏膜下淋巴组织后可激活 Th2 细胞产生大量的 IL-25，它能活化 B 细胞，使其分化为浆细胞，在产生 Ig 的过程中发生 IgA 的类型转换。肠黏膜上皮细胞能产生分泌小体与双体 IgA 分子结合，形成分泌型 IgA（SIgA），然后分泌到肠黏膜表面。SIgA 能抵抗肠道蛋白酶的分解作用，形成黏膜上的局部抗体，在黏膜免疫中起重要作用。固有层 $CD4^{+}T$ 细胞受到细菌抗原物质的激活，能产生增强单核巨噬细胞吞噬作用的干扰素，从而杀灭细胞内的寄生物，起到细胞免疫作用。一般减毒的鼠伤寒沙门氏菌仍有良好的侵袭力，因此它进入机体的方法与野毒株相似，可选择性地入侵 PP 的 M 细胞并破坏 M 细胞，然后被位于上皮下穹隆区的抗原呈递细胞（antigen presenting cell，APC）捕获，APC 再与相关免疫细胞相互作用，从而产生局部黏膜免疫、体液免疫及细胞免疫应答（Hopkins et al.，1995）。

沙门氏菌载体可以诱导较好的免疫反应，尤其是黏膜免疫反应，因此，减毒沙门氏菌成为口服疫苗的研究热点。应用减毒鼠伤寒杆菌作为载体表达编码李斯特菌 ActA 和溶胞素两种致病基因，口服免疫小鼠后产生抗李斯特菌的细胞和体液免疫反应（Glenn et al.，1999）。应用伤寒沙门氏菌载体株递送 HIV-1 的 Gag 抗原后能诱导机体产生黏膜、体液和细胞免疫反应（Kotton et al.，2006）；以沙门氏菌作为载体构建的猪流行性腹泻病毒（porcine epidemic diarrhea virus，PEDV）疫苗可产生有效针对病毒的局部黏膜免疫应答和全身免疫反应（Ren et al.，2012）；应用致弱的百日咳（*B. pertussis*）沙门氏菌载体还可用于鼻腔免疫（Mielcarek et al.，1998）。沙门氏菌菌毛展示系统表达病毒抗原决定簇的能力更强（Chen and Schifferli，2007）。但由于转化进入沙门氏菌中的质粒有时不太稳定，疫苗在进入动物体内后，质粒会丢失，从而使重组沙门氏菌不再表达外源蛋白，免疫期较短等。例如，口服鼠伤寒活载体引起免疫反应持续时间很短（Galen et al.，2009；Curtiss et al.，2010）。很多科学家因此致力于优化活载体疫苗，以延缓它的衰减，提高生物控制，优化质粒的稳定性和染色体抗原的表达、工程抗体输出系统，并使用非抗生素抗性标记于质粒中表达（Curtiss et al.，2010）。将目的基因整合到沙门氏菌的染色体中，可以防止质粒丢失。另外，沙门氏菌的蛋白酶能将外源基因表达的蛋白质很快降解掉，影响疫苗的免疫效果（李忠明，2001）。

（三）霍乱弧菌载体

霍乱弧菌具有致病性，其致病机制主要是霍乱弧菌表达有毒力的霍乱毒素（CT）。因此，获得减毒霍乱弧菌最有效的方法是构建 CT 基因（*ctx*）或 CT 遗传因子部分或全部缺失的突变株。按此减毒原理构建了单剂口服霍乱候选疫苗，如 CVD 103-HgR（古典生物型）、Peru2 和 Peru15（E1 Tor 生物型）。大量的临床研究表明，这些候选疫苗安全，且具有免疫原性。霍乱弧菌是非侵袭性的，并可快速诱生显著长久的全身和黏膜免疫应答。因此，将外源基因插入减毒霍乱弧菌的染色体中构建的重组疫苗有望成为黏膜免疫的候选疫苗。

多项临床前研究表明，减毒霍乱弧菌载体可有效诱导持续的抗各种外源抗原的血清和黏膜抗体。将大肠杆菌志贺样毒素 B 亚单位（stxB1）与 eaeA 单独或共同插入 Peru2 的热休克蛋白（htpG）的下游，单独表达 stxB1 的霍乱弧菌免疫家兔后能产生抗 StxB1 的抗体，单独表达 eaeA 的霍乱弧菌免疫家兔后能产生抗 eaeA 的抗体，但联合表达 stxB1 与 eaeA 的霍乱弧菌免疫家兔后不能产生抗 StxB1 和 eaeA 的抗体(Butterton et al.,1997)。用表达宋内志贺氏菌 O 抗原（SsO）的 Peru15 重组株免疫人体后，不同免疫次数的人群出现了不同程度的抗 SsO 的抗体，表明 Peru15 的重组株有望成为单剂疫苗载体(Quiding et al.，1991）。也有人用减毒霍乱弧菌表达了大肠杆菌的不耐热毒素（LT），证明有一定的佐剂活性（Ryan et al.，1999）。

提高载体安全性和宿主对负载抗原的免疫应答，是霍乱弧菌载体的临床研究重点。可以用霍乱弧菌口服无菌小鼠的方法来评估载体的安全性，通过使用平衡致死质粒来稳定抗原表达（Ryan et al.，2000），或通过解决折叠、毒性和内源性蛋白酶降解的问题来增强外源蛋白的稳定性，从而提高宿主对霍乱弧菌载体携带的外源抗原的免疫应答。另外，将载体携带的抗原定位于宿主细胞的细胞周质或细胞表面，或由载体分泌抗原，也能诱导更有效的免疫应答。

（四）减毒李斯特菌载体

单核细胞增多性李斯特菌(*Listeria monocytogenes*，Lm)为革兰氏阳性胞内寄生菌。李斯特菌一般经胃肠道感染，侵入肠上皮细胞后被单核巨噬细胞吞噬，它可以在专职或非专职吞噬细胞中生存和繁殖，主要通过 MHC Ⅰ类分子提呈途径刺激 $CD8^{+}$T 细胞，还可通过 MHC Ⅱ类途径刺激 $CD4^{+}$T 细胞，诱导细胞和体液免疫（李山虎等，2005）。

通过缺失细菌的丙氨酸消旋酶（dal）和 D-氨基酸转氨酶（dat）基因获得 Lm 营养缺陷型菌株，可降低细菌的毒力，减小毒力返强的可能，有望成为理想的疫苗和载体(潘志明，2006）。近年来，Lm 的毒力相关决定簇的不同突变株也已被广泛研究，如 Lm△prfA、Lm△actA、Lm△hly、Lm△plcB、Lm△plcA、Lm△plcA/plcB、Lm△inlA、Lm△inlB、Lm△actA/plcB(Manohar et al.，2001；Pilgrim et al.，2003；Glomski et al.，2003；Stritzker et al.，2004；殷月兰等，2008），具有开发为活菌载体的可能。

李斯特菌可以作为肿瘤治疗载体。有研究用李斯特菌为载体表达肿瘤相关抗原

（大肠杆菌 Gal-TAA），口服、腹腔注射免疫小鼠后，用转染 Gal 的纤维肉瘤细胞进行攻击，40 天时免疫组保护率达 30%～75%，肿瘤体积明显减小（Kochi et al.，2003）。在小鼠肿瘤模型上的研究发现，重组 Lm 可抑制肿瘤的生长。将转有流感病毒 NP 抗原基因的致肿瘤细胞注射小鼠后，可以产生可见的皮下肿瘤，在用表达 NP 的 Lm 免疫小鼠后能产生保护性的 $CD8^+$T 细胞免疫反应，肿瘤的生长受到抑制，最终肿瘤消退（Pan et al.，1995）。

用分泌性表达淋巴细胞脉络从脑膜炎病毒（lymphocytic chorimeningtis virus，LCMV）NP 蛋白的重组李斯特菌免疫小鼠后发现，小鼠体内产生了显著针对 NP118～126 $CD8^+$T 细胞表位的 MHC Ⅰ类限制性免疫应答，并能抵抗 LCMV 的强毒攻击，而未免疫小鼠则表现出 LCMV 的慢性感染（Shen et al.，1998）。还有研究者成功地构建表达了 HIV-1gag 蛋白及 HIV-1gp120 等蛋白的重组 Lm，且能诱导很强的细胞免疫反应。

研究发现，携带 DNA 疫苗的单核细胞增多性李斯特菌感染宿主细胞后，其产生的特异性溶胞素使细菌从吞噬体中逸出，菌体进一步裂解，从而将质粒载体直接传递到宿主细胞胞质中，使编码抗原的基因表达，并与 MHC 分子结合，呈递至细胞表面，从而诱导产生体液免疫和细胞免疫（陈大鹏和尹一兵，2006）。Souders 等用单核细胞增多性李斯特菌将编码子宫颈癌癌蛋白 E7 基因的质粒运送到小鼠体内，发现宿主体内产生了较强的特异性 $CD8^+$T 细胞反应。

除了上述研究，近年来还有研究者单独采用李斯特菌溶胞素（LLO）作为研究对象，设计了 LLO-脂质体载体来传递淋巴细胞脉络从脑膜炎病毒（LCMV）抗原，接种这种疫苗的小鼠完全能抵抗病毒的攻击，表明单纯的菌体蛋白亦可用作外源蛋白的传递载体。

（五）减毒志贺氏菌载体

Shata 和 Hone（2001）应用志贺氏菌/HIV-1 gp120 疫苗鼻腔免疫小鼠，一次免疫便可以诱导强烈的 $CD8^+$T 细胞免疫应答，是首次将志贺氏菌 DNA 载体应用于 HIV 保护性免疫的研究。该团队的后续研究表明，该疫苗口腔免疫同样具有良好的效果（Devico et al.，2002）。Vecino 等（2002）用致弱的志贺氏菌和沙门氏菌载体递送 HIV-1gp 120，发现对志贺氏菌诱导的 $CD8^+$T 细胞应答要强于沙门氏菌。还有研究用编码 HIV-1 SF2 gag 的志贺氏菌突变体进行鼻腔免疫，一次免疫便可以在脾脏和肺中诱导 gag 特异性 T 细胞应答（Xu et al.，2003）。目前已经有许多用于疫苗递送的工程菌载体，以解决目的抗原表达量低的问题，并且可以将目的抗原分泌表达到胞外或锚定表达于菌体表面，还可以将诸如细胞因子等佐剂和抗原一同表达以更好地增强免疫效果。

除了以上细菌载体外，还有一些减毒细菌也可作为细菌载体，如具有广泛宿主范围的支气管炎博德特菌（*B. bronchiseptica*）aroA 突变株可表达破伤风毒素 C 片段（Stevenson and Roberts，2002）、百日咳博德特菌（*B. pertussis*）减毒株递送脑膜炎奈瑟菌 B 群的 TbpB 蛋白（Kleerebezem et al.，1997）。尽管以上细菌载体均可诱导机体产生特异的黏膜免疫。但也存在一些缺点，如活载体疫苗的生物安全性及遗传稳定性还需验证，目前国际上获准商品化的减毒活细菌疫苗很少。

（六）益生菌

减毒细菌作为载体传递 DNA 疫苗存在潜在的危险性。首先，减毒细菌可能存在毒力返强的危险；其次，质粒 DNA 可能会整合到宿主细胞基因组中，从而引起调控细胞生长的基因紊乱、原癌基因和抑癌基因表达失控、体细胞癌变、细胞转型等一系列问题。此外，减毒细菌对一些老弱病残个体可能有潜在的致病性。因此选择理想的疫苗抗原载体是建立生物学新技术的关键。理想的输送抗原的载体应该是能够在体内较长时间存在，本身对机体既安全又能产生持续免疫力的一些微生物。

乳酸杆菌（*Lactobacillus*）是人体和动物肠道中一种正常的益生菌，具有多种生理功能。乳酸杆菌也可作为黏膜免疫佐剂（见本章第一节）。乳酸杆菌作为疫苗载体不仅可使特异性抗原分子分泌到肠道，刺激黏膜产生局部免疫反应；而且能提高某些免疫活性因子如 IL-4、IFN-γ 的分泌，进而引起细胞免疫和体液免疫（Yao et al.，2006；Bermudez-Humaran et al.，2008）。此外，乳酸杆菌能调节 Th1 细胞和 Th2 细胞分化（Mercenier et al.，2003）。乳酸杆菌作为口服疫苗具有很好的安全性（Ouwehand et al.，2002）。因此，乳酸杆菌非常适宜作为安全的口服疫苗和其他病原体的抗原载体。此外，乳酸杆菌可在胃肠道、泌尿、生殖系统中或黏膜部位黏附存活且无病原性。因此乳酸杆菌作为口服疫苗载体的研究越来越受到重视（Raha et al.，2005；Theisen et al.，2004）。

许多乳酸杆菌均携带有内源性质粒，质粒大小一般为 1.2～150kb，可带有一种或多种质粒。乳酸杆菌属的各种质粒之间具有不同程度的同源性，质粒与某些表型，如抗药性、*N*-乙酰氨基葡萄糖减缓酸的形成、糖苷代谢、糖代谢、氨基酸代谢、细菌素产生与免疫等密切相关。

研究发现，乳酸杆菌质粒基因中普遍存在两种调控序列，一种是与基因复制起始相关的序列，主要包括两大类：一类是编码蛋白质的可读框（ORF），在乳酸杆菌中与质粒复制相关的 ORF 之间存在同源性；另一类是与调控有关的非编码序列，主要包括复制相关蛋白作用的靶序列、正-负向复制起始点、缺失位点、启动子等复制调控元件。乳酸杆菌质粒启动子对乳酸杆菌具有高度的选择性（Pouwels et al.，1998），故在乳酸杆菌表达系统中，很少使用外源启动子，目前已成功用于表达外源蛋白的启动子有 lacA、lacR、lacF、T7、xylA、lacS、nisA/nisZ、nisF、usp 等，这些启动子的诱导物都是食品级的，如乳糖、木糖和 Nisin 等，易于构成食品级 LAB 表达系统，提高转基因 LAB 工程菌株的安全性。另一种是控制质粒拷贝数和不相容性的 DNA 序列。质粒的拷贝数是由 DNA 非编码序列中的重复序列和反转录 RNA 来控制的。具有滚环复制所必需的复制启动元件，这些结构包括正-负复制起始点、复制控制元件和移动元件等。

乳酸杆菌的一些菌株具有 S 层（S-layer），由单一的蛋白质亚单位组成规则排列的类晶格结构。与大肠杆菌相比，乳酸杆菌仅有一层细胞膜，目的蛋白可在 S 层蛋白信号肽的引导下直接分泌到细胞外（Novotny et al.，2005），从而容易获得目的蛋白。将目的抗原与乳酸杆菌 S 层蛋白信号肽序列融合，将其克隆于乳酸杆菌表达质粒启动子下游，通过电转化可以获得稳定表达抗原的乳酸杆菌。虽然一些革兰氏阴性菌也具有 S 层，但其存在一定的缺点，如在大肠杆菌中，重组蛋白易被内毒素污染并易以不溶的包涵体形式在细胞质中堆积；而乳酸杆菌则能稳定地将异源性重组蛋白表达于细胞外（Novotny et al.，2005）。但是前几年乳酸杆菌的遗传和分子生物学研究进展较为缓慢，主要是由于乳酸杆菌的转化系统研究得不够深入。最近乳酸杆菌作为呈递保护性抗原的有效活载体有了突破性的进展。法国学者 Grangette 等（2001）首先将乳酸杆菌作为破伤风毒素黏膜疫苗的抗原递送系统，通过鼻腔免疫，成功诱导了特异性体液免疫反应和细胞免疫反应；Sorvig 等（2003）成功地应用乳酸杆菌构建了可表达细菌素 sakacin A 和 sakacin P 的载体；Scheppler 等（2002）将编码德氏乳酸杆菌 prtB 蛋白酶（与破伤风毒素 A 的模拟表位相连）的溶血乳酸杆菌口服接种动物，同时产生特异性 IgG 应答和黏膜 IgA 免疫应答。目前，已有许多关于成功构建表达不同抗原乳酸杆菌的报道，如炭疽杆菌保护性抗原、破伤风毒素 C 片段（tetanus toxin fragment C，TTFC）和霍乱毒素 B 亚单位等（Oliveira et al.，2003）。巴西的 Oliveira 等在不同类型的乳酸菌（如乳酸乳球菌、干酪乳杆菌、植物乳杆菌、瑞士乳杆菌）中表达肺炎链球菌 PsaA 抗原，鼻内接种 C57Bl/6 鼠后，检测血清 IgG 和黏膜 IgA 水平。结果显示，3 种乳酸杆菌能在鼻黏膜滞留 3 天，产生相似量的 PsaA 蛋白。但只有植物乳杆菌 NCDO1193 诱导出了高水平的特异性抗体。由此可见，不同的乳杆菌递送载体诱导特异性免疫应答的能力存在差异，某些乳杆菌更适合成为黏膜疫苗递送载体（Oliveira et al.，2006）。新加坡国立大学 Ho 等（2005）用干酪乳杆菌分泌表达传染性胃肠炎冠状病毒（transmissible gastroenteritis virus，TGEV）刺突 S 糖蛋白抗原，给 BALB/c 鼠口服重组干酪乳杆菌后，重组干酪乳杆菌能同时诱导局部黏膜和全身性抗 TGEV 免疫反应，在免疫后 32 天时抗体水平最高；并且诱导出的抗体对 TGEV 的感染有显著的中和作用。应用干酪乳杆菌表达猪流行性腹泻病毒（porcine epidemic diarrhea virus，PEDV）的 N 蛋白和 S1 蛋白后，口服能激发高水平黏膜 IgA 和非中和抗体的全身免疫反应（Liu et al.，2012）。

不同的乳酸杆菌引起的免疫应答水平有所差异。例如，植物乳酸杆菌作为抗原载体时的免疫应答水平比干酪乳酸杆菌要高。不同的乳酸杆菌菌株诱导细胞因子产生的种类也不同。因此，如果诱导特定细胞因子的产生和免疫应答，应该筛选不同的乳酸杆菌（Maassen et al.，2000）。

乳酸杆菌进入机体免疫途径不同，对动物产生的免疫反应也不同。表达破伤风毒素片段 C 的植物乳酸杆菌经鼻腔免疫和口服免疫，均可诱导特异性 TTFC 免疫应答。但鼻腔免疫产生的抗体效价比口服免疫的高（Shaw et al.，2000；Reveneau et al.，2002）。Shaw 等（2000）应用表达 FFTC 的植物乳酸杆菌通过口服免疫后却检测不到特异性 TTFC 抗体，可能与 TTFC 的表达水平太低有关。Grangette 等（2001）还对乳酸杆菌死菌和活菌的效果进行了比较，发现应用乳酸杆菌活菌接种小鼠产生的保护力水平比细菌经过丝裂霉素 C 处理后产生的保护力要高得多，表明乳酸杆菌活菌诱导动物免疫反应的能力比死菌效果更好。为了进一步提高乳酸杆菌对免疫反应的影响，一些学者试图通过在重组的乳酸杆菌疫苗中联合表达一些细胞因子，如在乳酸乳球菌中表达 TTFC 时再联合表达 IL-2 或 IL-6 给小鼠口服这些菌株后，这两种细胞因子的表达可使小鼠对 TTFC 产生的免疫应答过程更快，产生的特异性 TTFC 抗体滴度更高（Steidler et al.，1998）。

枯草芽胞杆菌（*Bacillus subtilis*）是一种传统的益生菌，英国食品药品委员会将其鉴定为“公认安全（generally regarded as safe，GRAS）”的微生物，被广泛地用于食品级发酵酶的生产（Kobayashi et al.，2000；Senesi et al.，2001）。枯草芽胞杆菌的芽胞易培养，耐高温、耐酸，容易保存，并且具有较好的免疫佐剂活性（Barnes et al.，2007；de Souza et al.，2014）。此外，枯草芽胞杆菌本身具备多种免疫学活性，如维持动物肠道的正常菌群结构，维持肠上皮的屏障功能（Gu et al.，2014），促进肠相关淋巴组织（gut-associated lymphoid tissue，GALT）发育（Rhee et al.，2004），提高动物先天性免疫力（Song et al.，2012）等。自 1997 年基因组测序工作完成以来，枯草芽胞杆菌的生命周期、生理生化功能、代谢功能等的研究越来越深入，对其进行基因改造的手段也越来越成熟（Zweers et al.，2008）。以上这些多方面的优势使枯草芽胞杆菌成为一种理想的抗原递送载体（Acheson et al.，1997；Isticato et al.，2001；Kim et al.，2005；Amuguni and Tzipori，2012）。目前应用芽胞递送疫苗抗原有两种方法：在芽胞表面表达外源蛋白和在芽胞发芽形成的滋养型芽胞杆菌中分泌表达外源蛋白。

在芽胞表面表达外源蛋白是指利用芽胞外膜蛋白的启动子在芽胞表面以融合表达的方式展示外源蛋白。在枯草芽胞杆菌表面表达外源蛋白具有很大的优势。作为一种革兰氏阳性菌，枯草芽胞杆菌没有外膜，这个性质使外源蛋白更容易地展示到细胞表面（Chen et al.，2008），并且在外源基因与外膜蛋白基因之间加入一段 α 螺旋基序（GGGEAAAKGGG）可以进一步提高外源蛋白在芽胞表面的表达量（Hinc et al.，2013）。枯草芽胞杆菌的芽胞壁很厚，由多种蛋白按照一定的顺序组装而成，从核心内向外依次为皮质（cortex）、基底层（basement layer）、内壳（inner coat）、外壳（outer coat）和芽胞外衣（crust）（McKenney et al.，2013）。在表面展示模型中，外壳蛋白成分如 CotC、CotB、CotG 等应用最为广泛。

Mauriello 等用 CotC 与破伤风毒素 C 片段（TTFC）或大肠杆菌肠毒素 B 亚单位（LTB）融合，利用 CotC 启动子表达 CotC-TTFC 和 CotC-LTB 融合蛋白，检测到 TTFC 和 LTB 在芽胞表面表达。然后应用重组芽胞腹腔注射免疫小鼠，可产生高水平的 TTFC 和 LTB 特异性 IgG 抗体，表明芽胞表面重组融合蛋白 CotC-FFTC 和 CotC-LTB 具有免疫原性；口服重组芽胞后可以产生高水平的 SIgA；小鼠口服重组芽胞（CotC-FFTC）免疫能抵抗 20 倍 TTFC 半数致死剂量（Mauriello et al.，2004）。同样也是应用外膜蛋白，Ciabattini 等（2004）将枯草芽胞杆菌的外膜蛋白 CotB 与破伤风毒素 C 片段（TTFC）融合，给小鼠口服重组芽胞后，小鼠血清中 TTFC 特异性的 IgG 抗体显著提高，并且还能刺激局部产生 TTFC 特异性的 IgA 反应。Hellen 和 Tzipori 的研究表明，枯草芽胞杆菌不但能够增强抗体和 T 细胞应答，而且能够通过抗原特异性 $CD^{+}4$ 和 $CD8^{+}T$ 细胞反应及补体反应增强免疫应答。鼻内免疫能够提高呼吸道和其他黏膜处抗原特异性 IgA 水平，以及引流淋巴结和血液 IgG 水平。同时诱导了 Th1 型和 Th2 型免疫应答，这更加有利于对病原的清除（Amuguni and Tzipori，2012）。Batista 等将乳酸菌 S 蛋白或假结核耶尔森氏菌的透明质酸酶（InvA）与 CotB 融合，之后整合到枯草芽胞杆菌基因组的 thrC 位点。改造后的菌株芽胞对动物肠道的黏附能力大大增强。在此基础上，将变形链球菌耐氟株（*S. mutans*）的 P1 蛋白基因与 PgsiB 启动子融合，以质粒的形式导入枯草芽胞杆菌中，构建得到表达乳酸菌 S 蛋白（或 InvA）和 P1 蛋白的双功能枯草芽胞杆菌。与只表达 P1 蛋白的枯草芽胞杆菌相比，双重功能的枯草芽胞杆菌诱导特异性免疫应答的能力显著提高（Batista et al.，2014）。Hinc 等将幽门螺旋杆菌 UreB 抗原基因与 CotC 融合，之后整合入基因组中的 AmyE 位点，得到能够表面表达 UreB 抗原的 BKH108 菌株，另外将人 IL-2 的基因与 CotB 的基因融合，间隔以 GGGEAAAKGGG 基序，得到能够表面表达 IL-2 的 BKH121 菌株。将 BKH108 与 BKH121 同时免疫小鼠后能够显著提高血清 IFN-γ 水平，并且加强免疫之后能够显著提高免疫应答水平（Hinc et al.，2014）。枯草芽胞杆菌表面有多种蛋白，将这些外膜蛋白与不同的抗原进行融合共同表达在一个芽胞表面，可制成多价芽胞疫苗。此外，芽胞还可作为黏膜免疫的载体，枯草芽胞杆菌的芽胞可作为递送抗原（李斯特菌溶血素 O）的载体，口服后芽胞可被小肠 M 细胞吞噬，促进局部免疫反应，为口服免疫疫苗的开发展示了广阔的前景（Huang et al.，2008）。

利用滋养型芽胞杆菌分泌表达外源蛋白是指利用与芽胞发芽等相关的启动子，在芽胞萌发后开始表达外源蛋白。芽胞表面表达外源蛋白的启动子通常是芽胞外膜蛋白自身启动子，而枯草芽胞杆菌分泌表达启动子的来源相对广泛。研究表明，不同启动子控制下合成的蛋白免疫原性差别很大。以大肠杆菌不耐热肠毒素 B 亚单位（B subunit of the heat labile toxin，LTB）为模式抗原，分别以 PsigB、Pspac 和 PlepA 为启动子表达，发现不论是芽胞锚定表达还是滋养体细胞表达，PsigB 启动子控制下表达的 LTB 的免疫原性都最高，且差异显著（Paccez et al.，2006）。造成这一现象的原因尚不清楚，但可能与应激状态下（如低 pH、氧化还原力、缺氧等）PsigB 启动子的表达调控有关。Uyen 等（2007）将表达破伤风毒素 C 片段的基因 *tetC* 与启动子 rrnO 连接，转入枯草芽胞杆菌制成重组芽胞，小鼠口服重组芽胞后，芽胞在肠道发芽繁殖过程中开始分泌 TTFC，避免了胃酸对 TTFC 的破坏。用枯草芽胞杆菌表达恶性疟原虫裂殖子外膜蛋白 4（BsMSP4），发现与大肠杆菌表达的 MSP4（EcMSP4）相比，BsMSP4 具有全长的氨基酸序列，诱导的血清抗体滴度极显著高于 EcMSP4，并且 BsMSP4 诱导的抗体是多克隆的，对恶性疟原虫的中和能力更强（Chittibabu et al.，2014）。Huang 等（2008）将编码李斯特菌溶血素（LLO）的基因 *hlyA* 与启动子 rrnO 连接构建重组菌株，用重组芽胞腹腔注射小鼠，发现芽胞被吞噬细胞吞噬后，能够在吞噬小体中发芽，分泌 LLO 进入枯草芽胞杆菌的胞质，诱导细胞免疫反应（INF-γ 和 IL-2 水平升高）。以上研究结果都证明了利用枯草芽胞杆菌滋养体细胞表达抗原物质能够诱导机体产生特异性的免疫应答，滋养体细胞也是一种很好的抗原递送载体。

除了对枯草芽胞杆菌进行基因改造以外，利用芽胞对某些抗原物质的天然吸附能力将抗原吸附到芽胞表面后免疫动物，也能够提高免疫效果。将 H5N1 流感病毒粒子吸附到芽胞表面，通过鼻内给药免疫动物后血清 IgG 水平和黏膜 SIgA 水平显著提高，同时 Th1 型细胞因子 IL-2、IFN-γ 和 Th2 型细胞因子 IL-6 均显著提高，说明将病毒吸附到芽胞表面免疫动物后同时诱导了 Th1 型和 Th2 型免疫反应（Song et al.，2012）。通过这种方式递送抗原要求对细菌芽胞有准确细致的认识，了解不同芽胞壳层对吸附的影响，已有研究发现缺失外衣或外壳的芽胞对 β-半乳糖苷酶的吸附能力显著提高（Sirec et al.，2012）。

枯草芽胞杆菌作为一种安全、高效和极具开发潜力的益生菌已受到越来越广泛的重视，越来越多的研究者对枯草芽胞杆菌进行改造以提高外源蛋白的表达水平或构建类似芽胞形态的囊泡递送抗原，如在芽胞外衣（而不是外壳）上锚定表达外源蛋白或构建芽胞外衣缺失株以充分暴露 CotB 或 CotC 融合表达的外源蛋白等（McKenney et al.，2013）；将枯草芽胞杆菌的 SpoVM 蛋白与 GFP 蛋白融合能够形成一种与天然芽胞大小相似的囊泡结构（直径<2μm），并且将 SpoVM 肽链上的脯氨酸突变成赖氨酸会进一步增大 SpoVM-GFP 的直径，从而提高抗原载量（Ramamurthi et al.，2009）。枯草芽胞杆菌在动物体内的繁殖为其在动物肠道的黏膜免疫及口服疫苗上的应用奠定了基础，TTFC、LTB 及 LLO 等多种抗原在枯草芽胞杆菌中的成功表达证明枯草芽胞杆菌用于黏膜免疫是完全可行的，在动物模型中进行的口服疫苗的研究都取得了较好的结果。

二、活病毒载体

活病毒载体是利用 DNA 重组技术，将外源基因插入质粒中，然后再导入病毒中进行蛋白质的表达，并以此作为疫苗免疫动物。活病毒载体是一种高效的抗原递送载体。在病毒载体的发展中，牛痘苗最初被当作转运载体，但逐渐被痘病毒和腺病毒取代。目前，常用的病毒载体有腺病毒载体、痘病毒载体、疱疹病毒载体、杆状病毒载体和脊髓灰质炎病毒载体等。

（一）腺病毒载体

腺病毒（adenovirus，Ad）属于无包膜病毒，外壳是一个二十面体结构，由 240 个六邻体和 12 个五邻体构成二十面体结构，内部有约 36 000bp 的线性双链 DNA 基因组。腺病毒感染细胞后进入胞质，经外壳蛋白上的核定位信号入核，进行转录单位的表达。腺病毒的蛋白质表达，分为早期表达和晚期表达。早期表达的蛋白质是功能蛋白，包括 E1A、E1B、E2A、E2B、E3、E4 蛋白，晚期表达的有功能蛋白和结构蛋白，并且早期的功能蛋白调控晚期蛋白的表达。早期表达的 E1 区蛋白（甚至包括 E2 区蛋白）是腺病毒基因组复制、病毒包装和其他蛋白质表达翻译所必需的，但其对细胞的毒性也是很强的。

无论在人体还是动物机体，腺病毒随处可见，大多呈隐形感染。可感染细胞种类相当广泛，甚至包括高度分化的组织细胞，如骨骼肌细胞、肺细胞、脑细胞和心脏细胞等。腺病毒家族成员腺病毒可将自身的基因组通过特殊机制传递进入细胞核中，并进行高效地复制，所以腺病毒载体成为表达和传递治疗基因的主要候选者，并且腺病毒载体具有高效传递和表达基因的能力。

多年的研究和应用表明，腺病毒作为载体使用是安全的。目前，研究的腺病毒载体多数是以人腺病毒 2 型（Ad2）和人腺病毒 5 型（Ad5）为基础构建的。与其他病毒载体相比，腺病毒载体具有许多独特的优点：安全性较高，无致病性；病毒颗粒相对稳定，病毒基因组较少发生重排，插入外源基因的病毒基因组在连续传代中一般保持不变，易于用重组 DNA 技术操作；克隆空间大；能在大多数哺乳动物细胞和组织中表达重组蛋白；可对外源基因进行正确的翻译和修饰，使表达的蛋白质具有与天然蛋白质相同的生物活性。

到目前为止，腺病毒载体共有 3 代。第一代腺病毒载体，去除了 El/E3 的基因表达盒，可以插入长达 6.5kb 的外源 DNA。去除了 E1 区的腺病毒只能在表达 E1 区基因蛋白的 293 细胞中得到增殖。第二代腺病毒载体是在 E1、E3 缺失的基础上进一步去除了 E2 区和（或）E4 区，减弱病毒蛋白的表达。但第一代和第二代腺病毒载体在使用时会产生针对病毒包壳和转基因表达产物的免疫反应，基因表达受到抑制。在二次应用时，强烈的免疫反应会使外源基因的表达迅速消失。这使腺病毒的应用受到很大的限制。因此，第三代腺病毒载体应运而生，即“空壳”载体，仅保留两端 TR（terminal repeat）及包装信号共约 500bp 的顺式作用元件，去除腺病毒基因组中全部的编码序列（Amalfitano et al.，1998），其他功能由辅助病毒提供，这样构建的一种腺病毒载体，是防止或减少腺病毒蛋白表达最简单、最直接，也是最有效的方法。

重组病毒的构建必须有穿梭载体的递送作用才能将外源基因与病毒基因整合，不同的腺病毒系统，其选用的穿梭载体不同，具体的试验操作步骤也有所差异。下面以缺失了 *E1* 和 *E3* 基因的人腺病毒血清 5 型（Ad5）载体系统 AdEasyTM 为例简述重组腺病毒的构建过程。首先将外源基因克隆入穿梭载体 pShuttle-CMV，用 *Pme* I 或 *Eco*R I 线性化，使其左右臂暴露出来，然后将线性化的重组穿梭质粒与骨架载体 pAdEasy-1 共同转化大肠杆菌 BJ5183，BJ5183 中含有重组酶，使穿梭载体与骨架载体发生同源重组。正确的重组有两种方式，即左臂之间重组和复制起始点重组，用 *Pac* I 酶切分别可以切出 35kb、3.0kb 和 35kb、4.5kb 的两种条带。将 *Pac* I 酶切后的重组质粒转染 HEK-293A 细胞，该细胞可以表达 *E1* 基因，因此同源重组后的质粒转染 HEK-293A 细胞后，可以在细胞中完成病毒的包装和复制。

目前，在疫苗的研究中使用较多的还是第一、二代腺病毒载体，利用这些载体表达了很多抗原，如人丙肝病毒的 NS 蛋白、口蹄疫病毒的核衣壳蛋白、猪圆环病毒（porcine circovirus）的 Cap 蛋白（Wang et al.，2007）和各种细胞因子（Chinsangaram et al.，2001）等，通过免疫动物证明这些重组病毒能够诱导机体产生较强的免疫保护反应。应用复制缺陷型重组腺病毒 RAd68-N（Sharpe et al.，2002）、AdV-gH 分别表达麻疹病毒的核衣壳 N 蛋白和鼠巨细胞病毒 gH 蛋白，经黏膜免疫后，诱导了机体的特异免疫应答（Shanley and Wu，2005）。以腺病毒作活载体构建的 PEDV 疫苗可产生有效针对病毒的局部黏膜免疫应答和全身免疫反应（焦茂兴等，2012）。免疫部位以鼻接种较好，可以引起其他黏膜部位的抗体反应。

人口服无复制能力的腺病毒疫苗（replication-incompetent adenovirus-based vaccine）后，可诱导细胞毒性淋巴细胞和 $CD4^{+}T$ 细胞反应。腺病毒疫苗可作为口服疫苗将抗原运送到达肠道，诱导全身免疫和黏膜免疫。人感染人类免疫缺陷病毒后，大量的病毒常常在小肠内复制，小肠内 $CD4^{+}TEM$ 细胞迅速减少，口服表达人类免疫缺陷病毒抗原的腺病毒后则可诱导局部细胞反应（同时有较强的全身反应），从而缓解这些症状。因此，腺病毒疫苗已运用到人类免疫缺陷病毒疫苗的开发中（Demberg and Robert-Guroff，2009；Brenchley and Douek，2008）。

（二）痘病毒载体

痘病毒科是一群专性的病毒，直径 300～400nm，脂质蛋白外壳包绕着一个线性近 20kb 双链 DNA 分子，编码多个亚单位。与其他 DNA 病毒不同，痘病毒在感染细胞的胞质内增殖，必须靠自身合成的 RNA 聚合酶完成转录，因此其 DNA 不具有传染性。痘病毒含有能够被真核细胞识别的启动子，能启动一些标记基因和外源基因的蛋白质表达。经过改建后，痘病毒可以发展成为表达外源基因的分子载体。自 1982 年首次构建重组痘病毒成功以来，应用重组痘病毒成功地表达了来源于植物、动物和人类的许多种基因，已成为活疫苗的主要载体。作为活疫苗使用，可以采用多种接种途径，接种一次就能获得长期的免疫效果，不仅可以诱导机体产生体液免疫，还可以产生很强的细胞毒性 T 细胞反应细胞免疫。

痘病毒是第一个痘病毒科中用于表达研究的病毒，也是研究最多、最深入的一种痘病毒载体。痘苗病毒作为表达载体具有下列优点：基因组容量大；宿主范围广泛；细胞质内表达，减少了对核加工及核 RNA 运输的特殊需要，并能将重组蛋白转运到细胞内的适当隔离区；依靠痘病毒基因组启动子，能有效地表达外源基因，有很高的表达水平；经过长期使用后证明，痘苗病毒免疫原性持久，能同时诱发体液和细胞免疫。但在接种后，局部反应较大，有人接种后全身长痘和出现种痘后脑炎的症状，发生率为百万分之一。因此，人们开展了其他痘病毒载体的研究。痘苗病毒高减毒痘苗（NYVAC）工程株就是在痘苗病毒的研究基础上，删除了痘苗病毒 Copenhagen 株中的毒力相关基因、与宿主复制竞争无用的基因而获得的载体，它在对病毒高度致弱的同时，保留了诱导保护性免疫反应的特性，在外源抗原免疫应答的方式上，类似于亲代株胸苷激酶突变体（Paoletti，1996）。NYVAC 在各种人组织培养细胞中降低了复制能力并且在人体内不能产生传染性颗粒。因此，只要插入的基因在本质上不会增加载体的危险性，NYVAC 就被认为可以在生物安全 1 级水平。NYVAC 载体作为重组疫苗传递体系，已经在动物模型系统和目标品系包括人中有不同程度的应用，并取得了一定的进展。

禽痘病毒对相应禽类易感，而对其他禽类没有致病性，因此可以用异源禽痘病毒预防痘病毒感染，如可以用鸽痘病毒预防鸡痘病毒的感染。用于活疫苗载体时，应选用减毒株，如鸡痘病毒中派生出的减毒株 TROVAC 和金丝雀痘苗病毒 ALVAC，很多动物和人体实验证明这些病毒载体对于大多数哺乳动物是安全的，接种到哺乳动物细胞上，能完成外源基因的表达及诱导免疫防护，同时降低了载体接种后传播的可能性。

牛痘病毒载体也是常用的痘病毒载体，很多兽用疫苗都是以痘病毒为载体生产的，如狂犬病病毒糖蛋白的牛痘基因工程苗、牛瘟血凝素牛痘基因工程苗等。应用牛痘病毒表达 HIV 膜蛋白后进行黏膜免疫受到关注。用表达 HIV 膜蛋白的流感病毒先进行鼻腔免疫，然后再用表达 HIV 膜蛋白的牛痘病毒通过鼻腔加强免疫，可以有效提高小鼠脾脏部位和直肠淋巴结处的细胞免疫应答（Gherardi et al.，2003）。用牛痘 HIV DNA 疫苗进行初次免疫，然后用表达 HIV 膜蛋白的牛痘病毒加强免疫可以诱导有效的黏膜局部和全身的体液免疫和细胞免疫（Gherardi et al.，2004）。改良的牛痘病毒疫苗载体已作为黏膜疫苗使用。德国的 Pr.A.Mayr 发明了一种在晚期帮助根除天花的牛痘病毒的高减毒株。MVA 载体重组疫苗通过黏膜免疫能有效诱导不同呼吸道病毒，如流感病毒和呼吸道合胞体病毒的保护性免疫应答（Bender et al.，1996；Wyatt et al.，1996）。鼻内接种表达 HIV-1 Env IIIB Ag 的 MVA 可以诱导抵抗 HIV 抗原的免疫应答（Gherardi et al.，2004）。

（三）疱疹病毒载体

疱疹病毒（herpesvirus）是指一大类感染人和动物体后能够引起蔓延性皮疹的病毒。自 I 型单体疱疹病毒（HSV-1）作为表达外源基因的载体后，疱疹病毒作为基因工程载体得到了深入研究和广泛应用。疱疹病毒载体的优点是宿主范围广，能将外源基因导入终末分化细胞及有丝分裂后静止期细胞中表达，克隆空间大，可克隆 30kb 的目的基因。目前，研究较多的疱疹病毒载体包括火鸡疱疹病毒（herpesvirus of turkey，HVT）、猪伪狂犬病毒（porcine rotavirus，PRV）和水性疱疹病毒（vesicular stomatitis virus，VSV）。

HVT 基因组较大，因其与马立克氏病病毒（marek's disease virus，MDV）抗原相关而被广泛用作预防马立克氏病的活疫苗。作为载体使用，可容纳 25kb 的外源基因，用表达外源基因的重组病毒免疫动物后，既可以产生对外源基因相应病原的抵抗力，也可以产生 HVT 的抵抗力（Morgan et al.，1993）。应用 HVT 表达鸡新城疫病毒 *F* 基因后免疫鸡能激发细胞免疫应答及黏膜免疫应答，同时能抵抗 NDV 的攻击（Rauw et al.，2010a）；应用 HVT 表达传染性支气管炎病毒的抗原保护性蛋白 VP2 免疫鸡后能产生有效的免疫保护作用（Darteil et al.，1995）。要想构建免疫原性较好的重组病毒，关键在于鉴定出 *HVT* 基因合适的插入位点，一般选用非必需基因，而且插入的基因不能影响病毒在机体中的复制。

PRV 属于疱疹病毒科 α-疱疹病毒亚科的猪疱疹病毒 I 型，拥有庞大的基因组和大量非必需区，具有作为病毒活载体的巨大潜力。PRV 作为载体具有很多其他病毒载体不具备的优点。首先，PRV 的安全性好，对人没有感染性；其次，PRV 可以潜伏感染，外源基因可以在体内持续表达，免疫期长，且免疫反应以细胞免疫为主；最后，PRV 宿主范围广，可以感染多种动物，可以研制针对不同动物的活载体疫苗。各国学者利用 PRV 表达了多种抗原蛋白，如 gIII-β-半乳糖苷融合蛋白（Calvin et al.，1986）、HIV-1 囊膜蛋白（Whealy et al.，1988）、CSFV E2 蛋白（Peeters et al.，1997）等。应用 PRV 表达 M 蛋白，构建了表达 PRRSVGP5m 和 M 蛋白基因的 PRV 重组体，rPRV-GP5m-M 免疫动物对 PRRSV 及 PRV 强毒的攻击均有保护作用（Jiang et al.，2007）；应用表达猪圆环病毒 2 型保护性抗原基因的 PRV 活载体重组病毒[rPRV Tk-/gE-/ORF2（$^{+}$）]免疫动物后能抵抗 PCV2 及 PRV 强毒攻击（Song et al.，2008）。我国构建了表达乙型脑炎病毒 NS1 基因的重组 PRV TK^{-} /gG^{-}/$LacZ^{+}$/NS1 株和 PRRSV GP5 蛋白的重组病毒，经检测重组病毒能表达具有生物活性的外源蛋白（徐高原等，2004；赵武等，2006）。

应用水性疱疹病毒（vesicular stomatitis virus，VSV）作为载体进行黏膜和注射联合免疫，可以使恒河猴有效地抵抗艾滋病（AIDS）感染（Rose et al.，2001）。还有研究比较了 rVSV-SHIV 鼻腔免疫和注射免疫的效果，结果表明鼻腔免疫可以诱导更高水平的细胞免疫（Egan et al.，2004）。

Ⅰ型牛疱疹病毒（BHV-1）也可以作为活疫苗载体，一般用于牛用疫苗的研究，免疫牛体后，可以引起特异性的抗体反应（Kuhnle et al.，1998）。Ⅰ型单纯疱疹病毒（HSV-1）载体因为能在神经元内保持潜伏状态而不被激活，对于开展神经系统基因治疗具有十分诱人的前景。

活病毒载体往往会引起针对病毒载体的免疫应答，很多病毒载体疫苗尚没有进入生产应用环节。但是有报道，先给小鼠进行痘病毒免疫，然后用重组牛痘病毒（vaccinia virus，VV）进行黏膜免疫，可以成功克服以上问题（Deml et al.，2005）。还有证据表明，如果用致弱的病毒作为病毒载体进行免疫，载体病毒会在体内出现反强，有重新变回野生型或致病型的可能（Ruprecht，1999），毒株的致弱程度往往会引起其抗原性的下降（Wyand et al.，1999；Johnson et al.，1999）。然而目前仍有许多研究用病毒载体通过鼻腔或其他途径免疫诱导抗 HIV 免疫应答。例如，试验研究中牛痘病毒载体疫苗已经被广泛地用于 HIV 的鼻腔免疫。用表达 HIV 膜蛋白的流感病毒进行鼻腔免疫，然后用表达 HIV 膜蛋白的牛痘病毒通过鼻腔加强免疫，可以有效提高小鼠脾脏部位和直肠淋巴结处的细胞免疫应答（Gherardi et al.，2003）。虽然活流感病毒载体的生物安全性饱受质疑，但是其可以与呼吸道上皮细胞高效结合。有研究表明，插入 HIV-nef 的流感病毒并不在呼吸道上皮内复制，并且仅一次鼻腔免疫就可以在小鼠脾脏、呼吸道淋巴结及生殖道中诱导高效的 T 细胞应答（Ferko et al.，2001）。

尽管主动转运系统制备的疫苗（载体疫苗）不依赖于烦琐的生产工艺，但会涉及更多的生物安全性问题，这也是影响其发展和应用的重要因素。

三、基因缺失疫苗

基因缺失疫苗是用基因工程技术使病毒致病性基因缺失，从而获得弱毒株活疫苗。用基因突变、缺失和插入的方法使病原体致弱，研制新的基因工程苗统称为重组疫苗。在微生物基因组中用插入或添加基因的方法制成的疫苗又称为基因添加疫苗。由于这些基因的变化，一般不是点突变（经典技术培育的弱毒株常是基因点突变），故其毒力更为稳定，返突变概率更小，疫苗安全性好、不易返祖；其免疫接种与强毒感染相似，机体可对病毒的多种抗原产生免疫应答；免疫力坚实，免疫期长，尤其适于局部接种，诱导产生黏膜免疫力，因而是较理想的疫苗。目前已有多种基因缺失疫苗问世，如伪狂犬病毒基因缺失疫苗是通过研制伪狂犬病毒 TK-缺失突变体使病毒致弱而获得的，是美国从实验室到市场的第一个基因工程苗。在注册之前即已证明该疫苗无论是在环境中还是对动物都比野生型病毒和常规疫苗弱毒更安全。后来的伪狂犬病病毒基因缺失苗所使用的缺失突变体，同时缺失 *tk* 基因和 *gpe*、*gpc* 和 *gpg* 3 种糖蛋白基因中的一种。这种新一代的基因缺失苗产生的免疫应答很容易与自然感染的抗体反应区别开来，有利于疫病的控制和消灭计划，故又称“标记”疫苗。霍乱弧菌基因缺失疫苗是将霍乱弧菌苗 a 亚基基因中 94%的 *a1* 基因切除，保留 *a2* 和全部 *b* 基因，再与野生菌株同源重组筛选出基因缺失变异株，而获得无毒的活菌苗。大肠杆菌基因缺失疫苗是将大肠杆菌 *lt* 基因的 a 亚基基因切除，将 b 亚基基因克隆到带有黏着菌毛（k88、k99、987p 等）的大肠杆菌中，制成不产生肠毒素的活菌苗。

近年来 Toll 样受体配体作为黏膜免疫佐剂受到密切的关注。Toll 样受体（Toll-like receptor，TLR）能特异识别病原相关分子模式（PAMP），在连接先天性免疫和获得性免疫中发挥着重要作用，是连接两者的桥梁。本章介绍的单磷酸类脂 A（TLR4 配体）、细菌脂肽（TLR2 配体）、CpG ODN（TLR9 配体）、polyI:C（TLR3 配体）、枯草芽孢杆菌（TLR2 配体）均可作为黏膜免疫佐剂，通过与 TLR 结合，诱导树突状细胞成熟，启动先天性免疫信号通路和获得性免疫（Liang et al.，2013）。

第四节　消化道疫苗设计的基本原理

由肠道感染导致的传染病越来越多，已引起全世界的恐慌和极大的经济损失。而通过注射疫苗预防肠道感染大多数是无效的（Holmgren and Czerkinsky，2005）。首先，消化道免疫可以模拟病原微生物自然感染途径，在消化道局部产生免疫应答反应，防止主要入侵消化道病原微生物的感染，直接切断病原微生物的感染途径。其次，消化道免疫不仅诱导局部黏膜免疫反应，也可导致全身的系统免疫。最后，消化道免疫还可以减少疼痛和对动物的刺激，减少因注射过程引起的注射器等污染，节省人力、物力和财力。目前大家公认口服免疫在黏膜免疫中是最安全和最方便的接种途径（Mestecky et al.，2008；Borges et al.，2010）。多年来消化道免疫一直受到国外免疫学家的关注。

消化道的扁桃体和派伊尔氏结（Peyer's patch，PP）及黏膜下的淋巴样组织是较理想的黏膜诱导位点。在这些黏膜诱导位点处 M 细胞和树突状细胞对抗原进行摄取、处理和呈递，诱导产生活化的 T 细胞和 B 细胞。消化道的黏膜效应位点包括黏膜固有层弥散的淋巴组织、活化的淋巴细胞（产生抗体和细胞因子）。呼吸道、生殖道及乳腺也是消化道免疫的效应位点。在黏膜诱导位点抗原致敏的淋巴细胞通过肠系膜淋巴结、胸导管和血流从黏膜诱导位点（GALT 或 PP）移行至黏膜效应位点。这些淋巴细胞进入黏膜效应位点如黏膜固有层和上皮，在这里进一步分化，最后产生大量细胞因子和抗体。

脊髓灰质炎疫苗是第一个生产的抗肠道病毒感染的疫苗。虽然脊髓灰质炎病毒通过胃肠道途径侵入宿主，但是脊髓灰质炎病毒疫苗能通过诱导血清的中和抗体阻止血液中的病毒扩散，从而防止全身性症状（瘫痪）的发生。脊髓灰质炎病毒疫苗通过口服非常有效，自 1989 年起，在西半球再没有一例野生型脊髓灰质炎病毒发病的报道。通过口服脊髓灰质炎病毒疫苗，已消灭了许多国家的脊髓灰质炎病毒感染（Murphy et al.，2003）。在发展中国家应用口服疫苗已成功预防婴儿的腹泻，如在委内瑞拉 2000 多名婴儿应用口服疫苗减少了腹泻的发生。在美国一种专门用于预防轮状病毒感染的黏膜免疫疫苗（RotaTeq 五联疫苗）已被美国食品和药物管理部门批准正式应用于临床。2009 年我国新研制成功“口服重组幽门螺旋杆菌疫苗”，口服免疫后可在胃肠道产生高效的特异性抗体，可有效防止胃幽门螺旋杆菌的感染。表明口服免疫进入临床应用阶段且广泛应用，具有很好的前景。

尽管消化道免疫具有很多优势，但胃肠道的环境（如 pH 太低、各种消化酶的存在）不利于抗原到达黏膜诱导位点引起有效的免疫反应。另外，肠腔内大量的内容物和微生物可稀释和干扰抗原，降低抗原的有效性。肠黏膜上皮和上皮细胞间的紧密连接也是阻止疫苗抗原有效呈递的物理屏障。口服疫苗必须具有足够的抗原（尤其是灭活抗原）才能跨越上皮屏障到达黏膜下淋巴组织（Roth-Walter et al.，2005）。所以构建有效的口服疫苗具有一定的挑战性（Wilkhu et al.，2011）。为了克服这些障碍，口服消化道疫苗必须选用安全高效的黏膜佐剂和有效的投递系统将抗原输送到黏膜免疫的激发位点。此外，靶向的 M 细胞、树突状细胞或普通上皮细胞摄取抗原均是提高口服疫苗的重要因素。因此，本节主要针对消化道免疫机制及其特点，讨论消化道疫苗设计原则，然后针对靶向新生儿 Fc 受体策略进行详细阐述。至于安全高效的黏膜佐剂（见本章第一节和第二节）、有效的投递系统（见本章第二节和第三节）已在本章进行概述；针对小肠树突状细胞和 M 细胞设计口服疫苗已在第四章进行概述（见第四章第一节和第二节）。

消化道免疫主要通过口服疫苗或疫苗饮水得以实现。通过直肠免疫则很少。口服免疫反应较快（一周），但持续时间较短（尽管存在免疫记忆）。例如，人口服霍乱疫苗后肠黏膜处的 IgA 反应只能持续 6～9 个月（Jertborn et al.，1994），所以口服免疫要想达到更好的效果则需要添加免疫增强剂或应用适当的抗原递送系统。

一、消化道免疫机制及其特点

小肠中含有体内 70%～80%的免疫细胞，是体内最大的免疫器官（Furness et al.，1999）（见第三章）。消化道免疫应答反应主要集中在小肠 PP 结。PP 结是小肠黏膜免疫反应的主要诱导部位。扁桃体一方面是口服疫苗首先接触的部位，另一方面也是黏膜免疫反应的主要诱导部位。但由于疫苗在扁桃体黏膜停留的时间较短，很多口服疫苗都是针对小肠 PP 结设计的。

（一）扁桃体在消化道免疫中的作用

抗原进行消化道免疫后，首先在扁桃体中诱导产生最初的免疫应答，然后免疫反应产生的免疫活性细胞和抗体通过淋巴转移到附近的下颌淋巴结或其后的颈淋巴结。这些细胞还可再回到扁桃体，同时通过淋巴进入血液循环。

人和一些动物的扁桃体可能作为一些病原微生物的藏身之处（reservoir），如人的 HIV-1（Pantaleo et al.，1991；Frankel et al.，1996；Perry and Whyte，1998）、麻疹病毒（Brown et al.，1989），猪链球菌（SS2）、猪瘟病毒（Madsen et al.，2002）和绵羊疯痒病朊病毒蛋白（prion protein，PrPSc）等。Madsen 等（2002）最早在感染了 SS2 的猪的软腭扁桃体、咽扁桃体和上呼吸道淋巴结内检测到链球菌。有些病毒还可在扁桃体中进行繁殖和复制，如人的 HIV-1、猪瘟病毒、狗的犬瘟热病毒和狂犬病病毒。猪瘟病毒首先在扁桃体进行复制和增殖，然后病毒再通过血液扩散至身（Eriksson et al.，2003）。HIV-1 可在扁桃体中进行藏匿和复制已引起大家的关注（Pantaleo et al.，1991；Frankel et al.，1996；Perry and Whyte，1998）。这也就为预防和治疗 HIV 提供了很大的帮助。

位于口腔后部的腭扁桃体和舌扁桃体构成机体抵抗病原微生物的第一道关卡，首先在先天免疫防御中发挥重要的作用。扁桃体的黏膜上皮细胞可以表达各种先天免疫因子，如 TLR。人腭扁桃体的黏膜上皮可表达 TLR2、TLR3 和 TLR4，它们可与病原体相关分子模式（PAMP）进行受体配体反应（Lesmeister et al.，2006），引发一系列的信号转导，进而促使扁桃体产生各种促炎症反应因子及抗菌物质。

腭扁桃体可产生各种免疫球蛋白，以防止消化道入口发生感染（Brandtzaeg，1996；Perry，1994；Bernstein and Gorfien，1999）。但有关免疫球蛋白的比例报道不一，有人报道扁桃体产生 IgG 的比例为 65%，产生 IgA 的比例为 20%，其他则为 IgM、IgD、IgE（Brandtzaeg，1996）。扁桃体生发中心的免疫活性细胞产生的免疫球蛋白大约 82%是 IgD，55%是 IgM，36%是 IgG，29%是 IgA。这些免疫球蛋白来源部位不同，如 29% IgA 来源于生发中心，51% IgA 来源于淋巴小结外区（Bernstein and Gorfien，1999）。尽管腭扁桃体上皮并不表达分泌片段 SC（Brandtzaeg et al.，1996），但 IgA 依然能被动转移到隐窝中。虽然 IgA 在扁桃体的含量并不高，但其在体液免疫系统中有重要的作用。Eriksson 等（2003）研究禽流感接种之前和之后的扁桃体中的淋巴细胞的分布时发现，接种禽流感疫苗后，扁桃体内的禽流感特异的抗体分泌细胞的数量显著增加，这些抗体分泌细胞集中分布于生发中心内及其周围，提示抗体分泌细胞可能归巢至扁桃体。

（二）小肠 PP 结在消化道免疫中的作用

PP 结是小肠黏膜免疫反应的主要诱导部位(PP 结的组织学结构详见第三章第一节)。血液中的淋巴细胞通过毛细血管后微静脉进入 PP 结。PP 结处抗原致敏的效应细胞和记忆淋巴细胞通过输入淋巴管（afferent lymph vessel）进入血流，然后归巢至效应部位，即小肠固有层、肠上皮或其他外周淋巴结中（Reynolds et al.，1997，1986；Reynolds et al.，1991）。小肠中输出的淋巴细胞有 5%～15%是刚受到抗原刺激形成的（Rothkötter et al.，1993，1995）。从 PP 结迁移过来的淋巴细胞在肠系膜淋巴结（mesenteric lymph node，MLN）中进行扩增和成熟（Rothkötter et al.，1999a）。猪小肠黏膜中幼稚型 T 淋巴细胞（CD45RC）和记忆性 T 细胞主要来源于 PP 结（Bailey et al.，1998）。口服减毒的猪传染性胃肠炎病毒（TGEV）免疫猪，导致 GALT 中的抗体分泌细胞增加，病毒的复制减少（Linda et al.，1996）。

PP 结在颗粒性抗原的呈递中发挥重要的作用。例如，给缺失 PP 结的小鼠口服颗粒性抗原不能发生抗原特异性免疫应答，但是仍保持对可溶性抗原的反应力，表明 PP 结在对颗粒性抗原特异性免疫应答诱导中起着重要作用（Kunisawa et al.，2002；Yamamoto et al.，2000）。PP 结的滤泡相关上皮中分布有 M 细胞，M 细胞是抗原进入肠道相关淋巴组织的通道（Chadwick et al.，2009）。PP 结下还分布有大量的 DC，这两种细胞在黏膜免疫中均发挥重要的作用（见第四章第一节和第二节）。设计针对 PP 结（M 细胞和 DC）的口服疫苗已有较多的研究（见第四章第一节和第二节）。此外，在小鼠中，孤立的淋巴滤泡也可发挥诱导位点的作用（Farstad et al.，1996；Saito et al.，1998）。但也有人认为，人和小鼠小肠的孤立淋巴滤泡是否可以作为黏膜免疫反应的诱导部位尚存在争议。

二、消化道疫苗设计原则

正如第一章所述，消化道黏膜广泛存在的机械屏障、生物屏障、化学屏障和免疫屏障保护胃肠道黏膜组织内环境的稳定，随时抵抗外界病原微生物的入侵。消化道疫苗设计最科学的策略是针对口腔后的扁桃体，但由于疫苗在扁桃体处停留的时间太短，现在口服疫苗还是靶向小肠（主要是 PP 结）。肠上皮细胞、上皮细胞间的紧密连接和黏液层构成肠道黏膜的机械屏障。肠道内黏液、黏膜组织内大量免疫活性细胞及黏膜组织内丰富的血液循环构成肠道黏膜的生物屏障，它们的作用就是抑制侵入病原增殖并阻止细菌的穿透。胃肠道黏膜的化学屏障表现为消化道分泌的胃酸、胆汁、溶菌酶、蛋白分解酶等具有一定的杀菌作用，可抑制病原的增殖和侵入。同时，消化道的主要任务是每天消化吸收大量的外界食物。肠黏膜免疫系统要保证对食物中含有的大量抗原物质及黏膜局部环境中存在的正常菌群不发生免疫应答。因此，设计消化道疫苗必须考虑到首先诱导口服耐受或口服无反应性（oral unresponsiveness），然后具有诱导黏膜免疫反应的能力。诱导高效的肠道黏膜免疫疫苗应遵循以下原则。

第一，疫苗抗原首先能诱导口服耐受。肠黏膜免疫系统对食物中含有的大量抗原物质及黏膜局部环境中存在的正常菌群均不发生免疫应答。持续存在的可复制性抗原（如活病毒），以及可直接通过黏膜表面的细菌和病毒都可成功地诱导免疫应答。因此，采用载体系统对口服疫苗进行递送，可以在一定程度上克服口服无反应性。口服疫苗有多种载体系统，某些经改造的细菌如沙门氏菌、大肠杆菌、单核细胞增多性李斯特菌，特别是益生菌属被认为是有前景的口服疫苗载体，尤其是这些细菌口服后可在肠道寄生繁殖，可有效提高免疫的效率。

第二，口服疫苗经过胃肠道会遇到不良的环境如较低的 pH 和较多的消化酶，因此需要微粒递送系统或细菌递送载体运送抗原，微粒递送系统是应用可降解高分子聚合物（淀粉、聚酯类、水凝胶等）或脂质体将抗原包裹起来，防止与有害因素接触，避免抗原被破坏（见本章第二节）；细菌递送载体是指经改造的工程菌如大肠杆菌、减毒沙门氏菌、单核细胞增多性李斯特菌、霍乱弧菌等，毒力基因被敲除后的工程菌表达外源抗原基因饲喂动物，诱导机体产生针对外源抗原的黏膜免疫，从而阻止病原体入侵机体（见本章第三节）。活病毒也可作为递送载体（病毒载体），如腺病毒、脊髓灰质炎病毒、流感病毒、痘病毒、疱疹病毒、慢病毒、人鼻病毒等（见本章第三节）；益生菌是最理想的细菌递送载体，尤其是乳酸菌和芽胞杆菌，口服后可在肠道寄生繁殖，故可大大提高免疫的效率。

第三，肠黏膜对疫苗抗原摄取量少，不能形成有效的免疫反应。构建靶向肠黏膜的疫苗是最好的解决方法。抗原进入肠道中通过三种机制被抗原呈递细胞摄取。第一种是通过黏膜上皮之间的M细胞将抗原转运给下面的树突状细胞（见第四章第一节）（Brayden et al.，2005；Corr et al.，2008）。第二种是树突状细胞通过肠上皮细胞之间伸出树突摄取肠道中的抗原（Rescigno et al.，2001）。第三种是新生儿 Fc 受体（FcRn）介导 IgG 双向转运，把 Ag-Ab 复合物转运到肠腔或固有层。在正常状态下或者病毒感染后，与凋亡上皮细胞相关的抗原可以被树突状细胞摄取。因此，靶向 M 细胞、树突状细胞和 FcRn 是最有效的口服疫苗策略（靶向 M 细胞和树突状细胞见第四章第一节和第二节）。

第四，口服免疫无复制抗原的免疫原性通常都不强，所以灭活病原体需要有效、合适的黏膜免疫增强剂，以引发黏膜从先天性免疫有效转为获得性免疫（见本章第一节），刺激天然免疫系统以诱导适应性免疫应答和免疫记忆。因此，高效无毒的黏膜免疫增强剂依然是黏膜免疫以后进一步深入研究开发的重点。

第五，大肠中存在超过 20 000 种，数量超过 10^{14} 个微生物（Forsman et al.，2003），如此多的竞争可能会极大地减弱进入肠道的抗原或其他递送载体的定植概率，减弱局部黏膜免疫反应的强度。因此针对消化道的疫苗还是主要靶向小肠。

此外，通过基因转移技术将外源基因导入植物基因组中构建植物口服载体，使抗原在植物内表达，从而获得能够表达抗原的转基因植物也是疫苗研究的一个新方向（见本章第四节）。

三、消化道接种的方式

消化道接种一般应用疫苗口服或饮水完成。但不同的动物群体应用的方式不同。例如，人类一般通过口服接种；大动物（像猪和羊）一般将疫苗放在饲料中食用；小动物如家禽则通过饮水进行免疫。消化道接种时疫苗可从口腔一直作用到大肠，疫苗对整条消化管黏膜都发挥黏膜诱导效应。但是，口服接种对小肠黏膜免疫效果最好，对大肠、扁桃体、下呼吸道及生殖道的黏膜免疫效果相对差一些（Wassén et al.，1996；Kozlowski et al.，1997，Eriksson et al.，1998；Nardelli-Haefliger et al.，2003）。

直肠黏膜中有大量 M 细胞和淋巴细胞。Sedgmen 等（2002）在绵羊的直肠中发现了类似回肠集合淋巴结中的淋巴滤泡，其中有 $CD4^+$、$CD8^+$T 细胞和 $CD21^+$、$CD45R^+$细胞，同时还发现了 IgA^+和 IgE^+细胞，表明直肠能够进行局部黏膜免疫。直肠免疫（rectal immunization）能诱导直肠和结肠很强的抗体反应，但对小肠的影响较小，对生殖道影响也较小（Johansson et al.，2004；Kozlowski et al.，1997，2002），在小鼠上的研究也表明，直肠免疫最易在直肠黏膜表面获得高水平的 IgA（Pamela et al.，1997）。

在人类还有一条特殊接种途径，就是舌下免疫或舌下接种（sublingual vaccination）。到目前为止，舌下免疫只在人类和小鼠中做过相关试验。舌下黏膜上皮和上皮下固有膜中分布有 MHCⅡ类细胞和 $CD11b^+$细胞。不论是在正常生理状态下还是免疫下，舌下黏膜中都分布有成熟的专职 APC，并能分泌独特的趋化因子和细胞因子（Kweon，2011）。应用霍乱毒素给小鼠进行舌下免疫 2h 后，舌下黏膜 MHCⅡ细胞的数量显著增加。如进一步应用舌下接种 OVA，则在颈淋巴结引起 OVA 特异性的 T 细胞显著增殖（Song et al.，2009）。应用 CT 舌下免疫 2h，$CD11c^+$和 $Langerin^+$细胞就能出现在黏膜中，而此时肠道内的细胞变化并不大（Cuburu et al.，2007）。舌下免疫后 $CD11c^+$DC 可以 CCR7-CCL19/21 依赖的方式诱导抗原特异性 $CD4^+$T 细胞分化。舌下免疫不仅诱导黏膜免疫，还能诱导全身免疫反应（Kweon，2011）。舌下免疫可诱导生殖道产生抗原特异性抗体和有效的 CTL 反应，有效保护禽流感病毒（H1N1）和生殖道人乳头状瘤病毒的感染（Kweon，2011）。应用人乳头状瘤病毒样颗粒（human papillomavirus virus-like particle，VLP）给小鼠舌下接种后，在生殖组织中诱导病毒特异性抗体，并能保护生殖器官不受人乳头状瘤病毒类病毒引起的伤害（Cuburu et al.，2009）。这些结果为性病（sexually transmitted disease，STD）疫苗的发展带了希望。应用 HIV-1 gp41 和一种与霍乱毒素 B 亚基（CTB）偶联的多肽反转录酶（reverse transcriptase polypeptide）给小鼠进行舌下免疫，在生殖黏膜诱导产生了特定的 gp41 IgA 抗体和抗体分泌型细胞，还有特定的反转录酶 $CD8^+$T 细胞

（Hervouet et al.，2010）。以 Ad5 为基础的重组 HIV 载体可以表达 HIV-Gag，应用此载体在舌下接种该疫苗后能在全身和黏膜诱导抗原特定 CTL 应答。表明表达 TLR 激动剂 Ad5 载体不仅能增强先天免疫应答，而且能避免 Ad 载体产生的免疫，提高抗原特异性 T 细胞应答（Appledorn et al.，2011）。应用幽门螺旋杆菌（*Helicobacter pylori*）疫苗进行舌下免疫可有效诱导胃黏膜产生 B 细胞和 T 细胞的反应，抵抗 *H. pylori* 的感染，其效果甚至超过口服免疫的效果（Raghavan et al.，2010）。这些结果强调了舌下黏膜作为疫苗递送的一种可能途径，能诱导保护生殖器的抗体和细胞免疫应答，从而能够以免疫加强的策略限制 HIV-1 或其他 STD 的生殖传播。

与其他消化道免疫途径相比舌下免疫具有很多优势。首先，舌下免疫需要的抗原量很少，抗原量可减少到 2%～10%（Cuburu et al.，2007），而且，不论是灭活的病毒还是减弱的流感活病毒，通过舌下免疫均可引起小鼠肺内的抗病毒反应，抵抗病毒的感染（Song et al.，2008）。其次，舌下免疫时疫苗不会通过嗅上皮进入神经组织，因此与鼻腔免疫相比具有比较好的安全性。一些专家认为，人进行舌下免疫比鼻腔免疫更有效和更安全。由于大多数动物不能有意识在舌下含有疫苗，可能舌下免疫只能适合人类的免疫。目前舌下免疫已广泛用于人类的特异性过敏原的免疫疗法（Olaguibel et al.，2005；Moingeon et al.，2006；Brimnes et al.，2007）。

四、消化道接种的疫苗发展策略

除了前面描述的几种消化道接种方式外，针对消化道黏膜的特点还有几种疫苗发展策略。启动黏膜免疫应答最关键的第一步就是摄取抗原。M 细胞是黏膜免疫反应中摄取抗原的第一个细胞，位于肠黏膜处的 M 细胞可以识别和转移腔侧抗原给上皮下的 DC，后者再转移给固有层和肠系膜淋巴结的 T 细胞，启动局部免疫反应。因此，靶向 M 细胞和树突状细胞设计口服疫苗的策略一直受到高度关注。靶向 M 细胞和树突状细胞设计口服疫苗在第四章已有详细描述，在本章只介绍靶向新生儿 Fc 受体的设计。

人和猪成年小肠上皮细胞及其他黏膜处均可表达新生儿 Fc 受体（neonatal Fc receptor，FcRn）（Israel et al.，1997；Stirling et al.，2005），这个受体可将 IgG 通过肠上皮屏障转运，IgG 与肠腔同源的抗原结合形成免疫复合物，再循环后回到 LP，然后传递给 DC（Yoshida et al.，2004）。当 IgG 与抗原结合形成抗原抗体复合物时，抗原也就随着 IgG 被一同摄取。抗原抗体复合物进入黏膜固有层，由 DC 识别，DC 经过一系列的处理，最后呈递给肠系膜淋巴结中的 T 细胞（Huang et al.，2000；Fleeton et al.，2004；Rawool et al.，2008；Yoshida et al.，2004）。Lilin Ye 等将单纯疱疹病毒 2（HSV-2）的糖蛋白 gD 与 IgG 的 Fc 片段融合，然后将融合抗原配合 CpG 佐剂通过鼻腔免疫小鼠，免疫后的小鼠可抵抗野毒 HSV-2 的攻击，而且免疫效果可持续 6 个月以后（Lilin et al.，2011）。将 HIV Gag（p24）与 IgG 的 Fc 片段融合通过鼻腔免疫，可有效诱导生殖道 HIV-1 特异性抗原免疫（Lu et al.，2011）。应用靶向 FcRn 灭活的土拉弗菌（*Francisella tularensis*，iFT）鼻腔免疫小鼠，可产生抗 iFT 的复合体，并能抵抗致死量 *F. tularensis* 活疫苗的攻击（Rawool et al.，2008）。其机制可能是靶向 FcRn 灭活的土拉弗菌能促进 DC 成熟，将抗原呈递给 T 细胞（Iglesias et al.，2013；Boruchov et al.，2005）。敲除 FcRn 后动物就不能得到保护，所以这种保护依赖于 FcRn 的表达。如果将人的 FcγRI 转入小鼠中，然后应用靶向 FcγRI 和肺炎链球菌的保护抗原进行鼻腔免疫，则能保护肺炎链球菌的攻击（Bitsaktsis et al.，2012）。

尽管 M 细胞被认为是抗原进入肠相关淋巴组织的主要门户（Chadwick et al.，2009），但肠上皮细胞摄取抗原的作用也不容忽视，因为肠上皮在数量上占绝对优势，并且也具有转运大分子抗原（CT、F4 菌毛和内源性颗粒）的能力（Lencer et al.，1995a；Florence，1997；Snoeck et al.，2008）。在 TLR4 的介导下，肠上皮细胞可以吞噬并转运细菌（Neal et al.，2006）。因此，使疫苗对肠上皮细胞具有靶向性或许可以增加肠上皮对疫苗的摄取，从而诱导更有效的早期免疫应答。但是肠上皮细胞对细菌的吞噬现象与诱导免疫应答之间是否存在必然的联系，还有待于进一步研究。

此外，消化道疫苗的设计还与病原微生物的入侵黏膜上皮方式有关，如霍乱弧菌和 ETEC 感染不进入上皮细胞，黏膜分泌物中的抗体能干扰病原的黏附。因此这两种疫苗的设计最好是诱导 SIgA 阻止病原的黏附，产生有效的保护作用（Holmgren and Svennerholm，1998）。设计干扰这类病原菌定植的疫苗也是一个很好的策略，如口服霍乱和 ETEC 腹泻疫苗（Holmgren and Svennerholm，1998）。志贺杆菌和沙门氏菌能经过 M 细胞吸收后到达血液，抵抗这些病原菌感染可能要经口服免疫或注射免疫以产生全身性的 IgG 和 IgM 抗体。

新生儿 Fc 受体（neonatal Fc receptor，FcRn）是一种主要组织相容复合体Ⅰ-相关分子（major histocompatibility complex class I-related molecule）。虽然被称为新生儿 Fc 受体，但可在成人和猪肠上皮高表达（Israel et al.，1997；Stirling et al.，2005）。FcRn 能介导 IgG 抗体跨越黏膜上皮细胞运输抗体 IgG，递送给上皮下树突状细胞（Yoshida et al.，2004；Ghetie and Ward，2000），并能控制肠抗原的摄取（Yoshida et al.，2004）。FcRn 可依赖 pH 与 IgG 的 Fc 结构域结合，在酸性条件（pH：6.0～6.5）下 FcRn 与 IgG 的 Fc 区结合，在中性条件下（pH 7.4）IgG 则被释放出来（Ghetie and Ward，2000）。FcRn 介导 IgG 双向转运，把 Ag-Ab 复合物转运到肠腔或者固有层。因此，IgG 可通过 FcRn 靶向输送蛋白抗原。最近有人就利用了 FcRn 能介导 IgG 跨细胞的胞转作用提高了局部黏膜免疫应答。具体的方法是，先将单纯疱疹病毒 2（HSV-2）的糖蛋白 gD 与 IgG 的 Fc 片段融合，然后将融合抗原配合 CpG 佐剂通过鼻腔免疫小鼠，免疫后的小鼠可抵抗野毒 HSV-2 的攻击，而且免疫效果可持续 6 个月以后（Lilin et al.，2011）。目前，对 IgG 的 Fc 片段与病原抗原蛋白融合进行免疫反应的研究还很少。

第五节 呼吸道疫苗设计的基本原理

鼻腔后部黏膜下分布有丰富的毛细血管和大量黏膜相关淋巴组织，因此鼻黏膜是一个敏感有效的免疫反应诱导位点。与消化道免疫相比鼻腔免疫具有抗原诱导免疫反应阈值低、抗原用量少、不受消化酶的影响、不引起免疫耐受等优点。滴鼻免疫后鼻黏膜相关淋巴组织不仅能有效地诱导局部免疫反应（鼻黏膜局部分泌抗原特异性 IgA 和 IgG），还可激活淋巴细胞归巢至其他黏膜部位，产生广泛的黏膜免疫效应。试验证明，鼻腔免疫比其他免疫途径更能有效地诱导黏膜分泌型 IgA 和系统免疫反应（Holmgren and Czerkinsky，2005）。近年来通过呼吸道传播的疾病越来越多，如果在鼻腔和上呼吸道建立坚强的免疫保护力将阻止病原微生物如流感病毒的入侵，直接切断病原微生物的感染途径，防止传染病的广泛传播。应用滴鼻免疫预防白喉、破伤风、流感和链球菌的感染已开展深入研究（Alpar et al.，2001；Childers et al.，2006；Fiore et al.，2009）。目前呼吸道黏膜免疫在多种病原微生物和多种动物种属上取得了良好的进展。人类医学上应用鼻腔免疫防止传染病的发生已开始推广，2010 年美国启动流感疫苗工程（influenza vaccine project，IVP），通过滴鼻应用活的致弱流感病毒疫苗（live attenuated influenza vaccine，LAIV）已得到许可证，应用活的致弱流感病毒疫苗预防季节流感的大范围流行在美国广泛应用（Belshe et al.，2004，2007；Ambrose et al.，2008），通过气溶胶免疫预防麻疹也取得了较好的效果（Arora et al.，2002）。以上都标志着呼吸道免疫具备较好的应用前景。

与消化道免疫及生殖道免疫比较，鼻腔免疫具有很多明显的优点。第一，鼻腔免疫应用的抗原量较少，在相同剂量的抗原刺激下，呼吸道免疫能够比消化道免疫和生殖道免疫更有效地诱导黏膜部位及系统的免疫反应（Porgador et al.，1998）。第二，鼻腔免疫不仅对呼吸道摄入抗原产生局部免疫，还能诱导远处的黏膜产生免疫反应（Bergquist et al.，1997；Lowell et al.，1997；Oien et al.，1994；Rudin et al.，1998；Staats et al.，1997），在共同黏膜免疫系统中发挥重要作用（见第四章第八节）。鼻腔免疫能诱导人类的子宫颈和阴道黏膜产生大量的 IgA 和 IgG 抗体，在防止 HIV 和性传播疾病中发挥重要作用（Johansson et al.，2001；Nardelli-Haefliger et al.，2003）。鼻腔免疫诱导人生殖道黏膜产生的反应与阴道免疫诱导产生的反应好像差别不大（Johansson et al.，2001；Nardelli-Haefliger et al.，2003）。第三，鼻腔免疫能够长时间保持较强的免疫反应能力，如 Pascal 等（2000）研究表明鼻腔免疫小鼠百日咳减毒活疫苗，一年之后仍能有效保护小鼠免受感染，并在小鼠体内检测到明显的细胞免疫反应和脾细胞中记忆性 T 细胞的存在。第四，相比肠相关淋巴组织，呼吸道黏膜相关淋巴组织不容易衰老。在老年人中鼻腔免疫效果更好。但鼻腔免疫也存在一点小问题，就是鼻腔上皮纤毛的摆动和上皮黏液可分别影响抗原的滞留和吸收。通过促黏附剂和吸收剂可改善疫苗的效果。

Rudin 等（1998）专门对口服免疫和鼻腔免疫进行了比较，应用 CTB 分别进行口服免疫和鼻腔免疫后检查了黏膜和血液中 CTB 特异性 IgA 持续的时间，发现鼻腔免疫后黏膜和血液中 CTB 特异性 IgA 持续时间明显比口服免疫持续的时间长。

一、呼吸道免疫机制及其特点

呼吸道与消化道不同，其上段呼吸道接触的病原微生物较多，越向下呼吸道接触的病原微生物就越少，呼吸道淋巴组织的分布也呈递减分布。上呼吸道的黏膜诱导位点主要是鼻相关淋巴组织，下呼吸道的黏膜诱导位点主要是支气管相关淋巴组织。

（一）呼吸道 Ig 分泌细胞特点

由于呼吸道不同部位与病原微生物的接触机会不同，呼吸道不同部位的免疫反应也就不同。上呼吸道感染主要诱导IgA为主的免疫反应，而下呼吸道主要诱导IgG为主的免疫反应。呼吸道免疫的另一个特点是在上呼吸道（人类）相关MALT（鼻腔、扁桃体、咽）唾液腺和泪腺分布着大量的IgD分泌细胞（Brandtzaeg et al.，1999；Chen et al.，2009；Chen and Cerutti，2010），而在消化道中GALT却没有。当缺乏IgA时，IgD产生B细胞的数量显著增加，占到呼吸道所有浆细胞的60%（Brandtzaeg et al.，1999），表明了IgD在黏膜接种中的重要性。IgD的进化保守性很高，如一些硬骨鱼依然分布有分泌IgD的B细胞，但没有表达IgM的B细胞（Chen and Cerutti，2010）。IgD是人类抗体突变最高的一种类型，IgD的分子具有一个能够靶向凹陷病毒抗原表位的一段很长的重链互补决定区3（CDR3）（类似突出的手指状结构）（Saphire et al.，2001；Burton et al.，2005；Koelsch et al.，2007；Chen and Cerutti，2010）。IgD能够与许多细菌毒力因子结合，刺激B细胞和嗜碱性粒细胞的活化，促进黏膜和系统抗体的产生及防御细菌的入侵（Chen，et al.，2009；Chen and Cerutti，2010）。因此呼吸道免疫比其他黏膜免疫途径更有效。

（二）鼻相关淋巴组织在呼吸道免疫中的作用

呼吸道的黏膜诱导位点主要包括鼻相关淋巴组织（nasal associated lymphoid tissue，NALT）和支气管相关淋巴组织（bronchial associated lymphoid tissue，BALT）及黏膜下的淋巴样组织。黏膜诱导位点对抗原进行摄取、处理和呈递，诱导产生活化的T细胞和B细胞（Tamura et al.，1992；Asanuma et al.，1997；Porgador et al.，1998），呼吸道的黏膜效应位点是指黏膜固有层弥散的淋巴组织、上皮内淋巴细胞，以及产生抗体和细胞因子的淋巴细胞。

大量的试验证明NALT是理想的黏膜免疫诱导位点（Morin et al.，1994；Zuercher et al.，2002），尤其是在人和大动物上效果更好（Fujimura，2000；Rebelatto et al.，2001；Stanley et al.，2001；Davis，2001）。NALT在抵抗上呼吸道感染中发挥重要的作用（van der Ven and Sminia，1993）。抗原进行鼻腔免疫后，首先在NALT中诱导产生最初的免疫应答，然后免疫反应产生的免疫活性细胞和抗体通过淋巴转移到附近的下颌淋巴结或其后的颈淋巴结。下颌淋巴结和颈淋巴结发挥的作用相当于肠相关淋巴组织中的肠系膜淋巴结，淋巴结中产生的特异性IgG抗体和淋巴细胞比感染前增加11倍（Zuercher et al.，2002）。应用脂质体（liposome，LPS）鼻腔免疫大鼠后，NALT中特异性IgA和IgG抗体分泌细胞数量显著增加（Asakura et al.，1998）；应用呼肠孤病毒通过鼻腔免疫大鼠后NALT中淋巴细胞大量增生，尤其是抗呼肠孤病毒特异性IgA分泌细胞数量增加，淋巴小结中出现生发中心（Adrian et al.，2002）。鼻腔感染病毒如流感病毒和呼肠孤病毒可诱导NALT产生特异性IgA抗体分泌细胞（Wu and Russell，1993；Asanuma et al.，1997；Zuercher et al.，2002）。NALT中也可产生特异性IgG抗体分泌细胞（Shimoda et al.，2001）。应用可溶性抗原血蓝蛋白（keyhole limpet haemocyanin，KLH）与CT配合给绵羊喷雾免疫后，腮腺淋巴结（parotid lymph node）抗原特异性IgG1细胞增加（Sedgmen et al.，2006）。但鼻腔免疫后NALT则比口腔免疫后PP结中有更多的抗体分泌细胞出现。表明NALT比PP结更依赖于抗原的刺激（Bienenstock and McDermott，2005）。应用血吸虫SWAP与CTB共同滴鼻免疫，能显著提高肺乃至脾内IgA和IgG等抗体分泌细胞的数量（Akhiani et al.，1997）。尽管 NALT 中的抗体分泌细胞主要是 IgA 型，但经鼻腔免疫后可同时大量诱导系统免疫 IgG 反应。例如，鼻腔应用霍乱毒素（cholera toxin）后，NALT 中针对抗原特异性的 B 淋巴细胞所在的生发中心迅速发育（Shimoda et al.，2001），NALT 中产生特异性 IgA，B 细胞还可以迁移到呼吸道黏膜的其他部位，形成广泛的黏膜保护作用（见第四章第八节）。NALT 的免疫学已经受到高度重视（Zanvit et al.，2010；Rudraraju et al.，2011）。

NALT 诱导的免疫反应因抗原的成分、性质、剂量、免疫次数及上皮的完整性而有所不同。可溶性抗原很容易穿过鼻黏膜上皮而与上皮间和黏膜下的淋巴细胞及树突状细胞相接触，因此如果抗原过量则会导致抗原物质直接到达锁骨后淋巴结。而颗粒性抗原很容易被鼻黏膜的微绒毛系统清除，但当颗粒性抗原一旦与上皮接触，则易被黏膜上皮中的 M 细胞或柱状上皮细胞所摄取，再经 NALT 优先引流至锁骨后淋巴结。颗粒或可溶性抗原，均需通过 NALT 诱导产生免疫反应，而位于 NALT 之上的鼻通道则可能为该免疫反应的效应部位。此外，鼻腔的上方紧贴嗅神经，鼻腔免疫时疫苗可能会进入中枢神经系统（central nervous system，CNS），如对鼠科动物的研究表明，应用天然霍乱毒素（native cholera toxin，nCT）与疫苗一起鼻腔免疫时，nCT 会通过嗅神经、嗅泡到达大脑（van Ginkel et al.，2000，2005）。有实验证明，应用 nCT 和腺病毒载体都会暂时聚集到小鼠的嗅神经（van Ginkel et al.，2000；Lemiale et al.，2003）。以佐剂 LT 为主制备的鼻腔免疫疫苗可能会引起面神经麻痹（Bell’s palsy）（Mutsch et al.，2004；Lewis et al.，2009）。所以鼻腔免疫时佐剂的选择很重要。人类滴鼻免疫应用的佐剂，安全一定要放在第一位。

鼻腔免疫在各种动物中都已开展广泛研究，尤其是在大动物如猪和牛上，如通过鼻腔免疫预防猪的猪繁殖与呼吸综合征（porcine reproductive and respiratory syndrome，PRRS）、猪支原体肺炎（mycoplasmal pneumonia of swine，MPS）和猪流感等（Vincent et al.，2007；Linghua et al.，2006b；Dwivedi et al.，2011a；Kappes et al.，2012；Li et al.，2012）；应用弱毒苗通过鼻腔免疫后可诱导交叉保护性免疫如 PRRS（Dwivedi et al.，2011b）、猪流感（Vincent et al.，2007）；鼻内接种疫苗能使反刍动物（牛和羊）产生黏膜反应和保护性（Premier et al.，2004；Sedgmen et al.，2006；Ayalew et al.，2009）。应用牛疱疹病毒-1 通过鼻腔免疫牛可在局部和全身产生特异性抗体，且免疫保护作用持续时间较长（van der Poel et al.，1995）。

（三）气管和肺在呼吸道免疫中的作用

气管的分叉处分布有较多的淋巴组织，即支气管相关淋巴组织（bronchus associated lymphoid tissue，BALT）。应用猪呼吸道冠状病毒（PRCV）经呼吸道免疫猪后，BALT 的抗体分泌细胞增加（Linda et al.，1996）。但经过气管免疫后疫苗几乎全部进入肺内，与肺内免疫的效果一致。

肺与黏膜免疫系统的器官不同，肺的实质分为导气部和呼吸部。导气部（人和大型动物）包括各级分支的管腔（肺内支气管、细支气管和终末细支气管）。这些管腔面由上皮细胞构成，并覆盖有黏液。所以肺的导气部具有典型的黏膜免疫特征，如能分泌 SIgA

等（Holt et al.，2008）。而肺的呼吸部（包括肺泡管、肺泡囊和肺泡）管腔面由单层扁平上皮细胞构成，没有黏液的覆盖，取而代之的是能降低肺泡表面张力的表面活性物质。肺的实质中没有浆细胞（Holt et al.，2008），但分布有大量的毛细血管和巨噬细胞，肺内的抗体来源于血液。如果在深部的肺实质呈递抗原则会促进强烈的全身性免疫（Sou et al.，2011）。激活肺泡巨噬细胞后可分泌大量的致炎细胞因子、TNF-ß 和人 IL-1（Holt et al.，2008；Tschernig and Pabst，2009）。

肺的局部免疫屏障是呼吸道防御机制的最后一道防线（Holmgren and Czerkinsky，2005）。通过气管和肺内免疫也可诱导较好的免疫反应。肺组织内还分布有大量的毛细血管，因此肺内免疫诱导的免疫反应与全身免疫有密切联系。将抗原或 DNA 疫苗注射进入小鼠的气管可同时诱导全身和局部黏膜免疫反应（Lombry et al.，2004）；将人乳头状瘤病毒 16 型病毒颗粒（human papillomavirus type 16 virus-like particle）疫苗通过气管免疫妇女后，血清中产生的抗体与肌内注射疫苗相同（Nardelli-Haefliger et al.，2005）；同样，将肺炎链球菌多糖疫苗通过支气管免疫健康志愿者人群可诱导血清抗体反应（抵抗肺炎链球菌感染）（Menzel et al.，2005；Meyer et al.，2006）；通过气溶胶接种破伤风类毒素后诱导产生的血清抗体与注射接种的相似（Wigley et al.，1969）。为了深入研究肺内免疫的机制，有人专门在绵羊上建立了一种淋巴插管术模型，收集肺、肠和位于子宫颈-胸结合处后部淋巴结的淋巴（Yen et al.，2009）。通过这个模型发现像卵白蛋白这种大分子抗原可从肺进入淋巴系统（Yen et al.，2009），而小分子物质如台盼蓝则被迅速吸收进入血液。所以肺内免疫时抗原可进入全身淋巴循环。

气管和肺组织中分布有大量的树突状细胞（见第三章）。这些树突状细胞在局部免疫中发挥重要的作用。气管黏膜下 DC 摄取抗原后可快速迁移至支气管淋巴结（Holt et al.，1994；Legge and Braciale，2003），刺激幼稚性 T 细胞（Legge and Braciale，2003）。气管内接种OVA-异硫氰酸荧光素（FITC）后6h，DC就可将抗原呈递到BLN中（Vermaelen et al.，2001）。24～48h 内，BLN 中的淋巴细胞迅速增殖。感染流感后肺组织中的 $CD11b^-CD8\alpha^-CD205^{hi}F4/80^+CD24^{hi}$ 细胞也会迁移至 BLN，将流感抗原呈递给 BLN 内的 $CD8^+$T 细胞（Belz et al.，2004）。

也有人认为，下呼吸道的气管、支气管和肺在诱导免疫应答中作用不大。如果上呼吸道能结合下呼吸道同时进行抗原刺激，则会诱导上呼吸道产生更高的局部免疫。

二、呼吸道疫苗设计原则

与消化道相比上呼吸道（主要指鼻腔）免疫具有抗原诱导免疫反应阈值低、抗原用量少、不受消化酶的影响、不引起免疫耐受等优点。但由于鼻腔黏膜的组织学结构特点，鼻腔免疫仍存在一些问题。上呼吸道内表面覆盖着一层假复层纤毛柱状上皮细胞，上皮细胞表面数以百计的纤毛经常进行规则而协同的摆动，因此，抗原进入鼻腔后只能在黏膜表面做短暂的停留。此外，鼻黏膜表面的少量蛋白水解酶和黏液都可能减弱鼻腔免疫应答的强度。可溶性抗原跨鼻黏膜屏障转运能力较低，也限制了其通过鼻腔免疫途径的应用；多数抗原单独进行鼻腔免疫，免疫原性弱，可能与抗原本身特性相关，也可能与黏膜持续暴露于外源环境造成体内预先存在对某些物质的抗体滴度相关。

鼻腔免疫疫苗的设计就是首先要解决疫苗抗原在鼻腔黏膜表面黏附和滞留的问题，然后增强抗原的免疫原性，促进树突状细胞有效摄取抗原。黏膜疫苗需要黏附在黏膜上，黏附的时间越长发挥的效果就越好。因此，对呼吸道黏膜疫苗而言，除了配以免疫增强剂外，还需要促吸收剂和黏附剂以改善疫苗免疫原性差、跨上皮吸收困难和停留时间短的弊端。近年来呼吸道疫苗剂型、促吸收剂、递送系统和免疫细胞靶向等成为了该领域研究的热点，也为呼吸道黏膜免疫的发展和应用作出了重要探索和贡献。为解决以上问题，近年来发展了多种黏膜佐剂来配合抗原鼻腔免疫，如 CpG 寡聚核苷酸、单磷酸类脂 A、细胞因子及由生物相容和可生物降解的材料制成的微粒、纳米粒、壳聚糖及脂质体等，这些都能在一定程度上增强抗原的免疫原性及免疫效果（Debin et al.，2002；Read et al.，2005；Sloat and Gui，2006；Revaz et al.，2007；Hamdy et al.，2007；Khatri et al.，2008），并解决抗原稳定性问题，很有发展前景。大量研究表明，霍乱毒素、脂质体、CpG 等配合灭活流感病毒通过鼻腔免疫小鼠已经取得了较好的免疫效果（Tamura et al.，1992；Abe et al.，2006；Chiou et al.，2009；Kodama et al.，2011）；Yoon-Sook 等利用 α-半乳糖神经酰胺配合灭活流感疫苗鼻腔免疫，能够显著诱导较强的系统 IgG 和黏膜 IgA 抗体产生，并促进细胞毒性 T 细胞的增加（Sakamoto et al.，2010）；William 等（2010）利用 IL-1 作为佐剂配合肺炎链球菌表面蛋白 A 鼻腔免疫深度麻醉的兔子，能够持续性诱导血清中特异性 IgG 抗体的产生；还有研究将抗原包被成纳米颗粒或脂质体促进禽流感灭活病毒在鼻腔黏膜的吸收（Chiou et al.，2009；Florindo et al.，2009）；Linghua 等（2006b）利用 CpG ODN 配合 PRRSV 灭活苗鼻腔免疫新生仔猪，能够显著诱导系统和黏膜免疫应答；Varun 等（2011）利用结核分枝杆菌全细胞裂解产物作为佐剂配合 PRRSV 活疫苗鼻腔免疫仔猪，能够显著促进抗 PRRSV 特异性免疫应答的产生。除了免疫增强剂外，促吸收剂和黏附剂也成为了呼吸道特有的疫苗添加剂。

促吸收剂可以有效增强其对呼吸道上皮的穿透作用，提高生物利用度。目前常见的呼吸道促吸收剂以表面活性剂较多，通过降低黏液黏度、增加膜融合能力或是松散上皮紧密连接等作用来促进抗原吸收。良好的呼吸道促吸收剂应该对呼吸道黏膜刺激性小，对纤毛功能影响小，无毒性作用。有研究表明，胆酸盐类还可以抑制呼吸道黏膜中酶的活性，进而提高蛋白类抗原的生物利用度。但促吸收剂在浓度高时往往会对呼吸道黏膜产生破坏作用。呼吸道常用的促吸收剂有：①胆酸盐类，如牛磺胆酸盐、胆酸盐、甘胆酸盐及去氧胆酸盐等；②脂肪酸及其酯类，如癸酸酯、辛酸酪、月桂酸酯等；③糖苷类，如皂苷；④聚氧乙烯醚类，如聚氧乙烯-5-辛醚、聚氧乙烯-10-辛醚、聚氧乙烯-5-月桂基醚、聚氧乙烯-9-月桂基醚、聚氧乙烯-10-月桂基醚等；⑤聚氧乙烯酯类，如聚氧乙烯-10-单油酸酯。还有壳聚糖、环糊精、牛磺双氢褐霉酸钠、甘草酸、甘草次酸等也具有促吸收作用。

黏附剂或黏膜黏着剂（mucoadhesive）一般为天然或人工合成的聚合物，因为具有黏性高、对 pH 敏感、水溶度低等特点，在增加疫苗停留时间的同时也给疫苗制备工艺带来了一定困难和挑战（Illum et al.，2001）。黏附剂按照作用机制可分为 3 类：①亲水性聚合物（hydrophilic polymer），可以通过氢键和亲水作用与黏液产生黏附，如海藻酸钠（sodium alginate）、聚羧乙烯（carbopol）、羧甲基纤维素钠、羟丙基甲基纤维素和卡波姆等；②阳离子聚合物（cationic polymer），可以通过与带负电的黏膜组织产生电荷吸附和氢键来实现黏附，如壳聚糖类多聚物；③巯基聚合物，通过和黏膜上的半胱氨酸形成共价二硫键实现黏附。还有研究将壳聚糖、海藻酸钠、纤维素及其衍生物等天然聚合物和聚丙烯酸及其衍生物等人工合成聚合物称为第一代黏附剂，将后来出现的黏附剂称为第二代黏附剂。第二代黏附剂中有的是通过对第一代黏附剂进行修饰得到的，如引入硫醇功能基团和丙烯酸辛酯形成共聚物，引入聚乙二醇等；其余的主要为一些新型材料，如泊洛沙姆、二羟基苯丙氨酸多巴（dihydroxyphenylalanine）等（Smart，2005）。壳聚糖是应用最为广泛的黏附剂，广泛应用于鼻腔液体疫苗免疫和鼻腔抗原递送系统。天然壳聚糖水溶性很低，而其季铵盐衍生物水溶性较好，更具应用价值，其中最常用的为季铵化程度在60%左右的三甲基壳聚糖（TMC 60）。最近研究表明，TMC 可将流感疫苗在小鼠鼻腔的停留时间从 20min 延长到 2h（Hagenaars et al.，2010）。利用热敏的聚乙烯二醇类凝胶作为鼻腔疫苗递送载体（流感 H5N1）也能取得较好的免疫效果，此凝胶系统由 *N*-2-羟基-3-甲铵-丙基壳聚糖氯化物[*N*-（2-hydroxy-3-trimethylammonium）propyl）chitosan chloride HTCC]及 α,β-甘油磷酸酯（α,β-glycerophosphate）组成。这些在室温状态下呈液态的物质 HTCC/GP 到体内（体温下）能很快形成凝胶，这样就可以明显地延长 H5N1 病毒在鼻腔中的滞留时间（Wu et al.，2012）。

呼吸道的黏膜上皮带负电（阴离子），利用阳离子物质通过电荷吸附可增加疫苗的黏附，Nochi 等（2010）应用带有阳离子的胆固醇支链淀粉（cationic cholesteryl group-bearingpullulan，cCHP）的纳米大小的水凝胶（纳米凝胶）（nanometer-sized hydro-gel，“nanogel”）建立了一种新型的鼻内疫苗递送系统（Nochi et al.，2010）。应用这个系统将肉毒梭菌 A 型神经毒素（*Clostridium botulinum* type-A neurotoxin，BoHc/A）的无毒性亚单位片段进行包被（形成 cCHP 纳米凝胶，cCHP nanogel，cCHP- BoHc/A），然后鼻内给药，BoHc/A 从 cCHP 纳米凝胶中释放出来后能被黏膜 DC 有效摄取（Nochi et al.，2010）。同时 cCHP- BoHc/A 可持续黏附于鼻腔上皮上长达 10h 以上。应用包含有破伤风毒素的 cCHP 纳米凝胶来进行鼻内免疫也会诱导强烈的抗原特异性全身性免疫应答和黏膜免疫应答（Nochi et al.，2010）。纳米凝胶应用在肺炎链球菌疫苗鼻内免疫上也取得了较好效果。首先用肺炎链球菌表面蛋白 A（pneumococcal surface protein A，PspA）包被 cCHP 纳米凝胶（cCHP nanogel，cCHP-PspA），然后应用 cCHP-PspA 给小鼠进行鼻内接种，结果诱导产生了高水平的上呼吸道 SIgA 抗体应答及 PspA 特异性血清 IgG，并诱导了鼻腔黏膜和全身 Th17 应答，减少了呼吸道内肺炎链球菌定植和侵袭数量，同时抵抗了肺炎链球菌 Xen10 致死性攻毒（Kong et al.，2013）。在这个试验中还发现纳米凝胶的最大优点是不会将 PspA 传递给嗅球或中枢神经系统，而且纳米凝胶无需佐剂的辅助就能产生很好的局部免疫效果（Kong et al.，2013）。

还有研究将海藻糖和壳聚糖制成流感干粉疫苗，鼻腔免疫后诱导的血清 HA 滴度可达肌内注射免疫水平（Huang et al.，2004），如壳聚糖可作为流感疫苗鼻腔免疫的递送载体延长疫苗停留在鼻黏膜上的时间（Read et al.，2005）。此外，淀粉和卡波姆的混合体系可以有效提高胰岛素在兔鼻腔的吸收（Pringels et al.，2006），并且可以应用于流感疫苗的鼻腔免疫（Coucke et al.，2009）。将淀粉和聚羧乙烯混合，与禽流感病毒一起通过鼻腔免疫后可诱导较高水平的 IgG 反应（Coucke et al.，2009）。但是抗原在黏附体系中的释放速率与抗原吸收和免疫应答的关系尚不明确，有些研究结果表明，快速释放抗原和缓慢释放抗原诱导的免疫应答水平相近（Spiers et al.，2000；Amidi et al.，2006）。而黏附剂在药物递送中已经发展成为以微球、微囊和微颗粒等为代表的缓释系统，以及可以精确控制药物释放速率和部位的控释系统；而在疫苗领域，相对于发达的药物递送系统，黏附剂有更大的发展空间和潜力。

三、呼吸道接种的方式

呼吸道接种一般应用疫苗以直接滴鼻的方式进行，但滴鼻后大部分疫苗不能进入下呼吸道（如肺）内，对肺部感染不能发挥很好的作用。此外，鼻腔免疫一些佐剂和抗原可通过嗅神经进入神经组织，如 CT 和腺病毒载体能暂时聚集在嗅神经中（Lemiale et al.，2003；van Ginkel et al.，2000）。佐剂 LT 通过鼻腔免疫可引起面部神经麻痹等（Lewis et al.，2009；Mutsch et al.，2004）。所以一些研究学者另外设计了针对肺部免疫的干粉疫苗免疫、喷雾接种疫苗和肺内免疫。干粉疫苗免疫和喷雾接种两种免疫方式可使疫苗形成一些小的颗粒经鼻腔呼吸到达肺组织。喷雾接种免疫和干粉疫苗免疫也成为呼吸道特有的黏膜免疫方式。

（一）干粉疫苗免疫

干粉疫苗免疫（dry powder immunization）为呼吸道特有的黏膜免疫方式。早在 16 世纪的中国，人们将天花的豆痂研制成粉吹入鼻腔以预防天花，为最早干粉疫苗鼻腔免疫的记载。目前研究表明，干粉疫苗可以有效对抗多种病原微生物感染，包括炭疽、流感、麻疹、白喉等。应用炭疽干粉疫苗对兔子进行鼻腔免疫可以产生 100%的保护力，效果要优于同等液体疫苗（67%保护力）（Mikszta et al.，2005；Jiang et al.，2006；Wimer-Mackin et al.，2006；Huang et al.，2007；Klas et al.，2008）。应用含有炭疽 PA（50 lg）、CpG 和壳聚糖的干粉疫苗鼻腔免疫兔子后 0 天、21 天和 42 天，67%的兔子可抵抗炭疽芽胞致死性攻毒（Mikszta et al.，2005）。有意思的是，在本试验中鼻腔免疫的兔子血清中炭疽毒素中和抗体很低，比肌内注射免疫的兔子还要低，表明鼻腔免疫主要诱导局部黏膜产生免疫保护反应。干粉流感疫苗可以在小鼠（Amorij et al.，2007a）、大鼠（Huang et al.，2004；Garmise et al.，2007）、兔（Coucke et al.，2009）等动物中诱导有效抗原特异性免疫应答。还有研究表明用干粉流感疫苗对小鼠进行肺内免疫，产生的抗体水平显著高于应用液体疫苗注射免疫或鼻腔免疫（Amorij et al.，2007b）。相比于液体疫苗，干粉疫苗到达黏膜的黏液层后会发生水化作用，从而降低黏液纤毛的清除作用，增加疫苗在黏膜局部的停留时间。在干粉疫苗中也常加入壳聚糖等黏附剂来进一步增加其停留时间（Huang et al.，2004；Garmise et al.，2007）。应用含有壳聚糖的白喉类毒素（diphtheria toxoid，DT）干粉疫苗通过肺内（或气管内）免疫豚鼠后能显著增加支气管液中抗 DT 的特异性 IgA 及全身的中和抗体反应，而肌内注射的效果并不好（Amidi et al.，2007b）。壳聚糖在干粉疫苗中发挥重要的作用（Amidi et al.，2007b）。以上证实应用白喉干粉疫苗通过肺内免疫（豚鼠）或鼻腔免疫（人）能进一步证实干粉疫苗的有效性（Huo et al.，2005；Amidi et al.，2007b）。此外，应用脑膜炎球菌多糖（meningococcal polysaccharide）-DTCRM 偶联干粉疫苗通过鼻腔免疫后，可诱导血清中脑膜炎球菌和 DT 中和抗体的产生（Huo et al.，2005）。

干粉疫苗还可使病毒亚单位得到较好的保存效果，如 SD、FD 或 SFD 和菊淀粉一起可使流感病毒亚单位和流感全病毒的免疫效果得到很好的保存（Amorij et al.，2007a；Geeraedts et al.，2010）。值得注意的是，干粉疫苗在不同的动物中诱导的免疫反应也不同，如应用干粉流感疫苗鼻腔免疫兔子并不能诱导鼻腔局部特异性 IgA 免疫应答（Coucke et al.，2009）。应用干粉流感疫苗鼻腔免疫短尾猿尽管能诱导全身 IgG 反应，但不能诱导鼻腔局部特异性 IgA 免疫应答（Egan et al.，2004）。

应用喷雾-冷冻干燥亚单位疫苗肺内注射后，可诱导有效的局部免疫反应和全身免疫反应（Amorij et al.，2007b）。但也有研究显示，黏附剂并没有提高干粉疫苗免疫后的抗体水平（Garmise et al.，2007）。此外，相比于液体疫苗，干粉疫苗更易储存，以流感疫苗为例，液体流感疫苗在 25℃条件下储存 4～8 周后 HA 滴度会下降 60%，而同等条件下干粉疫苗储存 12 周后 HA 滴度不受任何影响（Huang et al.，2004；Garmise et al.，2007）。不论从局部的 IgA 免疫应答还是从安全性考虑，对于诱导肺内免疫，干粉疫苗比液态疫苗要更好（Sandrine et al.，2011）。

干粉疫苗的制备需要严格的工艺要求，如颗粒大小、气溶胶参数、颗粒聚集性、pH、抗原和组分稳定性及生物活性等因素均会影响免疫效果。干粉疫苗制备方法有喷雾干燥（spray drying，SD）、冷冻干燥（freeze drying，FD）、喷雾-冷冻干燥（spray-freeze drying，SFD）等，最常用的为冷冻干燥法。颗粒大小是影响干粉疫苗效果最重要的因素（Tellier，2006），通过改变颗粒大小，可以将干粉疫苗精确地递送到指定的抗原诱导位点。一般来说，大于 10μm 的颗粒会停留在上呼吸道，小于 5μm 的颗粒可吸入肺部，而当颗粒小于 0.5μm 时吸入的颗粒会再次被呼气呼出（Ugwoke et al.，2001）。目前应用小鼠和兔的流感干粉疫苗直径为 50μm 左右（27～70μm）（Huo et al.，2005；Garmise et al.，2007；Coucke et al.，2009）。目前已经有人的鼻腔喷雾装置（Cheng et al.，2001）、树脂鼻腔模型（Pringels et al.，2006）和动力学模拟软件（Kimbell et al.，2007）来辅助干粉疫苗的研制。这些研究发现，50～60μm 的干粉疫苗大多停留在鼻腔前部，而当其直径小于 20μm 时便可以穿过鼻腔。气溶胶密度（bulk density）也会影响干粉疫苗的递送效果。此外，不同种类动物的呼吸道（特别是鼻腔）解剖学结构也不同，因此，呼吸道（特别是鼻腔）疫苗要根据动物的种类进行设计，才会取得理想效果（Ugwoke et al.，2000；Harkema et al.，2006）。

（二）喷雾接种疫苗

气溶胶免疫接种（aerosol vaccination）或喷雾接种疫苗能够模拟许多传染病的自然感染途径，不产生任何疼痛和应激反应，安全性好，适应免疫群体大的人群和大规模的动物，尤其是老龄人群和儿童。气溶胶免疫是利用喷雾器使疫苗形成一些小的颗粒经鼻腔呼吸到达肺组织（Bennett et al.，2002）。其优点是免疫速度快，免疫的群体大，安全，模拟自然感染途径，无疼痛产生等（Dilraj et al.，2000；Roth et al.，2003），适于呼吸道尤其是肺组织感染的传染病。这种免疫方法已经有 100 多年的历史。研究表明，人类的喷雾免疫至少等同于注射麻疹、风疹和流行性腮腺炎（MMR）疫苗的水平，至少能达到在一年后再次接种所诱导的高水平保护。Bellanti 等（2004）为墨西哥学校的儿童进行麻疹免疫，在通过喷雾接种或皮下接种减毒活麻疹疫苗（Edmonston-Zagreb，EZ）后，可以刺激血清和鼻内 IgG 及 IgA 抗体应答，喷雾诱导的应答反应显著强于皮下。应用热杀死的流感病毒经喷雾接种疫苗后与注射流感病毒产生的免疫保护力基本相等（Waldman et al.，1969）。虽然有关喷雾接种疫苗的试验不是很多，但是喷雾免疫早已成功用于大量人群预防传染病中。该方法的缺点是免疫时需要较好的设备，疫苗也容易在空气中造成一些浪费。

（三）肺内免疫

相比鼻腔（人的鼻腔黏膜面积只有 150cm^2），肺作为免疫位点具有 3 个优点：①面积更大（接近 140m^2）（Newman et al.，2004）（见第三章第二节）；②毛细血管很丰富，能储存很多淋巴细胞，猪肺内的淋巴细胞数量与 PP 的相同（Pabst，1990）；③进入肺内的疫苗可更持久地停留在黏膜处发挥作用，因此肺内免疫（pulmonary vaccination 或 intra-pulmonary vaccination）是个非常有效的免疫途径（Sullivan et al.，2006）。由于肺特殊的解剖位置（位于系统免疫和黏膜免疫的连接处），肺内免疫既能刺激 IgG 介导的系统免疫反应，又能诱导 SIgA 介导的局部黏膜免疫反应（Meitin et al.，1994）。正常状态下由于肺处于无菌状态，所以抗原刺激阈很低，即极少的抗原就可诱导很强的免疫反应（Wee et al.，2008）。例如，应用 0.04g 流感抗原诱导的血清抗体水平就能与皮下注射 15g 流感抗原诱导的抗体水平相同（Wee et al.，2008）。

肺内免疫能刺激肺组织和肺内气管内产生 IgG 和 IgA 介导的免疫保护反应（Small，1990；Meitin et al.，1994），所以肺内免疫也是一种较好的呼吸道免疫途径（Sullivan et al.，2006）。由于肺内免疫疫苗能到达深部肺组织，肺内免疫效果会发挥得更好。肺内注射猪肺炎支原体弱毒株能够显著提高鼻腔分泌物中特异性 SIgA 抗体水平，所以目前肺内注射接种已成为国内一些猪场控制猪支原体肺炎的主要方法。

综上所述，呼吸道免疫尤其是鼻腔免疫具有诸多优点。实际上，很多大动物试验证明，鼻腔免疫后一部分疫苗作用于鼻腔后部 NALT，另一部分也可进入消化道，发挥口服免疫的效果。通过鼻腔内喷雾疫苗可经吞咽进入食管（Yen et al.，2009）。所以鼻腔免疫同时也发挥消化道免疫的作用，通过深入研究呼吸道免疫增强剂、促吸收剂和黏附剂等，鼻腔免疫将有着更加广阔的应用前景。

第六节　生殖道疫苗设计的基本策略

生殖道黏膜下，尤其是雌性生殖道，也分布有较多的淋巴组织（见第三章第三节），但与消化道和呼吸道明显不同的是，生殖道（子宫颈和阴道）缺乏类似于肠派伊尔氏结的集合淋巴组织，缺乏典型的黏膜免疫系统特征。因此，尽管应用抗原经生殖道免疫局部可产生特异 IgA 抗体，但生殖道局部免疫应答水平相对较弱（Russell and Mestecky，

2002）。由于人类能发生一些经性传播和生殖道感染的传染病，如人类免疫缺陷病毒（human immunodeficiency virus，HIV）、人乳头状瘤病毒（human papillomavirus，HPV）、衣原体、奈瑟氏菌和单纯疱疹病毒（herpes simplex viruses 1）等（Shattock et al.，2008；Haynes and Shattock，2008），如果在生殖道黏膜建立有效的抗体屏障，将有效防止病原微生物的入侵。因此还是有科学家致力于生殖道免疫的研究（Di Tommaso et al.，1996；Livingston et al.，1998）。例如，有人试图通过生殖道黏膜建立有效的抗体屏障，有效防止 HIV-1 的入侵（Shattock et al.，2008；Haynes and Shattock，2008）；给猕猴阴道大剂量输入特定的 gp120 单抗以阻止阴道中 HIV 的传播（Veazey，2003）。以基因和蛋白质为基础的疫苗在防御生殖道感染中具有较好的应用前景（Vajdy et al.，2003），如 Livingston 运用基因枪由大鼠阴道黏膜免疫 pCMV/HGH 后效果明显（Julie et al.，1998）。佐剂可以增强生殖道黏膜免疫的效果，Pal 等（2003）和 Harandi 等（2003）使用佐剂可提高生殖道黏膜的免疫应答水平。也有人应用递送系统包被抗原进行阴道黏膜免疫也取得了较好的免疫效果。例如，通过阴道输送包被糖蛋白聚阴离子 PRO 2000 的 HIV-1 后，对比裸 HIV-1 的 Env，可以更显著引起小鼠和兔子特定 Env 黏膜 IgA 和 IgG 的值升高（Wegmann et al.，2011）；应用流变学结构的媒介（rheologically structured vehicle，RSV），凝胶剂包被 HIV-1 糖蛋白通过阴道（兔子）黏膜递送疫苗可引起全身 IgG 和生殖道黏膜 IgG/IgA 的分泌（Curran et al.，2009）。此外，HIV 的靶细胞是 DC（Hu et al.，2000）。感染 HIV 后 60min 就能在生殖道黏膜上皮下发现 DC，2～3 天后就有大量的 DC 聚集在黏膜下（Hu et al.，2000）。因此，设计靶向 DC 的疫苗对预防生殖道感染的病毒性传染病会有更好的效果。

免疫途径的选择对生殖道产生免疫力的影响很大。经鼻腔免疫在阴道产生的 IgA、IgG 水平和血清 IgA、IgG 水平比经阴道免疫（vaginal immunization）的还高，而且产生的阴道抗体持续至少一年，并长时间后可被免疫诱导剂再次诱发（Russell and Mestecky，2002）。经阴道免疫不能在唾液中检测出相应抗体。不同黏膜免疫的结合或黏膜免疫途径和系统免疫结合也可以提高生殖道免疫的效果（Vajdy，2003）。鼻腔和生殖道联合免疫可以提高生殖道抗体水平（Johansson et al.，2001）。Lehner 等（1992）在小鼠上也发现，口腔和阴道免疫结合能在生殖系统中诱导明显的局部黏膜应答。

尽管 HIV-1 经阴道免疫能诱导较强的抗体和细胞免疫应答，但直到今天，还没有一个疫苗通过生殖道免疫能成功阻止人类感染 HIV-1。相对于全身注射，通过生殖道途径递送疫苗还未在人类试验上表现出实用性。特别是人类在月经周期，激素的变化会影响局部免疫的应答反应。

阴道免疫尤其是在月经期的中卵泡期，能诱导局部产生较强的免疫反应，但对远处的黏膜影响不大（Wassén et al.，1996；Kozlowski et al.，1997，2002；Johansson et al.，2001）。

第七节　点眼免疫疫苗设计的基本原理

由于眼睛中淋巴组织不是很发达，有关人类和大动物眼睛免疫的报道不是很多。但有人认为眼睛是一个有效的免疫诱导位点。眼睛及泪囊和鼻泪管直接暴露在外界，所以眼睛也作为抵抗外界抗原的第一道屏障。眼泪含有一些炎性细胞因子（如 IL-1、IL-6、IL-8 和 TGFβ）（Gupta et al.，1996；Nakamura et al.，1998）、抗菌肽（如溶菌酶、乳铁蛋白和脂质运载蛋白）（McDermott，2013）及 SIgA（Allansmith et al.，1985；Peppard and Montgomery，1987），这些因子为眼睛提供了重要的免疫保护作用。此外，眼泪管（泪囊和鼻泪管）与鼻腔直接相通，分布有眼泪相关淋巴组织（tear duct-associated lymphoid tissue，TALT）（在人的眼睛中也称作结膜相关淋巴组织）（Knop N and Knop E，2000；Knop E and Knop N，2001）。该组织能对眼睛表面存在的抗原产生特异性反应（Nagatake et al.，2009；Okada et al.，2011）。作为诱导位点，TALT 的免疫功能与 NALT 和 PP 结类似，如眼睛上皮的 M 细胞能摄取表面的抗原，诱导产生抗原特异性反应（Nagatake et al.，2009）。应用霍乱毒素 CT 点眼免疫后不仅在 TALT 形成 $IgA^{+}B$ 反应的生发中心，还能在 NALT 产生抗原特异性 B 细胞和 T 细胞反应(Nagatake et al.,2009)。这可能是眼睛中的抗原通过眼睛和鼻腔之间的鼻泪管到达了 NALT 上皮。应用微囊包被的抗原通过鼻腔免疫也能诱导眼睛的免疫反应，如眼泪中抗原特异性 IgA 抗体的产生和泪腺中抗体分泌细胞的产生（Ridley Lathers et al.，1998）。所以 TALT 与 NALT 在免疫反应中存在密切关系。

TALT 的器官发生和功能在很长一段时间内尚不清楚。小鼠的 TALT 与 NALT 和 ILF 一样在出生后才发育（Nagatake et al.，2009），而与派伊尔氏结不同。在缺少 B 细胞或 T 细胞的小鼠和无菌小鼠体内 TALT 都能发育，说明小鼠 TALT 的发育不依赖于 B 细胞、T 细胞和微生物刺激（Nagatake et al.，2009）。此外，TALT 的起源不依赖于 Id2、RORγt 和淋巴毒素介导的级联信号（Nagatake et al.，2009），而这些因素会参与其他淋巴组织（如 NALT、淋巴结和派伊尔氏结）的发育。

眼睛的角膜缺乏血液和淋巴管，但角膜边缘上皮内分布有 $CD11c^{+}LC$，基质下方有 $CD11c^{+}CD11b^{+}SMDC$（Hamrah et al.，2003）。出现炎症时，角膜上皮 LC 增加 MHC Ⅱ类和 CD86 的分泌，并充满整个眼睛，然后迁移到颈部淋巴结（Liu et al.，2002）。

少量研究表明，点眼免疫（ocular immunization）能治疗眼睛感染的疾病。例如，眼睛感染重组 HSV-1 后，通过点眼免疫比全身免疫能提供更好的保护效果。在眼周滴上重组 HSV-2 糖蛋白 B 和 D 后能显著治疗结膜炎和虹膜炎，如同时滴 HSV-1 的非神经毒性株的疫苗则有显著治疗结膜炎、虹膜炎、上皮角膜炎和角膜混浊的功能。通过全身免疫 HSV-1 KOS 或 gB2/gD2 MF59 疫苗不具有显著治疗效果（Nesburn et al.，1998）。

与人类和其他动物相比，禽类的眼睛中淋巴组织比较发达（详见第三章第四节）。家禽下眼睑的结膜下方的眼结膜相关淋巴组织（conjunctiva associated lymphoid tissue，CALT）和眼窝内的哈德氏腺（Harderian gland，HG）在局部免疫中起重要作用，CALT 和 HG 是禽类较理想的黏膜免疫诱导位点。目前除了通过消化道的饮水免疫和呼吸道的滴鼻免疫外，点眼免疫也成为了禽类的一种很重要的黏膜免疫方式。

禽类的 CALT 主要通过淋巴上皮细胞的胞饮作用和胞质囊泡运输系统来摄取和传递抗原，然后致敏 CALT 中上皮内和上皮下的淋巴细胞，并有可能通过转移方式，使一部分致敏的淋巴细胞定位于哈德氏腺，进一步分裂增殖，发育成熟，分泌特异性抗体，起黏膜免疫的作用（Fix and Arp，1989，1991；Maslak and Reynolds，1995）。

点眼免疫后哈德氏腺中的浆细胞能够分泌大量分泌型免疫球蛋白（Bang and Bang，1968）。抗体一部分进入眼眶内泪液中，另一部分则沿鼻泪管进入呼吸道，汇合于呼吸道黏膜分泌物中，参与上呼吸道的局部免疫反应，在抵御外界抗原刺激反应中起非常重要的作用。切除哈德氏腺后，泪腺中免疫球蛋白含量明显下降（Baba et al.，1988）；哈德氏腺对弱毒苗可发生强烈的应答（Develaar et al.，1982），并且不受母源抗体的干扰，对早期免疫效果的发挥有相当重要的作用（Powell et al.，1979）。

哈德氏腺中的浆细胞主要分泌 3 种免疫球蛋白：IgM、IgG 和 IgA，这 3 种免疫球蛋白的含量随机体生长周期的不同而不同。有人用兔抗鸡 IgM、IgG 和 IgA 荧光抗体标记证明，在孵化后至 4 周龄小鸡哈德氏腺中浆细胞主要产生 IgM，4～9 周龄小鸡哈德氏腺中浆细胞主要产生 IgG，并逐步产生 IgA，9 周龄以后则以产生 IgA 为主。在泪液和呼吸道黏膜分泌物中 IgA 以二聚体或多聚体的形式存在（SIgA），它能够与抗原结合，发生免疫中和反应。

多年的研究发现禽类一些病毒性传染病可通过点眼免疫进行预防。应用新城疫病毒（newcastle disease virus，NDV）疫苗点眼免疫后哈德氏腺中可以产生 NDV 特异性 IgM 抗体，抗体排泄到泪液和鼻腔中共同起到局部免疫保护作用（Russell，1993）；应用传染性支气管炎病毒（infectious bronchitis virus，IBV）疫苗点眼免疫后，泪液中产生大量的 IBV 特异性 IgG（Develaar et al.，1982）。许多研究表明，泪液中的 IgG 抗体并不是全部由哈德氏腺局部分泌的，其中有一部分 IgG 抗体是外源性的，如 IBV 疫苗点眼免疫后泪液中产生的 IBV 特异性 IgG 主要是血源性的（Develaar et al.，1982）。Toro 等（1993）给 2 周龄鸡静脉注射用 ^{125}I 标记的鸡源 IgG，随后即可在泪液中检测到放射活性，也证明 IgG 可以很快地从血清中转移到泪液中去。由此证明，哈德氏腺在点眼免疫应答过程中起重要作用，可以分泌或转运抗体到泪液和鼻腔中，从而起到黏膜保护作用。哈德氏腺已成为黏膜免疫的诱导位点（Develaar et al.，1982；Tsuji et al.，1993）。

只有通过点眼免疫才能诱导眼泪中产生特异性抗体，其他途径则不行。例如，应用鸡传染性支气管炎病毒点眼免疫后，泪液中出现特异性 IgA 抗体（Develaar et al.，1982）。而经过静脉注射途径免疫后，鸡哈德氏腺中几乎没有产生抗体反应（Mansikka et al.，1989）。哈德氏腺在点眼免疫应答过程中可分泌或转运抗体到泪液中，从而起到黏膜保护作用。但哈德氏腺产生的抗体和细胞因子好像与消化道效应位点不存在密切关系。呼吸道免疫和消化道免疫后是否影响泪液中的抗体分泌液未见报道。只有一点是很清楚的，就是点眼免疫后哈德氏腺分泌的抗体可通过鼻泪管进入鼻腔。因此，家禽点眼免疫疫苗设计应该参照呼吸道免疫的设计原理。

参考文献

陈大鹏，尹一兵. 2006. 生物源性基因疫苗的运送系统. 生命的化学，26(4)：288-291.

焦茂兴，吴锋，刘德辉. 2012. 猪流行性腹泻病毒重组腺病毒疫苗的构建及小鼠免疫试验. 中国畜牧兽医, 39(2): 11-15.

李山虎，周建光，黄翠芬. 2005. 活菌疫苗载体的研究与应用. 生物技术通讯, 4: 19.

李忠明. 2001. 当代新疫苗. 北京:高等教育出版社: 169-180.

马海利. 2008. O 型 FMDV 复合表位/CTB 重组枯草芽孢杆菌构建与实验免疫. 长春:吉林大学博士学位论文.

潘丽. 2005. 口蹄疫病毒免疫原基因在番茄和拟南芥中的表达及转基因番茄动物免疫试验. 北京:中国农业科学院博士学位论文.

潘志明, 唐丽华, 黄金林. 2006. 作为疫苗和疫苗载体的减毒细菌. 微生物学杂志, 25(5): 78-82.

沈二霞, 吴长有. 2010. TLR7/8 配体 R-848 体外诱导小鼠脾细胞产生 IgG2a 的研究. 免疫学杂志, (8): 674-678.

肖洁, 郭刚, 邹全明. 2007. 提高大肠杆菌分泌表达重组蛋白的研究进展. 微生物学杂志, 27(2): 73-77.

徐高原, 王祥, 陈焕春. 2004. 乙型脑炎病毒 NS1 基因重组伪狂犬病毒的构建. 畜牧兽医学报, 35(2): 192-197.

殷月兰, 朱国强, 耿士忠. 2008. 产单核细胞李斯特菌 actA/plcB 缺失株的构建及其生物学特性. 微生物学报, 48(3): 299-303.

于晓磊, 涂军, 余明华, 等. 2014. 左旋咪唑对新城疫活疫苗免疫效果的影响. 现代农业科技, (2): 280-280.

赵武, 肖少波, 方六荣. 2006. 融合表达牛疱疹病毒 1 型 VP22 及猪繁殖与呼吸综合征病毒 GP5 重组伪狂犬病毒 TK^-/gE^-/VP22 GP5^+ 的构建. 病毒学报, 22(1): 62-65.

Abba K, Sinfield R, Hart C A, et al. 2009. Pathogens associated with persistent diarrhoea in children in low and middle income countries: systematic review. BMC infectious diseases, 9(1): 88.

Abe N, Kodama S, Hirano T, et al. 2006. Nasal vaccination with CpG oligodeoxynucleotide induces protective immunity against non-typeable *Haemophilus influenzae* in the nasopharynx. Laryngoscope, 116(3): 407-412.

Abrahams V M, Schaefer T M, Fahey J V, et al. 2006. Expression and secretion of antiviral factors by trophoblast cells following stimulation by the TLR-3 agonist, Poly(I : C). Human Reproduction(Oxford, England), 21(9): 2432-2439.

Acheson D W, Sonenshein A L, Leong J, et al. 1997. Heat-stable spore-based vaccines: surface expression of invasin-cell wall fusion proteins in *Bacillus subtilis*. Vaccines, 179-184.

Agren L C, Ekman L, Lowenadler B, et al. 1997. Genetically engineered nontoxic vaccine adjuvant that combines B cell targeting with immunomodulation by cholera toxin A1 subunit. Journal of Immunology, 158(8): 3936-3946.

Akagi T, Kawamura M, Ueno M, et al. 2003. Mucosal immunization with inactivated HIV-1-capturing nanospheres induces a significant HIV-1-specific vaginal antibody response in mice. Journal of Medical Virology, 69(2): 163-172.

Akhiani A A, Nilsson L A, Ouchterlony O. 1997. Intranasal administration of *Schistosoma mansoni* adult worm antigen in combination with cholera toxin induces a Th2 cell response. Parasite Immunology, 19(4): 183-190.

Alexopoulou L, Holt A C, Medzhitov R, et al. 2001. Recognition of double-stranded RNA and activation of NF-kappaB by Toll-like receptor 3. Nature, 413(6857): 732-738.

Ali M, Emch M, von Seidlein L, et al. 2005. Herd immunity conferred by killed oral cholera vaccines in Bangladesh: a reanalysis. Lancet, 366(9479): 44-49.

Allansmith M R, Radl J, Haaijman J J, et al. 1985. Molecular forms of tear IgA and distribution of IgA subclasses in human lacrimal glands. The Journal of Allergy and Clinical Immunology, 76(4): 569-576.

Alpar H O, Eyles J E, Williamson E D, et al. 2001. Intranasal vaccination against plague, tetanus and diphtheria. Advanced Drug Delivery Reviews, 51(1-3): 173-201.

Alpar H O, Somavarapu S, Atuah K N, et al. 2005. Biodegradable mucoadhesive particulates for nasal and pulmonary antigen and DNA delivery. Adv Drug Deliv Rev, 57(3): 411-430.

Alving C R. 1992. Immunologic aspects of liposomes: presentation and processing of liposomal protein and phospholipid antigens. Biochimica et Biophysica Acta, 1113(3-4): 307-322.

Amalfitano A, Hauser M A, Hu H, et al. 1998. Production and characterization of improved adenovirus vectors with the E1, E2b, and E3 genes deleted. Journal of Virology, 72(2): 926-933.

Ambrosch F, Wiedermann G, Jonas S, et al. 1997. Immunogenicity and protectivity of a new liposomal hepatitis A vaccine. Vaccine, 15(11): 1209-1213.

Ambrose C S, Luke C, Coelingh K. 2008. Current status of live attenuated influenza vaccine in the United States for seasonal and pandemic influenza. Influenza and Other Respiratory Viruses, 2(6): 193-202.

Amidi M, Romeijn S G, Borchard G, et al. 2006. Preparation and characterization of protein-loaded N-trimethyl chitosan nanoparticles as nasal delivery system. Journal of Controlled Release : Official Journal of the Controlled Release Society, 111(1-2): 107-116.

Amidi M, Romeijn S G, Verhoef J C, et al. 2007. N-trimethyl chitosan(TMC)nanoparticles loaded with influenza subunit antigen for intranasal vaccination: biological properties and immunogenicity in a mouse model. Vaccine, 25(1): 144-153.

Amorij J P, Meulenaar J, Hinrichs W L, et al. 2007a. Rational design of an influenza subunit vaccine powder with sugar glass technology: preventing conformational changes of haemagglutinin during freezing and freeze-drying. Vaccine, 25(35): 6447-6457.

Amorij J P, Saluja V, Petersen A H, et al. 2007b. Pulmonary delivery of an inulin-stabilized influenza subunit vaccine prepared by spray-freeze drying induces systemic, mucosal humoral as well as cell-mediated immune responses in BALB/c mice. Vaccine, 25(52): 8707-8717.

Amuguni H, Tzipori S. 2012. Bacillus subtilis: a temperature resistant and needle free delivery system of immunogens. Human Vaccines & Immunotherapeutics, 8(7): 979-986.

Ando S, Putnam D, Pack D W, et al. 1999. PLGA microspheres containing plasmid DNA: preservation of supercoiled DNA via cryopreparation and carbohydrate stabilization. Journal of Pharmaceutical Sciences, 88(1): 126-130.

Ank N, Paludan S R. 2009. Type Ⅲ IFNs: new layers of complexity in innate antiviral immunity. Biofactors, 35(1): 82-87.

Appledorn D M, Aldhamen Y A, Godbehere S, et al. 2011. Sublingual administration of an adenovirus serotype 5(Ad5)-based vaccine confirms Toll-like receptor agonist activity in the oral cavity and elicits improved mucosal and systemic cell-mediated responses against HIV antigens despite preexisting Ad5 immunity. Clinical and Vaccine Immunology: CVI, 18(1): 150-160.

Arlen P A, Singleton M, Adamovicz J J, et al. 2008. Effective plague vaccination via oral delivery of plant cells expressing F1-V antigens in chloroplasts. Infection and Immunity, 76(8): 3640-3650.

Arora P, Sharma S, Garg S. 2002. Permeability issues in nasal drug delivery. Drug Discovery Today, 7(18): 967-975.

Asahi-Ozaki Y, Itamura S, Ichinohe T, et al. 2006. Intranasal administration of adjuvant-combined recombinant influenza virus HA vaccine protects mice from the lethal H5N1 virus infection. Microbes and Infection / Institut Pasteur, 8(12-13): 2706-2714.

Asakura K, Saito H, Hata M, et al. 1998. Antigen-specific IgA response of NALT and cervical lymph node cells in antigen-primed rats. Acta oto-Laryngologica, 118(6): 859-863.

Asanuma H, Thompson A H, Iwasaki T, et al. 1997. Isolation and characterization of mouse nasal-associated lymphoid tissue. Journal of Immunological Methods, 202(2): 123-131.

Ashraf S, Singh P K, Yadav D K, et al. 2005. High level expression of surface glycoprotein of rabies virus in tobacco leaves and its immunoprotective activity in mice. Journal of Biotechnology, 119(1): 1-14.

Aspden T J, Mason J D, Jones N S, et al. 1997. Chitosan as a nasal delivery system: the effect of chitosan solutions on *in vitro* and *in vivo* mucociliary transport rates in human turbinates and volunteers. J Pharm Sci, 86(4): 509-513.

Audouy S A, van der Schaaf G, Hinrichs W L, et al. 2011. Development of a dried influenza whole inactivated virus vaccine for pulmonary immunization. Vaccine, 29(26): 4345-4352.

Auray G, Facci M R, van Kessel J, et al. 2010. Differential activation and maturation of two porcine DC populations following TLR ligand stimulation. Molecular Immunology, 47(11-12): 2103-2111.

Ayalew S, Step D L, Montelongo M, et al. 2009. Intranasal vaccination of calves with *Mannheimia haemolytica* chimeric protein containing the major surface epitope of outer membrane lipoprotein PlpE, the neutralizing epitope of leukotoxin, and cholera toxin subunit B. Veterinary Immunology and Immunopathology, 132(2-4): 295-302.

Baba T, Masumoto K, Nishida S, et al. 1988. Harderian gland dependency of immunoglobulin A production in the lacrimal fluid of chicken. Immunology, 65(1): 67-71.

Bahey-El-Din M, Gahan C G. 2010. Lactococcus lactis: from the dairy industry to antigen and therapeutic protein delivery. Discovery Medicine, 9(48): 455-461.

Baier W, Heinevetter L, Huber M, et al. 1997. The lipopeptide P3CSK4 constitutes an adjuvant in parenteral and oral immunization. Vaccine Research, 6(3): 127-140.

Baier W, Loleit M, Fischer B, et al. 2000b. Generation of antibodies directed against the low-immunogenic peptide-toxins microcystin-LR/RR and nodularin. International Journal of Immunopharmacology, 22(5): 339-353.

Baier W, Masihi N, Huber M, et al. 2000a. Lipopeptides as immunoadjuvants and immunostimulants in mucosal immunization. Immunobiology, 201: 391-405.

Bailey M, Plunkett F, Clarke A, et al. 1998. Activation of T cells from the intestinal lamina propria of the pig. Scandinavian Journal of Immunology, 48(2): 177-182.

Baldridge J R, Yorgensen Y, Ward J R, et al. 2000. Monophosphoryl lipid A enhances mucosal and systemic immunity to vaccine antigens following intranasal administration. Vaccine, 18(22): 2416-2425.

Ball J M, Hardy M E, Atmar R L, et al. 1998. Oral immunization with recombinant Norwalk virus-like particles induces a systemic and mucosal immune response in mice. Journal of Virology, 72(2): 1345-1353.

Bang B G, Bang F. 1968. Localized lymphoid tissues and plasma cells in paraocular and paranasal organ systems in chickens. The American Journal of Pathology, 53(5): 735.

Barackman J D, Ott G, Pine S, et al. 2001. Oral administration of influenza vaccine in combination with the adjuvants LT-K63 and LT-R72 induces potent immune responses comparable to or stronger than traditional intramuscular immunization. Clinical and Diagnostic Laboratory Immunology, 8(3): 652-657.

Barchfeld G L, Hessler A L, Chen M, et al. 1999. The adjuvants MF59 and LT-K63 enhance the mucosal and systemic immunogenicity of subunit influenza vaccine administered intranasally in mice. Vaccine, 17(7-8): 695-704.

Barnes A G, Cerovic V, Hobson P S, et al. 2007. *Bacillus subtilis* spores: a novel microparticle adjuvant which can instruct a balanced Th1 and Th2 immune response to specific antigen. European Journal of Immunology, 37(6): 1538-1547.

Batista M T, Souza R D, Paccez J D, et al. 2014. Gut adhesive *Bacillus subtilis* spores as a platform for mucosal delivery of antigens. Infection and Immunity, 82(4): 1414-1423.

Baudner B C, Giuliani M M, Verhoef J, et al. 2003. The concomitant use of the LTK63 mucosal adjuvant and of chitosan-based delivery system enhances the immunogenicity and efficacy of intranasally administered vaccines. Vaccine, 21(25): 3837-3844.

Baudner B C, Morandi M, Giuliani M M, et al. 2004. Modulation of immune response to group C meningococcal conjugate vaccine given intranasally to mice together with the LTK63 mucosal adjuvant and the trimethyl chitosan delivery system. The Journal of Infectious Diseases, 189(5): 828-832.

Beignon A S, Briand J P, Muller S, et al. 2002. Immunization onto bare skin with synthetic peptides: immunomodulation with a CpG-containing oligodeoxynucleotide and effective priming of influenza virus-specific CD4+ T cells. Immunology, 105(2): 204-212.

Bejon P, Lusingu J, Olotu A, et al. 2008. Efficacy of RTS, S/AS01E vaccine against malaria in children 5 to 17 months of age. The New England Journal of Medicine, 359(24): 2521-2532.

Bellanti J A, Zeligs B J, Mendez-Inocencio J, et al. 2004. Immunologic studies of specific mucosal and systemic immune responses in Mexican school children after booster aerosol or subcutaneous immunization with measles vaccine. Vaccine, 22(9-10): 1214-1220.

Belshe R B, Edwards K M, Vesikari T, et al. 2007. Live attenuated versus inactivated influenza vaccine in infants and young children. New England Journal of Medicine, 356(7): 685-696.

Belshe R, Lee M S, Walker R E, et al. 2004. Safety, immunogenicity and efficacy of intranasal, live attenuated influenza vaccine. Expert Review of Vaccines, 3(6): 643-654.

Belz G T, Smith C M, Kleinert L, et al. 2004. Distinct migrating and nonmigrating dendritic cell populations are involved in MHC class I-restricted antigen presentation after lung infection with virus. Proceedings of the National Academy of Sciences of the United States of America, 101(23): 8670-8675.

Bender B S, Rowe C A, Taylor S F, et al. 1996. Oral immunization with a replication-deficient recombinant vaccinia virus protects mice against influenza. Journal of Virology, 70(9): 6418-6424.

Benmohamed L, Gras -Masse H, Tartar A, et al. 1997. Lipopeptide immunization without adjuvant induces potent and long - lasting B, T helper, and cytotoxic T lymphocyte responses against a malaria liver stage antigen in mice and chimpanzees. European Journal of Immunology, 27(5): 1242-1253.

Bennett J V, Fernandez de Castro J, Valdespino-Gomez J L, et al. 2002. Aerosolized measles and measles-rubella vaccines induce better measles antibody booster responses than injected vaccines: randomized trials in Mexican schoolchildren. Bulletin of the World Health Organization, 80(10): 806-812.

Bergquist C, Johansson E L, Lagergard T, et al. 1997. Intranasal vaccination of humans with recombinant cholera toxin B subunit induces systemic and local antibody responses in the upper respiratory tract and the vagina. Infection and Immunity, 65(7): 2676-2684.

Berinstein A, Vazquez-Rovere C, Asurmendi S, et al. 2005. Mucosal and systemic immunization elicited by newcastle disease virus(NDV)transgenic plants as antigens. Vaccine, 23(48-49): 5583-5589.

Bermudez-Humaran L G, Cortes-Perez N G, L'Haridon R, et al. 2008. Production of biological active murine IFN-gamma by recombinant Lactococcus lactis. FEMS Microbiology Letters, 280(2): 144-149.

Bernstein J M, Gorfien J P B. 1999. The immunobiology of the tonsils and adenoids. *In*: Ogra P L, Mestecky J, Lamm M E, et al. Mucosal Immunology. San Diego: Academic Press: 1339-1362.

Bessa J, Schmitz N, Hinton H J, et al. 2008. Efficient induction of mucosal and systemic immune responses by virus-like particles administered intranasally: implications for vaccine design. European Journal of Immunology, 38(1): 114-126.

Bessler W G, Baier W, vd Esche U, et al. 1997. Bacterial lipopeptides constitute efficient novel immunogens and adjuvants in parenteral and oral immunization. Behring Institute Mitteilungen, (98): 390-399.

Bessler W G, Cox M, Lex A, et al. 1985. Synthetic lipopeptide analogs of bacterial lipoprotein are potent polyclonal activators for murine B lymphocytes. Journal of Immunology(Baltimore, Md. : 1950), 135(3): 1900-1905.

Bessler W, Jung G. 1992. Synthetic lipopeptides as novel adjuvants. Research in Immunology, 143(5): 548-553.

Bienenstock J, McDermott M R. 2005. Bronchus- and nasal-associated lymphoid tissues. Immunologic Research, 206: 22-31.

Bienenstock J, McDermott M, Befus D, et al. 1978. A common mucosal immunologic system involving the bronchus, breast and bowel. Advances in Experimental Medicine and Biology, 107: 53-59.

Biragyn A, Belyakov I M, Chow Y H, et al. 2002. DNA vaccines encoding human immunodeficiency virus-1 glycoprotein 120 fusions with proinflammatory chemoattractants induce systemic and mucosal immune responses. Blood, 100(4): 1153-1159.

Bitsaktsis C, Iglesias B V, Li Y, et al. 2012. Mucosal immunization with an unadjuvanted vaccine that targets *Streptococcus pneumoniae* PspA to human Fcγ receptor type I protects against pneumococcal infection through complement-and lactoferrin-mediated bactericidal activity. Infection and Immunity, 80(3): 1166-1180.

Blecha F, Reddy D N, Chitko-McKown C G, et al. 1995. Influence of recombinant bovine interleukin-1 beta and interleukin-2 in pigs vaccinated and challenged with Streptococcus suis. Veterinary Immunology and Immunopathology, 44(3-4): 329-346.

Boland G, Beran J, Lievens M, et al. 2004. Safety and immunogenicity profile of an experimental hepatitis B vaccine adjuvanted with AS04. Vaccine, 23(3): 316-320.

Borges O, Lebre F, Bento D, et al. 2010. Mucosal vaccines: recent progress in understanding the natural barriers. Pharmaceutical Research, 27(2): 211-223.

Borsutzky S, Fiorelli V, Ebensen T, et al. 2003. Efficient mucosal delivery of the HIV-1 Tat protein using the synthetic lipopeptide MALP-2 as adjuvant. European Journal of Immunology, 33(6): 1548-1556.

Boruchov A M, Heller G, Veri M C, et al. 2005. Activating and inhibitory IgG Fc receptors on human DCs mediate opposing functions. The Journal of Clinical Investigation, 115(10): 2914-2923.

Bosma T, Kanninga R, Neef J, et al. 2006. Novel surface display system for proteins on non-genetically modified gram-positive bacteria. Applied and Environmental Microbiology, 72(1): 880-889.

Boyaka P N, Lillard J W Jr, McGhee J. 1999. Interleukin 12 and innate molecules for enhanced mucosal immunity. Immunologic Research, 20(3): 207-217.

Bozic F, Bilic V, Valpotic I. 2003. Levamisole mucosal adjuvant activity for a live attenuated *Escherichia coli* oral vaccine in weaned pigs. Journal of Veterinary Pharmacology and Therapeutics, 26(3): 225-231.

Bozza S, Gaziano R, Lipford G B, et al. 2002. Vaccination of mice against invasive aspergillosis with recombinant *Aspergillus* proteins and CpG oligodeoxynucleotides as adjuvants. Microbes and Infection / Institut Pasteur, 4(13): 1281-1290.

Brandtzaeg P, Farstad I N, Johansen F E, et al. 1999. The B-cell system of human mucosae and exocrine glands. Immunologic Research, 171: 45-87.

Brandtzaeg P. 1987. Immune functions and immunopathology of palatine and nasopharyngeal tonsils. *In*: Bernstein J M, Ogra P L. Immunology of the Ear. New York:Raven Press:63-106.

Brandtzaeg P. 1996. The B-cell development in tonsillar lymphoid follicles. Acta oto-Laryngologica, Supplementum, 523: 55-59.

Braun V, Rehn K. 1969. Chemical characterization, spatial distribution and function of a lipoprotein(murein-lipoprotein)of the *E. coli* cell wall. The specific effect of trypsin on the membrane structure. European Journal of Biochemistry / FEBS, 10(3): 426-438.

Brayden D J, Baird A W. 2001. Microparticle vaccine approaches to stimulate mucosal immunisation. Microbes and Infection / Institut Pasteur, 3(10): 867-876.

Brayden D J, Jepson M A, Baird A W. 2005. Keynote review: intestinal Peyer's patch M cells and oral vaccine targeting. Drug Discovery Today, 10(17): 1145-1157.

Brenchley J M, Douek D C. 2008. HIV infection and the gastrointestinal immune system. Mucosal Immunology, 1(1): 23-30.

Bright R A, Carter D M, Crevar C J, et al. 2008. Cross-clade protective immune responses to influenza viruses with H5N1 HA and NA elicited by an influenza virus-like particle. PLoS One, 3(1): e1501.

Bright R A, Carter D M, Daniluk S, et al. 2007. Influenza virus-like particles elicit broader immune responses than whole virion inactivated influenza virus or recombinant hemagglutinin. Vaccine, 25(19): 3871-3878.

Brimnes J, Kildsgaard J, Jacobi H, et al. 2007. Sublingual immunotherapy reduces allergic symptoms in a mouse model of rhinitis. Clinical and Experimental Allergy: Journal of the British Society for Allergy and Clinical Immunology, 37(4): 488-497.

Bromander A, Holmgren J, Lycke N. 1991. Cholera toxin stimulates IL-1 production and enhances antigen presentation by macrophages in vitro. Journal of Immunology, 146(9): 2908-2914.

Brown H R, Goller N L, Rudelli R D, et al. 1989. Postmortem detection of measles virus in non -neural tissues in subacute sclerosing panencephalitis. Annals of Neurology, 26(2): 263-268.

Burton D R, Desrosiers R C, Doms R W, et al. 2004. HIV vaccine design and the neutralizing antibody problem. Nature Immunology, 5(3): 233-236.

Burton D R, Stanfield R L, Wilson I A. 2005. Antibody vs. HIV in a clash of evolutionary titans. Proceedings of the National Academy of Sciences of the United States of America, 102(42): 14943-14948.

Butterton J R, Ryan E T, Acheson D W, et al. 1997. Coexpression of the B subunit of Shiga toxin 1 and EaeA from enterohemorrhagic *Escherichia coli* in *Vibrio cholerae* vaccine strains. Infection and Immunity, 65(6): 2127-2135.

Buwitt-Beckmann U, Heine H, Wiesmuller K H, et al. 2006. TLR1- and TLR6-independent recognition of bacterial lipopeptides. The Journal of Biological Chemistry, 281(14): 9049-9057.

Carcaboso A M, Hernandez R M, Igartua M, et al. 2003. Immune response after oral administration of the encapsulated malaria synthetic peptide SPf66. International Journal of Pharmaceutics, 260(2): 273-282.

Carcaboso A M, Hernandez R M, Igartua M, et al. 2004. Potent, long lasting systemic antibody levels and mixed Thl/Th2 immune response after nasal immunization with malaria antigen loaded PLGA microparticles. Vaccine, 22(11-12): 1423-1432.

Cardenas-Freytag L, Cheng E, Mayeux P, et al. 1999. Effectiveness of a vaccine composed of heat-killed Candida albicans and a novel mucosal adjuvant, LT(R192G), against systemic candidiasis. Infection and Immunity, 67(2): 826-833.

Carpenter Z K, Williamson E D, Eyles J E. 2005. Mucosal delivery of microparticle encapsulated ESAT-6 induces robust cell-mediated responses in the lung milieu. Journal of Controlled Release: Official Journal of the Controlled Release Society, 104(1): 67-77.

Carter Q L, Curiel R E. 2005. Interleukin-12(IL-12)ameliorates the effects of porcine respiratory and reproductive syndrome virus(PRRSV)infection. Vet Immunol Immunopathol, 107(1): 105-118.

Cazorla S I, Becker P D, Frank F M, et al. 2008. Oral vaccination with *Salmonella enterica* as a cruzipain-DNA delivery system confers protective immunity against Trypanosoma cruzi. Infection and Immunity, 76(1): 324-333.

Chadwick S, Kriegel C, Amiji M. 2009. Delivery strategies to enhance mucosal vaccination. Expert Opinion on Biological Therapy, 9(4): 427-440.

Chadwick S, Kriegel C, Amiji M. 2010. Nanotechnology solutions for mucosal immunization. Advanced Drug

Delivery Reviews, 62(4-5): 394-407.

Challacombe S J, Rahman D, Jeffery H, et al. 1992. Enhanced secretory IgA and systemic IgG antibody responses after oral immunization with biodegradable microparticles containing antigen. Immunology, 76(1): 164-168.

Chan H T, Chia M Y, Pang V F, et al. 2013. Oral immunogenicity of porcine reproductive and respiratory syndrome virus antigen expressed in transgenic banana. Plant Biotechnology Journal, 11(3): 315-324.

Chen C L, Wu S C, Tjia W M, et al. 2008a. Development of a LytE-based high-density surface display system in *Bacillus subtilis*. Microbial Biotechnology, 1(2): 177-190.

Chen F, Zhang Z R, Yuan F, et al. 2008b. In vitro and in vivo study of N-trimethyl chitosan nanoparticles for oral protein delivery. International Journal of Pharmaceutics, 349(1-2): 226-233.

Chen H, Schifferli D M. 2007. Comparison of a fimbrial versus an autotransporter display system for viral epitopes on an attenuated *Salmonella* vaccine vector. Vaccine, 25(9): 1626-1633.

Chen K, Cerutti A. 2010. New insights into the enigma of immunoglobulin D. Immunologic Research, 237(1): 160-179.

Chen K, Xu W, Wilson M, et al. 2009. Immunoglobulin D enhances immune surveillance by activating antimicrobial, proinflammatory and B cell-stimulating programs in basophils. Nature Immunology, 10(8): 889-898.

Chen L Y, Lin Y L, Chiang B L, et al. 2008. Levamisole enhances immune response by affecting the activation and maturation of human monocyte-derived dendritic cells. Clin Exper Immunol, 151: 174-181.

Chen M C, Pizza M, Rappuoli R, et al. 1997. Induction of CTL responses in mice by intranasal immunization with HIV-1 p24 gag and LTK63. Keystone Symposia on Molecular and Cellular Biology. Mucosal Immunity: Cellular and Molecular Cross-Talk at Mucosal Surfaces. Santa Fe, New Mexico.

Chen X, Liu J. 2011. Generation and immunogenicity of transgenic potato expressing the GP5 protein of porcine reproductive and respiratory syndrome virus. Journal of Virological Methods, 173(1): 153-158.

Cheng E, Cardenas-Freytag L, Clements J D. 1999. The role of cAMP in mucosal adjuvanticity of *Escherichia coli* heat-labile enterotoxin(LT). Vaccine, 18(1-2): 38-49.

Cheng Y S, Holmes T D, Gao J, et al. 2001. Characterization of nasal spray pumps and deposition pattern in a replica of the human nasal airway. Journal of Aerosol Medicine : the Official Journal of the International Society for Aerosols in Medicine, 14(2): 267-280.

Chia M Y, Hsiao S H, Chan H T, et al. 2010. Immunogenicity of recombinant GP5 protein of porcine reproductive and respiratory syndrome virus expressed in tobacco plant. Veterinary Immunology and Immunopathology, 135(3-4): 234-242.

Chia M Y, Hsiao S H, Chan H T, et al. 2011. Evaluation of the immunogenicity of a transgenic tobacco plant expressing the recombinant fusion protein of GP5 of porcine reproductive and respiratory syndrome virus and B subunit of *Escherichia coll* heat-labile enterotoxin in pigs. Veterinary Immunology and Immunopathology, 140(3-4): 215-225.

Childers N K, Li F, Dasanayake A P, et al. 2006. Immune response in humans to a nasal boost with

Streptococcus mutans antigens. Oral Microbiology and Immunology, 21(5): 309-313.

Childers N K, Miller K L, Tong G, et al. 2000. Adjuvant activity of monophosphoryl lipid A for nasal and oral immunization with soluble or liposome-associated antigen. Infection and Immunity, 68(10): 5509-5516.

Chinsangaram J, Koster M, Grubman M J. 2001. Inhibition of L-deleted foot-and-mouth disease virus replication by alpha/beta interferon involves double-stranded RNA-dependent protein kinase. Journal of Virology, 75(12): 5498-5503.

Chiou C J, Tseng L P, Deng M C, et al. 2009. Mucoadhesive liposomes for intranasal immunization with an avian influenza virus vaccine in chickens. Biomaterials, 30(29): 5862-5868.

Chittibabu G, Ma C, Netter H J, et al. 2014. Production, characterization, and immunogenicity of a secreted form of *Plasmodium falciparum* merozoite surface protein 4 produced in *Bacillus subtilis*. Applied Microbiology and Biotechnology, 98(8): 3669-3678.

Ciabattini A, Parigi R, Isticato R, et al. 2004. Oral priming of mice by recombinant spores of. *Bacillus subtilis* Vaccine, 22(31-32): 4139-4143.

Clark M A, Blair H, Liang L, et al. 2001. Targeting polymerised liposome vaccine carriers to intestinal M cells. Vaccine, 20(1-2): 208-217.

Cleland J L. 1999. Single-administration vaccines: controlled-release technology to mimic repeated immunizations. Trends in Biotechnology, 17(1): 25-29.

Clements J D, Hartzog N M, Lyon F L. 1988. Adjuvant activity of *Escherichia coli* heat-labile enterotoxin and effect on the induction of oral tolerance in mice to unrelated protein antigens. Vaccine, 6(3): 269-277.

Cong Y, Oliver A O, Elson C O. 2001. Effects of cholera toxin on macrophage production of co-stimulatory cytokines. European Journal of Immunology, 31(1): 64-71.

Cong Y, Weaver C T, Elson C O. 1997. The mucosal adjuvanticity of cholera toxin involves enhancement of costimulatory activity by selective up-regulation of B7.2 expression. Journal of Immunology, 159(11): 5301-5308.

Conway M A, Madrigal-Estebas L, McClean S, et al. 2001. Protection against *Bordetella pertussis* infection following parenteral or oral immunization with antigens entrapped in biodegradable particles: effect of formulation and route of immunization on induction of Th1 and Th2 cells. Vaccine, 19(15-16): 1940-1950.

Corr S C, Gahan C C, Hill C. 2008. M-cells: origin, morphology and role in mucosal immunity and microbial pathogenesis. FEMS Immunology and Medical Microbiology, 52(1): 2-12.

Couch R B, Atmar R L, Cate T R, et al. 2009. Contrasting effects of type I interferon as a mucosal adjuvant for influenza vaccine in mice and humans. Vaccine, 27(39): 5344-5348.

Coucke D, Schotsaert M, Libert C, et al. 2009. Spray-dried powders of starch and crosslinked poly(acrylic acid)as carriers for nasal delivery of inactivated influenza vaccine. Vaccine, 27(8): 1279-1286.

Courtney A N, Nehete P N, Nehete B P, et al. 2009. Alpha-galactosylceramide is an effective mucosal adjuvant for repeated intranasal or oral delivery of HIV peptide antigens. Vaccine, 27(25): 3335-3341.

Cox J C, Sjolander A, Barr I G. 1998. ISCOMs and other saponin based adjuvants. Advanced Drug Delivery Reviews, 32(3): 247-271.

Cox M M. 2008. Progress on baculovirus-derived influenza vaccines. Current Opinion in Molecular Therapeutics, 10(1): 56-61.

Cox R J, Brokstad K A, Ogra P. 2004. Influenza virus: immunity and vaccination strategies. Comparison of the immune response to inactivated and live, attenuated influenza vaccines. Scandinavian Journal of Immunology, 59(1): 1-15.

Cu Y, Saltzman W M. 2009. Controlled surface modification with poly(ethylene)glycol enhances diffusion of PLGA nanoparticles in human cervical mucus. Molecular Pharmaceutics, 6(1): 173-181.

Cuburu N, Kweon M N, Hervouet C, et al. 2009. Sublingual immunization with nonreplicating antigens induces antibody-forming cells and cytotoxic T cells in the female genital tract mucosa and protects against genital papillomavirus infection. Journal of Immunology(Baltimore, Md. : 1950), 183(12): 7851-7859.

Cuburu N, Kweon M N, Song J H, et al. 2007. Sublingual immunization induces broad-based systemic and mucosal immune responses in mice. Vaccine, 25(51): 8598-8610.

Curran R M, Donnelly L, Morrow R J, et al. 2009. Vaginal delivery of the recombinant HIV-1 clade-C trimeric gp140 envelope protein CN54gp140 within novel rheologically structured vehicles elicits specific immune responses. Vaccine, 27(48): 6791-6798.

Curtiss III R, Xin W, Li Y, et al. 2010. New technologies in using recombinant attenuated *Salmonella* vaccine vectors. Critical Reviews in Immunology, 30(3).

Dailey L A, Wittmar M, Kissel T. 2005. The role of branched polyesters and their modifications in the development of modern drug delivery vehicles. Journal of Controlled Release, 101(1): 137-149.

Dalsgaard K, Uttenthal A, Jones T D, et al. 1997. Plant-derived vaccine protects target animals against a viral disease. Nature Biotechnology, 15(3): 248-252.

Daniell H, Streatfield S J, Wycoff K. 2001. Medical molecular farming: production of antibodies, biopharmaceuticals and edible vaccines in plants. Trends in Plant Science, 6(5): 219-226.

D'Aoust M A, Lavoie P O, Couture M M, et al. 2008. Influenza virus-like particles produced by transient expression in *Nicotiana Benthamiana* induce a protective immune response against a lethal viral challenge in mice. Plant Biotechnology Journal, 6(9): 930-940.

Dar A, Nichani A, Lai K, et al. 2010. All three classes of CpG ODNs up-regulate IP-10 gene in pigs. Research in Veterinary Science, 88(2): 242-250.

Darteil R, Bublot M, Laplace E, et al. 1995. Herpesvirus of turkey recombinant viruses expressing infectious bursal disease virus(Ibdv)Vp2 immunogen induce protection against an Ibdv virulent challenge in chickens. Virology, 211(2): 481-490.

Datta S K, Sabet M, Nguyen K P, et al. 2010. Mucosal adjuvant activity of cholera toxin requires Th17 cells and protects against inhalation anthrax. Proceedings of the National Academy of Sciences of the United States of America, 107(23): 10638-10643.

Davelaar F G, Noordzij A, Vanderdonk J A. 1982. A study on the synthesis and secretion of immunoglobulins by the Jarderian gland of the fowl after eyedrop vaccination against infectious bronchitis at 1-day-old. Avian Pathology: Journal of the W.V.P.A, 11(1): 63-79.

Davis S S. 2001. Nasal vaccines. Advanced Drug Delivery Reviews, 51(1-3): 21-42.

de Jong M A, de Witte L, Oudhoff M J, et al. 2008. TNF-alpha and TLR agonists increase susceptibility to HIV-1 transmission by human Langerhans cells ex vivo. The Journal of Clinical Investigation, 118(10): 3440-3452.

de Souza R D, Batista M T, Luiz W B, et al. 2014. *Bacillus subtilis* spores as vaccine adjuvants: further insights into the mechanisms of action. PLoS One, 9(1): e87454.

de Veer M, Kemp J, Chatelier J, et al. 2010. The kinetics of soluble and particulate antigen trafficking in the afferent lymph, and its modulation by aluminum-based adjuvant. Vaccine, 28(40): 6597-6602.

Debin A, Kravtzoff R, Santiago J V, et al. 2002. Intranasal immunization with recombinant antigens associated with new cationic particles induces strong mucosal as well as systemic antibody and CTL responses. Vaccine, 20(21-22): 2752-2763.

Demberg T, Robert-Guroff M. 2009. Mucosal immunity and protection against HIV/SIV infection: strategies and challenges for vaccine design. International Reviews of Immunology, 28(1): 20-48.

Deml L, Speth C, Dierich M P, et al. 2005. Recombinant HIV-1 Pr55gag virus-like particles: potent stimulators of innate and acquired immune responses. Molecular Immunology, 42(2): 259-277.

Deres K, Schild H, Wiesmuller K H, et al. 1989. In vivo priming of virus-specific cytotoxic T lymphocytes with synthetic lipopeptide vaccine. Nature, 342(6249): 561-564.

Devico A L, Fouts T R, Shata M T, et al. 2002. Development of an oral prime-boost strategy to elicit broadly neutralizing antibodies against HIV-1. Vaccine, 20(15): 1968-1974.

Devriendt B, de Geest B G, Goddeeris B M, et al. 2012. Crossing the barrier: targeting epithelial receptors for enhanced oral vaccine delivery. Journal of Controlled Release: Official Journal of the Controlled Release Society, 160(3): 431-439.

Di Tommaso A, Saletti G, Pizza M, et al. 1996. Induction of antigen-specific antibodies in vaginal secretions by using a nontoxic mutant of heat-labile enterotoxin as a mucosal adjuvant. Infection and Immunity, 64(3): 974-979.

Dilraj A, Cutts F T, de Castro J F, et al. 2000. Response to different measles vaccine strains given by aerosol and subcutaneous routes to schoolchildren: a randomised trial. Lancet, 355(9206): 798-803.

Doherty T M, Olsen A W, van Pinxteren L, et al. 2002. Oral vaccination with subunit vaccines protects animals against aerosol infection with *Mycobacterium tuberculosis*. Infection and Immunity, 70(6): 3111-3121.

Duc le H, Hong H A, Cutting S M. 2003. Germination of the spore in the gastrointestinal tract provides a novel route for heterologous antigen delivery. Vaccine, 21(27-30): 4215-4224.

Duc le H, Hong H A, Uyen N Q, et al. 2004. Intracellular fate and immunogenicity of *B. subtilis* spores. Vaccine, 22(15-16): 1873-1885.

Dwivedi V, Manickam C, Patterson R, et al. 2011a. Cross-protective immunity to porcine reproductive and respiratory syndrome virus by intranasal delivery of a live virus vaccine with a potent adjuvant. Vaccine, 29(23): 4058-4066.

Dwivedi V, Manickam C, Patterson R, et al. 2011b. Intranasal delivery of whole cell lysate of Mycobacterium tuberculosis induces protective immune responses to a modified live porcine reproductive and respiratory syndrome virus vaccine in pigs. Vaccine, 29(23): 4067-4076.

Egan M A, Chong S Y, Rose N F, et al. 2004. Immunogenicity of attenuated vesicular stomatitis virus vectors expressing HIV type 1 Env and SIV Gag proteins: comparison of intranasal and intramuscular vaccination routes. AIDS Research and Human Retroviruses, 20(9): 989-1004.

Ellenberger D, Wyatt L, Li B, et al. 2005. Comparative immunogenicity in rhesus monkeys of multi-protein HIV-1(CRF02_AG)DNA/MVA vaccines expressing mature and immature VLPs. Virology, 340(1): 21-32.

Elson C O, Dertzbaugh M T. 1999. Mucosal Adjuvants. Handbook of Mucosal Immunology. New York: Academic Press.

Elson C O, Ealding W. 1984b. Generalized systemic and mucosal immunity in mice after mucosal stimulation with cholera toxin. Journal of Immunology, 132(6): 2736-2741.

Elson C O, Holland S P, Dertzbaugh M T, et al. 1995. Morphologic and functional alterations of mucosal T cells by cholera toxin and its B subunit. Journal of immunology, 154(3): 1032-1040.

Elson C, Ealding W. 1984a. Cholera toxin feeding did not induce oral tolerance in mice and abrogated oral tolerance to an unrelated protein antigen. The Journal of Immunology, 133(6): 2892-2897.

Elson C. 1989. Cholera toxin and its subunits as potential oral adjuvants. *In*:Mestecky J, McGhee J R. New Strategies for Oral Immunization. VSA: Springer: 29-33.

Ennis F A, Cruz J, Jameson J, et al. 1999. Augmentation of human influenza A virus-specific cytotoxic T lymphocyte memory by influenza vaccine and adjuvanted carriers(ISCOMS). Virology, 259(2): 256-261.

Eriksson J C, Davidsson A, Garberg H, et al. 2003. Lymphocyte distribution in the tonsils prior to and after influenza vaccination. Vaccine, 22(1): 57-63.

Eriksson K, Quiding-Jarbrink M, Osek J, et al. 1998. Specific-antibody-secreting cells in the rectums and genital tracts of nonhuman primates following vaccination. Infection and Immunity, 66(12): 5889-5896.

Etchart N, Buckland R, Liu M A, et al. 1997. Class I-restricted CTL induction by mucosal immunization with naked DNA encoding measles virus haemagglutinin. Journal of General Virology, 78(7): 1577-1580.

Fankhauser R L, Noel J S, Monroe S S, et al. 1998. Molecular epidemiology of "Norwalk-like viruses" in outbreaks of gastroenteritis in the United States. The Journal of Infectious Diseases, 178(6): 1571-1578.

Farstad I N, Halstensen T S, Lien B, et al. 1996. Distribution of beta 7 integrins in human intestinal mucosa and organized gut-associated lymphoid tissue. Immunology, 89(2): 227-237.

Fattal E, Pecquet S, Couvreur P, et al. 2002. Biodegradable microparticles for the mucosal delivery of antibacterial and dietary antigens. International Journal of Pharmaceutics, 242(1-2): 15-24.

Felder C B, Vorlaender N, Gander B, et al. 2000. Microencapsulated enterotoxigenic *Escherichia coli* and detached fimbriae for peroral vaccination of pigs. Vaccine, 19(7-8): 706-715.

Fennelly G J, Khan S A, Abadi M A, et al. 1999. Mucosal DNA vaccine immunization against measles with a highly attenuated *Shigella flexneri* vector. Journal of Immunology, 162 (3): 1603-1610.

Ferko B, Stasakova J, Sereinig S, et al. 2001. Hyperattenuated recombinant influenza A virus nonstructural-protein-encoding vectors induce human immunodeficiency virus type 1 Nef-specific systemic and mucosal immune responses in mice. Journal of Virology, 75(19): 8899-8908.

Feunou P F, Kammoun H, Debrie A S, et al. 2010. Long-term immunity against pertussis induced by a single nasal administration of live attenuated *B. pertussis* BPZE1. Vaccine, 28(43): 7047-7053.

Fiore A E, Bridges C B, Cox N J. 2009. Seasonal influenza vaccines. Current Topics in Microbiology and Immunology, 333: 43-82.

Fix A S, Arp L H. 1989. Conjunctiva-associated lymphoid tissue(CALT)in normal and *Bordetella avium*-infected turkeys. Veterinary Pathology, 26(3): 222-230.

Fix A S, Arp L H. 1991. Particle uptake by conjunctiva-associated lymphoid tissue(CALT)in turkeys. Avian Diseases, 35(1): 100-106.

Fleeton M N, Contractor N, Leon F, et al. 2004. Peyer's patch dendritic cells process viral antigen from apoptotic epithelial cells in the intestine of reovirus-infected mice. The Journal of Experimental Medicine, 200(2): 235-245.

Florence A T. 1997. The oral absorption of micro-and nanoparticulates: neither exceptional nor unusual. Pharmaceutical Research, 14(3): 259-266.

Florindo H F, Pandit S, Goncalves L M, et al. 2009. New approach on the development of a mucosal vaccine against strangles: systemic and mucosal immune responses in a mouse model. Vaccine, 27(8): 1230-1241.

Forsman A, Ushameckis D, Bindra A, et al. 2003. Uptake of amplifiable fragments of retrotransposon DNA from the human alimentary tract. Molecular Genetics and Genomics: MGG, 270(4): 362-368.

Foss D L, Murtaugh M P. 1999. Mucosal immunogenicity and adjuvanticity of cholera toxin in swine. Vaccine, 17(7-8): 788-801.

Foss D L, Murtaugh M P. 2000. Mechanisms of vaccine adjuvanticity at mucosal surfaces. Animal Health Research Reviews / Conference of Research Workers in Animal Diseases, 1(1): 3-24.

Foss D L, Zilliox M J, Murtaugh M P. 1999. Differential regulation of macrophage interleukin-1(IL-1), IL-12, and CD80-CD86 by two bacterial toxins. Infection and Immunity, 67(10): 5275-5281.

Frankel S S, Wenig B M, Burke A P, et al. 1996. Replication of HIV-1 in dendritic cell-derived syncytia at the mucosal surface of the adenoid. Science, 272(5258): 115-117.

Fraser S A, de Haan L, Hearn A R, et al. 2003. Mutant *Escherichia coli* heat-labile toxin B subunit that separates toxoid-mediated signaling and immunomodulatory action from trafficking and delivery functions. Infection and Immunity, 71(3): 1527-1537.

Freytag L C, Clements J D. 2005. Mucosal adjuvants. Vaccine, 23(15): 1804-1813.

Fu J, Bian G, Zhao B, et al. 2009. Enhancing efficacy and mucosa-tropic distribution of an oral HIV-PsV DNA vaccine in animal models. Journal of Drug Targeting, 17(10): 803-812.

Fu J, Liang J F, Kang H H, et al. 2014. The stimulatory effect of different CpG oligonucleotides on the maturation of chicken bone marrow-derived dendritic cells. Poultry Science, 93(1): 63-69.

Fujimura Y. 2000. Evidence of M cells as portals of entry for antigens in the nasopharyngeal lymphoid tissue of humans. Virchows Archiv-an International Journal of Pathology, 436(6): 560-566.

Furness J B, Kunze W A, Clerc N. 1999. Nutrient tasting and signaling mechanisms in the gut. II. The intestine as a sensory organ: neural, endocrine, and immune responses. The American Journal of Physiology, 277(5 Pt 1): G922-928.

Fynan E F, Webster R G, Fuller D H, et al. 1993. DNA vaccines: protective immunizations by parenteral, mucosal, and gene-gun inoculations. Proceedings of the National Academy of Sciences of the United States of America, 90(24): 11478-11482.

Gagliardi M C, Sallusto F, Marinaro M, et al. 2000. Cholera toxin induces maturation of human dendritic cells and licences them for Th2 priming. European Journal of Immunology, 30(8): 2394-2403.

Galarza J M, Latham T, Cupo A. 2005. Virus-like particle(VLP)vaccine conferred complete protection against a lethal influenza virus challenge. Viral Immunology, 18(1): 244-251.

Galen J E, Pasetti M F, Tennant S, et al. 2009. *Salmonella enterica* serovar Typhi live vector vaccines finally come of age. Immunology and Cell Biology, 87(5): 400-412.

Gallichan W S, Woolstencroft R N, Guarasci T, et al. 2001. Intranasal immunization with CpG oligodeoxynucleotides as an adjuvant dramatically increases IgA and protection against herpes simplex virus-2 in the genital tract. Journal of Immunology, 166, (5): 3451-3457.

Gao Z, Zhao X, Lee S, et al. 2013. WH1fungin a surfactin cyclic lipopeptide is a novel oral immunoadjuvant. Vaccine, 31(26): 2796-2803.

Gardner J P, Frolov I, Perri S, et al. 2000. Infection of human dendritic cells by a sindbis virus replicon vector is determined by a single amino acid substitution in the E2 glycoprotein. Journal of Virology, 74(24): 11849-11857.

Garmise R J, Staats H F, Hickey A J. 2007. Novel dry powder preparations of whole inactivated influenza virus for nasal vaccination. AAPS Pharm Sci Tech, 8(4): E81.

Geeraedts F, Saluja V, ter Veer W, et al. 2010. Preservation of the immunogenicity of dry-powder influenza H5N1 whole inactivated virus vaccine at elevated storage temperatures. The AAPS Journal, 12(2): 215-222.

Gelvin S B. 2003. Agrobacterium-mediated plant transformation: the biology behind the “gene-jockeying” tool. Microbiology and Molecular Biology Reviews: MMBR, 67(1): 16-37, table of contents.

Gherardi M M, Najera J L, Perez-Jimenez E, et al. 2003. Prime-boost immunization schedules based on influenza virus and vaccinia virus vectors potentiate cellular immune responses against human immunodeficiency virus Env protein systemically and in the genitorectal draining lymph nodes. Journal of Virology, 77(12): 7048-7057.

Gherardi M M, Perez-Jimenez E, Najera J L, et al. 2004. Induction of HIV immunity in the genital tract after intranasal delivery of a MVA vector: enhanced immunogenicity after DNA prime-modified vaccinia virus Ankara boost immunization schedule. Journal of Immunology, 172(10): 6209-6220.

Ghetie V, Ward E S. 2000. Multiple roles for the major histocompatibility complex class I-related receptor FcRn. Annual Review of Immunology. 18(1): 739-766.

Gizurarson S, Tamura S, Kurata T, et al. 1991. The effect of cholera toxin and cholera toxin B subunit on the nasal mucosal membrane. Vaccine, 9(11): 825-832.

Gleba Y, Klimyuk V, Marillonnet S. 2005. Magnifection—a new platform for expressing recombinant vaccines in plants. Vaccine, 23(17-18): 2042-2048.

Gleba Y, Klimyuk V, Marillonnet S. 2007. Viral vectors for the expression of proteins in plants. Current Opinion in Biotechnology, 18(2): 134-141.

Glenn G M, Thomas D N, Poffenberger K L, et al. 2009. Safety and immunogenicity of an influenza vaccine A/H5N1(A/Vietnam/1194/2004)when coadministered with a heat-labile enterotoxin(LT)adjuvant patch. Vaccine, 27 Suppl 6: G60-66.

Glomski I J, Decatur A L, Portnoy D A. 2003. Listeria monocytogenes mutants that fail to compartmentalize listerolysin O activity are cytotoxic, avirulent, and unable to evade host extracellular defenses. Infection and Immunity, 71(12): 6754-6765.

Gluck U, Gebbers J O, Gluck R. 1999. Phase 1 evaluation of intranasal virosomal influenza vaccine with and without *Escherichia coli* heat-labile toxin in adult volunteers. Journal of Virology, 73(9): 7780-7786.

Golding B, Eller N, Levy L, et al. 2002. Mucosal immunity in mice immunized with HIV-1 peptide conjugated to *Brucella abortus*. Vaccine, 20(9-10): 1445-1450.

Gomez N, Wigdorovitz A, Castanon S, et al. 2000. Oral immunogenicity of the plant derived spike protein from swine-transmissible gastroenteritis coronavirus. Archives of Virology, 145(8): 1725-1732.

Grangette C, Muller-Alouf H, Goudercourt D, et al. 2001. Mucosal immune responses and protection against tetanus toxin after intranasal immunization with recombinant *Lactobacillus plantarum*. Infection and Immunity, 69(3): 1547-1553.

Greenberg S, Couch R B. 1986. Interferon for respiratory virus infections in man. *In*: Baron S. The Interferon System, A Current Review. Galveston, TX: University of Texas Press.

Gronowski A M, Hilbert D M, Sheehan K C, et al. 1999. Baculovirus stimulates antiviral effects in mammalian cells. Journal of Virology, 73(12): 9944-9951.

Gu M J, Song S K, Park S M, et al. 2014. *Bacillus subtilis* protects porcine intestinal barrier from deoxynivalenol via improved zonula occludens-1 expression. Asian-Australasian Journal of Animal Sciences, 27(4): 580-586.

Guerrero R A, Ball J M, Krater S S, et al. 2001. Recombinant Norwalk virus-like particles administered intranasally to mice induce systemic and mucosal(fecal and vaginal)immune responses. Journal of Virology, 75(20): 9713-9722.

Guillonneau C, Mintern J D, Hubert F X, et al. 2009. Combined NKT cell activation and influenza virus vaccination boosts memory CTL generation and protective immunity. Proceedings of the National Academy of Sciences of the United States of America, 106(9): 3330-3335.

Gupta A, Monroy D, Ji Z H, et al. 1996. Transforming growth factor beta-1 and beta-2 in human tear fluid. Current Eye Research, 15(6): 605-614.

Gupta R K, Singh M, O'Hagan D T. 1998. Poly(lactide-co-glycolide)microparticles for the development of single-dose controlled-release vaccines. Advanced Drug Delivery Reviews, 32(3): 225-246.

Gwinn W M, Kirwan S M, Wang S H, et al. 2010. Effective induction of protective systemic immunity with nasally administered vaccines adjuvanted with IL-1. Vaccine, 28(42): 6901-6914.

Haan L, Verweij W R, Holtrop M, et al. 2001. Nasal or intramuscular immunization of mice with influenza subunit antigen and the B subunit of *Escherichia coli* heat-labile toxin induces IgA- or IgG-mediated protective mucosal immunity. Vaccine, 19(20-22): 2898-2907.

Hacker G, Redecke V, Hacker H. 2002. Activation of the immune system by bacterial CpG-DNA. Immunology, 105(3): 245-251.

Hagenaars N, Mania M, de Jong P, et al. 2010. Role of trimethylated chitosan(TMC)in nasal residence time, local distribution and toxicity of an intranasal influenza vaccine. Journal of Controlled Release: Official Journal of the Controlled Release Society, 144(1): 17-24.

Hamdy S, Elamanchili P, Alshamsan A, et al. 2007. Enhanced antigen-specific primary CD4+ and CD8+ responses by codelivery of ovalbumin and toll-like receptor ligand monophosphoryl lipid A in poly(D, L-lactic-co-glycolic acid)nanoparticles. Journal of Biomedical Materials Research, Part A, 81(3): 652-662.

Hammond R W, Nemchinov L G. 2009. Plant production of veterinary vaccines and therapeutics. Current Topics in Microbiology and Immunology, 332: 79-102.

Hamrah P, Huq S O, Liu Y, et al. 2003. Corneal immunity is mediated by heterogeneous population of antigen-presenting cells. Journal of Leukocyte Biology, 74(2): 172-178.

Hantke K, Braun V. 1973. Covalent binding of lipid to protein. Diglyceride and amide-linked fatty acid at the N-terminal end of the murein-lipoprotein of the *Escherichia coli* outer membrane. European Journal of Biochemistry / FEBS, 34(2): 284-296.

Haq T A, Mason H S, Clements J D, et al. 1995. Oral immunization with a recombinant bacterial antigen produced in transgenic plants. Science, 268(5211): 714-716.

Harandi A M, Eriksson K, Holmgren J. 2003. A protective role of locally administered immunostimulatory CpG oligodeoxynucleotide in a mouse model of genital herpes infection. Journal of Virology, 77(2): 953-962.

Harandi A M, Holmgren J. 2004. CpG DNA as a potent inducer of mucosal immunity: implications for immunoprophylaxis and immunotherapy of mucosal infections. Current Opinion in Investigational Drugs(London, England: 2000), 5(2): 141-145.

Harkema J R, Carey S A, Wagner J G. 2006. The nose revisited: a brief review of the comparative structure, function, and toxicologic pathology of the nasal epithelium. Toxicologic Pathology, 34(3): 252-269.

Hartmann G, Battiany J, Poeck H, et al. 2003. Rational design of new CpG oligonucleotides that combine B cell activation with high IFN-alpha induction in plasmacytoid dendritic cells. European Journal of Immunology, 33(6): 1633-1641.

Hashimoto M, Tawaratsumida K, Kariya H, et al. 2006. Not lipoteichoic acid but lipoproteins appear to be the dominant immunobiologically active compounds in *Staphylococcus aureus*. The Journal of Immunology, 177(5): 3162-3169.

Haynes B F, Shattock R J. 2008. Critical issues in mucosal immunity for HIV-1 vaccine development. The Journal of Allergy and Clinical Immunology, 122(1): 3-9; quiz 10-11.

Haynes J R, Dokken L, Wiley J A, et al. 2009. Influenza-pseudotyped Gag virus-like particle vaccines provide broad protection against highly pathogenic avian influenza challenge. Vaccine, 27(4): 530-541.

Haynes J R. 2009. Influenza virus-like particle vaccines. Expert Review of Vaccines, 8(4): 435-445.

Hazebrouck S, Pothelune L, Azevedo V, et al. 2007. Efficient production and secretion of bovine beta-lactoglobulin by *Lactobacillus casei*. Microbial Cell Factories, 6: 12.

He Q, Mitchell A, Morcol T, et al. 2002. Calcium phosphate nanoparticles induce mucosal immunity and protection against herpes simplex virus type 2. Clinical and Diagnostic Laboratory Immunology, 9(5): 1021-1024.

Heegaard P M, Dedieu L, Johnson N, et al. 2011. Adjuvants and delivery systems in veterinary vaccinology: current state and future developments. Archives of Virology, 156(2): 183-202.

Heritage P L, Brook M A, Underdown B J, et al. 1998. Intranasal immunization with polymer-grafted microparticles activates the nasal-associated lymphoid tissue and draining lymph nodes. Immunology, 93(2): 249-256.

Herrmann A, Schlosser A, Schmid R, et al. 1996. Biochemical identification of a lipoprotein with maltose-binding activity in the thermoacidophilic Gram-positive bacterium *Alicyclobacillus acidocaldarius*. Research in Microbiology, 147(9): 733-737.

Hervouet C, Luci C, Cuburu N, et al. 2010. Sublingual immunization with an HIV subunit vaccine induces antibodies and cytotoxic T cells in the mouse female genital tract. Vaccine, 28(34): 5582-5590.

Hickey D K, Aldwell F E, Beagley K W. 2010. Oral immunization with a novel lipid-based adjuvant protects against genital *Chlamydia* infection. Vaccine, 28(7): 1668-1672.

Hilgers L, Ghenne L, Nicolas I, et al. 2000. Alkyl–polyacrylate esters are strong mucosal adjuvants. Vaccine, 18(28): 3319-3325.

Hilgers L, Nicolas I, Lejeune G, et al. 1998. Alkyl-esters of polyacrylic acid as vaccine adjuvants. Vaccine, 16(16): 1575-1581.

Hinc K, Iwanicki A, Obuchowski M. 2013. New stable anchor protein and peptide linker suitable for successful spore surface display in *B. subtilis*. Microbial Cell Factories, 12: 22.

Hinc K, Stasilojc M, Piatek I, et al. 2014. Mucosal adjuvant activity of IL-2 presenting spores of *Bacillus subtilis* in a murine model of *Helicobacter pylori* vaccination. PLoS One, 9(4): e95187.

Ho P S, Kwang J, Lee Y K. 2005. Intragastric administration of *Lactobacillus casei* expressing transmissible gastroentritis coronavirus spike glycoprotein induced specific antibody production. Vaccine, 23(11): 1335-1342.

Hoffmann P, Heinle S, Schade U F, et al. 1988. Stimulation of human and murine adherent cells by bacterial lipoprotein and synthetic lipopeptide analogues. Immunobiology, 177(2): 158-170.

Hofmann A, Staats H, Abraham S. 2009. Use of a mast cell activator as a mucosal adjuvant for pertussis vaccines. Journal of Allergy and Clinical Immunology, 123(2): 164.

Hol W J, Sixma T, Merritt E. 1995. Structure and function of *E. coli* heat-labile enterotoxin and cholera toxin B pentamer. *In*: Moss J, Vaughan M, Iglewski B, et al. Bacterial Toxins and Virulence Factors in Disease. New York: Marcel Dekker Inc: 185-223.

Holmgren J, Czerkinsky C, Eriksson K, et al. 2003. Mucosal immunisation and adjuvants: a brief overview of recent advances and challenges. Vaccine, 21 Suppl 2: S89-95.

Holmgren J, Czerkinsky C. 2005. Mucosal immunity and vaccines. Nature Medicine, 11: S45-S53.

Holmgren J, Lycke N, Czerkinsky C. 1993. Cholera toxin and cholera B subunit as oral—mucosal adjuvant and antigen vector systems. Vaccine, 11(12): 1179-1184.

Holmgren J, Svennerholm A M. 1998. Vaccines against diarrheal diseases. In Handbook of Experimental Pharmacology. *In*: Perlmann P, Wigzell H. Vaccines. Berlin-Heidelberg-New York: Springer-Verlag: 291-328.

Holt P G, Haining S, Nelson D J, et al. 1994. Origin and steady-state turnover of class Ⅱ MHC-bearing dendritic cells in the epithelium of the conducting airways. Journal of Immunology, 153(1): 256-261.

Holt P G, Strickland D H, Wikstrom M E, et al. 2008. Regulation of immunological homeostasis in the respiratory tract. Nature Reviews Immunology, 8(2): 142-152.

Hopkins S, Kraehenbuhl J P, Schodel F, et al. 1995. A recombinant *Salmonella typhimurium* vaccine induces local immunity by four different routes of immunization. Infection and Immunity, 63(9): 3279-3286.

Hornquist E, Lycke N. 1993. Cholera toxin adjuvant greatly promotes antigen priming of T cells. European Journal of Immunology, 23(9): 2136-2143.

Hu J, Gardner M B, Miller C J. 2000. Simian immunodeficiency virus rapidly penetrates the cervicovaginal mucosa after intravaginal inoculation and infects intraepithelial dendritic cells. Journal of Virology, 74(13): 6087-6095.

Hu J, Ni Y, Dryman B A, et al. 2012. Immunogenicity study of plant-made oral subunit vaccine against porcine reproductive and respiratory syndrome virus(PRRSV). Vaccine, 30(12): 2068-2074.

Huang F P, Platt N, Wykes M, et al. 2000. A discrete subpopulation of dendritic cells transports apoptotic intestinal epithelial cells to T cell areas of mesenteric lymph nodes. The Journal of Experimental Medicine, 191(3): 435-444.

Huang J M, La Ragione R M, Cooley W A, et al. 2008. Cytoplasmic delivery of antigens, by *Bacillus subtilis* enhances Th1 responses. Vaccine, 26(48): 6043-6052.

Huang J, Garmise R J, Crowder T M, et al. 2004. A novel dry powder influenza vaccine and intranasal delivery technology: induction of systemic and mucosal immune responses in rats. Vaccine, 23(6): 794-801.

Huang J, Mikszta J A, Ferriter M S, et al. 2007. Intranasal administration of dry powder anthrax vaccine provides protection against lethal aerosol spore challenge. Human Vaccines, 3(3): 90-93.

Huang Z, Chen Q, Hjelm B, et al. 2009. A DNA replicon system for rapid high-level production of virus-like particles in plants. Biotechnology and Bioengineering, 103(4): 706-714.

Huber M, Baier W, Bessler W G, et al. 2002. Modulation of the Th1/Th2 bias by lipopeptide and saponin adjuvants in orally immunized mice. Immunobiology, 205(1): 61-73.

Huo Z, Sinha R, McNeela E A, et al. 2005. Induction of protective serum meningococcal bactericidal and diphtheria-neutralizing antibodies and mucosal immunoglobulin A in volunteers by nasal insufflations of the *Neisseria meningitidis* serogroup C polysaccharide-CRM197 conjugate vaccine mixed with chitosan. Infection and Immunity, 73(12): 8256-8265.

Ichinohe T, Kawaguchi A, Tamura S, et al. 2007. Intranasal immunization with H5N1 vaccine plus Poly

I:Poly C12U, a Toll-like receptor agonist, protects mice against homologous and heterologous virus challenge. Microbes and Infection / Institut Pasteur, 9(11): 1333-1340.

Iglesias B V, Bitsaktsis C, Pham G, et al. 2013. Multiple mechanisms mediate enhanced immunity generated by mAb-inactivated *F. tularensis* immunogen. Immunology and Cell Biology, 91(2): 139-148.

Illum L, Jabbal-Gill I, Hinchcliffe M, et al. 2001. Chitosan as a novel nasal delivery system for vaccines. Advanced Drug Delivery Reviews, 51(1): 81-96.

Isolauri E, Sutas Y, Kankaanpaa P, et al. 2001. Probiotics: effects on immunity. The American Journal of Clinical Nnutrition, 73(2 Suppl): 444S-450S.

Israel E J, Taylor S, Wu Z, et al. 1997. Expression of the neonatal Fc receptor, FcRn, on human intestinal epithelial cells. Immunology, 92(1): 69-74.

Isticato R, Cangiano G, Tran H T, et al. 2001. Surface display of recombinant proteins on *Bacillus subtilis* spores. Journal of Bacteriology, 183(21): 6294-6301.

Iwasaki A, Medzhitov R. 2004. Toll-like receptor control of the adaptive immune responses. Nature Immunology, 5(10): 987-995.

Jaganathan K S, Vyas S P. 2006. Strong systemic and mucosal immune responses to surface-modified PLGA microspheres containing recombinant hepatitis B antigen administered intranasally. Vaccine, 24(19): 4201-4211.

Janeway C, Murphy K P, Travers P, et al. 2008. Janeway's Immunobiology. London: Garland Science.

Jegerlehner A, Maurer P, Bessa J, et al. 2007. TLR9 signaling in B cells determines class switch recombination to IgG2a. Journal of Immunology, 178(4): 2415-2420.

Jennings G T, Bachmann M F. 2008. The coming of age of virus-like particle vaccines. Biological Chemistry, 389(5): 521-536.

Jertborn M, Svennerholm A M, Holmgren J. 1994. Immunological memory after immunization with oral cholera B subunit--whole-cell vaccine in Swedish volunteers. Vaccine, 12(12): 1078-1082.

Jiang G, Joshi S B, Peek L J, et al. 2006. Anthrax vaccine powder formulations for nasal mucosal delivery. Journal of Pharmaceutical Sciences, 95(1): 80-96.

Jiang Y B, Fang L R, Xiao S B, et al. 2007. Immunogenicity and protective efficacy of recombinant pseudorabies virus expressing the two major membrane-associated proteins of porcine reproductive and respiratory syndrome virus. Vaccine, 25(3): 547-560.

Jin M S, Kim S E, Heo J Y, et al. 2007. Crystal structure of the TLR1-TLR2 heterodimer induced by binding of a tri-acylated lipopeptide. Cell, 130(6): 1071-1082.

Johansson E L, Bergquist C, Edebo A, et al. 2004. Comparison of different routes of vaccination for eliciting antibody responses in the human stomach. Vaccine,22(8): 984-990.

Johansson E L, Wassén L, Holmgren J, et al. 2001. Nasal and vaginal vaccinations have differential effects on antibody responses in vaginal and cervical secretions in humans. Infection and Immunity, 69(12): 7481-7486.

Johnson R P, Lifson J D, Czajak S C, et al. 1999. Highly attenuated vaccine strains of simian immunodeficiency virus protect against vaginal challenge: inverse relationship of degree of protection with level of attenuation. Journal of Virology, 73(6): 4952-4961.

Jones A, Bosio C, Duffy A, et al. 2010. Protection against pneumonic plague following oral immunization with a non-replicating vaccine. Vaccine, 28(36): 5924-5929.

Joseph A, Louria-Hayon I, Plis-Finarov A, et al. 2002. Liposomal immunostimulatory DNA sequence (ISS-ODN): an efficient parenteral and mucosal adjuvant for influenza and hepatitis B vaccines. Vaccine, 20(27-28): 3342-3354.

Jung G, Beck-Sickinger A G. 1992. Multiple peptide synthesis methods and their applications. New synthetic methods(87). Angewandte Chemie International Edition in English, 31(4): 367-383.

Jung G, Bessler W. 1996. Lipopeptides as Adjuvants and Integrated Adjuvanticity. Boca Raton: CRC Press: 159-168.

Kang J Y, Nan X, Jin M S, et al. 2009b. Recognition of lipopeptide patterns by Toll-like receptor 2-Toll-like receptor 6 heterodimer. Immunity, 31(6): 873-884.

Kang M L, Cho C S, Yoo H S. 2009a. Application of chitosan microspheres for nasal delivery of vaccines. Biotechnology Advances, 27(6): 857-865.

Kang S M, Guo L, Yao Q, et al. 2004. Intranasal immunization with inactivated influenza virus enhances immune responses to coadministered simian-human immunodeficiency virus-like particle antigens. Journal of Virology, 78(18): 9624-9632.

Kang S M, Song J M, Quan F S, et al. 2009c. Influenza vaccines based on virus-like particles. Virus Research, 143(2): 140-146.

Kang S M, Yoo D G, Lipatov A S, et al. 2009d. Induction of long-term protective immune responses by influenza H5N1 virus-like particles. PLoS One, 4(3): e4667.

Kappes M A, Sandbulte M R, Platt R, et al. 2012. Vaccination with NS1-truncated H3N2 swine influenza virus primes T cells and confers cross-protection against an H1N1 heterosubtypic challenge in pigs. Vaccine, 30(2): 280-288.

Karron R A, Wright P F, Hall S L, et al. 1995. A live attenuated bovine parainfluenza virus type 3 vaccine is safe, infectious, immunogenic, and phenotypically stable in infants and children. Journal of Infectious Diseases, 171(5): 1107-1114.

Katz D E, DeLorimier A J, Wolf M K, et al. 2003. Oral immunization of adult volunteers with microencapsulated enterotoxigenic *Escherichia coli*(ETEC)CS6 antigen. Vaccine, 21(5-6): 341-346.

Katz J M, Lu X, Galphin J C, et al. 1996. Heat-labile enterotoxin from Escherichia coli as an adjuvant for oral influenza vaccination. *In*: Brown L E, Hampson A W, Webster R G. Options for the Control of Influenza Ⅲ. New York: Elsevier Science: 292-297.

Katz J M, Lu X, Young S A, et al. 1997. Adjuvant activity of the heat-labile enterotoxin from enterotoxigenic *Escherichia coli* for oral administration of inactivated influenza virus vaccine. The Journal of Infectious Diseases, 175(2): 352-363.

Kawai T, Akira S. 2006. TLR signaling. Cell Death and Differentiation, 13(5): 816-825.

Keeler C L Jr, Whealy M E, Enquist L W. 1986. Construction of an infectious pseudorabies virus recombinant expressing a glycoprotein gIII-beta-galactosidase fusion protein. Gene, 50(1-3): 215-224.

Keller D, Koster F T, Marks D H, et al. 1994. Safety and immunogenicity of a recombinant outer surface protein A Lyme vaccine. JAMA, 271(22): 1764-1768.

Kende M, Yan C, Hewetson J, et al. 2002. Oral immunization of mice with ricin toxoid vaccine encapsulated in polymeric microspheres against aerosol challenge. Vaccine, 20(11-12): 1681-1691.

Khatri K, Goyal A K, Gupta P N, et al. 2008. Plasmid DNA loaded chitosan nanoparticles for nasal mucosal immunization against hepatitis B. International Journal of Pharmaceutics, 354(1-2): 235-241.

Kim J H, Lee C S, Kim B G. 2005. Spore-displayed streptavidin: a live diagnostic tool in biotechnology. Biochemical and Biophysical Research Communications, 331(1): 210-214.

Kim S H, Jung D I, Yang I Y, et al. 2011. M cells expressing the complement C5a receptor are efficient targets for mucosal vaccine delivery. European Journal of Immunology, 41(11): 3219-3229.

Kimbell J S, Segal R A, Asgharian B, et al. 2007. Characterization of deposition from nasal spray devices using a computational fluid dynamics model of the human nasal passages. Journal of Aerosol Medicine: the Official Journal of the International Society for Aerosols in Medicine, 20(1): 59-74.

Kindrachuk J, Potter J, Wilson H L, et al. 2008. Activation and regulation of toll-like receptor 9: CpGs and beyond. Mini Reviews in Medicinal Chemistry, 8(6): 590-600.

Klas S D, Petrie C R, Warwood S J, et al. 2008. A single immunization with a dry powder anthrax vaccine protects rabbits against lethal aerosol challenge. Vaccine, 26(43): 5494-5502.

Kleerebezem M, Beerthuyzen M M, Vaughan E E, et al. 1997. Controlled gene expression systems for lactic acid bacteria: transferable nisin-inducible expression cassettes for *Lactococcus*, *Leuconostoc*, and *Lactobacillus* spp. Applied and Environmental Microbiology, 63(11): 4581-4584.

Kline J N. 2000. Effects of CpG DNA on Th1/Th2 balance in asthma. Current Topics in Microbiology and Immunology, 247: 211-225.

Klinman D M, Yi A K, Beaucage S L, et al. 1996. CpG motifs present in bacteria DNA rapidly induce lymphocytes to secrete interleukin 6, interleukin 12, and interferon gamma. Proceedings of the National Academy of Sciences of the United States of America, 93(7): 2879-2883.

Knop E, Knop N. 2001. Lacrimal drainage-associated lymphoid tissue(LDALT): A part of the human mucosal immune system. Investigative Ophthalmology & Visual Science, 42(3): 566-574.

Knop N, Knop E. 2000. Conjunctiva-associated lymphoid tissue in the human eye. Investigative Ophthalmology & Visual Science, 41(6): 1270-1279.

Kobayashi G, Toida J, Akamatsu T, et al. 2000. Accumulation of an artificial cell wall-binding lipase by *Bacillus subtilis* wprA and/or sigD mutants. FEMS Microbiology Letters, 188(2): 165-169.

Kochi S K, Killeen K P, Ryan U S. 2003. Advances in the development of bacterial vector technology. Expert Review of Vaccines, 2(1): 31-43.

Kodama S, Hirano T, Noda K, et al. 2011. Nasal immunization with plasmid DNA encoding P6 protein and immunostimulatory complexes elicits nontypeable *Haemophilus influenzae*-specific long-term mucosal immune responses in the nasopharynx. Vaccine, 29(10): 1881-1890.

Koelsch K, Zheng N Y, Zhang Q, et al. 2007. Mature B cells class switched to IgD are autoreactive in healthy individuals. The Journal of Clinical Investigation, 117(6): 1558-1565.

Kojima Y, Xin K Q, Ooki T, et al. 2002. Adjuvant effect of multi-CpG motifs on an HIV-1 DNA vaccine. Vaccine, 20(23-24): 2857-2865.

Kong I G, Sato A, Yuki Y, et al. 2013.Nanogel-basedPspA intranasal vaccine prevents invasive disease and nasal colonization by *Streptococcus pneumoniae*. Infect Immun, 81(5):1625–1634.

Korsrud F R, Brandtzaeg P. 1980. Immune systems of human nasopharyngeal and palatine tonsils: histomorphometry of lymphoid components and quantification of immunoglobulin-producing cells in health and disease. Clinical and Experimental Immunology, 39(2): 361-370.

Kotton C N, Lankowski A J, Scott N, et al. 2006. Safety and immunogenicity of attenuated *Salmonella enterica* serovar Typhimurium delivering an HIV-1 Gag antigen via the *Salmonella* type Ⅲ secretion system. Vaccine, 24(37-39): 6216-6224.

Kovšca Janjatović A, Lacković G, Božić F, et al. 2009. Histomorphometric characteristics of immune cells in small intestine of pigs perorally immunized with vaccine candidate F18ac+ nonenterotoxigenic *E. coli* strain. Eur J Histochem, 53: 189-198.

Kozlowski P A, Cu-Uvin S, Neutra M R, et al. 1997. Comparison of the oral, rectal, and vaginal immunization routes for induction of antibodies in rectal and genital tract secretions of women. Infection and Immunity, 65(4): 1387-1394.

Kozlowski P A, Williams S B, Lynch R M, et al. 2002. Differential induction of mucosal and systemic antibody responses in women after nasal, rectal, or vaginal immunization: influence of the menstrual cycle. Journal of Immunology(Baltimore, Md. : 1950), 169(1): 566-574.

Kreutz M, Ackermann U, Hauschildt S, et al. 1997. A comparative analysis of cytokine production and tolerance induction by bacterial lipopeptides, lipopolysaccharides and *Staphyloccous aureus* in human monocytes. Immunology, 92(3): 396-401.

Krieg A M, Yi A K, Matson S, et al. 1995. CpG motifs in bacterial DNA trigger direct B-cell activation. Nature, 374(6522): 546-549.

Krieg A, Davis H. 2001. Enhancing vaccines with immune stimulatory CpG DNA. Current Opinion in Molecular Therapeutics, 3(1): 15-24.

Kubo-Murai M, Hazeki K, Sukenobu N, et al. 2007. Protein kinase Cdelta binds TIRAP/Mal to participate in TLR signaling. Molecular Immunology, 44(9): 2257-2264.

Kuhnle G, Heinze A, Schmitt J, et al. 1998. The class Ⅱ membrane glycoprotein G of bovine respiratory syncytial virus, expressed from a synthetic open reading frame, is incorporated into virions of recombinant bovine herpesvirus 1. Journal of Virology, 72(5): 3804-3811.

Kumar A, Zhang J, Yu F S X. 2006. Toll - like receptor 3 agonist poly(I: C) - induced antiviral response in human corneal epithelial cells. Immunology, 117(1): 11-21.

Kumar G B, Ganapathi T R, Bapat V A. 2007. Production of hepatitis B surface antigen in recombinant plant systems: an update. Biotechnology Progress, 23(3): 532-539.

Kunisawa J, McGhee J R, Kiyono H. 2007. Mucosal SIgA enhancement: development of safe and effective mucosal adjuvants and mucosal antigen delivery vehicles. *In*:Kaetzel C S. Mucosal Immune Defense: Immunoglobulin A.USA: Springer:345-389.

Kunisawa J, Okudaira A, Tsutusmi Y, et al. 2000. Characterization of mucoadhesive microspheres for the induction of mucosal and systemic immune responses. Vaccine, 19(4-5): 589-594.

Kunisawa J, Takahashi I, Okudaira A, et al. 2002. Lack of antigen-specific immune responses in anti-IL-7 receptor alpha chain antibody-treated Peyer's patch-null mice following intestinal immunization with microencapsulated antigen. European Journal of Immunology, 32(8): 2347-2355.

Kurokawa S, Nakamura R, Mejima M, et al. 2013. MucoRice-cholera toxin B-subunit, a rice-based oral cholera vaccine, down-regulates the expression of α-amylase/trypsin inhibitor-like protein family as major rice allergens. Journal of proteome research, 12(7): 3372-3382.

Kweon M N. 2011. Sublingual mucosa: A new vaccination route for systemic and mucosal immunity. Cytokine, 54(1): 1-5.

Lai S K, O'Hanlon D E, Harrold S, et al. 2007. Rapid transport of large polymeric nanoparticles in fresh undiluted human mucus. Proceedings of the National Academy of Sciences of the United States of America, 104(5): 1482-1487.

Lawson L B, Norton E B, Clements J D. 2011. Defending the mucosa: adjuvant and carrier formulations for mucosal immunity. Current Opinion in Immunology, 23(3): 414-420.

Lechmann M, Murata K, Satoi J, et al. 2001. Hepatitis C virus-like particles induce virus-specific humoral and cellular immune responses in mice. Hepatology, 34(2): 417-423.

Lee S F, Halperin S A, Salloum D F, et al. 2003. Mucosal immunization with a genetically engineered pertussis toxin S1 fragment-cholera toxin subunit B chimeric protein. Infection and Immunity, 71(4): 2272-2275.

Legge K L, Braciale T J. 2003. Accelerated migration of respiratory dendritic cells to the regional lymph nodes is limited to the early phase of pulmonary infection. Immunity, 18(2): 265-277.

Lehner T, Bergmeier L A, Panagiotidi C, et al. 1992. Induction of mucosal and systemic immunity to a recombinant simian immunodeficiency viral protein. Science, 258(5086): 1365-1369.

Lehner T. 2003. Innate and adaptive mucosal immunity in protection against HIV infection. Vaccine, 21 Suppl 2: S68-76.

Lemiale F, Kong W P, Akyurek L M, et al. 2003. Enhanced mucosal immunoglobulin A response of intranasal adenoviral vector human immunodeficiency virus vaccine and localization in the central nervous system. Journal of Virology, 77(18): 10078-10087.

Lencer W I, Constable C, Moe S, et al. 1995a. Targeting of cholera toxin and *Escherichia coli* heat labile toxin in polarized epithelia: role of COOH-terminal KDEL. The Journal of Cell Biology, 131(4): 951-962.

Lencer W I, Moe S, Rufo P A, et al. 1995b. Transcytosis of cholera toxin subunits across model human intestinal epithelia. Proceedings of the National Academy of Sciences of the United States of America, 92(22): 10094-10098.

Lesmeister M J, Bothwell M R, Misfeldt M L. 2006. Toll-like receptor expression in the human nasopharyngeal tonsil(adenoid)and palantine tonsils: a preliminary report. International Journal of Pediatric Otorhinolaryngology, 70(6): 987-992.

Letvin N L, King N W. 1990. Immunologic and pathologic manifestations of the infection of rhesus monkeys with simian immunodeficiency virus of macaques. Journal of Acquired Immune Deficiency Syndromes, 3(11): 1023-1040.

Letvin N L. 2005. Progress toward an HIV vaccine. Annual Review of Medicine, 56: 213-223.

Levine M M. 2003. Use of vaccines for the prevention of typhoid fever. 40(11): 1029-1034.

Lewis D J, Huo Z, Barnett S, et al. 2009. Transient facial nerve paralysis(Bell's palsy)following intranasal delivery of a genetically detoxified mutant of *Escherichia coli* heat labile toxin. PLoS One, 4(9): e6999.

Li Y, Li P, Wang X, et al. 2012. Co-administration of attenuated *Mycoplasma hyopneumoniae* 168 strain with bacterial DNA enhances the local and systemic immune response after intranasal vaccination in pigs. Vaccine, 30(12): 2153-2158.

Liang J, Fu J, Kang H, et al. 2013. Comparison of 3 kinds of Toll-like receptor ligands for inactivated avian H5N1 influenza virus intranasal immunization in chicken. Poultry Science, 92(10): 2651-2660.

Lillard J W Jr, Boyaka P N, Taub D D, et al. 2001. RANTES potentiates antigen-specific mucosal immune responses. Journal of Immunology, 166(1): 162-169.

Lin Y, Qigai H, Xiaolan Y, et al. 2005. The co-administrating of recombinant porcine IL-2 could enhance protective immune responses to PRV inactivated vaccine in pigs. Vaccine, 23(35): 4436-4441.

Linhares A C, Ruiz-Palacios G M, Guerrero M L, et al. 2006. A short report on highlights of world-wide development of RIX4414: a Latin American experience. Vaccine, 24(18): 3784-3785.

Liu D Q, Ge J W, Qiao X Y, et al. 2012. High-level mucosal and systemic immune responses induced by oral administration with *Lactobacillus*-expressed porcine epidemic diarrhea virus(PEDV)S1 region combined with *Lactobacillus*-expressed N protein. Applied Microbiology and Biotechnology, 93(6): 2437-2446.

Liu Y, Hamrah P, Zhang Q, et al. 2002. Draining lymph nodes of corneal transplant hosts exhibit evidence for donor major histocompatibility complex(MHC)class Ⅱ-positive dendritic cells derived from MHC class Ⅱ-negative grafts. The Journal of Experimental Medicine, 195(2): 259-268.

Livingston J B, Lu S, Robinson H, et al. 1998. Immunization of the female genital tract with a DNA-based vaccine. Infection and Immunity, 66(1): 322-329.

Lombry C, Marteleur A, Arras M, et al. 2004. Local and systemic immune responses to intratracheal instillation of antigen and DNA vaccines in mice. Pharmaceutical Research, 21(1): 127-135.

Lowell G H, Kaminski R W, VanCott T C, et al. 1997. Proteosomes, emulsomes, and cholera toxin B improve nasal immunogenicity of human immunodeficiency virus gp160 in mice: induction of serum, intestinal, vaginal, and lung IgA and IgG. The Journal of Infectious Diseases, 175(2): 292-301.

Lu L, Palaniyandi S, Zeng R, et al. 2011. A neonatal Fc receptor-targeted mucosal vaccine strategy effectively induces HIV-1 antigen-specific immunity to genital infection. Journal of Virology, 85(20): 10542-10553.

Lu Y J, Yadav P, Clements J D, et al. 2010. Options for inactivation, adjuvant, and route of topical administration of a killed, unencapsulated pneumococcal whole-cell vaccine. Clinical and Vaccine Immunology: CVI, 17(6): 1005-1012.

Lugade A A, Kalathil S, Heald J L, et al. 2010. Transgenic plant-based oral vaccines. Immunological Investigations, 39(4-5): 468-482.

Lycke N, Karlsson U, Sjölander A, et al. 1991. The adjuvant action of cholera toxin is associated with an increased intestinal permeability for luminal antigens. Scandinavian Journal of Immunology, 33(6): 691-698.

Lycke N, Tsuji T, Holmgren J. 1992. The adjuvant effect of *Vibrio cholerae* and *Escherichia coli* heat-labile enterotoxins is linked to their ADP-ribosyltransferase activity. European Journal of Immunology, 22(9): 2277-2281.

Lycke N. 1997. The mechanism of cholera toxin adjuvanticity. Research in immunology, 148(8-9): 504-520.

Ma J K, Chikwamba R, Sparrow P, et al. 2005. Plant-derived pharmaceuticals-the road forward. Trends in Plant Science, 10(12): 580-585.

Maassen C B, van Holten-Neelen C, Balk F, et al. 2000. Strain-dependent induction of cytokine profiles in the gut by orally administered *Lactobacillus* strains. Vaccine, 18(23): 2613-2623.

Madsen L W, Svensmark B, Elvestad K, et al. 2002. *Streptococcus suis* serotype 2 infection in pigs: new diagnostic and pathogenetic aspects. Journal of Comparative Pathology, 126(1): 57-65.

Mahmood K, Bright R A, Mytle N, et al. 2008. H5N1 VLP vaccine induced protection in ferrets against lethal challenge with highly pathogenic H5N1 influenza viruses. Vaccine, 26(42): 5393-5399.

Manohar M, Baumann D O, Bos N A, et al. 2001. Gut colonization of mice with actA-negative mutant of *Listeria monocytogenes* can stimulate a humoral mucosal immune response. Infection and Immunity, 69(6): 3542-3549.

Mansikka A, Sandberg M, Veromaa T, et al. 1989. B cell maturation in the chicken Harderian gland. The Journal of Immunology, 142(6): 1826-1833.

Marillonnet S, Giritch A, Gils M, et al. 2004. In planta engineering of viral RNA replicons: efficient assembly by recombination of DNA modules delivered by *Agrobacterium*. Proceedings of the National Academy of Sciences of the United States of America, 101(18): 6852-6857.

Mariotti S, Teloni R, von Hunolstein C, et al. 2002. Immunogenicity of anti-*Haemophilus* influenzae type b CRM197 conjugate following mucosal vaccination with oligodeoxynucleotide containing immunostimulatory sequences as adjuvant. Vaccine, 20(17-18): 2229-2239.

Martin M, Sharpe A, Clements J D, et al. 2002. Role of B7 costimulatory molecules in the adjuvant activity of the heat-labile enterotoxin of *Escherichia coli*. Journal of Immunology, 169(4): 1744-1752.

Maslak D M, Reynolds D L. 1995. B cells and T-lymphocyte subsets of the head-associated lymphoid tissues of the chicken. Avian Diseases, 39(4): 736-742.

Mason H S, Ball J M, Shi J J, et al. 1996. Expression of Norwalk virus capsid protein in transgenic tobacco and potato and its oral immunogenicity in mice. Proceedings of the National Academy of Sciences of the United States of America, 93(11): 5335-5340.

Mattarollo S R, Yong M, Tan L, et al. 2010. Secretion of IFN-γ but not IL-17 by CD1d-restricted NKT cells enhances rejection of skin grafts expressing epithelial cell-derived antigen. The Journal of Immunology, 184(10): 5663-5669.

Mauriello E M, Duc le H, Isticato R, et al. 2004. Display of heterologous antigens on the *Bacillus subtilis* spore coat using CotC as a fusion partner. Vaccine, 22(9-10): 1177-1187.

McBean A M, Thoms M L, Johnson R H, et al. 1984. A comparison of the serologic responses to oral and injectable trivalent poliovirus vaccines. Reviews of Infectious Diseases, 6 Suppl 2: S552-555.

McBurney S P, Ross T M. 2007. Developing broadly reactive HIV-1/AIDS vaccines: a review of polyvalent and centralized HIV-1 vaccines. Current Pharmaceutical Design, 13(19): 1957-1964.

McBurney S P, Ross T M. 2009. Human immunodeficiency virus-like particles with consensus envelopes elicited broader cell-mediated peripheral and mucosal immune responses than polyvalent and monovalent Env vaccines. Vaccine, 27(32): 4337-4349.

McCluskie M J, Davis H L. 1998. Cutting edge: CpG DNA is a potent enhancer of systemic and mucosal immune responses against hepatitis B surface antigen with intranasal administration to mice. The Journal of Immunology, 161(9): 4463-4466.

McCluskie M J, Weeratna R D, Krieg A M, et al. 2000. CpG DNA is an effective oral adjuvant to protein antigens in mice. Vaccine, 19(7): 950-957.

McDermott A M. 2013. Antimicrobial compounds in tears. Experimental Eye Research, 117: 53-61.

McGee D W, Elson C O, McGhee J R. 1993. Enhancing effect of cholera toxin on interleukin-6 secretion by IEC-6 intestinal epithelial cells: mode of action and augmenting effect of inflammatory cytokines. Infection and Immunity, 61(11): 4637-4644.

McGhee J R, Kiyono H. 1992. Mucosal immunity to vaccines: current concepts for vaccine development and immune response analysis. Advances in Experimental Medicine and Biology, 327: 3-12.

McGowen A L, Hale L P, Shelburne C P, et al. 2009. The mast cell activator compound 48/80 is safe and effective when used as an adjuvant for intradermal immunization with *Bacillus anthracis* protective antigen. Vaccine, 27(27): 3544-3552.

McKenney P T, Driks A, Eichenberger P. 2013. The Bacillus subtilis endospore: assembly and functions of the multilayered coat. Nature Reviews Microbiology, 11(1): 33-44.

Meitin C A, Bender B S, Small P A Jr. 1994. Enteric immunization of mice against influenza with recombinant vaccinia. Proceedings of the National Academy of Sciences of the United States of America, 91(23): 11187-11191.

Melchers F, Braun V, Galanos C. 1975. The lipoprotein of the outer membrane of *Escherichia coli*: a B-lymphocyte mitogen. The Journal of Experimental Medicine, 142(2): 473-482.

Menzel M, Muellinger B, Weber N, et al. 2005. Inhalative vaccination with pneumococcal polysaccharide in healthy volunteers. Vaccine, 23(43): 5113-5119.

Mercenier A, Pavan S, Pot B. 2003. Probiotics as biotherapeutic agents: present knowledge and future prospects. Current Pharmaceutical Design, 9(2): 175-191.

Merluzzi S, Frossi B, Gri G, et al. 2010. Mast cells enhance proliferation of B lymphocytes and drive their differentiation toward IgA-secreting plasma cells. Blood, 115(14): 2810-2817.

Mestecky J, Nguyen H, Czerkinsky C, et al. 2008. Oral immunization: an update. Current Opinion in Gastroenterology, 24(6): 713-719.

Metzger D W. 2010. Interleukin-12 as an adjuvant for induction of protective antibody responses. Cytokine, 52(1): 102-107.

Metzger J, Jung G, Bessler W G, et al. 1991. Lipopeptides containing 2-(palmitoylamino)-6, 7-bis (palmitoyloxy)heptanoic acid: synthesis, stereospecific stimulation of B-lymphocytes and macrophages, and adjuvanticity *in vivo* and *in vitro*. Journal of Medicinal Chemistry, 34(7): 1969-1974.

Meyer P, Menzel M, Muellinger B, et al. 2006. Inhalative vaccination with pneumococcal polysaccharide in patients with chronic obstructive pulmonary disease. Vaccine, 24(31-32): 5832-5838.

Mielcarek N, Riveau G, Remoue F, et al. 1998. Homologous and heterologous protection after single intranasal administration of live attenuated recombinant *Bordetella pertussis*. Nature Biotechnology, 16(5): 454-457.

Mikszta J A, Sullivan V J, Dean C, et al. 2005. Protective immunization against inhalational anthrax: a comparison of minimally invasive delivery platforms. The Journal of Infectious Diseases, 191(2): 278-288.

Mittenbuhler K, Esche U V D, Heinevetter L, et al. 2003. Lipopeptides: adjuvanticity in conventional and genetic immunization. FEMS Immunology and Medical Microbiology, 37(2-3): 193-200.

Mittenbühler K, Baier W, Esche U, et al. 1997. Lipopeptides are efficient novel immunogens and adjuvants in parenteral and oral immunization. Current Topic in Peptide Protein Research, 2: 125-135.

Miyake A, Akagi T, Enose Y, et al. 2004. Induction of HIV-specific antibody response and protection against vaginal SHIV transmission by intranasal immunization with inactivated SHIV-capturing nanospheres in macaques. Journal of Medical Virology, 73(3): 368-377.

Moingeon P, Batard T, Fadel R, et al. 2006. Immune mechanisms of allergen-specific sublingual immunotherapy. Allergy, 61(2): 151-165.

Moldoveanu Z, Love-Homan L, Huang W Q, et al. 1998. CpG DNA, a novel immune enhancer for systemic and mucosal immunization with influenza virus. Vaccine, 16(11-12): 1216-1224.

Monie A, Hung C F, Roden R, et al. 2008. Cervarix: a vaccine for the prevention of HPV 16, 18-associated cervical cancer. Biologics: Targets & Therapy, 2(1): 97-105.

Montefiori D C, Safrit J T, Lydy S L, et al. 2001. Induction of neutralizing antibodies and gag-specific cellular immune responses to an R5 primary isolate of human immunodeficiency virus type 1 in rhesus macaques. Journal of Virology, 75(13): 5879-5890.

Morein B, Sundquist B, Hoglund S, et al. 1984. Iscom, a novel structure for antigenic presentation of membrane proteins from enveloped viruses. Nature, 308(5958): 457-460.

Morgan R W, Gelb J Jr, Pope C R, et al. 1993. Efficacy in chickens of a herpesvirus of turkeys recombinant vaccine containing the fusion gene of Newcastle disease virus: onset of protection and effect of maternal antibodies. Avian Diseases, 37(4): 1032-1040.

Morin M J, Warner A, Fields B N. 1994. A pathway for entry of reoviruses into the host through M cells of the respiratory tract. The Journal of Experimental Medicine, 180(4): 1523-1527.

Mowat A M, Donachie A M. 1991. ISCOMS-a novel strategy for mucosal immunization? Immunol Today, 12(11): 383-385.

Mowat A M, Donachie A M, Jagewall S, et al. 2001. CTA1-DD-immune stimulating complexes: a novel, rationally designed combined mucosal vaccine adjuvant effective with nanogram doses of antigen. Journal of Immunology, 167(6): 3398-3405.

Moyle P, McGeary R, Blanchfield J, et al. 2004. Mucosal immunisation: adjuvants and delivery systems. Current Drug Delivery, 1(4): 385-396.

Muhlradt P F, Kiess M, Meyer H, et al. 1997. Isolation, structure elucidation, and synthesis of a macrophage stimulatory lipopeptide from *Mycoplasma fermentans* acting at picomolar concentration. The Journal of Experimental Medicine, 185(11): 1951-1958.

Murata K, Lechmann M, Qiao M, et al. 2003. Immunization with hepatitis C virus-like particles protects mice from recombinant hepatitis C virus-vaccinia infection. Proceedings of the National Academy of Sciences of the United States of America, 100(11): 6753-6758.

Murphy T V, Gargiullo P M, Massoudi M S, et al. 2001. Intussusception among infants given an oral rotavirus vaccine. New England Journal of Medicine, 344(8): 564-572.

Murphy T V, Smith P J, Gargiullo P M, et al. 2003. The first rotavirus vaccine and intussusception: epidemiological studies and policy decisions. Journal of Infectious Diseases, 187(8): 1309-1313.

Mutsch M, Zhou W, Rhodes P, et al. 2004. Use of the inactivated intranasal influenza vaccine and the risk of Bell's palsy in Switzerland. The New England Journal of Medicine, 350(9): 896-903.

Nagai T, Shimizu Y, Shirahata T, et al. 2010. Oral adjuvant activity for nasal influenza vaccines caused by combination of two trihydroxy fatty acid stereoisomers from the tuber of *Pinellia ternata*. International Immunopharmacology, 10(6): 655-661.

Nagatake T, Fukuyama S, Kim D Y, et al. 2009. Id2-, ROR gamma t-, and LT beta R-independent initiation of lymphoid organogenesis in ocular immunity. Journal of Experimental Medicine, 206(11): 2351-2364.

Nakamura Y, Sotozono C, Kinoshita S. 1998. Inflammatory cytokines in normal human tears. Current Eye Research, 17(6): 673-676.

Nardelli-Haefliger D, Lurati F, Wirthner D, et al. 2005. Immune responses induced by lower airway mucosal immunisation with a human papillomavirus type 16 virus-like particle vaccine. Vaccine, 23(28): 3634-3641.

Nardelli-Haefliger D, Wirthner D, Schiller J T, et al. 2003. Specific antibody levels at the cervix during the menstrual cycle of women vaccinated with human papillomavirus 16 virus-like particles. Journal of the National Cancer Institute, 95(15): 1128-1137.

Nardin E H, Calvo-Calle J M, Oliveira G A, et al. 2001. A totally synthetic polyoxime malaria vaccine containing *Plasmodium falciparum* B cell and universal T cell epitopes elicits immune responses in volunteers of diverse HLA types. Journal of Immunology(Baltimore, Md. : 1950), 166(1): 481-489.

Neal M D, Leaphart C, Levy R, et al. 2006. Enterocyte TLR4 mediates phagocytosis and translocation of bacteria across the intestinal barrier. Journal of Immunology, 176(5): 3070-3079.

Neimert-Andersson T, Hallgren A C, Andersson M, et al. 2011. Improved immune responses in mice using the novel chitosan adjuvant ViscoGel, with a *Haemophilus influenzae* type b glycoconjugate vaccine. Vaccine, 29(48): 8965-8973.

Nesburn A B, Slanina S, Burke R L, et al. 1998. Local periocular vaccination protects against eye disease more effectively than systemic vaccination following primary ocular herpes simplex virus infection in rabbits. Journal of Virology, 72(10): 7715-7721.

Neutra M R, Mantis N J, Kraehenbuhl J P. 2001. Collaboration of epithelial cells with organized mucosal lymphoid tissues. Nature Immunology, 2(11): 1004-1009.

Newman S P, Pitcairn G R, Dalby R N. 2004. Drug delivery to the nasal cavity: in vitro and in vivo assessment. Crit Rev Ther Drug Carrier Syst, 21: 21-66.

Nguyen D T, de Witte L, Ludlow M, et al. 2010. The synthetic bacterial lipopeptide Pam3CSK4 modulates respiratory syncytial virus infection independent of TLR activation. PLoS Pathogens, 6(8): e1001049.

Nguyen D T, Ludlow M, van Amerongen G, et al. 2012. Evaluation of synthetic infection-enhancing lipopeptides as adjuvants for a live-attenuated canine distemper virus vaccine administered intra-nasally to ferrets. Vaccine, 30(34): 5073-5080.

Niikura M, Takamura S, Kim G, et al. 2002. Chimeric recombinant hepatitis E virus-like particles as an oral vaccine vehicle presenting foreign epitopes. Virology, 293(2): 273-280.

Ning J F, Zhu W, Xu J P, et al. 2009. Oral delivery of DNA vaccine encoding VP28 against white spot syndrome virus in crayfish by attenuated *Salmonella typhimurium*. Vaccine, 27(7): 1127-1135.

Noad R, Roy P. 2003. Virus-like particles as immunogens. Trends in Microbiology, 11(9): 438-444.

Nochi T, Takagi H, Yuki Y, et al. 2007. Rice-based mucosal vaccine as a global strategy for cold-chain-and needle-free vaccination. Proceedings of the National Academy of Sciences of the United States of America, 104(26): 10986-10991.

Nochi T, Yuki Y, Katakai Y, et al. 2009. A rice-based oral cholera vaccine induces macaque-specific systemic neutralizing antibodies but does not influence pre-existing intestinal immunity. Journal of Immunology, 183(10): 6538-6544.

Nochi T, Yuki Y, Takahashi H, et al.2010. Nanogelantigenic protein-delivery system for adjuvant-free intranasal vaccines. NatMater, 9(7):572-578.

Norton E B, Lawson L B, Freytag L C, et al. 2011. Characterization of a mutant *Escherichia coli* heat-labile toxin, LT(R192G/L211A), as a safe and effective oral adjuvant. Clinical and Vaccine Immunology: CVI, 18(4): 546-551.

Novotny R, Scheberl A, Giry-Laterriere M, et al. 2005. Gene cloning, functional expression and secretion of the S-layer protein SgsE from *Geobacillus stearothermophilus* NRS 2004/3a in *Lactococcus lactis*. FEMS Microbiology Letters, 242(1): 27-35.

Ogawa Y, Kawamura T, Kimura T, et al. 2009. Gram-positive bacteria enhance HIV-1 susceptibility in Langerhans cells, but not in dendritic cells, via Toll-like receptor activation. Blood, 113(21): 5157-5166.

O'Hagan D T, Singh M, Ulmer J B. 2006. Microparticle-based technologies for vaccines. Methods, 40(1): 10-19.

Oien N L, Brideau R J, Walsh E E, et al. 1994. Induction of local and systemic immunity against human respiratory syncytial virus using a chimeric FG glycoprotein and cholera toxin B subunit. Vaccine, 12(8): 731-735.

Okada K, Yamasoba T, Kiyono H. 2011. Craniofacial mucosal immune system: importance of its unique organogenesis and function in the development of a mucosal vaccine. Advances in oto-Rhino-Laryngology, 72: 31-36.

Olaguibel J M, Alvarez Puebla M J. 2005. Efficacy of sublingual allergen vaccination for respiratory allergy in children. Conclusions from one meta-analysis. J Investig Allergol Clin Immunol, 15(1): 9-16.

Oliveira M L, Areas A P, Campos I B, et al. 2006. Induction of systemic and mucosal immune response and decrease in *Streptococcus pneumoniae* colonization by nasal inoculation of mice with recombinant lactic acid bacteria expressing pneumococcal surface antigen A. Microbes and Infection / Institut Pasteur, 8(4): 1016-1024.

Oliveira M L, Monedero V, Miyaji E N, et al. 2003. Expression of *Streptococcus pneumoniae* antigens, PsaA(pneumococcal surface antigen A)and PspA(pneumococcal surface protein A)by *Lactobacillus casei*. FEMS Microbiology Letters, 227(1): 25-31.

Olsson L, Parment P A. 2006. Present and future cholera vaccines. Expert Review of Vaccines, 5(6): 751-752.

Ouwehand A C, Salminen S, Isolauri E. 2002. Probiotics: an overview of beneficial effects. Antonie Van Leeuwenhoek, 82(1-4): 279-289.

Pabst R. 1990. Compartmentalization and kinetics of lymphoid cells in the lung. Reg Immunol, 3: 62-71.

Paccez J D, Luiz W B, Sbrogio-Almeida M E, et al. 2006. Stable episomal expression system under control of a stress inducible promoter enhances the immunogenicity of *Bacillus subtilis* as a vector for antigen delivery. Vaccine, 24(15): 2935-2943.

Pal S, Luke C J, Barbour A G, et al. 2003. Immunization with the *Chlamydia trachomatis* major outer membrane protein, using the outer surface protein A of *Borrelia burgdorferi* as an adjuvant, can induce protection against a chlamydial genital challenge. Vaccine, 21(13-14): 1455-1465.

Pan Z K, Ikonomidis G, Lazenby A, et al. 1995. A recombinant Listeria monocytogenes vaccine expressing a model tumor antigen protects mice against lethal tumor challenge and causes regression of established tumors. Nat Med, 1: 471-477.

Pantaleo G, Graziosi C, Butini L, et al. 1991. Lymphoid organs function as major reservoirs for human immunodeficiency virus. Proceedings of the National Academy of Sciences of the United States of America, 88(21): 9838-9842.

Panthel K, Jechlinger W, Matis A, et al. 2003. Generation of *Helicobacter pylori* ghosts by PhiX protein E-mediated inactivation and their evaluation as vaccine candidates. Infection and Immunity, 71(1): 109-116.

Paoletti E. 1996. Applications of pox virus vectors to vaccination: an update. Proceedings of the National Academy of Sciences of the United States of America, 93(21): 11349-11353.

Partidos C D, Vohra P, Jones D H, et al. 1999. Induction of cytotoxic T-cell responses following oral immunization with synthetic peptides encapsulated in PLG microparticles. Journal of Controlled Release: Official Journal of the Controlled Release Society, 62(3): 325-332.

Pasetti M F, Simon J K, Sztein M B, et al. 2011. Immunology of gut mucosal vaccines. Immunologic Research, 239(1): 125-148.

Pashine A, Valiante N M, Ulmer J B. 2005. Targeting the innate immune response with improved vaccine adjuvants. Nature Medicine, 11(4 Suppl): S63-68.

Peeters B, Bienkowska-Szewczyk K, Hulst M, et al. 1997. Biologically safe, non-transmissible pseudorabies virus vector vaccine protects pigs against both Aujeszky's disease and classical swine fever. The Journal of General Virology, 78(Pt 12): 3311-3315.

Peppard J V, Montgomery P C. 1987. Studies on the origin and composition of IgA in rat tears. Immunology, 62(2): 193-198.

Perry M E. 1994. The specialised structure of crypt epithelium in the human palatine tonsil and its functional significance. Journal of Anatomy, 185(Pt 1): 111-127.

Perry M, Whyte A. 1998. Immunology of the tonsils. Immunol Today, 19(9): 414-421.

Piehler J, Thomas C, Garcia K C, et al. 2012. Structural and dynamic determinants of type I interferon receptor assembly and their functional interpretation. Immunological Reviews, 250: 317-334.

Pilgrim S, Kolb-Maurer A, Gentschev I, et al. 2003. Deletion of the gene encoding p60 in *Listeria monocytogenes* leads to abnormal cell division and loss of actin-based motility. Infection and Immunity, 71(6): 3473-3484.

Pizza M, Giuliani M M, Fontana M R, et al. 2001. Mucosal vaccines: non toxic derivatives of LT and CT as mucosal adjuvants. Vaccine, 19(17-19): 2534-2541.

Plotkin S A. 2009. Vaccines: the fourth century. Clinical and Vaccine Immunology: CVI, 16(12): 1709-1719.

Porgador A, Staats H F, Itoh Y, et al. 1998. Intranasal immunization with cytotoxic T-lymphocyte epitope peptide and mucosal adjuvant cholera toxin: selective augmentation of peptide-presenting dendritic cells in nasal mucosa-associated lymphoid tissue. Infection and Immunity, 66(12): 5876-5881.

Pouwels P H, Leer R J, Shaw M, et al. 1998. Lactic acid bacteria as antigen delivery vehicles for oral immunization purposes. International Journal of Food Microbiology, 41(2): 155-167.

Powell J R, Aitken I D, Survashe B D. 1979. The response of the Harderian gland of the fowl to antigen given by the ocular route. Ⅱ. Antibody production. Avian Pathology: Journal of the W.V.P.A, 8(4): 363-373.

Premier R R, Jacobs H J, Lofthouse S A, et al. 2004. Antibody isotype profiles in serum and circulating antibody-secreting cells following mucosal and peripheral immunisations of sheep. Veterinary Immunology and Immunopathology, 98(1-2): 77-84.

Pringels E, Callens C, Vervaet C, et al. 2006. Influence of deposition and spray pattern of nasal powders on insulin bioavailability. International Journal of Pharmaceutics, 310(1-2): 1-7.

Quan F S, Huang C, Compans R W, et al. 2007. Virus-like particle vaccine induces protective immunity against homologous and heterologous strains of influenza virus. Journal of Virology, 81(7): 3514-3524.

Quiding M, Nordstrom I, Kilander A, et al. 1991. Intestinal immune responses in humans. Oral cholera vaccination induces strong intestinal antibody responses and interferon-gamma production and evokes local immunological memory. The Journal of Clinical Investigation, 88(1): 143-148.

Raghavan S, Ostberg A K, Flach C F, et al. 2010. Sublingual immunization protects against Helicobacter pylori infection and induces T and B cell responses in the stomach. Infection and Immunity, 78(10): 4251-4260.

Raha A R, Varma N R, Yusoff K, et al. 2005. Cell surface display system for *Lactococcus lactis*: a novel development for oral vaccine. Applied Microbiology and Biotechnology, 68(1): 75-81.

Ramamurthi K S, Lecuyer S, Stone H A, et al. 2009. Geometric cue for protein localization in a bacterium.

Science, 323(5919): 1354-1357.

Ramasamy A, Harrisson S, Lasrado I, et al. 2009. A review of casualties during the Iraqi insurgency 2006-a British field hospital experience. Injury, 40(5): 493-497.

Ramirez K, Ditamo Y, Rodriguez L, et al. 2010. Neonatal mucosal immunization with a non-living, non-genetically modified *Lactococcus lactis* vaccine carrier induces systemic and local Th1-type immunity and protects against lethal bacterial infection. Mucosal Immunology, 3(2): 159-171.

Ramya R, Verma P C, Chaturvedi V K, et al. 2009. Poly(lactide-co-glycolide)microspheres: a potent oral delivery system to elicit systemic immune response against inactivated rabies virus. Vaccine, 27(15): 2138-2143.

Rask C, Fredriksson M, Lindblad M, et al. 2000. Mucosal and systemic antibody responses after peroral or intranasal immunization: effects of conjugation to enterotoxin B subunits and/or of co-administration with free toxin as adjuvant. APMIS: Acta Pathologica, Microbiologica, et Immunologica Scandinavica, 108(3): 178-186.

Rau H, Revets H, Cornelis P, et al. 2006. Efficacy and functionality of lipoprotein OprI from *Pseudomonas aeruginosa* as adjuvant for a subunit vaccine against classical swine fever. Vaccine, 24(22): 4757-4768.

Rauw F, Gardin Y, Palya V, et al. 2010a. The positive adjuvant effect of chitosan on antigen-specific cell-mediated immunity after chickens vaccination with live Newcastle disease vaccine. Veterinary Immunology and Immunopathology, 134(3-4): 249-258.

Rauw F, Gardin Y, Palya V, et al. 2010b. Improved vaccination against Newcastle disease by an in ovo recombinant HVT-ND combined with an adjuvanted live vaccine at day-old. Vaccine, 28(3): 823-833.

Rawool D B, Bitsaktsis C, Li Y, et al. 2008. Utilization of Fc receptors as a mucosal vaccine strategy against an intracellular bacterium, *Francisella tularensis*. The Journal of Immunology, 180(8): 5548-5557.

Read R C, Naylor S C, Potter C W, et al. 2005. Effective nasal influenza vaccine delivery using chitosan. Vaccine, 23(35): 4367-4374.

Rebelatto M C, Siger L, Hogenesch H. 2001. Kinetics and type of immune response following intranasal and subcutaneous immunisation of calves. Research in Veterinary Science, 71(1): 9-15.

Rees D G C, Gates A J, Green M, et al. 2005. CpG-DNA protects against a lethal orthopoxvirus infection in a murine model. Antiviral Research, 65(2): 87-95.

Reimann K A, Li J T, Veazey R, et al. 1996. A chimeric simian/human immunodeficiency virus expressing a primary patient human immunodeficiency virus type 1 isolate env causes an AIDS-like disease after in vivo passage in rhesus monkeys. Journal of Virology, 70(10): 6922-6928.

Ren Y P, Wang X Y, Yan Q G, et al. 2012. Immunogenicity of recombinant attenuated *Salmonella choleraesuis* C500 strain co-expressing M and N protein of porcine epidemic diarrhea virus(PEDV). Journal of Animal and Veterinary Advances, 11(17): 3234-3240.

Renoux G. 1980. The general immunopharmacology of levamisole. Drugs, 20(2): 89-99.

Rescigno M, Urbano M, Valzasina B, et al. 2001. Dendritic cells express tight junction proteins and penetrate gut epithelial monolayers to sample bacteria. Nature Immunology, 2(4): 361-367.

Revaz V, Zurbriggen R, Moser C, et al. 2007. Humoral and cellular immune responses to airway immunization of mice with human papillomavirus type 16 virus-like particles and mucosal adjuvants. Antiviral Research, 76(1): 75-85.

Reveneau N, Geoffroy M C, Locht C, et al. 2002. Comparison of the immune responses induced by local immunizations with recombinant *Lactobacillus plantarum* producing tetanus toxin fragment C in different cellular locations. Vaccine, 20(13-14): 1769-1777.

Reynolds J D, Kennedy L, Peppard J, et al. 1991. Ileal Peyer's patch emigrants are predominantly B cells and travel to all lymphoid tissues in sheep. European Journal of Immunology, 21(2): 283-289.

Reynolds J. 1997. The genesis, tutelage and exodus of B cells in the ileal Peyer's patch of sheep. International Reviews of Immunology, 15(3-4): 265-299.

Reynolds J D. 1986. Evidence of extensive lymphocyte death in sheep Peyer's patches. I. A comparison of lymphocyte production and export. Journal of Immunology, 136(6): 2005-2010.

Rharbaoui F, Drabner B, Borsutzky S, et al. 2002. The Mycoplasma - derived lipopeptide MALP - 2 is a potent mucosal adjuvant. European Journal of Immunology, 32(10): 2857-2865.

Rhee E G, Mendez S, Shah J A, et al. 2002. Vaccination with heat-killed leishmania antigen or recombinant leishmanial protein and CpG oligodeoxynucleotides induces long-term memory CD4+ and CD8+ T cell responses and protection against leishmania major infection. The Journal of Experimental Medicine, 195(12): 1565-1573.

Rhee K J, Sethupathi P, Driks A, et al. 2004. Role of commensal bacteria in development of gut-associated lymphoid tissues and preimmune antibody repertoire. Journal of Immunology, 172(2): 1118-1124.

Ridley Lathers D M, Gill R F, Montgomery P C. 1998. Inductive pathways leading to rat tear IgA antibody responses. Investigative Ophthalmology & Visual Science, 39(6): 1005-1011.

Rigano M M, Manna C, Giulini A, et al. 2009. Plants as biofactories for the production of subunit vaccines against bio-security-related bacteria and viruses. Vaccine, 27(25): 3463-3466.

Rimmelzwaan G F, Baars M, van Beek R, et al. 1997. Induction of protective immunity against influenza virus in a macaque model: comparison of conventional and iscom vaccines. The Journal of General Virology, 78(Pt 4): 757-765.

Roberts M, Bacon A, Rappuoli R, et al. 1995. A mutant pertussis toxin molecule that lacks ADP-ribosyltransferase activity, PT-9K/129G, is an effective mucosal adjuvant for intranasally delivered proteins. Infection and Immunity, 63(6): 2100-2108.

Robinson H L. 2007. HIV/AIDS vaccines: 2007. Clinical Pharmacology and Therapeutics, 82(6): 686-693.

Rompato G, Ling E, Chen Z, et al. 2006. Positive inductive effect of IL-2 on virus-specific cellular responses elicited by a PRRSV-ORF7 DNA vaccine in swine. Veterinary Immunology and Immunopathology, 109(1-2): 151-160.

Rose N F, Marx P A, Luckay A, et al. 2001. An effective AIDS vaccine based on live attenuated vesicular stomatitis virus recombinants. Cell, 106(5): 539-549.

Roth Y, Chapnik J S, Cole P. 2003. Feasibility of aerosol vaccination in humans. The Annals of Otology, Rhinology, and Laryngology, 112(3): 264-270.

Rothkötter H J, Hriesik C, Barman N N, et al. 1999a. B and also T lymphocytes migrate via gut lymph to all lymphoid organs and the gut wall, but only IgA+ cells accumulate in the lamina propria of the intestinal mucosa. European Journal of Immunology, 29(1): 327-333.

Rothkötter H J, Hriesik C, Pabst R. 1995. More newly formed T than B lymphocytes leave the intestinal mucosa via lymphatics. European Journal of Immunology, 25(3): 866-869.

Rothkötter H J, Huber T, Barman N N, et al. 1993. Lymphoid cells in afferent and efferent intestinal lymph: lymphocyte subpopulations and cell migration. Clinical and Experimental Immunology, 92(2): 317-322.

Rothkötter H J, Pabst R, Bailey M. 1999c. Lymphocyte migration in the intestinal mucosa: entry, transit and emigration of lymphoid cells and the influence of antigen. Veterinary Immunology and Immunopathology, 72(1-2): 157-165.

Rothkötter H J, Ulbrich H, Pabst R. 1991. The postnatal development of gut lamina propria lymphocytes: number, proliferation, and T and B cell subsets in conventional and germ-free pigs. Pediatric Research, 29(3): 237-242.

Rothkötter H J, Zimmermann H J, Pabst R. 1990. Size of jejunal Peyer's patches and migration of lymphocyte subsets in pigs after resection or transposition of the continuous ileal Peyer's patch. Scandinavian Journal of Immunology, 31(2): 191-197.

Rothkötter H, Mollhoff S, Pabst R. 1999b. The influence of age and breeding conditions on the number and proliferation of intraepithelial lymphocytes in pigs. Scandinavian Journal of Immunology, 50(1): 31-38.

Roth-Walter F, Bohle B, Scholl I, et al. 2005. Targeting antigens to murine and human M-cells with Aleuria aurantia lectin-functionalized microparticles. Immunology Letters, 100(2): 182-188.

Roy K, Mao H Q, Huang S K, et al. 1999. Oral gene delivery with chitosan-DNA nanoparticles generates immunologic protection in a murine model of peanut allergy. Nature Medicine, 5(4): 387-391.

Ruan X, Zhang W. 2013. Oral immunization of a live attenuated *Escherichia coli* strain expressing a holotoxin-structured adhesin-toxoid fusion(1FaeG-FedF-LTA(2):5LTB)protected young pigs against enterotoxigenic *E. coli*(ETEC)infection. Vaccine, 31(11): 1458-1463.

Rudin A, Johansson E L, Bergquist C, et al. 1998. Differential kinetics and distribution of antibodies in serum and nasal and vaginal secretions after nasal and oral vaccination of humans. Infection and Immunity, 66(7): 3390-3396.

Rudraraju R, Surman S, Jones B, et al. 2011. Phenotypes and functions of persistent Sendai virus-induced antibody forming cells and CD8+ T cells in diffuse nasal-associated lymphoid tissue typify lymphocyte responses of the gut. Virology, 410(2): 429-436.

Ruprecht R M. 1999. Live attenuated AIDS viruses as vaccines: promise or peril? Immunologic Research, 170(1): 135-149.

Russell M W, Mestecky J. 2002. Humoral immune responses to microbial infections in the genital tract. Microbes and Infection / Institut Pasteur, 4(6): 667-677.

Russell M W. 2002. Immunization for protection of the reproductive tract: a review. American Journal of Reproductive Immunology, 47(5): 265-268.

Russell P H. 1993. Newcastle disease virus: virus replication in the harderian gland stimulates lacrimal IgA; the yolk sac provides early lacrimal IgG. Veterinary Immunology and Immunopathology, 37(2): 151-163.

Ryan E T, Crean T I, John M, et al. 1999. *In vivo* expression and immunoadjuvancy of a mutant of heat-labile enterotoxin of *Escherichia coli* in vaccine and vector strains of *Vibrio cholerae*. Infection and Immunity, 67(4): 1694-1701.

Ryan E T, Crean T I, Kochi S K, et al. 2000. Development of a DeltaglnA balanced lethal plasmid system for expression of heterologous antigens by attenuated vaccine vector strains of *Vibrio cholerae*. Infection and Immunity, 68(1): 221-226.

Saif L J. 1996. Mucosal immunity: an overview and studies of enteric and respiratory coronavirus infections in a swine model of enteric disease. Veterinary Immunology and Immunopathology, 54(1-4): 163-169.

Saint-Lu N, Tourdot S, Razafindratsita A, et al. 2009. Targeting the allergen to oral dendritic cells with mucoadhesive chitosan particles enhances tolerance induction. Allergy, 64(7): 1003-1013.

Saito H, Kanamori Y, Takemori T, et al. 1998. Generation of intestinal T cells from progenitors residing in gut cryptopatches. Science, 280(5361): 275-278.

Sakamoto K, Asanuma H, Nakamura T, et al. 2010. Immune response to intranasal and intraperitoneal immunization with Kaposi's sarcoma-associated herpesvirus in mice. Vaccine, 28(19): 3325-3332.

Sala F, Manuela Rigano M, Barbante A, et al. 2003. Vaccine antigen production in transgenic plants: strategies, gene constructs and perspectives. Vaccine, 21(7-8): 803-808.

Salman H H, Irache J M, Gamazo C. 2009. Immunoadjuvant capacity of flagellin and mannosamine-coated poly(anhydride)nanoparticles in oral vaccination. Vaccine, 27(35): 4784-4790.

Samo T C, Greenberg S B, Couch R B, et al. 1983. Efficacy and tolerance of intranasally applied recombinant leukocyte A interferon in normal volunteers. The Journal of Infectious Diseases, 148(3): 535-542.

Samo T C, Greenberg S B, Palmer J M, et al. 1984. Intranasally applied recombinant leukocyte A interferon in normal volunteers. Ⅱ. Determination of minimal effective and tolerable dose. The Journal of Infectious Diseases, 150(2): 181-188.

Santi L, Batchelor L, Huang Z, et al. 2008. An efficient plant viral expression system generating orally immunogenic Norwalk virus-like particles. Vaccine, 26(15): 1846-1854.

Saphire E O, Parren P W, Pantophlet R, et al. 2001. Crystal structure of a neutralizing human IGG against HIV-1: a template for vaccine design. Science, 293(5532): 1155-1159.

Scheppler L, Vogel M, Zuercher A W, et al. 2002. Recombinant *Lactobacillus johnsoni* as a mucosal vaccine delivery vehicle. Vaccine, 20(23): 2913-2920.

Schild H, Deres K, Wiesmuller K H, et al. 1991. Efficiency of peptides and lipopeptides for in vivo priming of virus-specific cytotoxic T cells. European Journal of Immunology, 21(11): 2649-2654.

Schwartz-Cornil I, Epardaud M, Bonneau M. 2006. Cervical duct cannulation in sheep for collection of afferent lymph dendritic cells from head tissues. Nature Protocols, 1(2): 874-879.

Sedgmen B J, Lofthouse S A, Meeusen E N. 2006. The ovine nasal mucosa: an alternative tissue site for mucosal immunization. Methods, 38(2): 112-116.

Sedgmen B J, Lofthouse S A, Scheerlinck J P, et al. 2002. Cellular and molecular characterisation of the ovine rectal mucosal environment. Veterinary Immunology and Immunopathology, 86(3-4): 215-220.

Seifert R, Schultz G, Richter-Freund M, et al. 1990. Activation of superoxide formation and lysozyme release in human neutrophils by the synthetic lipopeptide Pam3Cys-Ser-(Lys)4. Involvement of guanine-nucleotide-binding proteins and synergism with chemotactic peptides. The Biochemical Journal, 267(3): 795-802.

Senesi S, Celandroni F, Tavanti A, et al. 2001. Molecular characterization and identification of *Bacillus clausii* strains marketed for use in oral bacteriotherapy. Applied and Environmental Microbiology, 67(2): 834-839.

Seth A, Yasutomi Y, Jacoby H, et al. 2000. Evaluation of a lipopeptide immunogen as a therapeutic in HIV type 1-seropositive individuals. AIDS Research and Human Retroviruses, 16(4): 337-343.

Shahum E, Therien H M. 1995. Liposomal adjuvanticity: effect of encapsulation and surface-linkage on antibody production and proliferative response. International Journal of Immunopharmacology, 17(1): 9-20.

Shanley J D, Wu C A. 2005. Intranasal immunization with a replication-deficient adenovirus vector expressing glycoprotein H of murine cytomegalovirus induces mucosal and systemic immunity. Vaccine, 23(8): 996-1003.

Sharp F A, Ruane D, Claass B, et al. 2009. Uptake of particulate vaccine adjuvants by dendritic cells activates the NALP3 inflammasome. Proceedings of the National Academy of Sciences of the United States of America, 106(3): 870-875.

Sharpe S, Fooks A, Lee J, et al. 2002. Single oral immunization with replication deficient recombinant adenovirus elicits long-lived transgene-specific cellular and humoral immune responses. Virology, 293(2): 210-216.

Shata M T, Hone D M. 2001. Vaccination with a *Shigella* DNA vaccine vector induces antigen-specific CD8(+)T cells and antiviral protective immunity. Journal of Virology, 75(20): 9665-9670.

Shattock R J, Haynes B F, Pulendran B, et al. 2008. Improving defences at the portal of HIV entry: mucosal and innate immunity. PLoS Medicine, 5(4): e81.

Shaw D M, Gaerthe B, Leer R J, et al. 2000. Engineering the microflora to vaccinate the mucosa: serum immunoglobulin G responses and activated draining cervical lymph nodes following mucosal application of tetanus toxin fragment C-expressing lactobacilli. Immunology, 100(4): 510-518.

Shen H, Miller JF, Fac X, et al. 1998. Compartmentalization of bacterial antigens: differential effects on priming of CD8 T cells and protective immunity. Cell, 92: 535-545.

Shi W, Liu J, Huang Y, et al. 2001. Papillomavirus pseudovirus: a novel vaccine to induce mucosal and systemic cytotoxic T-lymphocyte responses. Journal of Virology, 75(21): 10139-10148.

Shi X J, Wang B, Wang M. 2007. Immune enhancing effects of recombinant bovine IL-18 on foot-and-mouth disease vaccination in mice model. Vaccine, 25(7): 1257-1264.

Shimizu T, Kida Y, Kuwano K. 2008. A triacylated lipoprotein from *Mycoplasma genitalium* activates NF-kappaB through Toll-like receptor 1(TLR1)and TLR2. Infection and Immunity, 76(8): 3672-3678.

Shimoda M, Nakamura T, Takahashi Y, et al. 2001. Isotype-specific selection of high affinity memory B cells in nasal-associated lymphoid tissue. The Journal of Experimental Medicine, 194(11): 1597-1607.

Singh M, Chakrapani A, O’Hagan D. 2007. Nanoparticles and microparticles as vaccine-delivery systems.

Vaccines, 6: 797-808.

Singh M. 2007. Vaccine Adjuvants and Delivery Systems. USA: John Wiley & Sons.

Singh N D, Ding Y, Daniell H. 2009. Chloroplast-derived vaccine antigens and biopharmaceuticals: protocols for expression, purification, or oral delivery and functional evaluation. Methods in Molecular Biology(Clifton, N.J.), 483: 163-192.

Sirec T, Strazzulli A, Isticato R, et al. 2012. Adsorption of beta-galactosidase of *Alicyclobacillus acidocaldarius* on wild type and mutants spores of *Bacillus subtilis*. Microbial Cell Factories, 11: 100.

Sloat B R, Cui Z. 2006. Strong mucosal and systemic immunities induced by nasal immunization with anthrax protective antigen protein incorporated in liposome-protamine-DNA particles. Pharmaceutical Research, 23(2): 262-269.

Small P A Jr. 1990. Influenza: pathogenesis and host defense. Hospital Practice(Office ed.), 25(11): 51-54, 57-62.

Smart J D. 2005. The basics and underlying mechanisms of mucoadhesion. Advanced Drug Delivery Reviews, 57(11): 1556-1568.

Smith J M, Amara R R, Campbell D, et al. 2004. DNA/MVA vaccine for HIV type 1: effects of codon-optimization and the expression of aggregates or virus-like particles on the immunogenicity of the DNA prime. AIDS Research and Human Retroviruses, 20(12): 1335-1347.

Snider D P, Marshall J S, Perdue M H, et al. 1994. Production of IgE antibody and allergic sensitization of intestinal and peripheral tissues after oral immunization with protein Ag and cholera toxin. Journal of Immunology, 153(2): 647-657.

Snoeck V, van den Broeck W, De Colvenaer V, et al. 2008. Transcytosis of F4 fimbriae by villous and dome epithelia in F4-receptor positive pigs supports importance of receptor-dependent endocytosis in oral immunization strategies. Veterinary Immunology and Immunopathology, 124(1-2): 29-40.

Soltysik S, Wu J Y, Recchia J, et al. 1995. Structure/function studies of QS-21 adjuvant: assessment of triterpene aldehyde and glucuronic acid roles in adjuvant function. Vaccine, 13(15): 1403-1410.

Song J H, Kim J I, Kwon H J, et al. 2009. CCR7-CCL19/CCL21-regulated dendritic cells are responsible for effectiveness of sublingual vaccination. The Journal of Immunology, 182(11): 6851-6860.

Song J H, Nguyen H H, Cuburu N, et al. 2008. Sublingual vaccination with influenza virus protects mice against lethal viral infection. Proceedings of the National Academy of Sciences of the United States of America, 105(5): 1644-1649.

Song M, Hong H A, Huang J M, et al. 2012. Killed *Bacillus subtilis* spores as a mucosal adjuvant for an H5N1 vaccine. Vaccine, 30(22): 3266-3277.

Song Y F, Jin M L, Zhang S L, et al. 2007. Generation and immunogenicity of a recombinant pseudorabies virus expressing cap protein of porcine circovirus type 2. Veterinary Microbiology, 119(2-4): 97-104.

Sorvig E, Gronqvist S, Naterstad K, et al. 2003. Construction of vectors for inducible gene expression in *Lactobacillus sakei* and *L. plantarum*. FEMS Microbiology Letters, 229(1): 119-126.

Sou T, Meeusen E N, de Veer M, et al. 2011. New developments in dry powder pulmonary vaccine delivery. Trends in Biotechnology, 29(4): 191-198.

Sougioultzis S, Lee C K, Alsahli M, et al. 2002. Safety and efficacy of E coli enterotoxin adjuvant for urease-based rectal immunization against *Helicobacter pylori*. Vaccine, 21(3-4): 194-201.

Spangler B D. 1992. Structure and function of cholera toxin and the related *Escherichia coli* heat-labile enterotoxin. Microbiological Reviews, 56(4): 622-647.

Spiers I D, Eyles J E, Baillie L W, et al. 2000. Biodegradable microparticles with different release profiles: effect on the immune response after a single administration via intranasal and intramuscular routes. The Journal of Pharmacy and Pharmacology, 52(10): 1195-1201.

Spohn R, Buwitt-Beckmann U, Brock R, et al. 2004. Synthetic lipopeptide adjuvants and Toll-like receptor 2-structure-activity relationships. Vaccine, 22(19): 2494-2499.

Staats H F, Bradney C P, Gwinn W M, et al. 2001. Cytokine requirements for induction of systemic and mucosal CTL after nasal immunization. Journal of Immunology, 167(9): 5386-5394.

Staats H F, Montgomery S P, Palker T J.1997. immunization is superior to vaginal, gastric, or rectal immunization for the induction of systemic and mucosal anti-HIV antibody responses. AIDS Res Hum Retroviruses, 13:945-952.

Stanley A C, Huntley J F, Jeffrey M, et al. 2001. Characterization of ovine nasal-associated lymphoid tissue and identification of M cells in the overlying follicle-associated epithelium. Journal of Comparative Pathology, 125(4): 262-270.

Steidler L, Robinson K, Chamberlain L, et al. 1998. Mucosal delivery of murine interleukin-2(IL-2)and IL-6 by recombinant strains of *Lactococcus lactis* coexpressing antigen and cytokine. Infection and Immunity, 66(7): 3183-3189.

Steinbrink K, Paragnik L, Jonuleit H, et al. 2000. Induction of dendritic cell maturation and modulation of dendritic cell-induced immune responses by prostaglandins. Archives of Dermatological Research, 292(9): 437-445.

Steinhagen F, Kinjo T, Bode C, et al. 2011. TLR-based immune adjuvants. Vaccine, 29(17): 3341-3355.

Steinmann D, Barth H, Gissler B, et al. 2004. Inhibition of hepatitis C virus-like particle binding to target cells by antiviral antibodies in acute and chronic hepatitis C. Journal of Virology, 78(17): 9030-9040.

Stevenson A, Roberts M. 2002. Use of a rationally attenuated *Bordetella bronchiseptica* as a live mucosal vaccine and vector for heterologous antigens. Vaccine, 20(17): 2325-2335.

Stirling C M, Charleston B, Takamatsu H, et al. 2005. Characterization of the porcine neonatal Fc receptor--potential use for trans-epithelial protein delivery. Immunology, 114(4): 542-553.

Streatfield S J. 2005a. Delivery of plant-derived vaccines. Expert Opinion on Drug Delivery, 2(4): 719-728.

Streatfield S J. 2005b. Plant-based vaccines for animal health. Revue Scientifique et Technique(International Office of Epizootics), 24(1): 189-199.

Stritzker J, Janda J, Schoen C, et al. 2004. Growth, virulence, and immunogenicity of *Listeria monocytogenes* aro mutants. Infection and Immunity, 72(10): 5622-5629.

Stumbles P A, Thomas J A, Pimm C L, et al. 1998. Resting respiratory tract dendritic cells preferentially stimulate T helper cell type 2(Th2)responses and require obligatory cytokine signals for induction of Th1 immunity. The Journal of Experimental Medicine, 188(11): 2019-2031.

Sui Z, Chen Q, Fang F, et al. 2010. Cross-protection against influenza virus infection by intranasal administration of M1-based vaccine with chitosan as an adjuvant. Vaccine, 28(48): 7690-7698.

Sullivan V J, Mikszta J A, Laurent P, et al. 2006. Noninvasive delivery technologies: respiratory delivery of vaccines. Expert Opinion on Drug Delivery, 3(1): 87-95.

Sun J Y, Tan P L, Hu Y, et al. 2006. Reconstruction of the heat-labile enterotoxin subunit B gene of *Escherichia coli* and its immune adjuvant activity on mucosa. Chinese Journal of Zoonoses, 22(5): 385-390.

Suo S, Ren Y, Li G, et al. 2012. Immune responses induced by DNA vaccines bearing Spike gene of PEDV combined with porcine IL-18. Virus Research, 167(2): 259-266.

Tabata Y, Inoue Y, Ikada Y. 1996. Size effect on systemic and mucosal immune responses induced by oral administration of biodegradable microspheres. Vaccine, 14(17-18): 1677-1685.

Tacket C O, Mason H S, Losonsky G, et al. 1998. Immunogenicity in humans of a recombinant bacterial antigen delivered in a transgenic potato. Nature Medicine, 4(5): 607-609.

Tacket C O, Mason H S, Losonsky G, et al. 2000. Human immune responses to a novel norwalk virus vaccine delivered in transgenic potatoes. The Journal of Infectious Diseases, 182(1): 302-305.

Tacket C O, Pasetti M F, Edelman R, et al. 2004. Immunogenicity of recombinant LT-B delivered orally to humans in transgenic corn. Vaccine, 22(31-32): 4385-4389.

Tacket C O, Sztein M B, Losonsky G A, et al. 2003. Humoral, mucosal, and cellular immune responses to oral Norwalk virus-like particles in volunteers. Clinical Immunology, 108 (3): 241-247.

Tacket C O. 2009. Plant-based oral vaccines: results of human trials. Current Topics in Microbiology and Immunology, 332: 103-117.

Takada H, Uehara A. 2006. Enhancement of TLR-mediated innate immune responses by peptidoglycans through NOD signaling. Current Pharmaceutical Design, 12(32): 4163-4172.

Takagi H, Hiroi T, Yang L, et al. 2005. A rice-based edible vaccine expressing multiple T cell epitopes induces oral tolerance for inhibition of Th2-mediated IgE responses. Proceedings of the National Academy of Sciences of the United States of America, 102(48): 17525-17530.

Takaiwa F. 2007. A rice-based edible vaccine expressing multiple T-cell epitopes to induce oral tolerance and inhibit allergy. Immunol Allergy Clin North Am, 27(1): 129-139.

Takeuchi O, Sato S, Horiuchi T, et al. 2002. Cutting edge: role of Toll-like receptor 1 in mediating immune response to microbial lipoproteins. Journal of Immunology(Baltimore, Md. : 1950), 169(1): 10-14.

Tamura S, Ito Y, Asanuma H, et al. 1992. Cross-protection against influenza virus infection afforded by trivalent inactivated vaccines inoculated intranasally with cholera toxin B subunit. Journal of Immunology, 149(3): 981-988.

Tana Watarai S, Isogai E, et al. 2003. Induction of intestinal IgA and IgG antibodies preventing adhesion of verotoxin-producing *Escherichia coli* to Caco-2 cells by oral immunization with liposomes. Letters in Applied Microbiology, 36(3): 135-139.

Tawaratsumida K, Furuyashiki M, Katsumoto M, et al. 2009. Characterization of N-terminal structure of TLR2-activating lipoprotein in *Staphylococcus aureus*. The Journal of Biological Chemistry, 284(14):

9147-9152.

Tellier R. 2006. Review of aerosol transmission of influenza A virus. Emerging Infectious Diseases, 12(11): 1657-1662.

Thakran S, Li H, Lavine C L, et al. 2008. Identification of *Francisella tularensis* lipoproteins that stimulate the toll-like receptor(TLR)2/TLR1 heterodimer. The Journal of Biological Chemistry, 283(7): 3751-3760.

Thanavala Y, Yang Y F, Lyons P, et al. 1995. Immunogenicity of transgenic plant-derived hepatitis B surface antigen. Proceedings of the National Academy of Sciences of the United States of America, 92(8): 3358-3361.

Theisen M, Soe S, Brunstedt K, et al. 2004. A Plasmodium falciparum GLURP-MSP3 chimeric protein; expression in *Lactococcus lactis*, immunogenicity and induction of biologically active antibodies. Vaccine, 22(9-10): 1188-1198.

Thibault S, Fromentin R, Tardif M R, et al. 2009. TLR2 and TLR4 triggering exerts contrasting effects with regard to HIV-1 infection of human dendritic cells and subsequent virus transfer to CD4+ T cells. Retrovirology, 6: 42.

Thomson M M, Perez-Alvarez L, Najera R. 2002. Molecular epidemiology of HIV-1 genetic forms and its significance for vaccine development and therapy. The Lancet. Infectious diseases, 2(8): 461-471.

Thoreux K, Schmucker D L. 2001. Kefir milk enhances intestinal immunity in young but not old rats. The Journal of nutrition. 131(3): 807-812.

Tjalsma H, Antelmann H, Jongbloed J D, et al. 2004. Proteomics of protein secretion by *Bacillus subtilis*: separating the "secrets" of the secretome. Microbiology and Molecular Biology Reviews: MMBR, 68(2): 207-233.

Tobio M, Gref R, Sanchez A, et al. 1998. Stealth PLA-PEG nanoparticles as protein carriers for nasal administration. Pharmaceutical Research, 15(2): 270-275.

Tobio M, Sanchez A, Vila A, et al. 2000. The role of PEG on the stability in digestive fluids and in vivo fate of PEG-PLA nanoparticles following oral administration. Colloids and surfaces B-Biointerfaces, 18(3-4): 315-323.

Tokuhara D, Yuki Y, Nochi T, et al. 2010. Secretory IgA-mediated protection against *V. cholerae* and heat-labile enterotoxin-producing enterotoxigenic *Escherichia coli* by rice-based vaccine. Proceedings of the National Academy of Sciences of the United States of America, 107(19): 8794-8799.

Tokuhara D. 2013. Rice-based oral antibody fragment prophylaxis and therapy against rotavirus infection. The Journal of Clinical Investigation, 123(9): 3829.

Tokunaga T, Yamamoto H, Shimada S, et al. 1984. Antitumor activity of deoxyribonucleic acid fraction from Mycobacterium bovis BCG. Ⅰ. Isolation, physicochemical characterization, and antitumor activity. Journal of the National Cancer Institute, 72(4): 955-962.

Toro H, Lavaud P, Vallejos P, et al. 1993. Transfer of IgG from serum to lachrymal fluid in chickens. Avian Diseases, 37(1):60-66.

Tschernig T, Pabst R. 2009. What is the clinical relevance of different lung compartments? BMC Pulmonary Medicine, 9: 39.

Tsuji S, Baba T, Kawata T, et al. 1993. Role of Harderian gland on differentiation and proliferation of immunoglobulin A-bearing lymphocytes in chickens. Veterinary Immunology and Immunopathology, 37(3-4): 271-283.

Tumpey T M, Renshaw M, Clements J D, et al. 2001. Mucosal delivery of inactivated influenza vaccine induces B-cell-dependent heterosubtypic cross-protection against lethal influenza A H5N1 virus infection. Journal of Virology, 75(11): 5141-5150.

Ugozzoli M, O'Hagan D T, Ott G S. 1998. Intranasal immunization of mice with herpes simplex virus type 2 recombinant gD2: the effect of adjuvants on mucosal and serum antibody responses. Immunology, 93(4): 563-571.

Ugwoke M I, Agu R U, Jorissen M, et al. 2000. Toxicological investigations of the effects carboxymethy lcellulose on ciliary beat frequency of human nasal epithelial cells in primary suspension culture and in vivo on rabbit nasal mucosa. International Journal of Pharmaceutics, 205(1-2): 43-51.

Ugwoke M I, Verbeke N, Kinget R. 2001. The biopharmaceutical aspects of nasal mucoadhesive drug delivery. The Journal of Pharmacy and Pharmacology, 53(1): 3-21.

Usha R, Rohll J B, Spall V E, et al. 1993. Expression of an animal virus antigenic site on the surface of a plant virus particle. Virology, 197(1): 366-374.

Uto T, Wang X, Akagi T, et al. 2009. Improvement of adaptive immunity by antigen-carrying biodegradable nanoparticles. Biochemical and Biophysical Research Communications, 379(2): 600-604.

Uyen N Q, Hong H A, Cutting S M. 2007. Enhanced immunisation and expression strategies using bacterial spores as heat-stable vaccine delivery vehicles. Vaccine, 25(2): 356-365.

Vajdy M, Gardner J, Neidleman J, et al. 2001. Human immunodeficiency virus type 1 Gag-specific vaginal immunity and protection after local immunizations with sindbis virus-based replicon particles. The Journal of Infectious Diseases, 184(12): 1613-1616.

Vajdy M, Srivastava I, Polo J, et al. 2004. Mucosal adjuvants and delivery systems for protein-, DNA- and RNA-based vaccines. Immunology and Cell Biology, 82(6): 617-627.

Vajdy M. 2003. Induction of optimal immune responses against human immunodeficiency virus at mucosal portals of entry. Current drug targets. Immune, Endocrine and Metabolic Disorders, 3(3): 222-233.

Valpotić. H, Kovšca Janjatović A , Lacković G et al. 2010. Increased number of intestinal villous M cells in levamisole-pretreated weaned pigs experimentally infected with F4ac+ enterotoxigenic *Escherichia coli* strain. Eur J Histochem, 54: 88-91.

van der Lubben I M, Verhoef J C, Borchard G, et al. 2001. Chitosan for mucosal vaccination. Advanced Drug Delivery Reviews, 52(2): 139-144.

van der Poel W H, Kramps J A, Quak J, et al. 1995. Persistence of bovine herpesvirus-1-specific antibodies in cattle after intranasal vaccination with a live virus vaccine. The Veterinary Record, 137(14): 347-348.

van der Ven I, Sminia T. 1993. The development and structure of mouse nasal-associated lymphoid tissue: an immuno- and enzyme-histochemical study. Regional Immunology, 5(2): 69-75.

van Ginkel F W, Jackson R J, Yoshino N, et al. 2005. Enterotoxin-based mucosal adjuvants alter antigen trafficking and induce inflammatory responses in the nasal tract. Infection and Immunity, 73(10):

6892-6902.

van Ginkel F W, Jackson R J, Yuki Y, et al. 2000. Cutting edge: the mucosal adjuvant cholera toxin redirects vaccine proteins into olfactory tissues. Journal of Immunology, 165(9): 4778-4782.

van Keulen L, Schreuder B, Meloen R, et al. 1996. Immunohistochemical detection of prion protein in lymphoid tissues of sheep with natural scrapie. Journal of Clinical Microbiology, 34(5): 1228-1231.

van Overtvelt L, Moussu H, Horiot S, et al. 2010. Lactic acid bacteria as adjuvants for sublingual allergy vaccines. Vaccine, 28(17): 2986-2992.

van Rooij E M, Glansbeek H L, Hilgers L A, et al. 2002. Protective antiviral immune responses to pseudorabies virus induced by DNA vaccination using dimethyldioctadecylammonium bromide as an adjuvant. Journal of Virology, 76(20): 10540-10545.

Vasilakos J P, Smith R M, Gibson S J, et al. 2000. Adjuvant activities of immune response modifier R-848: comparison with CpG ODN. Cellular Immunology, 204(1): 64-74.

Veazey R S, Shattock R J, Pope M, et al. 2003. Prevention of virus transmission to macaque monkeys by a vaginally applied monoclonal antibody to HIV-1 gp120. Nature Medicine, 9(3): 343-346.

Vecino W H, Morin P M, Agha R, et al. 2002. Mucosal DNA vaccination with highly attenuated Shigella is superior to attenuated Salmonella and comparable to intramuscular DNA vaccination for T cells against HIV. Immunology Letters, 82(3): 197-204.

Vermaelen K Y, Carro-Muino I, Lambrecht B N, et al. 2001. Specific migratory dendritic cells rapidly transport antigen from the airways to the thoracic lymph nodes. The Journal of Experimental Medicine, 193(1): 51-60.

Vesikari T, Giaquinto C, Huppertz H I. 2006. Clinical trials of rotavirus vaccines in Europe. The Pediatric Infectious Disease Journal, 25(1 Suppl): S42-47.

Vila A, Sanchez A, Tobio M, et al. 2002. Design of biodegradable particles for protein delivery. Journal of Controlled Release: Official Journal of the Controlled Release Society, 78(1-3): 15-24.

Vimolmangkang S, Gasic K, Soria-Guerra R, et al. 2012. Expression of the nucleocapsid protein of porcine reproductive and respiratory syndrome virus in soybean seed yields an immunogenic antigenic protein. Planta, 235(3): 513-522.

Vincent A L, Ma W, Lager K M, et al. 2007. Efficacy of intranasal administration of a truncated NS1 modified live influenza virus vaccine in swine. Vaccine, 25(47): 7999-8009.

Vitiello A, Ishioka G, Grey H M, et al. 1995. Development of a lipopeptide-based therapeutic vaccine to treat chronic HBV infection. Ⅰ. Induction of a primary cytotoxic T lymphocyte response in humans. Journal of Clinical Investigation, 95(1): 341.

Vitini E, Alvarez S, Medina M, et al. 2000. Gut mucosal immunostimulation by lactic acid bacteria. Biocell, 24(3): 223-232.

Vogel K, Kantor J, Wood L, et al. 1998. Oral immunization with enterocoated microbeads induces antigen-specific cytolytic T-cell responses. Cellular Immunology, 190(1): 61-67.

Vyas S P, Gupta P N. 2007. Implication of nanoparticles/microparticles in mucosal vaccine delivery. Expert Review of Vaccines, 6(3): 401-418.

Wagner R, Fliessbach H, Wanner G, et al. 1992. Studies on processing, particle formation, and immunogenicity of the HIV-1 gag gene product: a possible component of a HIV vaccine. Archives of Virology, 127(1-4): 117-137.

Wagner S, Lynch N J, Walter W, et al. 2003. Differential expression of the murine mannose-binding lectins A and C in lymphoid and nonlymphoid organs and tissues. Journal of Immunology(Baltimore, Md. : 1950), 170(3): 1462-1465.

Walcher P, Mayr U B, Azimpour-Tabrizi C, et al. 2004. Antigen discovery and delivery of subunit vaccines by nonliving bacterial ghost vectors. Expert Review of Vaccines, 3(6): 681-691.

Waldman R H, Mann J J, Small P A, Jr. 1969. Immunization against influenza. Prevention of illness in man by aerosolized inactivated vaccine. Journal of the American Medical Association, 207(3): 520-524.

Walmsley A M, Arntzen C J. 2000. Plants for delivery of edible vaccines. Current Opinion in Biotechnology, 11(2): 126-129.

Wang B, Dang K, Agadjanyan M G, et al. 1997. Mucosal immunization with a DNA vaccine induces immune responses against HIV-1 at a mucosal site. Vaccine, 15(8): 821-825.

Wang X, Jiang P, Li Y, et al. 2007. Protection of pigs against post-weaning multisystemic wasting syndrome by a recombinant adenovirus expressing the capsid protein of porcine circovirus type 2. Veterinary Microbiology, 121(3-4): 215-224.

Wang Y Y, Lai S K, Suk J S, et al. 2008. Addressing the PEG mucoadhesivity paradox to engineer nanoparticles that “slip” through the human mucus barrier. Angewandte Chemie(International ed. in English), 47(50): 9726-9729.

Wassén L, Schon K, Holmgren J, et al. 1996. Local intravaginal vaccination of the female genital tract. Scandinavian Journal of Immunology, 44(4): 408-414.

Wee J L, Scheerlinck J P, Snibson K J, et al. 2008. Pulmonary delivery of iscomatrix influenza vaccine induces both systemic and mucosal immunity with antigen dose sparing. Mucosal Immunol, 1: 489-496.

Wegmann F, Krashias G, Luhn K, et al. 2011. A novel strategy for inducing enhanced mucosal HIV-1 antibody responses in an anti-inflammatory environment. PLoS One, 6(1): e15861.

Weltzin R, Guy B, Thomas W D Jr, et al. 2000. Parenteral adjuvant activities of *Escherichia coli* heat-labile toxin and its B subunit for immunization of mice against gastric *Helicobacter pylori* infection. Infection and Immunity, 68(5): 2775-2782.

Wen K, Azevedo M S, Gonzalez A, et al. 2009. Toll-like receptor and innate cytokine responses induced by lactobacilli colonization and human rotavirus infection in gnotobiotic pigs. Veterinary Immunology and Immunopathology, 127(3-4): 304-315.

Whealy M E, Baumeister K, Robbins A K, et al. 1988. A herpesvirus vector for expression of glycosylated membrane antigens: fusion proteins of pseudorabies virus gIII and human immunodeficiency virus type 1 envelope glycoproteins. Journal of Virology, 62(11): 4185-4194.

Wiedemann F, Link R, Pumpe K, et al. 1991. Histopathological studies on the local reactions induced by complete Freund’s adjuvant(CFA), bacterial lipopolysaccharide(LPS), and synthetic lipopeptide(P3C) conjugates. The Journal of Pathology, 164(3): 265-271.

Wiesmüller K H, Bessler W G, Jung G. 1992. Solid phase peptide synthesis of lipopeptide vaccines eliciting epitope-specific B-, T-helper and T-killer cell response. International Journal of Peptide and Protein Research, 40(3-4): 255-260.

Wiesmüller K H, Bessler W, Jung G. 1983. Synthesis of the mitogenic S-(2, 3-bis(palmitoyloxy) propyl)-N-palmitoylpentapeptide from *Escherichia coli* lipoprotein. Hoppe-Seyler's Zeitschrift fur Physiologische Chemie, 364(5): 593-606.

Wigley F M, Wood S H, Waldman R H. 1969. Aerosol immunization of humans with tetanus toxoid. Journal of Immunology, 103(5): 1096-1098.

Wilkhu J, McNeil S E, Kirby D J, et al. 2011. Formulation design considerations for oral vaccines. Therapeutic Delivery, 2(9): 1141-1164.

Williamson E, Westrich G M, Viney J L. 1999. Modulating dendritic cells to optimize mucosal immunization protocols. Journal of Immunology, 163(7): 3668-3675.

Wimer-Mackin S, Hinchcliffe M, Petrie C R, et al. 2006. An intranasal vaccine targeting both the *Bacillus anthracis* toxin and bacterium provides protection against aerosol spore challenge in rabbits. Vaccine, 24(18): 3953-3963.

Wu H Y, Nahm M H, Guo Y, et al. 1997a. Intranasal immunization of mice with PspA(pneumococcal surface protein A)can prevent intranasal carriage, pulmonary infection, and sepsis with *Streptococcus pneumoniae*. The Journal of Infectious Diseases, 175(4): 839-846.

Wu H Y, Nikolova E B, Beagley K W, et al. 1997b. Development of antibody-secreting cells and antigen-specific T cells in cervical lymph nodes after intranasal immunization. Infection and Immunity, 65(1): 227-235.

Wu H Y, Russell M W. 1993. Induction of mucosal immunity by intranasal application of a streptococcal surface protein antigen with the cholera toxin B subunit. Infection and Immunity, 61(1): 314-322.

Wu J, Yu L, Li L, et al. 2007. Oral immunization with transgenic rice seeds expressing VP2 protein of infectious bursal disease virus induces protective immune responses in chickens. Plant Biotechnology Journal, 5(5): 570-578.

Wu Y, Wei W, Zhou M, et al. 2012. Thermal-sensitive hydrogel as adjuvant-free vaccine delivery system for H5N1 intranasal immunization. Biomaterials, 33(7): 2351-2360.

Wyand M S, Manson K, Montefiori D C, et al. 1999. Protection by live, attenuated simian immunodeficiency virus against heterologous challenge. Journal of Virology, 73(10): 8356-8363.

Wyatt L S, Shors S T, Murphy B R, et al. 1996. Development of a replication-deficient recombinant vaccinia virus vaccine effective against parainfluenza virus 3 infection in an animal model. Vaccine, 14(15): 1451-1458.

Xu F, Hong M, Ulmer J B. 2003. Immunogenicity of an HIV-1 gag DNA vaccine carried by attenuated *Shigella*. Vaccine, 21(7-8): 644-648.

Xu W, Shen Y, Jiang Z, et al. 2004. Intranasal delivery of chitosan-DNA vaccine generates mucosal SIgA and anti-CVB3 protection. Vaccine, 22(27-28): 3603-3612.

Xu-Amano J, Jackson R J, Fujihashi K, et al. 1994. Helper Th1 and Th2 cell responses following mucosal or systemic immunization with cholera toxin. Vaccine, 12(10): 903-911.

Xu-Amano J, Kiyono H, Jackson R J, et al. 1993. Helper T cell subsets for immunoglobulin A responses: oral immunization with tetanus toxoid and cholera toxin as adjuvant selectively induces Th2 cells in mucosa associated tissues. The Journal of Experimental Medicine, 178(4): 1309-1320.

Yamamoto M, Kiyono H, Yamamoto S, et al. 1999. Direct effects on antigen-presenting cells and T lymphocytes explain the adjuvanticity of a nontoxic cholera toxin mutant. Journal of Immunology, 162(12): 7015-7021.

Yamamoto M, Rennert P, McGhee J R, et al. 2000. Alternate mucosal immune system: organized Peyer's patches are not required for IgA responses in the gastrointestinal tract. Journal of Immunology, 164(10): 5184-5191.

Yamamoto M, Vancott J L, Okahashi N, et al. 1996. The role of Th1 and Th2 cells for mucosal IgA responses. Annals of the New York Academy of Sciences, 778: 64-71.

Yamamoto S, Yamamoto T, Nojima Y, et al. 2002. Discovery of immunostimulatory CpG-DNA and its application to tuberculosis vaccine development. Japanese Journal of Infectious Diseases, 55(2): 37-44.

Yan M, Peng J, Jabbar I A, et al. 2004. Despite differences between dendritic cells and Langerhans cells in the mechanism of papillomavirus-like particle antigen uptake, both cells cross-prime T cells. Virology, 324(2): 297-310.

Yang Q B, Martin M, Michalek S M, et al. 2002. Mechanisms of monophosphoryl lipid A augmentation of host responses to recombinant HagB from *Porphyromonas gingivalis*. Infection and Immunity, 70(7): 3557-3565.

Yao Q, Bu Z, Vzorov A, et al. 2003. Virus-like particle and DNA-based candidate AIDS vaccines. Vaccine, 21(7-8): 638-643.

Yao Q. 2003. Enhancement of mucosal immune responses by chimeric influenza HA/SHIV virus-like particles. Research Initiative, Treatment Action: RITA, 8(2): 20-21.

Yao X Y, Yuan M M, Li D J. 2006. Mucosal inoculation of Lacto bacillus expressing hCGβ induces an anti-hCGβ antibody response in mice of different strains. Methods, 38(2): 124-132.

Ye L, Zeng R, Bai Y, et al. 2011. Efficient mucosal vaccination mediated by the neonatal Fc receptor. Nat Biotechnol, 29(2): 158-163.

Yen H H, Wee J L, Snibson K J, et al. 2009. Thoracic duct cannulation without thoracotomy in sheep: a method for accessing efferent lymph from the lung. Veterinary Immunology and Immunopathology, 129(1-2): 76-81.

Yoshida M, Claypool S M, Wagner J S, et al. 2004. Human neonatal Fc receptor mediates transport of IgG into luminal secretions for delivery of antigens to mucosal dendritic cells. Immunity, 20(6): 769-783.

Yoshida T, Kimura E, Koike S, et al. 2011. Transgenic rice expressing amyloid beta-peptide for oral immunization. International Journal of Biological Sciences, 7(3): 301-307.

Young K R, McBurney S P, Karkhanis L U, et al. 2006. Virus-like particles: designing an effective AIDS vaccine. Methods, 40(1): 98-117.

Young K R, Smith J M, Ross T M. 2004. Characterization of a DNA vaccine expressing a human immunodeficiency virus-like particle. Virology, 327(2): 262-272.

Yue Y, Xu W, Hu L, et al. 2009. Enhanced resistance to coxsackievirus B3-induced myocarditis by intranasal co-immunization of lymphotactin gene encapsulated in chitosan particle. Virology, 386(2): 438-447.

Yusibov V, Rabindran S, Commandeur U, et al. 2006. The potential of plant virus vectors for vaccine production. Drugs in R&D, 7(4): 203-217.

Zanvit P, Tichopad A, Havlickova M, et al. 2010. Adjuvant effect of Bacillus firmus on the expression of cytokines and toll-like receptors in mouse nasopharynx-associated lymphoid tissue(NALT)after intranasal immunization with inactivated influenza virus type A. Immunology Letters, 134(1): 26-34.

Zhai L, Wang Y, Yu J, et al. 2014. Enhanced immune responses of chickens to oral vaccination against infectious bursal disease by ginseng stem-leaf saponins. Poultry Science, 93(10): 2473-2481.

Zhang L H, Tian X S, Guo Y, et al. 2006a. Effect of transgenic expression of porcine interleukin-6 gene and CpG sequences on immune responses of newborn piglets inoculated with pseudorabies attenuated vaccine. Research in Veterinary Science, 80(3): 281-286.

Zhang L H, Tian X S, Guo Y, et al. 2006b. Effects of CpG ODN on CD4+ and CD8+ T subpopulations in the immune response to porcine reproductive and respiratory syndrome killed virus vaccine. Vaccine, 24(11): 1874-1879.

Zhang L, Tian X, Zhou F. 2007. Intranasal administration of CpG oligonucleotides induces mucosal and systemic type 1 immune responses and adjuvant activity to porcine reproductive and respiratory syndrome killed virus vaccine in piglets in vivo. International Immunopharmacology, 7(13): 1732-1740.

Zhaori G, Sun M, Ogra P L. 1988. Characteristics of the immune response to poliovirus virion polypeptides after immunization with live or inactivated polio vaccines. The Journal of Infectious Diseases, 158(1): 160-165.

Zhu Q, Talton J, Zhang G, et al. 2012. Large intestine-targeted, nanoparticle-releasing oral vaccine to control genitorectal viral infection. Nature Medicine, 18(8): 1291-1296.

Zuercher A W, Cebra J J. 2002. Structural and functional differences between putative mucosal inductive sites of the rat. European Journal of Immunology, 32(11): 3191-3196.

Zuercher A W, Coffin S E, Thurnheer M C, et al. 2002. Nasal-associated lymphoid tissue is a mucosal inductive site for virus-specific humoral and cellular immune responses. The Journal of Immunology, 168(4): 1796-1803.

zur Hausen H. 2009. Papillomaviruses in the causation of human cancers - a brief historical account. Virology, 384(2): 260-265.

Zweers J C, Barák I, Becher D, et al. 2008. Towards the development of *Bacillus subtilis* as a cell factory for membrane proteins and protein complexes. Microbial Cell Factories, 7(1): 10.

附录 英汉对照

英文名	中文名	英文缩写
	A	
absorptive cell	吸收细胞	
accessory cholera enterotoxin	Ace 毒素	ACE
Acinetobacter calcoaceticus	乙酸钙不动杆菌	
acquired immunodeficiency syndrome	获得性免疫缺陷综合征，艾滋病	AIDS
actin-dependent phagocytosis	依赖肌动蛋白的吞噬作用	
adaptive immune response	适应性免疫应答	
adenovirus	腺病毒	Ad
adenovirus-based vaccine	腺病毒疫苗	
ADP-ribosyltransferase	ADP-核糖基转移酶	
aerosol vaccination	气溶胶疫苗接种	
afferent lymph vessel	输入淋巴管	
aggregate of lymphoid nodule	肠集合淋巴结	
Agrobacterium tumefaciens	农杆菌（或土壤杆菌）	
airway surface liquid	呼吸道表面液体	ASL
Aleuria aurantia lectin	橙黄网孢盘菌凝集素	AAL
angiogenin	血管生成素	Ang
Anguilla anguilla agglutinin	欧洲鳗鲡凝集素	AAA
antibiotic peptide	抗菌肽	
antibody secreting cell	抗体分泌细胞	ASC
antibody-dependent cellular cytotoxicity	抗体介导的细胞毒作用	ADCC
antigen presenting cell	抗原呈递细胞	APC
antimicrobial protein	抗微生物蛋白	AMP
attaching-effacing	贴附-抹除	A/E
avian coccidiosis	鸡球虫病	
avian influenza	禽流感	AI
avian influenza virus	禽流感病毒	AIV
α-galactosylceramide	α-半乳糖神经酰胺	α-GalCer
	B	
B cell activating factor of the TNF family	B 细胞活化因子的 TNF 家族	BAFF
Bordetella pertussis	百日咳杆菌	*B. pertussis*
Bacillus amyloliquefaciens	解淀粉芽孢杆菌	
bacterial ghost vector	细菌菌蜕载体	BGV
bacterial muramyl dipeptide	细菌胞壁酰二肽	MDP

Bacteroides fragilis	脆弱拟杆菌	
Bacillus subtilis	枯草芽胞杆菌	
B cell activating factor	B 细胞活化因子	
B cell-stimulating factor	B 细胞刺激因子	
biliary glycoprotein	胆汁糖蛋白	BGP
biocompatible and biodegradable polymer	生物可降解性聚合物	BBP
bovine intestinal epithelial cell line	牛肠上皮细胞系	BIE
bovine spongiform encephalopathy	牛海绵状脑病朊蛋白	BSE
bronchus-associated lymphoid tissue	支气管相关淋巴组织	BALT
bundle forming pili	束状菌毛	Bfp
bursa of Fabricius	腔上囊	
β-galactoside binding animal lectin	β-半乳糖苷结合动物凝集素	

C

CAML interactor	CAML 相互作用因子	TACI
Campylobacter jejuni	空肠弯曲杆菌	*C. jejuni*
Candida albicans	白色念珠菌	
carboxymethyl high amylose starch excipient	羧甲基淀粉	CMS
cationic cholesteryl group-bearingpullulan	胆固醇支链淀粉	cCHP
cationic liposome	阳性脂质体	
Cationic liposome-nucleic acid complex	阳离子脂质体核苷酸复合物	CLDC
C-C chemokine	C-C 趋化因子	DC-CK1
$CD4^+$ effector T cell	$CD4^+$效应 T 细胞	
CD40 ligand	CD40 配体	CD40L
$CD8^+$ recent thymic emigrant	胸腺新迁出的 $CD8^+$细胞	
cecal tonsil	盲肠扁桃体	CT
celiac disease	乳糜泻	
cell-mediated immune	细胞介导的免疫	CMI
central/memory T cell	中心/记忆性 T 细胞	TCM
central nervous system	中枢神经系统	CNS
cervical lymph node	颈淋巴结	CLN
chemokine receptor 9	趋化因子受体 9	CCR9
chitosan	壳聚糖	
Chlamydia	衣原体	
Chlamydia trachomatis	沙眼衣原体	

chloroquine-sensitive pathway	氯喹叮及其相关化合物敏感途径	
cholera enterotoxin	霍乱肠毒素	CE
cholera toxin	霍乱毒素	CT
cholera toxin B subunit	霍乱毒素 B 亚单位	CTB
ciliated cell	纤毛细胞	
Citrobacter rodentum or *Citrobacter rodentium*	枸橼酸杆菌或柠檬酸杆菌	
class I human leukocyte antigen	Ⅰ型人白细胞抗原	HLA
class switch recombination	类型转换重组	CSR
classical swine fever	猪瘟	CSF
classically vaccine	传统疫苗	
clathrin-coated vesicle	膜网格蛋白小泡	CCVS
Clostridium botulinum type-A neurotoxin	肉毒梭菌 A 型神经毒素	BoHc/A
Clostridium difficile	艰难梭菌	
coccidiosis	球虫病	
commensal bacteria	共生细菌	
common dendritic cell progenitor	普通 DC 祖先细胞	CDP
common mucosal immune system	共同黏膜免疫系统	CMIS
concanavalin A	伴刀豆球蛋白 A	ConA
conjunctiva-associated lymphoid tissue	结膜相关淋巴组织	CALT
Corynebacterium diphtheriae	白喉棒杆菌	
conventional dendritic cell	经典树突状细胞或常规树突状细胞	cDC
CpG motif	CpG 基序或 CpG 二核苷酸序列	
Crohn's disease	克罗恩病	CD
cryoelectron microscopy	冷冻电镜术	cyro-EM
cryptosporidiosis	隐孢子虫病	
Cryptosporidium parvum	隐孢子虫	*C. parvum*
C-type lectin	C 型凝集素	
cyclic AMP response element binding protein	环磷酸腺苷反应结合蛋白	CREB
cyclophylin ligand interactor	cyclophylin 配体相互作用因子	TACI
cytotoxic lymphocyte	细胞毒性淋巴细胞	CTL
cytotoxic T lymphocyte	细胞毒性淋巴细胞	CTL
C-type lectin regenerating islet-derived protein Ⅲγ	C 型凝集素再生岛衍生蛋白Ⅲγ	REGⅢγ

D

delayed type hypersensitive reaction	迟发型超敏反应	DTH
dengue virus	登革热病毒	DENV
Dictyocaulus filaria	丝状网尾线虫	
Dictyocaulus viviparus	胎生网尾线虫	
diphtheria toxoid	白喉类毒素	
DNA-editing enzyme activation-induced cytidine deaminase	DNA 编辑酶活化诱导胞嘧啶核苷脱氨酶	AID
Dolichos biflorus agglutinin	双花扁豆凝集素	DBA

E

E. coli heat labile enterotoxin	大肠杆菌不耐热肠毒素	LT
E-cadherin	E-钙黏蛋白	
effector memory T cell	效应记忆性 T 细胞	TEM
effector $CD4^+$ T cell	效应 $CD4^+$T 细胞	
effector site	效应位点	
Eimeria	艾美球虫属	
Eimeria tenella	柔嫩美球虫	
enteroendocrine cell	肠内分泌细胞	
enteroinvasive *E. coli*	肠侵袭性大肠杆菌	EIEC
enterohaemorrhagic *E. coli*	肠出血性大肠杆菌	EHEC
enteroaggregative *E. coli*	肠集聚性大肠杆菌	EAEC
enteropathogenic *E. coli*	肠致病性大肠杆菌	EPEC
enterotoxigenic *Escherichia coli*	肠产毒素性大肠杆菌	ETEC
Escherichia coli	大肠杆菌	*E. coli*
extrafollicular region	滤泡外区	
extracellular matrix	细胞外基质	ECM

F

Fasciola giganica	大片形吸虫	
Fasciola hepatica	肝片形吸虫	
Fms-like tyrosine kinase 3 ligand	FMS 样酪氨酸激酶 3 配体	Flt3L
follicle-associated epithelium	滤泡相关上皮	FAE
follicular dendritic cell	滤泡树突状细胞	FDC
Food and Drug Administration	美国食品和药物管理局	FDA

foot and mouth disease	口蹄疫	FMD
foreign body giant cell	外体巨大细胞	FBGC
Francisella tularensis	土拉弗菌	*F. tularensis*
freeze drying	冷冻干燥	FD

G

gastritis	胃炎	
gel-forming mucin	凝胶型黏蛋白	
germinal center	生发中心	GC
Glycine max agglutinin	大豆凝集素	SBA
GM1-ganglioside	GM1-神经节苷脂	
goblet cell	杯状细胞	
goblet cell-associated antigen passage	杯状细胞相关抗原通道	GAP
Gram-positive bacterial enhancer matrix	革兰氏阳性菌增强基质	GEM
granulocyte-macrophage colony-stimulating factor	颗粒细胞-巨噬细胞集落刺激因子	GM-CSF
growth differentiation factor 5	生长分化因子 5	GDF5
gut-homing molecule	肠归巢分子	
gut-associated lymphoid tissue	胃肠道相关淋巴组织	GALT

H

Haemophilus influenzae	流感嗜血杆菌	
Harderian gland	哈德氏腺	
heat-labile toxin	不耐热毒素	LT
heat-labile toxin B subunit	不耐热毒素 B 亚单位	LTB
heat-stable toxin	热稳定毒素	ST
heat-shock protein 60	热激蛋白 60	Hsp60
heat-shock protein	热激蛋白	Hsp
Helicobacter felis	猫螺旋杆菌	
Helicobacter pylori	幽门螺旋杆菌	*H. pylori*
Helix pomatia agglutinin	螺旋血凝集素	HPA
helper T cell	辅助性 T 细胞	Th
hepatitis B surface antigen	乙型肝炎表面抗原	HBsAg
herpesvirus	疱疹病毒	HHV
high epithelial venule	毛细血管后微静脉	HEV

high-resolution *in vivo* imaging	高分辨率体内成像设备	
human immunodeficiency virus	人类免疫缺陷病毒	HIV
human lactoferrin	人乳铁蛋白	hLf
human neutrophil peptide	人中性多肽	HNP
human papilloma virus	人乳头瘤病毒	HPV
high pathogenic avian influenza	高致病性禽流感病毒	HPAI
human poliovirus receptor	人脊髓灰质炎病毒受体	hPVR
human ulcerative colitis	人类溃疡性结肠炎	UC

I

imidazoquinoline compound	咪唑并喹啉化合物	
immunoglobulin A	免疫球蛋白 A	IgA
Immunologic tolerance	免疫耐受	
immunostimulatory adjuvant	佐剂	
inactivated polio vaccine	灭活脊髓灰质炎疫苗	IPV
inducible BALT	诱导支气管相关淋巴组织	iBALT
inducible nitric oxide synthase	诱生型一氧化氮合酶	iNOS
infectious bronchitis virus	传染性支气管炎病毒	IBV
inflammatory bowel disease	炎症性肠疾病	IBD
influenza virus	流感病毒	IV
influenza vaccine project	流感疫苗工程	IVP
intraendothelial channel	胞内隧道	
innate defense factor	先天体液免疫因子	
innate immune	先天免疫	
innate lymphoid cell	天然淋巴细胞	IEC
innate receptor repertoire	先天受体	
integrated mucosal immune system	整合黏膜免疫系统	
intercellular adhesion molecule 1	细胞间黏附分子-1	ICAM-1
interdigitating dendritic cell	并指树突状细胞	IDC
interferon	干扰素	IFN
interferon-producing killer dendritic cell	干扰素产生杀伤树突状细胞	IKDC
interfollicular region	滤泡间区	IFR
interleukin	白细胞介素	IL
intestinal epithelium	肠上皮细胞	IEC
intestinal intraepithelial lymphocyte	肠上皮内淋巴细胞	iIEL

intestine resident macrophage	肠定居巨噬细胞	
intestinal trefoil factor	肠三叶肽因子	ITF
intradermal vaccination	真皮内免疫	
Intraepithelial lymphocyte	上皮内淋巴细胞	IEL
intramuscular vaccination	肌肉接种	
intravaginal immunization	阴道免疫	IVAG

J

jet injection	喷射注射	

K

keratinocyte growth factor	角质化细胞生长因子	
keyhole limpet haemocyanin	血蓝蛋白	KLH

L

Lactobacillus	乳杆菌属	
lamina propria lymphocyte	固有层淋巴细胞	LPL
Langerhans cell	朗格汉斯细胞	LC
large-particle aerosol	大颗粒气雾剂	LPA
Leishmania major	硕大利什曼原虫	
leucine-richrepeat-containing G protein-coupled receptor 5	富含亮氨酸重复序列的 G 蛋白偶联受体	Lgr5
lingual tonsil	舌扁桃体	LT
lipopeptide vaccine	脂肽疫苗	
lipopolysaccharide	脂多糖	LPS
liposome	脂质体	LPS
lipoteichoic acid	脂磷壁酸	LTA
Listeria	李斯特菌属	
Listeria monocytogenes	单核细胞增多性李斯特菌	Lm
live attenuated influenza vaccine	活的致弱流感病毒疫苗	LAIV
Live vector vaccine	活载体疫苗	
Lotus tetragonolobus agglutinin	莲花豆凝集素	LTA
LPS binding protein	LPS 结合蛋白	LBP
lymphocyte function associated antigen-1	淋巴细胞功能相关抗原-1	LFA-1

lymphocyte homing receptor	淋巴细胞归巢受体	LHR
lymphoid tissue inducer cell	淋巴组织诱导细胞	LTi
lymphotoxin	淋巴毒素	LT
lymphotoxin β receptor	淋巴毒素 β 受体	LTβR
low pathogenic avian influenza virus	低致病性禽流感病毒	LPAIV

M

macrophage	巨噬细胞	Mφs
macrophage inflammatory protein-3	巨噬细胞炎症蛋白-3	MIP-3
macrophage inhibitory factor	巨噬细胞抑制因子	MIF
major histocompatibility complex	主要组织相容性复合物	MHC
major histocompatibility complex class Ⅰ-related molecule	主要组织相容性复合物Ⅰ-相关分子	
measles virus	麻疹病毒	MV
Meckel's diverticulum	麦克尔憩室	
mediastinal lymph node	肠系膜淋巴结	MLN
memory T cell	记忆性 T 细胞	Tm
meningococcal polysaccharide	脑膜炎球菌多糖	
mesenteric lymph node	肠系膜淋巴结	MLN
microbial-associated molecular pattern	微生物相关的分子模式	MAMP
migratory DC	迁移型 DC	
modified vaccinia virus Ankara	改良的牛痘病毒疫苗	MVA
monocyte chemoattractant protein1	单核细胞趋化因子蛋白	MCP-1 或 CCL2
mononuclear phagocyte	单核吞噬细胞	MP
monophosphoryl lipid A	单磷酸类脂 A 或单磷酰基类脂 A	MPL
mucosa-associated lymphoid tissue	黏膜相关淋巴组织	MALT
mucosal candidiasis	黏膜念珠菌病	
mucosal inductive site	黏膜诱导位点	
mucosal effector site	黏膜效应位点	
Mycobacteria spp.	分枝杆菌	
Mycobacterium tuberculosis	结核分枝杆菌	
Mycobacterium bovis	牛分枝结核杆菌	BCG
Mycoplasma hyopneumoniae	猪肺炎支原体	Mhp
Mycoplasmal pneumona of swine	猪支原体肺炎	MPS
myeloid dendritic cell	骨髓源树突状细胞	cDC

myeloid differentiation factor 88	髓样分化因子	MyD88

N

N-acetylglucosamine	*N*-乙酰葡糖胺	NAG
native cholera toxin	天然霍乱毒素	nCT
nanoparticle	纳米粒子	
nasal-associated lymphoid tissue	鼻相关淋巴组织	NALT
nasopharynx-associated lymphoid tissue	鼻咽相关淋巴组织	NALT
nasopharyngeal tonsil	鼻咽扁桃体	NT
natural killer cell	自然杀伤细胞	NK
needle-free vaccine delivery	无针免疫接种	
Neisseria gonorrhoeae	淋病双球菌	
nematode	线虫	
neonatal Fc receptor	新生儿 Fc 受体	FcRn
newcastle disease virus	新城疫病毒	NDV
neuraminidase	神经氨酸酶	NA
Nippostrongylus brasiliensis	巴西钩虫	
nitric oxide synthase	一氧化氮合酶	
non-hematopoietic mesenchymal cell	非造血间充质细胞	
Norovirus	诺瓦克病毒	
nucleic acid vaccine	DNA 疫苗或核酸疫苗	
nuclear factor-κB	活化核因子 κB	NF-κB
nuclear factor κB ligand	核因子 κB 受体活化因子配体	RANKL
nuclear translocation of mothers against decapentaplegic protein	核转运抗 decapentaplegic 蛋白	SMAD

O

ocular immunization	点眼免疫	
oligonucleotides containing CpG motif	含 CpG 序列的寡核苷酸	CpG ODN
oral polio vaccine	口服脊髓灰质炎疫苗	OPV
oral vaccination	口服免疫	
organizer cell	组织者细胞	
oro-pharyngeal *Candidiasis*	口咽部念珠菌	
outer membrane protein	外膜蛋白	OMP

P

palatine tonsils	腭扁桃体	PT
Paneth cell	潘氏细胞	
parotid lymph node	腮腺淋巴结	
Pasteurella haemolytica	溶血巴斯德菌	
pathogen-associated molecular pattern	病原相关的分子模式	PAMP
pattern-recognition receptor	模式识别受体	PRR
peanut agglutinin	花生凝集素	PNA
pedestal	基座	
peptidoglycan recognition protein S	肽聚糖识别蛋白 S	PRPS
parenteral immunization	肠胃外或非口服免疫	
periciliary fluid layer	纤毛周水化层	
peripheral blood mononuclear cell	外周血液单核淋巴细胞	PBMC
peripheral lymph node	外周淋巴结	PLN
peripheral lymph node addressin	外周淋巴结地址素	PNAd
pertussis toxin	百日咳毒素	PT
Peyer's patch	派伊尔氏结，PP 结	PP
plant-based mucosal vaccine	植物疫苗	
plasmacytoid dendritic cell	浆细胞样树突状细胞	pDC
platelet-activating factor receptor	血小板激活因子受体	PAFR
pluripotent intestinal epithelial stem cell	小肠隐窝多能性干细胞	pluripotent IESC
pneumococcal surface protein A	肺炎链球菌表面蛋白 A	PspA
Pneumocystis carinii	卡氏肺囊虫	
poliomyelitis	脊髓灰质炎	
poliovirus receptor	脊髓灰质炎病毒受体	PVR
polyacrylic acid	聚丙烯酸	PAA
poly lactic-co-glycolic acid	聚乳酸-乙醇酸	
polylactic acid	聚乳酸	PLA
poly lactide-co-glycolide	聚丙-乙胶酯	PLG
polymorphonuclear cell	多形核细胞	PMN
polynosinic acid-polyeytidylic acid	聚肌胞	PolyI:C
porcine circovirus	猪圆环病毒	PCV
porcine epidemic diarrhea virus	猪流行性腹泻病毒	PEDV
porcine reproductive and respiratory syndrome	猪繁殖与呼吸综合征	PRRS

Porphorymonas	卟啉单胞菌属	
positive liposome	正电荷脂质体	
PP inducer（PPi）cell	PP 诱导细胞	
preconventional DC	前经典 DC	pre-cDC
proinflammatory cytokine	促炎细胞因子	
proliferation-inducing ligand	分化诱导配体	APRIL
protein anchor	蛋白锚钩	PA
pyloric tonsil	幽门扁桃体	

Q

Quillaja saponaria	皂苷	Quil A

R

RA receptor	RA 受体	RAR
rabies	狂犬病	
receptor activator of nuclear factor κ-B ligand	核因子 κ-B 配体的受体激活剂	RANKL
receptor tyrosine kinase	受体酪氨酸激酶	RET
receptor transmembrane activator	跨膜受体激活剂	
regulatory T cell	调节性 T 细胞	Treg
replication-incompetent adenovirus-based vaccine	无复制能力的腺病毒疫苗	
resistin-like molecule β	抵抗素样分子	RELMβ
respiratory syncytial virus	呼吸道合胞体病毒	RSV
response element binding protein	反应结合蛋白	CREB
retinal dehydrogenase	视黄醛脱氢酶	RALDH
retinoic acid	视黄酸	RA
retinoic acid-related orphan receptor-t	视黄酸相关孤儿受体	ROR
rhinovirus	鼻病毒	
Ricinus communis agglutinin	蓖麻凝集素	RCA
rotavirus	轮状病毒	RV
Runt-related transcription factor 3	Runt 相关转录因子 3	RUNX3

S

Salmonella typhimurium	鼠伤寒沙门氏菌	*S. typhimurium*
Salmonella pathogenicity island	沙门氏菌致病毒力岛	SPI
Salmonella enterica	肠道沙门氏菌	

Schistosoma japonicuma	血吸虫	
schistosomiasis	血吸虫病	
secretory component	分泌成分	SC
secretory immunoglobulin A	分泌型 IgA	SIgA
segmented filamentous bacteria	分节丝状菌	SFB
severe acute respiratory syndrome	严重急性呼吸系统综合征	SARS
Shiga toxin	志贺氏菌毒素	ST
Shigella	志贺氏菌属	
sialyl-Lewis A	唾液酸化路易斯 A	
simple epithelium	单层上皮	
short-chain fatty acid	短链脂肪酸	SCFA
Sindbis virus	辛德毕斯病毒	SV
simian immunodeficiency virus	猴免疫缺陷病毒	SIV
soluble tachyzoite antigen	可溶性速殖子抗原	STAg
Sophora japonica agglutinin	槐凝集素	SJA
spray drying	喷雾干燥	SD
spray-freeze drying	喷雾-冷冻干燥	SFD
Staphylococcus aureus	金黄色葡萄球菌	
Streptococcus pneumoniae	肺炎链球菌	
Streptococcus pyogeneis	链球菌	
striated border	纹状缘	
stratified epithelium	复层扁平上皮	
subepithelial dome region	滤泡下圆顶区	SED
sublingual vaccination	舌下免疫或舌下接种	
suppressor T cell	抑制性 T 细胞	TS
suppressor of cytokine signaling	细胞因子信号抑制分子	SOCS

T

T follicular helper	T 滤泡辅助细胞	Tfh
regulatory T cell	调节型 T 细胞	Treg
tetanus toxin fragment C	破伤风毒素 C 片段	TTFC
thymic stromal lymphopoeitin	胸腺基质淋巴细胞生成素	TSLP
tight junction	紧密连接	TJ
tissue-resident DC	组织定居型 DC	

tobacco mosaic virus	烟草花叶病毒	TMV
Toll-like receptor	Toll 样受体	TLR
tonsil	扁桃体	
Toxoplasma gondii	鼠弓形虫	
toxoplasmosis gondii	猪弓形虫	
transcutaneous immunization	皮肤接种	
transforming growth factor β	转化生长因子 β	TGFβ
transgenic plant	转基因植物	
translocated intimin receptor	转位紧密素受体	Tir
transmembrane mucin	跨膜型黏蛋白	
transmissible gastroenteritis virus	胃肠炎病毒	TGEV
Trichuris suis	猪鞭虫	
Trichinella britovi	布氏旋毛虫	
Trichinella spiralis	螺旋毛线虫	
tubal tonsil	咽鼓管扁桃体	TT
tuberculosis	肺结核	
tumor necrosis factor	肿瘤坏死因子	TNF
tumor necrosis factor receptor-associated factor	肿瘤坏死受体相关因子蛋白	TRAF

U

ulcerative colitis	溃疡性结肠炎	UC
Ulex europaeus agglutinin 1	荆豆凝集素-1	UEA-1

V

vaccinia virus	重组牛痘病毒	VV
vacuolating cytotoxin	空泡形成细胞毒素	VacA
vaginal submucosal dendritic cell	阴道黏膜下树突状细胞	SMDC
variable number tandem repeat	可变数串联重复序列	VNTR
vascular cell adhesion molecule-1	血管细胞黏附分子-1	VCAM-1
vasoactive intestinal polypeptide	血管活性肠肽	VIP
vesicular stomatitis virus	水性疱疹病毒	VSV
Vibrio cholerae	霍乱弧菌	
virus-like particle	病毒样颗粒	VLP

W

wheat germ agglutinin	小麦胚芽凝集素	WGA
Wisteria floribunda agglutinin	紫藤多花凝集素	WFA

Y

Y. pseudotuberculosis	假结核病耶尔森氏菌	
Yersinia enterocolitica	小肠结肠炎耶尔森氏菌	
zonula occluden toxin	Zot 封闭带毒素	

后　　记

本书已显示黏膜免疫（如口服、滴鼻、滴眼等）的巨大优势和广阔的应用前景。但是黏膜疫苗设计仍存在较大的挑战。首先是肠道中大量的微生物影响抗原的作用。大肠中存在大量的微生物，微生物抗原之间的交互作用可能会减弱这种载体微生物的定植概率从而不能诱发强烈的免疫反应。其次是黏膜免疫策略上存在一些有待于解决的问题。如黏膜免疫增强剂具有很好的免疫增强作用，但尚存在一些问题，除了安全性问题外，还有动物的种属差别，如免疫增强剂对不同动物效果也各异，如霍乱毒素对小鼠效果较好，但却不能诱导猪的免疫力（霍乱毒素不能特异性与猪的上皮细胞结合）；干扰素与流感通过鼻内免疫小鼠具有保护作用，然而在人类的志愿者身上不能诱导中和抗体的产生。减毒活疫苗进行黏膜免疫效果最好，但是可能会诱导一些不良反应和返强的可能性。由于减毒活疫苗需要较高剂量的弱毒，免疫后在大规模家畜和家禽养殖群体中容易造成散毒危险。另外，不是所有的病原微生物都能研制成减毒活疫苗。亚单位疫苗虽然很安全，但又存在免疫原性低的缺点，需要有效的递送系统。抗原递送载体能有效递送抗原，但一些抗原递送载体如细菌不能产生糖基化抗原，影响黏膜免疫力的产生。活载体疫苗免疫效力高，但其生物安全性、遗传稳定性尚待验证，国际上获准商品化的活疫苗很少。DNA 疫苗的缺陷是肠道摄取的 DNA 很少，因此影响淋巴细胞的免疫反应。由于植物细胞壁能抵御胃肠道酸环境和蛋白酶的干扰，能在小肠中逐渐释放抗原，所以转基因植物疫苗是目前全世界范围内最有前景的口服疫苗。转基因植物疫苗可以规模量产，生产成本低，运输储存方便，不需要接种设备和技术人员。其缺点是转基因植物表达抗原效率较低，生物安全性也有待验证。

传统的免疫接种能准确地计算抗原量和判断免疫反应，而黏膜免疫较难计算抗原量和确定免疫反应，因为黏液的量受很多因素制约，黏膜中 T 细胞的功能也得不到精确检测。到目前为止，黏膜免疫（口服、鼻腔接种）还缺乏标准化试验和临床评价标准。

在黏膜疫苗设计上还需要考虑动物模型的选择。多年来大多数黏膜疫苗免疫和接种都选用小鼠作为试验对象。然而，人和小鼠间解剖、生理和免疫等方面的区别显著，使得试验结果经常不能转化为临床应用。此外，很多病原不能特异性感染小鼠。大型动物如猪、羊、牛的体型和生理结构更接近人，黏膜面及淋巴系统与人更相似，如感染或免疫后在黏膜和外周组织进行输入和输出淋巴管的插入可更好地揭示试验的准确性。应用大型动物进行黏膜免疫的研究不但能更好地理解不同结构部位黏膜表面的特点，还能非常有利于人类研究并为动物预防提供更有效的疫苗。由于猪肠道的形态和生理条件与人相近，所以猪也是研究医学上肠道免疫系统的理想模式动物。猪来源方便，价格便宜，加上近年来各种转基因猪的生产不仅为研究猪的黏膜免疫提供基础，也为人类的医学研究提供很大的平台。

值得注意的是，人用疫苗与兽用疫苗存在较大区别。人用疫苗具有严格的生物安全要求，近年来全球基本没有新型佐剂通过审批，许多疫苗因为佐剂问题停滞在临床试验阶段甚至被撤回。而兽用疫苗的安全性标准相对要低，因此除传统的免疫增强剂外，新的佐剂很有可能首先在兽用疫苗中发挥作用。但成本是制约佐剂在畜牧生产中应用的关键因素，因此低成本、易制备、高效且安全是兽用疫苗佐剂的标准。